LITTLE/FALACE

ZAHNÄRZTLICHE BEHANDLUNG VON RISIKOPATIENTEN

ZAHNÄRZTLICHE BEHANDLUNG VON RISIKOPATIENTEN

VON
JAMES W. LITTLE UND DONALD A. FALACE

DEUTSCHE ÜBERSETZUNG
VON
FRANK MÜHLENBEIN UND HORST LINKER

DEUTSCHER
ÄRZTE-VERLAG
KÖLN 1991

Dr. med. dent. Frank Mühlenbein
Zahnarzt Oralchirurgie
Klinik und Poliklinik für Zahn-, Mund- und Kieferheilkunde der Universität zu Köln
Abteilung für zahnärztliche Chirurgie
Kerpener Straße 32, D-5000 Köln 41

Professor Dr. med. Horst Linker
Arzt für Innere Medizin
Stadtwaldgürtel 81, D-5000 Köln 41

Mit 167 Abbildungen in 197 Teilabbildungen
und 210 Tabellen

ISBN 3-7691-4030-3

Die Dosierungsangaben sind Empfehlungen. Sie müssen dem einzelnen Patienten und seinem Zustand angepaßt werden. Die angegebenen Dosierungen wurden sorgfältig überprüft. Da wir jedoch für die Richtigkeit dieser Angaben keine Gewähr übernehmen können, bitten wir Sie dringend, insbesondere bei seltener verordneten Arzneimitteln, die Dosierungsempfehlungen des Herstellers zu beachten.

Titel der englischen Originalausgabe:
Dental Management of the Medically Compromised Patient

Deutsche Lizenzausgabe

Gesamtherstellung:
Deutscher Ärzte-Verlag GmbH, Köln

Geleitwort

Nachdem ich den Vorzug hatte, das Geleitwort zu den ersten beiden Auflagen dieses Buches von James W. Little und Donald A. Falace zu verfassen, war es für mich eine große Ehre, daß ich gebeten wurde, den Leser auch in die dritte Auflage einzuführen.

Offensichtlich hat das große Interesse an diesem Thema Bedarf für eine weitere verbesserte Neuauflage geschaffen. Die neuesten Forschungsergebnisse auf dem Gebiet der Bakteriämieprophylaxe nach Organ- und Gelenkersatz sind ein Beispiel für neue Erkenntnisse, die diese Neuauflage erforderlich machten.

Das Korrekturlesen des Buches hat mir einen Einblick in die neuesten Erkenntnisse bei der Behandlung von AIDS-Kranken gegeben. Ich glaube, daß die Ausführungen zu diesem Thema von all jenen, die mit der Behandlung dieser Patienten befaßt sind, gründlich gelesen und verstanden werden sollten. So erfährt man zum Beispiel, daß es keine typische Läsion der oralen Gewebe gibt, die auf AIDS hindeutet; in fortgeschrittenen Fällen zeigen sich jedoch charakteristische Veränderungen.

Behandelt werden ebenfalls die Verfahren zur Instrumentensterilisation und Infektionsverhütung, die vom Council on Dental Therapeutics der American Dental Association empfohlen werden. Diese Richtlinien sollten sorgfältig befolgt werden.

Ich bin überzeugt, daß dieses Buch für die Bibliothek aller Zahnärzte, die Risikopatienten behandeln, eine wesentliche Bereicherung darstellt.

Lester W. Burkett D.D.S., M.D.

Vorwort

Die Notwendigkeit einer Neuauflage dieses Buches wurde angesichts des ständig ansteigenden Flusses neuer Erkenntnisse und sich verändernder Konzepte in Medizin und Zahnmedizin immer deutlicher.

Ziel des Buches ist es nach wie vor, dem praktizierenden Zahnarzt ein aktuelles, kurzgefaßtes Nachschlagewerk für die zahnärztliche Betreuung von Patienten mit ausgewählten Gesundheitsstörungen in die Hand zu geben. Schwerpunkte sind immer noch die häufigsten internistischen Erkrankungen, mit denen sich der Zahnarzt in der Praxis konfrontiert sieht. Dieses Werk ist kein umfassendes internistisches Handbuch, sondern eher ein Buch, das gerade soviel Kerninformation über jede Erkrankung enthält, daß der Leser die Grundlagen der jeweiligen Empfehlungen für die zahnärztliche Betreuung verstehen kann. Wo es sinnvoll erscheint, werden Erkrankungen zusammengefaßt, um einen kurzen Überblick über zugrundeliegende Krankheitsprozesse, Pathophysiologie, Symptomatik, Laborbefunde sowie gegenwärtig anerkannte internistische Therapieverfahren jeder Erkrankung zu geben. Danach folgen eine detaillierte Erklärung und Empfehlungen für die spezifische zahnärztliche Betreuung.

Dieses Buch richtet sich an praktizierende Zahnärzte und Studenten vor allem der klinischen Semester.

Einige wichtige Änderungen wurden in diese dritte Auflage aufgenommen. Die Kapitel über AIDS und Herzrhythmusstörungen wurden neu hinzugefügt. Das Kapitel über Arthritiden und Gelenkprothesen wurde um einen Abschnitt über Arthrosis deformans ergänzt. In das Kapitel über psychische Aspekte wurden psychische Erkrankungen und Psychopharmaka neu aufgenommen. Um neue Themen wurden auch die Kapitel über hämorrhagische Diathesen, Allergien, Malignome der Mundhöhle und Lungenerkrankungen ergänzt. Umfassende Änderungen und Ergänzungen erfuhren die Kapitel über interdisziplinäre Aspekte, infektiöse Endokarditis, rheumatisches Fieber und rheumatische Herzerkrankungen, koronare Herzkrankheit und Hypertonie. Die übrigen Kapitel wurden ebenfalls aktualisiert.

Verstärkte Aufmerksamkeit wurde in dieser dritten Auflage den Medikamenten gewidmet, die zur Behandlung der beschriebenen Erkrankungen eingesetzt werden. Dosierungen, Nebenwirkungen und Interaktionen mit Substanzen, die in der Zahnmedizin Verwendung finden, werden in der dritten Auflage eingehender besprochen als in der zweiten. Neue Tabellen wurden hinzugefügt sowie alle Tabellen übersichtlicher und leichter lesbar gestaltet. Illustrationen wurden neu aufgenommen, um bestimmte Konzepte und klinische Befunde besser darzustellen.

Unser Dank gebührt auch all jenen, die mit ihrer Zeit und ihrem Fachwissen zur Abfassung und Überarbeitung des Textes beigetragen haben. Besonderer Dank gilt Kathryn Carlson und ihren Mitarbeitern sowie Rebecca Turpin für Schreibarbeiten, Fertigstellung der Entwürfe für die neuen Kapitel und Überarbeitung der alten Kapitel.

James W. Little
Donald A. Falace

Inhaltsverzeichnis

1 Interdisziplinäre Aspekte

1.1 Einleitung

Die heutige Zahnmedizin unterscheidet sich nicht nur in den Techniken und Verfahren, sondern auch in der Zusammensetzung des Patientengutes wesentlich von der noch vor zehn oder zwanzig Jahren praktizierten. Ergebnisse des Fortschritts in der Medizin sind eine höhere Lebenserwartung und Therapiemöglichkeiten bei Erkrankungen, die noch vor wenigen Jahren als letal betrachtet wurden. So werden heute zum Beispiel geschädigte Herzklappen ersetzt, verschlossene Koronararterien durch Bypass umgangen und Organe transplantiert; eine schwere Hypertonie kann medizinisch beherrscht werden, und viele Malignome und Immundefekte können behandelt werden.

Wegen der steigenden Zahl von Patienten mit chronischen Leiden, die den Zahnarzt aufsuchen, ist es entscheidend, daß dieser über die Erkrankungen jedes Patienten orientiert ist, da viele Gesundheitsstörungen Anpassungen der zahnärztlichen Behandlung erzwingen. Werden entsprechende Modifikationen der Behandlung unterlassen, können daraus ernste Konsequenzen resultieren.

Dieses Kapitel soll eine Übersicht über die Überschneidungen von innerer Medizin und Zahnheilkunde geben sowie Verständnis für die Bedeutung verschiedener medizinischer Probleme, soweit sie die zahnärztliche Behandlung beeinflussen, vermitteln. Die folgenden Kapitel stellen spezifische Probleme detailliert dar und geben Empfehlungen für die zahnärztliche Behandlung.

1.2 Beurteilung des Gesundheitszustandes

Die Beurteilung des Gesundheitszustandes ist der erste Schritt der zahnärztlichen Betreuung von gesundheitlich gefährdeten Patienten. Diese Beurteilung umfaßt die Anamnese, eine begrenzte klinische Untersuchung, klinische Laboruntersuchungen und die Beratung durch einen Arzt. Ziele der Beurteilung sind:

1. Erkennen von systemischen Erkrankungen, die eine Modifikation des Ablaufs der zahnärztlichen Behandlung erforderlich machen;
2. Erkennen von systemischen Erkrankungen, die eine Gefährdung des Zahnarztes, des Praxispersonals oder anderer Patienten bedeuten können;
3. Wissen um die Einnahme von Medikamenten, die zu Nebenwirkungen bei der zahnärztlichen Behandlung und zu Wechselwirkungen mit den vom Zahnarzt angewendeten oder verordneten Medikamenten führen können;
4. Förderung eines Vertrauensverhältnisses, indem der Zahnarzt Interesse für sämtliche Gesundheitsprobleme und für das Wohlergehen des Patienten zeigt;
5. Erleichterung einer effizienten Kommunikation zwischen dem Zahnarzt und dem Hausarzt des Patienten;
6. Schutz von Zahnarzt und Praxispersonal vor forensischen Problemen.

1.3 Anamnese

1.3.1 Allgemeine Anamnese

Es ist obligatorisch, bei jedem Patienten, der zahnärztlich behandelt werden soll, die Anamnese zu erheben. Zahlreiche Techniken stehen hierfür zu Verfügung; sie reichen von Notizen bei einer Befragung des Patienten bis hin zum vorgedruckten Fragebogen, den der Patient selbst ausfüllt. Letzteres ist die in Zahnarztpraxen am weitesten verbreitete Methode. Viele verschiedene Fragebögen sind im Handel erhältlich. Es kann auch vorteilhaft sein, selbst einen Fragebogen zu entwickeln, der den Bedürfnissen der eigenen Praxis angepaßt ist. Abbildung 1–1 zeigt ein Beispiel für einen solchen Fragebogen. Er liefert einen Überblick über die allgemeine und spezielle Anamnese des Patienten sowie über bereits erfolgte Voruntersuchungen. Eine der effektivsten Methoden ist es, die aus dem Patientenfragebogen gewonnenen Informationen durch eine anschließende Befragung zu vertiefen.

Umfang und Genauigkeit der Anamneseerhebung sind nicht zuletzt von persönlichen Präferenzen und von der Art der geplanten Behandlung abhängig. So ist es beispielsweise kaum angezeigt, bei einem Patienten, der die Praxis lediglich zum Wiedereinsetzen einer Krone aufsucht, eine detaillierte Anamnese zu erheben. Demgegenüber erscheint es erforderlich, vor einer umfangreichen Behandlung die vollständige Vorgeschichte zu kennen.

Unabhängig von der Art der Befragung und der notwendigen Behandlung gibt es einige grundlegende Informationen, die bereits vor Beginn der

Untersuchung und der Behandlung bekannt sein sollten. Diese essentiellen Informationen sind auf keinen Fall umfassend, sondern dienen dazu, Hinweise auf eventuell vorliegende Erkrankungen zu sammeln. Obwohl sie keine vollständige Anamnese ersetzt, kann die vollständige Beantwortung solcher Fragen eine gute Basis für die Beurteilung des Gesundheitszustandes darstellen, wie sie in Notfallsituationen und vor isolierten Behandlungsmaßnahmen gebraucht wird (siehe Tab. 1–1).

1. *Befinden Sie sich in ärztlicher Behandlung?* Bei Bejahung dieser Frage sollte nachgefragt werden, warum der Patient sich in Behandlung begeben hat, welche Diagnosen gestellt wurden und welche Therapie eingeleitet wurde. Wenn der Patient sich ohne besonderen Grund untersuchen ließ, sollte man sich nach dem Datum der Untersuchung und eventuell festgestellten Besonderheiten erkundigen. Name, Adresse und Telefonnummer des behandelnden Arztes sollten festgehalten werden.

Bei Patienten, die diese Frage verneinen, ist möglicherweise ein sorgfältigeres Nachforschen erforderlich als bei jenen, die sich regelmäßig einer Untersuchung unterziehen. Dies gilt besonders für solche Patienten, die seit Jahren keinen Arzt konsultiert haben. Sie können völlig gesund sein, aber ebensogut ein unerkanntes Leiden haben. Die Antwort auf diese Frage kann außerdem die Einstellung des Patienten zur Gesundheitsvorsorge offenbaren.

2. *Waren Sie schon einmal im Krankenhaus oder wurden operiert?* Kenntnisse über Krankenhausaufenthalte erlauben Rückschlüsse auf frühere ernstere Erkrankungen, die Bedeutung für die jetzige Behandlung haben. So könnte beispielsweise bei einem Patienten anläßlich einer Herzkatheterisierung unter stationären Bedingungen ein angeborener Septumdefekt diagnostiziert worden sein. Ein anderer Patient könnte wegen einer Hepatitis stationär behandelt worden sein. Bei beiden Patienten ist es denkbar, daß keine weitere medizinische Betreuung erfolgte, so daß die Antwort auf diese Frage der einzige Hinweis auf die damaligen gesundheitlichen Probleme sein könnte. Es ist daher wesentlich, so viel wie möglich über frühere Krankenhausaufenthalte zu wissen, insbesondere über Diagnosen, Therapie, Dauer des Aufenthaltes und Komplikationen.

Zusätzlich ist es wichtig, zu wissen, welchen Operationen sich der Patient unterzogen hat, aus welchen Gründen sie erfolgten und ob in diesem Zusammenhang Komplikationen wie anästhesiologische Notfälle, Infektionen oder übermäßige postoperative Blutungen auftraten.

3. *Nehmen Sie irgendwelche Medikamente oder Tabletten ein?* Die medikamentöse Behandlung kann der einzige Hinweis auf eine Erkrankung sein. Der Patient kann meinen, daß es nicht wichtig sei, ein bestimmtes gesundheitliches Problem zu erwähnen, wird es aber bei der Beantwortung dieser Frage einschließen. Hier sei als Beispiel der Patient mit einer seit längerer Zeit bestehenden stabilen Angina pectoris erwähnt, der zwar Nitroglyzerinpräparate einnimmt, aber in der letzten Zeit keinen Arzt besucht hat.

Medikamente können unerwünschte Reaktionen während der zahnärztlichen Behandlung hervorrufen; der Zahnarzt sollte daher die verschiedenen Pharmaka, die seine Patienten einnehmen, kennen und sich mit ihrer Wirkungsweise sowie Neben- und Wechselwirkungen vertraut machen. Der Zahnarzt muß darauf achten, keine Medikamente zu verabreichen, die mit der Medikation des Patienten interferieren. Medikamentenlisten und Bestimmungslisten sind wichtige Quellen bei der Identifikation einzelner Inhaltsstoffe und ihrer Wirkungen. Bestimmungslisten dienen zur Identifizierung unbekannter Tabletten oder Kapseln. Die Tablette oder Kapsel kann mit den Abbildungen verschiedener Produkte verglichen werden. Weitere Informationen über das entsprechende Medikament sind dann Medikamentenlisten zu entnehmen.

Es ist wichtig, die Betonung auf „*irgendwelche* Medikamente oder Tabletten“ zu legen, weil viele Menschen freiverkäufliche Präparate nicht als reguläre „Medizin“ betrachten. Es ist nicht selten, daß Patienten wegen arthritischer Beschwerden täglich mehrere Schmerztabletten einnehmen, aber dennoch diese Frage verneinen.

Tabelle 1–1:
Frageschema für eine orientierende Kurzanamnese

1. Befinden Sie sich in ärztlicher Behandlung?
2. Waren Sie schon einmal im Krankenhaus oder wurden operiert?
3. Nehmen Sie irgendwelche Medikamente, Drogen oder Tabletten ein?
4. Haben Sie Allergien?
5. Hatten Sie schon einmal eine Herzerkrankung, zu hohen Blutdruck oder rheumatisches Fieber?
6. Leiden Sie an Diabetes?
7. Hatten Sie schon einmal Tuberkulose oder eine andere Lungenerkrankung?
8. Hatten Sie schon einmal Hepatitis oder eine andere Lebererkrankung?
9. Hatten Sie schon einmal eine Nierenerkrankung?
10. Hatten Sie schon einmal Blutungsprobleme oder eine Blutkrankheit?
11. Hatten Sie schon einmal eine Geschlechtskrankheit?
12. Wurde Ihnen einmal mitgeteilt, daß Sie AIDS haben?
13. (Frauen) Sind Sie schwanger?

Bitte ausfüllen und vor der Erstbehandlung abgeben!

Patient		geb.
Name, Vorname		
Straße		
PLZ	Ort	Tel.
Krankenkasse		
Arbeitgeber		Beruf

Versicherter		geb.
Name, Vorname		
Straße		
PLZ	Ort	Beruf

Bitte beantworten Sie im Interesse einer komplikationslosen Behandlung folgende Fragen:

1. Haben oder hatten Sie eine Herzerkrankung oder zu hohen Blutdruck? ja O nein O
2. Sind Sie zuckerkrank? ja O nein O
3. Sind Sie leberkrank oder hatten Sie einmal Gelbsucht? ja O nein O
4. Leiden Sie an einer Bluterkrankung oder einer Blutgerinnungsstörung? ja O nein O
5. Haben oder hatten Sie eine Schilddrüsenerkrankung? ja O nein O
6. Leiden Sie an Allergien (z.B. Heuschnupfen) oder vertragen Sie bestimmte Medikamente oder Metalle nicht? ja O nein O
7. Haben oder hatten Sie Asthma (schwere Atemnot) oder eine andere Lungenerkrankung? ja O nein O
8. Leiden Sie an Rheuma? ja O nein O
9. Haben oder hatten Sie Magen-, Darm- oder Nierenerkrankungen? ja O nein O
10. Haben oder hatten Sie ein Anfallsleiden (z.B.Epilepsie)? ja O nein O
11. Haben Sie schon einmal eine Blutübertragung bekommen? ja O nein O
12. Wurde bei Ihnen eine HIV-Infektion (AIDS) festgestellt? ja O nein O
13. Bestehen z. Zt. sonstige Erkrankungen oder Infektionen? ja O nein O
    Welche? ______________________________
14. Behandelnder Arzt? ______________________________
15. Welche Medikamente nehmen Sie z. Zt. ein? ______________________________
    ____
16. Bei Patientinnen: Sind Sie schwanger? ja O nein O

Köln, den ____________________ Unterschrift ______________________________

Abbildung 1–1:
Anamnesebogen

4. *Haben Sie Allergien?* Diese Frage sollte nicht auf Medikamentenallergien beschränkt bleiben, weil zu berücksichtigen ist, daß der Patient in der Zahnarztpraxis auch anderen Allergenen wie Zementen, Pflaster, Farbstoffen oder Jod exponiert ist. Auf diese Weise kann ein Patient als Allergiker mit bestehenden Allergien gegen zahlreiche Substanzen identifiziert werden, der aus diesem Grund auch gefährdet ist, gegen die in der zahnärztlichen Praxis verwendeten Medikamente und Substanzen Allergien zu haben oder zu entwickeln.

Wenn ein Patient angibt, „allergisch" gegen etwas zu sein, ist zu prüfen, wie er auf die Substanz reagiert hat. In nicht wenigen Fällen bezeichnen Patienten vasovagale Synkopen nach der Injektion von Lokalanästhetika als Allergien. Eine weitere häufige Form von Nicht-Allergien sind Magenbeschwerden nach oraler Gabe von Kodein oder anderen Narkotika. Dabei handelt es sich jedoch um eine Nebenwirkung des Medikaments und nicht um eine Allergie. Eine echte Allergie äußert sich meist als Exanthem (Urtikaria), Rhinorrhoe, angioneurotisches Ödem oder Luftnot. Wenn bei einer „Allergie" anamnestisch eines oder mehrere dieser Symptome fehlen, handelt es sich mit hoher Wahrscheinlichkeit nicht um eine wirkliche Allergie.

Bei der Beantwortung dieser Frage wird oft Asthma angegeben. Wenn ein Patient an Asthma leidet, sollte der Zahnarzt nach auslösenden Faktoren, Häufigkeit und Schwere der Anfälle und der erforderlichen Therapie fragen. Aufschluß über die Schwere der Erkrankung gibt die Frage, ob der Patient bei einem Anfall schon einmal eine Notfallambulanz aufsuchen mußte, weil in diesem Fall von einer schweren Erkrankung auszugehen ist. Zusätzlich können Patienten mit schwerem Asthma Steroide zur Unterdrückung ihrer Krankheit einnehmen.

5. *Hatten Sie schon einmal eine Herzerkrankung, zu hohen Blutdruck oder rheumatisches Fieber?* Dies ist eine besonders wichtige Frage, weil Patienten mit verschiedenen Formen von Herzerkrankungen sehr empfindlich gegenüber physischen und psychischen Belastungen sind, denen sie während einer zahnärztlichen Behandlung ausgesetzt sein können.

Während eines Zeitraums von 6 Monaten nach einem Myokardinfarkt ist eine elektive zahnärztliche Behandlung nicht indiziert, da der Patient während dieses Folgestadiums stärker durch einen Infarkt gefährdet ist als ein gesundes Individuum. Solche Patienten werden außerdem häufig mit verschiedenen Medikamenten wie Vasodilatatoren, Antikoagulanzien, Betablockern oder Digitalispräparaten behandelt, von denen einige die Möglichkeiten einer zahnärztlichen Behandlung einschränken. Es sollte alles getan werden, um möglichst viel über den Myokardinfarkt herauszufinden, insbesondere was den Schweregrad, die Dauer der stationären Behandlung, erschwerende Faktoren, die jetzige Medikation und die Empfehlungen des behandelnden Arztes hinsichtlich Aktivitätseinschränkungen angeht.

Diese Frage soll außerdem überprüfen, ob ein Hypertonus bekannt ist. Es ist wichtig, herauszufinden, ob jemals hohe Blutdruckwerte festgestellt wurden, da nicht selten Patienten die Behandlung oder Kontrolle nicht fortsetzen oder eigenmächtig die verordneten Medikamente absetzen. Die aktuellen Blutdruckwerte sollten ebenso wie weitere Symptome und die laufende Medikation festgehalten werden. Die Einnahme einiger Antihypertensiva muß bei der zahnärztlichen Behandlung besonders berücksichtigt werden.

Ungeachtet der Ätiologie kann eine bestehende Herzinsuffizienz Probleme bei der zahnärztlichen Behandlung bereiten. Den Fragen nach Ursache, Kompensationsgrad und medikamentöser Therapie muß daher nachgegangen werden.

Häufig geben Patienten verschiedene Formen von Herzrhythmusstörungen an und sollten in diesem Fall über den Typ, den Schweregrad und die Art der Behandlung befragt werden.

Patienten mit rheumatischem Fieber in der Vorgeschichte erfordern die besondere Aufmerksamkeit des Zahnarztes. Hier ist es unerläßlich, festzustellen, ob Anzeichen einer rheumatischen Herzerkrankung als Folgeerscheinung des rheumatischen Fiebers bestehen. Patienten mit rheumatischen Herzerkrankungen sind durch infektiöse Endokarditis infolge von Bakteriämien während zahnärztlicher Behandlungsmaßnahmen gefährdet. Der Internist muß die rheumatische Herzerkrankung bewerten. Dazu werden die Vorgeschichte und die Ergebnisse der klinischen Untersuchung, des Elektrokardiogramms (EKG), des Echokardiogramms, der Thorax-Röntgendiagnostik sowie weitere diagnostische Mittel benötigt. Häufigstes Symptom einer rheumatischen Herzerkrankung ist ein Herzgeräusch. Man sollte immer daran denken, daß zwei Drittel aller Patienten, die einen einzigen rheumatischen Fieberschub durchgemacht haben, an einer rheumatischen Herzerkrankung leiden. Diese Patienten müssen bei jeder zahnärztlichen Behandlung antibiotisch abgeschirmt werden (siehe dazu Tab. 2–2 und 2–3). Auch Patienten mit den meisten Arten angeborener Herzvitien sind durch bakterielle Endokarditis gefährdet und sollten daher in gleicher Weise wie Patienten mit rheumatischen Herzerkrankungen antibiotisch abgeschirmt werden.

6. *Leiden Sie an Diabetes?* Bei Diabetikern muß die Schwere der Erkrankung, das Alter bei der ersten Diagnosestellung und die Art der Therapie festgestellt werden. Für insulinpflichtige Diabetiker muß der Zeitpunkt der zahnärztlichen Behandlung unter Berücksichtigung der Dosierung, des verwen-

deten Insulintyps, des Einstellungsgrades und des Injektionsschemas geplant werden. Man muß daran denken, daß die Wundheilung bei Diabetikern oft gestört ist und Infektionen häufig zu überschießenden entzündlichen Reaktionen führen. Der Verlauf von Parodontalerkrankungen kann durch einen Diabetes beschleunigt werden.

7. *Hatten Sie schon einmal Tuberkulose oder eine andere Lungenerkrankung?* Patienten mit einer ausgeheilten Tuberkulose müßten eine Therapiedauer von mindestens 9 Monaten angeben. Möglicherweise haben sie davon nur einige Wochen in einer Klinik verbracht. In den meisten Fällen kann der Patient spätestens nach wenigen Monaten seine Beschäftigung und gesellschaftlichen Kontakte wieder aufnehmen. Wichtig ist, daß diese Patienten sich regelmäßigen Folgeuntersuchungen, einschließlich Thorax-Röntgendiagnostik, in Abständen von etwa einem Jahr unterziehen, um eine unerkannte Reaktivierung der Erkrankung auszuschließen.

Ein positiver Tuberkulintest (Konversion von negativ nach positiv) weist auf eine Tuberkuloseinfektion hin. Dies bedeutet jedoch nicht unbedingt, daß der Proband infektiös ist. Im Falle einer Konversion von einer negativen zu einer positiven Reaktion bei fehlendem klinischem und röntgenologischem Nachweis einer aktiven Tuberkulose wird üblicherweise eine Chemoprophylaxe, meist mit Isoniazid (INH) über einen Zeitraum von einem Jahr, durchgeführt. Bei solchen Patienten sind bei der zahnärztlichen Behandlung keine besonderen Vorsichtsmaßnahmen erforderlich.

Wenn bei der Beantwortung dieser Frage andere Lungenerkrankungen wie Emphysem, chronische Bronchitis oder Asthma angegeben werden, sollten nähere Informationen über Schweregrad, Therapie und Beeinträchtigung der Leistungsfähigkeit eingeholt werden.

8. *Hatten Sie schon einmal Hepatitis oder eine andere Lebererkrankung?* Wegen der besonderen Bedeutung der Identifikation von Trägern des Hepatitis-B-Virus ist es wünschenswert, festzustellen, welchen Typ von Hepatitis der Patient hatte. Leider ist dies schwierig, da einerseits über 80% der Virusträger die Infektion nicht bemerkt haben und andererseits nur 50% der wissentlich erkrankten Patienten den Hepatitis-Typ angeben können. Zur Unterscheidung zwischen Typ A und B sind Fragen nach dem Alter beim Auftreten der Erkrankung und der Infektionsquelle, etwa Lebensmittel oder Wasser, hilfreich. Wenn der Verdacht auf eine Hepatitis-B-Infektion besteht, sollte eine Abklärung mit Hilfe eines Radioimmunoassays (RIA) zur Bestimmung des Hepatitis-B-Oberflächenantigens (HBsAG) als Suchtest erfolgen. Auf die Empfehlung der aktiven Immunisierung des gesamten zahnärztlichen Personals gegen das Hepatitis-B-Virus, durch die die Gefahr einer Erkrankung deutlich reduziert bzw. praktisch ausgeschlossen wird, sei an dieser Stelle hingewiesen.

Andere Lebererkrankungen können die zahnärztliche Behandlung durch Blutungsprobleme und Medikamentenunverträglichkeiten erschweren. Es erscheint insbesondere bei Verdacht auf Alkoholabusus angebracht, den Patienten nach seinem Alkoholkonsum zu fragen, da chronischer Alkoholismus Leberschädigungen hervorruft.

9. *Hatten Sie schon einmal eine Nierenerkrankung?* Mit dieser Frage sollen Patienten, die wegen einer Niereninsuffizienz dialysepflichtig sind, sowie nierentransplantierte Patienten erfaßt werden. Bei diesen Patienten können Probleme wie unzureichende Entgiftung bestimmter Medikamente, Anämien, Blutungsprobleme, Infektionen, Hepatitis, Hypertonie und reduzierte Belastbarkeit auftreten.

10. *Hatten Sie schon einmal Blutungsprobleme oder eine Blutkrankheit?* Wenn der Patient angibt, daß er ein „Blutungsproblem" hatte, muß er über die Begleitumstände, die Art der Verletzung, die Dauer der Blutung und gegebenenfalls über die Art der durchgeführten Therapie befragt werden. Die Frage nach übermäßigen Blutungen bei Bagatellverletzungen sollte sich anschließen. Außerdem interessieren Blutungsneigungen bei Blutsverwandten. Gute Hinweise liefert auch die Frage, ob nach Zahnextraktionen Probleme aufgetreten sind. Bei allen Patienten mit Verdacht auf Blutungsneigungen sollte die Durchführung von Suchtests veranlaßt werden.

Andere Blutkrankheiten können Anämien, Leukopenien, Leukämien und Immundefekte einschließen. In diesen Fällen müssen weitergehende Informationen eingeholt werden.

11. *Hatten Sie schon einmal eine Geschlechtskrankheit?* Bei Bejahung dieser Frage muß nach Diagnose und Therapie gefragt werden. Zur Therapiekontrolle müßten Folgeuntersuchungen mit serologischen Tests oder Kulturuntersuchungen durchgeführt worden sein. Eine positive Antwort sollte den Zahnarzt veranlassen, nach verdächtigen Haut- und Schleimhautveränderungen, die den Verdacht einer Reinfektion oder einer insuffizienten Therapie der Primärinfektion erregen, zu suchen und den Patienten zu fragen, ob er zur Zeit erkrankt ist. Außerdem besteht bei Patienten, die bereits einmal eine sexuell übertragbare Krankheit durchgemacht haben, ein erhöhtes Risiko einer erneuten Erkrankung, so daß Vorsichtsmaßnahmen bei der Behandlung angeraten sind.

12. *Wurde Ihnen einmal mitgeteilt, daß Sie AIDS haben?* Die Bejahung dieser Frage ist von großer

Bedeutung, da AIDS tödlich verläuft und durch Blut und Körperflüssigkeiten übertragen werden kann. Patienten mit AIDS oder anderen potentiell infektiösen Erkrankungen erfordern ein spezifisches Vorgehen bei der Behandlung, um eine Übertragung zu verhindern.

13. *(Frauen) Sind Sie schwanger?* Wenn eine Patientin schwanger ist oder angibt, daß eine Schwangerschaft bestehen könnte, sollten alle elektiven Behandlungsmaßnahmen bis zum zweiten Trimenon zurückgestellt werden. Im ersten Trimenon dürfen generell nur Notfallbehandlungen durchgeführt werden. Es sollte nach Komplikationen während früherer Schwangerschaften gefragt und der Gynäkologe der Patientin vor jeder zahnärztlichen Behandlung um konsiliarische Beratung gebeten werden.

1.3.2
Derzeitige Beschwerden

Zusätzlich zur Anamneseerhebung kann eine Überprüfung von Beschwerden und Symptomen Hinweise auf das Vorliegen eines bisher nicht diagnostizierten Krankheitsgeschehens liefern und sollte daher in einer umfassenden Krankengeschichte nicht fehlen. Wenn beispielsweise ein Patient über eine rapide, nicht angestrebte Gewichtsabnahme, Abgeschlagenheit, blutigen Auswurf und Schmerzen im Brustkorb klagt, legen diese Symptome den Verdacht auf eine Lungeninfektion oder ein malignes Geschehen nahe. Dieser Patient sollte sofort zur weiteren Diagnostik und Therapie an einen Facharzt überwiesen werden. Die Bedeutung der Anamnese muß immer wieder betont werden. Eine sorgfältig erhobene Anamnese bewahrt den Zahnarzt davor, durch seine Behandlung die Gesundheit und das Wohlbefinden des Patienten zu beeinträchtigen, ermöglicht ihm das Erkennen von bis dahin unerkannten Leiden und stellt im Falle eines Kunstfehlerprozesses eine schriftliche Dokumentation sicher.

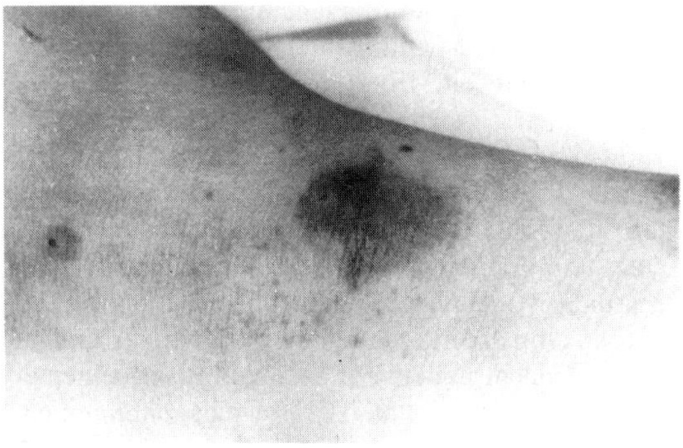

Abbildung 1–2:
Ekchymosen, die durch eine hämorrhagische Diathese verursacht sein könnten

1.3.3
Zahnmedizinische Vorgeschichte

Bei Patienten, die unter dem Aspekt einer ganzheitlichen Therapie behandelt werden sollen, ist außerdem die gründliche Erfassung der zahnmedizinischen Vorgeschichte sehr wichtig. Es ist wichtig zu wissen, welche Behandlungen bereits erfolgten, wann dies geschah und welches Ergebnis erzielt wurde. Dies schließt konservierende, endodontische, chirurgische, parodontologische und kieferorthopädische Maßnahmen, Röntgendiagnostik und prothetische Versorgung ein. Alle Komplikationen im Zusammenhang mit der eigentlichen Behandlung, der Anästhesie und verordneten Medikamenten sollten festgehalten werden. In diesem Zusammenhang ist es hilfreich zu wissen, welche Einstellung der Patient Zahnärzten gegenüber hat und mit welcher Erwartung er in die Praxis kommt. Darüber hinaus können mitunter orale Probleme das Erkennen einer vorliegenden Grunderkrankung ermöglichen. So kann bei einem Patienten mit einer schweren progressiven Parodontopathie gleichzeitig auch eine Leukämie oder ein Diabetes vorliegen.

1.4
Klinische Untersuchung

Es erweist sich als vorteilhaft, im Anschluß an die umfassende Anamneseerhebung eine kurze klinische Untersuchung durchzuführen, die mindestens die Beurteilung des äußeren Erscheinungsbildes, des Pulses, des Blutdrucks, der Atmung und, soweit erforderlich, der Körpertemperatur einschließen sollte. Hierbei sind auch Kopf und Hals zu untersuchen.

1.4.1
Allgemeiner Eindruck

Durch eine gezielte, aber taktvolle Inspektion des Patienten kann man bereits viel über ihn und seinen Gesundheitszustand erfahren. Sorgfältige Beobachtung kann zum Erkennen von eventuell bestehenden pathologischen oder ungewöhnlichen Merkmalen oder Zuständen beitragen, die Einfluß auf die zahnärztliche Versorgung nehmen könnten. Dabei inspiziert man zunächst das äußere Erscheinungsbild, dann einzelne exponierte Bezirke wie Haut und Nägel, Gesicht, Nase, Ohren und Hals. Jedes dieser der Inspektion zugänglichen Areale kann Besonderheiten aufweisen, die auf eine systemische Grunderkrankung oder Gesundheitsstörung hinweisen.

1.4.2
Äußeres Erscheinungsbild

Das äußere Erscheinungsbild eines Patienten kann Hinweise auf den allgemeinen Gesundheitszustand und das Wohlbefinden eines Patienten geben. An-

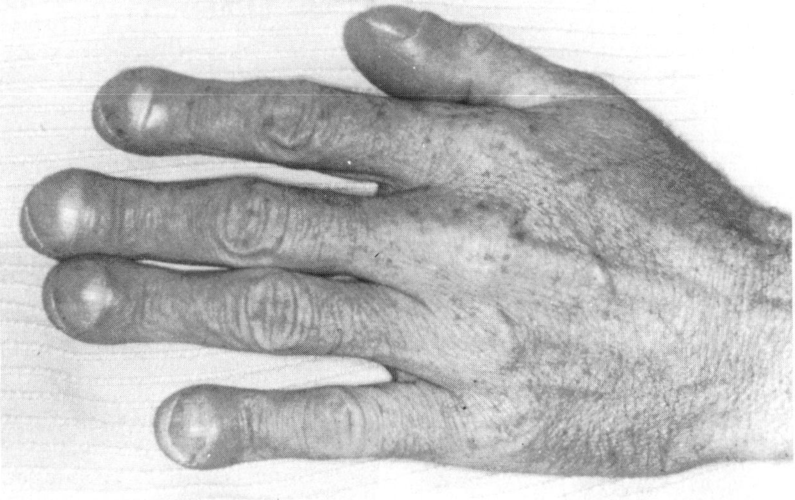

Abbildung 1–3:
Trommelschlegelfinger, die mit einer kardiopulmonalen Insuffizienz assoziiert sein können

zeichen möglicher Probleme sind z.B. ein verbrauchtes, kachektisches Aussehen, lethargisches Verhalten, verschmutzte Kleidung und Haare, schwankender oder schleppender Gang, extreme Magerkeit oder Adipositas, gebückte Haltung oder Atemnot. Der Zahnarzt sollte außerdem stets auf den Atem- oder Körpergeruch achten. Acetonartiger Geruch kann auf einen Diabetes mellitus, ammoniakartiger auf eine Niereninsuffizienz, putrider auf Lungeninfektionen und Alkoholgeruch auf Lebererkrankungen hinweisen.

1.4.2.1 Haut und Nägel. Die Haut ist das größte Organ des menschlichen Körpers und in der Regel zu großen Teilen der Inspektion zugänglich. Veränderungen von Haut und Nägeln treten häufig im Zusammenhang mit systemischen Erkrankungen auf. So können zum Beispiel eine Zyanose auf eine Lungen- oder Herzinsuffizienz hinweisen, ein Ikterus durch eine Lebererkrankung bedingt sein, Pigmentationen bei hormonellen Störungen auftreten und Petechien durch Störungen der Blutzusammensetzung bedingt sein (Abb. 1–2). Veränderungen der Fingernägel sind in der Regel auf chronische Erkrankungen zurückzuführen, etwa Trommelschlegelfinger bei kardiopulmonaler Insuffizienz (Abb. 1–3), weißliche Nägel bei Leberzirrhose, Gelbfärbung bei Malignomen und Splitterblutungen bei infektiöser Endokarditis.

1.4.2.2 Gesicht. Form und Symmetrie des Gesichts sind bei einer Vielzahl von Syndromen und Krankheiten verändert. Zu den bekanntesten Beispielen gehören die groben Züge bei Patienten mit einer Akromegalie, das bleiche und aufgedunsene Gesicht beim nephrotischen Syndrom, das Vollmondgesicht beim Cushing-Syndrom, das teilnahmslose und aufgedunsene Gesicht bei der Hypothyreose und die unilaterale Lähmung bei der Fazialisparese (Abb. 1–4).

1.4.2.3 Augen und Nase. Die Augen können sehr empfindliche Indikatoren systemischer Erkrankungen sein und sollten daher genauer inspiziert werden. Brillenträger sollten gebeten werden, ihre Brille bei der Untersuchung von Kopf und Hals

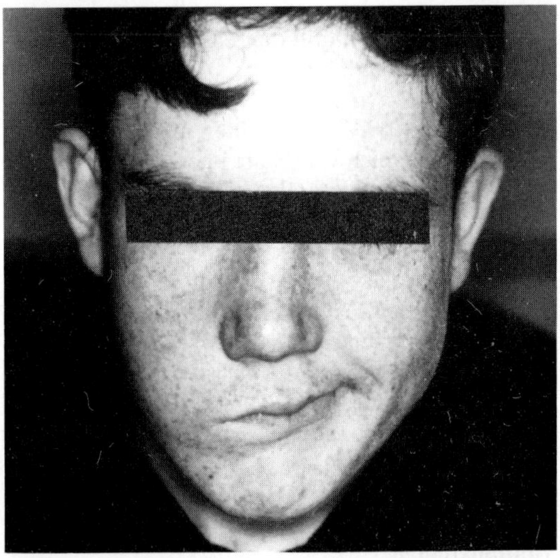

Abbildung 1–4:
Halbseitige Gesichtslähmung bei Fazialisparese

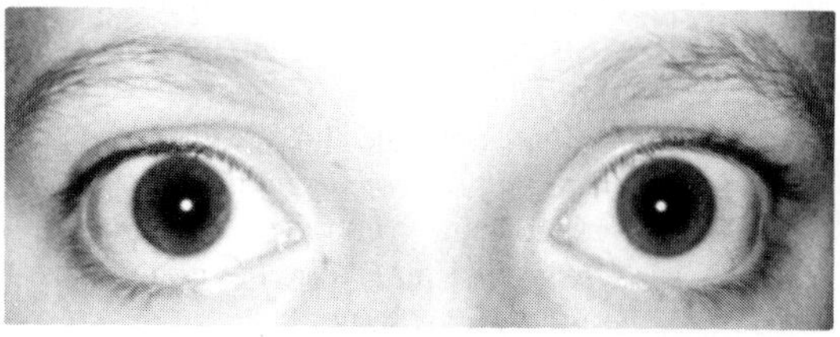

Abbildung 1–5:
Lidretraktion, wie sie bei Hyperthyreose zu finden sein kann

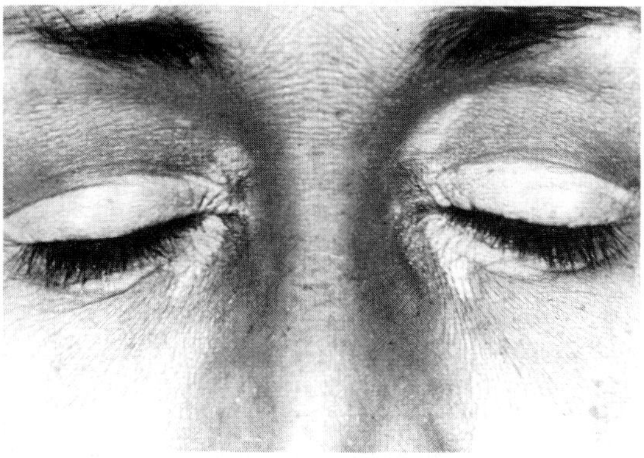

Abbildung 1–6:
Periorbitale Xanthome können Zeichen einer Hypercholesterinämie sein

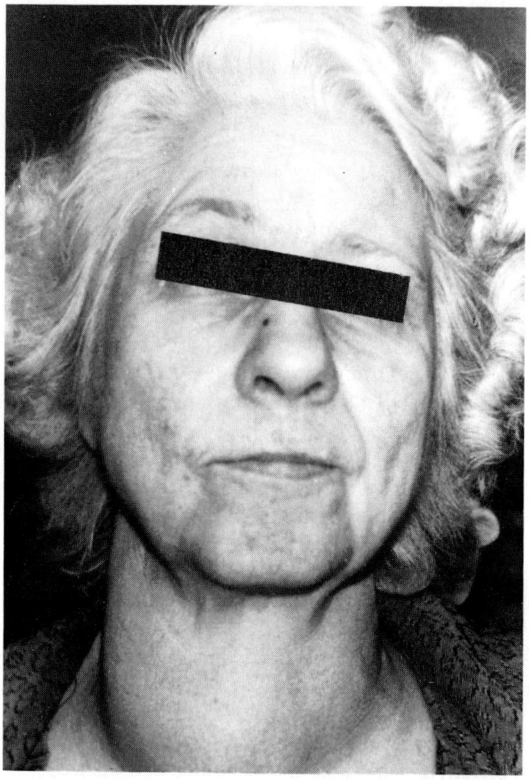

Abbildung 1–7:
Mediane Volumenzunahme im Halsbereich, die durch eine Struma bedingt sein kann

abzunehmen. Die Hyperthyreose kann eine charakteristische Lidretraktion mit resultierenden weiten Lidspalten verursachen (Abb. 1–5). Lidxanthome (Abb. 1–6) sowie ein bei Jugendlichen auftretender Arcus senilis sind häufig mit einer Hypercholesterinämie assoziiert. Eine ikterische Farbe der Skleren kann durch eine Hepatitis verursacht sein. Rötungen der Konjunktiven können von einem Sjögren-Syndrom oder von Allergien herrühren. Nasenrücken und Lider sind bevorzugte Lokalisationen von Basaliomen.

1.4.2.4 Ohren. Die Ohren sollten auf Gichtknoten (Tophi) im Bereich von Helix und Anthelix inspiziert werden. Eine laterale Falte im Ohrläppchen kann mit einer erhöhten Anfälligkeit für koronare Herzkrankheit assoziiert sein.

1.4.2.5 Hals. Bei der Inspektion des Halses ist auf Volumenzunahmen und Asymmetrien zu achten. Je nach Lokalisation und Konsistenz kann es sich um eine Struma (Abb. 1–7), Infektionen, Zysten, vergrößerte Lymphknoten oder Gefäßveränderungen handeln.

1.4.3 Vitalfunktionen

Es ist in zweifacher Hinsicht von Vorteil, die Vitalfunktionen bei der ersten Untersuchung zu messen. Zum einen werden so Ausgangswerte festgehalten, die bei einem Notfall zum Vergleich herangezogen werden können. Falls einmal eine kritische Situation eintritt, ist es notwendig, die „Normalwerte“ des betroffenen Patienten zu kennen. Wenn beispielsweise ein Patient das Bewußtsein verliert und ein Blutdruck von 90/50 mmHg gemessen wird, stellt dies bei einem Patienten, bei dem normalerweise ein Blutdruck von 110/65 mmHg zu messen ist, eine völlig andere Situation dar als bei einem Hypertoniker mit üblichen Werten von 180/110 mmHg. Während beim ersten Patienten von einer einfachen Synkope auszugehen ist, muß beim zweiten Patienten ein Schockzustand vorausgesetzt werden.

Zum anderen dient die Messung der Vitalfunktionen dazu, bereits diagnostizierte oder bisher unbekannte Vorerkrankungen zu erkennen. Der Grundsatz „Behandle nie einen Fremden“ hat seine Berechtigung. So kann die Behandlung eines Patienten mit einer schweren, seit langer Zeit bestehenden Hypertonie ohne entsprechende Anpassung des Vorgehens fatale Folgen haben. Man muß dabei berücksichtigen, daß nicht eine genaue Diagnosestellung, sondern das Aufdecken von Abweichungen gegenüber Normwerten Ziel dieser

Untersuchung ist. Die Diagnosestellung ist Aufgabe des Arztes. Daher sollte immer eine Überweisung zur weiteren Abklärung erfolgen, wenn eindeutig von der Norm abweichende Befunde erhoben wurden.

1.4.3.1 Puls. Der Puls wird üblicherweise an der Arteria carotis (lateral der Trachea) oder an der Arteria radialis (an der Daumenseite des Handgelenks) kontrolliert (Abb. 1–8, 1–9). Drei Gründe sprechen dafür, die Pulskontrolle routinemäßig an der Arteria carotis vorzunehmen. Die Karotis ist sehr gut zugänglich, weil der Zahnarzt ohnehin im Kopf- und Halsbereich arbeitet. Sie ist sehr verläßlich, weil es sich um eine Zentralarterie handelt, die das Gehirn versorgt. Daher wird sie in Notfallsituationen noch palpierbar sein, wenn periphere Arterien nicht mehr zu tasten sind. Sie ist leicht aufzufinden und zu palpieren, weil sie eine große Arterie ist.

Der Karotispuls ist am Vorderrand des Musculus sternocleidomastoideus in Höhe des kranialen Anteils des Schildknorpels zu tasten. Unter leichter Verdrängung des Musculus sternocleidomastoideus nach posterior wird der Puls mit Zeige- und Mittelfinger palpiert. Der Daumen sollte dazu nicht benutzt werden. Zum Erkennen eines unregelmäßigen Pulses ist eine einminütige Kontrolle erforderlich.

Frequenz. Die durchschnittliche Pulsfrequenz eines gesunden Erwachsenen liegt bei 60 bis 90 Schlägen pro Minute. Pulsfrequenzen über 100 min^{-1} werden als Tachykardie, abnorm langsame Frequenzen unter 60 min^{-1} als Bradykardie bezeichnet.

Regelmäßigkeit. Der normale Puls ist eine Serie rhythmischer Schläge, die in regelmäßigem Abstand aufeinanderfolgen. Wenn diese Abstände unregelmäßig sind, spricht man von einem irregulären Puls oder einer Arrhythmie.

1.4.3.2 Blutdruck. Der Blutdruck wird meistens indirekt mit Hilfe einer Blutdruckmanschette und eines Stethoskops gemessen (Abb. 1–10). Um korrekte Meßergebnisse zu erzielen, muß eine Manschette passender Breite verwendet werden. Die Standardmanschette für den durchschnittlichen Erwachsenenarm ist 12 bis 14 cm breit. Eine zu schmale Manschette liefert zu hohe, eine zu breite Manschette zu niedrige Werte. Schmalere Manschetten für Kinder und breitere Manschetten für adipöse Patienten stehen zur Verfügung. Bei adipösen Patienten kann die Manschette alternativ auch am Unterarm angebracht und das Stethoskop zur Auskultation über der Arteria radialis aufgesetzt werden.

Das Stethoskop sollte von guter Standardqualität sein. Es wird empfohlen, zur Auskultation der Arteria brachialis den Glockenteil des Stethoskopkopfes zu benutzen. In der Praxis wird jedoch häufig die Membran benutzt, wogegen wenig einzuwenden ist.

Die auskultatorische Methode der Blutdruckmessung ist allgemein verbreitet. Sie wird von der American Heart Association befürwortet und soll

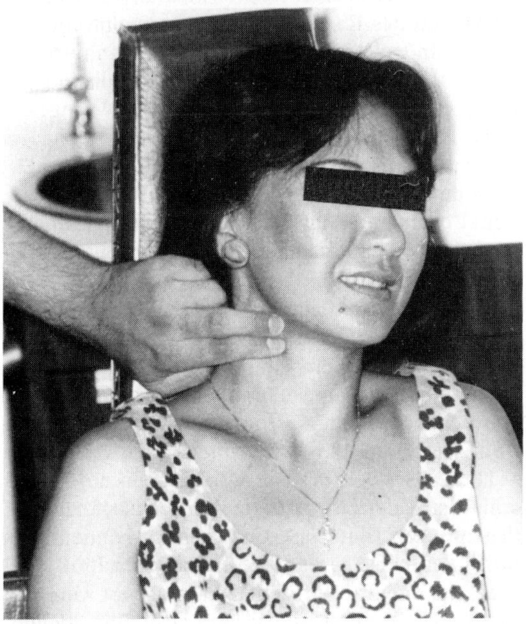

Abbildung 1–8:
Palpation des Karotispulses

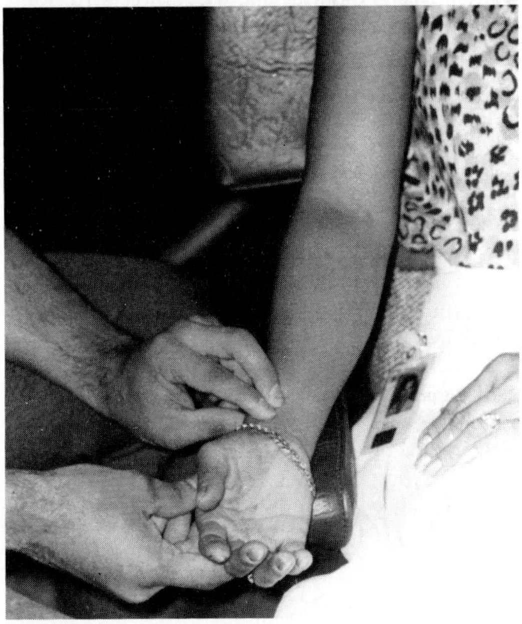

Abbildung 1–9:
Palpation des Radialispulses

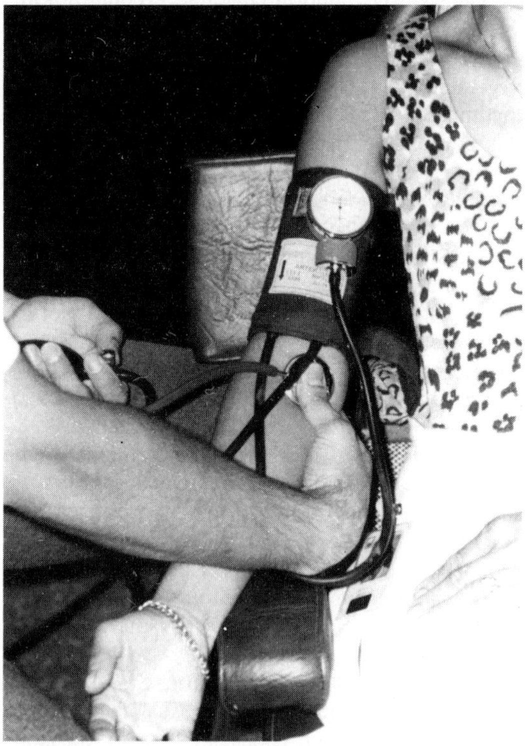

Abbildung 1–10:
Blutdruckmeßgerät und Stethoskop am Patienten

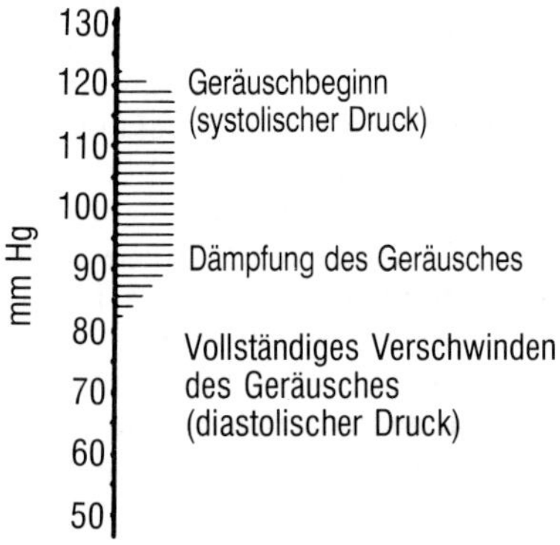

Abbildung 1–11:
Typisches Geräuschmuster der Blutdruckmessung bei einem normotensiven Erwachsenen

hier beschrieben werden (3). Der Patient sitzt dabei normal aufrecht. Die Messung kann sowohl am rechten als auch am linken Arm vorgenommen werden. Wenn die Messung wiederholt wird, sollte der Patient wieder die gleiche Position einnehmen und die Manschette am gleichen Arm angelegt werden, weil der Blutdruck je nach Lage des Patienten und zwischen den beiden Armen variieren kann. Die Manschette wird am Oberarm so angelegt, daß sie ihn eng umschließt und mit ihrem unteren Rand etwa 2,5 cm oberhalb des Ellenbogens endet. Viele Manschetten sind mit Pfeilen versehen, die das Gebiet der Arteria brachialis (medial der Bizepssehne) markieren. Die Messung mit einer zu locker sitzenden Manschette führt zu falsch erhöhten Werten. Auch das Anlegen der Manschette über Kleidungsstücken verfälscht die Meßergebnisse.

Tabelle 1–2:
Obergrenzen der normalen Blutdruckwerte für verschiedene Altersgruppen

Alter (Jahre)	Systolischer/diastolischer Blutdruck (mmHg)
> 18	< 140/90
14–18	< 135/90
10–14	< 125/85
6–10	< 120/80
< 6	< 110/75

Eine weitere Fehlermöglichkeit ist gegeben, wenn eine „auskultatorische Lücke“ nicht erkannt wird. Hierbei kommt es zu einem Verstummen und Wiederauftreten des Geräusches zwischen dem systolischen und dem diastolischen Druck. Wenn der Manschettendruck nur bis in den Bereich der Lücke erhöht wird, ist der gemessene systolische Druck zu niedrig. Dieser Fehler kann vermieden werden, indem man den systolischen Druck zunächst palpatorisch bestimmt.

Die Blutdruckmanschette wird bis zum Verschwinden des Radialispulses aufgepumpt und der Druck um weitere 30 mmHg erhöht. Dann wird das Stethoskop über der Arteria brachialis in der Ellenbeuge (nicht unter der Manschette!) angelegt, wobei kein Geräusch zu hören sein darf.

Anschließend wird der Druck langsam (um 2 bis 3 mmHg pro Sekunde) vermindert, bis der Punkt erreicht ist, an dem der Pulsschlag hörbar wird. Dieser Druck entspricht dem systolischen Blutdruck.

Bei weiterem Fallen der Druckanzeige wird das Geräusch lauter und vermindert sich danach langsam bis zu einem Punkt, an dem ein plötzlicher Abfall der Intensität auftritt. Der abgeschwächte Pulsschlag ist noch für wenige Augenblicke zu hören und verschwindet dann ganz (Abb. 1–11). Dieses vollständige Verstummen des Pulsschlages ist der zuverlässigste Meßpunkt für den diastolischen Blutdruck. Gelegentlich können noch weit unterhalb des wahren diastolischen Blutdrucks gedämpfte Pulsschläge auskultiert werden. Wenn dies der Fall ist, wird am besten der Beginn der Dämpfung als diastolischer Blutdruck angenommen.

Bei gesunden Erwachsenen gelten systolische Werte zwischen 90 und 140 mmHg als normal, wobei dieser Wert im allgemeinen mit zunehmendem Alter steigt. Der Normbereich für den diastolischen Druck liegt bei 60 bis 90 mmHg. Als Druckamplitude bezeichnet man die Differenz zwischen systolischem und diastolischem Blutdruck. In Tabelle 1–2 sind die normalen Blutdruckwerte für die verschiedenen Altersgruppen aufgeführt.

Ängstliche Patienten haben häufig bei der Messung einen vorübergehend erhöhten Blutdruck. Daher ist eine einzelne Messung nicht zuverlässig. Man sollte aus diesem Grund die Manschette angelegt lassen und die Kontrolle, gegebenenfalls mehrfach, in Abständen von mindestens 2 bis 3 Minuten wiederholen.

1.4.3.3 Atmung. Atemfrequenz und Atmungstiefe können durch sorgfältige Beobachtung der Bewegungen von Thorax und Abdomen kontrolliert werden. Die normale Atemfrequenz eines Erwachsenen liegt in Ruhe bei 12 bis 16 Atemzügen pro Minute. Die Atemfrequenz bei Kindern kann doppelt so hoch wie die des Erwachsenen liegen.

Besondere Aufmerksamkeit hat Patienten mit erschwerter, beschleunigter oder unregelmäßiger Atmung zu gelten, da diese Symptome systemischen, insbesondere kardiopulmonalen Erkrankungen zuzuordnen sind.

Bei ängstlichen Patienten ist oft eine Hyperventilation (beschleunigte, protrahierte, vertiefte oder ziehende Atmung) zu beobachten, die zu einer Reduktion des Kohlendioxid-Partialdruckes führt und beunruhigende Symptome wie ein periorales Taubheitsgefühl, Prickeln in Fingern und Zehen, Brechreiz, Übelkeit und karpopedale Spasmen auslösen kann.

1.4.3.4 Körpertemperatur. Die Körpertemperatur wird üblicherweise nicht bei jeder klinischen Untersuchung, sondern nur bei Anzeichen für febrile Temperaturen gemessen. Die normale Körpertemperatur bei oraler Messung beträgt 37° C kann jedoch im Tagesverlauf Schwankungen von 0,5° C in beide Richtungen aufweisen, wobei in der Regel nachmittags höhere Werte verzeichnet werden. Die rektal gemessene Temperatur liegt etwa 0,5° C über, die axillar gemessene etwa 0,5° C unter der oral gemessenen.

1.4.3.5 Körpergewicht. Der Patient sollte über unbeabsichtigte Gewichtszunahmen oder -verluste in der letzten Zeit befragt werden. Eine rapide Gewichtsabnahme kann durch Malignome, Diabetes, Tuberkulose oder andere auszehrende Erkrankungen, eine rapide Zunahme durch Herzinsuffizienz, Ödeme oder Neoplasien verursacht werden.

1.4.4 Untersuchung von Kopf und Hals

Die Untersuchung von Kopf und Hals kann in ihrem Umfang variieren, sollte jedoch mindestens die Inspektion und Palpation der Weichteile von Mundhöhle, Gesicht und Hals (Abb. 1–12) sowie die Überprüfung der Funktion der Gehirnnerven einschließen. Einzelheiten hierüber finden sich in Lehrbüchern der klinischen Diagnostik und der Zahn-, Mund- und Kieferheilkunde.

1.5 Klinische Labordiagnostik

Laboruntersuchungen stellen eine wichtige Phase bei der Bestimmung des Gesundheitszustandes eines Patienten dar. Dies ist selbstverständlich nicht bei jedem Patienten erforderlich, jedoch stellen die Laborbefunde dort, wo sie benötigt werden, eine entscheidende Hilfe dar. Der Zahnarzt sollte die Indikationen bestimmter Untersuchungsgänge kennen sowie weitere Tests anfordern und die Ergebnisse interpretieren können.

Wenn Laboruntersuchungen indiziert sind, ist es wichtig, sie auch durchzuführen. Indikationen für Laboruntersuchungen in der Zahnheilkunde sind:

1. Diagnostische Hilfe bei Krankheitsverdacht (z.B. Diabetes mellitus, Infektionen, hämorrhagische Diathesen, Leukämie, Neutropenie);
2. Suchtests auf nicht diagnostizierte Erkrankungen bei Patienten aus Hochrisikogruppen (z.B. Hepatitis B, Diabetes mellitus);
3. Bestimmung von Ausgangswerten vor Therapiebeginn (z.B. Radiatio, Chemotherapie);
4. Forensische Gründe (z.B. mögliche hämorrhagische Diathesen, Hepatitis B, andere Infektionen).

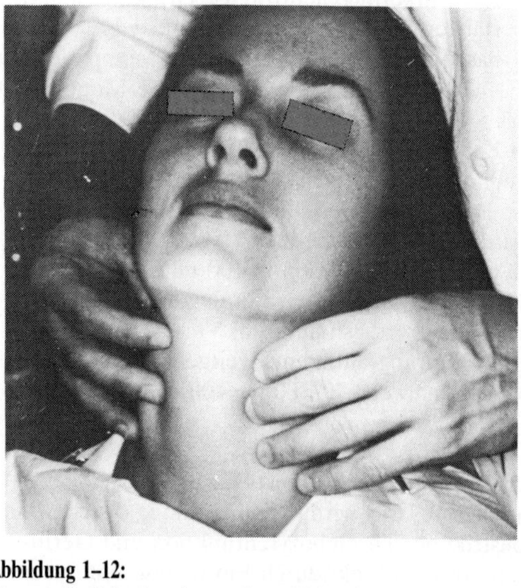

Abbildung 1–12:
Bimanuelle Palpation der vorderen Halsregion

Die Laboruntersuchungen, die von Zahnärzten am häufigsten angefordert werden, sind Blutbild mit Differentialblutbild, Blutglukose, Gerinnungstests und Tests auf Hepatitis B (4). Im folgenden Abschnitt werden die Tests kurz beschrieben.

1.5.1 Blutbild und Differentialblutbild

Das Blutbild mit Differentialblutbild untersucht die korpuskulären Blutbestandteile (Erythrozyten, Leukozyten und Thrombozyten) und liefert Informationen über Anzahl, prozentuale Verteilung und Morphologie der einzelnen Zelltypen.

— *Leukozyten* – Gesamtzahl der Leukozyten pro mm^3 Vollblut (Normalwert 4.500 bis 11.000 mm^{-3}).
— *Erythrozyten* – Gesamtzahl der Erythrozyten pro mm^3 Vollblut (Normalwerte: Männer 4,6–6,2 Mill./mm^3, Frauen 4,2-5,4 Mill./mm^3).
— *Hämoglobin (Hb)* – Hämoglobinmenge (in g) pro 100 ml Vollblut (Normalwerte: Männer 13,5–18,0 g/100 ml, Frauen 12,0–16,0 g/100 ml).
— *Hämatokrit (HK)* – Anteil der zellulären Bestandteile am Blutvolumen in % (Normalwerte: Männer 40–54%, Frauen 38-47%).
— *Erythrozytenindizes* – mittleres Erythrozytenvolumen (MCV), mittleres korpuskuläres Hämoglobin (MCH) und mittlere korpuskuläre Hämoglobinkonzentration (MCHC) (Normalwerte: MCV 80–96 μm^3, MCH 27–31 pg, MCHC 32–36%).
— *Thrombozytenzahl* – Anzahl der Thrombozyten pro mm^3 Vollblut (Normalwert: 150.000–400.000 mm^{-3}).
— *Blutausstrich* – Größe, Form und Morphologie der Erythrozyten und Leukozyten.
— *Differentialblutbild* – prozentuale Verteilung der einzelnen Leukozytenarten (Normalwerte: 56% segmentkernige neutrophile Granulozyten, 3% stabkernige neutrophile Granulozyten, 0,3% basophile Granulozyten, 2,7% eosinophile Granulozyten, 34% Lymphozyten, 4% Monozyten).

1.5.2 Blutglukose (Blutzucker)

Die Bestimmung der Blutglukose ist eine der häufigsten klinisch-chemischen Untersuchungen. Man mißt ihre Konzentration in 100 ml Serum oder Plasma. Als Suchtest wird in der Regel der Nüchternblutzucker bestimmt, um Verfälschungen durch Nahrungsaufnahme weitgehend auszuschalten (Normalwert: 70–100 mg/100 ml).

1.5.3 Untersuchung der Hämostase

Bei diesen Tests wird die Blutstillung durch Vasokonstriktion, Thrombozytenfunktion und Gerinnung sowie indirekt durch Fibrinolyse untersucht.

— *Blutungszeit* – Zeit bis zum Stillstand der Blutung aus einer kleinen Stichverletzung; abhängig von Thrombozytenzahl und -funktion sowie Gefäßfunktion (Normalwert [Blutungszeit nach Duke]: 2–4 min)
— *Prothrombinzeit (PT, Quick-Wert)* – Zeit bis zur Gerinnselbildung über das Extrinsic-System und den gemeinsamen Reaktionsweg (Normalwerte: PT 11–15 sec, Quick 100 ± 25%)
— *Partielle Thromboplastinzeit (PTT)* – Zeit bis zur Gerinnselbildung über das Intrinsic-System und den gemeinsamen Reaktionsweg (Normalwert: 25–40 sec, je nach Reagens)
— *Thrombinzeit (TT)* – Zeit, die zur Umwandlung von Fibrinogen in Fibrin benötigt wird; wird durch Vorliegen von Fibrinspaltprodukten verlängert (Normalwert: 20–29 sec, je nach Reagens).

1.5.4 Suchtests auf Hepatitis-B-Infektion

Diese Tests ermöglichen es, eine aktuelle oder frühere Hepatitis-B-Infektion zu erkennen und basieren auf Antigen-Antikörper-Reaktionen auf die verschiedenen Virusbestandteile.

— *Hepatitis-B-Oberflächenantigen (HBsAg)* – Erkennen des Oberflächenantigens des Hepatitis-B-Virus; positives Ergebnis läßt auf akute Infektion oder Trägerstatus schließen.
— *Antikörper gegen HBsAg (Anti-HBs)* – Erkennen von Antikörper gegen HBsAg; positives Ergebnis läßt auf frühere Infektion und Immunisierung schließen.

1.5.5 Fallbeispiele

Fall 1: Ein 38jähriger Mann sollte wegen einer Parodontalerkrankung chirurgisch behandelt werden. Bei der Anamneseerhebung erwähnte er, daß er nach einer Zahnextraktion vor 3 Jahren mehrere Tage lang Nachblutungen gehabt habe. Er habe einen Internisten aufgesucht, der ihm ein Vitamin-K-Präparat injiziert habe, worauf die Blutung zum Stillstand gekommen sei. Vor der parodontalchirurgischen Behandlung wurde der Patient in einem klinischen Labor auf eine mögliche hämorrhagische Diathese hin untersucht. Die Kontrolle der Blutungszeit, der Prothrombinzeit und der partiellen Thromboplastinzeit wurden angefordert. Diese Tests waren notwendig, weil kein Hinweis auf die mögliche Ursache des Problems vorlag. Die Möglichkeiten, die auszuschließen waren, umfaßten Gerinnungsstörungen, Thrombopenie, Störungen der Thrombozytenfunktion und Gefäßwanddefekte. Die Laborergebnisse für den Patienten waren ohne pathologischen Befund, und die Behandlung verlief komplikationslos.

Fall 2: Ein 40jähriger Mann mit fortgeschrittener marginaler Parodontitis gab bei der Anamnese an, daß seine Mutter an Diabetes leide. Aufgrund dieser Aussage war der Patient einer Risikogruppe für Diabetes zuzuordnen. Die Bestimmung des Nüchternblutzuckers ergab einen Wert von 100 mg/100 ml. Dieses Ergebnis lag im Normbereich. Trotzdem wurde dem Patienten eine jährliche Überprüfung empfohlen.

Fall 3: Eine 30jährige Frau suchte zur Routineuntersuchung einen Zahnarzt auf. Bei der Anamneseerhebung gab sie an, vor einigen Jahren eine Hepatitis gehabt zu haben, konnte jedoch keine genaueren Angaben zu dieser Erkrankung machen und erinnerte sich nicht an den Namen des Arztes, der sie damals behandelt hatte. Daher wurde ein Test auf HBsAg durchgeführt, um einen Trägerstatus auszuschließen. Das Ergebnis fiel positiv aus und zeigte somit, daß die Patientin tatsächlich Trägerin des Hepatitis-B-Virus war. Sie wurde an ihren Hausarzt überwiesen, um vor Beginn der zahnärztlichen Behandlung ihre Leberfunktion überprüfen zu lassen. Bei der Behandlungsplanung wurde besonders auf aseptisches Vorgehen, Abschirmungstechniken und Infektionsverhütung geachtet.

Bei Zusammenarbeit mit einem klinischen Labor ist es vorteilhaft, sich die Zeit für eine Besichtigung der Laboreinrichtung und ein Gespräch mit dem diensttuenden Arzt zu nehmen. Bei dieser Gelegenheit kann der Zahnarzt erfahren, welche ihn interessierenden Untersuchungen im betreffenden Labor durchgeführt werden können, was sie kosten und welche Werte als Normbereich definiert sind. Außerdem können Anforderungsformulare mitgenommen werden. Wenn der Patient zur Probengewinnung (Blutentnahme) in das Labor geschickt wird, sendet das Labor dem Zahnarzt die Ergebnisse zur Auswertung zu.

Wenn der Zahnarzt nicht direkt mit einem Labor zusammenarbeiten möchte, sollte er die Patienten zur internistischen Untersuchung an einen Facharzt überweisen.

1.6 Überweisung und Konsultation

Nach Bewertung der Anamnese, der klinischen Untersuchung und der Laborwerte kann es notwendig sein, mit dem Hausarzt des Patienten zur Konsultation oder Überweisung Kontakt aufzunehmen. Dies kann in Form eines Telefongesprächs, eines persönlichen Zusammentreffens oder eines Briefes geschehen. Der persönliche Kontakt ist besonders in kleineren Orten üblich, wo Ärzte und Zahnärzte häufig gesellschaftlichen Kontakt haben und bei diesen Gelegenheiten informell über gemeinsame Patienten sprechen. Der wesentliche Nachteil dieser „Gehsteigkonsultationen“ ist ihr Mangel an Formalität und das Fehlen jeglicher Dokumentation. Fehler und Mißverständnisse sind dabei nicht außergewöhnlich. Wenn dennoch so verfahren wird, sollte so schnell wie möglich ein Brief zur Bestätigung des Gesprächs geschrieben werden. In dieser Form sollte auch eine telefonische Konsultation nachträglich dokumentiert werden. Der prinzipielle Vorteil eines Gesprächs liegt in der unmittelbaren Information und in der Möglichkeit, zusätzliche Informationen zu Fragen, die man in einem Brief nicht stellen würde, zu erhalten. Wenn bei einem Patienten eine sofortige Behandlung erforderlich ist, versetzt ein Telefonge-

Überweisung mit der Bitte um Abklärung des Verdachts auf rheumatische Herzerkrankung

Sehr geehrter Herr Kollege,

Herr Anton Schmitz, geb. 23.4.49, hat meine Praxis mit der Bitte um eine umfassende zahnärztliche Behandlung aufgesucht. Er gibt an, daß er im Alter von 8 Jahren an rheumatischem Fieber erkrankt gewesen sei. Eine resultierende Herzschädigung, die ihn für eine infektiöse Endokarditis prädisponieren würde, ist ihm nicht bekannt. Die Fragen nach kardialen Symptomen werden von ihm verneint. Er ist von athletischer Konstitution und befindet sich in gutem Ernährungs- und Allgemeinzustand. Eine umfangreiche zahnärztliche Behandlung ist geplant.

Ich bitte Sie um die Bewertung seiner kardialen Situation und den Ausschluß einer rheumatischen Herzschädigung. Ferner bitte ich um Angaben hinsichtlich der Notwendigkeit einer antibiotischen Prophylaxe einer infektiösen Endokarditis sowie um Hinweise bezüglich eventueller weiterer internistischer Probleme, die zu berücksichtigen sind. Wenn Ihrer Meinung nach eine Antibiotikaprophylaxe erforderlich ist, würde ich den Empfehlungen der American Heart Association folgen.

Ich würde mich freuen, so bald wie möglich eine Zusammenfassung Ihrer Ergebnisse zu erhalten. Ich danke Ihnen für die Untersuchung des Patienten.

Mit freundlichen Grüßen

Überweisung wegen einer unbehandelten Hypertonie

Sehr geehrter Herr Kollege,

Frau Elfriede Müller, geb. 15.7.26, hat meine Praxis mit der Bitte um zahnärztliche Behandlung aufgesucht. Bei der Untersuchung berichtete sie über häufige Kopfschmerzen und Schwindelanfälle sowie über Schwierigkeiten mit den Augen. Sie ist adipös und hat seit einigen Jahren keinen Arzt aufgesucht, erinnert sich jedoch, früher einmal wegen ihres Blutdrucks „Entwässerungstabletten" eingenommen zu haben. Bei ihrem heutigen Besuch in meiner Praxis lag ihr Blutdruck, gemessen im Sitzen am rechten Arm, anfangs bei 215/125 mmHg, später bei 210/125 mmHg. Ich habe deshalb die weitere Behandlung ausgesetzt und die Patientin zur unverzüglichen internistischen Beurteilung an Sie überwiesen.

Ich bitte Sie um eine Zusammenfassung Ihrer Befunde und die Behandlung der Patientin. Ich werde die Behandlung wieder aufnehmen, sobald aus Ihrer Sicht eine Stabilisierung des Zustandes erreicht ist. Ich danke Ihnen für die Übernahme der Behandlung.

Mit freundlichen Grüßen

Überweisung zur weiteren Abklärung eines Suchtest-Laborbefundes

Sehr geehrter Herr Kollege,

Herr Hubertus Müller, geb. 3.5.44, hat meine Praxis mit der Bitte um eine umfangreiche zahnärztliche Behandlung aufgesucht. Seine Vorgeschichte ist bis auf die Erkrankung beider Eltern an einem nicht insulinabhängigen Diabetes unauffällig. Herr Müller zeigt keine Symptome und scheint gesund zu sein.

Aufgrund der familiären Vorbelastung führten wir eine Bestimmung des Nüchternblutzuckers im Kapillarblut unter Verwendung von Haemo-Glukotest durch, wobei ein Wert von 250 mg/100 ml ermittelt wurde.

Wegen der familiären Vorgeschichte und des erhöhten Blutzuckerwertes überweise ich Herrn Müller zur weiteren Abklärung an Sie und bitte um eine Zusammenfassung Ihrer Untersuchungsergebnisse. Ich danke Ihnen für die Untersuchung des Patienten.

Mit freundlichen Grüßen

spräch mit dem Arzt des Patienten über die anstehenden Probleme den Zahnarzt in die Lage, seine Arbeit ohne Verzögerung fortzusetzen. Auch in diesem Fall muß sofort eine Eintragung in die Behandlungskarte erfolgen und in einem Arztbrief mit der Bitte um schriftliche Bestätigung dokumentiert werden, welche Angaben der Zahnarzt in dem Gespräch erhalten hat. Dieser Schriftwechsel wird der Behandlungskarte beigefügt und erhält so dokumentarischen Charakter.

Ein Arztbrief sollte knapp und präzise abgefaßt sein. Nur unmittelbar erforderliche Angaben sollten darin enthalten sein. Die Fragestellung und der Überweisungsgrund müssen genau formuliert werden. Es ist zu berücksichtigen, daß Ärzte oft unter Zeitdruck stehen und daher eine kurze und präzise Anfrage bevorzugen. Die unten angeführten Beispiele sind Arztbriefe mit verschiedenen Fragestellungen.

Eine weitere Möglichkeit der Anforderung eines Konsiliums besteht in der Verwendung von Vordrucken. Dieses Vorgehen vereinfacht den Ablauf für Arzt und Zahnarzt.

1.7 Literatur

1. Goebel, W.M.: Reliability of medical history in identifying patients likely to place dentists at an increased hepatitis risk. J. Am. Dent. Assoc. **98,** 907–913 (1979)
2. Henry, J.B.: Todd, Stanford, Davidson's clinical diagnosis and management by laboratory methods, ed. 17. Philadelphia 1984, W.B. Saunders Co.
3. Recommendations for human blood pressure determination by sphygmomanometers. Pub. No. 70–019-B, Dallas 1980, American Heart Association
4. The 1984 Report of the Joint National Committee on Detection, Evaluation, and Treatment of High Blood Pressure. Arch. Intern. Med. **144,** 1045–1057 (1984)
5. Tullman, M.J., et al.: The threat of hepatitis B from dental school patients: a one-year study. Oral Surg. **49,** 214–216 (1980)

2
Infektiöse Endokarditis

2.1
Einleitung

Die infektiöse Endokarditis ist eine Erkrankung, die durch mikrobielle Infektion der Herzklappen oder des Endokards, meist in Verbindung mit einem angeborenen oder erworbenen Herzvitium, verursacht wird. Ein ähnliches Krankheitsbild, die infektiöse Endarteriitis, kann an einem offenen Ductus arteriosus Botalli, einer Aortenisthmusstenose, Gefäßtransplantaten und -implantaten oder arteriovenösen Shunts auftreten. Ursache dieser Erkrankungen sind in den meisten Fällen bakterielle Infektionen; in den letzten Jahren wurden jedoch zunehmend auch Pilze und andere Mikroorganismen als Erreger gefunden.

Der Zahnarzt muß unbedingt alles unternehmen, um Patienten mit kongenitalen oder erworbenen kardiovaskulären Defekten zu identifizieren, bevor Behandlungsmaßnahmen durchgeführt werden, die zu einer transitorischen Bakteriämie führen könnten. Bei solchen Patienten kann eine Bakteriämie die Entwicklung einer Endokarditis oder Endarteriitis zur Folge haben. Die Prognose dieser Erkrankungen war vor der Antibiotikaära infaust. Auch bei optimaler Therapie liegt die Letalität zwischen 10% und 65% (19,22,31). Es scheint jedoch, als ob Endokarditis und Endarteriitis bei gefährdeten Patienten in den meisten Fällen durch eine adäquate Antibiotikaprophylaxe verhindert werden können.

Dieses Kapitel befaßt sich hauptsächlich mit der Endokarditis und ihrer Verhütung. Die gleichen Prinzipien gelten jedoch auch für die Prophylaxe der infektiösen Endarteriitis.

2.2
Allgemeine Beschreibung

2.2.1
Epidemiologie

Die Inzidenz der infektiösen Endokarditis ist unbekannt. Eine Studie von Porgrel und Welsby (40) in Schottland beschrieb 83 Fälle von Endokarditis bei einer Population von ungefähr 500.000 Personen, die während 15 Jahren vom Royal Aberdeen Infirmary betreut wurden. Dies deutet auf eine Inzidenz weit unter 1% hin. Mostaghim und Millard (31) berichteten von 64 Fällen, die im University of Michigan Hospital während einer Zeitspanne von 10 Jahren behandelt wurden. Auch hier lag die Inzidenz, bezogen auf die Aufnahmezahlen der Klinik während des Untersuchungszeitraumes, deutlich unter 1%. Falace und Ferguson (22) beobachteten am University of Kentucky Teaching Hospital zwischen 1963 und 1975 49 Aufnahmen wegen Endokarditis. In dieser Periode wurden insgesamt 142.082 Patienten aufgenommen, woraus wiederum eine Inzidenz weit unter 1% (0,034%) resultierte. Die Inzidenz der Endokarditis scheint zwischen 0,3 und 3 Fällen pro 1.000 Krankenhausaufnahmen zu liegen. Unter diesem Aspekt ist anzunehmen, daß die Endokarditis in der Gesamtbevölkerung eine seltene oder zumindest relativ seltene Erkrankung ist. Es wurde geschätzt, daß, bezogen auf die Gesamtbevölkerung, zwischen 11 und 50 von 1.000.000 Menschen daran erkranken (35).

Wenn jedoch nur der besonders gefährdete Anteil der Bevölkerung betrachtet wird, erscheint die Endokarditis als ein wesentlich weiter verbreitetes Problem. Die Studie von Bland und Jones (7) über rheumatisches Fieber aus dem Jahr 1951 zeigte, daß 10% der Todesfälle durch bakterielle Endokarditis verursacht wurden. Innerhalb der Gesamtstudie verstarben 30 von 1.000 Patienten an Endokarditis. Über die Zahl der erkrankten, aber überlebenden Patienten wurden keine Angaben gemacht. Hämodialysepatienten erkranken zu 5% an infektiöser Endokarditis. Bei Patienten, die bereits eine Endokarditis durchgemacht haben, ist das Risiko eines erneuten Krankheitsschubes auf 3% bis 9% erhöht (35). So ist die tatsächliche Inzidenz der Erkrankung nach wie vor nicht bekannt; jedoch scheint sie in der Gesamtbevölkerung sehr niedrig zu sein, während sie in gefährdeten Gruppen erheblich ansteigt.

Verschiedene Gesichtspunkte der infektiösen Endokarditis haben sich in den letzten 20 Jahren verändert. So ist sie beispielsweise jetzt bei Männern stärker verbreitet (Verhältnis 2:1), das Durchschnittsalter ist von 30 auf 50 Jahre gestiegen, und der Anteil akuter Fälle ist größer geworden. Außerdem hat der Anteil der Fälle, in denen Pilze und gramnegative Bakterien als Erreger gefunden wurden, zugenommen (18,19).

Die prophylaktische Antibiotikagabe scheint die Anzahl der beobachteten Fälle nicht reduziert zu haben (18,19). Dies liegt möglicherweise daran, daß weniger als 20% der Fälle von subakuter Endokarditis mit ärztlichen oder zahnärztlichen Maßnahmen im Zusammenhang standen und daß nur bei sehr wenigen akuten Fällen ein solcher Zusammenhang gesehen wurde (18,19).

Mehr als 200 Fälle von Streptokokken-Endokarditis nach Eingriffen im zahnärztlichen oder urogenitalen Bereich wurden in der Literatur beschrieben. In der überwiegenden Mehrzahl dieser Fälle traten die Symptome innerhalb von 2 Wochen nach dem Eingriff auf (18,19).

2.2.2 Ätiologie

Eine Endokarditis tritt ein, wenn Bakterien in die Blutbahn gelangen und geschädigtes Endokard oder das Gefäßendothel im Bereich stark durchströmter Verbindungen zwischen arteriellem und venösem System infizieren. Gelegentlich infizieren auch andere Mikroorganismen, etwa Pilze, solche Gebiete. Wirtsfaktoren müssen bei der Entwicklung dieser Krankheit eine wesentliche Rolle spielen. Beispielsweise wurden bei zahlreichen Patienten mit angeborenen oder erworbenen Herzschäden Zahnextraktionen ohne Antibiotikaprophylaxe durchgeführt, ohne daß diese Patienten an Endokarditis erkrankten. Der Bericht von MOSTAGHIM und MILLARD (31) wies darauf hin, daß Drogenabhängige, unabhängig vom Vorliegen kardialer Schädigungen, besonders anfällig für diese Erkrankung sind. Neuere Untersuchungen bestätigen das erhöhte Risiko bei Drogenabhängigen (16,18,30,39). Bei i.v.-Drogenabhängigen liegt das Risiko einer Endokarditis während eines Zeitraums von zwei Jahren, in dem der Drogenkonsum betrieben wird, bei 30% (35). Die Bakterien werden durch die Verwendung unsteriler Kanülen direkt in den Blutstrom eingeschwemmt oder gelangen aus Infektionen an der Injektionsstelle in die Blutbahn. Über 50% der Fälle von Endokarditis bei Drogenabhängigen werden durch Staphylococcus aureus verursacht, und in über 66% der Fälle ist das rechte Herz, meist die Trikuspidalklappe, betroffen (18,19). Septische Lungeninfarkte sind bei dieser Patientengruppe häufig zu finden.

Auch Patienten ohne Vorschädigung des Herzens können eine Endokarditis entwickeln. Die Erkrankung wurde bei Kleinkindern unter 2 Jahren ohne kardiale Defekte beobachtet (19,36). Die meisten Untersuchungen über infektiöse Endokarditiden zeigen, daß 60% bis 80% der Patienten eine prädisponierende kardiale oder arterielle Erkrankung aufweisen (36). Bei den übrigen Patienten ist keine prädisponierende kardiovaskuläre Erkrankung bekannt. Zwischen 37% und 76% der Fälle von Endokarditis treten bei Patienten mit rheumatischen Herzerkrankungen und zwischen 6% und 24% bei Patienten mit kongenitalen Herzvitien auf (36).

Streptokokken und Staphylokokken verursachen etwa 80% der Fälle von Endokarditis (18,30,39). Der Anteil der Streptokokkeninfektionen geht jedoch zurück. In den sechziger Jahren waren gramnegative Bakterien für etwa 1,7% der Fälle von Endokarditis verantwortlich. Heute liegt dieser Anteil insgesamt bei etwa 7% (4,12), für Endokarditiden bei Drogenabhängigen bei 13% bis 20% und für Prothesenendokarditiden zwischen 10% und 30% (19).

Das Risiko einer Endokarditis nach einer zahnärztlichen Behandlung ist nicht bekannt. Die Angaben in der entsprechenden Literatur schwanken zwischen 0 und 1 : 533 (36,40). Der Anteil der für Endokarditis prädisponierten Patienten in der Gesamtbevölkerung wird auf etwa 5% geschätzt (40). Dazu gehören unter anderem Patienten mit rheumatischen Herzerkrankungen, angeborenen Herzkrankheiten oder Herzklappenersatz (Tab. 2–1).

2.2.3 Pathophysiologie und Komplikationen

Die durch bakterielle Endokarditis verursachten Läsionen können in drei Gruppen eingeteilt werden: kardiale, embolische und allgemeine. Bei den kardialen Läsionen handelt es sich meist um Klappenschäden. Die Mitralklappe ist am häufigsten betroffen. Infektionen der Pulmonalklappe sind selten. Vegetationen treten zuerst an der Kontaktlinie der geschädigten Klappensegel auf und bedecken schließlich die gesamten Klappen. Die Auflagerungen bestehen aus einer amorphen Masse verklebter Thrombozyten, Fibrin und Bakterien (Abb. 2–1).

Bereits vor einer Infektion mit Bakterien oder anderen Mikroorganismen können sich sterile Vegetationen entwickeln. Dieser Zustand wird als abakterielle thrombotische Endokarditis bezeichnet. Es ist nicht bekannt, ob in den meisten Fällen der bakteriellen Endokarditis eine abakterielle thrombotische Endokarditis vorausgeht (19). Eine abakterielle thrombotische Endokarditis wurde bei etwa 50% aller Fälle von systemischem Lupus erythematodes (SLE) beobachtet und erhöht bei diesen Patienten das Risiko einer bakteriellen Endokarditis (10).

Embolische Schäden treten häufig auf, da die Auflagerungen bröckelig sind und sich leicht ablösen. Diese Emboli können petechiale Blutungen in Haut und Schleimhäuten verursachen (Abb. 2–2). In der Haut können Osler-Knötchen (kleine, erhabene, schmerzhafte vaskuläre Läsionen) durch Mikroembolien verursacht werden oder eine Reaktion auf bakterielle Endotoxine darstellen. Emboli können Schäden in Nieren, Gehirn, Augen und anderen Geweben hervorrufen.

Zusätzlich können bei einer bakteriellen Endokarditis weitere Erkrankungen wie Herzinsuffizienz, Leberschäden oder Anämie vorliegen. Als Ursache kommt eine infektionsbedingte Toxinämie in Frage (19).

Tabelle 2–1:
Risikogruppen für infektiöse Endokarditis

Hohes Risiko
- Herzklappenersatz
- In letzter Zeit erfolgte chirurgische Korrektur kardiovaskulärer Defekte
- Frühere infektiöse Endokarditis

Mäßiges Risiko
- Arteriovenöse Fistel
- Offener Ductus arteriosus Botalli
- Ventrikelseptumdefekt
- Aortenklappenvitium
- Intravenöser Dauerkatheter (Ventrikulojugulärer Shunt)
- Aortenisthmusstenose
- Fallot-Tetralogie
- Marfan-Syndrom
- Mitralinsuffizienz

Mäßiges bis geringes Risiko
- Mitralklappenprolaps (mit Mitralinsuffizienz)
- Trikuspidalvitium
- Pulmonalklappenvitium
- Isolierte Mitralstenose
- Idiopathische hypertrophische Subaortenstenose
- Großer Vorhofseptumdefekt
- Chirurgisch unter Verwendung synthetischer Implantate korrigierte kardiovaskuläre Läsion (über 6 Monate postoperativ)
- Systemischer Lupus erythematodes

Geringes bis nicht zu beachtendes Risiko (in der Regel keine antibiotische Abschirmung erforderlich)
- Atherosklerotische Plaques
- Koronarsklerose
- Kleiner Vorhofseptumdefekt
- Herzschrittmacher
- Chirurgisch ohne Verwendung synthetischer Implantate korrigierte kardiovaskuläre Läsion (über 6 Monate postoperativ)
- Luische Aortitis

Wie bereits erwähnt, liegt die Mortalitätsrate der bakteriellen Endokarditis ohne antibiotische Therapie bei 100% (19). Für die Mortalitätsrate bei Antibiotikatherapie werden Werte zwischen 10% und 65% angegeben (10,16). Der Verlauf der Erkrankung ist sehr schwer. Der durchschnittliche Krankenhausaufenthalt liegt zwischen 4 und 6 Wochen. Während der Rekonvaleszenz sind die Patienten durch zahlreiche potentielle Komplikationen wie Reinfektion, Herzinsuffizienz mit Stauungssymptomatik, Nierenaffektionen und zerebrovaskuläre Schäden gefährdet. Durch eine frühzeitige Therapie können Letalität und Komplikationsrate deutlich gesenkt werden. Nach überstandener Endokarditis bleiben häufig Vernarbungen der Herzklappen mit Perforationen oder Rupturen zurück, so daß die Klappenfunktion beeinträchtigt sein kann. Nach einer infektiösen Endokarditis ist das Risiko einer Reinfektion erhöht (20).

2.3 Klinik

2.3.1 Symptomatik

Die Endokarditis beginnt oft schleichend. Der Patient ist häufig nicht in der Lage anzugeben, wann die Krankheit begonnen hat. Als Symptome können Schwäche, Gewichtsverlust, Mattigkeit, Fieber, Schüttelfrost, Nachtschweiß, Appetitlosigkeit und Gelenkschmerzen auftreten. Embolien können Paralysen, Schmerzen im Thoraxbereich, Erblindung und Hämaturie verursachen. Im Fieberverlauf können sich Spitzen zeigen, die meist am Nachmittag oder Abend auftreten. Haut und Schleimhäute können Petechien aufweisen. Unter den Nägeln sind in 10% der Fälle lineare Hämorrhagien zu finden. Osler-Knötchen, kleine subkutane, rötliche oder purpurfarbene Knötchen, werden bei 10% bis 20% der Patienten in unterschiedlichen Lokalisationen gefunden. Janeway-Läsionen, flache, rote, nicht schmerzhafte Flecken, die auf Druck hin abblassen, können an Fußsohlen und Handflächen vorkommen. In 10% bis 20% der Fälle sind Retinablutungen nachweisbar (19). Bei längerem Bestehen einer Endokarditis entwickeln sich gelegentlich Trommelschlegelfinger. Die Herzbefunde entsprechen der Vorschädigung, die meist die Klappen betrifft. Fast alle Patienten weisen daher ein Herzgeräusch auf (Tab. 2–2). Milz und Leber können vergrößert sein (18,19).

Eine Infektion mit hochvirulenten Mikroorganismen führt zu einem plötzlichen Auftreten der Symptome und verläuft ohne rechtzeitig einsetzende Therapie rasch letal. Die fulminanten Infektionen betreffen oft ursprünglich gesunde Herzklappen. Dem Beginn dieses Typs der Endokarditis gehen häufig schwere purulente Infektionen voraus. Die Studie von Mostaghim und Millard (31) zeigt, daß dieser Typ der Endokarditis an Häufigkeit zunimmt.

2.3.2 Laborbefunde

Laboruntersuchungen zum Nachweis aktiver Entzündungen fallen bei Endokarditis in der Regel positiv aus. Fast immer liegt eine Leukozytose mit Neutrophilie vor. Die Blutkörperchensenkungsgeschwindigkeit ist erhöht. Das C-reaktive Protein ist nachweisbar. Die Konzentrationen der Immunglobuline im Serum können erhöht sein.

Blut für die Anlage von Kulturen zum Erregernachweis und Erstellen von Antibiogrammen muß vor Beginn der spezifischen Infektionstherapie entnommen werden. Bei Patienten, die zur Re-

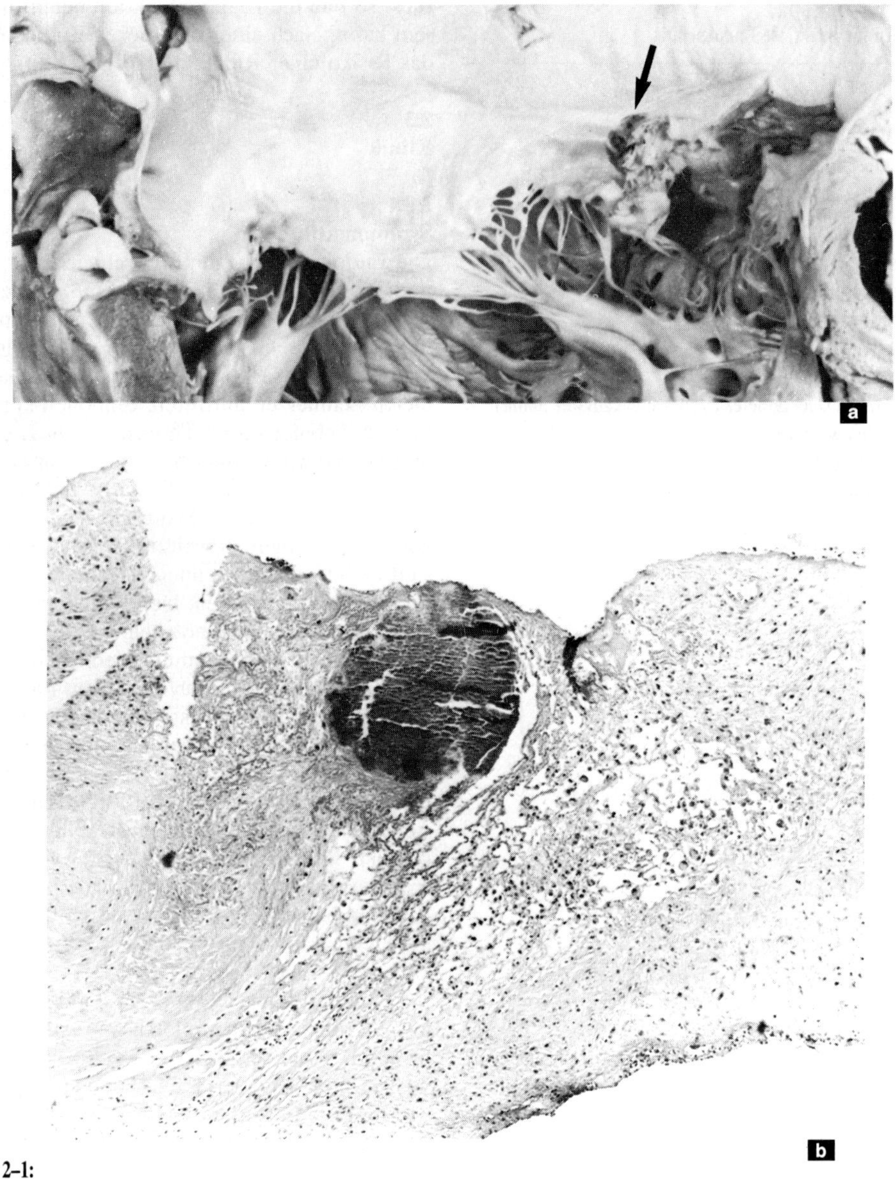

Abbildung 2–1:
a: Makroskopischer Aspekt von Wucherungen der Mitralklappe bei infektiöser Endokarditis; **b:** Histologisches Präparat von Wucherungen der Mitralklappe bei infektiöser Endokarditis. (A: Sammlung J.E. Edwards, M.D., St. Paul, Minn.; B: Sammlung W. O'Conner, M.D., Lexington, Ky.)

zidivprophylaxe nach rheumatischen Herzerkrankungen Penicilline einnahmen und dann eine Endokarditis entwickeln, können die Blutkulturen mehr als sieben Tage lang negativ bleiben. In 85% aller Fälle von Endokarditis sind in der Blutkultur Erreger nachweisbar.

Streptococcus viridans ist der häufigste Erreger der schleichend beginnenden Form der Endokarditis.

Eine Infektion mit Staphylococcus aureus ist die häufigste Ursache für einen akuten Verlauf der Erkrankung. Neuere Studien belegen einen Anstieg der Fallzahlen mit S. aureus und eine Reduktion der Fallzahlen mit S. viridans als Erreger.

Penicillin ist gegenwärtig das Mittel der Wahl für die Prophylaxe der bakteriellen Endokarditis. In neueren Studien veröffentlichte Ergebnisse von Sensibilitätsprüfungen deuten darauf hin, daß Erythromycin in vitro wesentlich wirksamer ist als Penicillin (16). Ob dies auch in vivo zutrifft, ist noch zu prüfen. Penicillin bleibt die Grundlage der Behandlung der Endokarditis und Mittel der Wahl für die Antibiotikaprophylaxe bei gefährdeten Patienten.

2.4
Therapie

Als Grundsätze für die Therapie der Endokarditis gelten:
— Frühestmöglicher Therapiebeginn
— Therapiewahl möglichst auf der Basis der Befunde von Erregernachweis und Antibiogramm
— Einsatz von Antibiotika mit bakterizider Wirkung
— Ausreichend hohe Dosierung der Antibiotika
— Intravenöse Applikation der Antibiotika
— Fortsetzung der Therapie über einen ausreichend langen Zeitraum (Tab. 2–3).

Die beste Prognose hat eine Endokarditis, wenn der Patient jung ist, die Diagnose früh gestellt wird, der Erreger ein penicillinempfindlicher Streptokokkus ist und die Therapie frühzeitig einsetzt (19).

Zusätzlich zu Erregernachweis und Antibiogramm wird manchmal die bakterizide Aktivität des Serums bestimmt. Bei diesem In-vitro-Test wird Patientenserum, in dem das verabreichte Antibiotikum enthalten ist, gegen den Erreger titriert. Die Dosierung des Antibiotikums wird als ausreichend betrachtet, wenn das Serum bei einer Verdünnung von 1 : 8 oder mehr auf den ätiologischen Erreger bakterizid wirkt.

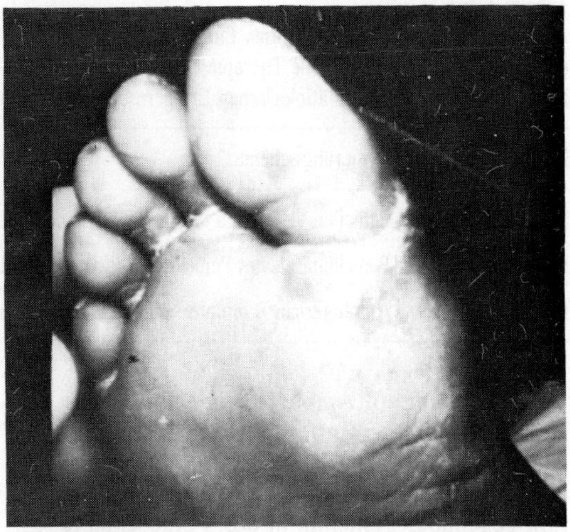

Abbildung 2–2:
Septische Emboli bei bakterieller Endokarditis. (Sammlung H.D. Wilson, M.D., Lexington, Ky.)

Tabelle 2–2:
Symptome der infektiösen Endokarditis

Primäre Symptome
Schwäche
Gewichtsverlust
Abgeschlagenheit
Fieber, Schüttelfrost, Nachtschweiß
Arthralgien
Sekundäre Symptome (auf Grund von Embolien)
Paralysen
Schmerzen im Bereich von Thorax, Abdomen
Erblindung
Hämaturie
Krankheitszeichen
Petechien
Splitterblutungen (Nägel)
Osler-Knötchen
Janeway-Veränderungen
Retinablutungen
Trommelschlegelfinger
Herzgeräusche

Tabelle 2–3:
Grundsätze für die internistische Therapie der infektiösen Endokarditis

Frühzeitige Therapie
Erreger- und Empfindlichkeitsbestimmung
Einsatz bakterizider Antibiotika
Ausreichend hohe Dosierung
Intravenöse Verabreichung
Ausreichend lange Therapie

Penicillin ist das Mittel der Wahl für die meisten durch S. viridans verursachten Fälle von Endokarditis. Bei den meisten durch S. viridans ausgelösten Endokarditiden sind 8 bis 10 Mega E pro die, intravenös verabreicht, als Initialdosis ausreichend. Zusätzlich wird zweimal täglich Streptomycin i.m. gegeben (19,26,42; Tab. 2–4).

Bei Infektionen mit S. aureus gilt die Gabe von 2 g eines penicillinasefesten Penicillins (Oxacillin, Flucloxacillin u.a.) i.v. alle 4 Stunden als Standardtherapie. Bei schweren disseminierten Staphylokokkeninfektionen kann zusätzlich Gentamicin (1,5 mg/kg KG i.v. alle 8 Stunden) verabreicht werden. Bei Penicillinallergie kann auf Cefazolin (2 g i.v. alle 8 Stunden) oder Vancomycin (15 mg/kg KG i.v. alle 12 Stunden) ausgewichen werden. Die Behandlung erstreckt sich über mindestens 4 Wochen (19). Patienten mit Symptomen einer Endokarditis, bei denen mittels Blutkultur kein Erregernachweis gelingt, werden mit einer Kombination von Ampicillin plus Gentamicin oder von Ampicillin plus einem penicillinasefesten Penicillin plus Gentamicin behandelt (20).

Pilzinfektionen werden meist mit großen Dosen Amphotericin B behandelt. Die Therapiedauer der Endokarditis liegt üblicherweise bei 4 bis 6 Wochen, kann jedoch bei Pilzinfektionen auf bis zu 12 Wochen ausgedehnt werden. Die Prognose mykotischer Endokarditiden ist schlecht. Wenn die

Tabelle 2–4:
Antibiotische Therapie der infektiösen Endokarditis
(Nur Standardtherapie; spezielle Therapieschemata sind indiziert bei Komplikationen, penicillinresistenten Erregern, Penicillinallergie, Niereninsuffizienz, anderen ätiologischen Erregern und Schäden des N. vestibulocochlearis)

Erreger	Dosierungsschema	Therapiedauer
S. viridans	Penicillin G, 2 Mega E i.v. alle 6 Stunden plus Streptomycin, 7,5 mg/kg i.m. alle 12 Stunden	2 Wochen
S. aureus	Penicillinasefestes Penicillin, 2 g i.v. alle 4 Stunden	4 Wochen
Candida albicans	Amphotericin B in unterschiedlicher Dosierung	4 bis 12 Wochen

Infektion nicht auf Amphotericin B anspricht, kann die operative Entfernung der infizierten Klappe erforderlich werden.

Patienten mit einer leichten allergischen Reaktion gegenüber Penicillin in der Vorgeschichte können nach einer desensibilisierenden Vorbehandlung trotzdem mit dieser Substanz behandelt werden. Vor Beginn der Penicillintherapie können Kortikosteroide verabreicht werden. Penicillin wird zunächst verdünnt in kleinen Dosen (5 E) s.c. injiziert und die Dosis alle 90 min erhöht (auf 5, 10, 100, 1.000, 10.000, 50.000 E). Falls nach diesen Injektionen keine ernsthafte Reaktion eintritt, kann die i.v. Gabe begonnen werden. Bei einem anderen Vorgehen wird zuerst 1 E Penicillin in 250 ml 5% Glukoselösung infundiert. Tritt keine Sofortreaktion ein, steigert man die Penicillindosis alle 20 min um den Faktor 6 bis 10, bis die therapeutische Dosierung erreicht ist (26,42).

Die chirurgische Korrektur infizierter Klappen ist indiziert, wenn

— eine schwere, therapeutisch nicht beeinflußbare Herzinsuffizienz besteht,
— rezidivierende Embolien auftreten,
— eine therapieresistente Pilzinfektion vorliegt oder
— eine Prothesenendokarditis auftritt.

Bei Patienten mit angeborenen Herzfehlern und Endokarditis ist es vorteilhaft, nach erfolgreicher medikamentöser Therapie der Endokarditis eine operative Korrektur vorzunehmen (Abb. 2–3). Falls die Infektion nicht beherrscht werden kann, ist es jedoch möglich, auch in diesen Fällen die chirurgische Korrektur zu versuchen (19).

Dacron und andere in der kardiovaskulären Chirurgie bei der Korrektur angeborener und erworbener Herzvitien verwendete Materialien können infiziert werden. In diesem Fall ist eine Heilung oft nur durch Entfernung und Ersatz des infizierten Materials zu erreichen.

Das Operationsrisiko der genannten Eingriffe bei Patienten mit Endokarditis ist hoch, muß jedoch in Relation zu der sehr hohen Mortalitätsrate der unbehandelten Erkrankung gesehen werden.

Bei Patienten mit externen transvenösen Herzschrittmachern treten gelegentlich Infektionen auf, die einer Endokarditis ähnlich sind. In diesem Fall werden Schrittmacher und Elektrode ersetzt und in anderer Lokalisation neu plaziert. Von der entfernten Elektrode werden Kulturen zum Erregernachweis angelegt. Die Empfindlichkeit der kultivierten Erreger untersucht man mittels Antibiogrammen und behandelt den Patienten so, als ob er an einer Endokarditis erkrankt wäre.

2.5 Zahnärztliche Betreuung

2.5.1 Medizinische Besonderheiten

Aufgabe des Zahnarztes ist es, zu verhindern, daß bei entsprechend prädisponierten Patienten aufgrund einer zahnärztlichen Behandlung eine Endokarditis auftritt. Jede zahnärztliche Behandlung, bei der Weichgewebe oder Knochen verletzt werden, kann zu einer transitorischen Bakteriämie führen, die bei gefährdeten Patienten eine Endokarditis auslösen kann. Auch kleinere Maßnahmen wie Zahnreinigungen oder das Legen von Matrizenbändern können eine transitorische Bakteriämie zur Folge haben. Beim gesunden Patienten werden solche Bakteriämien von den Mechanismen der körpereigenen Abwehr aufgefangen, so daß daraus keine ernsthaften Probleme resultieren. Bei einem Patienten mit einer Herzschädigung, wie sie etwa bei der rheumatischen Herzkrankheit eintritt, sind jedoch Anatomie und Funktion der betroffenen Herzklappe aufgrund der Narbenbildung nach dem akuten Schub verändert (47). Während einer Bakteriämie stellt das veränderte Klappengewebe eine ideale Lokalisation für Anheftung und Wachstum von Bakterien dar. Daher besteht für jeden Patienten mit rheumatischer Herzkrankheit oder anderen kardiovaskulären Defekten (Tab. 2–1) bei jeder bakteriämischen Phase die Gefahr einer Endokarditis.

Transitorische Bakteriämien wurden auch nach normalen physiologischen Aktivitäten des stomatognathen Systems beobachtet. Dabei wurde festgestellt, daß durch das Kauen von Paraffin bei etwa 50% der Versuchspersonen Bakterien in die Blutbahn gelangten. Zähneputzen führte bei 40%, die Benutzung einer Mundddusche bei 50% der Testpersonen zu einer transitorischen Bakteriämie. Randomisierte Untersuchungen an Patienten mit Parodontalerkrankungen ergaben, daß in 11% dieser Fälle Bakterien im Blut nachweisbar waren (5,19,32,33,35). GUNTEROTH (24) schätzte, daß bei normaler physiologischer Aktivität des Mundes im Laufe eines Monats während etwa 5.376 Minuten transitorische Bakteriämien auftreten.

Zahnärztliche Behandlungsmaßnahmen, die Verletzungen der intraoralen Gewebe und Blutungen zur Folge haben, können zu einer transitorischen Bakteriämie führen. Das Risiko einer transitorischen Bakteriämie wurde auf bis zu 85% bei Zahnextraktionen und auf 88% bei parodontalchirurgischen Eingriffen geschätzt. Bei anderen zahnärztlichen Behandlungsmaßnahmen ist das Risiko geringer anzusetzen (19,24,32). SHAFER (45) berichtete in einer Zusammenfassung von 15 Studien über die Häufigkeit transitorischer Bakteriämien nach verschiedenen zahnärztlichen Behandlungen, daß bei 25% der Behandlungen (302 von 1232) Bakterien in die Blutbahn freigesetzt wurden.

Basierend auf der großen Häufigkeit von physiologischen Bakteriämien und der Seltenheit der Fälle, in denen dem Auftreten einer Endokarditis eine zahnärztliche Behandlung vorausging, meinte GUNTEROTH (24), daß für jeden beliebigen Fall von Endokarditis wesentlich eher eine physiologische „Aussaat" von Bakterien als eine bestimmte zahnärztliche Behandlung als Ursache in Frage komme.

2.5.2 Antibiotikaprophylaxe

Mit einer idealen Antibiotikaprophylaxe sind einige wichtige allgemeine Grundsätze verknüpft (37). Es sollte bekannt sein, welcher Erreger speziell beteiligt ist, und ein gegen diesen Erreger wirksames Antibiotikum gewählt werden. Das Antibiotikum sollte in geeigneter Dosierung unmittelbar vor dem Eingriff verabreicht werden, um zum entscheidenden Zeitpunkt einen maximalen Serumspiegel zu erreichen. Die Gabe sollte so lange fortgesetzt werden, wie Bakterien freigesetzt werden könnten. Für jeden Einzelfall muß das Nutzen-Risiko-Verhältnis abgewägt werden oder, anders ausgedrückt, es stellt sich die Frage: Überwiegt das Risiko einer Komplikation die Risiken, die mit einer Antibiotikaanwendung verbunden sind? Allgemeine Übereinstimmung herrscht über die Indikation einer Antibiotikaprophylaxe bei folgenden Risiken: Zustand nach Organtransplantation; Abwehrschwäche, etwa bei Bluterkrankungen; laufende Chemotherapie oder Strahlentherapie; erhöhtes Endokarditisrisiko oder unmittelbar bevorstehende bestimmte chirurgische Eingriffe wie das Einsetzen von Hüftgelenkendoprothesen oder Herzklappenprothesen (16,30,36).

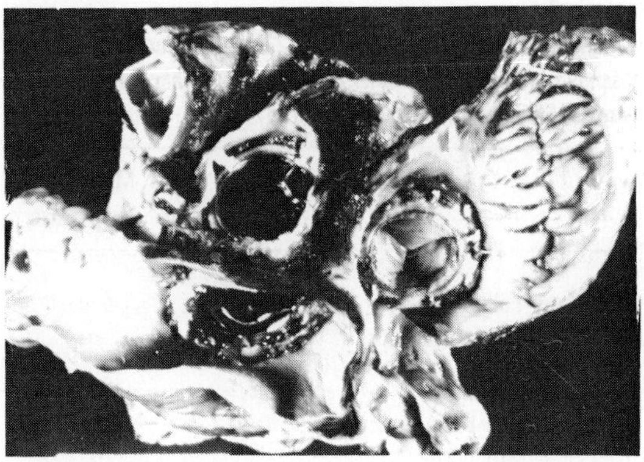

Abbildung 2–3:
Sektionspräparat: dreifacher Klappenersatz bei rheumatischer Herzerkrankung. (Sammlung W. O'Conner, M.D., Lexington, Ky.)

Es wurde geschätzt, daß 25% bis 50% der Antibiotikaanwendungen in Krankenhäusern auf die Infektionsprophylaxe entfallen. Zu den damit verbundenen Problemen zählen Toxizität, Allergien, Superinfektionen, Resistenzbildung, hohe Kosten und, in manchen Fällen, nachlässige Operationstechnik. Das Allergieproblem besitzt für sich allein schon herausragende Bedeutung. Zwischen 5% und 10% aller Patienten, die Penicillin einnehmen, zeigen eine allergische Reaktion (41). Ein kleiner Anteil dieser Patienten (0,04% bis 0,14%) entwickelt anaphylaktische Reaktionen, die zu 10% tödlich ausgehen. In den Vereinigten Staaten führen anaphylaktische Reaktionen auf Penicilline zu über 300 Todesfällen pro Jahr (41).

Die derzeit geübte Praxis der Antibiotikaprophylaxe gegen Endokarditis ist nicht unproblematisch. Die Wahrscheinlichkeit, mit der ein gefährdeter Patient eine Endokarditis entwickelt, ist nicht bekannt. Eine Reihe verschiedener Mikroorganismen kommt als Erreger einer Endokarditis in Frage, so daß ein einzelnes Antibiotikum eine Endokarditis nicht sicher verhindern kann. Für sekundär heilende intraorale Wunden ist die erforderliche Dauer der Abschirmung nicht bekannt. Bakterielle Resistenzbildungen während der Abdeckungsperiode werden, ebenso wie das Vorhandensein resistenter Stämme in der Mundflora vor Beginn der antibiotischen Prophylaxe, zunehmend zum Problem. Weiterhin ist damit zu rechnen, daß Patienten vor einer notwendigen zahnärztlichen Behandlung zurückschrecken, wenn das Dosierungsschema der Antibiotika zu kompliziert und aufwendig ist. Nicht zuletzt liegen Berichte über Fälle vor, in denen die Antibiotikaprophylaxe versagte, so daß Patienten trotz einer entsprechend den jeweils geltenden Empfehlungen durchgeführten antibiotischen Abschirmung eine Endokarditis entwickelten. Das Nutzen-Risiko-Verhältnis

Tabelle 2–5:
Geschätzte Zahl von Todesfällen im Zusammenhang mit Mitralklappenprolaps mit und ohne Penicillinprophylaxe auf der Basis von 10 Millionen Zahnarztbesuchen (8)

	Ohne Prophylaxe	Mit Prophylaxe
Anzahl der Fälle von infektiöser Endokarditis	47	5
Anzahl der Todesfälle durch infektiöse Endokarditis	2	0
Anzahl der Todesfälle durch allergische Reaktionen	0	175
Gesamtzahl der Todesfälle	2	175

scheint von der Natur des vorliegenden kardialen Defekts abhängig zu sein (8,11,35,36,48).

Der Nutzen einer Antibiotikaprophylaxe wurde in verschiedenen Studien in Frage gestellt, indem die Zahl der durch Antibiotikaprophylaxe verhinderten Endokarditis-Todesfälle der Zahl der Todesfälle durch schwere allergische Reaktionen gegenübergestellt wurde (8,11,48). In einer Studie (8) wurde geschätzt, daß bei 10 Millionen Zahnarztbesuchen von Patienten mit Mitralklappenprolaps 47 Fälle von Endokarditis auftreten würden, wenn keine antibiotische Abschirmung erfolgt. Bei den 47 Fällen von Endokarditis ist mit zwei Todesfällen zu rechnen.

Wenn bei jedem Zahnarztbesuch eine Antibiotikaprophylaxe mit Penicillin durchgeführt würde, könnte die Zahl der Endokarditiden auf fünf, die Zahl der daraus resultierenden Todesfälle auf null reduziert werden. Es wurde geschätzt, daß dabei jedoch in 175 Fällen allergische Reaktionen auf Penicillin zum Tode führen würden (Tab. 2–5).

In einer anderen Studie (48), die das rheumatische Fieber als Modell benutzte, wurde geschätzt, daß in einer Population von 100 Millionen jährlich 26 Todesfälle durch Endokarditiden im Zusammenhang mit zahnärztlichen Behandlungen auftreten würden. Wenn die schätzungsweise 3,4 Millionen Menschen, die in dieser Population von rheumatischen Herzerkrankungen betroffen wären, jeweils einmal im Jahr einen Zahnarzt aufsuchen würden und dabei eine antibiotische Abschirmung mit Penicillin erhielten, wäre mit 136 Todesfällen durch anaphylaktischen Schock zu rechnen (Tab. 2–6).

Geht man von den Ergebnissen der angeführten Studien aus, so kann eine Antibiotikaprophylaxe bei unkompliziertem Mitralklappenprolaps und anderen Krankheitsbildern mit niedrigem Endokarditisrisiko anscheinend nicht befürwortet werden. Es erscheint sogar fraglich, ob sie bei Erkrankungen mit mittlerem Endokarditisrisiko, etwa rheumatischer Herzerkrankung, indiziert ist. Die in den erwähnten Studien als Modelle benutzten Analysen von Entscheidungsbäumen führen zu dem Ergebnis, daß die Antibiotikaprophylaxe bei Hochrisikogruppen, etwa Patienten mit einer Endokarditis in der Vorgeschichte oder Klappenprothesen, von Nutzen ist. Obwohl diese Studien den Wert einer Antibiotikaprophylaxe für Patienten mit geringem bis mittlerem Endokarditisrisiko im Sinne einer Nutzen-Risiko-Abwägung in Frage stellen, kann nach dem jetzigen Wissensstand nicht die Empfehlung ausgesprochen werden, die antibiotische Abschirmung vor zahnärztlichen Behandlungen bei diesen Patienten auszusetzen. Wenn nach einer eingehenden Diskussion der Problematik zwischen Zahnarzt, Arzt und Patient entschieden wird, daß eine Antibiotikaprophylaxe nicht in-

Tabelle 2–6:
Geschätzte jährliche Mortalität durch infektiöse Endokarditis dentogener Ursache und Mortalität durch antibiotische Abschirmung für zahnärztliche Behandlungen bei Patienten mit rheumatischer Herzerkrankung (bezogen auf 100 Millionen Einwohner) (48)

	Rheumatische Herzerkrankung	Infektiöse Endokarditis
Prävalenz / Inzidenz	3.400.000 (3,4%)	1.900 (0,0019%)
Bekannte gefährdete Patienten	3.400.000	1.092 (57,5%)
Wahrscheinliche Häufigkeit einer infektiösen Endokarditis durch zahnärztliche Behandlung	?	39 (3,6%)
Anaphylaktische Reaktionen	1.360 (0,04%)	—
Todesfälle durch anaphylaktischen Schock	136 (10%)	—
Todesfälle durch infektiöse Endokarditis dentogener Ursache	—	26 (67%)

diziert oder erwünscht ist, sehen wir kein Problem darin, bei Patienten mit niedrigem und manchen mit mittlerem Risiko in dieser Weise vorzugehen. Es steht außer Frage, daß alle Patienten mit hohem Endokarditisrisiko bei zahnärztlichen Behandlungen nach den Richtlinien der American Heart Association antibiotisch abgeschirmt werden müssen.

Selbst wenn eine Antibiotikaprophylaxe durchgeführt wird, kann das Auftreten einer Endokarditis nicht mit letzter Sicherheit verhindert werden (28). Die American Heart Association schuf 1981 ein nationales Register für Fälle, in denen die Antibiotikaprophylaxe der Endokarditis versagte (6,18,19,28). Es wurden 52 Fälle erfaßt, bei denen in letzter Zeit trotz Antibiotikaprophylaxe eine Endokarditis auftrat. Die meisten dieser Patienten hatten Herzschäden. Zehn waren Träger von Klappenersatz. Zur Prophylaxe war entweder Penicillin oder Erythromycin gegeben worden. Nur in 6 der 52 berichteten Fälle war jedoch eines der von der American Heart Association empfohlenen Dosierungsschemata eingehalten worden (18). Diese Daten sind in zweifacher Hinsicht interessant: Zum einen wurde bei der Mehrheit dieser Fälle eine falsche Dosierung gewählt. Zum anderen entwikkelte sich die Erkrankung in 6 Fällen trotz einer den Empfehlungen entsprechenden antibiotischen Abschirmung. Eine Reihe von Fragen zu diesem Thema bleibt unbeantwortet. Man schätzt, daß ein Doppelblindversuch mit Placebogabe an 6.000 endokarditisgefährdeten Patienten erforderlich wäre, um sie zu beantworten und den Nutzen der Antibiotikaprophylaxe zu bewerten (36). Aufgrund der Schwere der Erkrankung und der moralischen und ethischen Problematik ist eine solche Studie selbstverständlich nicht durchführbar. Daher erstreckt sich die laufende Praxis auf die Identifikation von gefährdeten Patienten und eine Antibiotikaprophylaxe bei zahnärztlichen Behandlungen entsprechend den Vorschlägen der American Heart Association (16,18,39). Seit 1955 wurden von der American Heart Association sechs verschiedene Empfehlungen herausgegeben. Die Veränderungen von Ausgabe zu Ausgabe dokumentieren die Notwendigkeit weiterer Forschung auf diesem Gebiet (Tab. 2–7).

Im Jahre 1955 gab die American Heart Association die erste einer Reihe von Empfehlungen für die Prophylaxe der bakteriellen Endokarditis heraus (1). Die Kommission für die Prophylaxe von rheumatischem Fieber und bakterieller Endokarditis bestand aus sieben Ärzten. Die ursprünglichen Empfehlungen umfaßten eine orale und eine parenterale Verabreichung von Penicillin G. Oral wurden 4mal täglich 250.000 E Penicillin G am Tag vor der Behandlung, am Behandlungstag und vier Tage danach sowie unmittelbar vor der Behandlung eine zusätzliche Dosis von 250.000 E Penicillin G gegeben. Die damals bevorzugte parenterale Gabe umfaßte eine einzige i.m.-Injektion von 600.000 E Penicillin G plus 600.000 E Procain-Penicillin G 30 Minuten vor der Behandlung.

Die nächsten Empfehlungen der American Heart Association folgten im Jahre 1960 (2). Die Mitglieder der Kommission sind nicht bekannt; jedoch befand sich unter ihnen wohl kein Zahnarzt. Verschiedene Änderungen wurden eingeführt: Das rein orale Dosierungsschema wurde fallengelassen. Die parenterale Abschirmung wurde auf jeweils zwei Injektionen am Tag vor der zahnärztlichen Behandlung, am Behandlungstag und zwei Tage danach ausgedehnt. Neu eingeführt wurde ein kombiniert oral-parenterales Dosierungsschema (4mal täglich 500.000 E Penicillin V über 5 Tage, beginnend 2 Tage vor der Behandlung; zusätzlich 600.000 E Penicillin G i.m. eine Stunde vor der Behandlung). Außerdem empfahl die Kommission erstmals die Verwendung von Erythromycin im Falle einer bekannten Penicillinallergie.

1965 führte die American Heart Association erneut ein orales Dosierungsschema ein und reduzierte die parenterale Abschirmung auf eine einzige i.m.-Injektion von 600.000 E Penicillin G plus 600.000 E Procain-Penicillin G eine bis zwei Stunden vor der zahnärztlichen Behandlung (3). Die orale Anwendung wurde mit 250 mg Penicillin V eine Stunde vor der Behandlung eingeleitet und mit der Einnahme von 250 mg Penicillin V alle 8 Stunden am Behandlungstag und an den beiden folgenden Tagen fortgesetzt. Bei bekannter Penicillinallergie wurden nach dem gleichen zeitlichen Schema jeweils 250 mg Erythromycin oral verabreicht. Die Kommission war inzwischen auf 12 Mitglieder erweitert worden, ohne daß die Zahnmedizin repräsentiert war.

1972 gab die American Heart Association ihre nächsten Empfehlungen heraus (4). Seit diesem Zeitpunkt gehört der Kommission ein Zahnarzt an. Die orale Abschirmung wurde dahingehend abgeändert, daß nun mit einer Dosis von 500 mg Penicillin V eine Stunde vor der zahnärztlichen Behandlung begonnen wurde. Das Dosierungsschema für die parenterale Gabe wurde wieder auf die beiden Tage nach der Behandlung ausgedehnt. Die Einzeldosen für die drei i.m.-Injektionen wurden reduziert, indem die leicht lösliche Komponente von 600.000 E Penicillin G auf 200.000 E vermindert wurde. Die Initialdosis von Erythromycin bei Penicillinallergie wurde auf 500 mg erhöht. Erstmals empfahl die Kommission das gleiche Dosierungsschema von Erythromycin auch für Patienten, die zur Prophylaxe des rheumatischen Fiebers eine Penicillin-Dauermedikation erhalten (die niedrige Dosierung des Penicillins in diesen Fällen reicht nicht für eine wirksame Endokarditisprophylaxe aus). Die früheren Empfehlungen sahen eine Stei-

Tabelle 2–7:
Zusammenfassung: Richtlinien der American Heart Association 1955–1984

Jahr	Penicillin oral	Penicillin parenteral-oral	Penicillin parenteral	Penicillin-allergie	Hohes Risiko
1955	Vortag, Behandlungstag, 4 Tage danach Niedrige Initialdosis Niedrige Dosierung	Keine	Einmalige i.m.-Injektion	Keine	Keine
1960	Keine	Oral 2 Tage zuvor, Behandlungstag, 2 Tage danach i.m.-Initialdosis*	i.m.-Injektionen Procain-Penicillin 4 Tage i.m.-Initialdosis Penicillin G + Procain-Penicillin am Behandlungstag	Erythromycin* bei Penicillinallergie	Keine
1965	Beginn 1 Stunde vor der Behandlung 3 Tage Niedrige Dosierung	Keine	Einmalige i.m.-Injektion	Erythromycin bei Penicillinallergie	Keine
1972	Beginn 1 Stunde vor der Behandlung, zusätzliche Initialdosis* 3 Tage Niedrige Dosierung	Keine	3 i.m.-Injektionen Reduzierte Dosis von Penicillin G 1 Stunde vor der Behandlung, 2 Tage danach	Erythromycin bei Penicillinallergie und bei Patienten unter Penicillinprophylaxe gegen rheumatisches Fieber	Keine
1977	Hohe Initialdosis* Etwa 2 Tage Mittlere Dosierung	Hohe i.m.-Initialdosis* Mittlere orale Dosis Etwa 2 Tage	Keine	Erythromycin Hohe Initialdosis Etwa 2 Tage	Penicillin i.m. plus Streptomycin i.m. plus Penicillin oral oder Vancomycin i.m. plus Erythromycin oral
1984	Hohe Initialdosis Einmalige Folgedosis* Weniger als 1 Tag	Keine	Hohe i.m.-Initialdosis und weitere i.m.-Dosis 6 Stunden später Nur Penicillin G*	Erythromycin Hohe Initialdosis Einmalige Folgedosis Weniger als 1 Tag	Ampicillin i.m. oder i.v. plus Gentamicin i.m. oder i.v. plus einmalige Dosis Penicillin V oral oder nur Vancomycin i.v.

*: Wesentliche Veränderungen oder neue Empfehlungen

gerung der Penicillindosis oder die Verwendung anderer Antibiotika vor.

1977 nahm die American Heart Association wichtige Änderungen an ihren Empfehlungen zur Endokarditisprophylaxe vor (13). Diese Änderungen basierten auf den Ergebnissen von Tierversuchen (19,42). Die Tierversuche hatten gezeigt, daß eine Endokarditis verhindert werden konnte, wenn vor der Freisetzung von Bakterien in die Blutbahn sehr hohe Antibiotika-Blutspiegel vorlagen und über einen Zeitraum von mindestens 9 Stunden aufrechterhalten wurden. Die Initialdosen aller Dosierungsschemata wurden daher erheblich erhöht. Außerdem wurde ein zusätzliches Dosierungsschema für Patienten mit besonders hohem Endokarditisrisiko (Zustand nach Endokarditis; Klappenprothesen; in letzter Zeit erfolgte Operation am offenen Herzen) eingeführt.

Das orale Dosierungsschema für Penicillin sah eine Gabe von 2 g Penicillin V 30 bis 60 Minuten

Tabelle 2–8:
Empfehlungen der American Heart Association für die Prophylaxe der bakteriellen Endokarditis bei Patienten mit geringem bis mäßigem Risiko aus dem Jahre 1984. Aus (14).

A. **Standard-Dosierungsschema – für die meisten Patienten:**
2 g Penicillin V oral 1 Stunde vor der Behandlung und 1 g Penicillin V 6 Stunden danach

B. **Patienten, die kein Oralpenicillin einnehmen können:**
2 Mega E Penicillin G i.m. 30 bis 60 Minuten vor der Behandlung und 1 Mega E Penicillin G i.m. 6 Stunden danach

C. **Patienten mit Penicillinallergie oder Patienten, die ein niedrig dosiertes Oralpenicillin zur Prophylaxe des rheumatischen Fiebers einnehmen:**
1 g Erythromycin oral 1 Stunde vor der Behandlung und 500 mg Erythromycin 6 Stunden danach (eventuell erste Dosis 90 bis 120 Minuten vor der Behandlung geben, um einen maximalen Blutspiegel von Erythromycin sicherzustellen)

vor der Behandlung, gefolgt von 8 Einzeldosen Penicillin V (je 500 mg) alle 6 Stunden, vor. Zur kombiniert parenteral-oralen Abschirmung wurde eine i.m.-Injektion von 1 Mega E Penicillin G, kombiniert mit 600.000 E Procain-Penicillin G, gefolgt von 8 Einzeldosen Penicillin V (je 500 mg oral) in 6stündigem Abstand, empfohlen. Dieses Dosierungsschema wurde von der Kommission bevorzugt. Die Autoren dieses Buches empfahlen jedoch, nach Möglichkeit die orale Gabe zu wählen, da bei parenteraler Applikation von Penicillin in 1% bis 2% der Fälle mit der Entwicklung einer Allergie zu rechnen ist. Bei oraler Gabe beträgt diese Quote nur 0,1% bis 0,2%. Daher wurde für zuverlässige Patienten das orale Dosierungsschema empfohlen (vgl. Kap. 21).

Für Patienten mit hohem Endokarditisrisiko (z.B. Klappenprothesen) wurde ein besonderes Schema zur Antibiotikaprophylaxe empfohlen. Bei Patienten ohne Penicillinallergie sollte 30 bis 60 Minuten vor der zahnärztlichen Behandlung eine i.m.-Injektion von 1 Mega E Penicillin G mit 600.000 E Procain-Penicillin G und 1 g Streptomycin erfolgen. Die Abschirmung sollte mit 8 Einzeldosen Penicillin V (je 500 mg oral) in 6stündigem Abstand fortgesetzt werden. Patienten mit Penicillinallergie sollten eine i.v.-Kurzinfusion (30 min) von 1 g Vancomycin unmittelbar vor der Behandlung, danach 8 Einzeldosen Erythromycin (je 500 mg oral) in 6stündigem Abstand erhalten.

Die derzeit geltenden Empfehlungen der American Heart Association wurden im Dezember 1984 herausgegeben (14). Gegenüber den früheren Empfehlungen wurden wesentliche Änderungen vorgenommen, indem nun für Patienten mit niedrigem bis mäßigem Endokarditisrisiko der oralen Antibiotikagabe eindeutig der Vorzug gegeben wird. Außerdem wurde die Dauer der antibiotischen Abschirmung nach zahnärztlichen Behandlungen deutlich verkürzt. Das Standardschema für die meisten Patienten umfaßt jetzt die orale Gabe von 2 g Penicillin V 60 Minuten vor der Behandlung, gefolgt von 1 g Penicillin nach 6 Stunden (d.h. 6 Stunden nach der Initialdosis). Patienten mit Penicillinallergie, Patienten, die zur Prophylaxe des rheumatischen Fiebers ständig niedrig dosiert Penicillin einnehmen, und Patienten, die aus anderen Gründen mit Penicillin behandelt werden, sollen 60 Minuten vor der Behandlung 1 g und 6 Stunden später weitere 500 mg Erythromycin oral erhalten. (Wahrscheinlich ist es besser, nach Einnahme der Initialdosis 90 bis 120 Minuten mit der Behandlung zu warten, damit ein maximaler Erythromycin-Blutspiegel erreicht wird.) Für die wenigen Patienten mit geringem bis mäßigem Endokarditisrisiko, die nicht in der Lage sind, Penicillin oral einzunehmen, empfiehlt die Kommission eine i.m.-Injektion von 2 Mega E Penicillin G 30 bis 60 Minuten vor der Behandlung und eine weitere i.m.-Injektion von 1 Mega E Penicillin G 6 Stunden später (Tab. 2–8).

Für Patienten mit hohem Endokarditisrisiko (Klappenprothesen, Zustand nach bakterieller Endokarditis) empfiehlt die Kommission ein besonderes Dosierungsschema. Patienten ohne Penicillinallergie erhalten 60 Minuten vor der Behandlung 1 bis 2 g Ampicillin i.m. oder i.v. und, getrennt injiziert, 1,5 mg/kg Gentamicin i.m. oder i.v. Nach 6 Stunden (bezogen auf die Injektion der Initialdosis) folgt die orale Einnahme von 1 g Penicillin V. Für Patienten mit Penicillinallergie wird, wie bereits 1977, eine 60minütige i.v.-Infusion von 1 g Vancomycin unmittelbar vor der Behandlung empfohlen. Auf die nachfolgende Einnahme von Erythromycin wird jedoch jetzt verzichtet (Tab. 2–9). Die Kommission nimmt nicht zur Behandlung von Hochrisikopatienten unter Antikoagulanzientherapie Stellung. Parenterale Injektionen können bei diesen Patienten kontraindiziert sein. Der

Tabelle 2–9:
Empfehlungen der American Heart Association für die Prophylaxe der bakteriellen Endokarditis bei Patienten mit hohem Risiko aus dem Jahre 1984. Aus (14).

Spezielle Dosierungsschemata für Hochrisikopatienten

A. Patienten ohne Penicillinallergie:
1 bis 2 g Ampicillin i.m. oder i.v., dann 1,5 mg/kg Gentamicin i.m. oder i.v. 1 Stunde vor der Behandlung und 1 g Penicillin V oral 6 Stunden danach (bezogen auf den Zeitpunkt der Gabe der Initialdosis)

B. Patienten mit Penicillinallergie:
1 g Vancomycin – 60minütige i.v.-Infusion unmittelbar vor der Behandlung

Zahnarzt sollte in diesen Fällen den behandelnden Arzt konsultieren. Im allgemeinen stellen Injektionen bei einem Quick-Wert zwischen 30% und 40% kein besonderes Risiko dar.

2.5.3 Prophylaxe internistischer Komplikationen

Die Endokarditisprophylaxe im zahnärztlichen Arbeitsgebiet umfaßt die Identifikation gefährdeter Patienten und eine antibiotische Abschirmung vor zahnärztlichen Behandlungen entsprechend den Richtlinien der American Heart Association von 1984. Eine sehr gute Mundhygiene, die Prophylaxe von Erkrankungen der Zähne und des Zahnhalteapparates sowie die Behandlung bestehender Erkrankungen bei gefährdeten Patienten stellen die wichtigsten Bestandteile der Endokarditisprophylaxe dar.

2.5.4 Erkennen gefährdeter Patienten

Voraussetzung einer adäquaten zahnärztlichen Betreuung ist die Identifikation gefährdeter Patienten. In Tabelle 2–1 sind die Erkrankungen, die ein erhöhtes Endokarditisrisiko zur Folge haben, nach dem Grad des Risikos aufgeführt. Eine sorgfältige Anamneseerhebung ermöglicht es, den größten Teil dieser Patienten zu identifizieren. Zur Abklärung des aktuellen Gesundheitszustandes und der Notwendigkeit einer Antibiotikaprophylaxe sollte der behandelnde Arzt konsultiert werden. Bei zwei Patientengruppen ist es für den Zahnarzt besonders schwierig festzustellen, ob ein erhöhtes Endokarditisrisiko besteht. Dies sind zum einen Patienten mit rheumatischem Fieber in der Vorgeschichte und zum anderen jene, die ein Herzgeräusch angeben (s. Kap. 3).

Nach einer einmaligen Erkrankung an rheumatischem Fieber ist in 66% der Fälle mit einem bleibenden Herzschaden, einer rheumatischen Herzkrankheit, zu rechnen. Bei Patienten, die mehr als einmal an rheumatischem Fieber erkrankt waren, liegt zu annähernd 100% eine rheumatische Herzkrankheit vor (s. Kap. 3).

Bei Patienten, die einmalig an rheumatischem Fieber erkrankt waren und eine zahnärztliche Notfallbehandlung benötigen, muß eine rheumatische Herzerkrankung vorausgesetzt werden, wenn der Patient sich nicht sehr sicher ist, daß keine Herzschädigung vorliegt oder der aktuelle Status nicht durch Konsultation des behandelnden Arztes überprüft werden kann. Kann der Patient keine genauen Angaben machen und/oder eine rheumatische Herzkrankheit durch Konsultation eines Arztes nicht sicher ausgeschlossen werden, sollte für die zahnärztliche Notfallbehandlung in jedem Fall eine Antibiotikaprophylaxe durchgeführt werden.

Vor Routinebehandlungen bei Patienten, die einmalig an rheumatischem Fieber erkrankt waren, sollte immer der behandelnde Arzt konsultiert werden, um abzuklären, ob eine rheumatische Herzkrankheit vorliegt. Ist der Patient nicht über seinen Gesundheitszustand orientiert und befindet sich nicht in ärztlicher Behandlung, sollte er zur Abklärung an einen Internisten oder Kardiologen überwiesen werden. Die Beurteilung der kardialen Situation stützt sich in der Regel auf Auskultations-, EKG- und Thorax-Röntgenbefund. Kann eine rheumatische Herzkrankheit ausgeschlossen werden, ist für die zahnärztliche Behandlung keine antibiotische Abschirmung erforderlich.

Bei Patienten, die eine Routinebehandlung benötigen und mehr als einmal an rheumatischem Fieber erkrankt waren, kann zwar vorausgesetzt werden, daß eine rheumatische Herzkrankheit vorliegt, jedoch sollte es auch in diesen Fällen im Sinne einer guten kollegialen Zusammenarbeit selbstverständlich sein, den behandelnden Arzt zu konsultieren, um den Gesundheitszustand des Patienten und die erforderliche antibiotische Abschirmung zu besprechen. Bei solchen Patienten ist fast immer eine antibiotische Abschirmung notwendig.

Es kommt vor, daß Patienten Herzgeräusche angeben, ohne zu wissen, ob diese funktioneller oder pathologischer Natur sind. Ein Herzgeräusch muß als pathologisch betrachtet werden, solange nicht das Gegenteil bewiesen ist. Ein Patient, bei dem eine zahnärztliche Notfallbehandlung erforderlich und anamnestisch ein Herzgeräusch bekannt ist, muß daher antibiotisch abgeschirmt werden, wenn er nicht sicher ist, daß es sich um ein funktionelles Herzgeräusch handelt, oder wenn nicht durch eine telefonische Konsultation des behandelnden Arztes die funktionelle Natur des Geräuschs bestätigt werden kann.

Bei Patienten, die die Praxis für eine Routinebehandlung aufsuchen und bei der Anamneseerhebung Herzgeräusche angeben, sollte ein Internist konsultiert werden. Stellt sich heraus, daß es sich um ein funktionelles Geräusch handelt, ist keine antibiotische Abschirmung erforderlich. Patienten mit pathologischen oder organischen Herzgeräuschen sollten bei der zahnärztlichen Behandlung antibiotisch abgeschirmt werden.

2.5.5 Präventive und restaurative Zahnmedizin und Antibiotikaprophylaxe

Die wichtigsten Wege zur Minimierung des Endokarditisrisikos bei gefährdeten Zahnarztpatienten sind die Verminderung der Wahrscheinlichkeit des Auftretens von Bakteriämien, die Reduktion des Ausmaßes von auftretenden Bakteriämien sowie die prophylaktische Gabe des wirksamsten Antibiotikums in adäquater Dosierung (19,24,35,48,49).

Bei Patienten mit sauberen und gesunden Mundverhältnissen treten physiologische Bakteriämien durch Mundhygienemaßnahmen (Bürsten,

Flossing), Kauen und andere orale Funktionen seltener auf und sind dann von minimalem Ausmaß. Bei der Betreuung endokarditisgefährdeter Patienten müssen Arzt und Zahnarzt daher das vordringliche Ziel darin sehen, den Patienten für eine einwandfreie Füllungstherapie und effektive Prophylaxemaßnahmen einschließlich regelmäßiger Kontrollen, Fluoridierung, Ernährungsumstellung zur Verringerung der Karies- und Parodontitisgefahr sowie einer wirksamen täglichen Mundpflege mit Zahnbürste und Zahnseide zu motivieren (24,35,49).

Endokarditisgefährdete Patienten mit aktiven Erkrankungen der Zähne und des Zahnhalteapparates sollten dazu angehalten werden, zunächst durch eine intensivere Mundhygiene ihren Parodontalzustand zu verbessern, bevor elektive zahnärztliche Behandlungen durchgeführt werden (49). Indem so dem Patienten geholfen wird, den Entzündungsgrad seiner Parodontien zu reduzieren, erreicht man gleichzeitig, daß die Gefahr von Bakteriämien bei der Behandlung vermindert wird. Außerdem ist dann nur mit Bakteriämien geringeren Umfangs zu rechnen (5,48,49).

Die meisten Autoren befürworten das bisher beschriebene Vorgehen zur Prophylaxe der Endokarditis bei gefährdeten Patienten. Hinsichtlich einiger anderer vorgeschlagener Methoden zur Reduktion des Endokarditisrisikos bei solchen Patienten herrscht jedoch keine allgemeine Übereinstimmung. Zu diesen Methoden zählen desinfizierende Mundspülungen (42), Taschenspülungen mit desinfizierenden Lösungen (5), die Anfertigung von Antibiogrammen der Mundflora zur individuellen Auswahl eines geeigneten Antibiotikums zur Abschirmung (49) und die Begrenzung des während jeder einzelnen Abschirmungsperiode durchgeführten Behandlungsumfangs auf ein Minimum (5,49).

Obwohl gezeigt werden konnte, daß desinfizierende Mundspülungen die Häufigkeit und möglicherweise auch das Ausmaß odontogener Bakteriämien reduzieren können, hat sich ihre Anwendung nicht allgemein durchsetzen können. Manche Autoren machen außerdem den Vorschlag, vor Zahnextraktionen und Parodontalbehandlungen desinfizierende Mundspülungen und Taschenspülungen vorzunehmen (5,43,44). Für Mund- und Taschenspülungen wurde eine 1%ige Polyvidon-Jod-Lösung (5) oder eine 0,1%ige oder 0,2%ige Chlorhexidin-Lösung (49) empfohlen. Es gibt keinen direkten Beweis dafür, daß diese Maßnahmen eine Verminderung des Endokarditisrisikos bei gefährdeten Patienten bewirken. Die Logik ihrer Anwendung, insbesondere bei Patienten mit hohem Risiko (s. Tab. 2–1), leuchtet jedoch ein.

Tzukert (49) empfiehlt die Anfertigung eines Antibiogramms von der Mundflora jedes einzelnen Patienten als Grundlage für die Auswahl des zur Prophylaxe einzusetzenden Antibiotikums. Das Antibiogramm stellt eine In-vitro-Methode zur Ermittlung der individuellen Empfindlichkeit klinisch isolierter Bakterienstämme gegenüber bestimmten Antibiotika dar. Mit Hilfe eines Antibiogramms kann überprüft werden, ob eine klinisch relevante Anzahl resistenter Stämme vorliegt und welches Antibiotikum gegen sie am wirksamsten ist. Außerdem kann eine Serie von Antibiogrammen, die man von einem Patienten, der mehrfach antibiotisch abgeschirmt wird, anfertigt, Auskunft darüber geben, ob sich die Zusammensetzung der Mundflora verändert und ob zur Prophylaxe auf ein anderes Antibiotikum ausgewichen werden muß. Auch der Einsatz dieser Methode erscheint vernünftig und leuchtet ein; Tzukert selbst stellte jedoch in seiner neueren Veröffentlichung fest, daß nach seiner Erfahrung in den meisten Fällen Penicillin das Mittel der Wahl sei (49). Für die Mehrheit der Patienten, die eine antibiotische Abschirmung benötigen, erscheint der Einsatz eines Antibiogramms weder unter dem Aspekt der Kosten-Nutzen-Relation sinnvoll, noch ändert er etwas an der Entscheidung, daß Penicillin in den meisten Fällen das geeignetste Antibiotikum ist. Bei der Behandlung von Hochrisikopatienten unter Klinikbedingungen kann ein Antibiogramm von Nutzen sein, um Patienten mit resistenten Stämmen zu identifizieren und ein anderes Antibiotikum für die Abschirmung auszuwählen. Weder in den Vereinigten Staaten noch in Europa ist es jedoch derzeit üblich, bei der Behandlung endokarditisgefährdeter Patienten in der zahnärztlichen Praxis ein Antibiogramm anzufertigen.

Verschiedene Autoren haben empfohlen, während jeder Abschirmungsperiode nur ein begrenztes Programm an zahnärztlicher Behandlung zu planen (5,49). Grundlage dieser Empfehlung ist die Überlegung, daß die Gefahr einer Endokarditis um so größer ist, je mehr Bakterien in die Blutbahn gelangen. Dies ist allerdings bisher nicht durch klinische Studien am Menschen belegt. Der gesunde Menschenverstand und die Ergebnisse mehrerer Tierversuche sprechen jedoch für diese Hypothese. Gegen ein solches Vorgehen spricht aber die Tatsache, daß mit zunehmender Anzahl von Abschirmungsperioden das Risiko allergischer Reaktionen und der Entwicklung resistenter Bakterienstämme steigt. Darüber hinaus gestalten sich notwendige zahnärztliche Behandlungen für den Patienten schwieriger und aufwendiger.

Basierend auf den angeführten Erwägungen, schlagen wir folgende Richtlinien für die zahnärztliche Betreuung endokarditisgefährdeter Patienten vor:

- Intensivierung effizienter Prophylaxemaßnahmen;
- Durchführung erforderlicher zahnärztlicher Notfallbehandlungen;
- Zahnärztliche Routinebehandlungen erst dann durchführen, wenn der Patient den Entzün-

dungsgrad der Gingiva durch Mundhygienemaßnahmen so weit wie möglich reduziert hat;
- Motivation des Patienten für eine eventuell erforderliche komplexe restaurative Behandlung;
- Während jeder Abschirmungsperiode möglichst viele Behandlungsmaßnahmen vornehmen;
- Für alle zahnärztlichen Behandlungen antibiotische Abschirmung entsprechend den Richtlinien der American Heart Association (Tab. 2–8 und 2–10);
- Einhaltung eines Mindestabstandes von 1 bis 2 Wochen zwischen zwei Abschirmungsperioden.

Der routinemäßige Einsatz von desinfizierenden Mundspülungen, Taschenspülungen und Antibiogrammen sowie die Einschränkung des jeweiligen Behandlungsumfangs während einer Abschirmungsperiode bei endokarditisgefährdeten Patienten wird von uns nicht empfohlen. Bei bestimmten Hochrisikopatienten können diese Verfahren im Einzelfall zur Anwendung gelangen. Patient, Arzt und Zahnarzt sollten gemeinsam besprechen, welche Vor- und Nachteile die Einbeziehung der einzelnen Methoden in den Behandlungsplan mit sich bringen würde. Wenn es ratsam erscheint, die erwähnten Maßnahmen in den Behandlungsplan zu integrieren, sollte dies geschehen.

Neuere Ergebnisse von Tierversuchen haben gezeigt, daß zur Prophylaxe der Endokarditis eine hohe Initialdosis erforderlich ist (16,18,19,20,23). Die zahnärztlichen Behandlungsmaßnahmen, die während einer Abschirmungsphase geplant sind, sollten kurz nach der Gabe der Initialdosis durchgeführt werden. Eine zeitliche Ausdehnung der Abdeckung, etwa auf 5 bis 7 Tage, würde ein erhöhtes Risiko für den Patienten bedeuten, weil die Gefahr der Entwicklung resistenter Bakterienstämme mit der Dauer der Antibiotikaprophylaxe steigt (9,17,21,34,38,46).

Aufgrund dieser Erwägungen empfehlen wir, alle notwendigen zahnärztlichen Routinebehandlungen vorzunehmen, sobald die Initialdosis gegeben wurde und die entsprechende Wartezeit abgelaufen ist. Die nächsten 1 bis 2 Stunden der Abschirmungsperiode sollten genutzt werden, so viele Behandlungsmaßnahmen wie möglich durchzuführen. Während dieses Zeitraums ist der Patient am besten geschützt. Falls eine erneute Abschirmung nötig wird, sollte diese frühestens eine Woche nach dem Ende der ersten Periode einsetzen. In dieser Pause kann sich die physiologische Mundflora regenerieren. Über diese Empfehlung besteht jedoch keine einheitliche Meinung. Einige Studien kamen zu dem Ergebnis, daß resistente Bakterien bis zu 6 Monate nach Anwendung von Penicillin nachweisbar bleiben können (21,46). Im Gegensatz dazu zeigten andere Studien, daß Penicillin V und Ampicillin keinen Einfluß auf die Zusammensetzung der Flora im Mund- und Rachenraum sowie im Stuhl haben (25,27). Im Rahmen einer Studie wurden diese Substanzen 10 Tage lang gegeben und die Zusammensetzung der bakteriellen Flora während dieses Zeitraumes und an den folgenden 19 Tagen täglich überprüft. Bei aerober und anaerober Bebrütung wurden keine resistenten Stämme nachgewiesen (25).

Bei Verdacht auf das Vorliegen resistenter Stämme sollte für die folgende Abschirmung Erythromycin anstelle von Penicillin verwendet werden. Unserer Meinung nach ist dies jedoch nicht erforderlich, wenn seit der letzten Abschirmungsperiode mindestens eine Woche verstrichen ist.

Patienten, die mit Totalprothesen versorgt werden, sollten antibiotisch abgeschirmt werden, wenn präprothetisch-chirurgische Eingriffe vorgenommen werden. Wir empfehlen jedoch nicht, diesen Patienten während der Anfertigung der Prothesen prophylaktisch Antibiotika zu verordnen, und halten es weder für vorteilhaft noch für notwendig, den Patienten bei der Eingliederung der Prothesen mit den derzeit üblichen Dosierungsschemata antibiotisch abzuschirmen. Der Patient sollte für den nächsten Tag zur Kontrolle und Druckstellenkorrektur einbestellt werden.

Ein Problem, das sich ebenfalls oft stellt, ist die Frage, wie bei chirurgischen Patienten zu verfahren ist, wenn eine sekundäre Wundheilung eintritt. Die übliche Dauer der Antibiotikaprophylaxe kann hier unzureichend sein, insbesondere dann, wenn sich im Wundgebiet eine Sekundärinfektion entwickelt. Unter dieser Bedingung bleibt als einzige Möglichkeit die Verlängerung des Abschirmungszeitraumes mit einer Dosierung von 4 × 500 mg Penicillin täglich. Falls eine weitere Verlängerung nötig wird, kann auf Erythromycin ausgewichen werden.

Zum Anbringen von kieferorthopädischen Bändern und während des physiologischen Zahnwechsels erscheint eine prophylaktische Abdekkung entbehrlich.

Kinder, die wegen Erkrankungen wie kongenitalen Herzvitien einer Endokarditisprophylaxe bedürfen, sollten für die Erstuntersuchung oder regelmäßige Kontrollen nicht routinemäßig antibiotisch abgeschirmt werden. Untersuchungen, Röntgenaufnahmen und Fluoridierung können ohne antibiotische Abschirmung vorgenommen werden. Wenn Prophylaxe- und/oder andere zahnärztliche Behandlungen erforderlich werden, sollte eine Antibiotikaprophylaxe erfolgen (15; Tab. 2–10).

2.5.6
Modifikationen der Behandlungsplanung

Für die Behandlungsplanung bei Patienten mit erhöhtem Risiko, eine Endokarditis zu entwickeln, gelten die Grundsätze, die in den Kapiteln über rheumatische Herzerkrankungen und über chirur-

Tabelle 2–10:
Dosisanpassung für die Antibiotikaprophylaxe der infektiösen Endokarditis bei Kindern

Ampicillin		50 mg/kg
Erythro- mycin	Initialdosis Weitere Dosen	20 mg/kg 10 mg/kg
Gentamicin		2 mg/kg
Penicillin V und Amoxicillin	Kinder bis 27 kg: Kinder ab 27 kg:	halbe Erwachsenendosis volle Erwachsenendosis
Vancomycin		20 mg/kg

gisch korrigierte kardiovaskuläre Erkrankungen angeführt sind (Kapitel 3 bzw. 6).

2.5.7 Orale Komplikationen

Spezifische orale Komplikationen der Endokarditis sind nicht bekannt.

2.5.8 Zahnärztliche Notfallbehandlung

Die Gefährdung von Patienten muß erkannt und die Antibiotikaprophylaxe eingeleitet werden, bevor Notfallbehandlungen jeglicher Art vorgenommen werden.

2.6 Literatur

1. American Heart Association Committee on Prevention of Rheumatic Fever and Bacterial Endocarditis: Prevention of rheumatic fever and bacterial endocarditis through control of streptococcal infections. Circulation **11,** 317-320 (1955)
2. American Heart Association Committee on Prevention of Rheumatic Fever and Bacterial Endocarditis: Prevention of rheumatic fever and bacterial endocarditis through control of streptococcal infection. Circulation **21,** 151-155 (1960)
3. American Heart Association Committee on Prevention of Rheumatic Fever and Bacterial Endocarditis: Prevention of rheumatic fever and bacterial endocarditis through control of streptococcal infection. Circulation **31,** 953-955 (1965)
4. American Heart Association Committee on Rheumatic Fever and the Committee on Congenital Cardiac Defects: Prevention of bacterial endocarditis. Circulation **46,** (suppl.)3–5 (1972)
5. Bender, I.B., Naidorf, I.J., Garvey, G.J.: Bacterial endocarditis: A consideration for physician and dentist. J. Am. Dent. Assoc. **109,** 415–420 (1984)
6. Bisno, A.L., Durack, D.T., Fraser, D.W., et al.: Failure of prophylaxis for bacterial endocarditis: American Heart Association Registry. J. Fam. Pract. **19,** 16–20 (1980)
7. Bland, E.F., Jones, T.D.: Rheumatic fever and rheumatic heart disease. Circulation **4,** 836–843 (1951)
8. Bor, D.H., Himmelstein, D.V.: Endocarditis prophylaxis for patients with mitral valve prolapse: a quantitative analysis. Am. J. Med. **76,** 711–717 (1984)
9. Bornfield, M.: Bacterial endocarditis. J. Am. Dent. Assoc. **96,** 27–29 (1978)
10. Bulkley, B.H., Humphries, J.O.: The heart and collagen vascular disease. In Hurst, J.W. (Hrsg.): The Heart, ed. 6. New York 1986, McGraw-Hill Book Co.
11. Clemens, J.D., Ransohoff, J.: A quantitative assessment of pre-dental antibiotic prophylaxis for patients with mitral-valve prolapse. J. Chronic Dis. **37,** 531–544 (1984)
12. Cohen, P.S., Maguire, J.H., Weinstein, L.: Infective endocarditis caused by gram-negative bacteria: a review of the literature, 1945–1977. Prog. Cardiovasc. Dis. **22(4),** 205–242 (1979)
13. Committee on Rheumatic Fever and Bacterial Endocarditis of the Council on Cardiovascular Disease in the Young of the American Heart Association: Prevention of bacterial endocarditis. Circulation **56,** 139–143A (1977)
14. Committee on Rheumatic Fever and Bacterial Endocarditis of the Council on Cardiovascular Disease in the Young of the American Heart Association: Prevention of bacterial endocarditis. Circulation **70,** 1123A-1127A (1984)
15. Crespi, P.V., Friedman, R.B.: Dental examination guidelines for children requiring infective endocarditis prophylaxis. J. Am. Dent. Assoc. **7,** 931–933 (1985)
16. Dascomb, H.E.: The current status of prophylaxis against infective endocarditis. J. La. State Med. Soc. **132,** 91–99 (1980)
17. Drucker, D.B., Jolly, M.: Sensitivity of oral microorganisms to antibiotics. Brit. Dent. J. **131,** 442–444 (1971)
18. Durack, D.T.: Infective and non-infective endocarditis. In Hurst, J.W. (Hrsg.): The Heart, ed. 5. New York 1983, McGraw-Hill Book Co., 1250–1278
19. Durack, D.T.: Infective and non-infective endocarditis. In Hurst, J.W. (Hrsg.): The Heart, ed. 6. New York 1986, McGraw-Hill Book Co.
20. Durack, D.T., Petersdorf, R.G.: Changes in the epidemiology of endocarditis. In Kaplan, E.L., Taranta, A.V. (Hrsg.): American Heart Association Monograph No. 52: Infective endocarditis, 1977, 3–8
21. Elliot, R.H., Dunbar, J.M.: Antibiotic sensitivity of oral alpha hemolytic streptococcus from children with congenital and acquired cardiac disease. Brit. Dent. J. **142,** 283–285 (1977)
22. Falace, D., Ferguson, T.: Bacterial endocarditis. Oral Surg. **40,** 189–195 (1976)
23. Garrison, P.K., Freedman, L.R.: Experimental endocarditis: staphylococcal endocarditis in rabbits resulting from placement of a polyethylene catheter in the right side of the heart. Yale J. Biol. Med. **42,** 394 (1970)
24. Guntheroth, W.G.: How important are dental procedures as a cause of infective endocarditis. Am. J. Cardiol. **54,** 797–801 (1984)
25. Hermdahl, A., Nord, C.E., Weilander, K.: Effect of phenoxymethylpenicillin, bacampicillin and clindamycin on the oral, throat, and colon microflora of man. Swed. Dent. J. **4,** 39–52 (1980)
26. Hurst, J.W.: The heart arteries and veins, ed. 4. New York, 1978, The McGraw-Hill Book Co., 981–1092
27. Istre, G.R., et al.: Susceptibility of group A beta-hemolytic streptococcus isolates to penicillin and erythromycin. Antimicrob. Agents Chemother. **20,** 244–246 (1981)
28. Kaplan, E.L.: Personal communications, 1986
29. Kaplowitz, G.J., Reifler, J.R.: Compliance with AHA guidelines for preventing bacterial endocarditis: report of a study. J. Acad. Gen. Dent. **31,** 56–59 (1983)
30. Kaye, D.: Infective endocarditis. In Rose, L.F., Kaye, D. (Hrsg.): Internal medicine for dentistry. St. Louis 1983, The C.V. Mosby Co., 178–186
31. Mostaghim, D., Millard, H.O.: Bacterial endocarditis: a retrospective study. Oral Surg. **40,** 219–234 (1975)
32. Murray, M., Moosnick, F.: Incidence of bacteremia in patients with dental disease. J. Lab. Clin. Med. **26,** 801 (1941)
33. Okell, C.C., Elliott, S.D.: Bacteremia and oral sepsis, with special reference to the etiology of subacute endocarditis. Lancet **2,** 869 (1935)
34. Oill, P.A., et al.: Choice of antibiotics for prophylaxis for treatment of group D streptococcal endocarditis. N. Engl. J. Med. **305,** 101 (1981)

35. Pallasch, T.J.: A critique of antibiotic prophylaxis. Can. Dent. Assoc. J. **52,** 28–36 (1986)
36. Pallasch, T.J.: Principles of antibiotic therapy: prevention of infective endocarditis. Dent. Drug Serv. Newsletter **4,** 1 (Jan. 1983)
37. Pallasch, T.J.: Principles of antibiotic therapy: principles of antimicrobial chemoprophylaxis. Dent. Drug Serv. Newsletter **3,** 12 (Dez. 1982)
38. Parillo, J.E., et al.: Endocarditis due to resistant viridans streptococci during oral penicillin chemoprophylaxis. New Engl. J. Med. **300,** 269–300 (1979)
39. Pelletier, L.L., Jr., Petersdorf, R.G.: Infective endocarditis. In Petersdorf, R.G., et al. (Hrsg.): Harrison's principles of internal medicine, ed. 10. New York 1983, McGraw-Hill Book Co., 1418–1423
40. Porgrel, M.A., Welsby, P.D.: The dentist and prevention of infective endocarditis. Br. Dent. J. **139,** 12–16 (1975)
41. Requa-clark, B., Holroyd, S.V.: Antimicrobial agents. In Holroyd, S.V., Wynn, R.L. (Hrsg.): Clinical pharmacology in dental practice, ed. 3. St. Louis, 1983, The C.V. Mosby Co., 245–278
42. Scheld, W.M., Sande, M.A.: Endocarditis and intravascular infections. In Mandell, G.L., et al. (Hrsg.): Principles and practice of infectious disease. New York1979, John Wiley & Sons, Inc.
43. Scopp, I.W.: Gingival degerming, bacteremia reduction in dental procedures. In Kaplan, E.L., Taranta, A.V. (Hrsg.): American Heart Association Monograph No. 52: infective endocarditis. 1977, 55–60
44. Scopp, I.W.: Gingival degerming by povidone-iodine irrigation: bacteremia reduction in extraction procedures. J. Am. Dent. Assoc. **83,** 1294 (1971)
45. Shafer, W.G., Hine, M.K., Levy, B.M.: Textbook of oral pathology, ed. 4. Philadelphia 1983, W.B. Saunders Co.
46. Sprunt, K.: Role of antibiotic resistance in bacterial endocarditis. In Kaplan, E.L., Taranta, A.V. (Hrsg.): American Heart Association Monograph No. 52: infective endocarditis. 1977, 17–19
47. Stollerman, G.H.: Rheumatic fever. In Thorm, G.W., et al. (Hrsg.): Harrison's principles of internal medicine, ed. 8. New York 1977, McGraw-Hill Book Co., 1237–1243
48. Tzukert, A.A., et al.: Analysis of the American Heart Association's recommendations for the prevention of infective endocarditis. Oral Surg. **62,** 276–280 (1986)
49. Tzukert, A.A., Leviner, E., Sela, M.: Prevention of infective endocarditis: not by antibiotics alone. Oral Surg. **62,** 385–389 (1986)

3
Rheumatisches Fieber, rheumatische Herzerkrankungen und Herzgeräusche

3.1
Einleitung

Bei Patienten, die an rheumatischem Fieber erkrankt waren, besteht häufig eine rheumatische Herzerkrankung. Zur Prophylaxe einer infektiösen Endokarditis ist bei diesen Patienten während der zahnärztlichen Behandlung eine antibiotische Abschirmung erforderlich. Falls nach einer Erkrankung an rheumatischem Fieber kein Anhalt für eine rheumatische Herzerkrankung besteht, ist nicht von einer Gefährdung durch eine infektiöse Endokarditis auszugehen. In diesen Fällen ist keine Antibiotikaprophylaxe notwendig.

Um in der Lage zu sein, Patienten mit einer rheumatischen Herzerkrankung zu erkennen und richtig zu betreuen, muß der Zahnarzt die Grundlagen der Pathogenese und die klinischen Manifestationen des rheumatischen Fiebers und der rheumatischen Herzerkrankungen kennen. Wegen der engen Beziehung dieser Erkrankungen in der klinischen Situation, mit der sich der Zahnarzt am häufigsten konfrontiert sieht, werden beide Erkrankungen in diesem Kapitel gemeinsam behandelt. Weitere Krankheitsbilder, die zu einer erhöhten Gefährdung des Patienten durch infektiöse Endokarditis und Endarteriitis führen, werden in den Kapiteln 2, 4 und 5 beschrieben.

3.2
Rheumatisches Fieber

3.2.1
Allgemeine Beschreibung

Das rheumatische Fieber ist eine akute entzündliche Erkrankung, die sich bei manchen Individuen als Komplikation einer Infektion mit Streptokokken der Gruppe A entwickelt. Man vermutet, daß dieses Krankheitsbild als Folge einer Autoimmunreaktion zwischen normalen Geweben, die durch Bakterienprodukte verändert sind, und Antikörpern, die vom Organismus als Reaktion auf die so veränderten Gewebe gebildet wurden, entsteht (10).

3.2.1.1 Epidemiologie. Das akute rheumatische Fieber ist eine Sekundärerkrankung nach einer Infektion mit Streptokokken der Gruppe A. Für die Häufigkeit rheumatischer Fieberschübe bei Patienten, die nachweislich eine Streptokokkeninfektion durchgemacht haben, werden Werte zwischen 0,5% und 3% angegeben, wobei eine Abhängigkeit von der Virulenz der Erregerstämme besteht (11,13).

Das rheumatische Fieber ist im wesentlichen eine Kinderkrankheit: etwa 75% der Fälle betreffen Patienten im Alter von unter 20 Jahren. Das rheumatische Fieber und seine Folgeerscheinungen sind für ungefähr 95% der Fälle von Herzerkrankungen bei Kindern verantwortlich (11,13).

In den hochentwickelten Ländern sind Inzidenz und Schweregrad der Erkrankungen an rheumatischem Fieber zurückgegangen. In den Vereinigten Staaten treten jährlich noch etwa 100.000 Fälle auf. Die alterskorrigierte Mortalitätsrate durch rheumatisches Fieber beträgt etwa 7.000. Dabei hat auch die Häufigkeit von Karditiden im Zusammenhang mit kurz vorausgehenden Schüben von rheumatischem Fieber abgenommen und liegt jetzt bei weniger als 20% der akuten Fälle (6).

Die Inzidenz des rheumatischen Fiebers liegt bei 0,7 Fällen pro 1.000 Schulkinder und bei 6 bis 9 Fällen pro 1.000 College-Anfänger (6,11,12).

Es wird geschätzt, daß bei 1% bis 6% der Bevölkerung der Vereinigten Staaten spezifische Herzklappendefekte bestehen (11). Diese Zahlen geben einen Hinweis auf die tatsächliche Inzidenz des rheumatischen Fiebers in diesem Land. Viele Fälle von rheumatischem Fieber bleiben wahrscheinlich unerkannt, haben aber Herzklappenfehler zur Folge. Die Ergebnisse verschiedener Studien, die zeigen, daß nur etwa 60% der Patienten mit Mitralklappenschäden anamnestisch eine Erkrankung an akutem rheumatischem Fieber angeben, belegen diese Annahme.

Die Anfälligkeit für rheumatisches Fieber ist nicht vom Lebensalter abhängig. Da jedoch Streptokokkeninfektionen im Erwachsenenalter wesentlich seltener auftreten, liegt die Inzidenz des rheumatischen Fiebers bei Erwachsenen niedriger.

3.2.1.2 Ätiologie. Der klinische Verlauf beginnt meistens mit einer Halsentzündung, bei der in der Abstrichkultur Streptokokken der Gruppe A nachzuweisen sind (Abb. 3–1). Eine Streptokokkeninfektion muß jedoch durch den Nachweis eines Titeranstiegs von Antikörpern, die gegen eines der bei diesen Bakterien zu findenden Antigene gerichtet sind, bestätigt werden, weil Streptokokken der Gruppe A auch aus Rachenabstrichen von Personen, bei denen keine Streptokokkeninfektion besteht, kultiviert werden können.

Der wichtigste klinische Befund, der die Diagnose eines rheumatischen Fiebers unterstützt, ist der Anstieg des Antikörpertiters, weil hierdurch eine in letzter Zeit abgelaufene Streptokokkeninfektion nachgewiesen wird. Die Kultur von Rachenabstrichen kann bei manchen dieser Patienten sogar negativ ausfallen (11,12,13).

Nicht alle Patienten, die ein rheumatisches Fieber entwickeln, haben vorher an einer Halsentzündung gelitten. Ebenso haben nicht alle Patienten mit Halsentzündungen eine Streptokokkeninfektion, da eine große Anzahl von Bakterien und Viren dieses Krankheitsbild verursachen kann.

Ungefähr 3% der Patienten mit einer symptomatischen exsudativen Streptokokken-Pharyngitis entwickeln später rheumatisches Fieber. Diese Inzidenz sinkt bei Patienten mit leichteren Formen einer Streptokokken-Pharyngitis auf 0,5% (10). Bei Patienten mit einer bekannten Vorgeschichte von rheumatischem Fieber steigt die Inzidenz des rheumatischen Fiebers nach vorausgegangener Streptokokken-Pharyngitis jedoch auf 5% bis 50% an (11,12,13).

Bei Patienten, die nach einer Streptokokkeninfektion an rheumatischem Fieber erkranken, tritt eine Latenzperiode von 2 Wochen bis zu 6 Monaten auf. Nach dem erstmaligen Auftreten eines rheumatischen Fieberschubs ist die Anfälligkeit für rezidivierende Schübe gegenüber der Anfälligkeit der übrigen Bevölkerung für eine Ersterkrankung deutlich erhöht.

Weil die Streptokokken selbst nicht direkt in das Herz oder die Gelenke eindringen, ist das rheumatische Fieber unter diesem Gesichtspunkt keine Infektionskrankheit. Es besteht die Vorstellung, daß bei einer Halsinfektion durch Streptokokken der Gruppe A die Gewebe von Herz, Gelenken usw. durch von den Mikroorganismen gebildete prosthetische Gruppen, die sich mit den Proteinen des Bindegewebes unter Bildung von Antikörpern verbinden, sensibilisiert werden. Sowohl Endotoxine als auch Exotoxine können als prosthetische Gruppen wirksam werden. Der Antigenkomplex stimuliert in der Folge die Bildung von spezifischen Antikörpern. Sobald diese Antikörper in die Blutbahn gelangt sind, verbinden sie sich mit den Antigenen in den verschiedenen Geweben und verursachen eine allergische Nekrose, die von einer charakteristischen zellulären Antwort auf die allergische Reaktion begleitet wird.

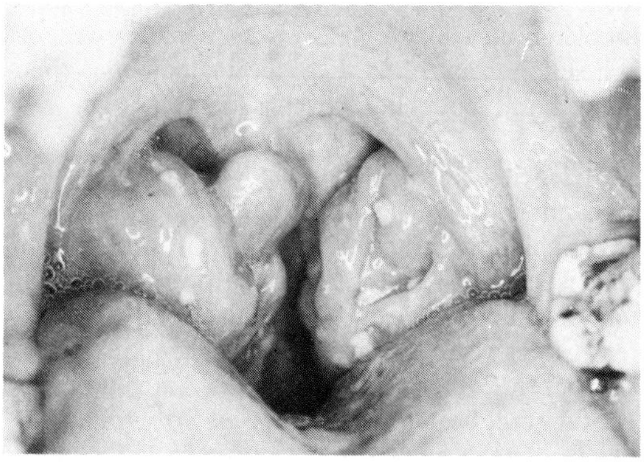

Abbildung 3–1:
Hypertrophische Tonsillen mit eitriger Sekretion.

Bei der Ätiologie des rheumatischen Fiebers spielen weitere Faktoren eine wichtige Rolle. Überbevölkerte, arme und unterernährte Populationen, die in kalten und feuchten Klimaten leben, scheinen besonders anfällig für rheumatisches Fieber zu sein. Dies kann dadurch erklärt werden, daß einerseits Halsinfektionen durch Streptokokken unter diesen Lebensbedingungen deutlich gehäuft auftreten und daß andererseits ein Mangel an bestimmten Vitaminen für sich alleine bereits ein wesentlicher Faktor ist, der die Anfälligkeit für rheumatisches Fieber bestimmt. Die geringere Häufigkeit von schweren Halsinfektionen durch Streptokokken in hochentwickelten Ländern erklärt auch die dort geringere Inzidenz des rheumatischen Fiebers (6,11,12,13).

3.2.1.3 Pathophysiologie und Komplikationen. Wie bereits erwähnt, ist das rheumatische Fieber eine Erkrankung mit Beteiligung des Immunsystems und steht im Zusammenhang mit Halsinfektionen durch Streptokokken der Gruppe A. Bakterienprodukte sensibilisieren Bindegewebe unter Bildung von Antigenen, die die Produktion von Antikörpern stimulieren. Dabei entstehen Antigen-Antikörper-Komplexe, die lokale Gewebsnekrosen und eine entzündliche Reaktion hervorrufen. Das Bindegewebe des Herzens einschließlich der Herzklappen ist sehr anfällig für diese Erkrankung. Auch die bindegewebigen Strukturen der großen Gelenke und der Lungen sowie die subkutanen Gewebe sind sehr empfänglich.

Symptome entzündlicher Reaktionen, die im Herz, in den großen Gelenken und in der Haut ablaufen, sind daher die wichtigsten klinischen Manifestationen dieser Erkrankung. Bei manchen Patienten ist die pulmonale Beteiligung ein wichtiger Aspekt des klinischen Bildes.

Die akute Erkrankung an rheumatischem Fieber hinterläßt keine bleibenden Haut- und Gelenkschäden oder Funktionseinbußen. Die hauptsächlichen Komplikationen der Krankheit hängen mit den Auswirkungen auf Herz und Lungen zusammen. Der Patient kann eine Herzinsuffizienz entwickeln und während der akuten Erkrankung sterben, oder das Herz kann so stark geschädigt sein, daß nach der akuten Erkrankung Komplikationen auftreten. Zu diesen Komplikationen zählen Herzinsuffizienz, konstriktive Perikarditis und Klappenschäden infolge von Vernarbungen. Patienten mit Klappenschäden sind darüber hinaus gefährdet, eine Endokarditis zu entwickeln. In wenigen Fällen führt eine schwere Lungenbeteiligung während der akuten Erkrankung zum Tode.

3.2.2 Klinik

3.2.2.1 Symptomatik. Die Hauptsymptome des rheumatischen Fiebers sind Arthritis, Karditis, Chorea minor, Erythema marginatum und subkutane Knötchen. Als Nebensymptome treten Fieber, Arthralgien, erhöhte Blutkörperchensenkungsgeschwindigkeit (BSG) und Veränderungen im Elektrokardiogramm (EKG) auf (Tab. 3–1).

Tabelle 3–1:
Revidierte Jones-Kriterien zur Diagnose des rheumatischen Fiebers. Nach (12).

Hauptkriterien
- Karditis
- Polyarthritis
- Chorea minor
- Erythema marginatum (anulare)
- Subkutane Knoten

Nebenkriterien
- Fieber
- Arthralgien
- Erhöhte Blutsenkung, erhöhter Wert des C-reaktiven Proteins
- EKG: verlängertes PQ-(R)-Intervall

Die Diagnose eines rheumatischen Fiebers gilt als gesichert, wenn mindestens zwei Haupt- und ein Nebensymptom oder ein Haupt- und zwei Nebensymptome und eine Anamnese mit vorausgegangener Halsinfektion bei nicht erhöhtem Antistreptolysin-O-Titer (ASO) vorliegen (11,12,13).

Die akute Phase des rheumatischen Fiebers bildet sich in 75% der Fälle innerhalb von 6 Wochen, in 90% der Fälle innerhalb von 12 Wochen zurück und dauert in 5% der Fälle länger als 6 Monate an (12). Die im Zusammenhang mit dem rheumatischen Fieber auftretende Arthritis entwickelt sich rasch und bleibt etwa 2 bis 3 Wochen bestehen. Meistens sind die großen Gelenke (Knie- und Sprunggelenke) betroffen. Die kleineren Gelenke an Händen und Füßen sind im allgemeinen nicht befallen. Als erstes Symptom treten Schmerzen auf, gefolgt von Rötung, Überwärmung und Schwellung. Die Arthritis besteht nur vorübergehend und wandert von Gelenk zu Gelenk; bleibende Deformierungen werden nur selten beobachtet. Schwere Formen der Gelenkbeteiligung werden häufiger bei Erwachsenen als bei Kindern beobachtet.

Die Chorea minor ist durch spastische Schleuderbewegungen der willkürlichen Muskulatur charakterisiert, die nicht auftreten, während der Patient schläft. Der Beginn der Chorea minor ist variabel. Sie kann noch mehrere Monate nach der Streptokokkeninfektion einsetzen.

Das Erythema marginatum ist ein nicht jukkendes, flaches Exanthem, das sich in etwa 5% der Fälle von rheumatischem Fieber entwickelt (Abb. 3–2). Es tritt meistens zusammen mit Arthritis, Chorea minor oder Karditis auf. Das Erythema marginatum bleibt etwa 2 bis 3 Tage bestehen (12,13).

Subkutane Knötchen sind feste, schmerzfreie und farblose subkutane Schwellungen, die bei etwa 5% der Patienten mit rheumatischem Fieber zu beobachten sind (Abb. 3–3). Sie treten meistens zusammen mit einer Karditis auf. In den meisten Fällen entwickeln sie sich in der Haut über den Ellenbogen und bleiben 1 bis 2 Wochen bestehen (12,13).

Eine Karditis im Zusammenhang mit rheumatischem Fieber manifestiert sich klinisch in Form von abnormen Herzgeräuschen, Perikardreiben, Herzvergrößerung, Herzinsuffizienz oder Kombinationen dieser Symptome. Herzgeräusche werden durch Erweiterung des Klappenrings, Destruktion der Klappengewebe oder Kontraktion der Chordae tendineae verursacht. Die Mitralklappe ist, gefolgt von der Aortenklappe, am häufigsten betroffen. Das Perikardreiben ist Folge einer akuten Perikarditis. Falls sich eine Herzinsuffizienz mit Stauungszeichen einstellt, entwickelt sie sich schnell. Die Patienten weisen dann eine Dyspnoe mit Rasselgeräuschen auf. Schmerzen im rechten oberen Quadranten des Abdomens können sich als Folge einer Leberstauung und Dehnung der Leberkapsel entwickeln. Eine Lungenstauung kann Husten ohne Auswurf verursachen. Knöchelödeme und Halsvenenstauungen können auftreten. Bei 5% bis 10% der Patienten kommt es infolge der Herzbeteiligung zu Nasenbluten.

Bei 40% bis 50% der Patienten, die erstmals an rheumatischem Fieber erkrankt sind, lassen sich eindeutige Anzeichen einer Karditis nachweisen. Patienten, die während des ersten rheumatischen Fieberschubs eine Karditis entwickeln, neigen wesentlich stärker zu rezidivierenden Schüben als jene ohne Karditis. Wenn bei der ersten Erkrankung an rheumatischem Fieber keine Karditis auftritt, ist auch später im allgemeinen keine rheumatische Herzerkrankung zu erwarten, sofern eine erneute Erkrankung an rheumatischem Fieber ausbleibt. Patienten, die einen akuten Schub von rheumatischem Fieber durchgemacht haben, ohne eine Karditis zu entwickeln, zeigen bei einer Nachuntersuchung nach 10 Jahren zu 95% keine Anzeichen einer rheumatischen Herzerkrankung. Bei nur 30% der Patienten mit leichter Karditis läßt sich nach 10 Jahren eine rheumatische Herzerkrankung nachweisen. Eine rheumatische Herzerkrankung wird bei Patienten mit einem basalen Diastolikum in 40%, bei solchen mit Herzinsuffi-

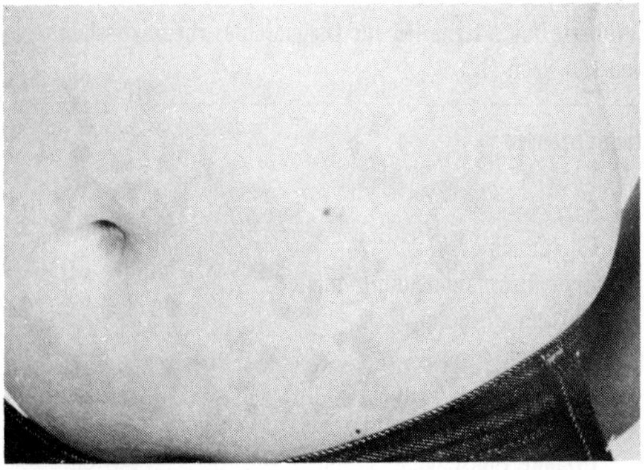

Abbildung 3–2:
Erythema marginatum als Manifestation des rheumatischen Fiebers. (Sammlung C.Cottrill, M.D.,Lexington, Ky.)

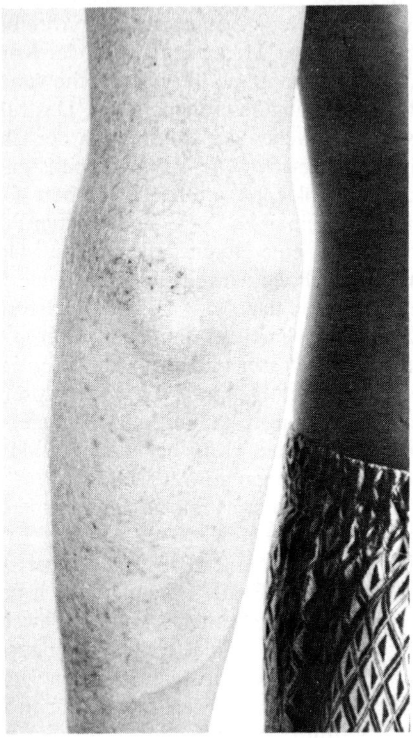

Abbildung 3–3:
Subkutane Knötchen als Manifestation des rheumatischen Fiebers. (Sammlung C.Cottrill, M.D.,Lexington, Ky.)

zienz oder Perikarditis in 70% der Fälle nach 10 Jahren gefunden (12).

Die Häufigkeit bedeutsamer Herzschäden (rheumatische Herzerkrankung) infolge des initialen Schubes von rheumatischem Fieber schwankt zwischen 30% und 80% der Fälle. In den letzten Jahren wurde allerdings eine Abnahme des Schweregrades der rheumatischen Fieberschübe sowie der Häufigkeit der daraus resultierenden Karditiden und kardialen Folgeschäden beobachtet (3,11,12,13).

Wenn sich während des initialen rheumatischen Fieberschubes ein abnormes Herzgeräusch entwickelt, muß von einer rheumatischen Herzerkrankung ausgegangen werden, solange nicht das Gegenteil bewiesen ist. Patienten, die während des initialen Schubes sowohl ein abnormes Herzgeräusch als auch eine Herzinsuffizienz mit Stauungszeichen entwickeln, tragen mit Sicherheit eine schwere rheumatische Herzerkrankung davon. Ungefähr 20% von ihnen sterben innerhalb von 10 Jahren nach dem initialen Schub des rheumatischen Fiebers (3).

Insgesamt besteht eine direkte Relation zwischen der Schwere der Herzschädigung und der Anfälligkeit für rezidivierende Schübe des rheumatischen Fiebers. Mit zunehmendem Alter der Patienten sinkt die Anfälligkeit. Während der ersten Erkrankung an rheumatischem Fieber wird die Karditis häufig nicht aufgrund ihrer spezifischen klinischen Manifestationen entdeckt, sondern vom Internisten diagnostiziert, wenn der Patient wegen Arthritis, Chorea oder Fieber ärztliche Hilfe in Anspruch nimmt.

3.2.2.2 Laborbefunde. Der Urin bleibt beim rheumatischen Fieber meistens normal, wenn auch während der febrilen Phase geringe Mengen von Albumin gefunden werden können. Bei einer Prolongation der akuten Phase des rheumatischen Fiebers kann sowohl eine Anämie als auch eine Leukozytose entstehen. Die Blutkörperchensenkungsgeschwindigkeit (BSG) steigt während der akuten Phase der Erkrankung meistens an. Sobald klinisch eine Besserung eintritt, vermindert sich die BSG und kehrt in den meisten Fällen zu normalen Werten zurück.

Der Blutspiegel des C-reaktiven Proteins muß bestimmt werden. Auftreten und Anstieg sind mit dem Vorliegen einer bakteriellen Infektion korreliert und nicht spezifisch für das rheumatische Fieber. Der Spiegel des C-reaktiven Proteins ist eine wertvolle Hilfe, um den Grad der rheumatischen Aktivität einzuschätzen. Ein hoher ASO-Titer, der während der Rekonvaleszenzperiode abfällt, ist ein wichtiger Befund, der das Vorliegen einer vorausgehenden Streptokokkeninfektion bestätigt. Auch die Kultur von Rachenabstrichen ist für die Diagnostik hilfreich. Wie bereits erwähnt, schließt jedoch ein negativer Kulturnachweis das Vorliegen von rheumatischem Fieber nicht aus.

Kein Labortest sichert für sich alleine die Diagnose eines rheumatischen Fiebers. Wichtigstes Kriterium für die Sicherung dieser Diagnose ist das Auftreten verschiedener Kombinationen folgender klinischer Manifestationen des rheumatischen Fiebers: Polyarthritis, Karditis, Chorea, Erythema marginatum, subkutane Knötchen und rezidivierende Schübe, unterstützt durch positive Laborbefunde (erhöhte BSG, Nachweis des C-reaktiven Proteins und ASO-Titer über 100).

3.2.3
Therapie

Die Therapie des rheumatischen Fiebers beginnt in der Regel mit hohen Dosen von parenteral appliziertem Benzathin-Penicillin G, um Streptokokken der Gruppe A im Rachenbereich zu eliminieren, auch wenn diese nicht kultiviert werden konnten (erhöhte Antikörpertiter gegen ein oder mehrere Bakterienantigene sollten jedoch nachgewiesen worden sein). Bisher konnte der Nutzen von Bettruhe nicht nachgewiesen werden. In vielen Fällen kann sich diese Maßnahme psychologisch nachteilig auswirken. Patienten mit schwerer Herzbeteiligung schränken ihre körperliche Aktivität ohnehin von selbst ein (11,12,13).

Patienten ohne Karditis, die Symptome einer Arthritis zeigen, werden mit Kodein oder Salizylaten behandelt. Bei Patienten mit Anzeichen einer Karditis werden hochdosiert Salizylate oder Kortikosteroide gegeben. Alternativ kann auch zunächst mit Salizylaten begonnen und auf Steroide übergegangen werden, falls die Symptome sich nicht bessern. Andere Behandler setzen wiederum sofort Steroide ein.

Viele Ärzte verordnen Patienten mit rheumatischem Fieber zur Prophylaxe rezidivierender Streptokokkeninfektionen über einen Zeitraum von mindestens 5 Jahren Antibiotika. Häufig wird diese Antibiotikaprophylaxe auch bis zur Vollendung des 25. Lebensjahres ausgedehnt und dann abgesetzt, wenn keine Anzeichen einer Karditis aufgetreten sind. Bei Patienten mit Herzbeteiligung wird die Antibiotikaprophylaxe unbegrenzt fortgesetzt. Patienten, die nach dem 20. Lebensjahr erstmals erkranken, werden meistens für 5 Jahre abgeschirmt. Auch bei dieser Patientengruppe wird die Antibiotikagabe weitergeführt, wenn Anzeichen einer Herzbeteiligung vorliegen.

Zur Prophylaxe rezidivierender Streptokokkeninfektionen bei Patienten, die an rheumatischem Fieber erkrankt waren, stehen folgende Dosierungsschemata zur Wahl:

1. Benzathin-Penicillin G; 1,2 Mega E pro Monat i.m.
2. Sulfadiazin; 1 g oral pro Tag
3. Oralpenicilline (Penicillin V); 500 mg pro Tag.

Diese Dosierungen reichen jedoch nicht aus, um bei Patienten mit rheumatischen Herzschäden das Auftreten einer Endokarditis zu verhindern. Bei diesen Patienten ist während einer zahnärztlichen Behandlung zur Prophylaxe der infektiösen Endokarditis ein zusätzlicher Antibiotikaschutz erforderlich.

3.3
Rheumatische Herzerkrankungen

Unter dem Begriff der rheumatischen Herzerkrankungen werden alle kardialen Schäden zusammengefaßt, die als Folge einer akuten Erkrankung an rheumatischem Fieber entstanden sind. Dabei sind meist Mitral- oder Aortenklappe geschädigt. Narbenbildungen und Verkalkungen in den beteiligten Klappen können zur Stenose oder Insuffizienz führen.

3.3.1
Allgemeine Beschreibung

3.3.1.1 Epidemiologie. Bland und Jones (3) geben in ihrer Studie eine der besten Darstellungen der Häufigkeit rheumatischer Herzerkrankungen als Folge des akuten rheumatischen Fiebers. Im Rahmen dieser Untersuchung wurde das Schicksal von 1.000 Patienten über mindestens 20 Jahre oder bis zu deren Tod verfolgt. Die erfaßten Patienten waren im Good Samaritan Hospital in Boston mit akutem rheumatischem Fieber aufgenommen worden. Begonnen wurde die Studie 1921; der letzte neue Patient wurde 1931 erfaßt. Die Studie wurde im Jahre 1951 abgeschlossen.

Als häufigstes Symptom des rheumatischen Fiebers wurde bei diesen Patienten eine Karditis gefunden, gefolgt von Chorea minor, Arthritis, Arthralgien, subkutanen Knötchen und Erythema marginatum. Bis zum Ende der Studie waren 301 Patienten gestorben. Häufigste Todesursachen waren Herzinsuffizienz (231 Patienten) und infektiöse Endokarditis (30 Patienten).

Patienten, die während des akuten rheumatischen Fieberschubes Symptome einer Herzvergrößerung oder Herzinsuffizienz entwickelten, hatten die schlechteste Prognose. Von den 70 Patienten mit Herzvergrößerung starben 56 innerhalb von 10 Jahren und 57 innerhalb von 20 Jahren. Von den 207 Patienten mit initialer Herzinsuffizienz starben 148 innerhalb von 10 Jahren und 152 innerhalb von 20 Jahren.

Patienten, bei denen während der akuten Erkrankung an rheumatischem Fieber eine Chorea aufgetreten war, hatten demgegenüber eine wesentlich bessere Prognose. Nur 63 der 518 Patienten mit diesem Symptom waren nach Ablauf der 20 Jahre gestorben.

Nach dem akuten rheumatischen Fieberschub bestanden bei 653 Patienten klinische Anzeichen einer rheumatischen Herzerkrankung. Die übrigen 347 Patienten hatten keine Frühsymptome einer rheumatischen Herzerkrankung. Am Ende der Studie wiesen jedoch auch 154 dieser Patienten klinische Symptome einer solchen Schädigung auf. Dabei erscheint besonders interessant, daß bei den meisten dieser 154 Patienten die Chorea im Vordergrund gestanden hatte.

So zeigten am Ende der Studie 301 Patienten keinerlei klinische Anzeichen einer rheumatischen Herzerkrankung. Von diesen hatten 193 nie irgendwelche Symptome aufgewiesen und 108 zwar im Laufe der Untersuchung Symptome entwickelt, die jedoch am Ende der Beobachtung nicht mehr bestanden. Je nach Interpretation dieser Daten kann die Häufigkeit rheumatischer Herzerkrankungen mit 69% (nach den Befunden am Ende der Studie) oder mit 81% (nach dem Auftreten einer rheumatischen Herzerkrankung während des Untersuchungszeitraums) angegeben werden. Die bereits zitierten neueren Untersuchungen ergaben eine geringere Inzidenz rheumatischer Herzerkrankungen nach akutem rheumatischem Fieber. Der Zahnarzt kann jedoch ohne internistische Abklärung nicht abschätzen, ob bei einem bestimmten Patienten, der an rheumatischem Fieber erkrankt war, ein Herzvitium vorliegt.

Eine interessante Fragestellung, die sich bei Betrachtung dieser Ergebnisse erhebt, zielt darauf ab, ob die Herzklappen derjenigen Patienten, bei denen die klinischen Symptome einer rheumatischen Herzerkrankung während der Studie wieder verschwanden, wesentliche Vernarbungen aufweisen. Anders formuliert lautet diese Frage: Besteht bei diesen Patienten ein erhöhtes Endokarditisrisiko, obwohl keine klinischen Symptome einer rheumatischen Herzerkrankung vorliegen?

3.3.1.2 Ätiologie. Rheumatische Herzerkrankungen entwickeln sich als Folgeerkrankungen des rheumatischen Fiebers. Die Primärläsionen beim rheumatischen Fieber sind Klappendeformierungen mit daraus resultierenden kompensatorischen Veränderungen von Größe und Wandstärke der Herzkammern. Primäre myokardiale Läsionen kommen vor, bleiben aber meist ohne klinische Relevanz. Nicht bei allen Patienten mit rheumatischen Herzerkrankungen läßt sich anamnestisch eine akute Erkrankung an rheumatischem Fieber feststellen. Erklärungen hierfür sind im Auftreten subklinischer Erkrankungen bei manchen Patienten sowie im Nichterkennen rheumatischer Fieberschübe zu sehen.

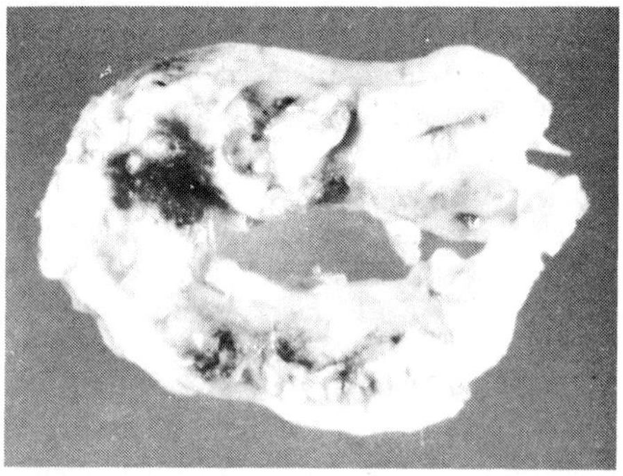

Abbildung 3–4:
Mitralstenose als Folge des rheumatischen Fiebers. (Sammlung W. O'Conner, M.D.,Lexington, Ky.)

3.3.1.3 Pathophysiologie und Komplikationen. Die den rheumatischen Herzerkrankungen zugrundeliegenden Läsionen sind Veränderungen an Herzklappen, Myokard und Perikard. Rheumatische Knötchen können lediglich das Klappenendokard, aber auch die Klappen in ihrer ganzen Dicke betreffen. Als Endergebnis resultiert eine Akkumulation von Narbengewebe und Klappendeformation. Dies führt zu Funktionsstörungen, die sich in schweren Fällen als Herzinsuffizienz manifestieren können. Die Schließungsränder der Klappen können unter Stenosierung des Klappenlumens miteinander verschmelzen (Abb. 3–4). Mikroskopisch können alle vier Herzklappen Anzeichen eines rheumatischen Geschehens aufweisen, jedoch treten Funktionseinbußen am häufigsten an der Mitralklappe auf, gefolgt von der Aortenklappe. Wesentlich seltener kommen Funktionsstörungen der Trikuspidalklappe vor. In den geschädigten Klappen sind häufig Kalkeinlagerungen zu beobachten (2,4,9).

Häufigstes rheumatisches Herzvitium ist die Mitralstenose, gefolgt von der Aortenklappeninsuffizienz. Aortenstenosen sind wesentlich seltener. Klappenläsionen in der linken Herzhälfte sind wegen der höheren Belastung dieser Klappen schwerwiegender. Bei Frauen sind häufiger Mitralklappenvitien, bei Männern häufiger Aortenklappenschäden zu finden. Die vorgeschädigten Klappen sind anfällig für die infektiöse Endokarditis.

Aschoff-Knötchen (kleine Herde fibrinoider Degeneration mit umgebender granulomatöser Entzündungsreaktion) sind die typischen rheumatischen Läsionen am Myokard (Abb. 3–5). Das Ausmaß der myokardialen Destruktion hängt vom Umfang der entzündlichen Reaktion während des rheumatischen Fieberschubes ab und kann stark variieren. Bei einer ausgedehnten Entzündung mit entsprechender myokardialer Destruktion kann sich eine Herzinsuffizienz entwickeln, während kleinere Destruktionen narbig ausheilen.

Rheumatisches Fieber ist die häufigste Ursache der Perikarditis, einer serofibrinösen Entzündung des Perikards. Bei Vorliegen einer ausgedehnten Reaktion kann sich eine chronische adhäsive Perikarditis entwickeln.

3.3.2 Klinik

3.3.2.1 Symptomatik. Die klinischen Symptome bei Patienten mit rheumatischen Herzerkrankungen hängen in erster Linie mit den Herzklappenschäden und deren Auswirkungen auf das Herz zusammen. Ein Herzgeräusch tritt auf, wenn die Schädigung der Klappen so schwer ist, daß die Klappen-

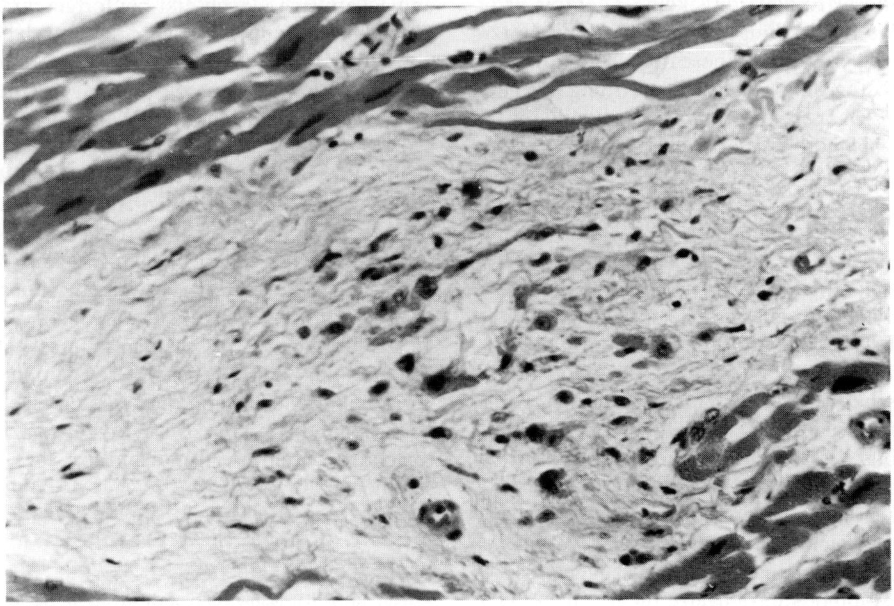

Abbildung 3–5:
Histologisches Präparat eines Aschoff-Knötchens. (Sammlung J.F. Edwards, M.D., St. Paul, Minn.)

funktion beeinträchtigt wird. Dies kann über Jahre hinweg das einzige Symptom einer rheumatischen Herzerkrankung sein. Sobald die Kompensationsfähigkeit des Herzens überschritten wird, können Erweiterungen und Hypertrophien der Herzkammern eintreten. Als Folgen werden Belastungsdyspnoe, Angina pectoris, Nasenbluten, blutiger Auswurf und Herzinsuffizienz mit Stauungssymptomen beobachtet (2,4,9; Tab. 3–2).

3.3.2.2 Laborbefunde. Bei der Diagnostik der rheumatischen Herzerkrankungen müssen zwei mögliche Ausgangssituationen unterschieden werden. Einerseits gibt es Patienten, die außer einem Herzgeräusch, das auf einen Klappenschaden hinweist, keine klinischen Symptome aufweisen. Bei dieser Patientengruppe können zusätzlich eine röntgenologisch nachweisbare Herzvergrößerung und EKG-Befunde im Sinne einer Linksherzhypertrophie vorliegen. Anamnestisch ergeben sich bei dieser Patientengruppe nicht immer Hinweise auf eine Erkrankung an rheumatischem Fieber. Die zweite Gruppe von Patienten weist klinische Symptome einer rheumatischen Herzerkrankung auf und ist daher meist leichter zu erkennen.

Bei jedem Patienten, dessen Anamnese Hinweise auf eine Erkrankung an rheumatischem Fieber ergibt, muß das Vorliegen einer rheumatischen Herzerkrankung abgeklärt werden, bevor eine zahnärztliche Behandlung begonnen werden kann. Dies kann durch Rücksprache mit dem Internisten, der den Patienten seit der Erkrankung betreut hat, sowie mittels einer Untersuchung durch den Hausarzt des Patienten oder einen anderen Arzt seiner Wahl geschehen. Das Vorliegen einer rheumatischen Herzerkrankung sollte durch folgenden Untersuchungsgang bestätigt bzw. ausgeschlossen werden:

— Gezielte Anamneseerhebung im Hinblick auf die charakteristischen Symptome
— Thorax-Röntgendiagnostik
— Elektrokardiogramm
— Echokardiogramm
— Gründliche klinische Untersuchung einschließlich Auskultation des Herzens.

Tabelle 3–2:
Symptome der rheumatischen Herzerkrankungen

Belastungsdyspnoe
Angina pectoris
Herzinsuffizienz mit Stauungszeichen
Nasenbluten
Blutiger Auswurf
Herzgeräusche
Veränderungen im Elektrokardiogramm
Herzvergrößerung

3.3.3 Therapie

Bei Patienten mit einer asymptomatischen rheumatischen Herzerkrankung ist außer der Prophylaxe von rezidivierenden rheumatischen Fieberschüben und infektiöser Endokarditis keine Therapie erforderlich. Die Behandlung von Patienten mit Herzinsuffizienz ist in Kapitel 9 beschrieben. Bei diesen Patienten kann die operative Entfernung der geschädigten Klappen und Implantation von künstlichen Herzklappen indiziert sein.

3.3.4 Zahnärztliche Betreuung

3.3.4.1 Medizinische Besonderheiten. Das Grundproblem, mit dem der Zahnarzt bei der Behandlung von Patienten mit anamnestischen Hinweisen auf eine Erkrankung an rheumatischem Fieber konfrontiert ist, besteht darin, das Vorliegen einer rheumatischen Herzerkrankung abzuklären. Falls eine rheumatische Herzerkrankung vorliegt, ist eine antibiotische Abschirmung zur Prophylaxe der infektiösen Endokarditis indiziert. Wenn eine rheumatische Herzerkrankung ausgeschlossen werden kann, ist nicht von einer erhöhten Anfälligkeit für eine infektiöse Endokarditis auszugehen, so daß eine Antibiotikaprophylaxe nicht erforderlich ist.

3.3.4.2 Erkennen von Patienten mit rheumatischer Herzerkrankung. Vor jeder zahnärztlichen Behandlung sollte die Anamnese erhoben werden. Der Patient sollte gefragt werden, ob er sich zur Zeit in ärztlicher Behandlung befindet. Wenn dies der Fall ist, stellt man fest, welche Erkrankung vorliegt und welche Therapie erfolgt. Der Patient wird gefragt, ob er irgendwann rheumatisches Fieber, eine rheumatisch bedingte Herzerkrankung oder Herzgeräusche hatte. Die Vorgeschichte wird noch einmal überprüft, um unter anderem abzuklären, ob der Patient zu irgendeinem Zeitpunkt an einem auf rheumatisches Fieber verdächtigen Krankheitsbild gelitten hat, ohne ärztliche Hilfe in Anspruch zu nehmen. Außerdem wird der Patient nach dem Vorliegen von Symptomen von rheumatischem Fieber, rheumatischen Herzerkrankungen oder Herzinsuffizienz befragt.

Auf der zahnärztlichen Behandlungskarte vermerkt man Name, Adresse und Telefonnummer des behandelnden Arztes. Alle Medikamente, die der Patient im Laufe der letzten zwölf Monate eingenommen hat oder zur Zeit einnimmt, werden ebenfalls notiert. Besondere Aufmerksamkeit gilt dabei Patienten, die Antibiotika zur Prophylaxe von Streptokokkeninfektionen der oberen Luftwege und damit zur Reduktion der Rezidivgefahr bei rheumatischem Fieber einnehmen.

Der Zahnarzt ist aufgrund seiner Ausbildung nicht ausreichend qualifiziert, um die Mehrzahl der Symptome von rheumatischen Herzerkrankungen, abgesehen von den offensichtlichen Zeichen einer assoziierten Herzinsuffizienz, etwa Knöchelödemen oder Halsvenenstauungen, durch Untersuchung des Patienten festzustellen. Diese Symptome entwickeln sich jedoch erst bei fortgeschrittenem Krankheitsverlauf. Der Zahnarzt wird daher in den meisten Fällen nicht in der Lage sein, durch eine klinische Untersuchung das Vorliegen einer rheumatischen Herzerkrankung zu diagnostizieren.

3.3.4.3 Einstufung von Patienten hinsichtlich des Risikos einer rheumatischen Herzerkrankung. Ausgehend von den anamnestischen Angaben und – in begrenztem Umfang – den Ergebnissen der klinischen Untersuchung, kann man in bezug auf das Risiko des Vorliegens einer rheumatischen Herzerkrankung drei Gruppen unterscheiden. Diese Patienten bedürfen besonderer Aufmerksamkeit vor Beginn jeder zahnärztlichen Untersuchung oder Behandlung. Die drei Gruppen werden im folgenden beschrieben und sind in Tabelle 3–3 zusammengefaßt.

Tabelle 3–3:
Zahnärztliche Betreuung von Patienten, die an rheumatischem Fieber erkrankt waren

Gruppe 1: Patienten, die früher möglicherweise an rheumatischem Fieber erkrankt waren, aber seinerzeit keinen Arzt aufgesucht haben
- Überweisung zur internistischen Abklärung
- Bei Vorliegen einer rheumatischen Herzerkrankung Antibiotikaprophylaxe nach dem Standard-Dosierungsschema

Gruppe 2: Patienten, bei denen früher durch einen Arzt rheumatisches Fieber diagnostiziert wurde
- Wenn keine internistische Nachsorge erfolgt ist: Überweisung zur Abklärung des Vorliegens einer rheumatischen Herzerkrankung
- Wenn eine internistische Nachsorge erfolgt ist: Konsultation des behandelnden Arztes zur Abklärung des aktuellen Status
- Bei Vorliegen einer rheumatischen Herzerkrankung Antibiotikaprophylaxe nach dem Standard-Dosierungsschema

Gruppe 3: Patienten, die wegen Symptomen einer rheumatischen Herzerkrankung behandelt wurden
- Konsultation des behandelnden Arztes zur Abklärung des aktuellen Status und der Notwendigkeit einer Antibiotikaprophylaxe
- Abschirmung nach dem Standard-Dosierungsschema bei Patienten mit anamnestisch bekannter Herzinsuffizienz
- Abschirmung nach dem Dosierungsschema für Hochrisikopatienten bei Patienten mit Herzklappenersatz oder Zustand nach infektiöser Endokarditis
- Betreuung von Patienten mit Herzinsuffizienz entsprechend den Richtlinien in Kapitel 9
- Betreuung von Patienten mit Herzklappenersatz entsprechend den Richtlinien in Kapitel 5

Gruppe 1: Patienten, die früher möglicherweise an rheumatischem Fieber erkrankt waren, aber seinerzeit keinen Arzt aufgesucht haben. Der Patient ist derzeit symptomfrei. Solche Patienten sollten zur Abklärung des Vorliegens einer rheumatischen Herzerkrankung an einen Internisten überwiesen werden. Falls eine rheumatische Herzerkrankung festgestellt wird, müssen diese Patienten vor allen invasiven zahnärztlichen Maßnahmen antibiotisch abgeschirmt werden. Hierfür kommt das Standard-Dosierungsschema der American Heart Association in Frage (s. Kap. 2)

Gruppe 2: Patienten, bei denen früher durch einen Arzt rheumatisches Fieber diagnostiziert wurde. Falls keine regelmäßige internistische Nachsorge erfolgt ist, sollte der Patient zur Abklärung des Vorliegens einer rheumatischen Herzerkrankung an einen Internisten überwiesen werden. Wenn der Patient sich in regelmäßiger internistischer Kontrolle befindet, sollte zur Abklärung mit dem behandelnden Arzt Kontakt aufgenommen werden. Alle Patienten, bei denen sich herausstellt, daß sie an einer rheumatischen Herzerkrankung leiden, sollten vor allen invasiven zahnärztlichen Maßnahmen nach dem Standard-Dosierungsschema der American Heart Association antibiotisch abgeschirmt werden (s. Kap. 2).

Gruppe 3: Patienten, die wegen Symptomen einer rheumatischen Herzerkrankung ärztlich behandelt wurden. Der aktuelle Gesundheitszustand des Patienten und die Notwendigkeit einer Antibiotikaprophylaxe sollten durch Konsultation eines Internisten abgeklärt werden. Patienten, bei denen neben einer rheumatischen Herzerkrankung anamnestische Hinweise auf eine Herzinsuffizienz vorliegen, sollten vor invasiven Maßnahmen nach dem Standardschema antibiotisch abgeschirmt werden; in Hinblick auf die Herzinsuffizienz ist entsprechend den Empfehlungen in Kapitel 9 vorzugehen. Patienten mit Herzklappenersatz sollten vor invasiven Maßnahmen eine spezielle antibiotische Abschirmung für Hochrisikopatienten (s. Kap. 2) erhalten. Das weitere Vorgehen bei diesen Patienten ist in Kapitel 5 beschrieben. Auch Patienten, die eine infektiöse Endokarditis durchgemacht haben, sollten nach den Richtlinien für Hochrisikopatienten abgeschirmt werden (s. Kap. 2).

3.3.4.4 Spezifische zahnärztliche Betreuung. Bei Patienten mit Verdacht auf eine rheumatische Herzerkrankung sollte keine zahnärztliche Untersuchung oder Behandlung durchgeführt werden, ohne zur Infektionsprophylaxe Antibiotika zu verabreichen bzw. bevor eine solche Erkrankung durch einen Internisten ausgeschlossen wurde. Bei Patienten mit rheumatischer Herzerkrankung, die Symptome einer Herzinsuffizienz zeigen, sollten ohne vorherige Konsultation eines Internisten keine zahnärztlichen Maßnahmen begonnen werden.

Wenn die Notwendigkeit einer Antibiotikaprophylaxe feststeht und der Patient keine Anzeichen einer Herzinsuffizienz aufweist, wird das Standard-Dosierungsschema sowohl für zahnärztliche Routine- als auch Notfallbehandlungen empfohlen. Patienten mit Herzklappenersatz oder einer infektiösen Endokarditis in der Vorgeschichte sollten entsprechend den speziellen Empfehlungen für Hochrisikopatienten antibiotisch abgeschirmt werden (s. Kap. 2).

Wegen der niedrigeren Allergisierungsrate ist grundsätzlich die orale Gabe von Antibiotika der parenteralen vorzuziehen (14; s. Kap. 21)

3.3.4.5 Modifikationen der Behandlungsplanung. Bei Patienten mit einer rheumatischen Herzerkrankung ohne Symptome einer Herzinsuffizienz kann unter Antibiotikagabe zur Endokarditisprophylaxe jede erforderliche zahnärztliche Behandlung vorgenommen werden. Wichtigste Aspekte der zahnärztlichen Betreuung sind Patienteninformation und -instruktion, Prophylaxemaßnahmen sowie eine hochwertige konservierende Behandlung. Aktive Parodontalerkrankungen sollten therapiert und vor ausgedehnten restaurativen Behandlungen gesunde Parodontalverhältnisse hergestellt werden. Der Zahnarzt sollte für jede Abschirmungsperiode die Durchführung möglichst vieler Behandlungsschritte planen, damit die Versorgung des Patienten bald abgeschlossen und so die Anzahl der erforderlichen Abschirmungsperioden auf ein Minimum begrenzt werden kann. Zwischen den antibiotischen Abschirmungen sollte ein Abstand von mindestens ein bis zwei Wochen eingehalten werden (s. Kap. 2).

Der Patient sollte für alle zahnärztlichen Maßnahmen, einschließlich bestimmter Untersuchungen, z.B. der Sondierung von Zahnfleischtaschen, antibiotisch abgeschirmt werden.

Bei entsprechender Planung können für Patienten mit einer rheumatischen Herzerkrankung Kronen und Brücken angefertigt werden. Während einer ersten Abschirmungsperiode werden die Zähne präpariert, Abdrücke genommen und Provisorien eingesetzt. Zur Eingliederung der Kronen und Brücken ist eine erneute Abschirmung erforderlich.

Bei kieferorthopädischen Patienten mit rheumatischen Herzerkrankungen sollten zum Befestigen und Entfernen orthodontischer Bänder prophylaktisch Antibiotika gegeben werden. Während des Tragens orthodontischer Bänder ist keine Abschirmung erforderlich.

Kinder mit einer rheumatischen Herzerkrankung erhalten keine antibiotische Abschirmung, wenn sie ihre Milchzähne auf natürliche Weise verlieren. Bei der Extraktion von Milchzähnen ist jedoch eine Abschirmung indiziert.

Zahnlose Patienten mit rheumatischen Herzerkrankungen sollten für präprothetische chirurgische Eingriffe antibiotisch abgeschirmt werden. Überextendierte Bereiche der Prothesen sollten sofort korrigiert werden, damit Druckstellen schnell abheilen können. Beim Eingliedern der Prothesen ist im allgemeinen keine antibiotische Abschirmung erforderlich.

3.3.4.6 Zahnärztliche Notfallbehandlung. Patienten mit rheumatischen Herzerkrankungen, die nicht an einer Herzinsuffizienz leiden, können jede indizierte zahnärztliche Notfallbehandlung erhalten, wenn sie zur Prophylaxe der infektiösen Endokarditis antibiotisch abgeschirmt werden.

Patienten, die an rheumatischem Fieber erkrankt waren, sollten antibiotisch abgeschirmt werden, wenn sie nicht wissen, ob eine rheumatische Herzerkrankung vorliegt und der behandelnde Arzt nicht zu erreichen ist. Wenn das akute Problem behandelt wurde, sollte der kardiale Status des Patienten festgestellt werden, bevor mit der zahnärztlichen Routinebehandlung begonnen wird.

3.4 Herzgeräusche

Zu den verwirrendsten Aufgaben, mit denen sich ein Zahnarzt konfrontiert sehen kann, gehören die Beurteilung eines Patienten mit anamnestisch bekannten Herzgeräuschen und die Entscheidung, wann eine Antibiotikaprophylaxe notwendig ist. Der größte Teil der Zahnärzte ist nicht darin ausgebildet, Herzgeräusche festzustellen und zu bewerten, so daß sie sich bei der Bewältigung dieser Aufgaben auf die internistischen Kollegen verlassen müssen. Die folgende Darstellung soll das Verständnis für den Themenkomplex der Herzgeräusche fördern und die Kommunikation mit Ärzten über dieses Gebiet erleichtern.

Herzgeräusche sind nichts anderes als Geräusche, die durch Turbulenzen bei der Durchströmung von Herzklappen und Herzkammern entstehen. Turbulente Strömungen werden im allgemeinen durch ein erhöhtes Herzzeitvolumen, eine Viskositätssteigerung, stenosierte oder verengte Herzklappen und Gefäße, erweiterte Herzklappen und Gefäße oder durch Schwingungen membranöser Strukturen wie der Klappensegel verursacht (1). Als akzidentelle oder funktionelle Geräusche bezeichnet man Geräusche, die bei fehlenden kardialen Abnormitäten durch Turbulenzen entstehen. Wenn solche akzidentellen Geräusche vorliegen, ist keine antibiotische Abschirmung notwendig. Im Gegensatz dazu werden organische Geräusche durch pathologische Veränderungen des Herzens verursacht und machen eine Antibiotikaprophylaxe erforderlich.

Herzgeräusche werden nach dem Zeitpunkt ihres Auftretens während des Herzzyklus (systolisch, diastolisch oder kontinuierlich), ihrer Lautstärke oder Intensität mit einer Einteilung von 1 bis 6, der Lokalisaton ihrer größten Lautstärke bei der Auskultation auf der Brustwand (Punctum maximum) sowie danach, ob sie fortgeleitet werden oder nicht, beschrieben. So könnte eine übliche Beschreibung eines funktionellen Herzgeräusches lauten: „nicht fortgeleitetes 2/6 systolisches Austreibungsgeräusch mit Punctum maximum über der Pulmonalis".

Die Interpretation von Herzgeräuschen ist auch für den Internisten nicht immer einfach. Für die endgültige Beurteilung ist es häufig erforderlich, weitere Informationen aus Anamnese, klinischer Untersuchung, EKG-Befund, Echokardiogramm, Thorax-Röntgenbefund und Ergebnissen von Laboruntersuchungen einzubeziehen. Diastolische Geräusche sind fast immer organisch und damit als pathologisch einzustufen. Systolische Geräusche können sowohl organisch als auch funktionell sein (1). Die Beurteilung ist Aufgabe des Internisten.

Beispiele häufiger akzidenteller oder funktioneller Herzgeräusche, die also keine Indikation für eine Antibiotikaprophylaxe darstellen, sind solche, die während der Kindheit oder während einer Schwangerschaft auftreten.

In der Kindheit festgestellte Herzgeräusche sind extrem häufig, da sie bei fast jedem Kind zumindest zeitweise bestehen. Diese Herzgeräusche treten meist zwischen dem 3. und dem 7. Lebensjahr erstmals in Erscheinung und verschwinden im Jugendalter wieder (5,7). Man vermutet, daß diese Geräusche durch einen Anstieg des Herzzeitvolumens in Verbindung mit der dünnen Thoraxwand, die die normalen Strömungsgeräusche verstärkt, bedingt sind.

Schwangere entwickeln häufig ein Herzgeräusch, das sehr wahrscheinlich aufgrund des erhöhten Blutvolumens und der dadurch bedingten Erhöhung des Herzzeitvolumens entsteht. Diese Geräusche verschwinden kurz nach der Entbindung, sobald sich die kardiovaskulären Verhältnisse wieder normalisiert haben.

In beiden Fällen, sowohl bei den kindlichen als auch bei den während der Gravidität auftretenden, ist ein funktionelles Geräusch nur während des entsprechenden Zeitraums auskultierbar und kann bei späteren Untersuchungen nicht mehr nachgewiesen werden. Bereits vorher bestehende Geräusche und solche, die persistieren (bis ins Erwachsenenalter bzw. noch lange nach der Schwangerschaft), können organischer Natur sein und somit eine Indikation für eine Antibiotikaprophylaxe darstellen.

Es empfiehlt sich, in allen Fällen, in denen der Patient bei der Anamneseerhebung Herzgeräusche angibt, zur genauen Abklärung den behandelnden Arzt (vorzugsweise einen Kardiologen) zu konsultieren. Dies gilt auch für diejenigen Fälle, in denen ein Geräusch mit hoher Wahrscheinlichkeit funktioneller Natur ist.

Wird das Herzgeräusch als akzidentell oder funktionell eingestuft, ist keine Antibiotikaprophylaxe erforderlich. Demgegenüber sollte beim Vorliegen von organischen oder pathologischen Herzgeräuschen eine Antibiotikaprophylaxe entsprechend dem Standard-Dosierungsschema der American Heart Association erfolgen. Ist es bei Notfallpatienten nicht möglich, die Natur der angegebenen Herzgeräusche abzuklären, sollte ebenfalls antibiotisch abgeschirmt werden (s. Kap. 2).

3.5 Literatur

1. American Heart Association Publication 551–014, A: innocent heart murmurs in children. 1969
2. Barrett, M.J.: Valvular heart disease. In Rose, L.F., Kaye, D. (Hrsg.): Internal medicine for dentistry. St. Louis 1983, The C.V. Mosby Co., 510–516
3. Bland, E.F., Jones, T.D.: Rheumatic fever and rheumatic heart disease. Circulation **4,** 836–843 (1951)
4. Braunwald, E.: Valvular heart disease. In Petersdorf, R.G., et al. (Hrsg.): Harrison's principles of internal medicine, ed. 10. New York 1983, The McGraw-Hill Book Co., 1402–1418
5. Delp, M.H., Manning, R.T.: Major's physical diagnosis: an introduction to the clinical process, ed. 9. Philadelphia 1981, W.B. Saunders Co.
6. Kannel, W.B., Thom, J.J.: Incidence, prevalence, and mortality of cardiovascular disease. In Hurst, J.W. (Hrsg.): The heart, ed. 6. New York 1986, McGraw-Hill Book Co.
7. Kulangara, R.J., et al.: Differential diagnosis of heart murmurs in children. Postgrad. Med. **72,** 219–228 (1982)
8. Levy, R.I.: Prevalence and epidemiology of cardiovascular disease. In Wyngaarden, J.B., Smith, L.H. (Hrsg.): Cecil textbook of medicine, ed. 17. Philadelphia 1985, W.B. Saunders Co.
9. Rackley, C.E.: Valvular Disease. In Hurst, J.W. (Hrsg.): The heart, ed. 5. New York 1983, McGraw-Hill Book Co., 863–935
10. Rose, L.F., Godfrey, P., Steinberg, B.J.: Dental correlations. In Rose, L.F., Kaye, D. (Hrsg.): Internal medicine for dentistry. St. Louis 1983, The C.V. Mosby Co., 571–586
11. Santoro, J.: Streptococcal infections and rheumatic fever. In Rose, L.F., Kaye, D. (Hrsg.): Internal medicine for dentistry. St. Louis 1983, The C.V. Mosby Co., 222–228
12. Stollerman, G.H.: Acute rheumatic fever and its management. In Hurst, J.W. (Hrsg.): The heart, ed. 6. New York 1986, McGraw-Hill Book Co.
13. Stollerman, G.H.: Rheumatic fever. In Petersdorf, R.G.,et al. (Hrsg.): Harrison's principles of internal medicine, ed. 10. New York 1983, The McGraw-Hill Book Co., 1397–1402
14. Weinstein, L.: Chemotherapy of microbial diseases. In Goodman, L.S., Gilman, A. (Hrsg.): The pharmacological basis of therapeutics, ed. 5. New York 1975, Macmillan Publishing Co., Inc., 1090–1224

4 Kongenitale Herzvitien

4.1 Einleitung

Bei den angeborenen Herzmißbildungen werden drei Haupttypen unterschieden. Die erste Gruppe umfaßt Vitien mit primärem Links-Rechts-Shunt: Vorhofseptumdefekt, Ventrikelseptumdefekt und persistierender Ductus arteriosus Botalli. Die zweite Gruppe besteht aus Vitien mit primärem Rechts-Links-Shunt: Transposition der großen Arterien, persistierender Truncus arteriosus communis und Fallot-Tetralogie. In der dritten Gruppe sind Vitien mit Einschränkung des Blutflusses zusammengefaßt: Pulmonalstenose und Aortenisthmusstenose. (1,2,5,6)

Herzvitien mit Links-Rechts-Shunt führen im allgemeinen nicht zu einer Zyanose, solange sich keine Myokardinsuffizienz oder pulmonale Hypertonie entwickelt (1,2). Mißbildungen mit Rechts-Links-Shunt sind durch das Leitsymptom der Zyanose gekennzeichnet. Daher ist es wichtig, zwischen Zyanosen, die von Geburt an bestehen, und Zyanosen, die sich infolge einer Herzinsuffizienz oder einer pulmonalen Hypertonie entwickelt haben, zu unterscheiden.

Wichtigste Aufgabe des Zahnarztes bei der Behandlung von Patienten mit kongenitalen Herzvitien ist die Verhütung einer infektiösen Endokarditis oder Endarteriitis, da bei vielen dieser Defekte eine erhöhte Gefährdung durch solche Komplikationen besteht. Patienten mit Polyglobulie können infolge von Mikrothrombosierungen in kleinen Gefäßen eine Thrombozytopenie und eine Verbrauchskoagulopathie aufweisen. In diesem Fall können nach Scaling oder chirurgischen Eingriffen schwere Blutungen auftreten. Dem rechtzeitigen Erkennen solcher Risiken und entsprechenden Vorsorgemaßnahmen vor Behandlungsbeginn kommt daher besondere Bedeutung zu. Außerdem sollte bei Patienten mit kongenitalen Herzvitien abgeklärt werden, ob ein Lungenödem oder eine Herzinsuffizienz besteht und gegebenenfalls die Überweisung zu einem Internisten erfolgen.

4.2 Allgemeine Beschreibung

4.2.1 Epidemiologie

Kongenitale Herzvitien treten bei etwa 0,5% bis 0,8% aller Lebendgeburten auf. Der Anteil steigt auf etwa 1,0%, wenn Totgeburten und Lebendgeburten mit multiplen Defekten, die den ersten Monat nicht überleben, eingerechnet werden (1,2,3,5). Die meisten Säuglinge, die mit einem Herzfehler lebend zur Welt kommen, weisen Anomalien auf, die, zumindest im Säuglingsalter, nicht lebensbedrohlich sind. Bei einem Drittel dieser Kinder entwickelt sich jedoch während des ersten Lebensjahres eine kritische Herzerkrankung, die eine Herzkatheterisierung oder eine Herzoperation erforderlich macht oder zum Tod führt (5). Etwa 60% der Säuglinge mit kritischen Herzerkrankungen überleben das erste Jahr (5).

Kongenitale Herzvitien machen zwischen 1% und 3% aller Fälle von Herzerkrankungen nach der Kindheit aus (2). In Hinblick auf die Komplexität der Entwicklung des Herzens und der großen Arterien erscheint die Häufigkeit von Entwicklungsstörungen außerordentlich gering.

Bei etwa 4.000.000 bis 5.000.000 Lebendgeburten pro Jahr in den Vereinigten Staaten treten jährlich etwa 25.000 neue Fälle klinischer kongenitaler Herzvitien auf (1,6). Die Inzidenz scheint bei der schwarzen und weißen Bevölkerung gleich zu sein.

Von den Defekten, die bei der Geburt und im Säuglingsalter zu einer Zyanose führen, tritt die Fallot-Tetralogie am häufigsten auf. Dieses Krankheitsbild ist durch das gemeinsame Vorliegen eines hochsitzenden Ventrikelseptumdefekts, einer Pulmonalstenose, einer Transposition der Aorta nach rechts und einer Hypertrophie der rechten Herzkammer gekennzeichnet. Ungefähr 70% der „blue babies“ weisen bei der Untersuchung eine Fallot-Tetralogie auf (2,5,6).

Das offene Foramen ovale ist die häufigste kongenitale Herzanomalie, hat jedoch klinisch die geringste Bedeutung. Das Foramen ovale, eine embryonale Öffnung im Vorhofseptum, verschließt sich bei 25% aller Menschen nicht vollständig. In den meisten Fällen ist dieses Restlumen sehr eng und verwinkelt, so daß kaum Blut durch die Öffnung fließen kann (2,5,6).

Größere Defekte sind sehr viel seltener und werden bei Frauen viermal so häufig gefunden wie bei Männern.

Über 90% der Patienten mit kongenitalen Herzvitien sind in eine der folgenden Gruppen einzuordnen. Septumdefekte sind die häufigsten bedeutsamen Anomalien, gefolgt von der Aortenisthmusstenose, dem persistierenden Ductus arteriosus Botalli (fetale Verbindung zwischen Pulmonalarterie und Aorta) und der Fallot-Tetralogie (Tab. 4–1).

4.2.2 Ätiologie

Die Ätiologie der kongenitalen Herzvitien ist bis heute noch weitgehend unklar (1,2,3,4,5). Häufig liegt eine genetische Veranlagung vor, wobei möglicherweise exogenen Einflüssen eine Auslösefunktion zukommt. Die Inzidenz kongenitaler Herzfehler liegt bei Blutsverwandten von Patienten mit solchen Erkrankungen bei 17 pro 1.000 Lebendgeburten, während sie in der Gesamtbevölkerung etwa 7,6 pro 1.000 Lebendgeburten beträgt. Hauptsächlich genetisch bedingte kongenitale Herzvitien finden sich bei Kindern mit Trisomie und Down-Syndrom (5). Die Auswirkungen von Rötelninfektionen bei Schwangeren in der Phase der frühen Embryonalentwicklung sind als Ursache von kardialen Entwicklungsstörungen allgemein bekannt. Eine derartige Vorgeschichte liegt allerdings nur bei weniger als 2% der Patienten mit kongenitalen Herzvitien vor. Unter anderem wurden fetale Hypoxie, fetale Endokarditis, Störungen des Immunsystems und Vitaminmangel als Ursache kongenitaler Herzvitien diskutiert (1,2,3). Außerdem können toxische Substanzen, die von der Mutter während der Schwangerschaft eingenommen werden, Einfluß auf die Entstehung von Herzmißbildungen beim Feten haben. So wurden bei einigen der Thalidomid-geschädigten Kinder Herzfehler festgestellt.

Bis auf wenige Ausnahmen sind bei Patienten mit kongenitalen Herzvitien in der Familienanamnese keine Hinweise auf Herzmißbildungen zu finden. Das Auftreten eines persistierenden Ductus arteriosus Botalli in mehreren aufeinanderfolgenden Generationen wurde jedoch beobachtet (2).

Vorhofseptumdefekte und Persistenzen des Ductus arteriosus Botalli sind bei Frauen häufiger zu finden als bei Männern. Pulmonalstenosen und Ventrikelseptumdefekte werden bei beiden Geschlechtern etwa gleich häufig beobachtet. Aortenisthmusstenosen und angeborene Aortenstenosen treten bei Männern hingegen wesentlich häufiger auf.

4.2.3 Pathophysiologie und Komplikationen

Shunt-Phänomene sind die Ursache der meisten Auswirkungen von kongenitalen Herzvitien. Links-Rechts-Shunts führen zu einer Rezirkulation von Blut, das durch die Lungen geflossen ist. Das Blut, das die peripheren Kapillaren erreicht, ist mit Sauerstoff gesättigt. Aus diesem Grund tritt keine Zyanose auf. Unter diesen Voraussetzungen liegt der pulmonale Blutdurchfluß bei 12 bis 15 l/min

Tabelle 4–1:
Häufigkeitsverteilung der angeborenen Herzfehler. Nach (5).

Pulmonalstenose	3,5–13,5%
Persistierender Ductus arteriosus	5,5–15,5%
Vorhofseptumdefekt (Foramen secundum)	3,1– 7,4%
Aortenstenose	2,0– 7,1%
Aortenisthmusstenose	2,6– 8,0%
Transposition der großen Arterien	2,6–10,5%
Ventrikelseptumdefekt	16,0–31,0%
Übrige	64,7–70,0%

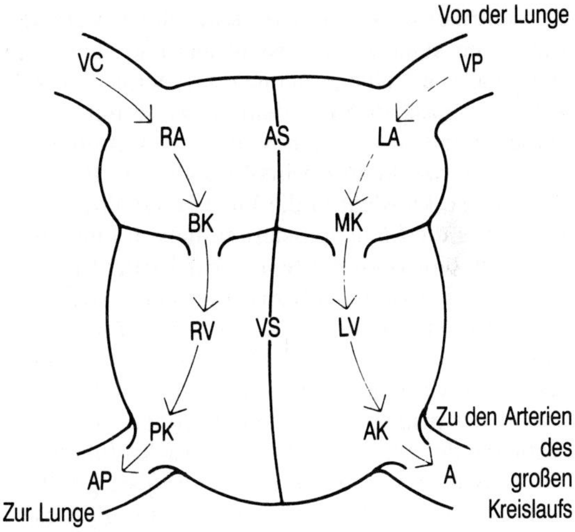

Abbildung 4–1:
Physiologischer Weg des Blutes durch die Herzkammern, Herzklappen und großen Gefäßstämme. VC: Vena cava; RA: rechter Vorhof; BK: Bikuspidalklappe; RV: rechter Ventrikel; PK: Pulmonalklappe; AP: Arteria pulmonalis; VP: Vena pulmonalis; LA: linker Vorhof; MK: Mitralklappe; LV: linker Ventrikel; AK: Aortenklappe; A: Aorta; AS: Vorhofseptum; VS: Ventrikelseptum.

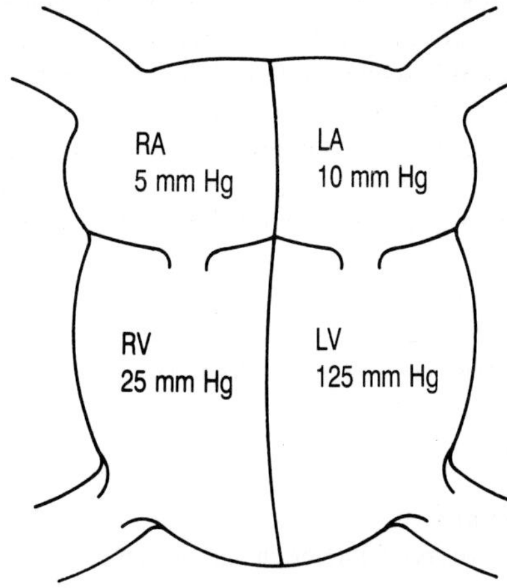

Abbildung 4–2:
Physiologische Blutdruckwerte in Vorhöfen und Herzkammern.

und der Durchfluß im Körperkreislauf bei 4 bis 5 l/min. Bei hochgradigem Links-Rechts-Shunt kann die Relation zwischen dem Durchfluß im Lungenkreislauf und dem Durchfluß im Körperkreislauf bis auf Werte von 20:1 ansteigen (Abb. 4–1 und 4–2).

Ein Shunt im Bereich der Vorhöfe oder der Ventrikel führt zu einer verstärkten Belastung des rechten Ventrikels, was eine Erweiterung und Hypertrophie des Ventrikels bewirken kann. Wenn der Shunt, wie etwa beim offenen Ductus arteriosus (ohne pulmonale Hypertonie), im Bereich der Pulmonalarterie stattfindet, wird hingegen der linke Ventrikel stärker belastet und erfährt Veränderungen im Sinne einer Erweiterung und Hypertrophie. Falls sich eine pulmonale Hypertonie entwikkelt, kann zusätzlich auch eine Erweiterung und Hypertrophie des rechten Ventrikels auftreten.

Wenn, wie beim Rechts-Links-Shunt, Blut aus dem Körperkreislauf in die linke Herzhälfte eintritt, ohne die Lunge passiert zu haben, führt dies zu einer Reduktion des Sauerstoff-Partialdruckes im arteriellen Blut des Körperkreislaufs. Hieraus resultiert ein erhöhter Volumenbedarf und eine Belastungssteigerung beider Ventrikel. Die klinischen Auswirkungen eines Rechts-Links-Shunts sind daher primär auf die ungenügende Sauerstoffsättigung des arteriellen Blutes zurückzuführen.

Enthält das arterielle Blut mehr als 5 g/100 ml nichtoxygeniertes Hämoglobin, tritt eine Zyanose auf. Bei kongenitalen Herzvitien weist daher eine früh auftretende Zyanose auf einen Rechts-Links-Shunt hin.

Der Organismus versucht, die geringe Sauerstoffsättigung im arteriellen System durch eine Polyglobulie (Erhöhung der Erythrozytenzahl) und eine Steigerung des Herzzeitvolumens zu kompensieren. Die Polyglobulie kann zu Hämatokritwerten zwischen 50% und 80% führen und erhöht die Gesamtblutmenge sowie die Viskosität des Blutes. Daraus resultiert eine Mehrbelastung des Herzens. Patienten mit schwerer Polyglobulie neigen verstärkt zu Thrombosen und müssen eine Dehydratation vermeiden. Thromben können zur Infarzierung lebenswichtiger Organe führen. Erythrozytenvorstufen können im Knochenmark die Vorstufen der Thrombozyten verdrängen, was zu einer Thrombozytopenie führt. Thrombosen können auch eine Erschöpfung des Fibrinogenspiegels zur Folge haben, so daß diese Patienten sowohl aufgrund einer Thrombozytopenie als auch aufgrund einer Hypofibrinogenämie an einer Blutungsneigung leiden können.

Bei vielen Patienten mit lange bestehendem Rechts-Links-Shunt entwickelt sich eine Trommelschlegelform der Finger, manchmal auch der Zehen. Die Ätiologie der Trommelschlegelfinger ist unbekannt, jedoch vermutet man, daß sie bei den Patienten mit zyanotischen kongenitalen Herzvitien durch die verstärkte Durchblutung entstehen. Betroffen sind die terminalen Phalangen und die Nagelbetten.

Aufgrund des gesteigerten pulmonalen Blutstroms oder des erhöhten Strömungswiderstandes in den Lungenarteriolen kann sich bei Patienten mit angeborenen Herzfehlern eine pulmonale Hypertonie entwickeln. Bei Links-Rechts-Shunts ist der Volumenstrom im Lungenkreislauf bis zum Fünffachen des Normalwertes erhöht. Der Schweregrad der pulmonalen Hypertonie ist von der Dauer des Bestehens, Lage und Größe des kardiovaskulären Defekts sowie vom Grad der Gefäßverengung in den Lungenfeldern abhängig.

Die pulmonale Hypertonie kann zu einer Rechtsherzhypertrophie und zu einer Vergrößerung der Arteria pulmonalis führen sowie bei Patienten, die ursprünglich einen Links-Rechts-Shunt aufwiesen, der aber aufgrund des erhöhten Strömungswiderstandes oder einer myokardialen Insuffizienz zu einem Rechts-Links-Shunt umgekehrt wurde, die Entwicklung einer Zyanose bedingen.

Bei kongenitalen Herzvitien können zahlreiche schwerwiegende Komplikationen auftreten (1,2,5,6; Tab. 4–2). Die betroffenen Patienten neigen zu einer verminderten Widerstandsfähigkeit gegenüber Infektionen. Patienten mit angeborenen Herzfehlern stellen 10% der Fälle von infektiöser Endokarditis. Patienten mit Ventrikelseptumdefekten oder Deformitäten der Aortenklappe sind am stärksten gefährdet. Patienten mit offenem Ductus arteriosus Botalli oder Aortenisthmusstenose neigen zur Entwicklung einer Endarteriitis, die eine ähnlich ernste Prognose wie die Endokarditis hat. Bei Patienten mit kleinen Vorhofseptumdefekten ist das Endokarditisrisiko anscheinend nicht erhöht.

Wie bereits erwähnt, besteht bei Patienten mit Rechts-Links-Shunt die Gefahr von Thrombosen und Blutungsneigungen. Außerdem treten bei ihnen vermehrt Hirnabszesse auf, weil infektiöses Material nicht in der Lunge ausgefiltert wird. Daher muß bei jedem Patienten mit einem angeborenen Herzfehler, der ohne erkennbare Ursache Fieber und Kopfschmerzen entwickelt, an die Möglichkeit eines Hirnabszesses gedacht werden.

Tabelle 4–2:
Komplikationen bei kongenitalen Herzvitien

Infektiöse Endokarditis (Endarteriitis)
Lungenödem
Herzinsuffizienz
Reduzierte Sauerstoffsättigung im arteriellen Blut
Thrombosen
Blutungsneigung, Verbrauchskoagulopathie, Thrombozytopenie
Hirnabszesse

4.2.4
Einzelbeschreibungen

4.2.4.1 Vorhofseptumdefekte (ASD). Vorhofseptumdefekte einschließlich des persistierenden Foramen ovale sind die häufigsten angeborenen Herzfehler (Abb. 4–3 und 4–4). Der Schweregrad der klinischen Auswirkungen wird durch die Größe des Defektes und des Shuntvolumens bestimmt. Größe und Entwicklung dieser Patienten sind meist normal. Wenn überhaupt, treten pulmonale Hypertonie und Zyanose erst im Spätstadium der Erkrankung auf. Frühsymptome sind Dyspnoe, Müdigkeit und paroxysmale supraventrikuläre Tachykardie. Bei diesen Defekten tritt meist ein Links-Rechts-Shunt auf. Rechter Vorhof und rechter Ventrikel können sich vergrößern; eine Hypertrophie des rechten Ventrikels ist möglich. Die Arteria pulmonalis kann erweitert sein.

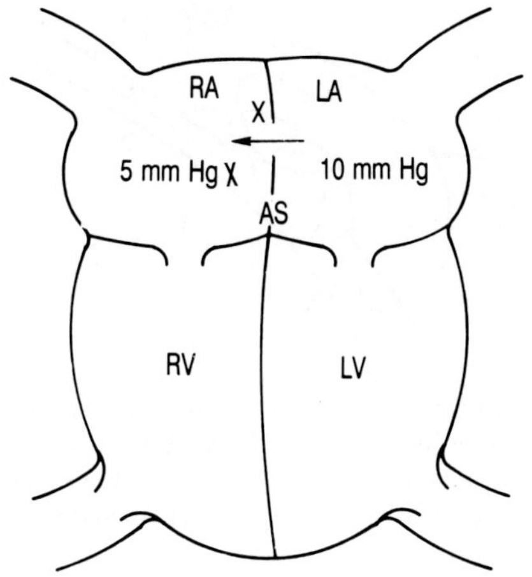

Abbildung 4–3:
Vorhofseptumdefekt und resultierender Links-Rechts-Shunt; x: durch infektiöse Endokarditis am stärksten gefährdetes Gebiet.

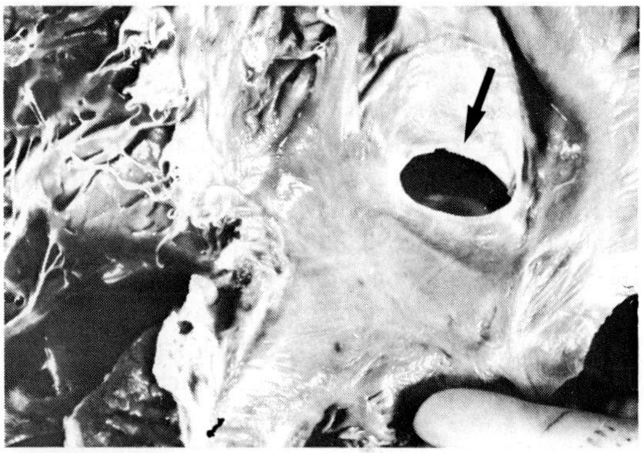

Abbildung 4–4:
Sektionspräparat eines Herzens mit großem Vorhofseptumdefekt. (Sammlung W. O'Conner, M.D., Lexington, Ky.)

4.2.4.2 Ventrikelseptumdefekt (VSD). Ventrikelseptumdefekte sind die zweithäufigste Art von kongenitalen Herzvitien. Läßt man das persistierende Foramen ovale unberücksichtigt, stellen sie sogar die häufigste Form dar (Abb. 4–5). Bei neun von zehn Patienten mit Ventrikelseptumdefekten liegen zusätzlich weitere Herzschäden vor. Meist handelt es sich dabei um eine Pulmonalstenose. Solange keine pulmonale Hypertonie, Pulmonalstenose oder myokardiale Insuffizienz hinzutritt, besteht bei Ventrikelseptumdefekten in der Regel ein Links-Rechts-Shunt.

4.2.4.3 Persistierender Ductus arteriosus Botalli. Die fetale Verbindung zwischen Pulmonalarterie und Aorta, die dem fetalen Blut die Umgehung der Lungen ermöglicht, schließt sich normalerweise im Alter von etwa 2 Jahren. Sie geht von der Gabelung der Arteria pulmonalis aus und mündet, meist unmittelbar nach dem Abgang der Arteria subclavia dextra, in die Aorta.

Wenn der Ductus arteriosus offen bleibt, stellt sich ein Links-Rechts-Shunt ein (Abb. 4–6). Bei heftiger körperlicher Aktivität oder beim Schreien kann sich die Shuntrichtung temporär umkehren. Eine permanente Shuntumkehr mit Entwicklung einer Zyanose tritt ein, wenn sich eine pulmonale Hypertonie oder eine Herzinsuffizienz entwickelt.

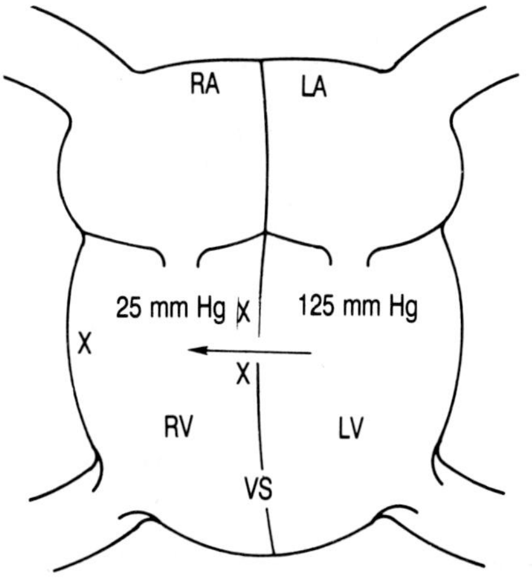

Abbildung 4–5:
Ventrikelseptumdefekt mit Links-Rechts-Shunt; x markiert das durch infektiöse Endokarditis am stärksten gefährdete Gebiet.

4.2.4.4 Transposition der großen Arterien. Bei der Transposition der großen Arterien entspringt die Aorta aus dem rechten und die Pulmonalarterie aus dem linken Ventrikel. Sofern keine weiteren Anomalien vorliegen, die beide Kreisläufe miteinander verbinden, ist dieser Zustand nicht mit dem Leben vereinbar.

4.2.4.5 Persistierender Truncus arteriosus communis. Beim persistierenden Truncus arteriosus communis liegt ein hoher Ventrikelseptumdefekt vor,

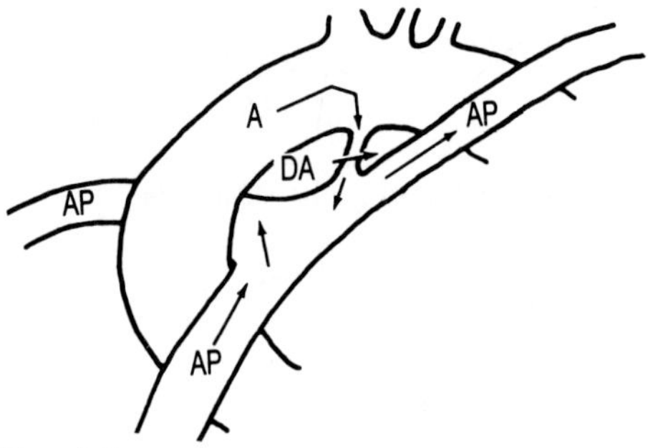

Abbildung 4–6:
Persistierender Ductus arteriosus Botalli. DA: Ductus arteriosus – Verbindung zwischen Aorta (A) und Arteria pulmonalis (AP), die zu einem Blutfluß von der Aorta in die Arteria pulmonalis führt.

wobei das Blut aus beiden Ventrikeln in einen gemeinsamen Gefäßstamm fließt. Die Pulmonalarterie zweigt von dem gemeinsamen Stamm ab. Patienten mit dieser Anomalie zeigen von Geburt an eine Zyanose.

4.2.4.6 Fallot-Tetralogie. Wie bereits erwähnt, ist die Fallot-Tetralogie durch eine Pulmonalstenose, einen Ventrikelseptumdefekt, eine Transposition der Aorta nach rechts und eine Hypertrophie des rechten Ventrikels gekennzeichnet (Abb. 4–7). Bei hochgradiger Pulmonalstenose muß der Ductus arteriosus Botalli offenbleiben, um das Überleben zu ermöglichen. Ist dies nicht der Fall, kann als Palliativmaßnahme die Operation nach Blalock-Taussig durchgeführt werden, bei der die für die Pulmonalstenose verantwortliche obstruktive Läsion durch einen künstlich angelegten Ductus arteriosus umgangen wird. Nach Möglichkeit wird jedoch eine operative Korrektur des Ventrikelseptumdefektes und der Pulmonalstenose vorgenommen.

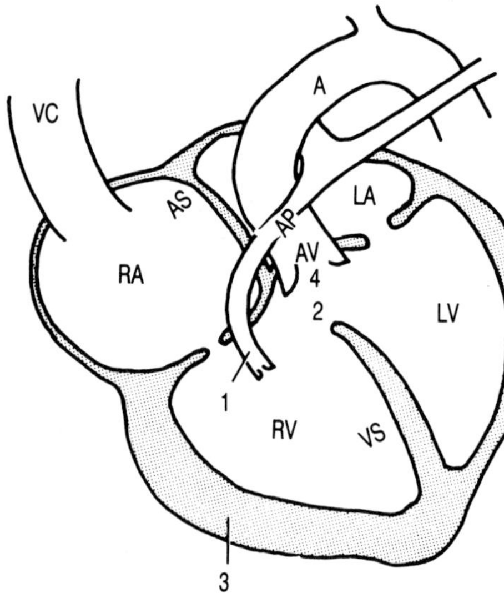

Abbildung 4–7:
Anatomische Beziehungen bei der Fallot-Tetralogie.
1: Pulmonalstenose; 2: hoher Ventrikelseptumdefekt; 3: Hypertrophie des rechten Ventrikels; 4: Transposition der Aorta nach rechts (über dem Septum).

4.2.4.7 Pulmonalstenose. Die isolierte Pulmonalstenose reduziert das pulmonale Herzzeitvolumen und führt zur Erweiterung und Hypertrophie des rechten Ventrikels sowie eventuell zu einer myokardialen Insuffizienz. Unter Belastung tritt zunächst eine Dyspnoe, später eine Zyanose auf. Sobald einmal eine Zyanose aufgetreten ist, wird der gesamte Symptomenkomplex weitaus schwerwiegender.

4.2.4.8 Aortenisthmusstenose. Bei der Aortenisthmusstenose liegt eine Einengung der Aorta im Bereich der Mündungsstelle des Ductus arteriosus Botalli vor. Zwei Formen werden unterschieden. Bei der infantilen Form, die normalerweise nicht mit dem Leben vereinbar ist, befindet sich die Aortenstenose proximal des Ductus arteriosus (zwischen Ductus arteriosus und Arteria subclavia sinistra). Bei der Erwachsenenform liegt die Stenose in Höhe oder distal des Ductus arteriosus, der dann meist obliteriert ist. Der Erwachsenentyp führt zu einem hochgradigen Hypertonus der oberen Körperhälfte und kann Ursache eines Herzversagens oder zerebraler Blutungen sein. Im Bereich der Stenose kann sich eine Endarteriitis entwikkeln. In der Nähe der Stenose können sich Aneurysmen bilden, wobei dann die Gefahr einer Aortenruptur besteht. Die Blutversorgung der unteren Körperhälfte erfolgt über ein stark ausgebildetes System von Kollateralen. Der Erwachsenentyp der Aortenisthmusstenose führt ohne operative Korrektur in der Hälfte der Fälle vor dem 40. Lebensjahr zum Tode.

4.3 Klinik

Das Auftreten einer Dyspnoe ist das häufigste Symptom, das bei Patienten mit kongenitalen Herzvitien zu beobachten ist. Diese kann durch Überlastung des Lungenkreislaufs, wie etwa bei großen Vorhofseptumdefekten, oder durch einen hohen Anteil nicht sauerstoffgesättigten Blutes, der bei Anomalien mit Rechts-Links-Shunt in den Körperkreislauf gelangt, bedingt sein.

Bei Schäden, die primär einen Links-Rechts-Shunt zur Folge haben, tritt erst spät eine Zyanose auf. In diesen Fällen ist sie durch pulmonale Hypertonie oder myokardiale Insuffizienz bedingt. Im Gegensatz dazu zählt die Zyanose bei Schäden mit Rechts-Links-Shunt zu den Frühsymptomen.

Tabelle 4–3:
Symptomatik der kongenitalen Herzvitien

Dyspnoe
Zyanose
Rötliche Hautfarbe, Polyglobulie
Trommelschlegelform von Fingern oder Zehen
Herzgeräusche
Herzinsuffizienz
Halsvenenstauung
Lebervergrößerung
Aszites
Schwäche
Schwindel, Synkopen, Koma

Eine Polyglobulie entwickelt sich als Resultat der reduzierten Sauerstoff-Transportkapazität des Blutes, das über einen Rechts-Links-Shunt in den großen Kreislauf gelangt, ohne die Lunge passiert zu haben. Dadurch sind erhöhte Erythrozytenzahlen notwendig, um den verminderten Sauerstoffgehalt zu kompensieren.

Zerebrale Symptome sind häufig zu finden und äußern sich in Form von Mattigkeit, Schwindelgefühlen, Synkopen oder Koma. In den meisten Fällen werden sie durch Anoxie oder Thrombosen (als Komplikation der Polyglobulie) verursacht.

Schwäche ist ein Symptom, das als Folge einer myokardialen Insuffizienz oder anderer Ursachen einer Dyspnoe auftreten kann (Tab. 4–3).

Patienten mit kongenitalen Herzvitien können beim Vorliegen einer bedeutsamen Polyglobulie eine rötliche Hautfarbe aufweisen. Im Falle eines lange bestehenden Rechts-Links-Shunts kann sich eine Trommelschlegelform der Finger oder auch der Zehen entwickeln (Abb. 4–8). Beim Bestehen von Shunts, durch die das Blut mit hoher Geschwindigkeit strömt, lassen sich Herzgeräusche auskultieren, die oft von einem Schwirren begleitet sind. Wenn sich eine myokardiale Insuffizienz entwickelt hat, können Halsvenenstauung, Lebervergrößerung, Oberbauchschmerzen, Aszites und weitere Symptome auftreten.

Defekte, die zu einem deutlichen Nebenschluß führen, erzeugen Herzgeräusche, die durch Auskultation ermittelt werden können. Die Herzkatheterisierung wird zur Messung des Druckes und der Sauerstoffsättigung in den Herzkammern und den großen Gefäßen eingesetzt. Normalerweise bestehen zwischen Vena cava, rechtem Vorhof, rechtem Ventrikel und Arteria pulmonalis nur geringfügige Unterschiede hinsichtlich der Sauerstoffsättigung. Bei einem Vorhofseptumdefekt ist die Sauerstoffsättigung im rechten Vorhof höher als in der Vena cava. Mit Hilfe der Angiokardiographie können die Herzkammern, die Aorta und die Arteria pulmonalis sichtbar gemacht werden, so daß abnorme Strömungsverhältnisse entdeckt werden können.

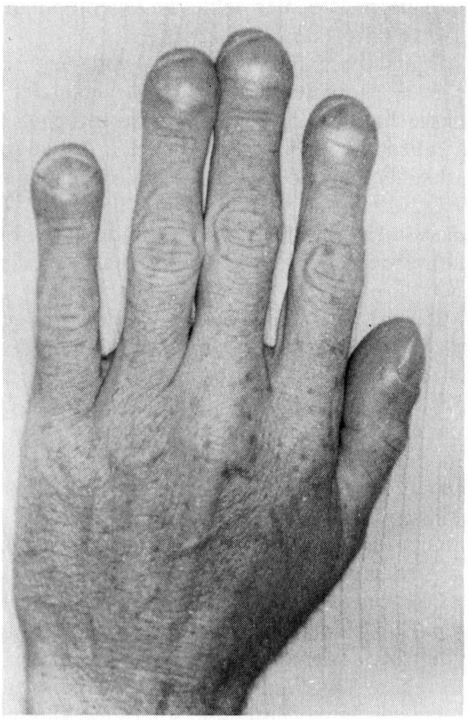

Abbildung 4–8:
Trommelschlegelfinger infolge eines kongenitalen Herzvitiums.

Die Elektrokardiographie ist nur von begrenztem diagnostischem Wert und wird vorwiegend eingesetzt, um eine Kammerhypertrophie nachzuweisen.

4.4 Therapie

Eine erfolgreiche chirurgische Therapie ist heute bei persistierendem Ductus arteriosus, valvulärer Pulmonalstenose, Aortenisthmusstenose, Vorhofseptumdefekten, Transposition der großen Arterien und Klappenanomalien an Trikuspidal-, Mitral- und Aortenklappe möglich (4). Die Häufigkeit operativer Komplikationen steigt in der Reihenfolge der aufgeführten Anomalien. Die Operationsletalität beim elektiven Verschluß eines unkomplizierten persistierenden Ductus arteriosus liegt heute nahe null (5).

Patienten mit Anzeichen eines angeborenen Herzfehlers, die keine subjektiven Symptome zeigen, sollten grundsätzlich keiner operativen Korrektur unterzogen werden. Ausnahmen hiervon stellen aufgrund des hohen Risikos einer infektiösen Endokarditis bzw. Endarteriitis bei unterlassener Korrektur der persistierende Ductus arteriosus Botalli, Ventrikelseptumdefekte und Aortenisthmusstenosen dar. Beim Vorliegen von Symptomen einer Aortenisthmusstenose sollte bereits im Säuglingsalter operativ interveniert werden. Bei allen übrigen Patienten sollte die Operation im Alter von 4 bis 6 Jahren erfolgen (5).

Digitalispräparate bilden das Fundament für die medikamentöse Therapie der Rechts- oder Linksherzinsuffizienz. Zur Thromboseprophylaxe bei Patienten mit Polyglobulie dienen Antikoagulanzientherapie, Aderlaß und die Vorbeugung einer Dehydratation. (Weitere Einzelheiten zur Therapie von Herzinsuffizienz, Endokarditis und Endarteriitis werden in den Kapiteln 2 und 9 beschrieben.)

Die chirurgische Korrektur des Erwachsenentyps der Aortenisthmusstenose kann durch das Auftreten einer Dünndarmgangrän, ausgelöst durch den Druckanstieg beim plötzlichen Bluteinstrom und die Erweiterung der Verzweigungen der Aorta abdominalis mit resultierender Nekrose der durch diese Gefäße versorgten Gewebe, kompliziert werden (4).

Die Auswirkungen einer Fallot-Tetralogie können durch die Blalock-Taussig-Operation, bei der die Pulmonalstenose durch einen künstlich angelegten Ductus arteriosus umgangen wird, vermindert werden. Therapie der Wahl ist jedoch die chirurgische Korrektur des Ventrikelseptumdefektes und der Pulmonalstenose, sofern die klinische Situation dies erlaubt.

Die medizinische Betreuung schließt außerdem noch die Behandlung der typischen Komplikationen der angeborenen Herzfehler ein, zu denen Hirnabszesse, infektiöse Endokarditis oder Endarteriitis, zerebrovaskuläre Probleme, Herzinsuffizienz, akutes Lungenödem, Blutungsprobleme und die damit in Verbindung stehenden psychischen Probleme gehören.

4.5 Zahnärztliche Betreuung

4.5.1 Medizinische Besonderheiten

Der wichtigste Punkt, der bei der zahnärztlichen Behandlung von Patienten mit asymptomatischen angeborenen Herzfehlern zu beachten ist, ist die Prophylaxe der infektiösen Endokarditis oder Endarteriitis, die nach allen zahnärztlichen Eingriffen mit resultierender transitorischer Bakteriämie auftreten können. Patienten mit persistierendem Ductus arteriosus Botalli, Ventrikelseptumdefekt, Aortenisthmusstenose und Herzklappenanomalien sind am stärksten gefährdet.

Auch Patienten, bei denen eine chirurgische Korrektur kongenitaler Vitien durchgeführt wurde, sind während der Heilungsphase gefährdet. Anscheinend besteht bei den meisten wegen eines angeborenen Herzfehlers operierten Patienten kein erhöhtes Endokarditisrisiko, wenn bei der Operation keine synthetischen Materialien eingesetzt wurden und der Eingriff mindestens 6 Monate zurückliegt. Dennoch sollte vor Beginn jeder zahnärztlichen Behandlung bei dieser Patientengruppe der behandelnde Internist oder Chirurg konsultiert werden, um genaue Informationen über den Zustand des Patienten und die Notwendigkeit einer Antibiotikaprophylaxe der infektiösen Endokarditis zu erhalten.

Die Antibiotikaprophylaxe der infektiösen Endokarditis bei Patienten mit angeborenen Herzfehlern entspricht derjenigen für Patienten mit rheumatischen Herzerkrankungen. Erfolgte in jüngster Vergangenheit die operative Korrektur eines kongenitalen Herzvitiums, wird eine Antibiotikaprophylaxe entsprechend dem Dosierungsschema für Patienten mit Herzklappenersatz empfohlen. Nach Abschluß der Heilung benötigen die Patienten teilweise keine Antibiotikaprophylaxe mehr, es sei denn, daß synthetische Materialien zum Verschluß des Defekts benutzt wurden. In diesen Fällen kann eine Abschirmung nach dem Standard-Dosierungsschema (Oralpenicillin) erfolgen (s. Kap. 2).

Beim Vorliegen eines angeborenen Herzfehlers mit klinischen Symptomen sollte keine zahnärztliche Routinebehandlung ohne vorherige ausführliche Konsultation des behandelnden Arztes durchgeführt werden. Bei Patienten mit Polyglobulie kann eine Blutungsneigung bestehen. Dies muß abgeklärt werden, bevor chirurgische Eingriffe vorgenommen werden.

Wenn eine hämorrhagische Diathese besteht, darf ohne geeignete Maßnahmen zum Schutz vor Blutungskomplikationen nicht operiert werden. Dazu ist die Zusammenarbeit mit dem behandelnden Arzt oder einem Hämatologen erforderlich. Die zahnärztliche Behandlung von Patienten unter einer Antikoagulanzientherapie ist in Kapitel 22 beschrieben.

Bei Patienten, die infolge eines kongenitalen Herzvitiums an einer Herzinsuffizienz leiden, sollte ohne vorherige Therapie der Herzinsuffizienz keine zahnärztliche Routinebehandlung erfolgen (s. Kap. 9). Auch bei entsprechender Therapie ist zuvor die Konsultation des behandelnden Arztes erforderlich (Tab. 4–4).

4.5.2 Modifikationen der Behandlungsplanung

Bei Patienten mit asymptomatischen kongenitalen Herzvitien kann unter antibiotischer Abschirmung jede erforderliche zahnärztliche Behandlung durchgeführt werden. Für Patienten mit ausgeprägter Symptomatik kann es in Abhängigkeit von Art und Schweregrad der Komplikationen notwendig sein, den Behandlungsplan zu modifizieren. Bei manchen Patienten können möglicherweise nur dringliche zahnärztliche Maßnahmen und auch diese nur unter Inkaufnahme eines gewissen Risikos durchgeführt werden.

Tabelle 4–4:
Zahnärztliche Betreuung von Patienten mit kongenitalen Herzvitien

- Konsultation des behandelnden Arztes
- Überprüfung der Medikamenteneinnahme
- Status praesens
- Ausschluß einer Herzinsuffizienz
- Prophylaxe der infektiösen Endokarditis (Endarteriitis)
  — Standard-Dosierungsschema bei den meisten Patienten
  — In der ersten Zeit nach chirurgischer Korrektur: Dosierungsschema für Hochrisikopatienten
  — Nach Abschluß der Heilung (6 Monate) nach chirurgischer Korrektur eines Herzfehlers unter Verwendung synthetischer Materialien: Abschirmung entsprechend dem Standard-Dosierungsschema der American Heart Association (Oralpenicillin)
  — Nach Abschluß der Heilung (6 Monate) nach chirurgischer Korrektur eines Herzfehlers ohne Verwendung synthetischer Materialien: keine antibiotische Abschirmung erforderlich
- Vorbeugung gegen übermäßige Blutverluste nach chirurgischen Eingriffen bei:
  — Antikoagulanzientherapie
  — Erschöpfung des Fibrinogenspiegels
  — Thrombozytopenie

4.5.3 Orale Komplikationen

In direktem Zusammenhang mit angeborenen Herzfehlern treten im allgemeinen keine oralen Komplikationen auf. Patienten mit zentraler Zyanose können eine Blaufärbung von Gesichtshaut und Mundschleimhaut aufweisen. Bei ausgeprägter Polyglobulie kann eine rötliche Verfärbung des Gesichtes und der oralen Mukosa auftreten. Im Falle einer Thrombozytopenie können sich Anzeichen kleiner Hämorrhagien infolge von geringfügigen Traumatisierungen der Mundschleimhaut zeigen. Bei einer schweren Leukopenie kann der Patient orale Infektionen entwickeln, deren Schweregrad in keiner Relation zu den beteiligten ätiologischen Faktoren steht.

4.5.4 Zahnärztliche Notfallbehandlung

Bei Patienten mit asymptomatischen angeborenen Herzfehlern können alle dringlichen zahnärztlichen Behandlungen durchgeführt werden, wenn eine Antibiotikaprophylaxe gegen infektiöse Endokarditis erfolgt. Patienten mit ausgeprägter Symptomatik sollten nicht ohne vorherige Konsultation eines Arztes behandelt werden. Auch dann sollte eine möglichst konservative Therapie gewählt werden: Gabe von Analgetika bei Schmerzen und von Antibiotika bei Infektionen. Bei akuten oralen Infektionen muß eine Dehydratation vermieden werden, weil sonst die Komplikationen einer Polyglobulie häufiger und in schwererer Form auftreten (Organinfarkte und Verbrauchskoagulopathien).

4.6 Literatur

1. Fortuin, N.J., et al.: Cardiac murmurs and other manifestations of valvular and acyanotic congenital heart disease. In Harvey, A. (Hrsg.): Osler's the principles and practice of medicine, ed. 19. New York 1976, Appleton-Century-Crofts, 272–297
2. Friedman, W.F., Braunwald, E.: Congenital heart disease. In Thorn, G.W., et al. (Hrsg.): Harrison's principles of internal medicine, ed. 8. New York 1977, McGraw-Hill Book Co., 305–350
3. Hurst, J.W.: The heart, arteries and veins, ed. 4. New York 1978, McGraw-Hill Book Co., 750–901
4. Julian, O.C.: Cardiovascular surgery, ed. 2. Chicago 1970, Year Book Medical Publishers, Inc.
5. Nugent, E.W., et al.: The pathology, abnormal physiology, clinical recognition, and treatment of congenital heart disease. In Hurst, J.W. (Hrsg.): The heart, arteries and veins, ed. 6. New York 1986, McGraw-Hill Book Co.
6. Silber, E.N., Katz, L.N.: Heart disease. New York 1975, Macmillan Publishing Co., Inc., 565–697

5 Chirurgisch korrigierte Herz- und Gefäßerkrankungen

5.1 Einleitung

Unter Ärzten und Zahnärzten besteht kein Zweifel, daß Patienten mit angeborenen Herzvitien oder rheumatischen Herzerkrankungen durch infektiöse Endokarditis und infektiöse Endarteriitis in stärkerem Maße gefährdet sind als die übrige Bevölkerung. Diese Infektionen können sich als Folge einer zahnärztlichen Behandlung, in deren Verlauf es zu einer transitorischen Bakteriämie gekommen ist, entwickeln. Es ist daher üblich, gefährdete Patienten prophylaktisch vor und während jeder zahnärztlichen Behandlung antibiotisch abzuschirmen, um das Risiko einer Endokarditis oder Endarteriitis auf ein Minimum zu reduzieren.

Demgegenüber sind die Vorstellungen bezüglich der Gefährdung von Patienten mit operativ korrigierten kardiovaskulären Läsionen durch diese Erkrankungen nicht so einheitlich, so daß keine klaren Richtlinien für die Prophylaxe vorliegen.

In diesem Kapitel soll das Risiko einer Endokarditis oder Endarteriitis bei Patienten, die sich einer chirurgischen Korrektur verschiedener Herz- oder Gefäßerkrankungen unterzogen haben, abgewogen und Richtlinien für die zahnärztliche Betreuung unter Berücksichtigung der Prophylaxe der genannten ernsten Komplikationen vorgeschlagen werden. Dabei werden im einzelnen folgende Operationen betrachtet:

— Verschluß von Vorhof- und Ventrikelseptumdefekten
— Unterbindung oder Resektion eines persistierenden Ductus arteriosus Botalli
— Kommissurotomie erkrankter Herzklappen
— Herzklappenersatz
— Aortokoronarer Bypass
— Gefäßtransplantate
— Implantation transvenöser Schrittmacher
— Herztransplantation

5.2 Allgemeine Beschreibung, klinisches Bild und chirurgische Therapie

5.2.1 Operativ verschlossener Septumdefekt

Bei den Vorhofseptumdefekten werden drei anatomische Typen unterschieden. Dies sind – nach der Häufigkeit ihres Auftretens: Ostium secundum, Sinus venosus und Ostium primum.

Wenn bei einem beschwerdefreien Kind ein Ostium-secundum-Defekt (Vorhofseptumdefekt im Bereich der Fossa ovalis) mit Links-Rechts-Shunt und einem Verhältnis der Minutenvolumina in Lungen- und Körperkreislauf größer als 2:1 vorliegt, wird die operative Korrektur in der Regel bis zur Vollendung des 6. Lebensjahres zurückgestellt. Diese Operation ist auch bei älteren Patienten mit pulmonaler Hypertonie indiziert, solange ein Links-Rechts-Shunt besteht. Demgegenüber stellt eine pulmonale Hypertonie im Stadium der Shuntumkehr eine Kontraindikation dieser Operation dar. Üblicherweise werden Patienten mit Ostium-secundum-Defekten nur dann operiert, wenn eine Herzvergrößerung, Herzinsuffizienz oder Arrhythmie besteht oder das Shuntvolumen groß ist. Die Behandlung wird unterlassen, wenn das Shuntvolumen klein und der Patient beschwerdefrei ist, eine normale Herzgröße vorliegt oder sich eine pulmonale Hypertonie mit Shuntumkehr entwickelt hat. Der Verschluß des Defektes erfolgt durch Naht (10,19,21,23).

Sinus-venosus-Defekte sind hochsitzende, in der Nähe der Mündung der Vena cava superior lokalisierte Defekte. Die Indikationen für die chirurgische Korrektur sind die gleichen wie beim Ostium-secundum-Defekt. Sinus-venosus-Defekte sind oft größer als Foramen-secundum-Defekte und müssen meist durch Einlagerung eines Perikardtransplantats oder eines Dacron-Implantates verschlossen werden (10,19,21).

Eine schwerere Läsion als ein Ostium-secundum- oder Sinus-venosus-Defekt stellt der Ostium-primum-Defekt dar. Ohne operative Korrektur erreichen die meisten Patienten das Erwachsenenalter nicht. Der Ostium-primum-Defekt ist ein runder, tiefsitzender Defekt des Vorhofseptums und wird häufig von Mißbildungen der Atrioventrikularklappen begleitet. Eine mögliche Komplikation bei der operativen Korrektur ist die Schädigung des Erregungsleitungssystems, wodurch ein Herzblock ausgelöst werden kann. In diesem Fall kann die Implantation eines permanenten Herzschrittmachers erforderlich werden. Der Defektverschluß erfolgt auch bei diesem Defekttyp durch einen Perikardlappen oder ein Dacron-Implantat (10,20,22,23).

Kleine Vorhofseptumdefekte vermindern die Lebenserwartung nur geringfügig und können sich – besonders im Säuglings- und Kindesalter – spontan verschließen. Größere Defekte führen letztendlich immer zu einer Erhöhung des Strömungswiderstandes im Lungenkreislauf und zu einem Rechts-Links-Shunt. Wenn eine Umkehrung von einem Links-Rechts-Shunt zu einem Rechts-Links-Shunt stattgefunden hat, ist der Defekt in den meisten Fällen inoperabel (19,21,23). Bei Kindern mit kleinen Defekten und normalen Druckverhältnissen im Pulmonalkreislauf ist eine Operation nicht erforderlich, sofern keine Endokarditis aufgetreten ist (10,19,21). Die meisten Patienten mit größeren Vorhofseptumdefekten werden vor Erreichen des Erwachsenenalters operiert. Kleine Läsionen werden direkt durch Naht verschlossen, größere durch Perikardlappen oder Dacron-Implantate überbrückt (10,19,21,23; Abb. 5–1).

5.2.2 Unterbundener oder resezierter Ductus arteriosus Botalli

Endarteriitis und pulmonale Hypertonie sind Komplikationen, die bei Patienten mit einem nicht operierten offenen Ductus arteriosus Botalli häufig gefunden werden (Abb. 5–2). Ein 17jähriger Patient mit offenem Ductus arteriosus hat nur eine etwa halb so hohe Lebenserwartung wie ein gesunder Gleichaltriger. Das Operationsrisiko ist bei Patienten mit offenem Ductus arteriosus ohne begleitende Herzinsuffizienz gering; die Operationsletalität unter diesen Voraussetzungen liegt unter 0,5%. Wenn jedoch Patienten mit Herzinsuffizienz in die Berechnung einbezogen werden, steigt die Operationsletalität auf 2% bis 3% an. Unter dem Aspekt der Komplikationen eines offenen Ductus arteriosus Botalli, der verkürzten Lebenserwartung und des geringen Operationsrisikos bei der Korrektur dieser Anomalie ist bei symptomfreien Kindern oder jungen Erwachsenen die Operation indiziert. Patienten im Alter von über 30 Jahren mit einem asymptomatischen offenen Ductus arteriosus und normaler Herzgröße werden in der Regel nicht operiert. Wegen der Vergrößerung der angrenzenden Gefäße und der Häufigkeit von atherosklerotischen Läsionen ist die Korrektur bei Erwachsenen besonders kompliziert. Bei Patienten mit Rechts-Links-Shunt und/oder pulmonaler Hypertonie steigt das Operationsrisiko beträchtlich, bis hin zur Kontraindikation für eine chirurgische Korrektur (10,19,21,27).

Die Korrektur erfolgt durch doppelte Ligatur ohne Durchtrennung oder durch Resektion und beidseitige Vernähung des Ductus arteriosus (10,20,22,27).

5.2.3 Kommissurotomie bei geschädigten Herzklappen

Zu den häufigsten Operationen an der Mitralklappe zählen die geschlossene oder offene Kommissurotomie (Lösung von Verklebungen der Klappenkommissuren) und der prothetische Herzklappenersatz. Herzgeräusche, auch in Verbindung mit vergrößertem linkem Vorhof und rechtem Ventrikel, stellen noch keine Indikation zur Operation dar. Die operative Korrektur ist angezeigt, wenn progrediente Symptome einer Herzinsuffizienz vorliegen oder im großen Kreislauf Embolien mit Ursprung im linken Vorhof aufgetreten sind (1,3).

Bei isolierter, nicht verkalkter Mitralstenose ohne Mitralinsuffizienz kann eine geschlossene Kommissurotomie durchgeführt werden; dieses Verfahren ist jedoch heute nicht mehr üblich (12). Man eröffnet dabei das linke Herzohr, geht mit dem Finger ein und versucht, die verklebten Klappenkommissuren zu lösen. Gelingt dies nicht, wird durch eine Stichinzision im linken Ventrikel ein transventrikulärer Dilatator eingeführt und zur Mitralklappe vorgeschoben, wobei diese aufgespreizt wird (1,3).

Heute entscheidet man sich für die offene Kommissurotomie der Mitralklappe, wenn bei einer nicht verkalkten Mitralstenose Verdacht auf Thromben im linken Vorhof besteht. In diesen Fällen ist jedoch auch verstärkt an die Möglichkeit einer Klappenprothese zu denken. Der Zugang führt durch die Wand des linken Vorhofs, so daß die Klappenspitze eingesehen werden kann. Die Klappenkommissuren werden dann inzidiert (1,3,5,22).

5.2.4 Herzklappenersatz

Patienten mit deutlichen Funktionseinbußen einer oder mehrerer Herzklappen sind potentielle Kandidaten für prothetischen Herzklappenersatz. Künstliche Herzklappen sind indiziert, wenn der Patient eine dekompensierte Herzinsuffizienz, arterielle Embolien mit Ursprung im linken Vorhof und/oder eine Endokarditis entwickelt hat (1,3,9).

Eine Reihe verschiedener Typen künstlicher Herzklappen ist bereits entwickelt und an Versuchstieren und Menschen erprobt worden (9,15). Unter den derzeit eingesetzten künstlichen Herzklappen müssen zwei große Gruppen unterschieden werden: mechanische Klappenprothesen und Bioprothesen (Tab. 5–1). In beiden Gruppen existieren zahlreiche Varianten, die sich in den verwendeten Materialien und der Konstruktion unterscheiden (Abb. 5–3 bis 5–5). Bei der Operation am offenen Herzen werden die erkrankten Herzklappen entfernt und die Klappenprothesen mit nicht resorbierbaren Nähten am umgebenden Gewebe fixiert. Übermäßige Thrombenbildung im Bereich der Klappenprothesen und ihrer Umgebung mit nachfolgender arterieller Embolisierung, Infektionen im Bereich der Befestigungsnähte und mechanisches Versagen von Bestandteilen der künstlichen Herzklappen können zum Mißerfolg führen (Tab. 5–2).

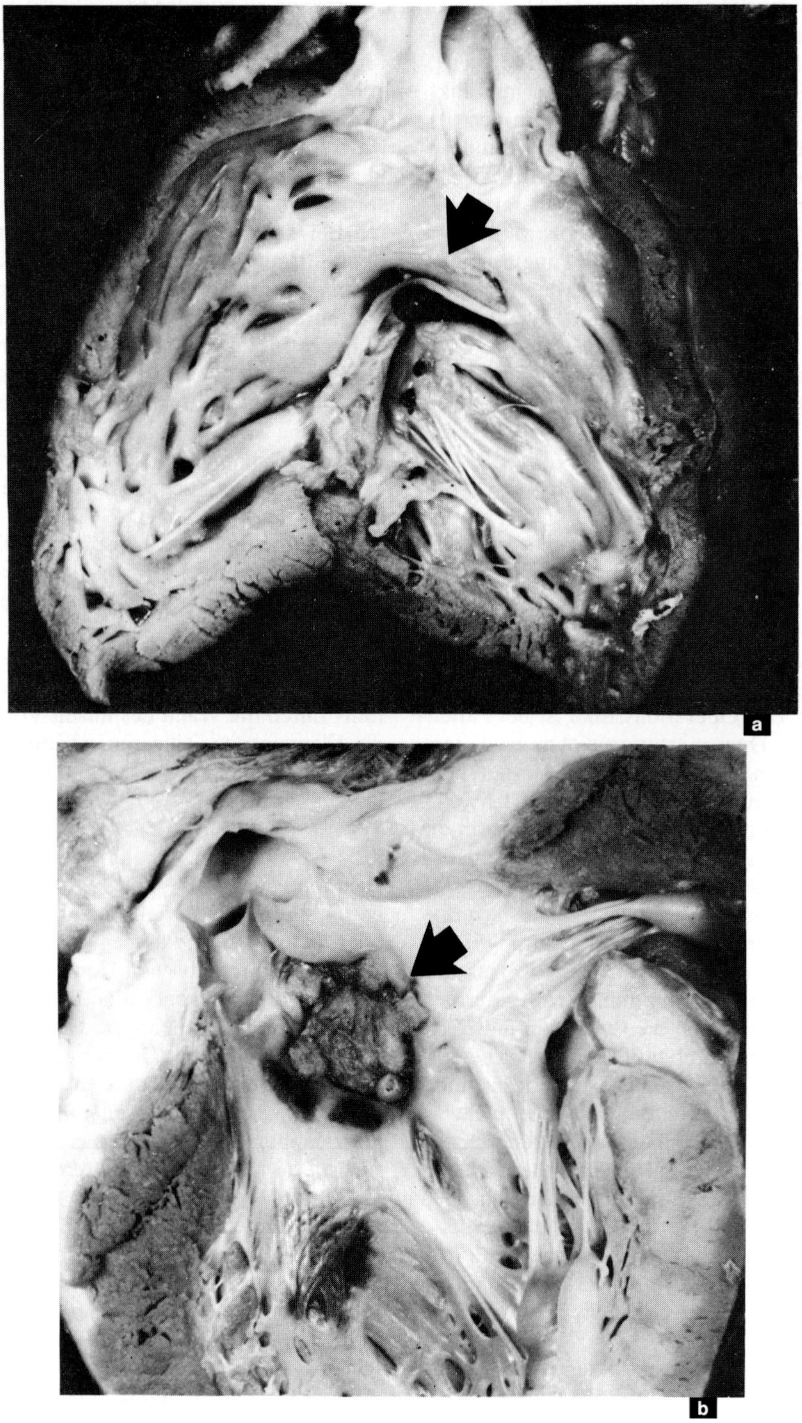

Abbildung 5–1:
a: Ventrikelseptumdefekt. **b:** Unter Verwendung eines Dacron-Patchs verschlossener Ventrikelseptumdefekt. (Sammlung Jesse E. Edwards, M.D., St. Paul, Minn.)

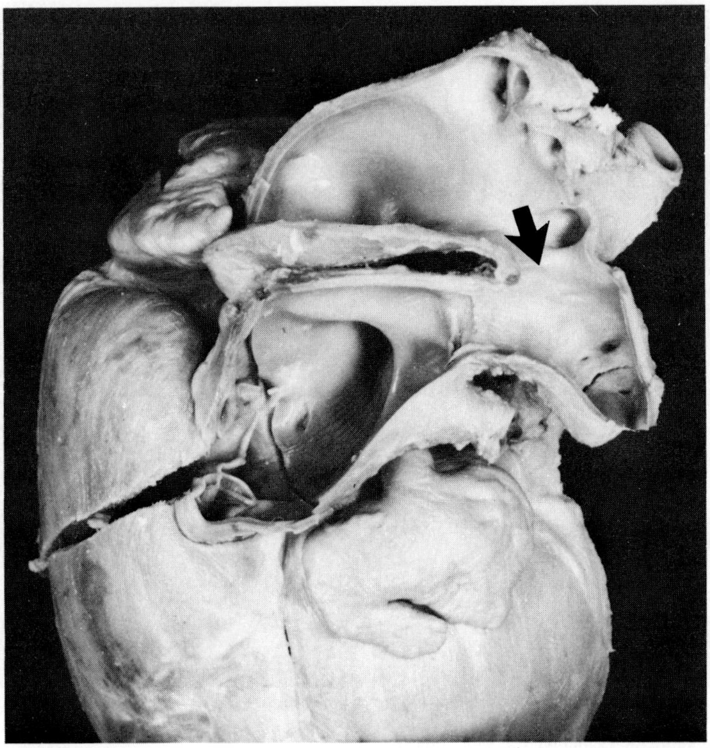

Abbildung 5–2:
Persistierender Ductus arteriosus Botalli. (Sammlung Jesse E. Edwards, M.D., St. Paul, Minn.)

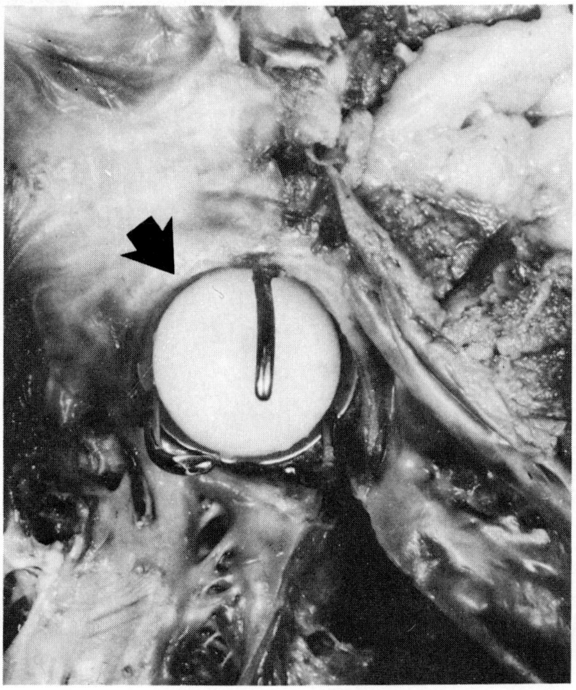

Abbildung 5–3:
Mechanische Herzklappenprothese. (Sammlung Jesse E. Edwards, M.D., St. Paul, Minn.)

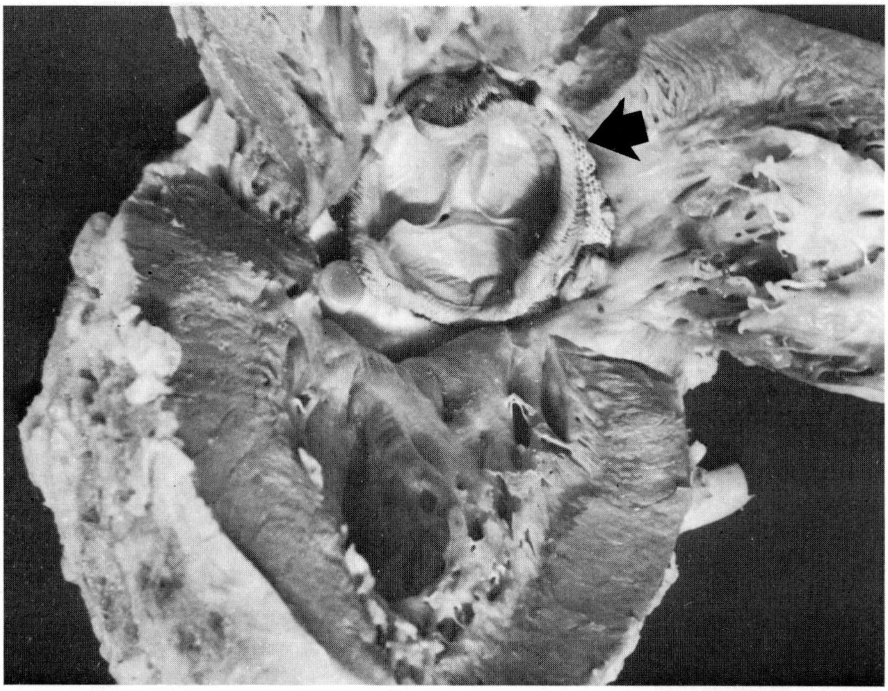

Abbildung 5–4:
Biologische Herzklappenprothese. (Sammlung Jesse E. Edwards, M.D., St. Paul, Minn.)

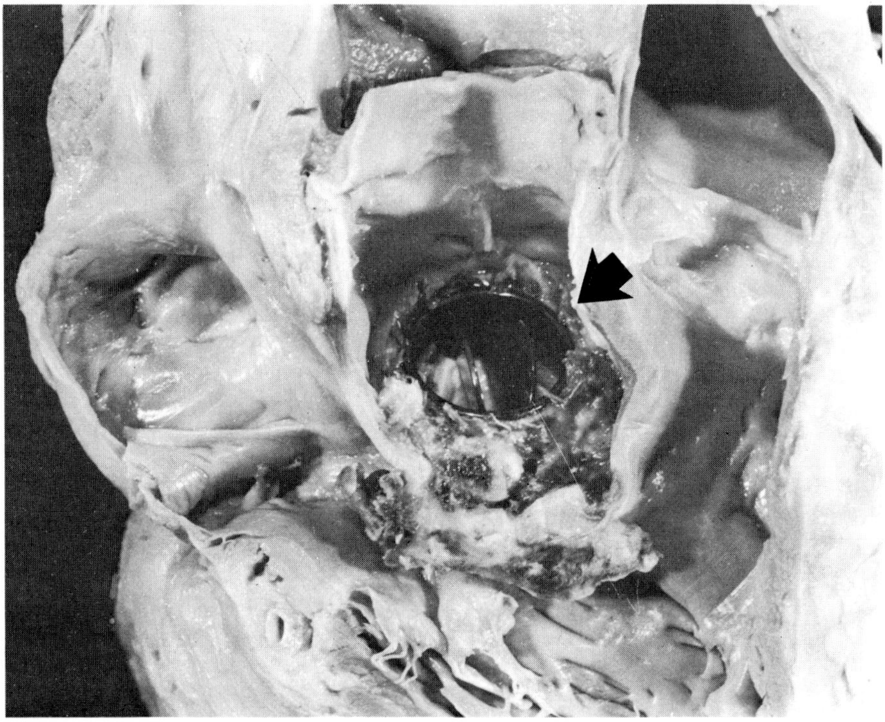

Abbildung 5–5:
Mechanische Herzklappenprothese mit Prothesenendokarditis. (Sammlung Jesse E. Edwards, M.D., St. Paul, Minn.)

Tabelle 5–1:
Gegenwärtig eingesetzte Typen künstlicher Herzklappen.
Nach (15).

Mechanische Klappen
Kugelventilprothesen
— mit Gewebeüberzug
— ohne Gewebeüberzug
Kippdeckelventil
Scheibenventil

Biologische Klappen
Aortenklappen-Homotransplantat
Aortenklappen-Xenotransplantat (Schwein)
Perikard-Xenotransplantat (Rind)
Dura-mater-Homotransplantat

5.2.5 Aortokoronarer Bypass

In den Vereinigten Staaten werden jährlich etwa 200.000 koronare Bypass-Operationen durchgeführt. Die koronare Bypass-Chirurgie hat sich als überaus erfolgreich erwiesen. In Kombination mit der internistischen Therapie konnte durch dieses Verfahren die Behandlung von Patienten mit koronarer Herzkrankheit entscheidend verbessert werden (22). Bevor man einem Patienten mit schwerer koronarer Herzkrankheit eine aortokoronare Bypass-Operation vorschlägt, muß man sich mit dem natürlichen Verlauf dieser Erkrankung auseinandersetzen (Abb. 5–6). Die bisher durchgeführten Untersuchungen haben gezeigt, daß die Symptome nicht immer mit dem Risiko von Myokardinfarkten oder Koronartod korrelieren. Myokardinfarkt und plötzlicher Herztod können auch ohne vorherige pektanginöse Beschwerden eintreten. Daher kann auch beim Fehlen klinischer Symptome eine Koronarangiographie indiziert sein, wenn der begründete Verdacht einer koronaren Herzkrankheit besteht (7,22).

In einer Studie an 112 Patienten, die trotz eindringlicher Empfehlung die Durchführung einer aortokoronaren Bypass-Operation verweigert hatten, wurden folgende Beobachtungen berichtet (7):

— Die bei der Katheterisierung erhobenen Befunde korrelierten kaum mit der Überlebenszeit.
— 55% der Patienten verstarben innerhalb von 2 Jahren.
— Das Auftreten eines Symptomenkomplexes oder von Crescendo-Angina-Anfällen war mit einer erhöhten Mortalität verbunden.
— Das Vorliegen einer linkskoronaren Hauptstammstenose war das sicherste Vorzeichen eines frühzeitigen Todes.
— Weder das Fehlen von Symptomen noch die Anzahl der Myokardinfarkte korrelierte mit der Überlebenszeit und der Mortalität.

Aortokoronare Bypass-Operationen sind indiziert bei fortgeschrittener linkskoronarer Hauptstammstenose, schweren Gefäßerkrankungen und Crescendo-Angina-Anfällen. Bei der koronaren Herzkrankheit steigt die Sterblichkeitsrate und daher auch die Dringlichkeit der chirurgischen Intervention mit der Anzahl der beteiligten Koronargefäße (7).

Eine isolierte, nicht prädominierende koronare Herzkrankheit ist nicht mit einem frühzeitigen Tod assoziiert und kann oft erfolgreich internistisch behandelt werden (7). Bei schlechter Ventrikelfunktion ist eine aortokoronare Bypass-Operation nur dann indiziert, wenn gleichzeitig eine schwere, lebensbedrohliche Koronarsklerose vorliegt. Das Rauchen ist ein entscheidender auslösender Faktor für pulmonale Komplikationen in der postoperativen Phase, so daß einige Ärzte die Durchführung elektiver Eingriffe ablehnen, wenn der Patient das Rauchen nicht aufgibt.

In den meisten Fällen wird das Transplantat aus der V. saphena magna entnommen und zuerst in die Aorta und dann distal der Stenose in die betroffene Koronararterie eingesetzt. Eine gute Alternative stellt die Verwendung der A. thoracica interna anstelle der V. saphena magna zur Überbrückung des Ramus interventricularis der A. coronaria sinistra dar. Der Verschluß des Transplantates ist eine der wichtigsten postoperativen Komplikationen aortokoronarer Bypass-Operationen.

Tabelle 5–2:
Operationsletalität und 5-Jahres-Überlebensrate von Patienten mit Herzklappenersatz.
Aus: Guyton, R. A., Hatcher, C. R.: Techniques of valvular surgery. In Hurst, J. W. (Hrsg.): The heart. New York 1986, McGraw-Hill Book Co., 2030

Klappe	Operationsletalität	5-Jahres-Überlebensrate
Aortenklappe	2%– 5%	80%–85%
Mitralklappe	3%–10%	70%–85%
Multiple Klappen	5%–15%	50%–60%

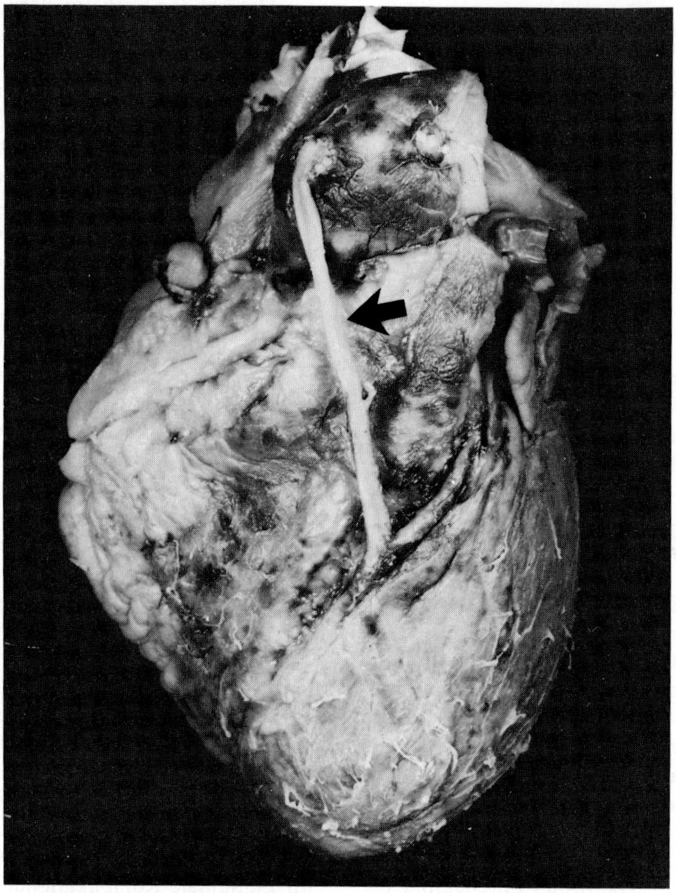

Abbildung 5–6:
Aortokoronarer Bypass. (Sammlung Jesse E. Edwards, M.D., St. Paul, Minn.)

Die herzchirurgische Erfahrung des Operationsteams und der Grad der Durchströmung des Transplantates sind wesentliche Faktoren, die über das langfristige Offenbleiben des Transplantates entscheiden.

5.2.6 Gefäßtransplantate

Gefäßtransplantate werden zum Ersatz von Abschnitten großer Arterien benutzt, bei denen sich infolge schwerer atherosklerotischer Veränderungen Aneurysmen gebildet haben (Abb. 5–7). Am häufigsten kommen dabei Kunststoffprothesen aus Dacron zum Einsatz, jedoch werden auch autologe Gewebe zum Ersatz von Abschnitten großer und kleiner Arterien verwendet.

Infektionen von Gefäßtransplantaten kommen verhältnismäßig selten vor. Die Erreger gelangen wahrscheinlich in der Mehrzahl dieser Fälle über kontaminierte Wunden und infizierte Lymphknoten in das operierte Gebiet. Außerdem können hämatogene Absiedelungen von Bakterien auf der ungeschützten Transplantatoberfläche auftreten, wenn es infolge von chirurgischen Eingriffen am Urogenitaltrakt oder im Bereich der Mundhöhle zu transitorischen Bakteriämien kommt (16,18,28).

5.2.7 Transvenöse Schrittmacher

Der Einsatz eines Herzschrittmachers kann erforderlich werden, um bei einer Blockierung des Reizleitungssystems einen annähernd normalen Herzrhythmus sicherzustellen. Man unterscheidet dabei temporäre und permanente Schrittmacher (s. Kap. 8).

Drei Arten von temporären Schrittmachern finden Verwendung: Externe Schrittmacher stellen die einfachste Konstruktionsweise dar und kommen vor allem in Notfallsituationen zum Einsatz. Die Elektroden werden im Bereich der Scapula und des rechten Sternumrandes auf der Haut angebracht. Dabei muß sorgfältig vorgegangen werden, um Schmerzen, schwere Muskelspasmen und Verbrennungen zu vermeiden. Bei der Plazierung eines perkutanen Schrittmachers wird ein Elektrodendraht durch die Haut in den linken Ventrikel geschoben und an der Haut durch Naht fixiert. Transvenöse Schrittmacher bestehen aus einem bipolaren Katheter, der unter Röntgenkontrolle durch die Vena jugularis in den rechten Ventrikel vorgeschoben wird, und einem batteriebetriebenen Schrittmacher, der daran angeschlossen wird. Auf eine Bildschirmkontrolle kann bei Verwendung eines weichen Katheters verzichtet werden (4,5). Bei Patienten mit fixiertem totalem atrioventrikulärem Herzblock wird in den meisten Fällen ein transvenöser Schrittmacher eingesetzt, der später durch einen implantierten permanenten Schrittmacher ersetzt wird (8).

Verschiedene Arten permanenter Schrittmacher kommen zum Einsatz. Am weitesten verbreitet sind transvenöse Schrittmacher, die mit einem subkutan implantierten Impulsgenerator verbunden sind (Abb. 5–8). Bei anderen Typen werden die Elektroden auf dem Epikard oder dem linken Vorhof und Ventrikel plaziert. Einige Schrittmachertypen verfügen über eine Empfangsantenne in Form eines subkutan implantierten Drahtes, über den die Signale des extrakorporalen Impulsgenerators empfangen werden.

Chung (5) berichtet, daß nur 5% bis 6% der Patienten mit transvenösen Schrittmachern Infektionen entwickeln. Die Letalität ist gering (etwa 2%). Endokarditiden sind selten. Die meisten Infektionen betreffen die unmittelbare Umgebung des Generators, spielen sich also in einiger Entfernung vom Herzen ab. Infektionen in der Umgebung des Elektrodenkatheters können zur Endokarditis führen.

5.2.8 Herztransplantation

Eine Herztransplantation kommt für Patienten in Frage, die an einer fortgeschrittenen Herzerkrankung leiden, die anders nicht therapierbar ist. Das Verfahren ist außerordentlich komplex und bringt eine Reihe von operativen und postoperativen Risiken mit sich. Wichtigste Voraussetzung ist die Histokompatibilität von Spender- und Empfängergewebe. Die Immunreaktion des Empfängers wird durch Immunsuppressiva unterdrückt. Der Operationszeitpunkt wird vom Tod eines geeigneten Spenders bestimmt, so daß in der Regel zwei Operationsteams benötigt werden. Ein Team entnimmt das Spenderherz, während das zweite die Transplantation in den Empfängerorganismus durchführt.

Weltweit wurden am Menschen bisher über 500 Herztransplantationen vorgenommen. Im University Medical Center of Stanford wurden über 350 Herzen transplantiert. Die aktuellen Überlebensstatistiken aus Stanford weisen aus, daß 88% der Patienten ein Jahr überleben und 56% nach

Tabelle 5–3:
Überlebensraten von herztransplantierten Patienten in den Jahren 1968 bis 1984. Aus (2).

Zeitraum	5-Jahres-Überlebensrate
1968 bis 1973	20%
1974 bis 1980	45%
1980 bis 1984	70% (3-Jahres-Überlebensrate)

Ablauf von fünf Jahren noch am Leben sind (Tab. 5–3). Keiner der Patienten, für die kein geeigneter Spender gefunden werden konnte, überlebte länger als ein Jahr. Diese Ergebnisse entsprechen den Erfolgsquoten bei der allogenen Transplantation von Leichennieren (1,2,26).

Das Stanford-Programm beinhaltet mehrere wesentliche Fortschritte in der Behandlung der Transplantationspatienten. Bei der Auswahl des Spenderherzens ist die sorgfältige Bestimmung der

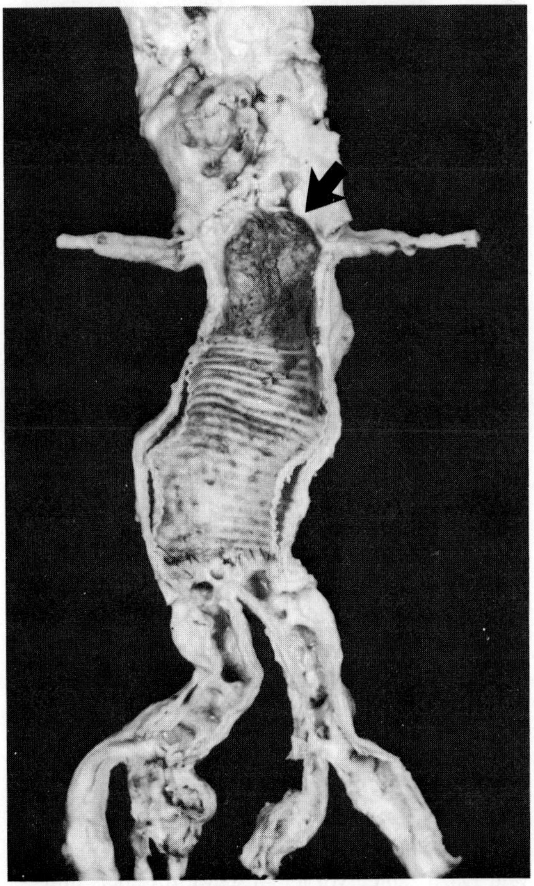

Abbildung 5–7:
Gefäßimplantat aus Dacron in situ. (Sammlung Jesse E. Edwards, M.D., St. Paul, Minn.)

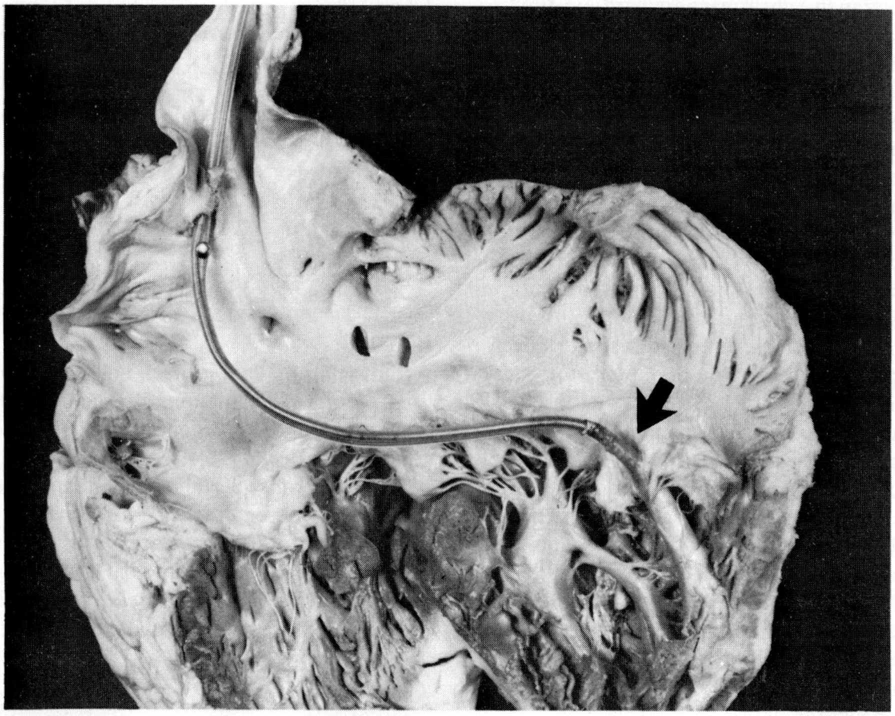

Abbildung 5–8:
Transvenöser Herzschrittmacher. (Sammlung Jesse E. Edwards, M.D., St. Paul, Minn.)

Histokompatibilitätsantigene von größter Bedeutung. Durch den Einsatz von Antithymozytenglobulin und laufende Bestimmung der T-Lymphozyten kann die immunologische Abstoßungsreaktion überwacht und bekämpft werden.

Cyclosporin und Kortikosteroide werden zur Suppression der Immunantwort verabreicht, um eine Transplantatabstoßung zu verhindern. Herztransplantierte Patienten müssen eine lebenslange immunsuppressive Therapie mit diesen Substanzen erhalten. Cyclosporin ist ein zyklisches Polypeptid, das von Pilzen produziert wird. Es hat das Azathioprin als Schlüsselsubstanz in der immunsuppressiven Therapie verdrängt. Cyclosporin greift tief in das Immunsystem ein, indem es die zellvermittelte Zytolyse hemmt, Graft-versus-Host-Reaktionen vermindert, Überempfindlichkeitsreaktionen vom Spättyp unterdrückt und T-Helferzellen mit geringem Einfluß auf T-Suppressorzellen erzeugt. Dabei beeinflußt es die B-Lymphozyten und das humorale Immunsystem nur minimal (2,11).

Die Nebenwirkungen von Cyclosporin können zu verschiedenen schweren Komplikationen führen. Dazu zählen vor allem schwere Leber- und Nierenschäden. Unter der Therapie mit Cyclosporin treten gehäuft Hypertonie, Lymphome, Gingivahyperplasien, Hirsutismus und Gynäkomastie auf. Sowohl Cyclosporin als auch Prednison und Antithymozytenglobulin erhöhen das Infektionsrisiko beim Transplantationspatienten. Weitere Komplikationen der Prednisonanwendung werden in Kapitel 18 behandelt. Antithymozytenglobulin wirkt als lymphozytenselektives Immunsuppressivum. Nebenwirkungen sind ein erhöhtes Infektions- und Tumorrisiko, Hämolyse, Leukopenie und Thrombozytopenie (11).

Die Transplantatarteriosklerose stellt nach wie vor ein wesentliches Problem der Herztransplanta-

Tabelle 5–4:
Todesursachen bei 177 herztransplantierten Patienten.
Aus (2).

Infektion	93
Transplantatabstoßung	30
Koronarsklerose	18
Malignome	12
Sonstige	24
Summe	177

tion dar. Die Ursache dieser Reaktion ist noch nicht genau bekannt (2). Zwei Faktoren minimieren die Koronarsklerose am transplantierten Herzen: 1. ein junger Spender und 2. die Übereinstimmung von Spender und Empfänger bezüglich des HLA-A2-Antigens (2). Es wurde postuliert, daß ein immunbedingter Endotheldefekt zur Thrombozytenadhäsion und Bildung koronarer atherosklerotischer Läsionen führt (2). Der Nutzen einer lipidarmen Diät und der Gabe von Thrombozytenaggregationshemmern konnte bisher nicht nachgewiesen werden. In Stanford wurden 15 Zweittransplantationen wegen Transplantatarteriosklerose vorgenommen (2). Die Todesursachen von 177 Transplantationspatienten des Stanford-Programms sind in Tabelle 5–4 dargestellt.

Herz-Lungen-Transplantationen werden beim Vorliegen einer fortgeschrittenen primären pulmonalen Hypertonie oder eines Eisenmenger-Syndroms (fortgeschrittene sekundäre pulmonale Gefäßveränderungen) durchgeführt. Der Eingriff hat überwiegend palliativen Charakter. Bis 1985 wurden in Stanford an 23 Patienten 24 kombinierte Herz-Lungen-Transplantationen vorgenommen (2). Von diesen Patienten leben 14, wobei die Operation zwischen 8 und 48 Monate zurückliegt. Die frühzeitigen Todesfälle waren durch Infektionen, Blutungen oder Nieren-/Leberversagen bedingt.

Immer mehr medizinische Zentren sind in der Lage, bei ausgewählten Patienten Herztransplantationen als Behandlungsalternative durchzuführen. Die Zahl der herztransplantierten Patienten und damit auch die Anzahl der Transplantationspatienten, die eine zahnärztliche Behandlung benötigen, steigt daher ständig.

5.3 Zahnärztliche Betreuung

5.3.1 Medizinische Besonderheiten

Patienten, die wegen kardialer oder vaskulärer Erkrankungen operiert wurden, sind mehr oder weniger stark gefährdet, eine Endokarditis oder Endarteriitis zu entwickeln, wobei die Art des durchgeführten Eingriffes, die verwendeten Materialien und in manchen Fällen der zeitliche Abstand von der Operation das Risiko determinieren.

So konnte im Tierexperiment an Hunden gezeigt werden, daß intrakardiale Implantate und künstliche Arterien aus Dacron vollständig mit Reparationsgewebe (Endothel bzw. Endokard) überzogen werden können und nicht mehr durch Endokarditis oder Endarteriitis gefährdet sind, sobald dieser Prozeß abgeschlossen ist. Bei einem erheblichen Anteil der Dacron-Implantate bleibt die Entwicklung einer vollständigen Gewebebedeckung jedoch aus, so daß kleine Defekte zurückbleiben, in deren Bereich sich besonders leicht eine Endokarditis oder Endarteriitis entwickelt (17). Im Gegensatz dazu sind autogene Transplantate, die zur Korrektur oder zum Verschluß kardialer oder vaskulärer Defekte benutzt werden, nur so lange durch Endokarditis oder Endarteriitis gefährdet, bis sie vollständig eingeheilt sind.

Die erhöhte Gefährdung durch infektiöse Endokarditis oder Prothesenendokarditis nach der Versorgung mit künstlichen Herzklappen ist auf die Befestigung der Klappen am umgebenden Gewebe durch zahlreiche nichtresorbierbare Nähte zurückzuführen. Dadurch ist die Umgebung der Klappenprothesen besonders anfällig für Infektionen durch transitorische Bakteriämien. Die Häufigkeit von Prothesenendokarditiden ist bei biologischen und mechanischen Klappenprothesen ungefähr gleich groß.

Im allgemeinen weisen biologische Klappenprothesen eine geringere Häufigkeit thromboembolischer Komplikationen, aber auch eine geringere Haltbarkeit auf. Biologische Klappenprothesen bleiben bei jungen Erwachsenen etwa 7 Jahre und bei älteren Patienten etwa 10 Jahre funktionstüchtig (9,12). Bei Patienten mit biologischen Klappenprothesen und normalem Sinusrhythmus ist in der Regel keine antikoagulative Medikation erforderlich. Im Vergleich treten bei mechanischen Klappenprothesen häufiger thromboembolische Komplikationen auf, während ihre Haltbarkeit besser ist (9,22). Patienten mit mechanischen Klappenprothesen müssen eine antikoagulative Dauermedikation erhalten. Aufgrund ihrer ausgezeichneten Haltbarkeit werden mechanische Klappenprothesen vorzugsweise bei jungen Patienten eingesetzt.

Die Fünfjahres-Überlebensrate von Patienten mit mechanischen Klappenprothesen (Starr-Edwards) liegt heute bei 85%. Bei Patienten mit mechanischen Klappenprothesen treten bei Mitralklappenersatz in 96%, bei Aortenklappenersatz in 85% der Fälle über einen Zeitraum von 5 Jahren keine Embolien auf (9,28; Tab. 5–2).

Das Versagen mechanischer Klappenprothesen ereignet sich meist plötzlich und hat häufig fatale Folgen. Im Vergleich dazu stellt das Versagen biologischer Klappenprothesen einen wesentlich langsameren Prozeß dar, bei dem sich über einen längeren Zeitraum eine klinische Verschlechterung entwickelt. Dieser Faktor reduziert das Risiko bei Zweiteingriffen zum Ersatz funktionsuntüchtiger biologischer Klappenprothesen (9,22,28).

Im folgenden werden die beschriebenen Operationsverfahren unter dem Aspekt der späteren Anfälligkeit der Patienten für Infektionen infolge transitorischer Bakteriämien betrachtet und die jeweils optimale antibiotische Abschirmung zum Schutz vor infektiöser Endokarditis und Endarteriitis erörtert.

5.3.1.1 Operativ verschlossener Septumdefekt. Die Art des verschlossenen Defektes und das seinerzeit durchgeführte Operationsverfahren müssen durch Rücksprache mit dem behandelnden Arzt geklärt werden. Bei kleinen, unter Verwendung resorbierbarer Nähte verschlossenen Septumdefekten ist das Risiko einer infektiösen Endokarditis nur in der unmittelbar postoperativen Phase erhöht. Nach vollständiger Abheilung ist das Risiko nicht mehr erhöht und somit keine antibiotische Abschirmung mehr erforderlich. Auch nach dem Verschluß eines Septumdefektes durch einen Perikardlappen besteht nur unmittelbar postoperativ ein erhöhtes Risiko, so daß der Patient nach der Abheilung nicht mehr als gefährdet anzusehen ist.

Obwohl die Wundheilung normalerweise nach 1 bis 3 Wochen abgeschlossen ist, führt man in der Regel in den ersten 6 Monaten postoperativ zahnärztliche Behandlungen nur unter antibiotischer Abschirmung durch. Dieses Vorgehen wird von der American Heart Association empfohlen (13). Während der Abheilungsphase erfolgt die Abschirmung nach dem Dosierungsschema für Hochrisikopatienten (Tab. 5–5). Nach Abschluß des Heilungsprozesses ist keine Abschirmung mehr erforderlich. Zur Entscheidung über das Vorgehen ist der behandelnde Arzt zu konsultieren.

Nach dem Verschluß eines Septumdefektes unter Verwendung eines Dacron-Implantates besteht während der unmittelbar postoperativen Phase ein erhöhtes Endokarditisrisiko. Aufgrund der meist nicht vollständigen Bedeckung der Implantate durch Endokardgewebe geht man auch später von einer potentiell erhöhten Anfälligkeit aus. Während der ersten 6 Monate postoperativ wird im allgemeinen eine antibiotische Abschirmung entsprechend dem Dosierungsschema für Hochrisikopatienten (Tab. 5–5) empfohlen. Später kann unter Umständen das Standard-Dosierungsschema (Tab. 5–6) Anwendung finden. Die Entscheidung hierüber trifft der behandelnde Arzt.

Tabelle 5–5:
Empfehlungen der American Heart Association für die Prophylaxe der bakteriellen Endokarditis bei Patienten mit hohem Risiko aus dem Jahre 1984.
Aus: Committee on Rheumatic Fever and Bacterial Endocarditis of the Council on Cardiovascular Disease in the Young of the American Heart Association: Prevention of bacterial endocarditis. Circulation 70, 1123A-1127A (1984)

Spezielle Dosierungsschemata für Hochrisikopatienten

A. **Patienten ohne Penicillinallergie:**
1 bis 2 g Ampicillin i.m. oder i.v., dann 1,5 mg/kg Gentamicin i.m. oder i.v. 1 Stunde vor der Behandlung und 1 g Penicillin V oral 6 Stunden danach (bezogen auf den Zeitpunkt der Gabe der Initialdosis)

B. **Patienten mit Penicillinallergie:**
1 g Vancomycin – 60minütige i.v.-Infusion unmittelbar vor der Behandlung

5.3.1.2 Unterbundener oder resezierter Ductus arteriosus Botalli. Nach operativer Korrektur eines persistierenden Ductus arteriosus ist das Endarteriitisrisiko während der unmittelbar postoperativen Phase (6 Monate) erhöht. Während dieser Periode sollte vor jeder zahnärztlichen Behandlung eine Antibiotikaprophylaxe entsprechend dem Dosierungsschema für Hochrisikopatienten (Tab. 5–5) durchgeführt werden. Erfolgte die Korrektur durch Resektion, ist nach Ablauf dieser Zeitspanne die Gefahr einer Endarteriitis nicht mehr erhöht, so daß auf eine antibiotische Abschirmung während der zahnärztlichen Behandlung verzichtet werden kann.

Wenn die Korrektur eines persistierenden Ductus arteriosus durch Unterbindung erfolgte, wird der Patient während der ersten 6 Monate ebenfalls für jede zahnärztliche Behandlung nach dem Schema für Hochrisikopatienten (Tab. 5–5) antibiotisch abgeschirmt. Nach dieser Phase besteht für eine prophylaktische Antibiotikagabe keine Indikation mehr. In seltenen Fällen kann es durch Nahtlösungen zu einer Wiedereröffnung des Ductus kommen. Falls dies eintritt, ist wieder von einer erhöhten Anfälligkeit für eine Endarteriitis auszugehen. Es ist daher wichtig, vom behandelnden Arzt Informationen über Operationsmethode bei der Korrektur des offenen Ductus arteriosus, über den augenblicklichen Zustand des Patienten

Tabelle 5–6:
Empfehlungen der American Heart Association für die Prophylaxe der bakteriellen Endokarditis bei Patienten mit geringem bis mäßigem Risiko aus dem Jahre 1984.
Aus: Committee on Rheumatic Fever and Bacterial Endocarditis of the Council on Cardiovascular Disease in the Young of the American Heart Association: Prevention of bacterial endocarditis. Circulation 70, 1123A-1127A (1984)

A. **Standard-Dosierungsschema – für die meisten Patienten:**
2 g Penicillin V oral 1 Stunde vor der Behandlung und 1 g Penicillin V 6 Stunden danach

B. **Patienten, die kein Oralpenicillin einnehmen können:**
2 Mega E Penicillin G i.m. 30 bis 60 Minuten vor der Behandlung und 1 Mega E Penicillin G i.m. 6 Stunden danach

C. **Patienten mit Penicillinallergie oder Patienten, die ein niedrig dosiertes Oralpenicillin zur Prophylaxe des rheumatischen Fiebers einnehmen:**
1 g Erythromycin oral 1 Stunde vor der Behandlung und 500 mg Erythromycin 6 Stunden danach (eventuell erste Dosis 90 bis 120 Minuten vor der Behandlung geben, um einen maximalen Blutspiegel von Erythromycin sicherzustellen)

Tabelle 5–7:
Dosisanpassung für die Antibiotikaprophylaxe der infektiösen Endokarditis bei Kindern

Ampicillin		50 mg/kg
Erythromycin	Initialdosis	20 mg/kg
	Weitere Dosen	10 mg/kg
Gentamicin		2 mg/kg
Penicillin V und	Kinder bis 27 kg:	halbe Erwachsenendosis
Amoxicillin	Kinder ab 27 kg:	volle Erwachsenendosis
Vancomycin		20 mg/kg

und über die Notwendigkeit einer prophylaktischen Antibiotikagabe einzuholen.

5.3.1.3 Kommissurotomie bei geschädigten Herzklappen. Nach geschlossener oder offener Kommissurotomie zur Verbesserung der Herzklappenfunktion ist das Risiko einer Endokarditis erhöht, so daß vor und nach allen zahnärztlichen Maßnahmen eine antibiotische Abschirmung entsprechend dem Standard-Dosierungsschema erforderlich ist. Der behandelnde Arzt sollte nach Möglichkeit vor Beginn der Behandlung konsultiert werden.

5.3.1.4 Herzklappenersatz. Tabelle 5–2 zeigt die Operationsletalität und die Fünfjahres-Überlebensraten für Patienten mit Herzklappenersatz (22). Die Inzidenz der Prothesenendokarditis liegt zwischen 0,5% und 1,3%, wobei der Durchschnitt der verschiedenen Untersuchungen 1% beträgt (in % pro Jahr und Patient) (9,24). Zwischen Typ oder Bauart der künstlichen Herzklappen und der Häufigkeit von Prothesenendokarditiden besteht keine Beziehung. Die Letalität der Prothesenendokarditis bewegt sich zwischen 38% und 88% (9,24). Die im folgenden beschriebenen Untersuchungen geben einen Überblick über die Probleme mit Prothesenendokarditiden bei Trägern künstlicher Herzklappen. In einer Untersuchung (29) an 4.586 Patienten, bei denen 4.706 künstliche Herzklappen implantiert worden waren, wurden 45 Fälle von Prothesenendokarditiden beobachtet. Dies entspricht einer Inzidenz von 0,98%. Es wurden Frühfälle und Spätfälle unterschieden. Frühfälle traten in den ersten zwei Monaten nach der Implantation des Klappenersatzes auf. In dieser Gruppe betrug die Sterblichkeit 88% (14 von 16 Fällen). Als Ursache der Frühfälle nimmt man eine Kontamination während des Eingriffs an. Spätfälle traten mehr als zwei Monate postoperativ auf und wiesen eine Sterblichkeit von 38% auf (11 von 29 Fällen). Sie werden auf transitorische Bakteriämien zurückgeführt. Einer der Spätfälle ereignete sich nach einer zahnärztlichen Behandlung, andere nach Harnwegsinfektionen, Wundinfektionen, chirurgischen Eingriffen, Verletzungen und ähnlichen Ereignissen. In 22 Fällen konnte die Eintrittspforte der Erreger nicht festgestellt werden. Die Gesamtsterblichkeit (Frühfälle und Spätfälle) lag bei 56% (25 von 45 Fällen).

Karchmen et al. (14) berichteten über 43 Spätfälle, wobei die Sterblichkeit 56% betrug (23 von 43 Fällen). Neun dieser Patienten hatten angegeben, daß vor dem Einsetzen der Symptome eine zahnärztliche Behandlung durchgeführt worden war. Zwei weitere Patienten litten an schweren Parodontalerkrankungen. Somit lagen bei insgesamt 11 Fällen möglicherweise odontogene Ursachen für die Prothesenendokarditis vor. Die Autoren berichteten, daß drei der Patienten, bei denen der Prothesenendokarditis eine zahnärztliche Behandlung vorausgegangen war, prophylaktisch Antibiotika erhalten hatten, gaben jedoch Art und Dosierung der verwendeten Präparate nicht an.

Dismukes (6) untersuchte 38 Fälle von Prothesenendokarditiden, von denen 19 als Frühfälle und 19 als Spätfälle einzuordnen waren. Die Gesamtsterblichkeit lag bei 50%. Bei vier Spätfällen schien eine odontogene Ursache vorzuliegen, wobei einer dieser Patienten eine Antibiotikaprophylaxe erhalten hatte.

Diese Untersuchungen zeigen, daß die Letalität der Prothesenendokarditiden hoch ist und daß zahnärztliche Maßnahmen Ursache dieser Infektionen sein können. Patienten mit Herzklappenersatz müssen daher vor und nach jeder zahnärztlichen Behandlung eine antibiotische Abschirmung erhalten. Von der American Heart Association (12) wird eine Antibiotikaprophylaxe nach dem Dosierungsschema für Hochrisikopatienten (Tab. 5–5) empfohlen. Diese Dosierungsvorschläge weichen von jenen für Patienten mit rheumatischen oder angeborenen Herzerkrankungen ab, woran das höhere Risiko im Hinblick auf Morbidität und Mortalität zu erkennen ist. Bei ausgewählten Patienten mit Herzklappenersatz und außergewöhnlich guter Mundhygiene kann für zahnärztliche Routinebehandlungen eine Abschirmung nach dem Standard-Dosierungsschema durchgeführt werden; für chirurgische Eingriffe sollte jedoch auch bei ihnen das Dosierungsschema für Hochrisikopatienten zur Anwendung gelangen. Im Idealfall sollte vor der Implantation künstlicher Herzklappen eine gründliche Gebißsanierung erfolgen. Soweit möglich, ist vor Beginn einer zahnärztlichen Behandlung in jedem Fall der behandelnde Arzt zu konsultieren.

5.3.1.5 Aortokoronarer Bypass. Mit Ausnahme der unmittelbar postoperativen Phase ist bei Patienten, die sich einer aortokoronaren Bypass-Operation unterzogen haben, wohl nicht von einem erhöhten Endarteriitisrisiko auszugehen (17) und daher eine antibiotische Abschirmung während der zahnärztlichen Behandlung nicht erforderlich. Während der unmittelbar postoperativen Phase ist eine Abschirmung nach dem Dosierungsschema für Hochrisikopatienten (Tab. 5–5) indiziert. Vor Beginn einer zahnärztlichen Behandlung ist der aktuelle kardiale Zustand und die Notwendigkeit einer prophylaktischen Antibiotikagabe mit dem behandelnden Arzt abzuklären.

5.3.1.6 Gefäßtransplantate. Zwischen 1963 und 1974 wurden im Virginia Medical Center 859 Gefäßtransplantationen durchgeführt (15). In 22 Fällen trat eine Infektion des Transplantates auf (2,5%). LIEKWEG et al. (16) berichteten in einer Literaturübersicht über 153 Fälle von Transplantatinfektionen, wobei Infektionsraten zwischen 0,25% und 6,0% beobachtet wurden. 52 Patienten verstarben, was einer Letalität von 34% entspricht. Das freie Intervall zwischen der Implantation und dem Auftreten der ersten Entzündungssymptome betrug durchschnittlich 27 Wochen bei einem Maximum von 87 Monaten. Synthetische Gefäßimplantate erwiesen sich als wesentlich infektionsanfälliger als autogene Transplantate.

Vor der zahnärztlichen Behandlung von Patienten mit Gefäßtransplantaten oder -implantaten sind folgende Empfehlungen zu beachten: In jedem Fall sollte Rücksprache mit dem behandelnden Arzt genommen werden. Falls der Eingriff weniger als 6 Monate zurückliegt, ist eine antibiotische Abschirmung nach dem Dosierungsschema für Hochrisikopatienten indiziert. Wenn vor mehr als 6 Monaten eine autogene Transplantation durchgeführt wurde, erscheint eine prophylaktische Antibiotikagabe entbehrlich. Im Gegensatz dazu muß bei älteren synthetischen Gefäßimplantaten damit gerechnet werden, daß in umschriebenen Bezirken nur eine unvollständige Auskleidung mit einer Pseudointima und somit eine erhöhte Anfälligkeit für bakterielle Infektionen vorliegt. In diesen Fällen ist daher die antibiotische Abschirmung (Standard-Dosierungsschema) vor und nach allen zahnärztlichen Maßnahmen angebracht. Die Entscheidung über die Antibiotikagabe sollte in Absprache mit dem behandelnden Arzt getroffen werden. Aufgrund des verhältnismäßig geringen Infektionsrisikos wird in den meisten Fällen eine Abschirmung nach dem Standard-Dosierungsschema (Tab. 5–6) ausreichen.

5.3.1.7 Transvenöse Schrittmacher. BRYAN et al. (4) stuften in ihrer Untersuchung über Endokarditiden im Zusammenhang mit transvenösen Schrittmachern das Risiko als gering ein und sprachen sich nicht für eine antibiotische Abschirmung bei Maßnahmen aus, die eine transitorische Bakteriämie auslösen können. Auch ein Bericht des American Heart Association Committee on Rheumatic Fever and Endocarditis aus dem Jahr 1984 (9) kam zu dem Ergebnis, daß permanente transvenöse Herzschrittmacher nur ein geringes Endokarditisrisiko mit sich bringen. Der Bericht überläßt die Entscheidung über eine prophylaktische Antibiotikagabe vor zahnärztlichen oder chirurgischen Maßnahmen bei Schrittmacherpatienten im Einzelfall jedoch dem behandelnden Arzt oder Zahnarzt. Falls die Entscheidung zugunsten einer antibiotischen Abdeckung fällt, erscheine das Standard-Dosierungsschema (Tab. 5–6) als angemessen. Ultraschallgeräte zur Zahnsteinentfernung, elektrische Vitalitätsprüfer und elektrochirurgische Geräte sollten wegen möglicher Interferenzen mit der Schrittmacherfunktion nicht eingesetzt werden (s. Kap. 8).

5.3.1.8 Herztransplantation. Die meisten Transplantationszentren empfehlen, immunsupprimierte Patienten bei zahnärztlich-chirurgischen Eingriffen antibiotisch abzuschirmen, um lokalen und hämatogenen Infektionen vorzubeugen. Grundlage dieser Praxis ist die erhöhte Infektionsanfälligkeit solcher Patienten durch die Unterdrückung des Immunsystems. Es liegt kein Datenmaterial vor, aus dem sich schließen läßt, ob dieses Vorgehen bei allen immunsupprimierten Patienten effizient oder notwendig ist. Die Mundflora bei diesen Patienten kann durch die immunsuppressive Therapie verändert sein, so daß die Auswahl des am besten für die Prophylaxe geeigneten Antibiotikums erschwert ist. Auch eine wiederholte prophylaktische Antbiotikagabe kann die Mundflora beeinflussen. Aufgrund dieser Probleme bestehen unterschiedliche Meinungen hinsichtlich des Präparates, der Dauer und der Dosierung zur antibiotischen Abschirmung von Transplantationspatienten bei zahnärztlichen Behandlungen (s. Kap. 2). Die Entscheidung über die Antibiotikaprophylaxe sollte in Absprache mit dem behandelnden Arzt getroffen werden. Bei Patienten mit ausgezeichnetem bis gutem Gebißzustand kann unter Umständen auf eine Antibiotikaprophylaxe verzichtet werden. Im Gegensatz dazu sollten Patienten mit aktiven chronischen oralen Infektionen (Parodontalerkrankungen, periapikale Infektionen usw.) bei allen invasiven zahnärztlichen Behandlungen antibiotisch abgeschirmt werden.

Bei Herztransplantierten ist ein zusätzlicher Faktor in die Entscheidung über die Notwendigkeit einer Antibiotikaprophylaxe bei invasiven zahnärztlichen Behandlungen einzubeziehen: das Risiko einer Infektion an den Transplantatanastomosen infolge transitorischer Bakteriämien dentogenen Ursprungs (infektiöse Endarteriitis). Nach Abschluß der Einheilung werden diese Stellen nicht mehr als anfällig für Endarteriitiden betrachtet. Demzufolge wäre bei herztransplantierten Patienten, die nach dem sechsten postoperativen Monat den Zahnarzt aufsuchen, das Risiko einer Endarteriitis nicht mehr erhöht.

SHUMWAY (25) aus Stanford empfiehlt, seine herztransplantierten Patienten bei invasiven zahnärztlichen Behandlungen antibiotisch abzuschirmen. Auch JAMIESON (13) aus Minnesota plädiert für die Antibiotikaprophylaxe.

O'CONNELL (21) dagegen riet während seiner Zeit in Loyola aus verschiedenen Gründen von einer routinemäßigen antibiotischen Abschirmung seiner Transplantationspatienten ab: 1. sei das Endokarditisrisiko nicht erhöht; 2. sei die Auswahl eines geeigneten Antibiotikums aufgrund der veränderten Mundflora schwierig; 3. sei das Risiko der Entwicklung resistenter Stämme größer als das Infektionsrisiko durch transitorische Bakteriämien; 4. sei der Gebißzustand der meisten seiner Patienten gut bis ausgezeichnet (alle Patienten wurden vor der Transplantation in der angegliederten Zahnklinik vorgestellt) und 5. könnten eventuelle lokale Infektionen zum Zeitpunkt ihres Auftretens bekämpft werden.

Außer mit postoperativen Infektionen muß der Zahnarzt bei chirurgischen Eingriffen an herztransplantierten Patienten mit übermäßigen Blutungen und mit unerwünschten Reaktionen auf Streß rechnen.

Da Transplantationspatienten in der Regel orale Antikoagulanzien einnehmen, kann eine Blutungsneigung vorliegen. Eine Dosisreduktion der Antikoagulanzien durch den behandelnden Arzt vor Beginn der zahnärztlichen Behandlung, insbesondere vor chirurgischen Maßnahmen, kann daher notwendig sein. Für kleinere chirurgische Maßnahmen muß der Quick-Wert auf 25% bis 30%, für umfangreichere Eingriffe auf 30% bis 40% angehoben werden. Der Zahnarzt muß darauf vorbereitet sein, übermäßige Blutungen durch Verbandplatten, lokale Thrombinanwendung, Kompression usw. zu beherrschen (s. Kap. 20).

Herztransplantierte, die mit Steroiden behandelt werden, können möglicherweise nicht adäquat auf die Belastungen bei der zahnärztlichen Behandlung reagieren und benötigen daher unter Umständen zusätzliche Steroidgaben vor und nach der Behandlung, um einer akuten Nebennierenrindeninsuffizienz vorzubeugen (s. Kap. 18). Aufgrund der in den meisten Fällen ohnehin hohen Dosierung der verabreichten Steroide ist eine solche Reaktion jedoch wenig wahrscheinlich.

Ohne vorherige Rücksprache mit dem behandelnden Arzt darf bei Transplantationspatienten unter keinen Umständen mit der zahnärztlichen Behandlung begonnen werden. Die Konsultation ist erforderlich, um den Gesundheitszustand des Patienten, die Notwendigkeit einer Antibiotikaprophylaxe und das Ausmaß der Gerinnungshemmung abzuklären. Außerdem muß festgelegt werden, ob vor einem chirurgischen Eingriff die Dosierung der Antikoagulanzien reduziert und zusätzliche Kortikosteroide gegeben werden müssen. Ferner sollte der behandelnde Arzt befragt werden, ob er weitere Vorschläge zur Behandlung des Patienten hat.

5.3.2 Modifikationen der Behandlungsplanung

Alle Patienten, bei denen die operative Korrektur eines kardialen oder vaskulären Defektes geplant ist, sollten vor der Operation einem Zahnarzt zur Untersuchung und Befundung vorgestellt werden. Liegen aktive Erkrankungen vor, sollte die zahnärztliche Behandlung vor der Korrektur des kardiovaskulären Defektes zum Abschluß gebracht werden. Besonders wichtig ist dies bei Patienten, die künstliche Herzklappen oder eine Herztransplantation erhalten sollen. Nach der Implantation künstlicher Herzklappen ist in der Regel für jede zahnärztliche Behandlung eine antibiotische Abschirmung entsprechend dem Dosierungsschema für Hochrisikopatienten erforderlich (Tab 5–5). Dies beinhaltet die Injektion von Ampicillin und Streptomycin mit nachfolgender oraler Penicillingabe oder, bei Vorliegen einer Penicillinallergie, die i.v.-Infusion von Vancomycin. Da die meisten Zahnärzte nicht auf eine parenterale Verabreichung von Antibiotika eingestellt sind, empfiehlt es sich, diese jeweils vor der Behandlung durch einen Arzt vornehmen zu lassen. Patienten mit Penicillinallergie werden in den meisten Fällen für jede zahnärztliche Behandlung hospitalisiert werden müssen, um die Gabe von Vancomycin per i.v.-Infusion zu ermöglichen.

Das grundlegende Problem der Behandlungsplanung bei Patienten, bei denen kardiovaskuläre Eingriffe (besonders Herzklappenersatz oder Herztransplantation) vorgesehen sind oder bereits durchgeführt wurden, besteht in der Erhaltung von Zähnen bei mäßigem bis schlechtem Sanierungszustand des Gebisses. Patienten mit fortgeschrittenen Parodontalerkrankungen ist wohl am ehesten zur Extraktion aller Zähne und Versorgung mit Totalprothesen zu raten. Dies empfiehlt sich besonders bei herztransplantierten Patienten und Patienten mit Herzklappenersatz, wenn eine Penicillinallergie vorliegt. Genauso verhält es sich bei Patienten mit ausgedehnter kariöser Gebißzerstörung und mangelnder Bereitschaft zur Verbesserung der Mundhygiene- und Ernährungsgewohnheiten.

Bei Patienten mit sehr gutem Gebißzustand kann die Erhaltung der Zähne angestrebt werden, wobei die Patienten jedoch über die Probleme bei der zahnärztlichen Behandlung nach kardiovaskulären Operationen aufgeklärt werden müssen.

Es bereitet Schwierigkeiten, allgemeingültige Empfehlungen hinsichtlich der Erhaltungswürdigkeit von Zähnen bei Patienten, die in keine dieser beiden Extremgruppen mit schlechtem oder sehr gutem Gebißzustand fallen, auszusprechen. Die Risiken im Hinblick auf Endokarditis und Endarteriitis, die erforderlichen Schutzmaßnahmen und die entstehenden Kosten müssen mit dem Patienten und dem Kardiochirurgen besprochen werden. Auf der Grundlage dieser Informationen kann der Patient seine Entscheidung treffen, in der dann auch berücksichtigt ist, wieviel Wert er auf die Erhaltung seiner natürlichen Zähne legt. Patienten mit mangelhafter Mundhygiene, die sich nicht zur Verbesserung ihrer Zahnpflege motivieren lassen, sollten gezielt dahingehend beraten werden, sich ihre Zähne entfernen und Totalprothesen anfertigen zu lassen.

Wenn eine antibiotische Abschirmung angesetzt wird, sollten während dieser Abschirmungsperiode so viele Behandlungsschritte wie möglich durchgeführt werden. Unter besonderen Umständen kann die Antibiotikagabe auf 5 bis 7 Tage ausgedehnt werden. Nach dem Ende einer Abschirmungsperiode sollte mindestens eine Woche abgewartet werden, bevor erneut prophylaktisch Antibiotika verabreicht werden (s. Kap. 2).

5.3.3 Zahnärztliche Notfallbehandlung

Patienten, die zur Korrektur kardiovaskulärer Defekte operiert wurden und ein erhöhtes Endokarditis- bzw. Endarteriitisrisiko aufweisen, müssen auch für zahnärztliche Notfallbehandlungen eine adäquate Antibiotikaprophylaxe erhalten. Sobald diese antibiotische Abschirmung eingeleitet ist, kann jede Notfallbehandlung vorgenommen werden, sofern der Patient keine Antikoagulanzien einnimmt und keine Herzinsuffizienz oder andere Risikofaktoren vorliegen (s. Kap. 7 und 9).

Wenn der Patient sich noch in der unmittelbar postoperativen Phase (6 Monate) befindet oder eine Herztransplantation durchgeführt wurde, sollte vor jeder zahnärztlichen Behandlung, also auch vor einer Notfallbehandlung, der behandelnde Arzt konsultiert werden.

5.4 Literatur

1. Austen, W.G.: Heart transplantation after ten years. N. Engl. J. Med. **298,** 682–683 (1978)
2. Baldwin, J.C., et al.: Technique of cardiac transplantation. In Hurst, J.W. (Hrsg.): The heart, arteries, and veins. New York 1986, McGraw-Hill Book Co., 2062–2069
3. Boake, W.C., Kroncke, G.M.: Pacemaker complications. In Varriale, P., Naclerio, E.A. (Hrsg.): Cardiac pacing: a concise guide to clinical practice. Philadelphia 1979, W.B. Saunders Co., 229–238
4. Bryan, C.S., et al.: Endocarditis related to transvenous pacemakers: syndromes and surgical implications. J. Thorac. Cardiovasc. Surg. **75,** 758–762 (1978)
5. Chung, E.K.: Complications and malfunctions of artificial cardiac pacing. In Chung, E.K. (Hrsg.): Artificial cardiac pacing: a practical approach. Baltimore 1978, The Williams & Wilkins Co., 327–346
6. Dismukes, W.E.: Prosthetic valve endocarditis. Circulation, **48,** 365–377 (1973)
7. Eleland, W.P.: Closed mitral valvotomy. In Longmore, D.B. (Hrsg.): Modern cardiac surgery. Baltimore 1978, University Park Press, 45–47
8. Feola, M.: Techniques of permanent pacing. In Chung, E.K. (Hrsg.): Artificial cardiac pacing: a practical approach. Baltimore 1978, The Williams & Wilkins Co., 223–239
9. Fernandez, J.: Surgical aspects of valve implantation. In Morse, D., Steiner, R.M., Fernandez, J. (Hrsg.): Guide to prosthetic cardiac valves. New York 1985, Springer-Verlag, 101–171
10. Friedberg, C.K.: Diseases of the heart, vol. II, ed. 3. Philadelphia 1976, W.B. Saunders Co., 1187–1299
11. Harms, K.A., Bronny, A.T.: Cardiac transplantation: Dental considerations. J. Am. Dent. Assoc. **112,** 677–681 (1986)
12. Jamieson, S.: Persönliche Mitteilung. University of Minnesota, Department of Cardiac Surgery, Minneapolis, Minnesota, Mai 1987
13. Kaplan, E.L.: Prevention of bakterial endocarditis. Circulation **70,** 1123A-1127A (1984)
14. Karchmen, A.W., et al.: Late prosthetic valve endocarditis. Am. J. Med. **64,** 199–206 (1977)
15. Lefrak, E.A., Starr, A.: Cardiac valve prostheses. New York 1979, Appleton-Century-Crofts, 41–67
16. Liekweg, W.G., et al.: Infections of vascular grafts: incidence, anatomic location, etiologic agents, morbidity and mortality. In Duma, R.J. (Hrsg.): Infections of prosthetic heart valves and vascular grafts: prevention, diagnosis, and treatment. Baltimore 1977, University Park Press, 239–252
17. Moore, W.S.: Experimental studies relating to sepsis in prosthetic vascular grafting. In Duma, R.J. (Hrsg.): Infections of prosthetic heart valves and vascular grafts: prevention, diagnosis, and treatment. Baltimore 1977, University Park Press, 267–287
18. Moore, W.S.: Infection in prosthetic vascular grafts. In Rutherford, R.B., et al. (Hrsg.): Vascular surgery. Philadelphia 1977, W.B. Saunders Co., 385–397
19. Nugent, E.W., et al.: Medical and surgical treatment of congenital heart disease. In Hurst, J.W. (Hrsg.): The heart, arteries, and veins. New York 1986, McGraw-Hill Book Co., 580–729
20. O'Connell, J.B.: Persönliche Mitteilung. University of Utah Medical Center, Department of Cardiology, Salt Lake City, Utah, Mai 1987
21. Perloff, J.K.: Congenital heart disease. In Beeson, P.B., et al. (Hrsg.): Cecil textbook of medicine, ed. 15. Philadelphia 1979, W.B. Saunders Co., 1149–1172
22. Rackly, C.E., et al.: Valvular heart disease. In Hurst, J.W. (Hrsg.): The heart, arteries, and veins. New York 1986, McGraw-Hill Book Co., 729–792
23. Rosenthal, A.: When to operate on congenital heart disease. In Chung, E.K. (Hrsg.): Controversy in cardiology: the practical clinical approach. New York 1976, Springer-Verlag, New York, Inc., 136–152
24. Schoen, F.J.: Pathology of cardiac valve replacement. In Morse, D., Steiner, R.M., Fernandez, J. (Hrsg.): Guide to prosthetic cardiac valves. New York 1985, Springer-Verlag, 209–232
25. Shumway, M.E.: Persönliche Mitteilung. Stanford University Medical Center, Department of Cardiac Surgery, Palo Alto, California, 1987
26. Stinson, E.B., Shumway, N.E.: The national heart hospital lecture: transplantation of the heart. In Longmore, D.B. (Hrsg.): Modern cardiac surgery. Baltimore 1978, University Park Press, 3–19
27. Szarnicki, R.J.: Results of patent ductus arteriosus ligation in infants and children. In Longmore, D.B. (Hrsg.): Modern cardiac surgery. Baltimore 1978, University Park Press, 163–167
28. Szilagyi, D.E.: Antibiotic prophylaxis in vascular grafting. In Duma, R.J. (Hrsg.): Infections of prosthetic heart valves and vascular grafts: prevention, diagnosis, and treatment. Baltimore 1977, University Park Press, 323–342

29. WILSON, W.R.: Prosthetic valve endocarditis: incidence, anatomic location, cause, morbidity and mortality. In DUMA, R.J. (Hrsg.): Infections of prosthetic heart valves and vascular grafts: prevention, diagnosis, and treatment. Baltimore 1977, University Park Press, 3–17

6 Hypertonie

6.1 Einleitung

Die Hypertonie oder Hochdruckkrankheit ist eine dauerhafte pathologische Erhöhung des arteriellen Blutdrucks, die unbehandelt mit einem deutlichen Anstieg von Morbidität und Mortalität assoziiert ist. In der Regel bleibt eine Hypertonie über einen längeren Zeitraum symptomlos, hat aber letztlich verschiedene Organschäden mit den daraus resultierenden Symptomen zur Folge. Betroffen sind vor allem Nieren, Herz, Gehirn und Augen. Nach allgemeiner Auffassung gilt eine dauerhafte Erhöhung des diastolischen Blutdrucks auf 90 mmHg oder mehr oder des systolischen Blutdrucks auf 160 mmHg oder mehr als pathologisch. Tabelle 6–1 zeigt eine Einteilung der Hypertonie bei Erwachsenen.

Die meisten diagnostischen und therapeutischen Entscheidungen basieren zur Zeit auf der Erhöhung des diastolischen Blutdrucks, weil die Wirksamkeit des therapeutischen Eingreifens bisher nur bei erhöhtem diastolischem Blutdruck nachgewiesen werden konnte. Eine vergleichbare Wirksamkeit konnte für die Therapie eines erhöhten systolischen Blutdrucks, mit Ausnahme der isolierten systolischen Hypertonie, nicht nachgewiesen werden (12).

Obwohl die Diagnosestellung einer Hypertonie verhältnismäßig einfach ist, bestehen häufig Unklarheiten bei der Entscheidung, eine Therapie einzuleiten. Die Entscheidung über die Therapie wird individuell für jeden Einzelfall getroffen und muß Faktoren wie Blutdruckwerte, klinische und Laborbefunde, Risikofaktoren, Lebensgewohnheiten, Alter und Zuverlässigkeit des Patienten berücksichtigen. Allgemein gilt, daß Morbidität und Mortalität um so niedriger liegen, je besser der Blutdruck den Normalwerten angenähert werden kann.

Der Zahnarzt kann eine wichtige Rolle beim Erkennen der Hypertonie und bei der Therapieüberwachung spielen. Wenn Patienten nichts von ihrer Erkrankung wissen, kann der Zahnarzt der erste sein, der eine Erhöhung des Blutdrucks, Symptome der Hochdruckkrankheit oder beides feststellt. Bei Hypertonikern, die um ihre Erkrankung wissen oder auch deswegen behandelt werden, ist der Blutdruck wegen mangelhafter Mitarbeit des Patienten oder ungeeigneter Medikation oft nicht gut eingestellt. In diesen Fällen kann der Zahnarzt wertvolle Dienste bei der Überwachung leisten. In diesem Zusammenhang sollte erwähnt werden, daß in den Vereinigten Staaten das Joint National Committee on Detection, Evaluation, and Treatment of High Blood Pressure besonders die aktive Beteiligung von nichtärztlichen Beschäftigten im Gesundheitswesen am Erkennen von Problemen bei der Mitarbeit des Patienten, am Erarbeiten von Lösungsvorschlägen, an der Patientenaufklärung und an der Erfolgskontrolle einer antihypertensiven Therapie fördert (11). Die Diagnose der Hypertonie sowie Entscheidungen über die Therapie sind allein Aufgabe des Arztes; der Zahnarzt soll und muß bei pathologischen Blutdruckwerten die Entscheidung zur Überweisung treffen.

Bei der Betreuung von Hypertonikern kommen auf den Zahnarzt einige wichtige Aufgaben zu. Dazu zählen das Erkennen einer Hypertonie, die Überwachung, die Reduktion von Streß und Angst, das Vermeiden von Arzneimittelinterferenzen und die Behandlung von Arzneimittelnebenwirkungen, die sich an den Geweben der Mundhöhle manifestieren. Die folgenden Abschnitte sind diesen Aspekten gewidmet.

6.2 Allgemeine Beschreibung

6.2.1 Epidemiologie

Man schätzt, daß heute in den Vereinigten Staaten über 60 Millionen Menschen an Hypertonie leiden (11). Dank des Erfolges eines landesweiten Aufklärungs- und Screening-Programms wissen dort heute die meisten erwachsenen Hypertoniker, daß ihr Blutdruck erhöht ist. So stellte man beispielsweise bei der Untersuchung einer weißen Vorstadtbevölkerung (Framingham, Massachusetts) fest, daß 20% der Erwachsenen Blutdruckwerte über 160/95 mmHg und 45% Werte über 140/90 mmHg aufwiesen (17). Im Rahmen des „Hypertension Detection and Follow-up Program" wurde bei 160.000 Personen der Blutdruck kontrolliert. Bei 10.940 (7%) wurde eine Hypertonie festgestellt. In 71% dieser Fälle lag eine leichte Hypertonie mit diastolischen Druckwerten unter 105 mmHg, in 28,5% eine mittelgradige bis schwere Hypertonie vor (8,9).

Ein ähnliches Projekt zur Erkennung der Hypertonie wurde von Zahnärzten in Bergen County,

Tabelle 6–1:
Einteilung der Hypertonie bei Erwachsenen. Nach (11).

Blutdruck (mmHg)	Einstufung
Diastolisch	
< 85	Normaler Blutdruck
85– 89	Oberer Normalbereich
90–104	Leichte Hypertonie
105–114	Mittelschwere Hypertonie
≥ 115	Schwere Hypertonie
Systolisch (wenn diastolisch < 90)	
< 140	Normaler Blutdruck
140–159	Isolierte systolische Grenzwerthypertonie
≥ 160	Isolierte systolische Hypertonie

New Jersey, ins Leben gerufen (1). Im Rahmen des Projektes wurden 1.071 Erwachsene untersucht. 126 von ihnen (12%) wiesen eine stabile (fixierte) Hypertonie auf. 68 dieser Patienten wußten von ihrer Erkrankung, während 58 von ihnen das Problem nicht bewußt war. Von den 58 Patienten mit Verdacht auf Hochdruckkrankheit konnten 7 nicht weiter nachuntersucht werden. Unter den verbleibenden 51 Patienten litten 44 an Hochdruckkrankheit und wurden einer internistischen Therapie zugeführt.

In 5% bis 10% der Fälle ist die Hypertonie auf eine Grunderkrankung zurückzuführen. Man spricht dann von einer sekundären Hypertonie. Bei den verbleibenden 90% liegt eine essentielle Hypertonie vor, deren genaue Ursache unbekannt ist (17).

Die Prävalenzrate der Hypertonie steigt mit dem Lebensalter; bei der schwarzen Bevölkerung der Vereinigten Staaten tritt die Hypertonie früher und signifikant häufiger auf als in der weißen. Frauen entwickeln etwas häufiger eine Hypertonie als Männer, scheinen sie jedoch etwas besser zu tolerieren.

6.2.2
Ätiologie

Wie bereits erwähnt, läßt sich bei der Mehrzahl der Hypertoniker die Ursache der Erkrankung nicht feststellen (essentielle Hypertonie). Die übrigen Patienten leiden an einer Grunderkrankung, die eine Hypertonie als Komplikation verursacht (sekundäre Hypertonie).

Die meisten Erkrankungen, die eine sekundäre Hypertonie hervorrufen, haben eine Erhöhung sowohl des diastolischen als auch des systolischen Blutdrucks zur Folge. In diesem Zusammenhang sind Nierenerkrankungen, endokrine und neurogene Störungen zu nennen. Einige Grunderkrankungen führen zu einer Erhöhung ausschließlich des systolischen Blutdrucks. Dazu gehören Aortenklappeninsuffizienz, Hyperthyreose, arteriovenöse Fisteln und persistierender Ductus arteriosus (17).

Bei einer Hypertonie infolge einseitiger Nierenerkrankung, etwa Nierenarterienstenose oder Pyelonephritis, ist eine Therapie durch chirurgische Korrektur des Defektes oder durch Entfernung der betroffenen Niere möglich. In seltenen Fällen ist ein Tumor des Nebennierenmarkes, ein Phäochromozytom, Ursache einer sekundären Hypertonie. Auch in diesen Fällen ist die chirurgische Therapie angezeigt.

Als weitere seltene Ursache einer sekundären Hypertonie ist die Überfunktion der Nebennierenrinde infolge einer Hyperplasie oder eines Tumors zu nennen. Hier kommt ebenfalls die chirurgische Korrektur in Frage.

Der blutdrucksteigernde Effekt einer Gewichtszunahme wurde nachgewiesen (14). Häufigste Ursache der endokrinen Hypertonie ist die orale Kontrazeption. Bei etwa 5% der Frauen, die die „Pille" einnehmen, sind Blutdruckwerte über 140/90 mmHg zu messen (17).

6.2.3
Pathophysiologie und Komplikationen

Der Blutdruck wird indirekt mit einem Gerät gemessen, mit dessen Hilfe der systolische und der diastolische Druck bestimmt werden kann (Abb. 6–1). Dabei gibt der diastolische Blutdruck Aufschluß über den Gesamt-Ruhewiderstand im arteriellen System nach dem Abklingen der Druckwelle, die durch die Kontraktion des linken Ventrikels verursacht wird. Der Druckverlauf wird von der Elastizität der Gefäßwände in den großen Arterien und dem Widerstand im Bereich der Arteriolen bestimmt. Der systolische Druck entspricht dem Druck bei maximaler Kontraktion des linken Ventrikels. Als Blutdruckamplitude bezeichnet man

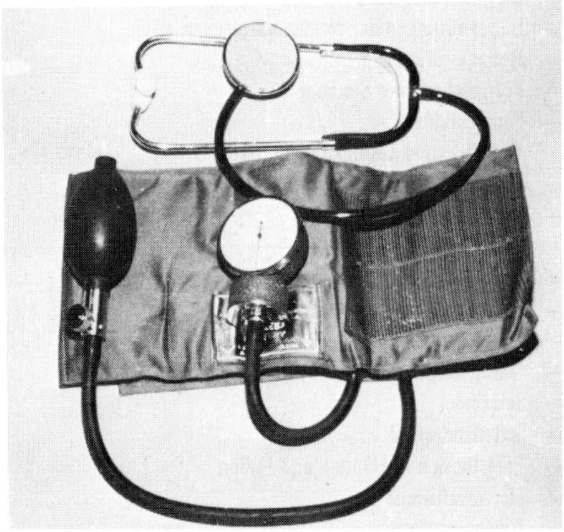

Abbildung 6–1:
Blutdruckmeßgerät und Stethoskop.

die Differenz zwischen systolischem und diastolischem Blutdruck.

Viele Faktoren können den Blutdruck vorübergehend verändern. Eine Viskositätssteigerung des Blutes verursacht infolge der Erhöhung des peripheren Widerstandes eine Blutdrucksteigerung. Eine Verminderung des Volumens von Blut oder Gewebeflüssigkeit führt zur Blutdrucksenkung, eine Vermehrung zum Blutdruckanstieg. Die Erhöhung des Herzzeitvolumens durch körperliche Belastung, Fieber oder Hyperthyreose führt ebenfalls zum Ansteigen des Blutdrucks.

Der stabilen Hypertonie liegt eine Regulationsstörung des peripheren Widerstandes zugrunde. Die Regulation des peripheren Widerstandes wird von vielen Faktoren beeinflußt, so daß Störungen in verschiedenen Bereichen auftreten können. Zu den Kontrollmechanismen gehören neurale Reflexe und die damit zusammenhängende Aufrechterhaltung des sympathischen Vasomotorentonus, Neurotransmitter wie Noradrenalin, der extrazelluläre Flüssigkeits- und Natriumbestand, das Renin-Angiotensin-Aldosteron-System und lokal wirksame Hormone und Substanzen wie Prostaglandine, Kinine, Adenosin und H^+-Ionen (2,3). Bei der isolierten systolischen Hypertonie, wie sie vorwiegend bei älteren Menschen beobachtet wird, steht ein Elastizitätsverlust der Aorta im Vordergrund (2).

Die Normalwerte des Blutdrucks steigen mit dem Alter von unter 110/75 mmHg bei Kindern unter 6 Jahren auf 140/90 mmHg bei Erwachsenen an (11; Tab. 1–2). Wiederholt gemessene Werte über 140/90 mmHg werden bei Erwachsenen als pathologisch betrachtet. Bei einem Drittel aller Menschen tritt im frühen Erwachsenenalter eine vorübergehende Periode erhöhter Blutdruckwerte auf. Ab dem 60. Lebensjahr sind erhöhte Blutdruckwerte die Regel. Während sich aus der Beobachtung einzelner Individuen kaum deutliche Rückschlüsse ziehen lassen, zeigten Untersuchungen an größeren Kollektiven, daß bereits die gelegentliche Erhöhung des Ruheblutdrucks zu einer deutlichen Verminderung der Lebenserwartung führt. Dies trifft in verstärktem Maße für die unbehandelte fixierte Hypertonie zu. Systolischer und diastolischer Blutdruck sind in diesem Zusammenhang von gleicher Aussagekraft (11).

Es wurde geschätzt, daß eine unbehandelte Hypertonie zu einer Verkürzung der Lebenserwartung um 10 bis 20 Jahre führt. Auch eine leichte Hypertonie, die 7 bis 10 Jahre lang unbehandelt bleibt, erhöht das Risiko von Komplikationen wie apoplektischen und kardialen Insulten (11,17).

Eine fixierte Hypertonie führt schließlich zu Gefäßveränderungen und zahlreichen daraus resultierenden Komplikationen wie Niereninsuffizienz, Apoplexie, Koronarinsuffizienz, Myokardinfarkt, Herzinsuffizienz und Erblindung. Die Hypertonie geht dem Beginn der Gefäßveränderungen in Niere, Herz, Gehirn und Retina, die zu den genannten Komplikationen führen, voraus.

Bei etwa 1% der Hypertoniker entwickelt sich eine maligne Hypertonie, die einen medizinischen Notfall darstellt und durch starken Blutdruckanstieg, Papillenödem, Netzhautblutungen, Exsudate und häufig eine Enzephalopathie gekennzeichnet ist. Dieses Krankheitsbild erfordert eine sofortige Behandlung (17).

Tabelle 6–2:
Symptome der Hochdruckkrankheit

Objektive Symptome

1. Frühstadium
— Erhöhter Blutdruck
— Einschnürungen der Netzhautarteriolen
— Retinale Blutungen

2. Fortgeschrittenes Stadium
— Papillenödem
— Vergrößerung des linken Ventrikels
— Hämaturie
— Proteinurie

Subjektive Symptome

— Okzipitaler Kopfschmerz
— Sehstörungen
— Ohrensausen
— Schwindel
— Schwächegefühl
— Parästhesien in Händen und Füßen
— Herzinsuffizienz
— Angina pectoris
— Niereninsuffizienz

6.3 Klinik

6.3.1 Symptomatik

Die meisten Fälle von essentieller Hypertonie nehmen einen chronischen Verlauf. Erhöhte Blutdruckwerte können über Jahre hinweg das einzige Symptom bleiben. Von einer labilen Hypertonie spricht man, wenn intermittierend ein erhöhter Blutdruck auftritt. Ein isolierter Anstieg des diastolischen Blutdrucks ist sehr selten und wird am ehesten bei Kindern und jungen Erwachsenen gefunden. Eine isolierte systolische Hypertonie wird im allgemeinen bei älteren Patienten beobachtet (3,17). Der Patient ist zunächst oft subjektiv symptomfrei und bemerkt seine Erkrankung daher selbst nicht. Die dann auftretenden „Früh“symptome der Hypertonie äußern sich in Hinterhauptskopfschmerzen, Visusveränderungen, Ohrensausen, Schwindel, Schwäche und Parästhesien in Händen und Füßen. Wenn bereits eine Beteiligung von

Nieren, Gehirn, Herz oder Augen vorliegt, kommen die organspezifischen Symptome hinzu (Tab. 6–2).

Bei der Untersuchung des Augenhintergrundes können hypertensive Frühschäden wie Hämorrhagien, verengte Arteriolen, Exsudationen sowie in fortgeschrittenen Fällen Papillenödeme gefunden werden. Außerdem kann in fortgeschrittenen Fällen der linke Ventrikel vergrößert sein, wodurch bei mageren Individuen ein hebender Herzspitzenstoß sichtbar wird. Eine Nierenbeteiligung kann zu Hämaturie, Proteinurie und Nierenversagen führen. Ferner klagen Hypertoniker infolge der peripheren Gefäßveränderungen bei fortgeschrittener Hypertonie häufig über Schwäche und Kältegefühl in den Beinen.

Diese Befunde werden sowohl bei essentieller als auch bei sekundärer Hypertonie beobachtet. Bei letzterer sind jedoch häufig zusätzlich Symptome der Grunderkrankung zu finden.

6.3.2 Laborbefunde

In seinem Bericht aus dem Jahr 1984 empfahl das Joint National Committee on Detection, Evaluation and Treatment of High Blood Pressure zur Basisdiagnostik bei Patienten mit fixierter Hypertonie die Bestimmung von Hämoglobin und Hämatokrit, eine Urinanalyse (Protein, Blut und Glukose) sowie blutchemische Untersuchungen (Kalium, Kreatinin, Cholesterin, Glukose und Harnsäure). Außerdem wurde die Anfertigung von Thorax-Röntgenaufnahmen und die Erstellung eines EKG vorgeschlagen. Die Ergebnisse dieser Untersuchungen dienen als Ausgangswerte, die in jedem Fall vor Beginn der Therapie vorliegen sollten. Wenn sich aufgrund der klinischen und der Laboruntersuchung der Verdacht auf eine Grunderkrankung als Ursache der Hypertonie ergibt, muß eine weitergehende Diagnostik eingeleitet werden (11).

6.4 Therapie

Die Behandlung eines Hypertonikers beginnt notwendigerweise mit dem Erkennen seiner Erkrankung. Weil der Hypertoniker in der Regel über viele Jahre beschwerdefrei bleibt, kann der erhöhte Blutdruck das einzige Anzeichen für eine Störung sein. Da die meisten erwachsenen Hypertoniker sich ihrer Krankheit bereits bewußt sind, empfiehlt in den Vereinigten Staaten das Joint National Committee on Detection, Evaluation, and Treatment of High Blood Pressure, sich besonders um die Überwachung von bekannten Hypertonikern und Angehörigen von Hochrisikogruppen (Übergewichtige, Blutsverwandte von Hypertonikern und Schwarze) zu bemühen.

Die Blutdruckmessung sollte in üblicher Weise am entspannten Patienten erfolgen (s. Kap. 1). Der Durchschnitt aus mindestens zwei Messungen pro Sitzung sollte als gemessener Wert notiert werden. Wenn ein erhöhter Blutdruck festgestellt wird, ist es wichtig, daß der Zahnarzt dem Patienten die Blutdruckwerte mitteilt und ihn darauf hinweist, daß sie pathologisch sind und eine genauere Überprüfung durch einen Internisten erforderlich sein kann. Der Zahnarzt sollte nicht versuchen, die Diagnose einer Hypertonie zu stellen.

Wenn eine Überweisung des Patienten an einen Internisten erfolgt, wird dieser eine eingehende Anamnese erheben. Dazu gehören auch die Familienanamnese und die Suche nach Risikofaktoren, bestehenden Erkrankungen sowie die spezielle Anamnese einer bestehenden Hypertonie und ihrer Behandlung.

Weiterhin wird der Patient gründlich untersucht, wobei besonders auf mögliche Ursachen einer sekundären Hypertonie und auf Anzeichen von Schädigungen an den Zielorganen der Hypertonie (Augen, Nieren, Gehirn, Herz) geachtet wird. Bei der Untersuchung werden auch einige einfache Laboruntersuchungen, die bereits erwähnt wurden, durchgeführt. Je nach klinischer Beurteilung sind weitere Untersuchungen erforderlich.

Es herrscht keine völlige Übereinstimmung unter den Internisten, wann und wie die verschiedenen Schweregrade der Hypertonie behandelt werden sollten (4). Als Argument für die medikamentöse Therapie der essentiellen Hypertonie wurde angeführt, daß bereits eine minimale Erhöhung des systolischen oder des diastolischen Blutdrucks zu einer Steigerung der Morbidität und Mortalität führt. Auch eine labile Hypertonie wirkt sich in dieser Weise aus. Zudem stehen heute wirksame Medikamente mit minimalen Nebenwirkungen zur Verfügung. Die Ergebnisse einiger Untersuchungen weisen darauf hin, daß die Behandlung der Hypertonie die Häufigkeit vaskulärer Komplikationen reduziert und die Lebenserwartung verbessert. Unter einer adäquaten Therapie können sich Schädigungen von Herz und Retina zurückbilden. Seit Einführung der medikamentösen antihypertensiven Therapie ist die Mortalität durch hypertoniebedingte Herzinsuffizienz deutlich zurückgegangen (2,11,17).

Andere Faktoren können als Kontraindikationen der Behandlung einer essentiellen Hypertonie aufgefaßt werden. So sind einige der verwendeten Medikamente toxisch und haben beträchtliche Nebenwirkungen. Beim Vorliegen einer schweren Nierenschädigung ist die Therapie schwierig und weniger effektiv, in manchen Fällen sogar gefährlich. Auch wenn eine zerebrovaskuläre oder kardiovaskuläre Erkrankung vorliegt, kann die Therapie der Hypertonie den Patienten gefährden, weil sie eine Verminderung des Perfusionsdruckes und der arteriellen Durchblutung zur Folge haben kann (2,11,17).

Die endgültige Entscheidung, mit der Behandlung zu beginnen, wird vom Arzt zusammen mit dem Patienten getroffen und basiert auf den Blutdruckwerten sowie dem Vorliegen von Risikofaktoren und Komplikationen. Soll mit der antihypertensiven Therapie begonnen werden, werden in der Regel zunächst Allgemeinmaßnahmen eingeleitet, die für sich alleine stehen oder zusätzlich zur medikamentösen Therapie eingesetzt werden können. Ziel der antihypertensiven Therapie ist eine dauerhafte Absenkung des diastolischen Blutdrucks auf Werte unter 90 mmHg, soweit dies möglich ist.

Zu den allgemeinen therapeutischen Maßnahmen gehört die Reduktion von Übergewicht, die Herabsetzung des Kochsalzverbrauchs, die Einschränkung des Alkoholkonsums, die Reduktion der Aufnahme von gesättigten Fetten und Cholesterin, das Einstellen des Rauchens, die Aufnahme eines regelmäßigen angepaßten körperlichen Trainings, der Beginn einer Entspannungstherapie und die Streßreduktion (11). Bei Patienten mit einer Grenzwerthypertonie oder einer leichten Hypertonie kann allein durch diese Maßnahmen eine Normalisierung des Blutdrucks über einen längeren Zeitraum erreicht werden. Eine mittelgradige oder schwere Hypertonie erfordert jedoch fast immer eine zusätzliche medikamentöse Therapie, um den Blutdruck zu normalisieren.

Obwohl unterschiedliche Meinungen zur medikamentösen Therapie eines diastolischen Blutdrucks zwischen 90 und 94 mmHg bestehen, herrscht allgemein Übereinstimmung, daß bei diastolischen Werten ab 95 mmHg der Nutzen einer medikamentösen Therapie deren Risiken bei weitem überwiegt.

Wenn eine medikamentöse antihypertensive Therapie notwendig ist, wird der Arzt sich in der Regel nach einem Stufenplan richten, wie er vom Joint National Committee on Detection, Evaluation, and Therapy of High Blood Pressure vorgeschlagen wurde. Die Therapie nach dem Stufenplan beginnt mit der niedrig dosierten Gabe eines Antihypertensivums, dessen Dosierung allmählich gesteigert wird. Danach kann eine Substanz nach der anderen in steigender Dosierung hinzugefügt oder ersetzt werden, bis der angestrebte Blutdruck erzielt ist, die Nebenwirkungen intolerabel werden oder die Maximaldosierung jedes Medikaments erreicht ist (11). Wenn einmal eine medikamentöse Therapie erforderlich wird, muß sie meist bis ans Lebensende des Patienten fortgesetzt werden.

Das Joint National Committee on Detection, Evaluation, and Therapy of High Blood Pressure hat folgenden Stufenplan für die Auswahl und Folge der medikamentösen Therapie der Hypertonie empfohlen (11):

Stufe 1: Beginn mit einem niedrig dosierten Thiazid-Diuretikum oder Beta-Blocker; wenn nötig und erwünscht, Steigerung bis zur Maximaldosis.

Stufe 2: Wird keine Blutdrucknormalisierung erreicht, zusätzliche Gabe eines niedrig dosierten adrenergen Rezeptorenblockers oder Thiazid-Diuretikums; wenn nötig und erwünscht, Steigerung bis zur Maximaldosis; zusätzliche Substitutionen können an diesem Punkt durchgeführt werden.

Stufe 3: Wird keine Blutdrucknormalisierung erreicht, zusätzliche Gabe eines Vasodilatators wie Dihydralazin oder, in resistenten Fällen, Minoxidil.

Stufe 4: Wird keine Blutdrucknormalisierung erreicht, zusätzlich Guanethidin.

In Tabelle 6–3 sind die gebräuchlichen Antihypertensiva mit ihren Dosierungsgrenzen aufgelistet. Ihre häufigsten Nebenwirkungen und Einschränkungen ihrer Anwendung sind in Tabelle 6–4 zusammengefaßt.

Da eine mangelhafte Compliance des Patienten das größte Einzelproblem bei der antihypertensiven Therapie darstellt, ist die regelmäßige Überwachung extrem wichtig. Die Angehörigen der Heilberufe sind aufgerufen, bei jedem Patientenbesuch den Blutdruck zu messen (11).

6.5 Zahnärztliche Betreuung

6.5.1 Medizinische Besonderheiten

Es ist wichtig, eine schwere, bisher nicht diagnostizierte oder unbehandelte Hypertonie zu erkennen, bevor mit der zahnärztlichen Behandlung begonnen wird, weil die physische und/oder psychische Belastung im Zusammenhang mit zahnärztlichen Maßnahmen bei diesen Patienten zu einem gefährlichen Blutdruckanstieg führen und einen zerebrovaskulären Insult oder einen Myokardinfarkt auslösen kann. Bei Überdosierung von Lokalanästhetika mit hochwirksamen vasokonstringierenden Zusätzen droht ebenfalls ein erheblicher Blutdruckanstieg. Außerdem werden in der zahnärztlichen Praxis häufig starke Vasokonstringenzien zur lokalen Blutstillung und zur Gingivaretraktion als Vorbereitung der Abformung präparierter Zähne eingesetzt. Alle diese Maßnahmen können zu einem erheblichen Blutdruckanstieg führen, der zwar beim gesunden Patienten ohne Folgen bleibt, jedoch bei einem Patienten mit unerkannter oder unbehandelter Hypertonie Ursache lebensbedrohender Komplikationen sein kann.

Es ist für den Zahnarzt auch wichtig zu wissen, welche seiner Patienten wegen einer Hypertonie

Tabelle 6–3: **Antihypertensiva: Dosierung.** Nach (11).

Substanz	**Bereich der Tagesdosierung (mg):** Initial	Maximal
Diuretika		
Benzothiadiazin-Derivate und -Analoga		
Bendroflumethiazid	2,5	5,0
Benzthiazid	25,0	50,0
Chlorothiazid	250,0	500,0
Chlorthalidon	25,0	50,0
Cyclothiazid	1,0	2,0
Hydrochlorothiazid	25,0	50,0
Indapamid	2,5	5,0
Metolazon	2,5	5,0
Polythiazid	2,0	4,0
Quinethazon	50,0	100,0
Trichlormethiazid	2,0	4,0
Schleifendiuretika		
Bumetanid	0,5	10,0
Etacrynsäure	50,0	200,0
Furosemid	80,0	480,0
Kaliumsparende Diuretika		
Amilorid	5,0	10,0
Spironolacton	50,0	100,0
Triamteren	50,0	100,0
Adrenerge Rezeptorenhemmer (Sympatholytika)		
Beta-Blocker		
Atenolol	25,0	100,0
Metoprolol	50,0	300,0
Nadolol	20,0	120,0
Oxprenolol	160,0	480,0
Pindolol	20,0	60,0
Propranolol	40,0	480,0
Propranolol (Retard-Zubereitungen)	80,0	480,0
Timolol	20,0	60,0
Zentral wirkende Sympatholytika		
Clonidin	0,2	1,2
Guanabenzacetat	8,0	32,0
Alpha-Methyldopa	500,0	2000,0
Peripher wirkende Sympatholytika		
Guanethidin	10,0	300,0
Rauwolfia-Alkaloide:		
Rauwolfia-Wurzel	50,0	100,0
Reserpin	0,05	0,25
Alpha-Blocker		
Prazosin	1,0	20,0
Kombinierte Alpha- und Beta-Blocker		
Labetalol	200,0	1200,0
Vasodilatatoren		
Hydralazin-Hydrochlorid	50,0	300,0
Minoxidil	5,0	100,0
ACE-Blocker (Converting-enzyme-Blocker)		
Captopril	37,5	150,0
Enalaprilhydrogenmaleat	10,0	40,0
Kalziumantagonisten		
Diltiazem	120,0	240,0
Nifedipin	30,0	180,0
Verapamil	240,0	480,0

Tabelle 6–4:
Nebenwirkungen und Besonderheiten gebräuchlicher Antihypertensiva. Nach (11).

Medikament	Nebenwirkungen	Besonderheiten
Diuretika		
Benzothiadiazin-Derivate und -Analoga	Hypokaliämie, Hyperurikämie, verminderte Glukosetoleranz, Hypercholesterinämie, Hypertriglyzeridämie, Potenzstörungen	Bei Niereninsuffizienz eingeschränkte Wirksamkeit; Hypokaliämie verstärkt Digitalistoxizität; Hyperurikämie kann akuten Gichtanfall auslösen.
Schleifendiuretika	Wie Thiazide	Wirksam bei chronischer Niereninsuffizienz; Auswirkungen von Hypokaliämie und Hyperurikämie wie bei Thiaziden; besonders bei älteren Patienten Hyponatriämie möglich.
Kaliumsparende Diuretika	Hyperkaliämie	Gefahr einer Hyperkaliämie bei bestehender Niereninsuffizienz.
— Amilorid	Potenzstörungen	
— Spironolacton	Gynäkomastie, Mastodynie, Potenzstörungen	
— Triamteren		
Adrenerge Rezeptorenhemmer (Sympatholytika)		
Beta-Blocker	Bradykardie, Müdigkeit, Schlaflosigkeit, Alpträume, Potenzstörungen, Hypertriglyzeridämie, Absinken des HDL-Cholesterins	Sollten nicht angewendet werden bei Asthma, chronisch-obstruktiven Lungenerkrankungen, Herzinsuffizienz, Herzblock > I°, Sinusknotensyndrom; mit Vorsicht anzuwenden bei Diabetes mellitus und peripheren Gefäßerkrankungen.
Zentral wirkende Sympatholytika	Somnolenz, Mundtrockenheit, Müdigkeit, Potenzstörungen	
— Clonidin		Plötzliches Absetzen kann zu hypertonen Krisen führen.
— Guanabenzacetat		Wie Clonidin
— Alpha-Methyldopa		Kann zu Leberschäden führen; Coombs-Test kann positiv werden.
Peripher wirkende Sympatholytika	Potenzstörungen, Nasenschleimhautschwellungen	
— Guanethidin	Orthostatische Hypotonie, Diarrhöen	Vorsichtige Anwendung bei älteren Patienten wegen orthostatischer Hypotonie.
— Rauwolfia-Alkaloide	Lethargie	Kontraindiziert bei Depressionen; vorsichtige Anwendung bei Patienten mit Ulcus pepticum.
— Reserpin	Wie Rauwolfia-Alkaloide	Wie Rauwolfia-Alkaloide
Alpha-Blocker		
— Prazosin	Synkope nach erstmaliger Gabe, orthostatische Hypotonie, Schwäche, Palpitationen	Vorsichtige Anwendung bei älteren Patienten wegen orthostatischer Hypotonie.
Kombinierte Alpha- und Beta-Blocker		
— Labetalol	Asthma, Übelkeit, Müdigkeit, Schwindel, Kopfschmerzen	Kontraindiziert bei Herzinsuffizienz, chronisch-obstruktiven Lungenerkrankungen, Sinusknotensyndrom, Herzblock > I°; vorsichtige Anwendung bei Diabetes mellitus.

Fortsetzung S. 91

Tabelle 6–4 (Fortsetzung)

Medikament	Nebenwirkungen	Besonderheiten
Vasodilatatoren		
Vasodilatatoren	Kopfschmerzen, Tachykardie, Flüssigkeitsretention	Können bei Patienten mit koronarer Herzkrankheit Angina pectoris auslösen.
— Hydralazin-Hydrochlorid	Bildung antinukleärer Antikörper (ohne sonstige Veränderungen)	Auftreten eines Lupus erythematodes möglich (bei normaler Dosierung selten).
— Minoxidil	Hypertrichose, Aszites (selten)	Kann Pleura- und Perikardergüsse hervorrufen oder verschlimmern.
ACE-Blocker (Converting-enzyme-Blocker)	Exantheme, Geschmacksstörungen (bei normaler Dosierung selten)	Kann bei bestehender beidseitiger Nierenarterienstenose eine reversible akute Niereninsuffizienz hervorrufen; bei bestehenden Kollagenosen kann eine Neutropenie auftreten; Proteinurie (tritt bei normaler Dosierung selten auf).
Kalziumantagonisten		
Kalziumantagonisten	Kopfschmerzen, Hypotonie, Schwindel	
— Diltiazem	Übelkeit	Vorsichtige Anwendung bei Herzinsuffizienz oder Herzblock.
— Nifedipin, Verapamil	Hitzegefühl, Ödeme, Obstipation	Wie Diltiazem

medikamentös behandelt werden, da viele der Antihypertensiva erhebliche Nebenwirkungen haben und unerwünschte Wechselwirkungen mit in der Zahnmedizin verwendeten Substanzen auftreten können.

Viele Hypertoniker werden zusätzlich wegen Komplikationen der Hypertonie, etwa Herzinsuffizienz oder Myokardinfarkt, medikamentös behandelt. Auch dies muß der Zahnarzt wissen, da in diesen Fällen die Behandlungsplanung entsprechend modifiziert werden muß.

Die Hauptaufgabe des Zahnarztes besteht in diesem Zusammenhang darin, eine möglicherweise bestehende Hypertonie aufgrund anamnestischer Hinweise sowie durch Blutdruckmessung zu erkennen (Tab. 6–5). Bei jedem Patienten sollte eine sorgfältige Anamneseerhebung erfolgen (s. Kap. 1). Dazu gehören auch Fragen nach Symptomen, die im Zusammenhang mit der Hochdruckkrankheit auftreten können, sowie nach der Einnahme von Medikamenten. Falls der Patient den Namen eines eingenommenen Medikaments nicht weiß, ist u. U. eine Identifikation von Tabletten oder Kapseln mit Hilfe einer Bestimmungsliste möglich.

Tabelle 6–5:
Zahnärztliche Betreuung von Hypertonikern: Erkennen der Hypertonie

- **Anamnese**
  - Bereits früher diagnostizierte Hypertonie
  - Medikation (Medikamentenlisten, behandelnder Arzt)
  - Symptome
- **Blutdruckmessung**
  - Ausgangswert für die Einschätzung von Notfällen
  - Kontrolle auf das Vorliegen einer Hypertonie
  - Forensische Absicherung

Während der ersten Sitzung sollte bei jedem neuen Patienten im Abstand von einigen Minuten zweimal der Blutdruck gemessen und der Durchschnittswert notiert werden. Um fehlerhafte Ergebnisse zu vermeiden, sollte die Messung nicht unmittelbar nach dem Betreten der Praxis vorgenommen werden, sondern erst dann, wenn der Patient sich entspannt hat. Dieser im entspannten Zustand des Patienten gemessene Durchschnittswert wird als jeweiliger Tages-Blutdruck betrachtet. Die Blutdruckmessung erfolgt aus drei Gründen. Erstens dient der gemessene Wert als Ausgangswert für Entscheidungen über Notfallmaßnahmen, falls während der zahnärztlichen Behandlung ein Zwischenfall eintritt. Zweitens erfüllt die Blutdruckmessung eine Funktion als Suchtest (neben der Anamnese) zum Erkennen von hochdruckkranken Patienten. Drittens ist sie aus forensischen Gründen erforderlich.

Basierend auf diesen bei der ersten zahnärztlichen Untersuchung des Patienten gewonnenen Informationen (Anamnese und Mittelwert aus zwei Blutdruckmessungen) empfiehlt das Joint National Committee on Detection, Evaluation, and Treatment of High Blood Pressure folgendes Vorgehen bei Erwachsenen (11; Tab. 6–6):

Tabelle 6–6:
Empfehlungen für das weitere Vorgehen nach der erstmaligen Blutdruckmessung. Nach (11).

Bereich (mmHg)	Empfehlung für weiteres Vorgehen
Diastolisch	
< 85	Erneute Messung innerhalb von 2 Jahren
85– 89	Erneute Messung innerhalb eines Jahres
90–104	Bald erneut überprüfen (spätestens nach 2 Monaten)
105–114	Baldige Überweisung an einen Arzt (spätestens nach 2 Wochen)
≥ 115	Sofortige Überweisung an einen Arzt
Systolisch (wenn diastolisch < 90)	
< 140	Erneute Messung innerhalb von 2 Jahren
140–199	Bald erneut überprüfen (spätestens nach 2 Monaten)
≥ 200	Baldige Überweisung an einen Arzt (spätestens nach 2 Wochen)

Tabelle 6–7:
Zahnärztliche Betreuung von Hypertonikern: Reduktion von Streß und Angst

- Offene und aufrichtige Beziehung zum Patienten aufbauen
- Fragen, Sorgen und Ängste des Patienten besprechen
- Behandlungstermine am Morgen
- Vermeiden von langen Behandlungssitzungen
- Prämedikation - Diazepam, Sedativa (ggf. Dosisreduktion)
- Lachgasanalgesie (cave Hypoxie)
- Langsame Positionsänderungen, um orthostatische Hypotonie zu vermeiden
- Lokalanästhetikum mit Vasokonstriktor in niedriger Dosierung verwenden
- Keine Verwendung von Phenylephrin als Vasokonstriktor bei Patienten, die MAO-Hemmer einnehmen
- Auslösung des Würgreflexes vermeiden
- Behandlungssitzung beenden, wenn der Patient zu stark belastet wird

- Diastolischer Blutdruck unter 85 mmHg: Erneute Blutdruckmessung innerhalb von 2 Jahren; keine Einschränkungen bei der zahnärztlichen Behandlung.
- Diastolischer Blutdruck zwischen 85 und 89 mmHg: Erneute Blutdruckmessung innerhalb eines Jahres; keine Einschränkungen bei der zahnärztlichen Behandlung.
- Diastolischer Blutdruck zwischen 90 und 104 mmHg: Messung innerhalb von 2 Monaten wiederholen; falls dann immer noch erhöht, umgehende Überweisung (innerhalb von 2 Monaten) an einen Internisten zur Überprüfung; keine Einschränkungen bei der zahnärztlichen Behandlung.
- Diastolischer Blutdruck zwischen 105 und 114 mmHg: Umgehende Überweisung (innerhalb von 2 Wochen) an einen Internisten zur Überprüfung; möglichst nur zahnärztliche Notfallbehandlung oder elektive Behandlung kleineren Umfangs.
- Diastolischer Blutdruck 115 mmHg oder höher: Sofortige Überweisung an einen Internisten zur Überprüfung; möglichst nur zahnärztliche Notfallbehandlung.
- Systolischer Blutdruck unter 140 mmHg (diastolischer Blutdruck unter 90 mmHg): Erneute Blutdruckmessung innerhalb von 2 Jahren; keine Einschränkungen bei der zahnärztlichen Behandlung.
- Systolischer Blutdruck zwischen 140 und 199 mmHg (diastolischer Blutdruck unter 90 mmHg): Messung innerhalb von 2 Monaten wiederholen; falls dann immer noch erhöht, umgehende Überweisung (innerhalb von 2 Monaten) an einen Internisten zur Überprüfung; keine Einschränkungen bei der zahnärztlichen Behandlung.
- Systolischer Blutdruck 200 mmHg oder höher (diastolischer Blutdruck unter 90 mmHg): Umgehende Überweisung (innerhalb von 2 Wochen) an einen Internisten zur Überprüfung; möglichst nur zahnärztliche Notfallbehandlung oder elektive Behandlung kleineren Umfangs.

Nach der Überweisung des Patienten an einen Internisten zur Untersuchung, Diagnostik und Therapie sollte der Zahnarzt sich mit diesem in Verbindung setzen und folgende Punkte besprechen:

1. Gesundheitszustand und Medikation des Patienten,
2. Art der geplanten zahnärztlichen Behandlung (in groben Zügen, z.B. Zahnsteinentfernung, Füllungen, Extraktionen, Wurzelbehandlungen, Parodontalbehandlung usw.),
3. Vorschläge bezüglich der Notwendigkeit von Modifikationen des Behandlungsplans.

6.5.2
Streßreduktion

Der Zahnarzt sollte versuchen, die Betreuung aller Patienten so zu gestalten, daß die psychische und physische Belastung für den Patienten auf ein Minimum reduziert wird. Dies ist bei der Betreuung von Hypertonikern von besonderer Bedeutung. Ein kritischer Faktor bei der Bemühung, eine „angstfreie“ Situation zu schaffen, ist das bestehende Verhältnis zwischen dem Zahnarzt, dem Praxispersonal und dem Patienten. Es sollte in jedem Fall versucht werden, die Situation so zu beeinflussen, daß der Patient dazu ermutigt wird, über seine mit der Behandlung zusammenhängenden Ängste, Befürchtungen und Fragen zu sprechen.

Bei vielen Patienten kann die Aufregung durch

eine Prämedikation mit Diazepam (z.B. Valium) reduziert werden. Bewährt hat sich die Gabe von 5 mg am Vorabend und weiteren 5 mg eine Stunde vor der Behandlung. Es können zwar auch Barbiturate eingesetzt werden, jedoch sollten sie wegen möglicher Arzneimittelinterferenzen niedriger als normal dosiert werden. Die Sedierung durch Inhalation eines Stickoxydul-Sauerstoff-Gemischs ist zur Angstreduktion bei Hypertonikern sehr gut geeignet. Es muß jedoch darauf geachtet werden, daß zu jedem Zeitpunkt, insbesondere bei der Beendigung der Stickoxydul-Zufuhr, eine ausreichende Sauerstoffsättigung vorliegt. Eine Hypoxie muß vermieden werden, da sie zu einem Blutdruckanstieg führt.

Hypertoniker sollten besser am Vormittag behandelt werden als am Nachmittag, wenn sie unter Umständen bereits durch die Aktivitäten des Tages belastet sind. Lange Behandlungssitzungen sollten vermieden werden. Wenn der Patient durch die Behandlung zu stark beansprucht wird, sollte sie unterbrochen und an einem anderen Tag fortgesetzt werden.

Plötzliche Änderungen der Patientenposition während der zahnärztlichen Behandlung sollten bei Hypertonikern vermieden werden, weil zahlreiche Antihypertensiva als typische Nebenwirkung eine orthostatische Hypotonie verursachen. Deshalb sollte auch der Behandlungsstuhl am Ende der Behandlung langsam in eine aufrechte Position gefahren und der Patient beim Aufstehen gestützt werden, bis er das Gleichgewicht sicher alleine halten kann.

Die Indikation zur Durchführung einer ambulanten Narkose in der Zahnarztpraxis sollte nach allgemeiner Auffassung nur bei Patienten gestellt werden, die nach der Einteilung der American Society of Anesthesiologists in die Kategorien ASA-I (normaler gesunder Patient) oder ASA-II (leichte systemische Erkrankung) fallen. Dies würde bedeuten, daß die meisten Patienten, deren Hypertonie medikamentös behandelt wird oder deren diastolischer Blutdruck über 104 mmHg bzw. deren systolischer Blutdruck über 159 mmHg liegt, auszuschließen sind.

6.5.3 Medikamentenanwendung

Eine der häufigsten Fragen, die sich im Zusammenhang mit der zahnärztlichen Behandlung von Patienten stellt, die an Hypertonie oder anderen kardiovaskulären Erkrankungen leiden, betrifft die Verwendung von Adrenalin oder anderen Vasokonstriktoren als Zusatz zu Lokalanästhetika. Zum besseren Verständnis sollen hier kurz die Gründe für vasokonstringierende Zusätze zu Lokalanästhetika in Erinnerung gebracht werden. Sie bestehen in der verzögerten Resorption der Lösung, die zu einer Steigerung von Anästhesiedauer und -tiefe und zu einer Verringerung der Toxizität führt, sowie in der Erzeugung einer lokalen Blutleere, die zur Verbesserung der Arbeitsbedingungen im Operationsfeld beiträgt. Diese Eigenschaften bewirken eine tiefere und anhaltendere Schmerzausschaltung und erleichtern das operative Vorgehen erheblich. Ohne diese Zusätze wirkt das Lokalanästhetikum nicht so lange und möglicherweise nicht so intensiv und wird schneller resorbiert, so daß die Toxizität steigt. Außerdem treten im Operationsfeld stärkere Blutungen auf. Offensichtlich ist also der Zusatz eines Vasokonstriktors von Vorteil.

Die Anwendung von Adrenalin oder anderen Vasokonstriktoren bei Hypertonikern birgt die potentielle Gefahr eines Blutdruckanstiegs in sich, wenn innerhalb kurzer Zeit größere Mengen des Vasokonstriktors verabreicht werden und/oder versehentlich eine intravasale Injektion der Lösung erfolgt. In beiden Fällen ist für den Zahnarzt die Menge des exogen zugeführten Adrenalins von Belang, die in der Regel 0,018 bis 0,054 mg beträgt (1 bis 3 Ampullen einer Lösung mit einem Adrenalingehalt von 1:100.000).

In diesem Zusammenhang ist es wichtig, sich zu vergegenwärtigen, daß das Nebennierenmark eines 70 kg schweren Erwachsenen in Ruhe (ohne Belastung) 0,014 mg Adrenalin pro Minute produziert (5). Dies entspricht etwa der Adrenalinmenge, die in einer Ampulle eines Lokalanästhetikums mit einem Adrenalinzusatz von 1:100.000 enthalten ist. Unter Belastung, etwa durch Schmerzen oder Angst, kann die endogene Adrenalinausschüttung stark ansteigen und damit bei weitem die geringen Mengen von Adrenalin übersteigen, die üblicherweise bei der zahnärztlichen Behandlung exogen zugeführt werden. Es ist daher offensichtlich, daß die Sicherheit und die Vorteile der üblichen Applikation physiologisch unbedeutender Mengen von Adrenalin während der zahnärztlichen Behandlung deren vermutete oder potentielle Gefahren und Nachteile bei weitem überwiegen. Diese Auffassung wird durch Stellungnahmen verschiedener Berufsorganisationen, einschließlich der American Heart Association, der American Dental Association und der New York Heart Association, unterstützt (16,18).

Ein weiterer Aspekt bei der Behandlung von Hypertonikern ist die Möglichkeit von Wechselwirkungen zwischen Vasokonstriktoren und Antihypertensiva, insbesondere adrenergen Rezeptorenblockern und gelegentlich Monoaminoxidase-Hemmern (MAO-Hemmern). Bei Einnahme von Beta-Blockern (z.B. Propranolol) besteht die Möglichkeit, daß die normale kompensatorische Vasodilatation des peripheren Gefäßsystems gehemmt wird, so daß nach Injektion von Adrenalin oder anderen Vasokonstriktoren eine erhebliche unkompensierte periphere Vasokonstriktion mit resultierendem Blutdruckanstieg eintreten kann. Ein Fallbericht über eine solche ungewöhnliche Reaktion wurde veröffentlicht; hierbei wurde jedoch Adrenalin in einer Dosierung appliziert, die ein Mehrfaches der bei der zahnärztlichen Behandlung üblichen Mengen betrug (6).

Auch bei peripheren Antisympathotonika wie Reserpin und Guanethidin besteht die Möglichkeit einer Wechselwirkung mit Vasokonstriktoren, da sie eine erhöhte Empfindlichkeit der Rezeptoren gegenüber direkten Sympathomimetika bewirken. Verstärkte systemische Reaktionen auf Vasokonstriktoren wurden beobachtet (7).

Obwohl die Möglichkeit einer Wechselwirkung zwischen Vasokonstriktoren und adrenergen Rezeptorenblockern besteht, zeigt die klinische Erfahrung, daß die vernünftige Anwendung von Adrenalin oder anderen Vasokonstriktoren in Lokalanästhetika sicher empfohlen werden kann (10).

Auch wenn sie nicht als Antihypertensiva betrachtet werden, werden MAO-Hemmer gelegentlich zur Behandlung einer Hypertonie gegeben. Es gab große Bedenken bezüglich möglicher Interferenzen zwischen MAO-Hemmern und Vasokonstriktoren, insbesondere Adrenalin. Diese Bedenken sind jedoch zum größten Teil unbegründet. Die Wirkung von Adrenalin und Levonordefrin wird durch MAO-Hemmer nicht wesentlich potenziert, da diese exogenen Substanzen hauptsächlich durch die Catechol-O-Methyltransferase (COMT) und nicht durch die MAO metabolisiert werden; die Hemmung der MAO hat daher keinen oder nur geringen Einfluß auf die Wirkung von Adrenalin und Levonordefrin. Phenylephrin wird jedoch durch die MAO metabolisiert, so daß seine Anwendung in Verbindung mit einem MAO-Hemmer zu einer erheblichen Potenzierung der vasokonstringierenden Wirkung führen kann. Phenylephrin ist daher der einzige in der Zahnmedizin verwendete Vasokonstriktor, der bei Patienten, die MAO-Hemmer einnehmen, nicht angewendet werden sollte.

Vasokonstriktoren sollten bei Hypertonikern allerdings nicht zur lokalen Blutstillung eingesetzt werden. Auch die Anwendung adrenalinhaltiger Retraktionshilfen bei der Präparation für Kronen- und Brückenarbeiten sollte bei diesen Patienten unterlassen werden.

Zentral dämpfende Pharmaka (Barbiturate, Narkotika, Tranquilizer) sollten bei einer Behandlung mit MAO-Hemmern nicht gegeben werden, weil MAO-Hemmer die Wirkung zentral dämpfender Medikamente verlängern und potenzieren. Vor der Gabe zentral dämpfender Pharmaka muß die letzte Einnahme eines MAO-Hemmers mindestens zwei Wochen zurückliegen.

Viele andere Antihypertensiva potenzieren ebenfalls die Wirkung von Barbituraten. Barbiturate können jedoch auch bei diesen Patienten angewendet werden, wenn eine entsprechende Dosisreduktion erfolgt. Vor der Verabreichung von Barbituraten an einen Patienten, der mit Antihypertensiva behandelt wird, sollte der Zahnarzt die Dosierung mit dem behandelnden Arzt abstimmen. Außerdem können Sedativa bei Patienten, die einige bestimmte Antihypertensiva einnehmen, einen Blutdruckabfall auslösen und sollten daher mit Vorsicht eingesetzt werden. Um solche Komplikationen zu vermeiden, empfiehlt es sich daher, die Neben- und Wechselwirkungen der antihypertensiven Medikation des Patienten nachzuschlagen und zu notieren, um richtig vorgehen zu können.

Viele Antihypertensiva erzeugen eine Neigung zu Übelkeit und Erbrechen. Eine übermäßige Stimulation des Würgreflexes während der zahnärztlichen Behandlung kann daher bei Patienten, die solche Medikamente einnehmen, Übelkeit und Erbrechen auslösen und sollte somit vermieden werden.

6.5.4 Modifikationen der Behandlungsplanung

Bei Patienten mit einer unbehandelten schweren Hypertonie sollte keine elektive zahnärztliche Behandlung durchgeführt werden. Bei Hypertonikern, die medikamentös gut eingestellt sind und bei denen keine weiteren Komplikationen, etwa Niereninsuffizienz oder Herzinsuffizienz, vorliegen, kann jede indizierte zahnärztliche Behandlung durchgeführt werden. Wenn sich bereits Komplikationen der Hypertonie eingestellt haben, muß gegebenenfalls der Behandlungsplan angepaßt werden.

6.5.5 Orale Komplikationen

Es sind nur wenige orale Komplikationen bekannt, die der Hochdruckkrankheit selbst direkt zugeordnet werden können. Es wurde berichtet, daß Patienten mit maligner Hypertonie gelegentlich eine Fazialisparese entwickeln (15). Bei Patienten mit schwerer Hypertonie sollen nach chirurgischen Eingriffen oder Traumen übermäßige Blutungen aufgetreten sein. Übermäßige Blutungen bei Hypertonikern sind jedoch selten und treten, soweit beobachtet, am ehesten bei Patienten mit einer Aortenisthmusstenose auf (13). Patienten unter antihypertensiver Therapie klagen, besonders bei Einnahme von Diuretika, gelegentlich über Mundtrockenheit. Die heute obsoleten Quecksilberdiuretika können über allergische oder toxische Mechanismen orale Läsionen verursachen. Bei Einnahme von Acetazolamid wurden Parästhesien im Bereich des Gesichtes und des Mundes beobachtet. Lichenoide Reaktionen nach der Einnahme von Alpha-Methyldopa, Propranolol und Labetalol wurden beschrieben (15). In seltenen Fällen können sich nach Einnahme von Hydralazin lupusartige Exantheme entwickeln (11).

6.5.6
Zahnärztliche Notfallbehandlung

Um eine eventuell vorliegende Hypertonie zu erkennen, sollte auch bei Patienten, die die Zahnarztpraxis wegen einer Notfallbehandlung aufsuchen, die Anamnese erhoben und der Blutdruck gemessen werden. Bei gut eingestellten Hypertonikern kann jede indizierte Notfallbehandlung durchgeführt werden. Bei Patienten mit einer unbehandelten schweren Hypertonie (diastolischer Blutdruck über 115 mmHg) sollte so konservativ wie möglich vorgegangen werden. In der Praxis bedeutet dies: Antibiotikagabe bei Infektionen und Verabreichung von Analgetika bei Schmerzen. Chirurgische Eingriffe sollten bei diesen Patienten vermieden werden.

Bei Notfallbehandlungen von Hypertonikern sollten nicht mehr als 5,4 ml (3 Ampullen) eines Lokalanästhetikums mit einer Adrenalinkonzentration von über 1:100.000 verwendet werden. Lokale Blutungen dürfen nicht mit Vasokonstriktoren gestillt werden.

6.6
Literatur

1. Berman, C.L., Guarnino, M.A., Giovannoli, S.M.: High blood pressure detection by dentists. J. Am. Dent. Assoc. **87**, 359–363, (1973)
2. Braunwald, E., Williams, G.H.: Control and measurement of arterial pressure. In Braunwald, E., et al. (Hrsg.): Harrison's principles of internal medicine, ed. 11. New York 1987, McGraw-Hill Book Co.
3. Dustan, H.P.: Pathophysiology of hypertension. In Hurst, J.W. (Hrsg.): The heart, ed. 6. New York 1986, McGraw-Hill Book Co.
4. Fresi, E.D.: Should mild hypertension be treated? N. Engl. J. Med. **307** ,306–309, (1982)
5. Guryton, A.C.: Textbook of medical physiology, ed. 4. Philadelphia 1971, W.B. Saunders Co.
6. Hansbrough, J.F., Near, A.: Propenolepinephrine antagonism with hypertension and stroke. Ann. Intern. Med. **92,** 717 (1980)
7. Hansten, P.D.: Drug interactions affecting the cardiovascular response to sympathomimetics. Drug Interact. Newsletter **1,** 21–26 (1981)
8. Hypertension Detection and Follow-up Program Cooperative Group: Five-year findings of the Hypertension Detection and Follow-up Program. I. Reduction in mortality of persons with high blood pressure, including mild hypertension. Jama **242**, 2562–2571, (1979)
9. Hypertension Detection and Follow-up Program Cooperative Group: Five-year findings of the Hypertension Detection and Follow-up Program. II. Mortality by race, sex, and age. Jama **242**, 2572–2577, (1979)
10. Jastak, J.T., Yagiela, J.A.: Vasoconstrictors and local anesthesia: a review and rationale for use. J. Am. Dent. Assoc. **107,** 623–630 (1983)
11. Joint National Committee on Detection, Evaluation, and Treatment of High Blood Pressure, U.S. Department of Health and Human Services, Public Health Service: 1984 Report, National Institute of Health, NIH Publication No. 84–1088, Juni 1984
12. Kannel, W.B.: Some lessons in cardiovascular epidemiology from Framingham. Am. J. Cardiol. **37,** 269–282 (1976)
13. Rose, L.F., Godfrey, P., Steinberg, B.J.: Dental correlations. In Rose, L.F., Kaye, D. (Hrsg.): Internal medicine for dentistry. St. Louis 1983, The C.V. Mosby Co.
14. Rowland, M., Roberts, J.: Blood pressure levels in persons 6–74 years: United States 1976–1980. Advance data. National Center for Health Statistics, Vital and Health Statistics No. 84, U.S. Department of Health and Human Services, Public Health Service, Oktober 1982
15. Scully, C., Clawson, R.A.: Cardiovascular disease. In: Medical problems in dentistry. London 1982, Wright PSG
16. Special Committee of the New York Heart Association, Inc.: Use of epinephrine in connection with procaine in dental procedures. J. Am. Dent. Assoc. **50,** 108 (1955)
17. Williams, G.H., Braunwald, E.: Hypertensive vascular disease. In Braunwald, E., et al. (Hrsg.): Harrison's principles of internal medicine, ed. 11. New York 1987, McGraw-Hill Book Co.
18. Working Conference of American Dental Association and American Heart Association on Management of Dental Problems in Patients with Cardiovascular Disease. J. Am. Dent. Assoc. **68,** 333 (1964)

7
Koronare Herzkrankheit

7.1
Einleitung

Arteriosklerotische Veränderungen im Bereich der Koronararterien können zunächst symptomlos bleiben. Die klinische Manifestation dieser Erkrankung wird als koronare Herzkrankheit oder ischämische Herzerkrankung bezeichnet. Die klinischen Symptome resultieren aus einer Verminderung der Sauerstoffversorgung infolge einer verminderten Durchblutung einzelner Myokardbereiche. Auch andere Erkrankungen, wie etwa Embolien, Koronarstenosen, Koronarspasmen und kongenitale Mißbildungen können das Bild einer ischämischen Herzerkrankung hervorrufen. Dieses Kapitel befaßt sich mit der Koronarsklerose und ihren myokardialen Komplikationen.

7.2
Allgemeine Beschreibung

7.2.1
Epidemiologie

Man schätzt, daß ungefähr 43 Millionen Amerikaner (19% der Gesamtbevölkerung) mindestens eine kardiovaskuläre Erkrankung aufweisen; 35 Millionen leiden an Hypertonie, 4,2 Millionen an koronarer Herzkrankheit, 1,5 Millionen an rheumatischen Herzerkrankungen und 1,9 Millionen an einer Apoplexie (12). Die durch kardiovaskuläre Erkrankungen bedingte Mortalität sinkt seit 1950 ständig. Innerhalb der letzten 20 Jahre sind die Todesfälle durch kardiovaskuläre Erkrankungen um 37% zurückgegangen (12). 1979 waren kardiovaskuläre Erkrankungen Ursache von über 50% aller Todesfälle in den Vereinigten Staaten. Zur Zeit entwickelt jeder dritte Mann und jede zehnte Frau vor Vollendung des 60. Lebensjahres eine manifeste koronare Herzkrankheit. Sie ist noch immer die häufigste Todesursache bei Männern über 40 und Frauen über 50 Jahren. Mehr als 552.000 Amerikaner sterben jährlich an Herzanfällen (12). Myokardinfarkt und plötzlicher Herztod verursachen etwa 33% der Todesfälle von Personen im Alter von über 35 Jahren.

Obwohl die Inzidenz der koronaren Herzkrankheit während der letzten 30 Jahre ständig zugenommen hat, scheint diese Entwicklung ihren Gipfel überschritten zu haben und jetzt rückläufig zu sein (10,12). Inzidenz und Schweregrad der Erkrankung nehmen mit dem Lebensalter zu. Im Verlauf der Erkrankung tritt zunächst eine Arteriosklerose der Koronararterien mit Fettstreifen in den Gefäßwänden auf (7,8). Nahezu alle Amerikaner im Alter von über 25 Jahren weisen eine solche Verfettung im Bereich der Koronararterien auf. Ab dem 40. Lebensjahr werden in den USA bei 80% der Männer und 65% der Frauen fibröse Plaques gefunden (7,17,22).

Bei Autopsien von im Koreakrieg gefallenen amerikanischen Soldaten zeigte sich, daß bei 15% eine deutliche Schädigung der Koronararterien vorlag. Das Durchschnittsalter in dieser Untersuchung betrug 22,1 Jahre. Autopsien von Soldaten, die während des Vietnamkrieges im Kampf gefallen waren, führten zu dem Ergebnis, daß 45% eine deutliche Schädigung der Koronararterien aufwiesen. Auch in dieser Studie lag das Durchschnittsalter bei 22,1 Jahren. Die Ergebnisse dieser beiden Studien lassen deutlich erkennen, daß innerhalb einer Zeitspanne von 20 Jahren die Inzidenz der symptomlosen arteriosklerotischen Schädigungen der Koronararterien bei jungen Amerikanern erheblich gestiegen war (22).

Im Rahmen von Studien an autopsierten Patienten in den Vereinigten Staaten zeigte sich, daß bei etwas weniger als 20% der Patienten im Alter zwischen 30 und 39 Jahren ein über 50%iger Verschluß mindestens einer Koronararterie nachweisbar war. In der Altersgruppe zwischen 40 und 49 Jahren stieg der Anteil dieser Patienten bereits auf über 40% an (5,7,17,22). Die Framingham-Studie (5) ergab, daß 8% der Männer zwischen 30 und 44 Jahren und 18% der Männer zwischen 55 und 62 Jahren an koronarer Herzkrankheit litten. Diese Daten vermitteln einen Eindruck von der Inzidenz der Koronarsklerose und der Prävalenz der koronaren Herzerkrankung bei amerikanischen Männern und – in eingeschränktem Umfang – Frauen.

7.2.2 Ätiologie

Die Ursache der Koronarsklerose ist bis heute nicht bekannt. Es bestehen jedoch anscheinend Beziehungen zu einer Reihe von Hauptrisikofaktoren, Nebenrisikofaktoren und weiteren vermuteten Risikofaktoren (7).

Als Hauptrisikofaktoren werden am häufigsten Alter, Geschlecht, familiäre Vorbelastung, Serumlipidspiegel, Ernährungsgewohnheiten, Hypertonie, Zigarettenkonsum und verminderte Glukosetoleranz erwähnt.

Die Inzidenz der koronaren Herzkrankheit steigt mit dem Lebensalter. Dies ist jedoch wahrscheinlich keine direkte Auswirkung des Lebensalters, sondern auf das entsprechend längere Bestehen anderer Risikofaktoren zurückzuführen.

Männer neigen deutlich stärker zur klinischen Manifestation der Koronarsklerose als Frauen im gebärfähigen Alter. In der Altersgruppe zwischen 35 und 44 Jahren liegt das Risiko für Männer um den Faktor 5,2 höher als für Frauen (24). Myokardinfarkt und plötzlicher Herztod werden bei Frauen vor der Menopause selten beobachtet (10). Nach der Menopause reduziert sich dieser Unterschied zwischen den Geschlechtern sehr bald; in der Altersgruppe zwischen 65 und 74 Jahren liegt das Risiko für Männer nur noch um den Faktor 2,3 höher als für Frauen (24). Der Häufigkeitsunterschied der koronaren Herzkrankheit zwischen den Geschlechtern ist bei Weißen stärker ausgeprägt als bei Farbigen.

Neuere Untersuchungen in dieser Richtung haben bestätigt, daß Menschen, bei deren Eltern oder Blutsverwandten vor dem 50. Lebensjahr koronare Herzkrankheit auftrat, gegenüber Personen ohne eine solche Familienanamnese mit einem deutlich erhöhten Risiko einer frühzeitigen Erkrankung belastet sind. Der Risikofaktor kann bis zu 5:1 betragen (8).

Die Erhöhung der Lipidkonzentration im Serum ist als Risikofaktor bekannt. Eine Erhöhung des Cholesterinspiegels auf Werte von über 300 mg/100 ml steigert das Risiko, eine koronare Herzerkrankung zu entwickeln, gegenüber Personen mit einer Cholesterinkonzentration im Serum von unter 200 mg/100 ml um den Faktor vier. Erniedrigte LDL-Cholesterinwerte (low density lipoproteins) bringen das höchste Risiko einer Arteriosklerose mit sich. Eine erhöhte Konzentration von HDL-Cholesterin (high density lipoproteins) senkt nachweislich das Risiko einer koronaren Herzkrankheit. Auch erhöhte Triglyzerid- und Beta-Lipoproteinspiegel wurden als Risikofaktoren nachgewiesen (2,6,7,8,11).

Eine Ernährung, die reich an Gesamtkalorien, gesättigten Fetten, Cholesterin, Zucker sowie Salzen ist, erhöht ebenfalls das Risiko.

Die Hypertonie hat sich als einer der wichtigsten Risikofaktoren der koronaren Herzkrankheit erwiesen. Aus den Ergebnissen der Framingham-Studie (5) geht hervor, daß eine signifikante Korrelation zwischen erhöhten Blutdruckwerten (über 140/90 mmHg) und dem Auftreten von Angina pectoris, Myokardinfarkten sowie Todesfällen infolge von Herzerkrankungen besteht. Die Häufigkeit des plötzlichen Herztodes bei Männern korrelierte lediglich mit erhöhten systolischen Blutdruckwerten, während bei Frauen kein Zusammenhang zwischen der Häufigkeit des plötzlichen Herztodes und dem Vorliegen erhöhter Blutdruckwerte nachgewiesen werden konnte. Dies deutet darauf hin, daß die Hypertonie in erster Linie die Häufigkeit der Entwicklung einer Koronarsklerose beeinflußt, aber nicht als primäre Ursache der Erkrankung zu betrachten ist.

Zigarettenraucher erkranken und sterben 2- bis 6mal so häufig an koronarer Herzkrankheit wie Nichtraucher. Der Anstieg des Risikos scheint der Menge des täglichen Zigarettenkonsums proportional zu sein. In einer Fünfjahresstudie an 4.165 Rauchern mit koronarer Herzkrankheit zeigte sich, daß die Mortalität abnahm, wenn die Patienten das Rauchen aufgaben. Die Mortalität betrug bei den 2.675 Patienten, die weiterhin rauchten, 22% und reduzierte sich demgegenüber bei jenen 1.490 Patienten, die das Rauchen einstellten, auf 15% (23). Pfeifen- oder Zigarrenrauchen beeinflußt das Erkrankungsrisiko nur geringfügig (2,3,8).

Bei Patienten mit Diabetes mellitus wurden gegenüber Nicht-Diabetikern eine erhöhte Inzidenz der koronaren Herzkrankheit, ausgedehntere arteriosklerotische Läsionen und eine frühzeitigere Entwicklung derartiger Zustände gefunden.

Weitere Risikofaktoren von geringerer Bedeutung sind Übergewicht, sitzende Lebensweise, Persönlichkeitstyp und psychosoziale Spannungen.

Allem Anschein nach ist für die Entwicklung einer Koronarsklerose nicht ein einzelner Risikofaktor verantwortlich, sondern es handelt sich vielmehr um ein multifaktorielles Geschehen. Darüber hinaus deutet alles darauf hin, daß die Veränderung beeinflußbarer Risikofaktoren, wozu Rauchen, Hypertonie, Cholesterinspiegel und Diabetes mellitus zu zählen sind, die klinischen Auswirkungen der Koronarsklerose reduziert bzw. beeinflußt. So konnte in der Osloer Herzstudie, dem Versuch der Lipid Research Clinic zur Primärprävention der koronaren Herzkrankheit und drei kleineren Untersuchungen, die sich mit der Rolle der Lipoproteine beim Fortschreiten der Koronarsklerose beschäftigten, gezeigt werden, daß die Senkung des Serum-Cholesterinspiegels um 1% zu einer Reduktion der klinischen Ereignisse um 2% führt (13,15).

7.2.3 Pathophysiologie und Komplikationen

Die koronare Arteriosklerose beginnt wahrscheinlich mit einer Anhäufung lipidbeladener Makrophagen in der Gefäßintima. Es tritt dann eine fibröse Reaktion auf die Lipide ein, was zu einer Verdickung der Intima führt. In der Folge gehen die lipidbeladenen Makrophagen unter und setzen somit weiteres Lipidmaterial in den extrazellulären Räumen der Intima frei. Dieses Material kristallisiert aus und wird kalzifiziert, was eine zusätzliche fibröse Reaktion des umgebenden Gewebes als Versuch der bindegewebigen Abkapselung der Lipidmassen zur Folge hat. Mit der Zunahme der Intimadicke verengt sich das Gefäßlumen. Dabei

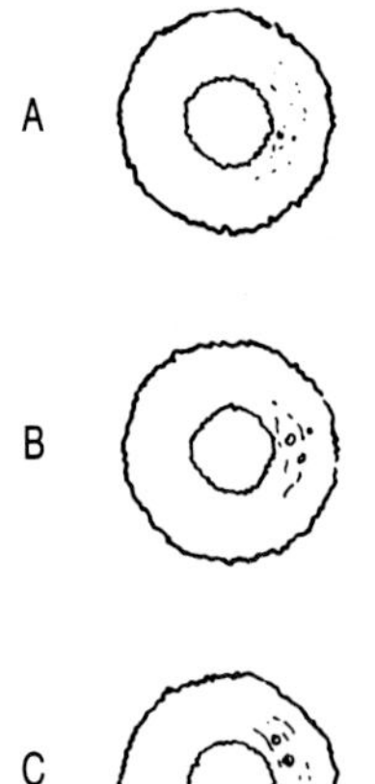

Abbildung 7–1:
Pathophysiologischer Ablauf der koronaren Herzkrankheit. **A:** Lipidbeladene Makrophagen in der Gefäßintima; **B:** Fibröse Gewebsreaktion der Intima; **C:** Untergang der Makrophagen unter Freisetzung weiterer Lipide in der Gefäßwand; **D:** Verstärkte fibröse Bindegewebsreaktion mit Verengung des Gefäßlumens als Antwort auf die Lipidfreisetzung; **E:** Kalzifizierende Plaques in der Gefäßwand; **F:** Zerstörung des Endothels und Entwicklung von Thromben, die zur Blockierung der Koronardurchblutung führen können.

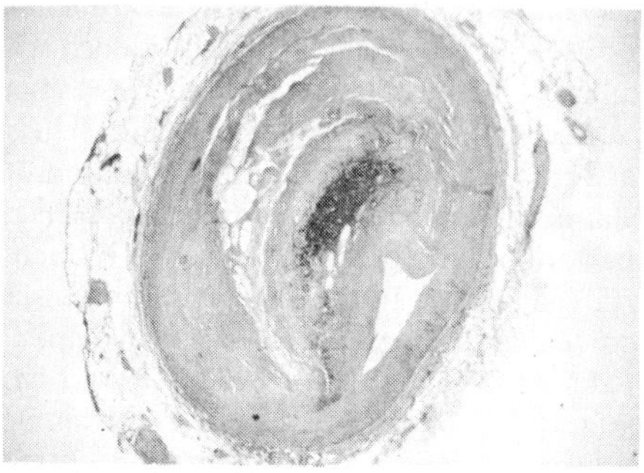

Abbildung 7–2:
Histologisches Präparat eines Querschnitts durch eine Koronararterie, deren Lumen infolge koronarer Herzkrankheit teilweise verlegt ist. (Sammlung W. O'Conner, M.D., Lexington, Ky.)

kann sich eine Atrophie der inneren Gefäßwandanteile entwickeln (Abb. 7–1 und 7–2).

Die ausgeprägtesten Veränderungen sind in den meisten Fällen im Bereich von Arterienverzweigungen zu finden. Diese Beobachtung unterstützt die Vermutung, daß mechanische Faktoren die Entwicklung arteriosklerotischer Veränderungen stimulieren.

Neuere Forschungsergebnisse haben zu einem besseren Verständnis der zellulären und geweblichen Wechselwirkungen nach einer direkten oder indirekten Schädigung der Endothelzellen der erkrankten Arterien geführt. Abbildung 7–3 zeigt eine modifizierte Schädigungs-Reaktions-Hypothese der Atherogenese. Sie geht davon aus, daß mindestens zwei Prozesse zu proliferativen Veränderungen der intimalen glatten Muskelzellen führen können. Einer dieser Prozesse, der bei der Hypercholesterinämie nachgewiesen wurde, umfaßt eine Interaktion von Monozyten, Endothelien und Thrombozyten und führt zur Proliferation glatter Muskelzellen und zur Bildung fibröser Plaques. Der zweite Prozeß beginnt mit einer Stimulation des Endothels, das Wachstumsfaktoren freisetzen kann, die eine Migration und Proliferation glatter Muskelzellen sowie die Freisetzung eines Wachstumsfaktors ähnlich dem der Thrombozyten bewirken. Dies führt zur Bildung fibröser Plaques. Man nimmt an, daß dieser zweite Prozeß bei Diabetes mellitus, Hypertonie, Zigarettenrauchen und anderen Faktoren, die mit einer erhöhten Inzidenz arteriosklerotischer Veränderungen einhergehen, eine wichtige Rolle spielt (19; Abb. 7–3).

In Abhängigkeit von Lokalisation und Ausmaß der Veränderungen wird das Gefäßlumen konzentrisch oder exzentrisch verengt. Auf der Endothelfläche über der sich entwickelnden Läsion können sich Mikrothromben bilden, die eine Thrombosierung und damit den vollständigen Gefäßverschluß oder Embolien zur Folge haben können.

Zu den intraarteriellen Komplikationen der Koronarsklerose gehören Lumenverengung, intramurale Blutungen, Thrombosierung, Embolisierung und Aneurysmen (Abb. 7–4). Intramurale Blutungen treten als Folge der Intimaschwächung auf und können zur Thrombosierung führen. Sie wirken außerdem irritierend auf das umgebende Gewebe und können daher reflektorische Spasmen in Kollateralgefäßen auslösen.

Koronarthrombosen werden meist in Arterienabschnitten mit fortgeschrittenen arteriosklerotischen Veränderungen gefunden. Sobald sich ein

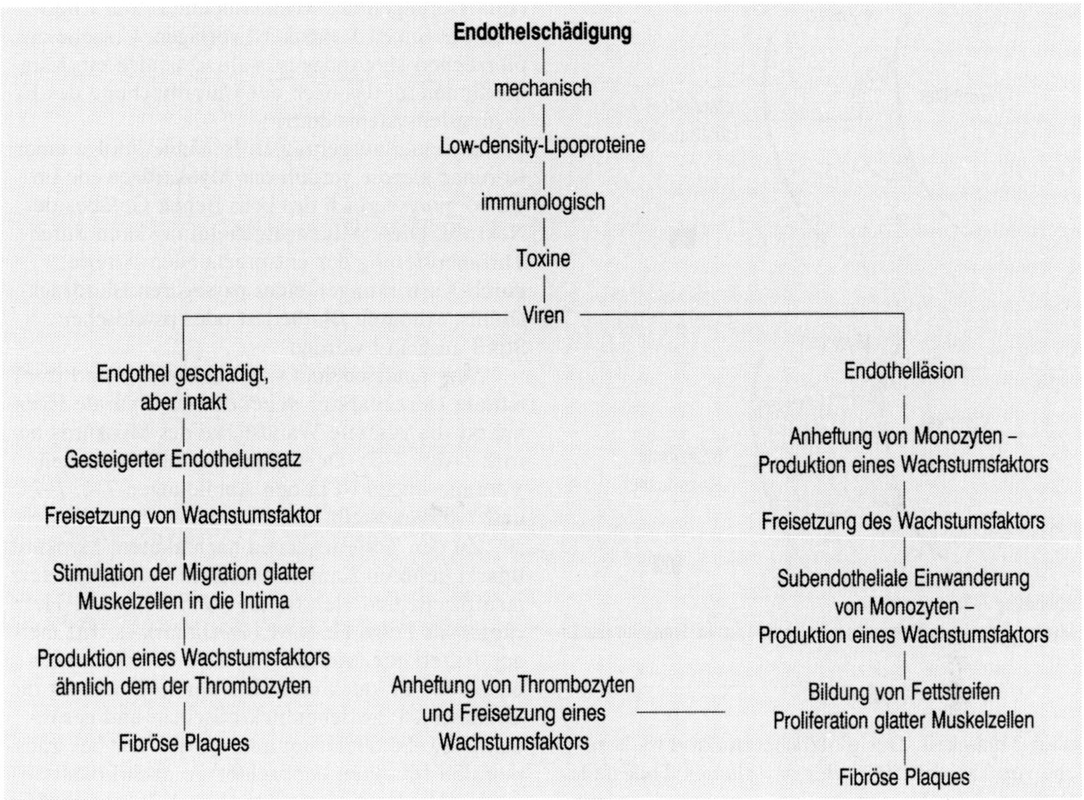

Abbildung 7–3:
Pathogenese der Arteriosklerose: modifizierte Schädigungs-Reaktions-Hypothese. Nach (18).

Thrombus gebildet hat, kann er abgekapselt werden und die bindegewebige Organisation und Rekanalisierung beginnen.

Die Verengung des Lumens einer Koronararterie kann zu einer Minderdurchblutung in einem Abschnitt des Herzmuskels mit resultierender Ischämie führen. Eine Ischämie des Myokards manifestiert sich klinisch als anfallsweiser Schmerz (Angina pectoris), anhaltender Schmerz (Myokardinfarkt) oder als plötzlicher Herztod.

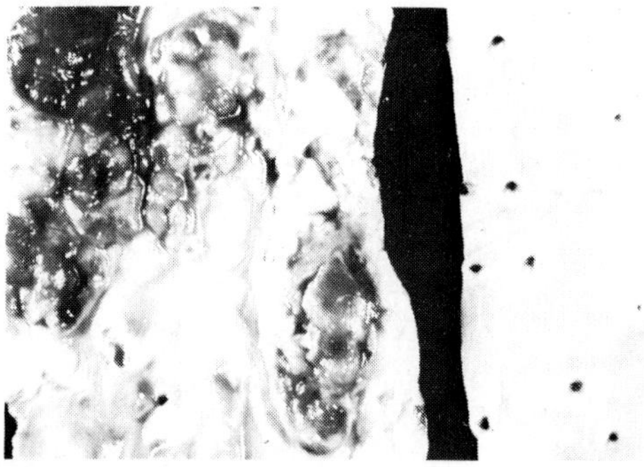

Abbildung 7–4:
Sektionspräparat. Links atherosklerotische Veränderungen der Aortenwand, rechts unveränderte Aorta. (Sammlung W. O'Conner, M.D., Lexington, Ky.)

Angina-pectoris-Anfälle sind in den meisten Fällen eine Manifestation der koronaren Herzkrankheit. Sie können jedoch auch bei Patienten mit Hypertonie, Herzklappenschäden oder Anämien vorkommen. Beim Vorliegen einer Koronarsklerose treten häufiger kurze Anfälle von pektanginösen Beschwerden auf, wenn gleichzeitig eine Hypertonie besteht. Bei einer Untersuchung an 177 Patienten, die an anfallsweisen Schmerzen im Thoraxbereich litten, wiesen nur 16% eine isolierte Koronarsklerose auf. Die meisten Patienten hatten eine Kombination von Koronarsklerose und Hypertonie und/oder Herzklappenschäden.

Der plötzliche Herztod ohne nachweisbaren akuten Myokardinfarkt ist die häufigste Einzelursache von Todesfällen durch Koronarsklerose. In 90% der Fälle von plötzlichem Herztod wird eine kardiale Vorerkrankung gefunden. Wenn der Tod innerhalb einer Stunde nach dem Einsetzen der ersten Symptome eintritt, liegt diese Quote nahe 100%. Die Prodromalsymptome, die dem plötzlichen Herztod in den meisten Fällen vorausgehen, sind Schmerzen im Thorax, Husten, Atemnot, Ohnmachtsanfälle, Schwindel, Herzklopfen und/

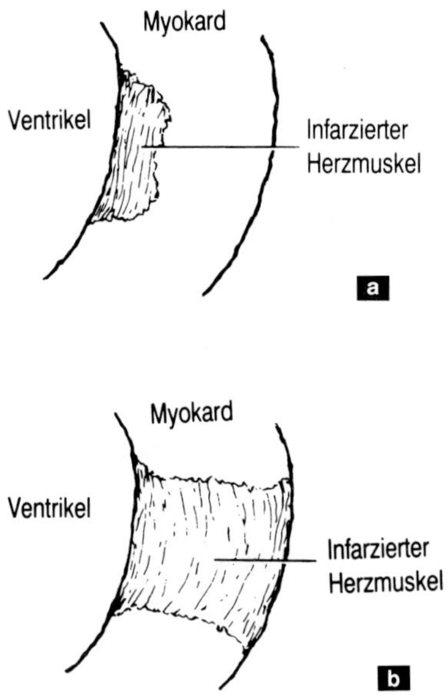

Abbildung 7–5:
Myokardinfarkt. **a:** Subendokardialer Infarkt; **b:** Transmuraler Infarkt.

oder Müdigkeit. Der plötzliche Herztod ist Ursache von 15% bis 30% aller natürlichen Todesfälle. Pathologische Untersuchungen von Patienten, die außerhalb einer Klinik dem plötzlichen Herztod erlegen waren, zeigten, daß zwar nur selten ein akuter Koronarverschluß oder ein frischer Myokardinfarkt nachweisbar waren, jedoch häufig Zeichen einer alten subendokardialen Infarzierung (Infarzierungen des Myokards unter dem Endokard des linken Ventrikels) vorlagen. Ursache des plötzlichen Herztodes ist wahrscheinlich ein Kammerflimmern, das nach der Unterbrechung des Erregungsleitsystems eintritt.

Bei einer ausgeprägten Ischämie infolge einer Koronarsklerose verfällt das Myokardgewebe im Versorgungsbereich des betroffenen Gefäßes der Nekrose. Diese Minderdurchblutung kann durch Thrombosierung der entsprechenden Arterie, durch Auswirkungen eines passageren Blutdruckabfalls, erhöhten Blutbedarf oder psychischen Streß ausgelöst werden.

Man unterscheidet subendokardiale und transmurale Herzinfarkte, wobei der transmurale Herzinfarkt die gesamte Wandstärke des Myokards betrifft (Abb. 7–5). Der Ablauf der histologischen Veränderungen ist in den Abbildungen 7–6, 7–7 und 7–8 dargestellt.

Zu den Todesursachen nach akutem Myokardinfarkt gehören Kammerflimmern, Asystolie, Herzinsuffizienz und Herzruptur (Abb. 7–9). Die Herzruptur als Folge eines Myokardinfarktes tritt meist am dritten oder vierten Tag nach dem Infarktereignis ein. Prädilektionsstelle der Rupturen ist die Grenzschicht zwischen nekrotischem und gesundem Gewebe. Herzrupturen werden nur bei transmuralen Infarkten beobachtet. Je nach Lokalisation des Myokardinfarktes sind auch Rupturen des Ventrikelseptums und Abrisse der Papillarmuskeln möglich.

Auch thromboembolische Komplikationen führen häufig zum Tode. Die Emboli können aus dem linken Ventrikel oder aus Venen des Körperkreis-

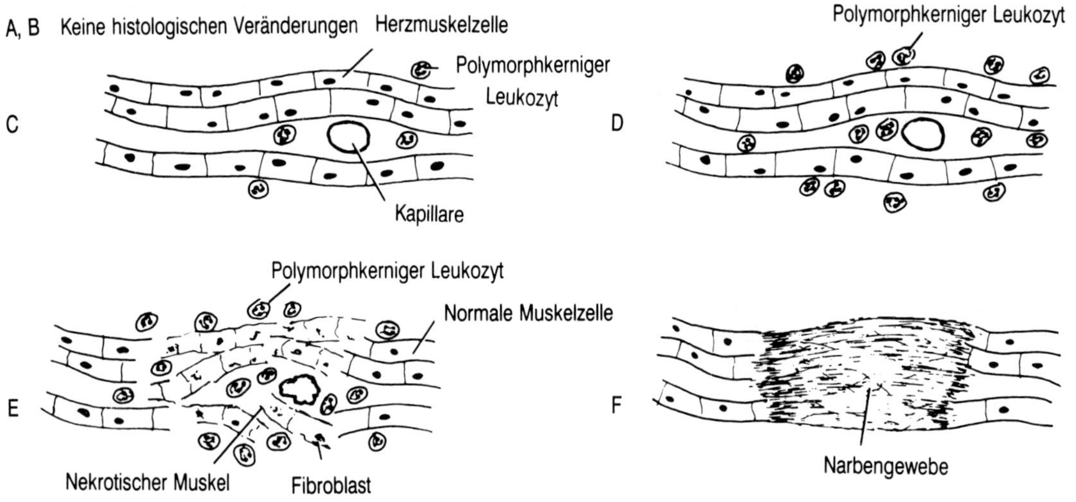

Abbildung 7–6:
Gewebsveränderungen beim Myokardinfarkt (ungefähre Zeitangaben). **A:** 1–11 Stunden – keine histologischen Veränderungen; **B:** 12 Stunden – Eosinophilie der Myokardfasern; **C:** 18 Stunden – Beginnende Verklumpung des Zytoplasmas, Kapillardilatation und Infiltration mit polymorphkernigen Leukozyten; **D:** 24 Stunden – Randwall aus Leukozyten; **E:** 72 Stunden – Abbau von nekrotischem Gewebe und beginnende Narbenbildung; **F:** 3 Wochen – vollständige Vernarbung.

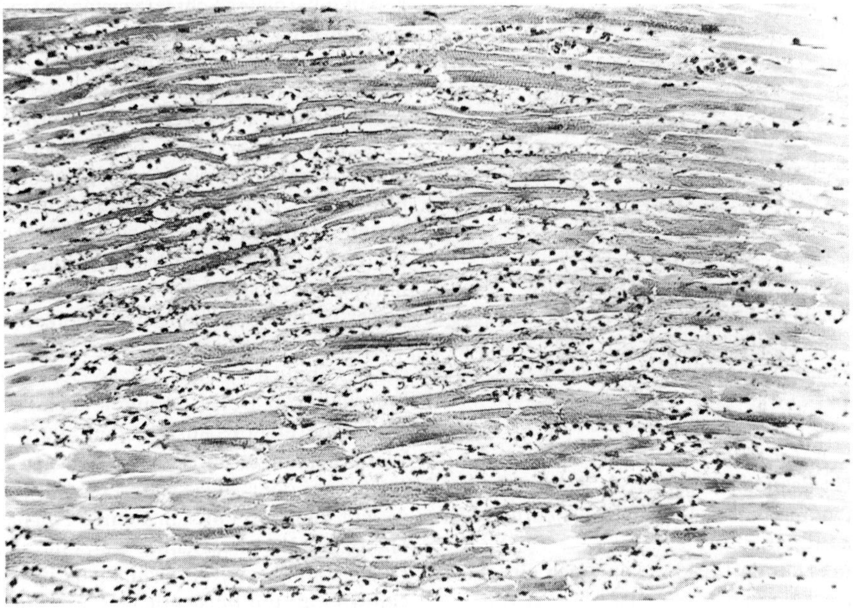

Abbildung 7–7:
Histologisches Bild eines 24 bis 48 Stunden alten Myokardinfarktes. (Sammlung Jesse E. Edwards, M.D., St. Paul, Minn.)

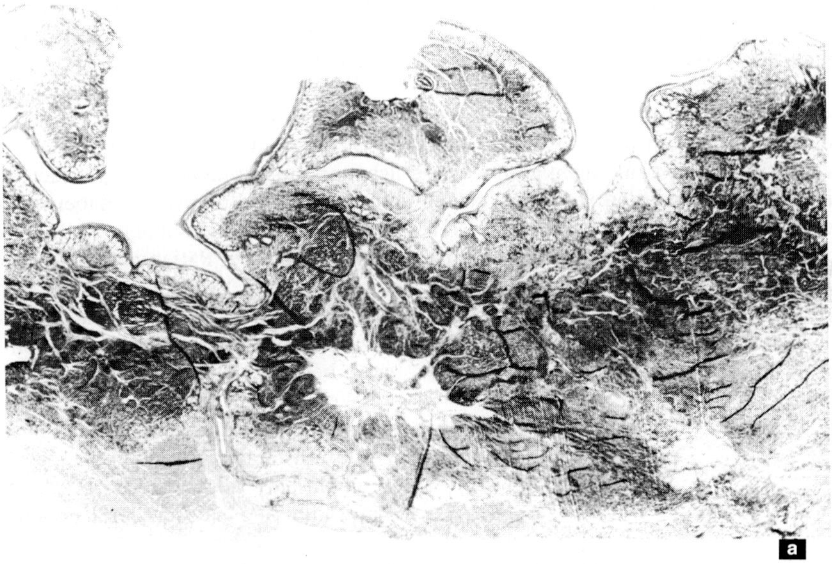

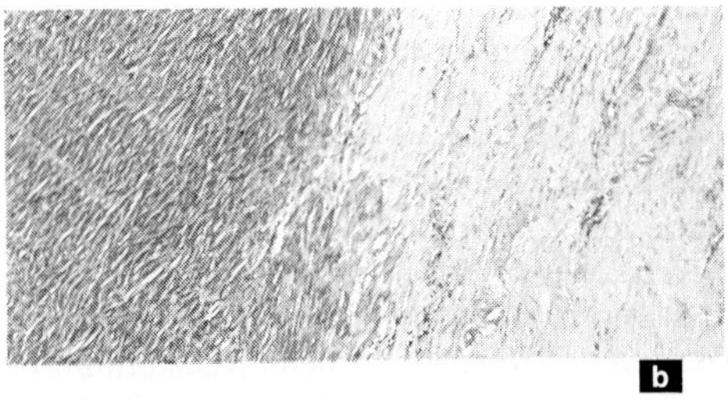

Abbildung 7–8:
a: Gesamtansicht eines histologischen Schnittes durch einen ausgeheilten Myokardinfarkt. (Sammlung Jesse E. Edwards, M.D., St. Paul, Minn.)
b: Histologisches Bild eines ausgeheilten Myokardinfarktes (1 Monat). (Sammlung W. O'Conner, M.D., Lexington, Ky.)

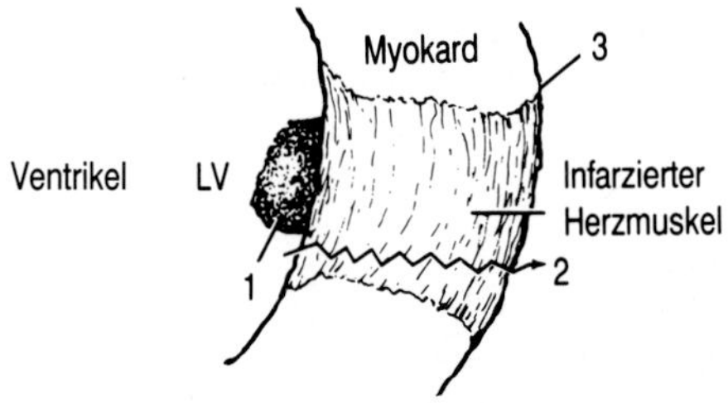

Abbildung 7–9:
Komplikationen eines transmuralen Myokardinfarktes.
1: Thromben können zur Embolisierung in Gehirn, Koronararterien oder Mesenterialarterien führen; **2:** Herzruptur; **3:** Perikarditis und eventuell resultierende Herzbeuteltamponade.

laufs stammen. Im Falle von Emboli, die sich von einem Infarkt des linken Ventrikels lösen, können Schädigungen an Gehirn, Koronararterien und Mesenterialarterien auftreten.

Über transmurale Infarkte kann sich eine Perikarditis entwickeln, die aber meist nur von vorübergehender Bedeutung ist. Falls jedoch während einer fibrinösen Perikarditis als Folgekrankheit eines transmuralen Myokardinfarktes zusätzlich noch ein Hämatoperikard auftritt, kann daraus eine Herzbeuteltamponade und damit ein letaler Ausgang resultieren.

Die Prognose bei ausgeheilten Myokardinfarkten ist unterschiedlich. In einer Studie an 329 Patienten, bei denen bei der Autopsie ein ausgeheilter Myokardinfarkt festgestellt wurde, war etwa ein Drittel an nichtkardialen Erkrankungen gestorben. Bei den übrigen Patienten wurden kardiovaskuläre Erkrankungen als Todesursache gefunden (7). Von den Patienten, die an kardiovaskulären Erkrankungen gestorben waren, erlagen 38% ohne akuten Reinfarkt dem plötzlichen Herztod, 27% einer Herzinsuffizienz und 34% den Folgen eines akuten Myokardinfarktes.

7.3 Klinik

7.3.1 Symptomatik

Schmerzen sind ein wesentliches Symptom der koronaren Herzkrankheit. Es können kurze Schmerzattacken infolge einer temporären Ischämie des Myokards wie bei der Angina pectoris oder anhaltende Schmerzzustände wie beim Myokardinfarkt auftreten. Ischämische Schmerzen des Myokards sind Folge einer Diskrepanz zwischen Sauerstoffangebot und Sauerstoffbedarf im Herzmuskelgewebe. Arteriosklerotische Verengungen der Koronararterien sind die häufigste Ursache solcher Zustände. Bei einer ausgeprägten Diskrepanz kann die betroffene Partie des Myokards nekrotisch werden. Mechanismus und beteiligte Faktoren bei der Entstehung kardialer Schmerzzustände sind noch nicht in allen Einzelheiten bekannt.

Kurzdauernde, ischämiebedingte myokardiale Schmerzanfälle werden überwiegend als ein schmerzendes, schweres Gefühl von Druck oder Enge in der Thoraxmitte beschrieben. Die Beschwerden erstrecken sich über ein etwa faustgroßes Gebiet. Häufig strahlen die Schmerzen in den linken oder rechten Arm, zum Hals, zum Unterkiefer, zum Gaumen oder bis zur Zunge aus. In seltenen Fällen verspürt der Patient lediglich in einem dieser peripheren Gebiete Schmerzen, während der Thorax schmerzfrei bleibt. Die Schmerzen sind für gewöhnlich nur von kurzer Dauer und lassen innerhalb von 1 bis 3 Minuten nach Fortfall oder Verminderung des auslösenden Stimulus nach. Wenn pektanginöse Beschwerden neu auftreten, zunehmen oder auch schon in Ruhe auftreten, spricht man von einer instabilen Angina pectoris. Demgegenüber bezeichnet man eine Angina pectoris als stabil, wenn die Schmerzen über einen längeren Zeitraum hinsichtlich Häufigkeit und Intensität konstant bleiben.

Wenn kurze, durch Ischämie des Myokards ausgelöste Schmerzattacken regelmäßig nach einem konstanten Muster auftreten, ist die Prognose relativ gut. Die Prognose einer instabilen Angina pectoris ist jedoch schlecht, da sie häufig die Vorstufe eines Myokardinfarktes darstellt.

Eine Sonderform der Angina pectoris stellt die Prinzmetal-Angina dar, die bei körperlicher Ruhe auftritt und auf Koronarspasmen bei unterschiedlich stark ausgeprägter Koronarsklerose zurückzuführen ist. Die Prognose ist dabei vom Grad der Koronarschädigung abhängig (24). Es wurde nachgewiesen, daß bei Patienten mit Koronarspasmen morphologische Veränderungen im Bereich der Spasmen vorliegen (20). Angina pectoris wurde jedoch auch bei Patienten mit normalen Koronararterien beobachtet (24).

Wenn sich bei bestehender Koronarsklerose aufgrund einer Myokardischämie anhaltende Schmerzzustände entwickeln, handelt es sich in der Mehrzahl der Fälle um einen Myokardinfarkt. Objektive klinische Zeichen eines Infarktes liegen dabei nicht immer vor. Die bei einem Myokardinfarkt auftretenden Schmerzen entsprechen in ihrer Charakteristik den Schmerzen bei Angina pectoris, sind jedoch intensiver und halten 30 bis 60 Minuten oder länger an. Die Lokalisation und die Gebiete der Ausstrahlung sind identisch mit denen einer Schmerzattacke bei temporärer myokardialer Ischämie. Das Einstellen körperlicher Aktivität und die Verabreichung von Vasodilatatoren führen beim Myokardinfarkt nicht zum Nachlassen der Schmerzen. Tiefes Durchatmen bewirkt bei keiner der beiden Formen von durch Myokardischämie ausgelösten Schmerzzuständen eine Verschlimmerung.

Differentialdiagnostisch müssen bei Schmerzen im Thoraxbereich die akute Aortendissektion, die akute Perikarditis, die Lungenembolie und Angstzustände berücksichtigt werden. Eine akute Aortendissektion hat schwere, über Stunden anhaltende Schmerzen im vorderen Thoraxbereich zur Folge, die oft initial am intensivsten sind. Die Schmerzen können zum Rücken hin ausstrahlen und verstärken sich bei tiefem Durchatmen nicht.

Eine akute Perikarditis führt zu stechenden Schmerzen, die meist in der Perikardialregion lokalisiert sind und durch tiefes Durchatmen verschlimmert werden. Ihr Auftreten und ihre Intensität sind unabhängig von körperlicher Anstrengung.

Kleinere Lungenembolien verursachen meist keine Schmerzen. Die Schmerzen bei größeren Embolien können denen bei einem Myokardinfarkt sehr ähneln. Das Vorliegen einer schweren akuten Dyspnoe kann der einzige Hinweis auf eine Lungenembolie als Schmerzursache sein.

Angst ist die häufigste Ursache von Schmerzen im Brustraum. Die dabei auftretenden Beschwerden können sich als kurze Serie von „Stichen" oder als anhaltender dumpfer Schmerz äußern. Die Schmerzen strahlen selten aus, werden nicht durch körperliche Anstrengung ausgelöst, verändern sich beim Atmen nicht und treten meistens in Verbindung mit anderen Zeichen von Angst, wie etwa tiefem Seufzen, Müdigkeit und Hyperventilation auf.

Bei Patienten mit koronarer Herzkrankheit kann Herzklopfen auftreten. Der Rhythmus kann regelmäßig oder unregelmäßig sein. Die Beschwerden (unangenehmes Empfinden des Herzschlages) stehen nicht in direkter Relation zum Schweregrad der Herzerkrankung.

Synkopen, d.h. Anfälle von kurzdauerndem Bewußtseinsverlust infolge zerebraler Minderdurchblutung, können bei Patienten mit koronarer Herzkrankheit auftreten.

Wenn sich als Komplikation der koronaren Herzkrankheit eine Herzinsuffizienz entwickelt, können als Symptome Dyspnoe, Orthopnoe, nächtliche paroxysmale Dyspnoe, Ödeme, Hämoptysis, Müdigkeit, Schwäche und Zyanose beobachtet werden. Schwäche und Müdigkeit können auch bereits im Frühstadium der Erkrankung, also noch vor der Manifestation einer Herzinsuffizienz, auftreten (Kapitel 8).

Die wenigen klinischen Symptome im Frühstadium der koronaren Herzkrankheit sind häufig eher Ausdruck der Besorgnis des Patienten über gelegentlich auftretende kurzdauernde Herzbeschwerden als direkte Auswirkungen des zugrundeliegenden Krankheitsgeschehens. Dabei kann die Haut feucht und blaß sein. Gewichtsverlust und unregelmäßiger Puls werden beobachtet.

Bei fortgeschrittener koronarer Herzkrankheit sind die Symptome meistens einer vorliegenden Herzinsuffizienz zuzuordnen. Dabei können sich Halsvenenstauungen, periphere Ödeme, Zyanose, Aszites und Lebervergrößerung entwickeln.

7.3.2 Laborbefunde

Mit Hilfe der Koronarangiographie kann eine Koronarsklerose bereits diagnostiziert werden, bevor sich eine koronare Herzkrankheit entwickelt hat. Ebenso können Veränderungen im EKG-Befund bereits vor dem Auftreten klinischer Symptome der koronaren Herzkrankheit gefunden werden. Immer häufiger wird in der Diagnostik der koronaren Herzkrankheit das Belastungs-EKG eingesetzt. Bei diesem Verfahren wird eine Erkrankung mit einer Treffsicherheit von 60% bis 70% erkannt, jedoch ist mit einer Quote von etwa 10% falsch-positiven Ergebnissen, hauptsächlich bei jüngeren Patienten, zu rechnen (24).

Zur Beurteilung von Patienten mit Verdacht auf koronare Herzkrankheit wird eine Reihe neuer Techniken eingesetzt. Dazu gehören die Echokardiographie, die Myokardszintigraphie mit Thallium-201 oder Technetium-99m-Zinn-Pyrophosphat, die Szintigraphie mit Indium-111-markierten Thrombozyten und die Bestimmung von Prostaglandinen, z.B. des Thromboxan-A_2 und des Prostazyklins (4,18,25; Tab. 7–1). Die Elektrokardiographie ist eine wichtige Hilfe in der Diagnostik des akuten Myokardinfarktes. Das EKG ist von großem diagnostischem Wert bei der Diagnostik von Infarkten, die ausgedehnt, transmural und anteroseptal lokalisiert sind und wenn die Reizleitung intakt ist. Besondere Schwierigkeiten bei der EKG-Diagnostik treten auf, wenn der Infarktbereich klein, subendokardial und linkslateral lokali-

Tabelle 7–1:
Diagnostische Verfahren bei koronarer Herzkrankheit

Angina pectoris
- EKG
- Belastungs-EKG
- Thallium-201-Perfusionsszintigramm
- Echokardiographie
- Koronarangiographie

Myokardinfarkt
- EKG
- Serum-Enzymbestimmung (AST [SGOT], CPK, LDH)
- Technetium-99m-Zinn-Pyrophosphat-Szintigraphie
- Echokardiographie

Experimentelle Verfahren
- Szintigraphie mit Indium-111-markierten Thrombozyten
- Prostaglandinbestimmung
- Isotopenmarkierte myosinspezifische Antikörper
- Positronen-Emissions-Tomographie

Tabelle 7-2:
Labortests zur Bestimmung von Serum-Enzymspiegeln für die Beurteilung der Myokardschädigung*

Enzym	Titeranstieg	Spitzenwert	Normalisierung
AST (SGOT)	6–12 h**	24–48 h	4– 7 d
CPK	6– 8 h	24 h	3– 4 d
LDH***	24–48 h	3– 6 d	8–14 d

* Die Ergebnisse dieser Tests sind nicht spezifisch für den Myokardinfarkt und müssen daher unter Berücksichtigung des klinischen Bildes interpretiert werden.
** Der Anstieg steht in direkter Beziehung zur Infarktgröße.
*** Nicht so zuverlässig wie AST

siert ist und wenn ein Linksschenkelblock vorliegt. Mit Hilfe des EKG können auch alte Myokardinfarkte diagnostiziert werden.

Die Bestimmung einiger Serumenzyme ist ein wichtiges Hilfsmittel bei der Diagnose eines Myokardinfarktes und der Beurteilung der Infarktgröße. Diese Methode kann jedoch nicht als spezifisches diagnostisches Verfahren bei Myokardinfarkten bezeichnet werden, da aus jedem geschädigten oder nekrotischen Gewebe viele der Enzyme freigesetzt werden, die auch bei einem Myokardinfarkt in die Blutbahn gelangen. Die Ergebnisse von Enzymbestimmungen müssen daher vor dem Hintergrund des allgemeinen klinischen Bildes betrachtet werden, um für die Diagnose aussagekräftig zu sein.

Die in diesem Zusammenhang wichtigsten Enzymbestimmungen sind Aspartat-Aminotransferase (AST; früher: Serum-Glutamat-Oxalazetat-Transaminase: SGOT), Kreatin-Phosphokinase (CPK) und Laktat-Dehydrogenase (LDH) (7,8,17). Der AST-Spiegel steigt etwa 6 bis 12 Stunden nach dem Infarkt an. Er erreicht seinen höchsten Wert nach etwa 24 bis 48 Stunden und sinkt nach 4 bis 7 Tagen wieder auf normale Werte ab. Der AST-Anstieg ist direkt von der Größe des Myokardinfarktes abhängig. Der CPK-Spiegel beginnt 6 bis 8 Stunden nach dem Infarktereignis anzusteigen. Der Gipfel wird nach ungefähr 24 Stunden erreicht, und eine Normalisierung tritt nach 3 bis 4 Tagen ein. Ein Anstieg der LDH ist etwa 24 bis 48 Stunden nach dem Infarkt zu beobachten, wobei der Spitzenwert nach 3 bis 6 Tagen beobachtet wird. Nach etwa 8 bis 14 Tagen hat sich der LDH-Wert wieder normalisiert. Der LDH-Spiegel ist für die Diagnostik weniger zuverlässig als der AST-Spiegel (Tab. 7–2).

7.4 Therapie

Die medizinische Betreuung von Patienten mit koronarer Herzkrankheit, bei denen kurzdauernde Schmerzanfälle auftreten (Angina pectoris), basiert auf einer Kombination mehrerer therapeutischer Ansätze. Oft benötigt der Patient Unterstützung bei der Bewältigung der seelischen Belastung durch die Erkrankung. Weitere allgemeine Maßnahmen, die im Rahmen der medizinischen Betreuung erforderlich werden können, schließen ein Trainingsprogramm zur Umstellung der Lebensweise ein: Gewichtskontrolle, Umstellung auf eine kochsalzarme Diät bei gleichzeitiger Reduktion der Aufnahme von Cholesterin und gesättigten Fettsäuren, Aufgabe des Rauchens, sowie die Behandlung von Erkrankungen wie Anämien, Hypertonie und Hyperthyreose, die zu einer Verschlimmerung der koronaren Herzkrankheit beitragen können. Zur medikamentösen Therapie werden Nitrate (Nitroglyzerin oder Langzeitpräparate), Beta-Rezeptorenblocker und Kalziumantagonisten gegeben. Außerdem können Diuretika und Herzglykoside verabreicht werden (Tab. 7–3).

Nitrate wirken gefäßerweiternd, vor allem auf die Venen. Darüber hinaus können Nitrate Koronarspasmen beeinflussen (21). Nitroglyzerin wird sublingual appliziert, während die länger wirkenden Nitrate in der Regel oral eingenommen werden; manche können jedoch ebenfalls sublingual gegeben werden. Zur perkutanen Anwendung stehen Nitroglyzerinsalben und nitrathaltige Pflaster zur Verfügung (Tab. 7–3, 7–4). Beta-Blocker sind in 75% der Fälle von Angina pectoris wirksam. Die Wahl des Beta-Blockers wird von einer Reihe klinischer Faktoren beeinflußt (21; Tab. 7–3, 7–4). Beta-Blocker können den Tonus der Gefäßmuskulatur anheben und so eine periphere Vasokonstriktion bewirken. Außerdem können Beta-Blocker eine Kontraktion der Bronchialmuskulatur auslösen und sind daher bei Patienten mit Asthma usw. kontraindiziert.

Tabelle 7–3:
Medikamente zur Behandlung der Angina pectoris

Gruppe	Substanz	Applikation	Tages-Gesamtdosis	Anzahl der Einzeldosen/Tag
Nitrate	Nitroglyzerin	Sublingual	0,15–0,6 mg	Nach Bedarf
	Langzeitpräparate	Oral	80 mg	4
	Nitroglyzerin-Salbe	Topisch	1 bis 4 Applikationen einer 2%igen Salbe	
	Nitroglyzerin-Pflaster	Topisch	5–30 mg	1–6 Pflaster
Beta-Blocker	Propranolol	Oral	160–480 mg	2–4
	Metoprolol	Oral	100–200 mg	2–3
	Atenolol	Oral	50–200 mg	1
	Nadolol	Oral	40–320 mg	1
Kalzium-antagonisten	Nifedipin	Oral	30–120 mg	1
	Verapamil	Oral	240–360 mg	3
	Diltiazem	Oral	120–360 mg	3–4
Kombinations-therapie	Nitrate und Beta-Blocker			
	Verapamil oder Diltiazem und Nitrate			
	Nifedipin und Beta-Blocker			

Tabelle 7–4:
Wirkung von Mitteln gegen Angina pectoris

Gruppe	Vasodilatation	Senkung des myokardialen Sauerstoffbedarfs	Verminderung der Kontraktilität	Verzögerung der atrioventrikulären Erregungsleitung
Nitrate	ja	ja	nein	nein
Beta-Blocker	nein (Vasokonstriktion)	ja	ja	nein
Kalzium-Antagonisten	ja (besonders Nifedipin)	nein	ja (Verapamil; übrige nur gering wirksam)	ja (Verapamil und Diltiazem vermeiden)

Tabelle 7–5:
Wirkung der Kalziumantagonisten

Wirkung	Verapamil	Nifedipin	Diltiazem
Vasodilatation	mäßig	deutlich	mäßig
Verminderung der Kontraktilität	fehlend oder gering	fehlend	fehlend oder gering
Verzögerung der atrioventrikulären Erregungsleitung	gering	fehlend	gering

Bei Koronarspasmen mit oder ohne Koronarsklerose sind Kalziumantagonisten wie Diltiazem, Nifedipin oder Verapamil den Beta-Blockern vorzuziehen. Es hat sich gezeigt, daß die Schmerzen bei instabiler Angina pectoris mit der kombinierten Gabe von Propranolol und Nitraten gleich gut bekämpft werden können wie mit der alleinigen Verabreichung von Nifedipin. Wegen seiner ausgeprägten vasodilatierenden Wirkung kann Nifedipin als Nebenwirkung eine Flush-Symptomatik, Kopfschmerzen und Schwindel erzeugen. Nifedipin und Nitrate werden selten kombiniert angewendet, weil beide Substanzen eine Vasodilatation hervorrufen und häufig die bereits erwähnten Nebenwirkungen auftreten. Verapamil und Diltiazem werden bei Patienten mit Störungen der atrioventrikulären Überleitung wegen ihrer negativ dromotropen Wirkung nicht gegeben. Bei manchen Patienten tritt nach der Einnahme von Verapamil eine Obstipation auf (21; Tab. 7–3, 7–4, 7–5).

Wenn bei Patienten mit einer Lebererkrankung Kalziumantagonisten oder lipophile Beta-Blocker zur Therapie einer Angina pectoris eingesetzt werden sollen, muß unter Umständen die normale Dosierung reduziert werden, weil diese Substanzen in der Leber metabolisiert werden. Bei bestehendem insulinabhängigem Diabetes bevorzugt man zur antianginösen Therapie Kalziumantagonisten gegenüber Beta-Blockern. Beta-Blocker werden in diesen Fällen nicht gegeben, weil sie die Symptome einer Hypoglykämie maskieren, die Glykogenolyse hemmen und so hypoglykämische Phasen verlängern können. Außerdem werden Beta-Blocker in der Regel bei Patienten mit schweren Depressionen oder mit Potenzstörungen nicht angewendet (21).

Die perkutane transluminale koronare Angioplastik (PTCA) oder Katheterdilatation wird als nichtoperatives Verfahren zur Dilatation stenosierter Koronararterien mit Hilfe eines Ballonkatheters eingesetzt (1,24).

Bei Patienten mit einer hämodynamisch wirksamen Stenosierung im proximalen Anteil von mindestens zwei koronaren Hauptästen oder einer linkskoronaren Hauptstammstenose ist die Indikation zu einer aortokoronaren Bypass-Operation gegeben. Die Operationsletalität dieses Eingriffs liegt bei 2% bis 3%. Ungefähr 60% der Operierten werden vollständig beschwerdefrei, bei etwa 20% bis 30% tritt eine mehr oder weniger ausgeprägte postoperative Besserung der Symptome ein. Die lebensverlängernde Wirkung der Bypass-Operation bei Vorliegen einer linkskoronaren Hauptstammstenose wurde nachgewiesen. Es ist noch umstritten, ob auch mit den übrigen Bypass-Operationen eine Verlängerung des Überlebens erreicht werden kann (1,24). Für die Behandlung der instabilen Angina pectoris zeigte sich beim Vergleich zwischen der medikamentösen und der operativen Therapie kein Unterschied in der Mortalität und der Myokardinfarktrate nach drei Jahren. Bei den Operierten wurde jedoch eine deutlichere Verminderung der Schmerzen beobachtet (24).

Ruhe ist ein wesentlicher Bestandteil des therapeutischen Konzepts. Der Patient wird angewiesen, eine Pause einzulegen, wenn durch körperliche Aktivität ein präkordialer Schmerz ausgelöst wird, und sich mindestens für einige Minuten auszuruhen, bis die Schmerzen nachgelassen haben. Zusätzlich kann der Patient ein Nitroglyzerinpräparat einnehmen. Bettruhe (10 bis 14 Tage) wird im allgemeinen nur dann verordnet, wenn die Angina-pectoris-Symptomatik erstmalig aufgetreten ist. Außerdem wird Bettruhe empfohlen, wenn bei einer bisher stabilen Angina pectoris ohne erkennbaren Grund die Häufigkeit oder der Schweregrad der Anfälle zunimmt.

Patienten mit hochgradiger Angina pectoris sollen lange Arbeitszeiten vermeiden, ausreichende Pausen einlegen, für eine genügende Nachtruhe sorgen, milde Sedativa benutzen, häufig Urlaub nehmen und gegebenenfalls den Arbeitsplatz wechseln oder in den Ruhestand treten.

Patienten mit koronarer Herzkrankheit sollen alle Faktoren vermeiden, die einen Präkordialschmerz auslösen können. Dazu gehören kaltes Wetter, feuchtwarmes Wetter, große Mahlzeiten, Aufregungen und Zigarettenrauchen sowie Substanzen wie Amphetamine, Koffein, Ephedrin, Cyclamate und Alkohol.

Die Therapie des akuten Myokardinfarktes ist derzeit noch weit von einem anzustrebenden Idealzustand entfernt. In Anbetracht der Tatsache, daß sich zwei Drittel der Todesfälle durch akuten Myokardinfarkt außerhalb von Kliniken ereignen (in 50% dieser Fälle tritt der Tod sofort ein)(7,8), wird klar, daß es bislang noch kein effizientes Therapiesystem gibt, mit dem dieses Problem gelöst werden könnte. Verschiedene Strategien zum Erkennen potentieller Infarktopfer und damit zur eventuellen Verhütung letaler Myokardinfarkte wurden bereits vorgestellt. Darunter befanden sich folgende Vorschläge:

1. Erkennen und Kontrolle von Risikofaktoren;
2. Regelmäßige EKG-Kontrollen bei Risikopatienten in Form eines isometrischen Belastungs-EKG; Überwachung und Kontrolle von Patienten mit Herzrhythmusstörungen;
3. Langfristige Anwendung von Antiarrhythmika bei Patienten mit häufig auftretenden ventrikulären Extrasystolen etc.; die Nebenwirkungen der derzeit verfügbaren Medikamente sprechen jedoch gegen dieses Vorgehen;
4. Programme zur breitenwirksamen Gesundheitsaufklärung, mit deren Hilfe die Zeit zwischen dem Erkennen von Frühsymptomen und der Inanspruchnahme ärztlicher Hilfe reduziert werden soll;

5. Einrichtung ortsfester und mobiler Lebensrettungsstationen.

Patienten mit akutem Myokardinfarkt werden so schnell wie möglich stationär aufgenommen. Als Faustregel gilt, daß ein Patient mit einem unkomplizierten Myokardinfarkt fünf Tage in einer kardiologischen Intensivstation bleiben soll. Beim Vorliegen von Komplikationen wie hochgradiger Dysrhythmie, Herzinsuffizienz oder kardiogenem Schock wird die Phase der Intensivpflege ausgedehnt.

In der Vergangenheit ereigneten sich in den Kliniken etwa 30% der „koronaren" Todesfälle kurz nach der Verlegung der Patienten von der Intensivstation auf die Normalstation. Dieser Umstand hat bei einigen Kliniken zur Entwicklung von Zwischenstationen geführt. Aktuelle Untersuchungen zeigen, daß durch diese Maßnahme eine signifikante Reduktion der Todesfälle nach der Verlegung von der kardiologischen Intensivstation erreicht werden kann (24). Der Patient bleibt für einen Zeitraum von 7 bis 14 Tagen auf der Zwischenstation.

Seit einigen Jahren besteht in den Krankenhäusern eine Tendenz zur Frühmobilisierung von Infarktpatienten. Bei unkomplizierten Fällen geschieht dies etwa am achten Tag der stationären Behandlung. In den meisten Fällen beginnt die Mobilisierung zwischen dem zwölften und fünfzehnten Tag.

Die Schmerzbekämpfung ist ein wichtiger Teil der Sofortbehandlung des akuten Myokardinfarktes. Morphinhydrochlorid ist Mittel der Wahl zur akuten Schmerzbekämpfung. Psychopharmaka und Sedativa dienen zusätzlich zur Beruhigung und Ruhigstellung des Patienten.

Während der akuten Phase wird der Patient mit Sauerstoff beatmet, um die Sauerstoffsättigung des Blutes zu erhöhen und so die Belastung des Herzens auf ein Minimum zu reduzieren. Die Beatmung mit reinem Sauerstoff sollte wegen der Gefahr der Hyperoxämie und einer möglicherweise daraus resultierenden Minderperfusion der Koronararterien vermieden werden. In den meisten Fällen erweist es sich als günstig, den Sauerstoff über eine Nasensonde zuzuführen.

Die meisten Studien über den Myokardinfarkt haben ergeben, daß durch den Einsatz von Antikoagulanzien eine signifikante Senkung der Mortalität und der Häufigkeit thromboembolischer Komplikationen erreicht werden kann. Antikoagulanzien werden während der akuten Phase des Myokardinfarktes und bis zu zwei Jahre danach gegeben.

Das Auftreten von Herzrhythmusstörungen bei Infarktpatienten stellt einen Notfall dar, der entsprechend aggressiv therapiert werden muß. Innerhalb der ersten 6 Monate nach einem Myokardinfarkt kann das Erregungsleitungssystem des Herzens instabil sein. Die Patienten sind daher in dieser Phase besonders anfällig für schwere Herzrhythmusstörungen (s. Kap. 8).

Hauptziel des Rehabilitationsprogramms nach einem Myokardinfarkt ist es, die Patienten in ein möglichst normales Leben zurückzuführen. Die Patienten werden ermutigt, ihre frühere Lebensweise wiederaufzunehmen. Soweit dies wegen der gesundheitlichen Einschränkungen nicht möglich ist, wird versucht, die Lebensweise des Patienten so anzupassen, daß sie einerseits mit seinen kardialen Reserven zu vereinbaren ist, ihm aber andererseits die volle Ausschöpfung seiner physischen und psychischen Kapazitäten erlaubt.

Zwei wesentliche Sorgen der Patienten, die während der Rehabilitation effizient gehandhabt werden müssen, gelten der Rückkehr an den Arbeitsplatz und der Wiederaufnahme eines aktiven Sexuallebens. Die physische Verfassung des einzelnen Patienten und seine emotionale Reaktion auf die Ereignisse müssen bei der Entwicklung eines Rehabilitationsprogramms berücksichtigt werden. Patienten mit einem unkomplizierten Myokardinfarkt können nach etwa 6 bis 8 Wochen zu ihrer gewohnten Lebensweise zurückkehren (7,8).

Es gibt keinen schlüssigen Beweis dafür, daß körperliches Aufbautraining während der Postinfarktphase den Krankheitsverlauf günstig beeinflußt (7,8). Das Aufbautraining scheint weder die Ausbildung von Kollateralen noch die elektrische Stabilität des Herzens zu beeinflussen und so die Reinfarktrate zu vermindern oder die Lebenserwartung des Patienten zu erhöhen. Es tritt jedoch eine Besserung der subjektiven Symptome ein, was dazu führt, daß viele Patienten sich besser und leistungsfähiger fühlen. Diese positiven Faktoren rechtfertigen ein aktives Aufbautraining für Infarktpatienten.

7.5 Zahnärztliche Betreuung

7.5.1 Medizinische Besonderheiten

Das Risiko von kardialen Komplikationen während der zahnärztlichen Behandlung liegt bei Patienten mit stabiler Angina pectoris ohne Infarktanamnese deutlich niedriger als bei Patienten mit instabiler Angina pectoris oder nach einem Myokardinfarkt.

Innerhalb von sechs Monaten nach einem Myokardinfarkt sollten keine zahnärztlichen Routinebehandlungen durchgeführt werden. Das Risiko kardialer Komplikationen, insbesondere schwerer Rhythmusstörungen, nimmt mit der Zeit ab (14). Auch nach Ablauf dieser Zeitspanne sollte der Zahnarzt den Internisten des Patienten vor Behandlungsbeginn zu Rate ziehen. Der Arzt sollte über die Art der erforderlichen Behandlung und

Tabelle 7–6:
Zahnärztliche Betreuung von Patienten mit Angina pectoris

- Vormittagstermine
- Kurze Behandlungssitzungen
- Reduktion der psychischen Belastung:
  - Der Patient sollte über seine Angst sprechen können
  - Prämedikation: 5–10 mg Diazepam
  - Lachgasanalgesie: Hypoxie muß vermieden werden
- Nitroglyzerinpräparat griffbereit halten; ggf. prophylaktische Gabe
- Lokalanästhetikum mit max. 1:100.000 Adrenalin – sorgfältig aspirieren, langsam injizieren; max. 3 Ampullen
- Keine Vasokonstriktoren zur Blutstillung verwenden
- Keine Retraktionshilfen mit Zusatz von Vasokonstriktoren
- Abbruch der Behandlung, falls der Patient Müdigkeit zeigt oder Veränderungen von Pulsfrequenz oder Pulsrhythmus entwickelt

über den auf der Grundlage der Vorgeschichte und der Untersuchungsergebnisse erstellten Behandlungsplan informiert werden. Gleichzeitig sollte der Zahnarzt sich die Angaben des Patienten über seine Erkrankung und Medikation bestätigen lassen und Informationen über eventuell vorliegende weitere medizinische Probleme und den augenblicklichen Gesundheitszustand des Patienten einholen.

Der Behandlungsplan für Patienten mit Infarktanamnese muß unter Berücksichtigung folgender Punkte erstellt werden:
— Leidet der Patient zur Zeit an Herzinsuffizienz, Hypertonie oder Angina pectoris?
— Welche Medikamente nimmt der Patient ein?

Patienten mit koronarer Herzerkrankung werden am besten vormittags in kurzen Sitzungen behandelt und können mit 5 bis 10 mg Diazepam (z.B. Valium) prämediziert werden, um Angstgefühle zu dämpfen. Der Zahnarzt und seine Mitarbeiter sollten offen auf den Patienten zugehen, damit dieser über seine Ängste und Befürchtungen sprechen kann. So ist es möglich, auf diese Gefühle einzugehen und die Angst des Patienten vor dem Zahnarzt und der Behandlung zu reduzieren. Eine Lachgasanalgesie kann duchgeführt werden, sofern eine Hypoxie sicher vermieden wird. Unbedingte Voraussetzung für die Behandlung dieser Patienten ist eine wirksame Lokalanästhesie. Auch beim Vorliegen einer Hypertonie kann Adrenalin als vasokonstringierender Zusatz in einer Konzentration von maximal 1:100.000 ohne Gefahr verwendet werden (9). Bei schlecht eingestellter koronarer Herzkrankheit, labilem Pulsrhythmus oder potentiell lebensbedrohenden Herzrhythmusstörungen sollte ein Lokalanästhetikum ohne Vasokonstriktor gegeben werden. In diesen Fällen sollte 3%iges Mepivacain oder 4%iges Prilocain benutzt werden (9).

Tabelle 7–7:
Zahnärztliche Behandlung von Patienten mit früherem Myokardinfarkt

- Rücksprache mit dem behandelnden Arzt
- Keine Routinebehandlung innerhalb der ersten 6 Monate nach einem Myokardinfarkt
- Vor subgingivaler Zahnsteinentfernung oder chirurgischen Maßnahmen bei Patienten unter Antikoagulanzientherapie:
  - Bei Einnahme von Kumarinpräparaten Quick-Wert (Prothrombinzeit), bei Einnahme von Azetylsalizylsäure Blutungszeit überprüfen
  - Durch den behandelnden Arzt Quick-Wert auf (25-)30–40% bzw. Blutungszeit auf das 1,5fache des Normalwerts einstellen lassen
  - Nach chirurgischen Eingriffen Antibiotikagabe, um postoperative Infektionen zu vermeiden
- Behandlungstermine am Vormittag; kurze Behandlungssitzungen; Reduktion der psychischen Belastung; Prämedikation mit Diazepam
- Lokalanästhetikum mit max. 1:100.000 Adrenalin – sorgfältig aspirieren, langsam injizieren; max. 3 Ampullen
- Keine Vasokonstriktoren zur Blutstillung verwenden
- Keine Retraktionshilfen mit Zusatz von Vasokonstriktoren
- Abbruch der Behandlung, falls der Patient Müdigkeit zeigt oder Veränderungen von Pulsfrequenz oder Pulsrhythmus entwickelt

Im Verlauf einer Behandlungssitzung sollten normalerweise nicht mehr als drei Ampullen eines Lokalanästhetikums mit Adrenalinzusatz injiziert werden. Adrenalin wird in dieser Konzentration im allgemeinen sehr gut vertragen und führt nicht zu Komplikationen, wenn es nicht intravasal injiziert wird. Vor der langsamen Injektion muß daher sorgfältig aspiriert werden. Zur lokalen Blutstillung und in Retraktionshilfen dürfen keine Vasokonstriktoren verwendet werden. Bei Patienten mit einem alten Myokardinfarkt ist zu beachten, daß diese möglicherweise noch mit Antikoagulanzien behandelt werden. Wenn chirurgische Maßnahmen geplant sind oder in größerem Umfang Zahnstein entfernt werden muß, sollte die Dosierung der antikoagulativen Medikation vom behandelnden Arzt reduziert werden. Am Tag einer solchen zahnärztlichen Behandlung sollte der Quick-Wert bei Patienten, die mit Kumarinpräparaten behandelt werden, 30–40% erreicht haben. Bei Patienten, die Azetylsalizylsäure als Antikoagulans einnehmen, sollte am Tag eines chirurgischen Eingriffs die Blutungszeit höchstens das 1,5fache des Normalwerts betragen (14; Tab. 7–6, 7–7).

Patienten, die mit Antihypertensiva oder Digitalispräparaten behandelt werden, können zu Übelkeit und Erbrechen neigen. Eine übermäßige Stimulation des Würgreflexes sollte daher vermieden werden. Speichelhemmende Medikamente dürfen bei Patienten mit koronarer Herzkrankheit nicht ohne Rücksprache mit dem behandelnden Arzt verwendet werden, weil die meisten dieser Medikamente eine Tachykardie auslösen können. Antiarrhythmika wie Chinidin oder Procainamid können Übelkeit und Erbrechen, Hypotonie und in seltenen Fällen eine Agranulozytose verursachen. Der Zahnarzt muß alle Medikamente kennen, die der Patient einnimmt, und sich mit den Neben- und Wechselwirkungen dieser Präparate vertraut machen.

Wenn ein Patient mit koronarer Herzkrankheit während der zahnärztlichen Behandlung Zeichen von Ermüdung zeigt oder eine deutliche Änderung der Pulsfrequenz oder des Pulsrhythmus entwikkelt, sollte die Behandlung abgebrochen werden. Es ist daher wichtig, den Patienten anzuweisen, daß er während der Behandlung den Zahnarzt jederzeit darauf aufmerksam machen soll, wenn er müde wird, Veränderungen seiner Herzaktion bemerkt oder sich aus anderen Gründen nicht mehr imstande fühlt, die Behandlung fortzusetzen.

Patienten mit Angina pectoris sollten ihre Nitroglyzerinpräparate zu jedem Zahnarzttermin mitbringen. Wenn häufig Anfälle auftreten, sollte eine prophylaktische Nitroglyzeringabe in Erwägung gezogen werden. Beim Auftreten von präkordialen Schmerzen während der Behandlung muß diese sofort unterbrochen werden, damit der Patient sein Nitroglyzerinpräparat einnehmen und sich entspannen kann. Wenn die Schmerzen nicht innerhalb von 1 bis 2 Minuten nachlassen, sollte ein Blutdruckmeßgerät angelegt, der Blutdruck gemessen und Frequenz und Regelmäßigkeit des Pulses überprüft werden. Wenn der Patient sich in stabilem Zustand befindet, aber noch Schmerzen hat, sollte eine weitere Nitroglyzerinkapsel gegeben werden. Halten die Schmerzen nach erneutem 2- bis 3minütigem Warten noch an, sollte er eine weitere Kapsel einnehmen. Innerhalb von 15 Minuten können bis zu drei Kapseln gegeben werden. Wenn der Patient nach 15 Minuten schmerzfrei und sein Zustand stabil ist, kann der Zahnarzt erwägen, die für die laufende Sitzung geplanten Behandlungsschritte zu vollenden. Patienten mit einer stabilen Angina pectoris ohne Infarktanamnese tolerieren in der Regel problemlos die Fortsetzung der Behandlung, sobald sie schmerzfrei sind und sich entspannt haben. Ist der Patient schmerzfrei, sein Zustand jedoch nicht stabil, muß sein Transport zu einem Arzt oder in ein Krankenhaus vorbereitet bzw. der Notarzt alarmiert werden (Tab. 7–8).

Tabelle 7–8:
Patienten mit stabiler Angina pectoris: Vorgehen beim Auftreten von präkordialen Schmerzen während der zahnärztlichen Behandlung

- Behandlung unterbrechen
- Nitroglyzerin-Kapsel sublingual applizieren (nach Möglichkeit aus der Medikation des Patienten) und 2 bis 3 Minuten warten

A. Nachlassen der Schmerzen:
— Nach Ruhepause Behandlung fortsetzen
— Behandlungssitzung beenden und neuen Termin vereinbaren
— Nach Möglichkeit den behandelnden Arzt über den Vorfall informieren

B. Schmerzen lassen nicht nach:
— Blutdruck und Puls messen, ggf. wiederholt
— Zustand des Patienten stabil:
zweite Nitroglyzerin-Kapsel geben; wenn die Schmerzen innerhalb von 2 bis 3 Minuten nachlassen, Vorgehen wie unter A
— Zustand des Patienten stabil, jedoch anhaltende Schmerzen:
dritte Nitroglyzerin-Kapsel geben; wenn die Schmerzen nachlassen, Vorgehen wie unter A
— Schmerzen lassen nach Gabe von 3 Nitroglyzerin-Kapseln innerhalb von 15 Minuten nicht nach oder Zustand des Patienten wird zu irgendeinem Zeitpunkt instabil:
Notfallbehandlung durchführen
Arzt rufen
Beim Patienten bleiben, bis die Behandlung durch einen Arzt übernommen wird

Wenn bei einem Patienten mit vorbestehender stabiler Angina pectoris innerhalb von 15 Minuten nach Nitroglyzeringabe keine Schmerzfreiheit eintritt, muß an die Möglichkeit eines Myokardinfarktes gedacht und entsprechende Notfallmaßnahmen eingeleitet werden. Sind Puls und Blutdruck stabil, muß der behandelnde Arzt verständigt werden, damit der Patient sofort untersucht wird. Ein adäquater Transport ist sicherzustellen. Wenn der Patient sich nicht in ärztlicher Betreuung befindet oder sein Arzt nicht erreichbar ist, wird, je nach den örtlichen Gegebenheiten, der Notarzt gerufen oder der Patient in die nächstgelegene Klinik oder Arztpraxis gebracht.

Wird der Zustand des Patienten vor dem Transport oder dem Eintreffen eines Arztes instabil, müssen die notwendigen lebensrettenden Maßnahmen eingeleitet werden. Unabhängig vom Zustand des Patienten muß der Zahnarzt bis zum

Eintreffen eines Arztes oder bis zum Erreichen des Krankenhauses bei ihm bleiben (14; Tab. 7–9).

Klagt ein Patient mit instabiler Angina pectoris oder früherem Myokardinfarkt während der zahnärztlichen Behandlung über Schmerzen im Thoraxbereich, geht man in ähnlicher Weise vor. In diesem Fall werden zuerst die Vitalfunktionen überprüft und dann innerhalb von 15 Minuten bis zu 3 Nitroglyzerinkapseln gegeben. Wird der Patient innerhalb dieser 15 Minuten schmerzfrei und sein Zustand ist stabil, sollte die Behandlung dennoch nicht fortgesetzt, sondern der behandelnde Arzt verständigt und gefragt werden, ob der Patient ihn aufsuchen soll. Das weitere Vorgehen richtet sich nach den Empfehlungen des Arztes (Tab. 7–9).

7.5.2
Modifikationen der Behandlungsplanung

Bei Patienten, die innerhalb der letzten sechs Monate einen Myokardinfarkt erlitten haben, sollte keine zahnärztliche Routinebehandlung durchgeführt werden. Dies gilt im allgemeinen auch für Patienten mit instabiler Angina pectoris, weil bei dieser Patientengruppe das Risiko eines Myokardinfarktes ebenfalls deutlich erhöht ist. Die Belastung durch die zahnärztliche Behandlung kann auch bei diesen Patienten einen Myokardinfarkt auslösen.

Tabelle 7-9:
Patienten mit instabiler Angina pectoris oder zurückliegendem Myokardinfarkt: Vorgehen beim Auftreten von präkordialen Schmerzen während der zahnärztlichen Behandlung

- Behandlung unterbrechen
- Nitroglyzerin-Kapsel sublingual applizieren (nach Möglichkeit aus der Medikation des Patienten), Blutdruck und Puls messen und 2 bis 3 Minuten warten

A. Nachlassen der Schmerzen, Zustand des Patienten stabil: Behandlungssitzung beenden und den behandelnden Arzt über den Zwischenfall informieren

B. Schmerzen lassen nicht nach:

— Zustand des Patienten stabil:
zweite Nitroglyzerin-Kapsel geben; wenn die Schmerzen innerhalb von 2 bis 3 Minuten nachlassen, Vorgehen wie unter A

— Zustand des Patienten stabil, jedoch anhaltende Schmerzen: dritte Nitroglyzerin-Kapsel geben; wenn die Schmerzen nachlassen, Vorgehen wie unter A

— Schmerzen lassen nach Gabe von 3 Nitroglyzerin-Kapseln innerhalb von 15 Minuten nicht nach oder Zustand des Patienten wird zu irgendeinem Zeitpunkt instabil:
Notfallbehandlung durchführen
Arzt rufen
Beim Patienten bleiben, bis die Behandlung durch einen Arzt übernommen wird

Bei Patienten, die an einer stabilen Angina pectoris leiden oder die vor mehr als sechs Monaten einen Myokardinfarkt hatten, kann jede erforderliche zahnärztliche Behandlung durchgeführt werden. Nach Möglichkeit sollte der Behandlungsplan vorher mit dem behandelnden Arzt abgestimmt werden.

7.5.3
Orale Komplikationen

Orale Läsionen, die in direktem Zusammenhang mit der koronaren Herzkrankheit stehen, sind nicht bekannt. Es werden jedoch Veränderungen im Mundbereich beobachtet, die durch die zur Behandlung der koronaren Herzkrankheit und ihrer Komplikationen eingesetzten Medikamente verursacht werden. Einige der verwendeten Präparate können allergische oder toxische Reaktionen auslösen, die sich in Form oraler Ulzerationen und Infektionen manifestieren. Bei Einnahme von Kumarinpräparaten treten nach Traumen und chirurgischen Eingriffen häufig schwere Blutungen auf.

In seltenen Fällen projiziert sich der Schmerz bei Angina-pectoris-Anfällen auf den Unterkiefer. Das Einsetzen der Schmerzen bei körperlicher Belastung und die Besserung bei Beendigung der Aktivität läßt dann in der Regel auf den kardialen Ursprung schließen.

7.5.4
Zahnärztliche Notfallbehandlung

Bei Patienten mit einer stabilen Angina pectoris oder einem mehr als sechs Monate zurückliegenden Myokardinfarkt können im allgemeinen alle erforderlichen zahnärztlichen Notfallbehandlungen durchgeführt werden.

Bei Patienten mit instabiler Angina pectoris muß individuell in Rücksprache mit dem behandelnden Arzt entschieden werden, welche Maßnahmen ergriffen werden können.

Wenn bei einem Patienten innerhalb der ersten sechs Monate nach einem Myokardinfarkt eine zahnmedizinische Notfallsituation eintritt, sollte das Problem so konservativ wie möglich angegangen werden. Dabei muß die Schmerzbekämpfung im Vordergrund stehen. Vor dem ersten Behandlungsschritt muß der behandelnde Arzt hinzugezogen und das Vorgehen mit ihm genau besprochen werden. Zur Schmerzlinderung sind starke Analgetika, bei Infektionen Antibiotika zu verabreichen. Anstelle von Extraktionen oder endodontischen Maßnahmen ist eine medikamentöse Pulpitistherapie vorzuziehen. Unter Umständen muß die Pulpa devitalisiert und später exstirpiert werden, um eine Extraktion zu vermeiden. Die Extraktion oder die endodontische Behandlung können dann zu einem späteren Zeitpunkt nachgeholt werden. Dieses Vorgehen empfiehlt sich auch bei Patienten mit instabiler Angina pectoris (Tab. 7–10).

Tabelle 7–10:
Zahnärztliche Notfallbehandlung bei Patienten mit frischem Myokardinfarkt (innerhalb der letzten 6 Monate)

- Behandelnden Arzt konsultieren
- Starke Analgetika zur Schmerzbekämpfung
- Antibiotika zur Infektionsbekämpfung
- Medikamentöse Pulpitistherapie anstelle von Zahnextraktionen oder endodontischen Maßnahmen
- Devitalisierung und Mortalexstirpation, um Extraktionen zu vermeiden

7.6 Literatur

1. Braunwald, E., Cohn, P.F.: Ischemic heart disease. In Petersdorf, R.G., et al. (Hrsg.): Harrison's principles of internal medicine, ed. 10. New York 1983, McGraw-Hill Book Co.
2. Chung, E.K. (Hrsg.): Controversy in Cardiology: the practical clinical approach. New York 1976, Springer-Verlag New York, Inc.
3. Dawber, R.T., Kammel, W.B.: Susceptibility to coronary heart disease. Mod. Concepts Cardiovasc. Dis., **30,** 671-676 (1961)
4. Felner, J.M.: Techniques of echocardiology. In Hurst, J.W. (Hrsg.): The heart, ed. 5. New York 1983, McGraw-Hill Book Co.
5. Gordon, T., Kammel, W.B.: Premature mortality from coronary heart disease: the Framingham study. JAMA **215,** 1617-1625 (1971)
6. Glueck, C.J.: Role of risk factor management in progression and regression of coronary and femoral artery atherosclerosis. Am. J. Cardiol. **57,** 356–416 (1986)
7. Hurst, J.W.: The heart, arteries and veins, ed. 4. New York 1978, McGraw-Hill Book Co.
8. Hurst, J.W., et al.: Atherosclerotic coronary heart disease: angina pectoris, myocardial infarction, and other manifestations of myocardial ischemia. In Hurst, J.W. (Hrsg.): The heart, ed. 5. New York 1983, McGraw-Hill Book Co.
9. Jastak, J.T., Yagiela, J.A.: Vasoconstrictors and local anesthesia: a review and rationale for use. J. Am. Dent. Ass. **107,** 623–630 (1983)
10. Kammel, W.B.: Incidence, prevalence, and mortality of cardiovascular disease. In Hurst, J.W. (Hrsg.): The heart, ed. 5. New York 1983, McGraw-Hill Book Co.11. Kammel, W.B., et al.: Serum cholesterol, lipoprotein and risk of coronary heart disease: the Framingham study.Ann. Intern. Med. **74,** 1 (1971)
11. Kammel, W.B., Thom, T.J.: Incidence, prevalence, and mortality of cardiovascular disease. In Hurst, J.W. (Hrsg.): The heart, ed. 6. New York 1986, McGraw-Hill Book Co.
12. Levy, R.I.: Changing perspectives in the prevention of coronary artery disease. Am. J. Cardiol. **57,** 176–266 (1986)
13. McCarthy, F.M.: Emergencies in dental practice. Philadelphia 1968, W.B. Saunders Co.
14. Nestel, P.J.: Overview: extending the indications for treating hypercholesterolemia. A. J. Cardiol. **57,** 36–46 (1986)
15. Physicians' desk reference, ed.40. Oradell, N.J. 1986, Medical economics Co., Inc.
16. Pitt, B., et al.: Myocardial infarction. In Harvey, A. (Hrsg.): Osler's the principles and practice of medicine, ed. 19. New York 1976, Appleton-Century-Crofts18. Ross, R.: Coronary heart disease, factors influencing atherogenesis. In Hurst, J.W. (Hrsg.): The heart, ed. 5. New York 1983, McGraw-Hill Book Co.
17. Ross, R.: Medical progress: the pathogenesis of atherosclerosis – an update. N. Engl. J. Med. **314,** 488–489 (1986)
18. Shepherd, J.T., Vanhoutte, P.M.: Spasm of the coronary arteries: causes and consequences. Mayo Clin. Proc. **60,** 33–46 (1986)
19. Shub, C., Vlietstra, R.E., McGoon, M.D.: Selection of optimal drug therapy for the patient with angina pectoris. Mayo Clin. Proc. **60,** 539–548 (1985)
20. Silber, E.M., Katz, L.M.: Heart disease. New York 1975, Macmillan Publishing Co., Inc.
21. Vlietstra, R.E., et al.: Effect of cigarette smoking on survival of patients with angiographically documented coronary artery disease. JAMA **255,** 1023–1025 (1986)
22. Young, J.B., Luchi, R.J.: Coronary heart disease. In Rose, L.F., Kaye, D. (Hrsg.): Internal medicine for dentistry. St. Louis 1983, The C.V. Mosby Co.
23. Zaret, B.L., Berger, J.J.: Techniques of nuclear cardiology. In Hurst, J.W. (Hrsg.): The heart, ed. 5. New York 1983, McGraw-Hill Book Co.

8 Herzrhythmusstörungen

8.1 Einleitung

Bei Patienten, die den Zahnarzt aufsuchen, können verschiedene Formen von Herzrhythmusstörungen vorliegen, von denen viele für den Patienten und den Zahnarzt von geringer Bedeutung sind. Manche können jedoch Symptome hervorrufen, einige wenige sogar zu lebensbedrohlichen Zuständen führen. Dazu können auch Rhythmusstörungen gehören, die durch Angst, etwa beim Zahnarztbesuch, ausgelöst werden. Schwerwiegende Rhythmusstörungen müssen erkannt werden, bevor mit der zahnärztlichen Behandlung des Patienten begonnen wird.

Rhythmusstörungen können bei normalen gesunden Patienten, bei Patienten, die verschiedene Medikamente einnehmen, sowie bei Patienten, die an bestimmten Allgemeinerkrankungen leiden, auftreten. Rhythmusstörungen können asymptomatisch bleiben, Symptome hervorrufen oder sogar das Leben des Patienten bedrohen (Tab. 8–1).

In diesem Kapitel werden die einzelnen Formen von Herzrhythmusstörungen, ihre charakteristischen Symptome und die Auswirkungen der schwereren Formen auf die zahnärztliche Behandlung beschrieben. Bei der Darstellung der zahnärztlichen Betreuung von Patienten mit Herzrhythmusstörungen liegen die Schwerpunkte auf der Identifikation von Patienten mit Rhythmusstörungen und solchen, die dazu neigen, Rhythmusstörungen zu entwickeln, sowie auf der Behandlung von schweren, lebensbedrohenden Rhythmusstörungen in der Zahnarztpraxis.

8.2 Allgemeine Beschreibung

8.2.1 Epidemiologie

Jede Abweichung von der normalen zeitlichen Folge und/oder Regelmäßigkeit der Herzaktion stellt eine Rhythmusstörung dar. Herzrhythmusstörungen können die Herzfrequenz, die Regelmäßigkeit der Herzaktion und die Erregungsausbreitung betreffen. Sie kommen sowohl bei gesunden Menschen als auch bei Patienten mit unterschiedlichen Formen kardiovaskulärer Erkrankungen vor (Tab. 8–2).

Außerdem können verschiedene Medikamente Herzrhythmusstörungen verursachen. Digitalis, Morphium und Betablocker können eine Sinusbradykardie, Atropin, Adrenalin, Nikotin und Koffein eine Sinustachykardie hervorrufen. Bei Gesunden können Alkohol, Nikotin, Digitalis und Koffein Vorhofextrasystolen, Digitalis, Alkohol, Adrenalin und Amphetamine ventrikuläre Extrasystolen bewirken. Durch Substanzen wie Digitalis, Chinidin, Procainamid, Kalium und Katecholamine kann bei Patienten mit kardiovaskulären Erkrankungen eine Kammertachykardie ausgelöst werden (2,3,4).

Bei verschiedenen Allgemeinerkrankungen können Herzrhythmusstörungen auftreten (Tab. 8–3). Eine pathologische Sinusbradykardie kann bei Patienten mit fieberhaften Erkrankungen, Myxödem, Verschlußikterus, Hirndrucksteigerung und Myokardinfarkt gefunden werden, während eine pathologische Sinustachykardie bei Patienten mit Fieber, Infektionen, Hyperthyreose und Anämien vorkommen kann. Vorhofextrasystolen können bei Herzinsuffizienz, koronarer Herzkrankheit und Myokardinfarkt auftreten. Supraventrikuläre Extrasystolen werden bei 6% der Patienten mit Mitralklappenprolaps beobachtet und können auch bei Pneumonien und akutem Myokardinfarkt vorliegen (4). Ein Vorhofflattern kann bei Patienten mit koronarer Herzkrankheit bestehen und stellt eine Komplikation von 2% bis 5% aller Myokardinfarkte dar (4). Rheumatisch bedingte Mitralvitien, Hypertonie, koronare Herzkrankheit und Hyperthyreose können mit einem Vorhofflimmern einhergehen (4).

Bei einer Reihe von Krankheiten sind ventrikuläre Extrasystolen die häufigste Form von Rhythmusstörungen (4). Sie sind bei Patienten mit koronarer Herzkrankheit oder Herzinsuffizienz sehr verbreitet. Ventrikuläre Extrasystolen treten in 45% der Fälle von Mitralklappenprolaps auf (4). Die Kammertachykardie ist, mit wenigen Aus-

Tabelle 8–1:
Einteilung der Ursachen von Herzrhythmusstörungen

Primäre kardiovaskuläre Erkrankungen
Lungenerkrankungen
Autonome Erkrankungen
Systemerkrankungen
Nebenwirkungen von Medikamenten
Störungen des Elektrolythaushaltes

Tabelle 8–2:
Häufigkeit verschiedener Herzrhythmusstörungen bei Gesunden. Aus (4).

Typ	Stichprobe	Anzahl	%
Sinusbradykardie	Gesunde Kinder (7–11 Jahre)	—	45
	1.000 Piloten (20–30 Jahre)	380	38
	6.014 Luftwaffenangehörige	902–1.683	15–28
Sinustachykardie	1.000 Piloten (20–30 Jahre)	3	0,3
Paroxysmale Vorhoftachykardie	98 gesunde 60–85jährige	13	13,3
Vorhofflattern	98 gesunde 60–85jährige	1	1,0
	67.000 Luftwaffenangehörige	1	0,001
Atrioventrikulärer Block (AV-Block)	19.000 Bewerber für Flugdienst	59	0,3
(ersten Grades)	67.000 Luftwaffenangehörige	350	0,5
Vorhof- und Kammerextrasystolen	300 Männer mittleren Alters		62
	10–13jährige Jungen		13–26
	22–28jährige Frauen		54–64
	60–85jährige		80
Kammertachykardie	67.000 Luftwaffenangehörige	1	0,001
	98 gesunde 60–85jährige	4	4,0

Tabelle 8–3:
Systemerkrankungen, die zu Herzrhythmusstörungen führen können

Rhythmusstörung	Mögliche systemische Ursachen
Sinusbradykardie	Infektionskrankheiten, Hypothermie, Myxödem, Verschlußikterus, Hirndrucksteigerung, Myokardinfarkt
Vorhofextrasystolen	Herzinsuffizienz, Koronarinsuffizienz, Myokardinfarkt
Sinuatrialer Block (SA-Block)	Rheumatische Herzerkrankung, Myokardinfarkt, akute Infektionen
Sinustachykardie	Fiebrige Erkrankungen, Infektionen, Anämien, Hyperthyreose
Vorhoftachykardie	Obstruktive Lungenerkrankungen, Pneumonien, Myokardinfarkt
Vorhofflattern	Koronare Herzkrankheit, Mitralstenose, Myokardinfarkt, offene Herzoperationen
Vorhofflimmern	Myokardinfarkt, Mitralstenose, koronare Herzkrankheit, Hyperthyreose, Hypertonie
Atrioventrikulärer Block (AV-Block)	Rheumatische Herzerkrankung, koronare Herzkrankheit, Myokardinfarkt, Hyperthyreose, M. Hodgkin, Myelom, offene Herzoperationen
Ventrikuläre Extrasystolen	Koronare Herzkrankheit, Herzinsuffizienz, Mitralklappenprolaps
Ventrikuläre Tachykardie	Mitralklappenprolaps, Myokardinfarkt, koronare Herzkrankheit
Kammerflimmern	Stumpfes Herztrauma, Mitralklappenprolaps, Anaphylaxie, Herzoperationen, rheumatische Herzerkrankung, alle Kardiomyopathien, koronare Herzkrankheit

nahmen, fast immer mit einer Herzerkrankung assoziiert. Eine Kammertachykardie wurde in 6% der Fälle von Mitralklappenprolaps und bei 28% bis 46% der überwachten Patienten mit Myokardinfarkt beobachtet (4). Ein Kammerflimmern stellt ohne sofortiges wirksames Eingreifen eine terminale Rhythmusstörung dar. Es kann durch koronare Herzkrankheit, Kardiomyopathien jeglicher Genese, rheumatische Herzerkrankung, stumpfe Herztraumen, Mitralklappenprolaps, Herzoperationen und Herzkatheterisierungen ausgelöst werden (2,3,4).

8.2.2
Ätiologie

Primärer Schrittmacher des Herzens ist der Sinusknoten. Die von ihm erzeugten Impulse führen zu einer normalen Frequenz von 70–100 Schlägen pro Minute. Als sekundäre Schrittmacher können Bereiche der Vorhöfe, der Atrioventrikularknoten (AV-Knoten) sowie die Kammern in Aktion treten (2,8).

Der vom Sinusknoten erzeugte Impuls wird normalerweise zunächst zum AV-Knoten und von dort aus über das His-Bündel auf die Schenkel und schließlich auf die subendokardialen Purkinje-Fäden weitergeleitet (Abb. 8–1). Das Elektrokardiogramm (EKG) stellt eine Aufzeichnung der elektrischen Aktivität des Herzens dar. Die Standardableitungen und die physiologischen Abläufe, die sie darstellen, sind in den Abbildungen 8–2 und 8–3 wiedergegeben. Abbildung 8–4 zeigt verschiedene Methoden zur Bestimmung der Herzfrequenz mit Hilfe einer EKG-Aufzeichnung.

Der AV-Knoten dient als Sperre, die verhindert, daß zu viele Vorhofimpulse den Ventrikel erreichen, und verlangsamt die Ausbreitungsgeschwindigkeit der vom Sinusknoten erzeugten Impulse.

Die normale Herzfunktion ist von der zellulären Automatizität (Erregungsbildung), Erregungsleitung, Erregbarkeit und Kontraktilität abhängig. Störungen der Erregungsbildung und -leitung sind Ursache der meisten Arten von Herzrhythmusstörungen. Unter normalen Umständen ist der Sinusknoten für die Erregungsbildung verantwortlich; jedoch können auch andere Teile des Erregungsleitungssystems Impulse erzeugen. Unter pathologischen Bedingungen können ektopische Schrittmacher außerhalb des Erregungsleitungssystems entstehen. Nach der Bildung eines Impulses und der Entladung benötigen die Zellen (Sinusknoten) eine gewisse Zeit zur Erholung; diese wird als Refraktärperiode bezeichnet. Während der absoluten Refraktärperiode ist die Erregungsleitung blokkiert, während der relativen Refraktärperiode verzögert (2,3).

Störungen der Erregungsleitung (Blockierung oder Verzögerung) können aufgrund eines Wiedereintritts- oder Reentry-Mechanismus paradoxerweise zu einem Ansteigen der Herzfrequenz füh-

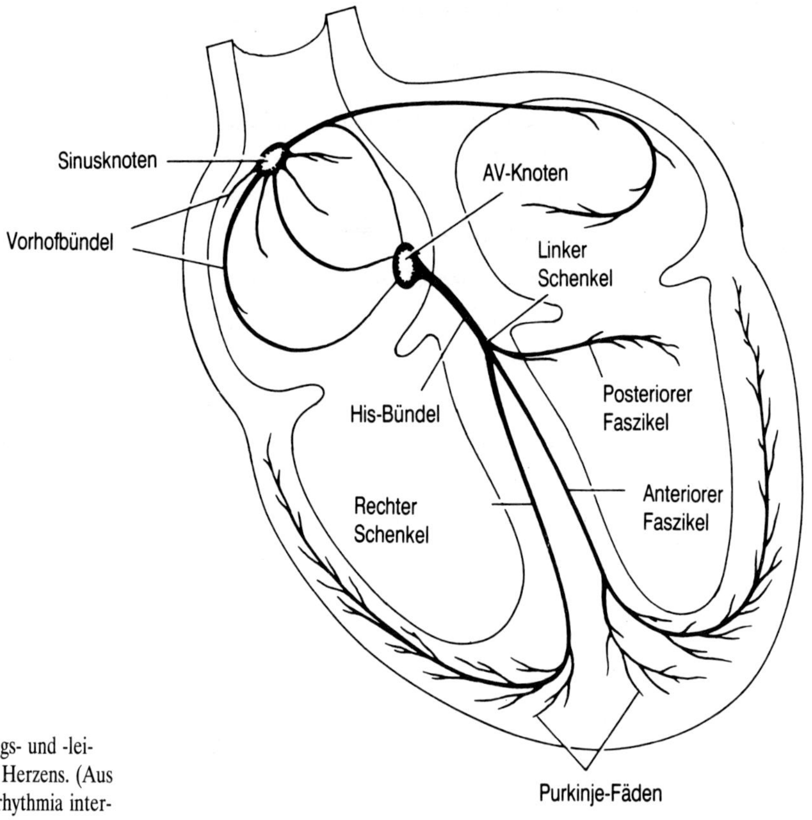

Abbildung 8–1:
Erregungsbildungs- und -leitungssystem des Herzens. (Aus Hurst, C.: Dysrhythmia interpretation based on cardiac suppression and irritability. Philadelphia 1986, J.B. Lippincott Co., 13)

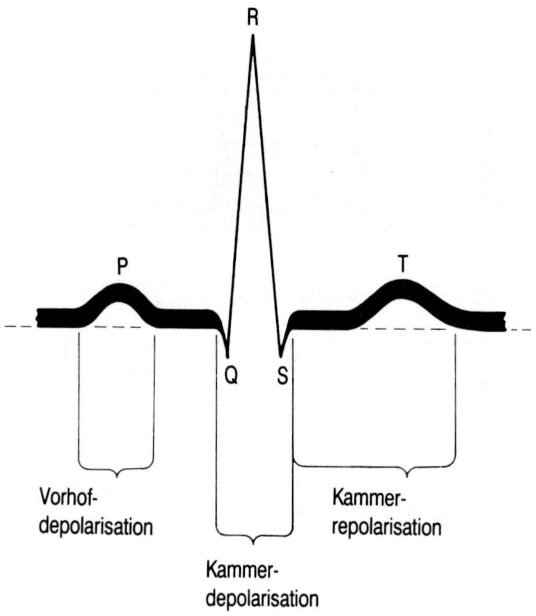

Abbildung 8–2:
Normalform des EKG. Der Kurvenverlauf setzt sich aus der P-Welle, dem QRS-Komplex und der T-Welle zusammen. Die P-Welle repräsentiert die Depolarisation der Vorhöfe, der QRS-Komplex die Kammerdepolarisation. Die T-Welle gibt die schnelle Repolarisation der Kammern wieder. (Aus CONOVER, M.B.: Understanding electrocardiography: arrhythmias and the 12-lead ECG, ed. 4. St. Louis 1984, The C.V. Mosby Co.)

ren. Für eine genauere Erklärung der pathophysiologischen Mechanismen der Herzrhythmusstörungen sei an dieser Stelle auf die entsprechenden Lehrbücher verwiesen.

Die Art der Rhythmusstörung kann Hinweise auf die zugrundeliegende Ursache geben. So liegt bei einer paroxysmalen Vorhoftachykardie in Verbindung mit einem AV-Block der Verdacht auf eine Digitalisüberdosierung nahe (2). Viele Herzrhythmusstörungen sind jedoch nicht spezifisch für eine bestimmte Ursache. In diesen Fällen muß gründlich nach der Ursache der Störung gesucht werden. Zu den häufigsten Ursachen von Herzrhythmusstörungen gehören primäre kardiovaskuläre Erkrankungen, Lungenerkrankungen (Embolien, Hypoxie), vegetative Störungen, Systemerkrankungen (Schilddrüsenerkrankungen), Arzneimittelnebenwirkungen und Störungen des Elektrolythaushaltes (Tab. 8–1).

Die Herzrhythmusstörungen können in fünf große Gruppen eingeteilt werden: Extrasystolen, Bradykardien, Tachykardien, Präexzitationssyndrom und Herzstillstand (Tab. 8–4).

8.2.3
Pathophysiologie und Komplikationen

Rhythmusstörungen können völlig symptomlos und ohne Einfluß auf die Hämodynamik bleiben. Manche Rhythmusstörungen können jedoch das Herzzeitvolumen vermindern. So kann eine Senkung der Herzfrequenz zu einer Verminderung der Pumpleistung führen. Die gleiche Auswirkung kann jedoch auch eine tachykarde Herzfrequenz aufgrund der unzureichenden Füllung der Vorhöfe während der Diastole haben. Eine Verminderung des Herzzeitvolumens kann auch aus einer Verzögerung der AV-Überleitung mit direkter Beeinträchtigung der Ventrikelfunktion resultieren (2).

Die Auswirkungen einer Herzrhythmusstörung sind von der körperlichen Verfassung des Patienten abhängig. So wird ein gesunder junger Patient bei einer paroxysmalen Vorhoftachykardie in der Regel nur minimale Symptome zeigen, während die gleiche Störung bei einem älteren herzkranken Patienten zur Entwicklung eines Schockzustandes, einer dekompensierten Herzinsuffizienz oder einer Myokardischämie führen kann (2).

8.2.3.1 Isolierte Extrasystolen.

Vorhofextrasystolen. Vorzeitige Impulse von ektopen Zentren in jedem Bereich des Vorhofs können zu Vorhofextrasystolen führen. Sie treten häufig bei Erkrankungen auf, die mit Störungen der Vorhoffunktion assoziiert sind, so etwa bei Herzinsuffizienz.

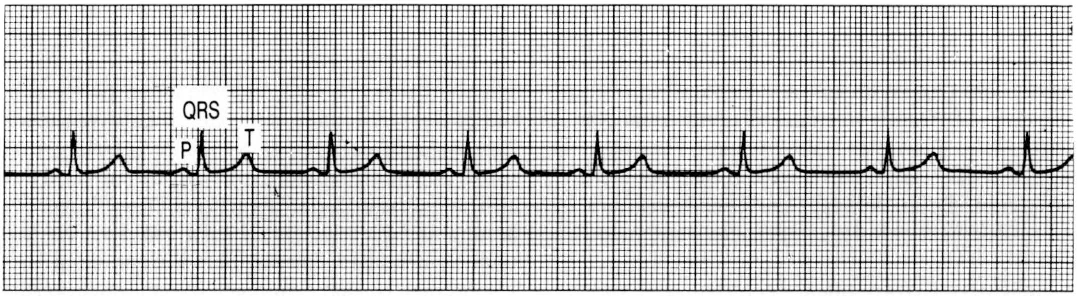

Abbildung 8–3:
Herzrhythmus. Die Grundperiode (P-QRS-T) wiederholt sich. (Aus GOLDBERGER, A.L., GOLDBERGER, E.: Clinical electrocardiography: a simplified approach, ed. 3. St. Louis 1986, The C.V. Mosby Co.)

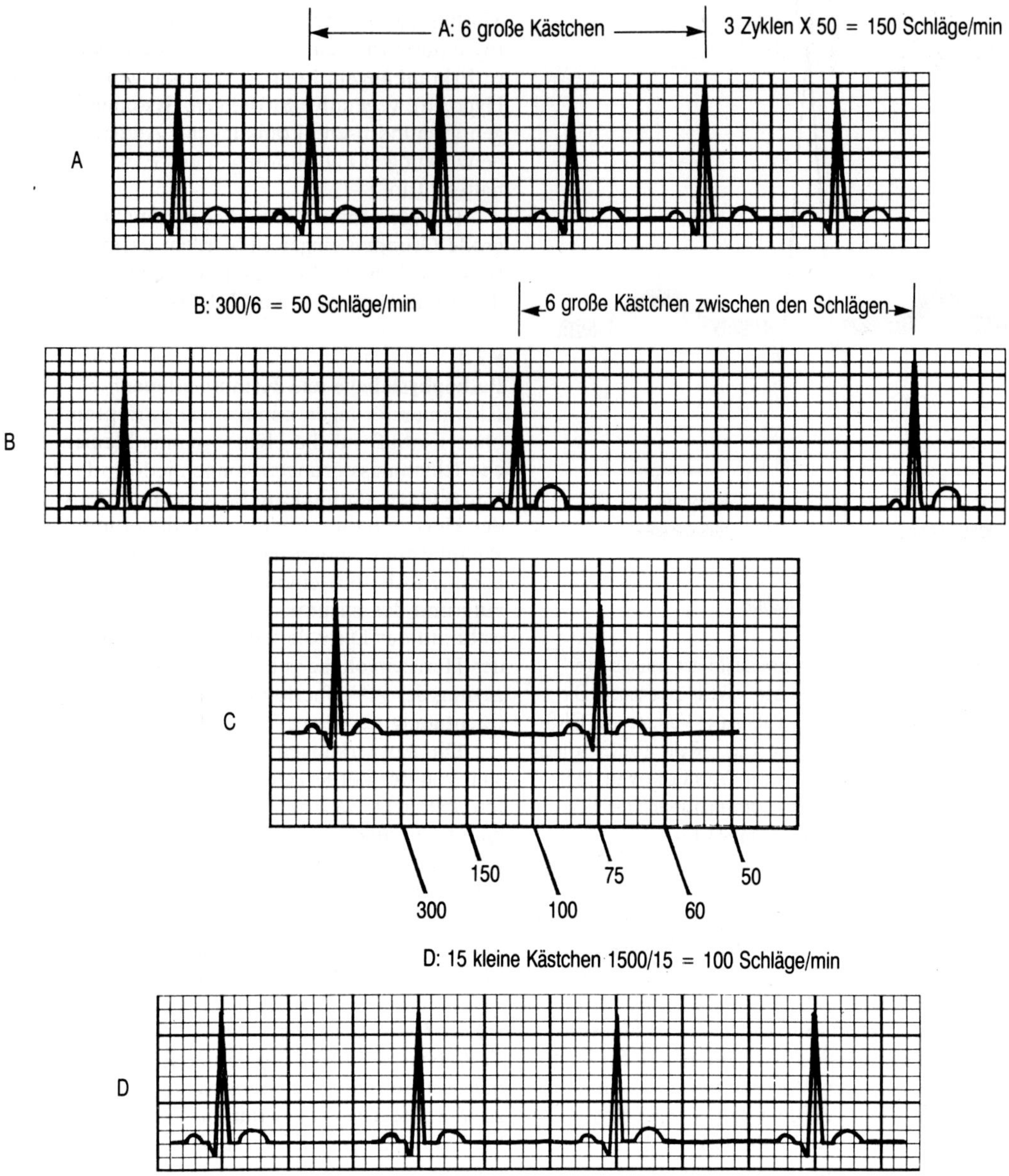

Abbildung 8–4:
Methoden zur Bestimmung der Herzfrequenz. **A:** Herzfrequenz von 150 min^{-1}. **B:** Herzfrequenz von 50 min^{-1}. **C:** Herzfrequenz von 75 min^{-1}. **D:** Herzfrequenz von 100 min^{-1}. (Aus JOHNSON, R., SWARTZ, M.H.: Simplified approach to electrocardiography. Philadelphia 1986, W.B. Saunders Co., 19)

AV-Knoten-Extrasystolen. AV-Knoten-Extrasystolen sind seltener als Vorhofextrasystolen und ventrikuläre Extrasystolen. Die Erregung kann sich sowohl auf die Vorhöfe als auch auf die Kammern ausbreiten. Beim Vorliegen dieser Störung muß an eine Digitalisüberdosierung gedacht werden.

Ventrikuläre Extrasystolen. Ventrikuläre Extrasystolen sind die häufigste Form von Herzrhythmusstörungen bei herzgesunden und herzkranken Patienten. Bei über 50% aller Männer mittleren Alters und bei bis zu 80% aller Personen zwischen 60 und 85 Jahren können ventrikuläre Extrasystolen nachgewiesen werden (4). 80% aller Infarktpatienten weisen ventrikuläre Extrasystolen auf (2). Diese Rhythmusstörung tritt auch bei Digitalisüberdosierung und Hypokaliämie häufig auf. Spät einfallende ventrikuläre Extrasystolen können beim Vorliegen einer Ischämie zu einer Kammertachykardie oder einem Kammerflimmern führen (Abb. 8–5).

Tabelle 8–4:
Einteilung der Herzrhythmusstörungen

- **Isolierte Extrasystolen**
  Vorhofextrasystolen
  AV-Knoten-Extrasystolen
  Ventrikuläre Extrasystolen
- **Bradykardien**
  Sinusbradykardie
  Sinuatrialer Block (SA-Block)
  Atrioventrikulärer Block (AV-Block)
- **Tachykardien**
  Sinustachykardie
  Vorhoftachykardie
  Vorhofflattern
  Vorhofflimmern
  Ventrikuläre Tachykardie
- **Präexzitationssyndrom**
- **Herzstillstand**
  Kammerflimmern
  Asystolie
  Mechanisches Herzversagen (elektromechanische Entkopplung)

8.2.3.2 Bradykardien.
Sinusbradykardie. Eine Sinusfrequenz von weniger als 60 Schlägen pro Minute wird als Bradykardie bezeichnet (2,3,4). Sie stellt bei gesunden jungen Erwachsenen und trainierten Sportlern einen Normalbefund dar. Eine Bradykardie kann jedoch auch als Folge einer Medikamenteneinnahme auftreten. Substanzen mit parasympathomimetischer Wirkung wie Digoxin und Phenothiazine können die Herzfrequenz herabsetzen. Darüber hinaus können Substanzen, die die Erregbarkeit des Herzens herabsetzen, so etwa Beta-Blocker (z.B. Propranolol, Metoprolol), eine Bradykardie verursachen. Eine Sinusbradykardie, die trotz Herzinsuffizienz, Schmerzen, körperlicher Anstrengung oder Atropingabe bestehenbleibt, wird als pathologisch betrachtet. Eine Sinusbradykardie ist häufig ein Frühbefund beim Myokardinfarkt. Sie kann außerdem bei Infektionskrankheiten, Myxödem, Verschlußikterus und in Fällen von Hypothermie auftreten (Abb. 8–6).

Sinuatrialer (SA-) Block. SA-Blocks sind verhältnismäßig selten. Häufigste Ursachen sind rheumatische Herzerkrankungen, Myokardinfarkt, akute Infektionen oder Medikamentenintoxikationen (Digitalis, Atropin, Salizylate, Chinidin). Beim SA-Block werden drei Grade oder Stadien unterschieden. Beim SA-Block 1.Grades ist der Erregungseintritt in die Vorhofmuskulatur verzögert. Der SA-Block 2.Grades ist dadurch gekennzeichnet, daß die Ausbreitung einer oder mehrerer Erregungen ausfällt. Beim SA-Block 3.Grades (totaler SA-Block) breiten sich keine Erregungen vom Sinusknoten aus.

Atrioventrikulärer (AV-) Block. Ein AV-Block kann durch rheumatisches Fieber, koronare Herzkrankheit, Myokardinfarkt, Hyperthyreose und Medikamente (Digitalis, Propranolol, Kalium, Chinidin) verursacht werden. Etwa 50% der Fälle von komplettem AV-Block treten im Zusammenhang mit angeborenen Herzfehlern auf (4). Auch beim AV-Block unterscheidet man drei Schweregrade. Beim AV-Block 1.Grades sind verlangsamte Erregungen mit verlängerter Überleitungszeit zu beobachten. Ein AV-Block 2.Grades ist dadurch gekennzeichnet, daß manche Erregungen die Ventrikel nicht erreichen, während beim AV-Block 3.Grades (totaler AV-Block) keine Erregung mehr die Ventrikel erreicht. Ein totaler AV-Block kann auch bei Morbus Boeck, Lymphogranulomatose (Morbus Hodgkin), Myelomen und nach offenen Herzoperationen (Aortenklappe, Ventrikelseptumdefekte) auftreten (Abb. 8–7).

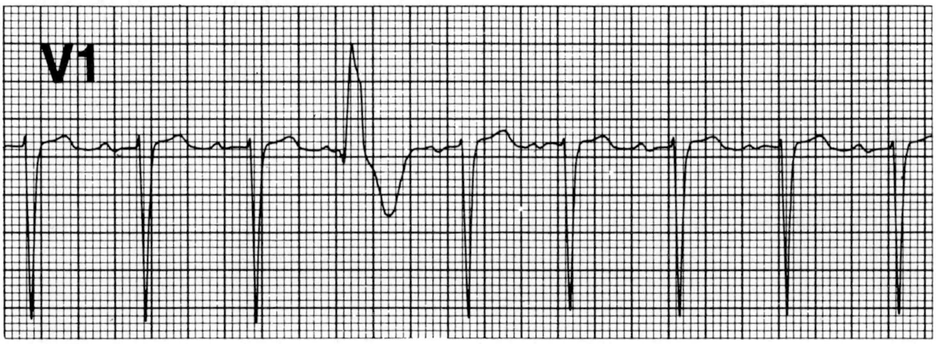

Abbildung 8–5:
Ventrikuläre Extrasystole. Der breite Komplex fällt gegenüber der nächsten P-Welle vorzeitig ein. (Aus JOHNSON, R., SWARTZ, M.H.: Simplified approach to electrocardiography. Philadelphia 1986, W.B. Saunders Co., 19)

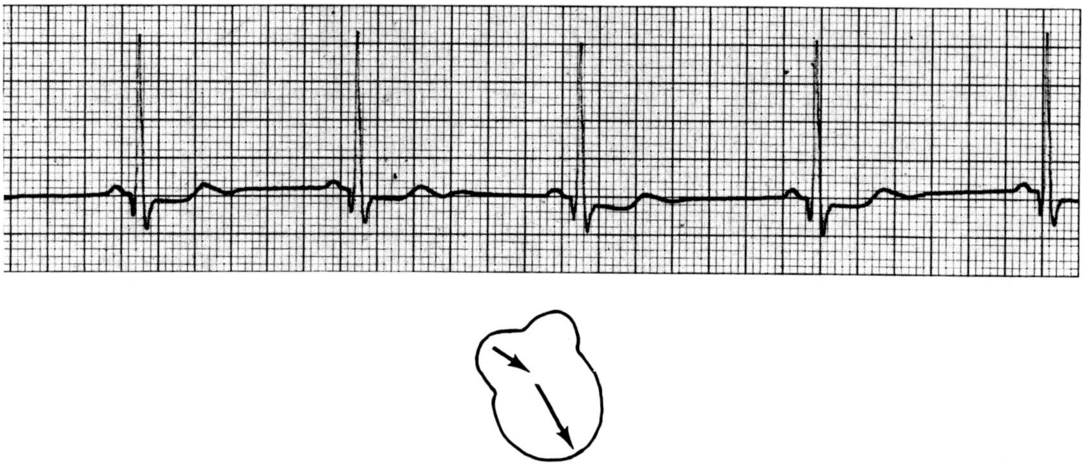

Abbildung 8–6:
Sinusbradykardie. Die Sinusfrequenz in dieser Aufzeichnung beträgt 50 min^{-1}. (Aus CONOVER, M.B.: Understanding electrocardiography: arrhythmias and the 12-lead ECG, ed. 4. St. Louis 1984, The C.V. Mosby Co.)

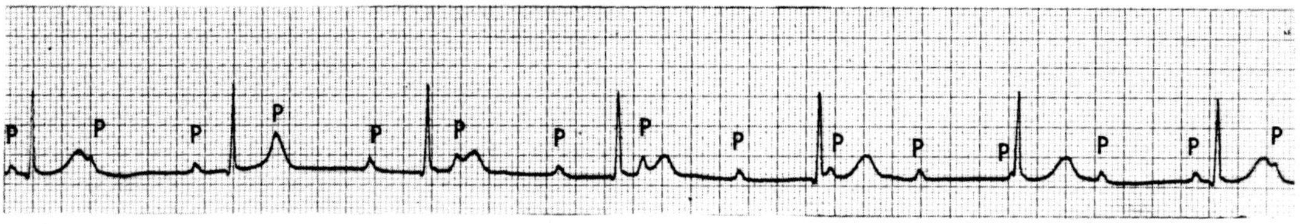

Abbildung 8–7:
Der totale Herzblock ist durch die voneinander unabhängige Aktivität der Vorhöfe (P) und der Ventrikel (QRS) gekennzeichnet. Die Vorhoffrequenz ist immer höher als die Kammerfrequenz. Das PQ-Intervall ist völlig unregelmäßig. Manche P-Wellen fallen mit einer T-Welle zusammen und verzerren den Verlauf der T-Welle. Andere P-Wellen können in den QRS-Komplex fallen und so „verlorengehen". Die QRS-Komplexe sind normal konfiguriert, die Kammern werden also von einem Ersatzzentrum im Bereich des unteren AV-Knotens oder des His-Bündels aus erregt. (Aus GOLDBERGER, A.L., GOLDBERGER, E.: Clinical electrocardiography: a simplified approach, ed. 3. St. Louis 1986, The C.V. Mosby Co.)

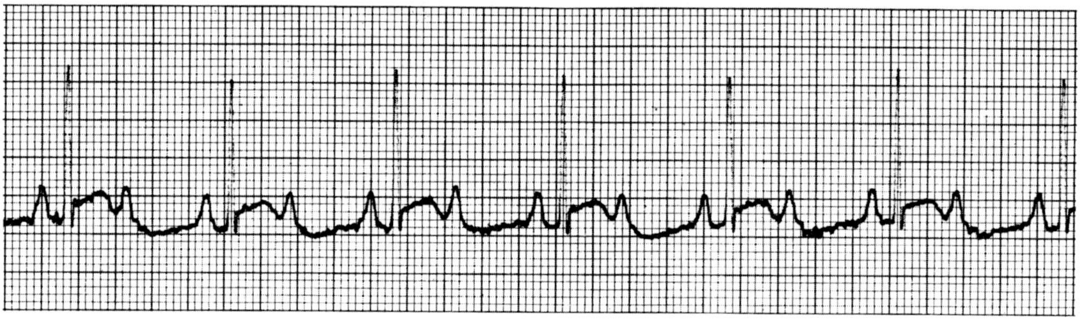

Abbildung 8–8:
Vorhoftachykardie mit 2:1-Überleitung. (Aus CONOVER, M.B.: Understanding electrocardiography: arrhythmias and the 12-lead ECG, ed. 4. St. Louis 1984, The C.V. Mosby Co.)

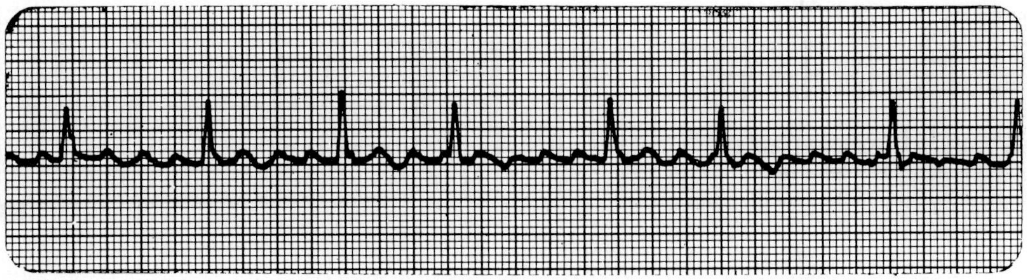

Abbildung 8–9:
Unregelmäßige Kammerfrequenz bei Vorhofflattern. (Aus GOLDBERGER, A.L., GOLDBERGER, E.: Clinical electrocardiography: a simplified approach, ed. 3. St. Louis 1986, The C.V. Mosby Co.)

8.2.3.3 Tachykardien.
Sinustachykardie. Eine Sinusfrequenz von über 100 Schlägen pro Minute wird als Sinustachykardie bezeichnet (2,3,4). Sie stellt in den meisten Fällen eine physiologische Antwort auf körperliche Anstrengung, Angst, Streß oder Emotionen dar. Zu den möglichen pharmakologischen Ursachen einer Sinustachykardie zählen Atropin, Adrenalin, Nikotin und Koffein. Pathologische Zustände wie Fieber, Hypoxie, Infektionen, Anämien oder Hyperthyreose können ebenfalls eine Sinustachykardie auslösen.

Vorhoftachykardie. Bei der Vorhoftachykardie führen ektopische Erregungen zu einer Vorhoffrequenz von 150 bis 200 Schlägen pro Minute (2). Häufig liegt bei der ektopischen Vorhoftachykardie gleichzeitig ein mehr oder weniger ausgeprägter AV-Block vor. In etwa 75% der Fälle ist die Vorhoftachykardie auf eine Digitalisintoxikation oder eine Hypokaliämie zurückzuführen (4). Auch bei chronisch-obstruktiven Lungenerkrankungen, fortgeschrittenen Schädigungen der Vorhöfe, akuten Myokardinfarkten, Pneumonien und Intoxikationen (Alkohol, Katecholamine) ist in manchen Fällen eine Vorhoftachykardie zu beobachten (2,3,4; Abb. 8–8).

Vorhofflattern. Eine sehr hohe, regelmäßige Vorhoffrequenz von 220 bis 360 Schlägen pro Minute wird Vorhofflattern genannt. Das Vorhofflattern ist bei gesunden Menschen ein seltener Befund und tritt am häufigsten bei Patienten mit einer Koronarerkrankung nach dem 40. Lebensjahr auf. Es stellt bei 2% bis 5% aller Myokardinfarkte und in seltenen Fällen bei Digitalisintoxikation eine Komplikation dar (4). Ein Vorhofflattern wird außerdem als Komplikation bei Mitralstenose und Cor pulmonale sowie nach offenen Herzoperationen beobachtet. Ferner kann es entstehen, wenn ein Vorhofflimmern mit Chinidin oder Procainamid behandelt wurde (Abb. 8–9).

Vorhofflimmern. Das Vorhofflimmern ist durch eine extrem hohe Vorhoffrequenz von 400 bis 650 Schlägen pro Minute und Fehlen der normalen P-Wellen im EKG gekennzeichnet (2). Die Überleitung auf die Ventrikelmuskulatur erfolgt völlig unregelmäßig. Ein Vorhofflimmern kann bei gesunden Menschen auftreten, ist aber in der Regel mit rheumatischer Herzkrankheit, Hypertonie, koronarer Herzkrankheit oder Hyperthyreose assoziiert und stellt die häufigste Form der Vorhof-Tachyarrhythmien dar. Bei 7% bis 16% aller Patienten mit Myokardinfarkt ist ein Vorhofflimmern festzustellen. Außerdem ist es in 90% der Fälle von Mitralstenosen, bei denen sich eine periphere Embolie entwickelt hatte, zu finden (4). Auf die Hämodynamik wirkt sich das Vorhofflimmern in zweifacher Weise aus. Die Pumpleistung der Vorhöfe ist unzureichend, und es entstehen Erregungen, die unregelmäßig auf die Kammern fortgeleitet werden. Eine sekundäre Komplikation der mangelhaften Pumpleistung der Vorhöfe sind periphere oder pulmonale Embolien. Bei 30% der Patienten mit lange bestehendem Vorhofflimmern treten mindestens einmal thromboembolische Komplikationen auf. Bei bestehender Vorschädigung des Herzens kann ein Vorhofflimmern zu einer dekompensierten Herzinsuffizienz führen (2,3,4; Abb. 8–10).

Ventrikuläre Tachykardie. Wenn drei oder mehr ventrikuläre Extrasystolen mit einer Frequenz von über 100/min auftreten, spricht man von einer ventrikulären Tachykardie. Sie ist nahezu ausschließlich bei vorgeschädigten Herzen zu finden. Bestimmte Medikamente, z.B. Digitalis, Katecholamine, Kalium, Chinidin und Procainamid, können eine ventrikuläre Tachykardie auslösen. In seltenen Fällen tritt eine ventrikuläre Tachykardie bei gesunden jungen Erwachsenen auf. Sie kann sich spontan zurückbilden, länger anhalten oder sich zu einem Kammerflimmern entwickeln (Abb. 8–11).

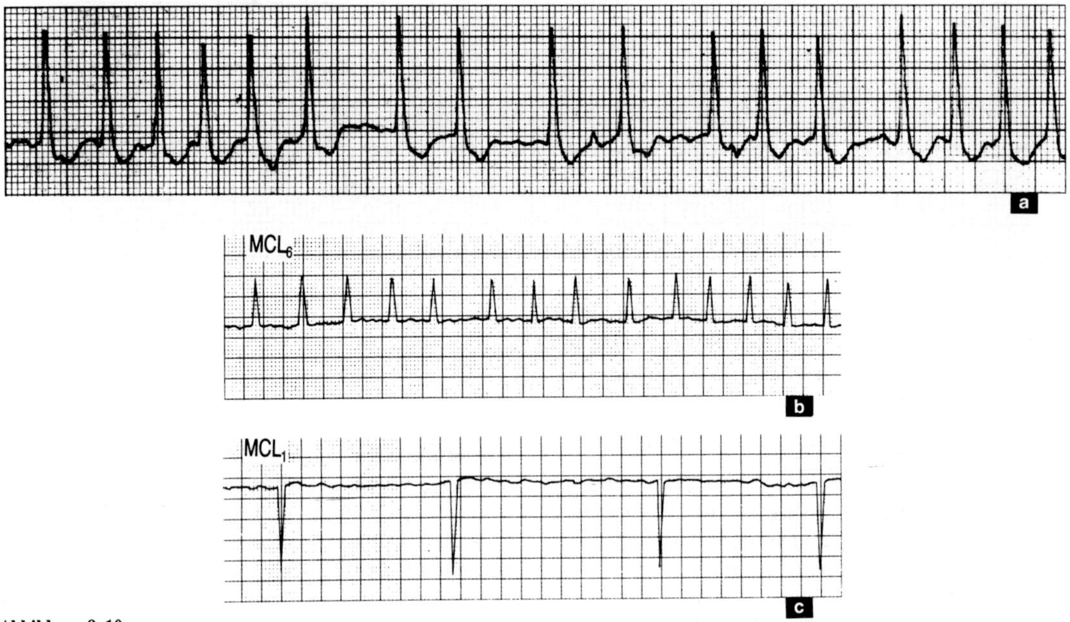

Abbildung 8–10:
a: Vorhofflimmern mit unregelmäßigem Übergang auf die Ventrikel und feiner Flimmerlinie. **b:** Vorhofflimmern mit schnellem Übergang auf die Ventrikel. **c:** Vorhofflimmern mit langsamem Übergang auf die Ventrikel. Die undulierende Grundlinie ist Ausdruck der unkoordinierten Vorhofaktivität. (Aus Guzzetta, C.E., Dossey, B.M.: Cardiovascular nursing. St. Louis 1984, The C.V. Mosby Co.)

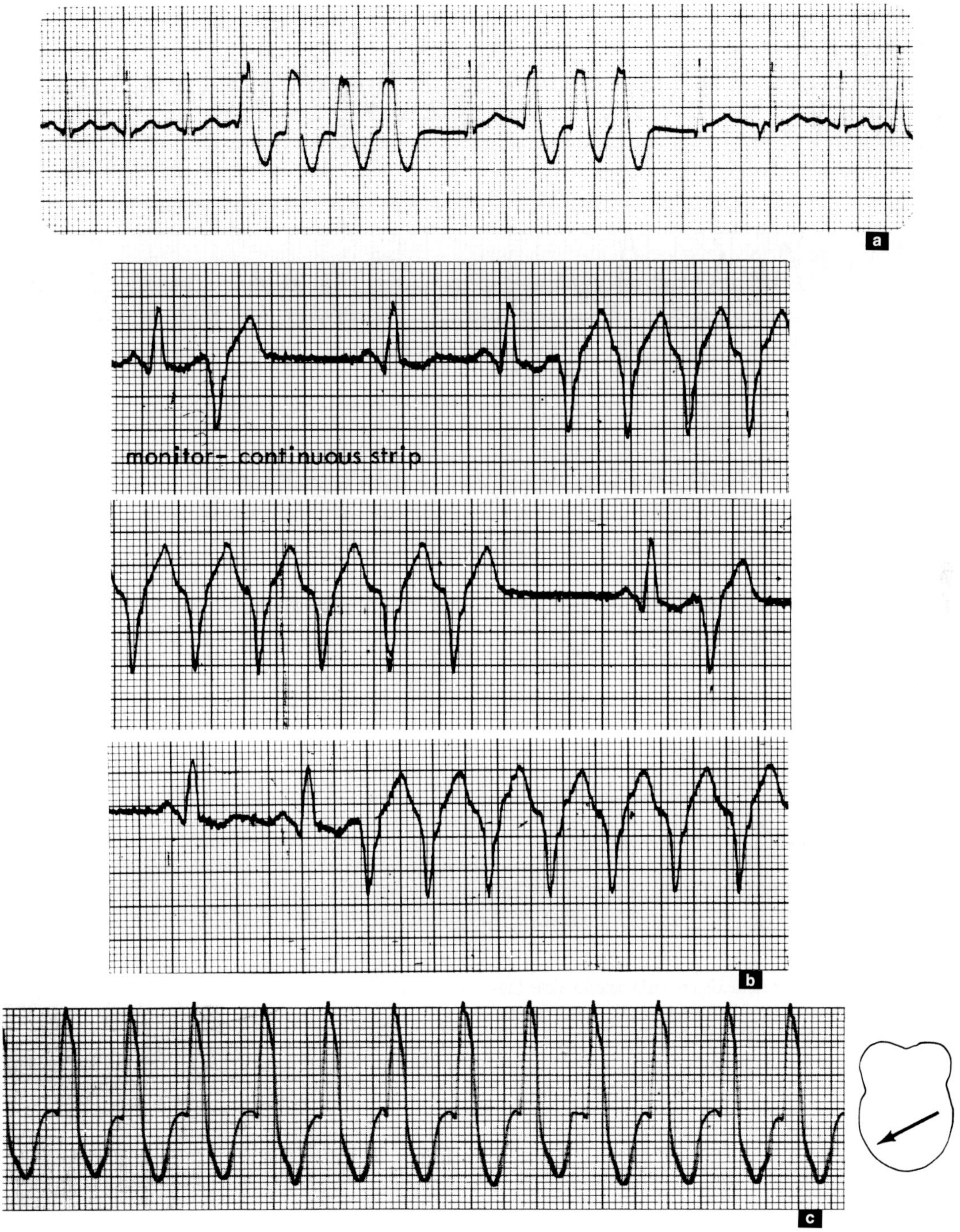

Abbildung 8–11:
a: Zwei kurze Episoden mit ventrikulärer Tachykardie, definiert als Folge von mindestens drei ventrikulären Extrasystolen.
b: EKG mit Episoden einer ventrikulären Tachykardie. **c:** Ventrikuläre Tachykardie. (A,B aus GOLDBERGER, A.L., GOLDBERGER, E.: Clinical electrocardiography, ed. 3. St. Louis 1986, The C.V. Mosby Co.; C aus CONOVER, M.B.: Understanding electrocardiography, ed. 4. St. Louis 1984, The C.V. Mosby Co.)

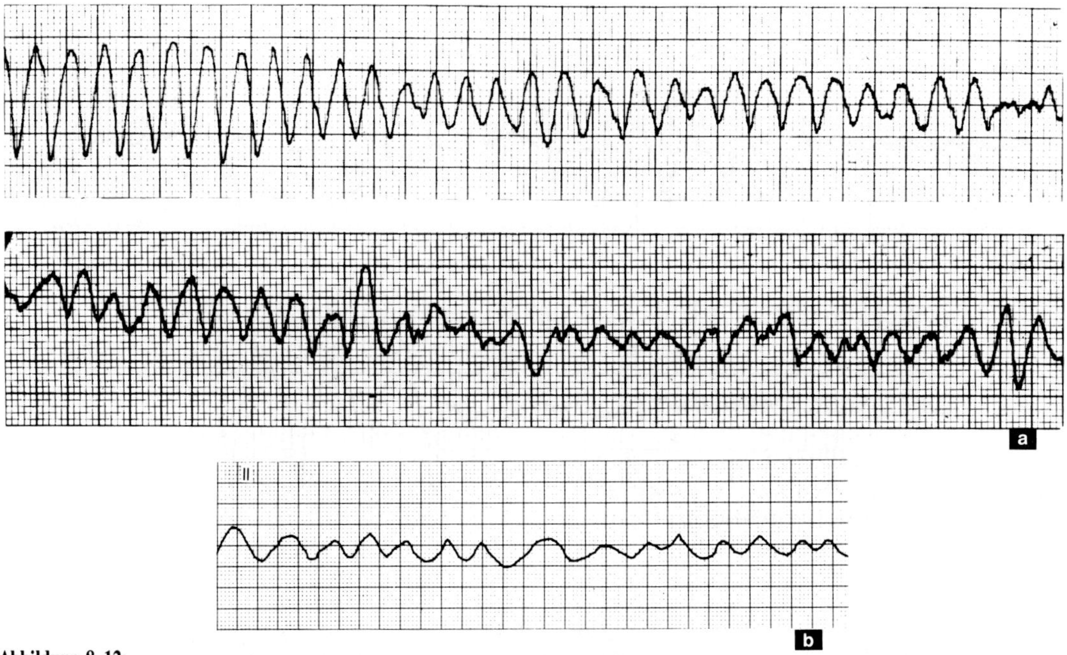

Abbildung 8–12:
a: Kammerflattern, das sich zum Kammerflimmern entwickelt (fortlaufende Registrierung). **b:** Kammerflimmern. A aus CONOVER, M.B.: Understanding electrocadiography, ed. 4. St. Louis 1984, The C.V. Mosby Co.; B aus GUZZETTA, C.E., DOSSEY, B.M.: Cardiovascular nursing. St. Louis 1984, The C.V. Mosby Co.)

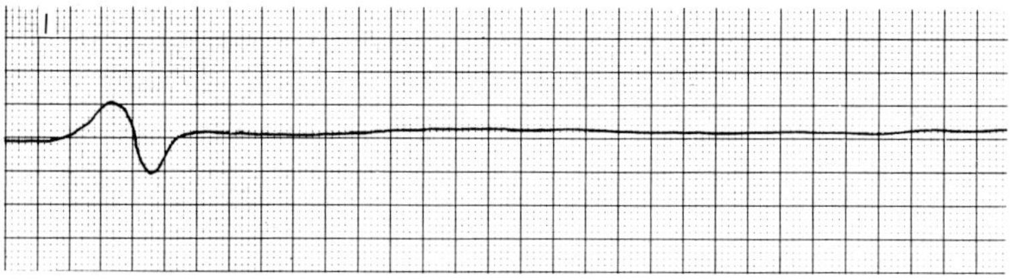

Abbildung 8–13:
Asystolie. Am Anfang der Aufzeichnung elektromechanische Entkopplung. (Aus GUZZETTA, C.E., DOSSEY, B.M.: Cardiovascular nursing. St. Louis 1984, The C.V. Mosby Co.)

8.2.3.4 Präexzitationssyndrome. An der Entstehung von Präexzitationssyndromen sind anscheinend drei Komponenten beteiligt. Akzessorische Leitungsbündel im Vorhof ermöglichen eine Umgehung des normalen Erregungsleitungssystems. Diese zusätzlichen Leitungsbahnen führen zu einer beschleunigten Erregungsausbreitung und verkürzten Refraktärperiode, so daß sich die Erregung schneller vom Vorhof auf die Ventrikel ausbreiten kann. Außerdem stellt dieses parallele Erregungsleitungssystem eine Bahn für den Wiedereintritt von Tachyarrhythmien dar. Dieses Krankheitsmuster wird zum Syndrom, wenn der Patient Symptome einer paroxysmalen supraventrikulären Tachykardie entwickelt. Komplikationen dieses Syndroms sind Vorhofflimmern und -flattern, die zum Kammerflimmern und so zum Tode führen können. Das Wolff-Parkinson-White-Syndrom (WPW-Syndrom) ist ein Präexzitationssyndrom, bei dem von Geburt an ein akzessorisches Leitungsbündel im Vorhof vorliegt (2,3,4,8).

8.2.3.5 Herzstillstand.

Kammerflimmern. Ein Kammerflimmern stellt sich im EKG als chaotische Aktivität dar. Dabei kontrahieren sich die Ventrikel mit sehr hoher Frequenz, aber insuffizienter Pumpleistung. Das Kammerflimmern stellt in der Regel eine terminale Rhythmusstörung dar, wenn nicht innerhalb kürzester Zeit die Therapie eingeleitet wird. Häufigste prädisponierende Vorschädigung des Herzens ist die koronare Herzkrankheit. Weitere mögliche Ursachen für ein Kammerflimmern sind rheumatische Herzerkrankungen, Anaphylaxie, stumpfes Herztrauma, Mitralklappenprolaps, Herzoperationen, Digitalisintoxikation und Herzkatheterisierung. Bei gesunden jungen Erwachsenen tritt nur selten ein Kammerflimmern auf (2,3,4; Abb. 8–12).

Asystolie. Bei der ventrikulären Asystolie tritt der Herzstillstand ein, wenn keine Erregungen auf die Ventrikel übergeleitet werden und die muskuläre Aktivität ausbleibt. Zustände, die ein Kammerflimmern verursachen, können auch eine Asystolie auslösen (Abb. 8–13).

Mechanisches Herzversagen. Auch beim mechanischen Herzversagen (elektromechanische Entkopplung) bleibt eine ausreichende Kammerkontraktion aus. Obwohl eine Erregungsüberleitung vorliegt, zeigt das EKG verbreiterte QRS-Komplexe, ohne daß eine muskuläre Aktivität stattfindet (4).

Kammerflimmern, Asystolie und mechanisches Herzversagen sind als letale Herzrhythmusstörungen zu betrachten. Sofortiges therapeutisches Eingreifen ist lebensnotwendig (Tab. 8–6).

8.3 Klinik

8.3.1 Symptomatik

Herzrhythmusstörungen können, auch wenn sie symptomlos bleiben, aufgrund von Veränderungen der Frequenz und/oder der Regelmäßigkeit des Pulses entdeckt werden. Eine erniedrigte Pulsfrequenz kann auf eine Form von Bradykardie, eine erhöhte Pulsfrequenz auf eine Tachyarrhythmie hinweisen. Die Art der Rhythmusstörung kann in vielen Fällen nur mit Hilfe des EKGs diagnostiziert werden (2,8).

Die hämodynamischen Auswirkungen sind wichtiger als die Rhythmusstörung selbst. Zu den Symptomen, die auf das Vorliegen einer Rhythmusstörung hinweisen können, zählen Müdigkeit, Schwindel, Synkopen, Herzinsuffizienz, Angina pectoris und Herzstillstand. Die Patienten können über Herzklopfen (Palpitationen) mit regelmäßiger oder unregelmäßiger Schlagfolge klagen (2,3,4; Tab. 8–5).

8.3.2 Laborbefunde

Das EKG ist die wichtigste diagnostische Methode bei Herzrhythmusstörungen. Intrakardiale Ableitungstechniken ermöglichen heute intrakavitäre Aufzeichnungen von einzelnen Abschnitten des Erregungsleitungssystems und stellen damit eine große Hilfe bei der Diagnostik von Rhythmusstörungen dar. Ausführliche Darstellungen dieser Techniken sind in den einschlägigen Lehrbüchern zu finden (2).

Tabelle 8–5:
Symptome von Herzrhythmusstörungen

Krankheitszeichen
Niedrige Pulsfrequenz (unter 60 min^{-1})
Hohe Pulsfrequenz (über 100 min^{-1})
Unregelmäßiger Puls
Symptome
Palpitationen
Müdigkeit
Schwindel
Synkopen
Herzinsuffizienz
Angina pectoris
Herzstillstand

8.4 Therapie

In der Therapie der Herzrhythmusstörungen kommen Medikamente, Herzschrittmacher, chirurgische Eingriffe und Kardioversion bzw. Defibrillation zum Einsatz. Asymptomatische Rhythmusstörungen erfordern in der Regel keine Therapie. Symptomatische Rhythmusstörungen werden in erster Linie medikamentös behandelt. Spricht eine Rhythmusstörung nicht auf die medikamentöse Therapie an, kommt die Implantation eines Schrittmachers in Frage. Wenn eine Rhythmusstörung weder medikamentös noch durch Schrittmacherimplantation beherrscht werden kann, besteht die Möglichkeit der chirurgischen Therapie. Bei tachykarden Rhythmusstörungen, die zu einer Beeinträchtigung der Hämodynamik und/oder zu einer lebensbedrohlichen Situation geführt haben, ist eine Defibrillation indiziert. Auch der Herzstillstand wird durch Elektrostimulation behandelt (2,3,9).

8.4.1 Antiarrhythmika

Da die therapeutische Breite vieler Antiarrhythmika sehr gering ist, muß die Dosierung individuell angepaßt werden. Somit ist die Bestimmung der Serumkonzentration in vielen Fällen integraler Bestandteil der Therapie. Im einzelnen werden folgende Medikamente zur Behandlung von Rhythmusstörungen eingesetzt (2,3,9; Tab. 8–6):

1. *Digoxin.* Digoxin verbessert die Energieausnutzung des Myokards, indem es die Überleitung im AV-Knoten verlangsamt, die Refraktärperiode des AV-Knotens verlängert und die Refraktärperiode des Vorhofgewebes verkürzt. Diese Wirkungen werden bei der Therapie supraventrikulärer Tachykardien – Vorhofflattern und -flimmern – ausgenutzt. Außer Digoxin werden auch Digitoxin und Digitalis-Gesamtauszüge als Antiarrhythmika eingesetzt.
2. *Chinidin.* Chinidin hemmt die Entstehung einer Automatie in abnormen oder ektopen Lokalisationen. Es hebt die Erregbarkeitsschwelle von Vorhof und Ventrikel an, vermindert die Leitungsgeschwindigkeit mit Ausnahme des AV-Knotens, wo es die Überleitung beschleunigt, und verlängert die Refraktärperiode. Es erweist sich in der Regel als wirksam zur Behandlung einer Reihe von supraventrikulären und ventrikulären Rhythmusstörungen einschließlich Vorhof- und Kammerextrasystolen, Vorhofflattern und -flimmern sowie Kammerflimmern. Vor der Gabe von Chinidin werden die Patienten meist digitalisiert. Chinidin ist bei partiellem oder totalem AV-Block und Herzinsuffizienz nicht indiziert. Nebenwirkungen des Chinidin sind Diarrhoe, Übelkeit, Erbrechen, Tinnitus, Hörverlust, Schwindel, Thrombozytopenie und gelegentlich Kammertachykardie oder -flimmern.
3. *Procainamid.* Die Indikationen für die Anwendung von Procainamid entsprechen denen von Chinidin mit der Ausnahme, daß Procainamid bei ventrikulären Rhythmusstörungen wirksamer ist als bei supraventrikulären. Als Nebenwirkungen können Übelkeit, Erbrechen und gelegentlich Diarrhöen auftreten. 20% bis 25% der Patienten, die Procainamid einnehmen, entwickeln ein Syndrom, das einem systemischen Lupus erythematodes ohne Hirn- und Nierenbeteiligung ähnelt.
4. *Disopyramid.* Die Wirkung von Disopyramid ähnelt der von Chinidin; es treten jedoch anticholinerge Nebenwirkungen wie Mundtrokkenheit, Akkommodationsstörungen, Obstipation und Harnverhaltung auf. Es ist bei Prostatahypertrophie und Herzinsuffizienz sowie bei älteren Patienten mit schwerer Myokardischämie mit Vorsicht anzuwenden. Disopyramid ist bei bestehendem Glaukom kontraindiziert.
5. *Lidocain.* Lidocain wird hauptsächlich zur Sofortbehandlung schwerer ventrikulärer Rhythmusstörungen eingesetzt. Es bewirkt eine Hemmung des Wiedereintritts ventrikulärer Erregungen und beeinflußt die Vorhöfe nur minimal. Als Nebenwirkungen können Schwindel, Parästhesien, Verwirrtheit, Tremor und Krampfanfälle auftreten.
6. *Propranolol.* Propranolol bewirkt am AV-Knoten eine Verlangsamung der Erregungsleitung und eine Verlängerung der Refraktärperiode, so daß es zur Behandlung einer Reihe von supraventrikulären Arrhythmien eingesetzt wird. Seine Wirksamkeit beruht außerdem auf einer Blockierung der stimulierenden beta-adrenergen Wirkung der Katecholamine auf das Herz. Es wird auch zur Behandlung von Ar-

Tabelle 8–6:
Antiarrhythmika

Substanz	Übliche Dosierung (Erhaltungsdosis)
Digoxin	0,125 bis 0,5 mg pro die
Digitoxin	0,1 mg pro die
Chinidin	200 bis 600 mg alle 6 Stunden
Procainamid	250 bis 750 mg alle 3 bis 4 Stunden
Disopyramid	100 bis 300 mg alle 6 Stunden
Propranolol	20 bis 80 mg alle 6 Stunden

rhythmien im Zusammenhang mit körperlicher Belastung, Hyperthyreose oder Mitralklappenprolaps angewendet. Propranolol kann bei manchen Patienten eine schwere Hypotonie und bei Patienten mit Asthma bronchiale oder obstruktiven Lungenerkrankungen eine Bronchokonstriktion auslösen. Ein plötzliches Absetzen dieses Medikamentes sollte bei Patienten mit koronarer Herzkrankheit, z.B. Angina pectoris oder Myokardinfarkt, vermieden werden, da dies zu schweren Arrhythmien führen kann.

7. *Verapamil.* Verapamil ist ein Antiarrhythmikum, dessen Wirkung auf einer Hemmung des Kalzium-Einstroms durch die Zellmembran beruht. Es ist Mittel der Wahl zur Behandlung paroxysmaler supraventrikulärer Tachykardien. Es darf nicht gleichzeitig mit Propranolol, Disopyramid oder Chinidin gegeben werden. Bei Patienten mit gestörter Funktion des AV-Knotens kann Verapamil einen Herzblock auslösen.

8.4.2 Schrittmacher

Im Jahre 1984 gab es in den Vereinigten Staaten etwa 500.000 Schrittmacherträger. Jährlich werden dort ungefähr 100.000 neue Schrittmacher implantiert. Die heute gebräuchlichen Schrittmachertypen sind kleiner, leichter, zuverlässiger und langlebiger als jene, die vor 10 bis 15 Jahren zur Verfügung standen (1,5).

Ein Schrittmachersystem besteht aus einem Generator, der einen elektrischen Impuls erzeugt, und einem Leitersystem, das diesen Impuls über eine Elektrode auf das Endokard oder Myokard überträgt. Eine Vielzahl von Schrittmachertypen steht heute zur Verfügung. So besteht beispielsweise die Möglichkeit der Vorhof- und/oder Ventrikelstimulation; es können transvenöse oder transmediastinale Elektroden verwendet werden; man kann bedarfsgesteuerte, asynchrone oder programmierbare Impulsgeneratoren (Abb. 8–14) einsetzen; die Elektroden können aktiv oder passiv sein (1,5; Tab. 8–7).

Schrittmacher sind bei der symptomatischen Sinusbradykardie, beim symptomatischen AV-Block und bei medikamentös nicht beeinflußbaren Tachyarrhythmien von therapeutischem Nutzen.

Transvenöse kammergesteuerte Demand-Schrittmacher, die ihren Betriebsstrom aus Lithiumbatterien beziehen, stellen den heute am häufigsten eingesetzten Schrittmachertyp dar (1). Diese Schrittmacher verfügen über einen Sensorkreis, der die natürliche Herzaktion des Patienten überwacht, wodurch konkurrierende Schrittmacherimpulse vermieden werden können. Darüber hinaus stehen Geräte zur Verfügung, die in der Lage sind, sowohl die Vorhof- als auch die Kammeraktivität zu überwachen und zu stimulieren. Neuere Modelle enthalten Schrittmacherschaltungen, die Programmierung, Speicherung, logische Steuerung und telemetrische Überwachung erlauben (1,2,5).

Elektromagnetische Interferenzen von extrakardialen elektrischen Impulsen können die Funktion von Schrittmachern vorübergehend beein-

Tabelle 8–7:
Bestandteile eines Herzschrittmachers

Impulsgeber	—	bedarfsgesteuert (Demand-Schrittmacher); asynchron
Elektrode(n)	—	transvenös oder transmediastinal; aktiv oder passiv

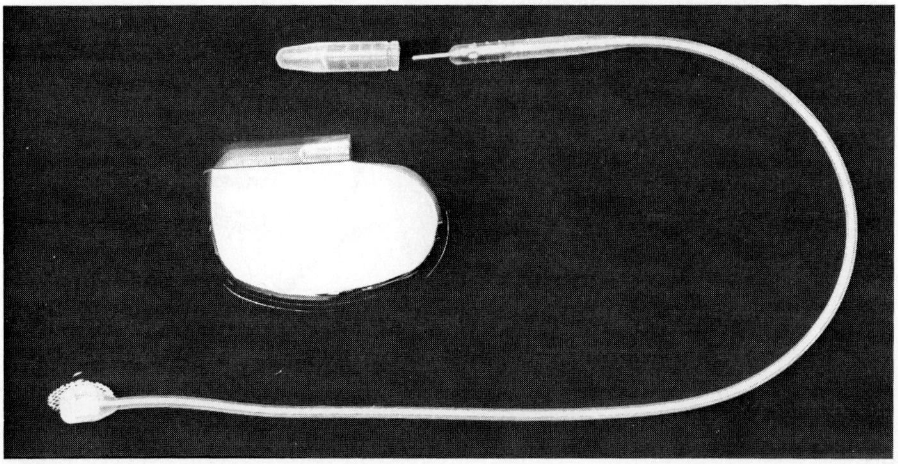

Abbildung 8–14:
Interner implantierbarer Herzschrittmacher (Impulsgeber); wird in der Regel subkutan unterhalb der Clavicula implantiert. (Aus Phipps, W.J., et al.: Medical-surgical nursing, ed. 3. St. Louis 1986, The C.V. Mosby Co.)

trächtigen. Eine Möglichkeit ist die Nachahmung der Frequenz spontaner natürlicher Impulse, die zu einer Hemmung der Schrittmacheraktivität führen kann. Dazu kann es durch Übertragung von Sendeimpulsen aus leistungsstarken Fernsehgeräten, Rundfunksendern, Radargeräten oder Elektroschweißgeräten kommen. Andere Formen elektrischer Signale können die Betriebsart des Schrittmachers auf eine bestimmte Übertragungsfrequenz ändern. Solche Impulse können von Mikrowellenherden, Ultraschallgeräten, bestimmten Vitalitättestern, Diathermiegeräten, Elektrokautern, Defibrillatoren, Elektromotoren an zahnärztlichen Behandlungseinheiten oder Zündanlagen an Auto- und Bootsmotoren ausgehen (1; Tab. 8–8).

Bei den neueren Schrittmachertypen wurde die interne Abschirmung verbessert, um unerwünschte Auswirkungen elektromagnetischer Interferenzen zu minimieren. Diese Geräte sind jetzt gegen Störimpulse aus Mikrowellenherden geschützt. Nach wie vor muß jedoch, besonders bei vorhofgesteuerten Schrittmachern, mit Problemen dieser Art gerechnet werden (1).

Auch andere Komplikationen können bei Schrittmacherpatienten auftreten. Transvenöse Elektroden können die Herzwand perforieren, bei der Implantation Rhythmusstörungen auslösen, zu Infektionen führen, die Entwicklung von Thrombosen fördern oder disloziert werden. Der subkutan implantierte Impulsgeber kann die Haut perforieren oder Infektionen der Implantationsstelle begünstigen (2,5).

Die technischen Fortschritte der letzten Zeit haben zur Entwicklung implantierbarer automatischer Defibrillatoren geführt, die für Patienten vorgesehen sind, bei denen bereits einmal ein Herzstillstand aufgetreten ist, der nicht mit einem Myokardinfarkt assoziiert war. Diese Geräte werden bislang in begrenztem Umfang eingesetzt. Mit zunehmenden klinischen Erfahrungen werden sie wahrscheinlich in Zukunft häufiger zur Anwendung gelangen (1).

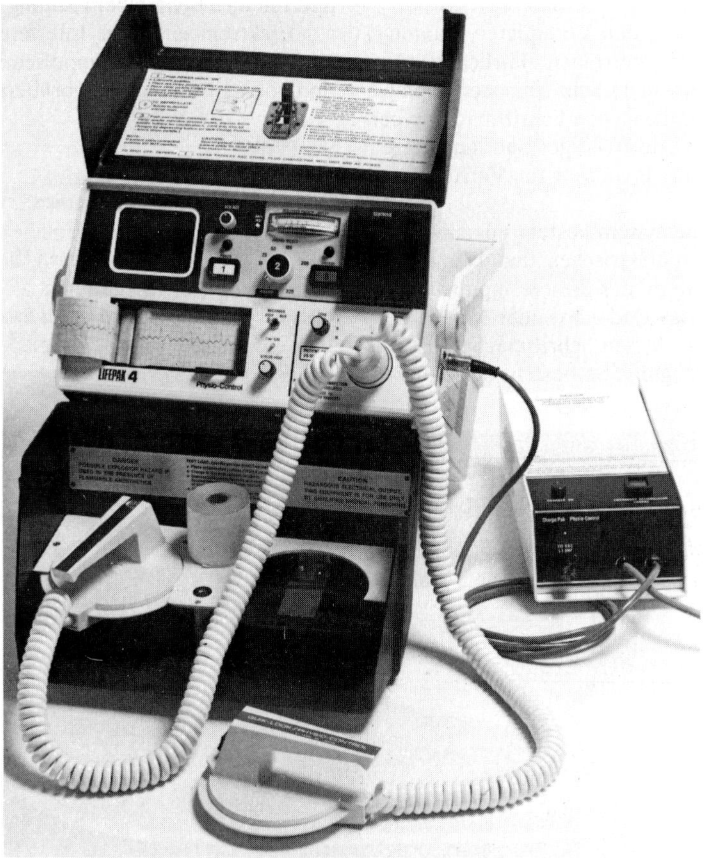

Abbildung 8–15:
Tragbarer batteriebetriebener Monitor-Defibrillator für den Einsatz am Unfallort, während des Krankentransports und in der Klinik. Das Ladegerät (rechts) kann vom Gerät getrennt werden.

(Mit freundlicher Genehmigung der Fa. Physio-Control, Redmond, Wash., aus Burrell, L.O., Burrell, Z.L. jr.: Critical care, ed. 4. St. Louis 1982, The C.V. Mosby Co.)

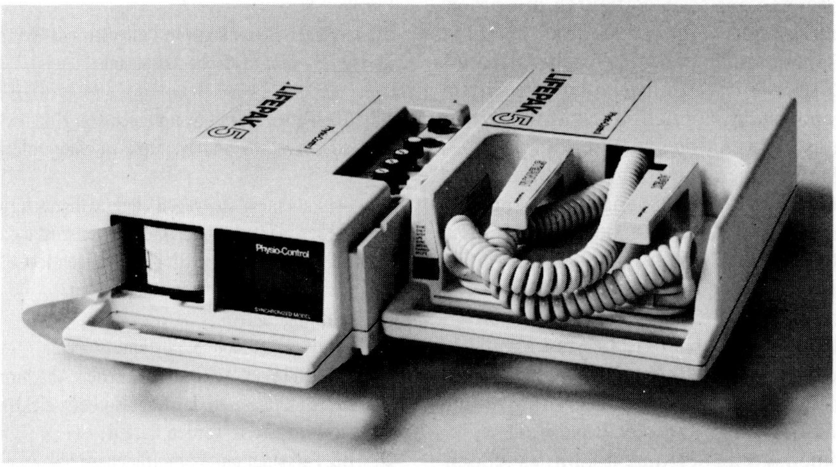

Abbildung 8–16:
Leichter akkubetriebener EKG-Monitor und Defibrillator, vorwiegend für den mobilen Einsatz. Monitor und Defibrillator können voneinander getrennt und einzeln benutzt werden. (Mit freundlicher Genehmigung der Fa. Physio-Control, Redmond, Wash., aus BURRELL, L.O., BURRELL, Z.L. jr.: Critical care, ed. 4. St. Louis 1982, The C.V. Mosby Co.)

Tabelle 8–8:
Mögliche Quellen elektromagnetischer Interferenzen bei Herzschrittmachern

Fernsehgeräte
Rundfunksender
Radargeräte
Elektroschweißgeräte
Mikrowellenherde
Diathermiegeräte
Elektrokauter
Auto- und Bootsmotoren
Elektromotoren an zahnärztlichen Behandlungseinheiten
Ultraschallgeräte
Elektrische Vitalitätstester

8.4.3 Kardioversion

Die Anwendung der Gleichstrom-Kardioversion zur Beseitigung von Vorhof- und Kammerarrhythmien wurde erstmals 1962 beschrieben (2). Die Kardioversion (Defibrillation) verspricht Erfolge bei Rhythmusstörungen mit wiedereintretenden Erregungen wie Vorhofflimmern oder -flattern, Kammertachykardie oder -flimmern. Tachyarrhythmien, die zu Kreislaufstillstand, anhaltender Angina pectoris oder Lungenödem führen, sollten unverzüglich mit Hilfe der Gleichstrom-Kardioversion behandelt werden. Der Elektroschock depolarisiert momentan das gesamte Myokard und ermöglicht so eine synchrone Repolarisation und die Wiederaufnahme des Sinusrhythmus (2,5,9).

Ein Defibrillator ist ein elektrisches Gerät, das einen Stromimpuls durch das Herz abgibt, um verschiedene Arten von Rhythmusstörungen zu durchbrechen (Abb. 8–15, 8–16). Der Stromstoß wird über Elektroden auf der Brustwand appliziert. Eine Elektrode wird auf die linke Thoraxhälfte im Bereich des Herzspitzenstoßes, die andere auf die rechte Thoraxhälfte direkt neben dem Sternum und unterhalb der Clavicula aufgesetzt (Abb. 8–17). In der Regel benutzt man einen Defibrillator, der einen gedämpften Sinusstrom erzeugt, 400 J Energie speichern und etwa 350 J über einen Widerstand von 50 Ω abgeben kann. Es werden entweder mehrere Stromstöße niedriger Energie (2 J/kg) oder ein einzelner Stromstoß hoher Energie (4 J/kg) abgegeben. Wichtig ist dabei die Entwicklung eines Dosierungsschemas, so daß die erforderliche Stromstärke an die individuelle Herzgröße angepaßt ist. Es ist gefährlich, gewohnheitsmäßig bei Erwachsenen die maximal mögliche Stromstärke zu applizieren. Meist ist die Defibrillation sofort wirksam, so daß das Herz innerhalb von Sekunden seine Pumpfunktion wieder aufnimmt. Wenn die Defibrillation keinen Erfolg zeigt (kein regelmäßiger Herzschlag), muß sie wiederholt werden. Die kardiopulmonale Reanimation muß bis zum Erfolg der Defibrillation fortgesetzt werden. Während der Defibrillation müssen sich alle bis auf denjenigen, der die Elektroden hält, vom Patienten entfernen.

8.5 Zahnärztliche Betreuung

8.5.1 Medizinische Besonderheiten

Bei Patienten, die dazu neigen, kann der mit einem Zahnarztbesuch verbundene Streß oder eine zu hohe Dosis Adrenalin lebensbedrohliche Herzrhythmusstörungen auslösen. Patienten mit präexistenten Herzrhythmusstörungen sind bei der zahnärztlichen Behandlung gefährdet. Auch Patienten, bei denen das Risiko der Entwicklung von Rhythmusstörungen besteht, können in der Zahnarztpraxis gefährdet sein, wenn dies nicht erkannt wird und keine Maßnahmen getroffen werden, um der Auslösung einer Rhythmusstörung vorzubeugen. Andere Patienten wiederum werden wegen einer Rhythmusstörung medikamentös behandelt oder tragen einen Schrittmacher, was ebenfalls bei der zahnärztlichen Behandlung berücksichtigt werden muß. Wichtigste Gesichtspunkte bei der zahnärztlichen Betreuung von Patienten, die zu Rhythmusstörungen neigen oder an Rhythmusstörungen leiden, sind das Erkennen und die Prävention. Auch unter optimalen Voraussetzungen kann es jedoch vorkommen, daß ein Patient eine lebensbedrohliche Rhythmusstörung entwickelt, die sofortige Rettungsmaßnahmen erfordert.

8.5.2
Prophylaxe medizinischer Komplikationen

Das Erkennen bestehender Rhythmusstörungen bzw. eines erhöhten Risikos von Rhythmusstörungen ist von größter Bedeutung. Der Zahnarzt muß bei allen Patienten, die eine Behandlung wünschen, die Anamnese erheben und die Vitalfunktionen (Puls hinsichtlich Frequenz und Regelmäßigkeit, Blutdruck, Atemfrequenz) überprüfen.

Patienten, die in der Anamnese Palpitationen, Schwindel, Angina pectoris, Dyspnoe und/oder Synkopen angeben, können an Herzrhythmusstörungen leiden und sollten daher einem Internisten vorgestellt werden, bevor mit der zahnärztlichen Behandlung begonnen wird. Auch Patienten mit unregelmäßigem Puls sollten, unabhängig vom Vorliegen von Symptomen, an einen Internisten

Tabelle 8–9:
Zahnärztliche Betreuung von Patienten mit Herzrhythmusstörungen – Internistische Abklärung

- Alle Patienten mit Symptomen von Herzrhythmusstörungen zur Diagnostik und Therapie an einen Internisten überweisen
- Bei Patienten, die wegen Herzrhythmusstörungen behandelt werden, gegenwärtigen Gesundheitszustand sowie Art und Schweregrad der Rhythmusstörungen feststellen
- Schrittmacherpatienten – feststellen:
  — Schrittmachertyp
  — Art der behandelten Rhythmusstörung
  — Notwendigkeit einer antibiotischen Abschirmung
  — Abschirmungsgrad des Impulsgebers; elektrische Geräte, die nicht eingesetzt werden dürfen
- Bei Patienten mit Vorhofflimmern abklären, ob sie zur Prophylaxe von Vorhofthrombosen mit Kumarinpräparaten (z.B. Marcumar) behandelt werden; wenn ja und chirurgische Behandlung geplant, Absprache mit dem behandelnden Arzt, auf welchen Quick-Wert er den Patienten einstellen soll
- Vorliegen von Grunderkrankungen, die Rhythmusstörungen auslösen können, abklären

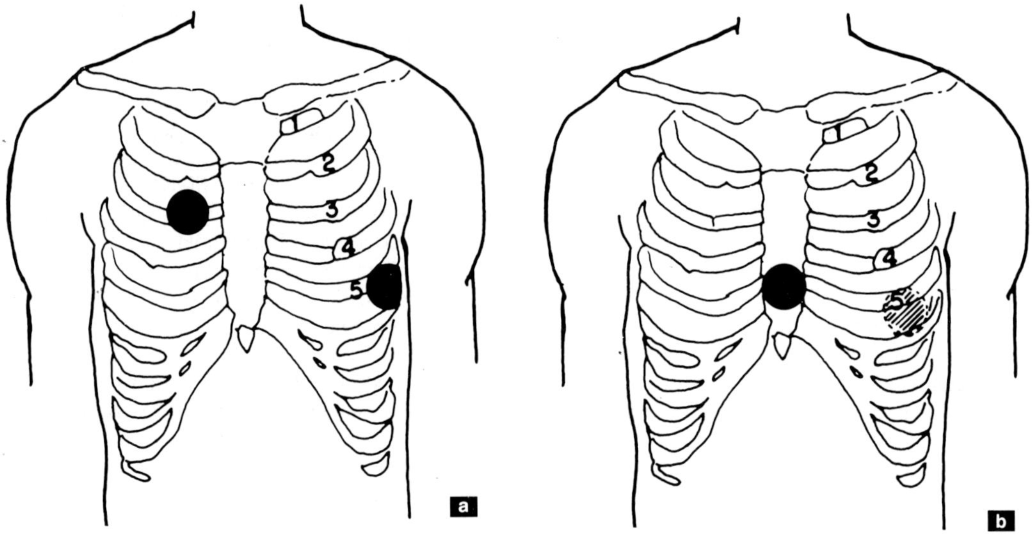

Abbildung 8–17:
Lokalisation der Elektroden bei der Gleichstromdefibrillation oder -kardioversion. **a:** Eine Elektrode wird rechts vom Sternum über dem 2. und 3. Interkostalraum, die andere auf der linken vorderen Axillarlinie in Höhe der Herzspitze plaziert, so daß der Strom durch das Herz fließt. **b:** Anteroposteriore Lokalisation der Elektroden. Eine Elektrode wird über dem Sternum in Höhe der Herzspitze, die andere unterhalb der linken Interskapularregion aufgesetzt. (Aus GOLDBERGER, E.: Treatment of cardiac emergencies, ed. 4. St. Louis 1984, The C.V. Mosby Co.)

überwiesen werden. Ältere Patienten, bei denen ein regelmäßiger Puls vorliegt, dessen Frequenz atmungsabhängig schwankt, sollten ebenfalls überwiesen werden, um vom Sinusknoten ausgehende Rhythmusstörungen und einen kranken Sinusknoten (sick sinus syndrome) auszuschließen (6,7; Tab. 8–9).

Bei Patienten mit anamnestisch bekannten schweren Herzerkrankungen, Schilddrüsenerkrankungen oder chronischen Lungenerkrankungen muß ebenfalls ein Internist hinzugezogen werden, um Informationen über den gegenwärtigen Gesundheitszustand und über das Risiko von Herzrhythmusstörungen zu erhalten. Darüber hinaus muß die Einnahme von Antiarrhythmika oder eine Schrittmacherimplantation bei der Anamneseerhebung erfaßt werden. Auch bei diesen Patienten ist eine Rücksprache mit dem behandelnden Arzt erforderlich (Tab. 8–10).

Der Zahnarzt kann in vielen Fällen Notfallsituationen durch Herzrhythmusstörungen verhindern, indem er sich darüber bewußt ist, bei welchen Patienten ein hohes Risiko besteht, und indem er während der Behandlung entsprechende Vorkehrungen trifft (Tab. 8–11). Dazu gehören folgende Maßnahmen:

1. Verminderung der Angst des Patienten, da jeder Anstieg des Sympathikustonus eine Rhythmusstörung auslösen kann. Zur Prämedikation kann Diazepam (z.B. Valium) gegeben werden (5 mg am Vorabend und 5 mg vor der Behandlung). Stickoxydul kann eingesetzt werden. Sehr wichtig ist ein offenes und ehrliches Eingehen auf den Patienten und die Erklärung des Behandlungsablaufs.
2. Bei Patienten mit koronarer Herzkrankheit oder Herzinsuffizienz muß einer akuten Ex-

Tabelle 8–10:
Zahnärztliche Betreuung von Patienten mit Herzrhythmusstörungen – Erkennen gefährdeter Patienten

- ● Erkennen von Patienten mit bisher nicht diagnostizierten Rhythmusstörungen
- — Erhöhte oder erniedrigte Pulsfrequenz
- — Unregelmäßiger Puls
- — Mit Rhythmusstörungen assoziierte Symptome
  Palpitationen
  Schwindel
  Synkopen
  Pektanginöse Beschwerden
  Dyspnoe
- ● Erkennen von Patienten, die gefährdet sind, während der zahnärztlichen Behandlung Rhythmusstörungen zu entwikkeln
- — Koronare Herzkrankheit in der Anamnese
- — Erkrankungen der Herzklappen in der Anamnese
- — Schilddrüsenerkrankungen in der Anamnese
- — Obstruktive Lungenerkrankungen in der Anamnese
- ● Erkennen von Patienten, die wegen Rhythmusstörungen behandelt werden
- — Einnahme von Antiarrhythmika
- — Schrittmacherträger

Tabelle 8–11:
Risikograd bei verschiedenen Arten von Herzrhythmusstörungen

- ● Geringes Risiko – keine Medikation, selten Symptome
- — Vorhofarrhythmien
- — Ventrikuläre Extrasystolen
- — Trainierte junge Patienten mit Sinusbradykardie
- ● Mäßiges Risiko – Dauermedikation, keine Symptome
- — Vorhofarrhythmien
- — Ventrikuläre Arrhythmien
- — Einnahme von Medikamenten mit Einfluß auf die Funktion des Sinusknotens
- — Schrittmacherträger
- ● Hohes Risiko
- — Symptome von Rhythmusstörungen
- — Pulsfrequenz unter 60 min^{-1} oder über 100 min^{-1}
- — Unregelmäßiger Puls
- — Unregelmäßiger Puls mit Bradykardie
- — Bradykardie bei Schrittmacherträgern

Tabelle 8–12:
Zahnärztliche Betreuung von Patienten mit Herzrhythmusstörungen – Vorsichtsmaßnahmen

- ● Angstreduktion
- — Prämedikation
- — Offenes und ehrliches Eingehen auf den Patienten
- — Behandlungstermine am Vormittag
- — Kurze Behandlungssitzungen
- — Stickoxydul
- ● Zu hohe Dosen Adrenalin vermeiden
- — Bei Lokalanästhetika Adrenalinzusatz von max. 1:100.000 verwenden, jedoch nicht bei schweren Rhythmusstörungen
- — Bei schweren Herzrhythmusstörungen langwirkende Lokalanästhetika ohne Adrenalinzusatz verwenden; mit Internisten absprechen
- — Nicht mehr als drei Ampullen des Lokalanästhetikums geben
- — Keine adrenalinhaltigen Retraktionshilfen verwenden
- — Kein Adrenalin zur lokalen Blutstillung verwenden
- ● Keine Allgemeinanästhesie
- ● Bei Schrittmacherträgern keine elektrischen Geräte benutzen, die die Schrittmacherfunktion beeinflussen können
- ● Bei Vorliegen von Grunderkrankungen, z.B. rheumatische Herzerkrankung, diese entsprechend berücksichtigen (z.B. antibiotische Abdeckung zur Endokarditisprophylaxe usw.)
- ● Bei Schrittmacherträgern abklären, ob eine antibiotische Abschirmung erforderlich ist

azerbation des Grundleidens vorgebeugt werden, da hierdurch schwere Herzrhythmusstörungen ausgelöst werden könnten (Kapitel 7,9).

3. Die Gabe übermäßiger Mengen von Vasokonstringenzien muß vermieden werden, wenngleich ihre Anwendung als Zusatz zu Lokalanästhetika in geeigneter Dosierung indiziert ist. Die Notwendigkeit einer zuverlässigen Schmerzausschaltung und Blutleere überwiegt bei weitem das sehr geringe Risiko bei der Anwendung dieser Substanzen in niedriger Konzentration (bis 1:100.000). Während einer Behandlungssitzung sollten jedoch nicht mehr als drei Ampullen (zu je 1,8 ml) des Lokalanästhetikums gegeben werden. Bei Patienten mit schweren Herzrhythmusstörungen kann es besser sein, ein Lokalanästhetikum ohne Adrenalinzusatz zu verwenden. Zur lokalen Blutstillung und in Retraktionsfäden bei der Abdrucknahme dürfen Vasokonstringenzien nicht eingesetzt werden.
4. In der Zahnarztpraxis sollte bei Patienten, die zu schweren Herzrhythmusstörungen neigen, keine Vollnarkose durchgeführt werden.
5. Bei der Rücksprache mit dem Internisten eines Schrittmacherträgers sollte auch das Risiko elektromagnetischer Interferenzen durch Elektrogeräte in der Zahnarztpraxis abgeklärt werden. Dieses Risiko ist bei Patienten mit neueren, gut abgeschirmten Impulsgebern gering. Pulpentester, Elektromotoren an der Behandlungseinheit und Ultraschallgeräte können jedoch bei Patienten mit schlecht abgeschirmten Impulsgebern die Schrittmacherfunktion beeinträchtigen. Elektrochirurgiegeräte können alle Schrittmacherträger gefährden. Ihr Einsatz ist daher bei diesen Patienten kontraindiziert.
6. Kardial vorgeschädigte Patienten müssen entsprechend ihrer Grunderkrankung (z.B. Endokarditisgefahr) behandelt werden (6,7).
7. Obwohl Schrittmacherpatienten durch eine infektiöse Endokarditis potentiell gefährdet sind, stellt diese ein extrem seltenes Ereignis dar; daher ist eine antibiotische Abschirmung in der Regel nicht erforderlich. Dies sollte jedoch mit dem behandelnden Arzt besprochen werden.

Tabelle 8–13:
Notfallmaßnahmen beim Auftreten lebensbedrohender Herzrhythmusstörungen in der Zahnarztpraxis

- Behandlung abbrechen
- Vitalfunktionen überprüfen: Pulsfrequenz und -regelmäßigkeit, Blutdruck, Ansprechbarkeit des Patienten
- Arzt rufen
- Sauerstoffgabe
- Patienten flach lagern (Hypotonie)
- Bei Präkordialschmerz Nitroglyzeringabe
- Bei Hypotonie mit Tachykardie Karotissinus-Massage
- Bei Herzstillstand kardiopulmonale Reanimation einleiten
- Bei Herzstillstand müssen möglichst bald Kardioversion und weitere lebensrettende Maßnahmen erfolgen; dies kann in der Regel vom eintreffenden Arzt oder Notarzt durchgeführt werden

Für den seltenen Fall einer lebensbedrohenden Herzrhythmusstörung während der zahnärztlichen Behandlung müssen der Zahnarzt und das Praxisteam darauf vorbereitet sein, sofort zu handeln (Tab. 8–13).

8.5.3
Modifikationen der Behandlungsplanung

Wenn die Gefährdung eines Patienten durch Herzrhythmusstörungen erkannt wurde und die oben beschriebenen Vorkehrungen getroffen wurden, kann bei diesem Patienten jede erforderliche zahnärztliche Behandlung durchgeführt werden. Umfangreiche Behandlungen sollten auf mehrere Behandlungssitzungen verteilt werden, um den Patienten nicht übermäßig zu belasten. Manche Internisten halten bei Schrittmacherträgern eine antibiotische Abschirmung für erforderlich, um Infektionen durch transitorische Bakteriämien, wie sie während der zahnärztlichen Behandlung auftreten können, zu verhindern (6,7). Patienten mit Vorhofflimmern werden häufig mit Kumarinpräparaten (z.B. Marcumar) behandelt, um die Bildung von Thromben in den Vorhöfen zu verhindern. Kleinere chirurgische Eingriffe können bei diesen Patienten vorgenommen werden, wenn der Quick-Wert zwischen 30% und 40% liegt. Diese Patienten müssen vor allen zahnärztlichen Behandlungsmaßnahmen, die zu Blutungen führen können, internistisch beurteilt werden. Dazu gehört die Rücksprache mit dem behandelnden Arzt, eventuell eine Anpassung der Kumarindosierung durch den Internisten und die Bestimmung des aktuellen Quick-Wertes, um sicherzustellen, daß dieser sich in einem akzeptablen Bereich bewegt.

Der Zahnarzt und seine Mitarbeiter müssen jederzeit und bei jedem Patienten darauf vorbereitet sein, eine lebensbedrohende Herzrhythmusstörung zu behandeln.

8.5.4
Orale Komplikationen

Nebenwirkungen von Medikamenten, die zur Behandlung bestimmter Formen von Herzrhythmusstörungen eingesetzt werden, sind die einzigen wesentlichen oralen Komplikationen bei dieser Patientengruppe. Procainamid kann aufgrund seiner toxischen Wirkung auf das Knochenmark zu einer Agranulozytose führen. Die Agranulozytose kann orale Schleimhautulzerationen zur Folge haben. Bei Patienten, die Procainamid einnehmen und orale Ulzerationen entwickeln, muß eine Knochenmarksuppression ausgeschlossen werden. Bei manchen Patienten wurde nach Einnahme von Procainamid ein Krankheitsbild beobachtet, das einem Lupus erythematodes ähnelt. Chinidin kann ähnliche Reaktionen auslösen, die zu oralen Ulzerationen führen. Disopyramid kann aufgrund seiner anticholinergen Wirkung eine Xerostomie erzeugen. Falls sich eine schwere Xerostomie entwickelt, sollte mit dem behandelnden Internisten besprochen werden, ob auf ein anderes Antiarrhythmikum ausgewichen werden kann. Propranolol kann eine Knochenmarksuppression bewirken, die zu einer Agranulozytose und/oder einer Thrombozytopenie führen kann. Bei diesen Patienten können orale Ulzerationen und/oder Petechien auftreten (6,7; Tab. 8–14). Vorschläge zur Therapie solcher Läsionen sind in Anhang A aufgeführt.

8.5.5 Zahnärztliche Notfallbehandlung

Bei Patienten mit asymptomatischen Herzrhythmusstörungen kann jede erforderliche zahnärztliche Notfallbehandlung durchgeführt werden. Bei Patienten mit Herzrhythmusstörungen, die Symptome verursachen, ist Vorsicht geboten. Nach Möglichkeit sollte mit dem behandelnden Arzt Rücksprache genommen werden, bevor mit der Behandlung begonnen wird. Danach sollte im allgemeinen ein möglichst konservatives Vorgehen gewählt werden. Dazu zählen Antibiotika bei Infektionen, Sedierung, zuverlässige Schmerzausschaltung durch Lokalanästhesie und Analgetika zur Schmerzbekämpfung. Beim Vorliegen einer Systemerkrankung muß diese entsprechend berücksichtigt werden. So kann z.B. bei Patienten mit einer rheumatischen Herzerkrankung eine antibiotische Abschirmung zur Endokarditisprophylaxe erforderlich sein. Bei Antikoagulanzientherapie ist vor der Durchführung chirurgischer Eingriffe eine Dosisanpassung durch den behandelnden Arzt erforderlich.

Tabelle 8–14:
Orale Komplikationen durch Antiarrhythmika. Bei entsprechenden Befunden behandelnden Arzt informieren.

Medikament	Komplikationen
Procainamid	Schleimhautulzerationen
	Medikamenteninduzierter Lupus erythematodes
Propranolol	Schleimhautulzerationen
	Petechien
Disopyramid	Xerostomie
Chinidin	Schleimhautulzerationen

8.6 Literatur

1. Dreifus pacemaker therapy: an interprofessional approach. In Riegal, B. et al. (Hrsg.): Philadelphia 1986, F.A. Davis Co.
2. Gallagher, J.J.: Cardiac arrhythmias. In Wyngaardin, J.B., Smith, L.H. (Hrsg.): Cecil textbook of medicine, ed. 17, Philadelphia 1985, W.B. Saunders Co.
3. Luck, J.C., Engel, T.R.: Cardiac arrhythmias. In Rose, L.F., Kaye, D. (Hrsg.): Internal medicine for dentistry. St. Louis 1983, The C.V. Mosby Co.
4. Marriot, H.J., Myerberg, R.J.: Recognition of arrhythmias and conduction abnormalities. In Hurst, J.W. (Hrsg.): The heart, ed. 6. New York 1986, McGraw-Hill Book Co.
5. Mond, H.G., Sloman, J.G.: Artificial cardiac pacemakers. In Hurst, J.W. (Hrsg.): The heart, ed. 6. New York 1986, McGraw-Hill Book Co.
6. Principles and practice of oral medicine. In Sonis, S.T., Frazio, R.C., Fang, L. (Hrsg.): Philadelphia 1984, W.B. Saunders Co.
7. Rose, L.F., Godfrey, P., Steinberg, B.J.:Dental correlation, cardiac arrhythmias. In Rose, L.F., Kaye, D. (Hrsg.): Internal medicine for dentistry. St. Louis 1983, The C.V. Mosby Co.
8. Smith, M.B., Gallagher, J.J.: Mechanisms of arrhythmias and conduction abnormalities. In Hurst, J.W. (Hrsg.): The heart, ed. 6. New York 1986, McGraw-Hill Book Co.
9. Smith, M.B., Wallace, A.G.: Management of arrhythmias and conduction abnormalities. In Hurst, J.W. (Hrsg.): The heart, ed. 6. New York 1986, McGraw-Hill Book Co.

9
Herzinsuffizienz

9.1
Einleitung

Über 2 Millionen Einwohner der Vereinigten Staaten leiden an einer Herzinsuffizienz. Etwa 250.000 Fälle kommen jährlich neu hinzu. Nach dem Auftreten einer manifesten Herzinsuffizienz versterben 50% der Patienten innerhalb von 5 Jahren. In etwa 75% der Fälle geht der Herzinsuffizienz eine Hypertonie, in etwa 39% der Fälle eine koronare Herzkrankheit mit Hypertonie und in etwa 21% der Fälle eine rheumatische Herzerkrankung voraus (3,4).

Die Herzinsuffizienz stellt in den Vereinigten Staaten eine der häufigsten Todesursachen dar (3,4,6). Patienten mit unbehandelter oder schlecht eingestellter Herzinsuffizienz sind für den Zahnarzt Hochrisikopatienten, weil in der Praxis schwerwiegende Komplikationen, wie etwa Infektionen, Herzstillstand, übermäßige Blutungen, Hirndurchblutungsstörungen oder Myokardinfarkt, auftreten können. Dieses Kapitel soll die Grundzüge der Pathophysiologie, Klinik und Therapie vermitteln sowie die Problematik der zahnärztlichen Behandlung dieser Patienten aufzeigen. Der Schwerpunkt liegt auf der Aufgabe des Zahnarztes, herzinsuffiziente Patienten aufgrund anamnestischer Hinweise und klinischer Befunde zu erkennen, sie zur internistischen Diagnostik und Therapie zu überweisen sowie in enger Zusammenarbeit mit dem Internisten einen Plan für eine effiziente und sichere zahnärztliche Behandlung zu erarbeiten.

9.2
Allgemeine Beschreibung

9.2.1
Epidemiologie und Ätiologie

Ähnlich wie der Begriff der Anämie steht der Begriff der Herzinsuffizienz für einen Symptomenkomplex, dessen Ursache eine Reihe von spezifischen Krankheitsprozessen sein können. Herzklappenerkrankungen, koronare Herzkrankheit und Hochdruckkrankheit sind die drei häufigsten Ursachen der Herzinsuffizienz. Als weitere Ursachen kommen unter anderem Hyperthyreose, rheumatisches Fieber, kongenitale Herzvitien, schwere Anämien, chronische obstruktive Lungenerkrankungen und pulmonale Hypertonie in Frage.

Eine Herzinsuffizienz kann den linken Ventrikel, den rechten Ventrikel oder beide (Globalinsuffizienz) betreffen. Die meisten erworbenen Störungen, die zu einer Herzinsuffizienz führen, wirken sich auf den linken Ventrikel aus. Häufig resultiert daraus später eine zusätzliche Rechtsherzinsuffizienz. Wesentlich seltener tritt zuerst eine Rechtsherzinsuffizienz auf. Als Ursache kommen in diesen Fällen einige kongenitale Herzvitien oder ein Lungenemphysem (Cor pulmonale) in Frage. Meist hat sich bereits eine Globalinsuffizienz entwickelt, wenn die Patienten zur Behandlung den Arzt aufsuchen.

9.2.2
Pathophysiologie und Komplikationen

Die Herzinsuffizienz ist das Endstadium einer Diskrepanz zwischen der erforderlichen hämodynamischen Belastung und der Förderleistung des Herzens. Dieses Ungleichgewicht kann aus einem chronischen Belastungsanstieg oder einer Myokardschädigung resultieren. In der überwiegenden Zahl der Fälle wirken beide Ursachen zusammen. Eine chronische Herzinsuffizienz löst meist kompensatorische Mechanismen aus, die aus einer Steigerung des peripheren Widerstands und einer Umverteilung der Durchblutung zugunsten von Herz und Gehirn sowie einer Steigerung der Erythropoese zur Erhöhung der Sauerstofftransportkapazität des Blutes bestehen.

Die Herzinsuffizienz beginnt in den meisten Fällen mit einer Linksherzinsuffizienz, ausgelöst durch eine erhöhte hämodynamische Belastung oder eine Erkrankung des Myokards. Als Ursache für eine erhöhte hämodynamische Belastung kommt eine Reihe von Krankheiten, unter anderem Aortenklappenvitien, Anämie und arterielle Hypertonie in Frage. Infektionen, rheumatisches Fieber oder Infarkte können zu einer Schädigung des Myokards führen. Leitsymptom der Linksherzinsuffizienz ist eine Dyspnoe, die durch Volumenstauung in den Lungengefäßen zustande kommt. Bei der akuten Linksherzinsuffizienz tritt daher häufig ein Lungenödem auf. Die Linksherzinsuffizienz führt zu einer pulmonalen Hypertonie, die eine erhöhte Druckbelastung des rechten Ventrikels zur Folge hat und auf diesem Wege häufig eine zusätzliche Rechtsherzinsuffizienz verursacht. So ist eine vorbestehende Linksherzinsuffizienz die häufigste Ursache der Rechtsherzinsuffizienz. Wichtige Aspekte der Linksherzinsuffizienz sind die Natrium- und Wasserretention sowie die Zu-

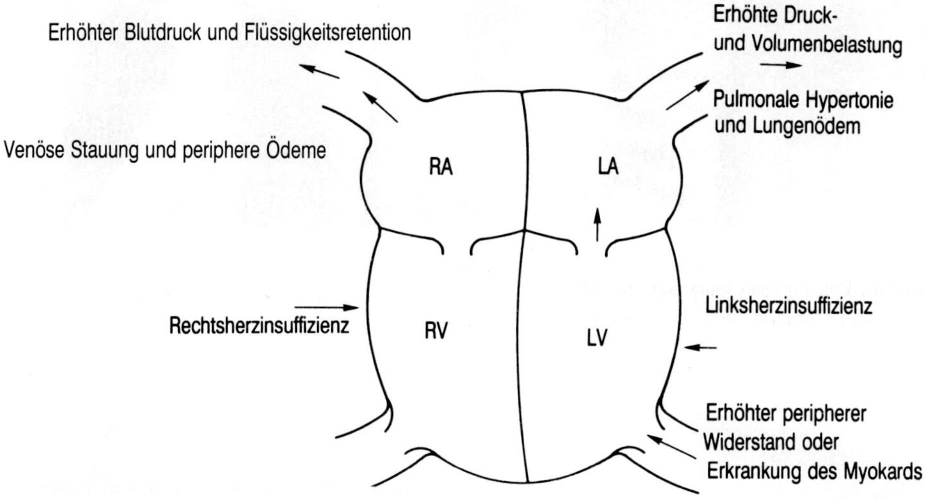

Abbildung 9–1:
Auswirkungen von Rechts- und Linksherzinsuffizienz.

nahme des endsystolischen Volumens im linken Ventrikel (2,6).

Eine isolierte Rechtsherzinsuffizienz ist selten zu beobachten. Häufigste Ursache ist ein Lungenemphysem. Stauungen der Körpervenen und periphere Ödeme sind die wichtigsten Folgen einer Rechtsherzinsuffizienz (Abb. 9–1).

Die bei einer Herzinsuffizienz zu beobachtende Dilatation und Hypertrophie des betroffenen Ventrikels ist als Versuch, die erhöhte Belastung zu kompensieren, aufzufassen.

Als Antwort auf die Notwendigkeit einer erhöhten Sauerstofftransportkapazität des Blutes kann eine erhöhte erythropoetische Aktivität des Knochenmarks zu einer Polyglobulie, Thrombozytopenie und Leukozytopenie führen. Die klinischen Auswirkungen dieser Veränderungen entsprechen den bereits in Kapitel 4 beschriebenen Folgen eines Rechts-Links-Shunts aufgrund bestimmter kongenitaler Herzvitien. Dazu sind eine erhöhte Infektionsgefahr durch die verminderte Anzahl zirkulierender weißer Blutzellen sowie eine verstärkte Blutungsneigung nach Traumen oder chirurgischen Eingriffen durch eine Reduktion der zirkulierenden Thrombozyten und Gerinnungsfaktoren zu zählen (Verbrauchskoagulopathie infolge von Mikrothrombosierungen in kleineren Gefäßen).

9.3 Klinik

9.3.1 Symptomatik

Bei Patienten mit manifester Herzinsuffizienz kann ein Galopprhythmus zu finden sein, der sich als präsystolischer, protodiastolischer oder Summationsgalopp äußern kann. Ein protodiastolischer Galopp wird durch den frühdiastolischen Bluteinstrom hervorgerufen. Ein präsystolischer Galopp entsteht durch die Erweiterung des Ventrikels infolge des Bluteinstroms durch die Vorhofkontraktion. Der Summationsgalopp ist durch einen Dreierrhythmus charakterisiert und tritt bei Tachykardie durch das Zusammenfallen eines protodiastolischen und eines präsystolischen Galopps auf (2,6,8).

Ein Pulsus alternans – regelmäßiges abwechselndes Auftreten eines starken und eines schwachen Schlages – kann vorliegen.

In den meisten Fällen ist die Kreislaufzeit verlängert. Die Decholin-Umlaufzeit, mit der die Kreislaufzeit zwischen dem Arm und der Zunge bestimmt wird, übersteigt den Normalwert von 10 bis 15 Sekunden.

Auf Thorax-Röntgenaufnahmen können Anzeichen einer Vergrößerung einer oder mehrerer Herzkammern, einer Lungenvenenstauung oder eines Lungenödems erkennbar sein (Abb. 9–2).

Das Vorliegen von Halsvenenstauungen, schmerzhafter Lebervergrößerung, peripheren Ödemen (Abb. 9–3), Aszites (Abb. 9–4) oder Zyanose kann Hinweis auf eine Stauung im großen Kreislauf sein. Ferner kann sich eine Trommelschlegelform der Finger sowie bei Vorliegen einer

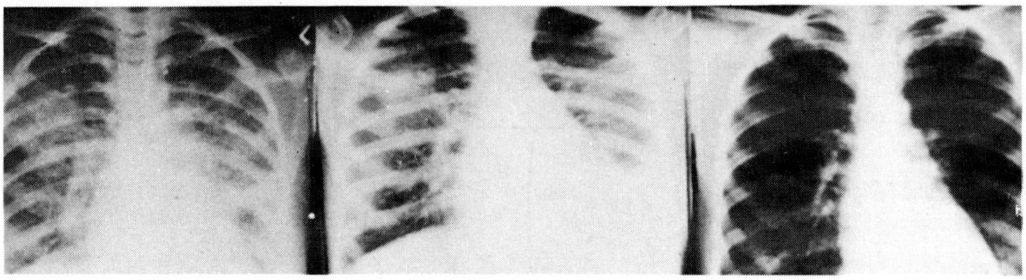

Abbildung 9–2:
Thorax-Röntgenbefund: Rückbildung eines Lungenödems (von links nach rechts). (Sammlung J. Noonan, M.D., Lexington, Ky.)

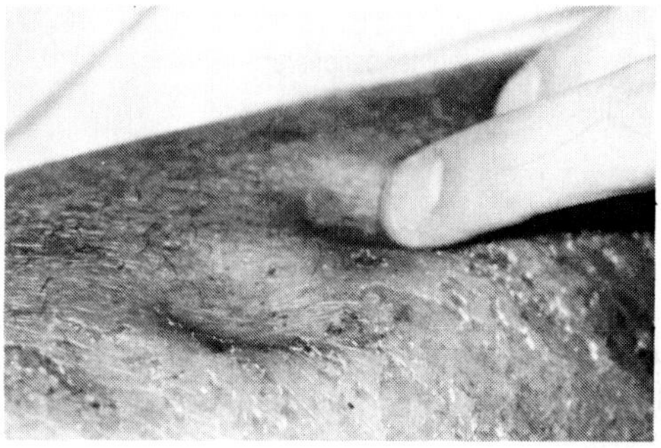

Abbildung 9–3:
Eindrückbares prätibiales Ödem bei Herzinsuffizienz. (Sammlung N. Wood, D.D.S, M.S., Ph.D., Chicago, Ill.)

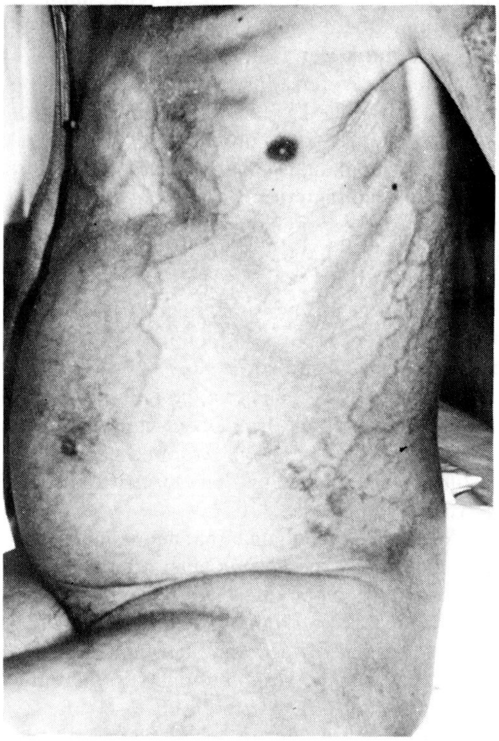

Abbildung 9–4:
Aszites. (Sammlung P. Akers, D.D.S., Evanston, Ill.)

Polyglobulie eine rötliche Hautfarbe entwickelt haben (Abb. 9–5, Tab. 9–1).

Belastungsdyspnoe und Ermüdbarkeit lassen an die Möglichkeit einer beginnenden Linksherzinsuffizienz denken. Bei manifester Herzinsuffizienz können folgende Beschwerden hinzukommen: Orthopnoe, anfallsweise nächtliche Dyspnoe (Asthma cardiale; Patienten wachen nachts auf und schnappen nach Luft), periodische Atmung (abwechselnde Phasen von Hyperventilation und Apnoe), Schwäche. Leichtes Fieber kann auftreten (Tab. 9–2).

9.3.2
Laborbefunde

Für den Zahnarzt sind Laborwerte, die Aufschluß über die Erythrozytenzahl, das Differentialblutbild, die Thrombozytenzahl und -funktion sowie den Gerinnungsstatus geben, am wichtigsten. Bei vielen herzinsuffizienten Patienten ist eine Polyglobulie, Thrombozytopenie und Leukozytopenie zu finden. Zusätzlich können die zirkulierenden Gerinnungsfaktoren im Sinne einer Verbrauchskoagulopathie reduziert sein, so daß in diesen Fällen der Quick-Wert vermindert und die partielle Thromboplastinzeit verlängert ist.

Bei der Harnuntersuchung kann sich als Zeichen einer Nierenbeteiligung ein erhöhtes spezifisches Gewicht und ein positiver Eiweißnachweis ergeben. Pathologische Ergebnisse der Leberfunktionstests weisen auf eine Leberbeteiligung hin (8; Tab. 9–3).

Zur Diagnostik einer Herzinsuffizienz und ihrer Ursachen können weitere spezielle Untersuchungsmethoden angewendet werden. In vielen Fällen kommen Herzkatheterisierung (Swan-Ganz-Katheter), Radionuklid-Angiographie und Echokardiographie zum Einsatz (8).

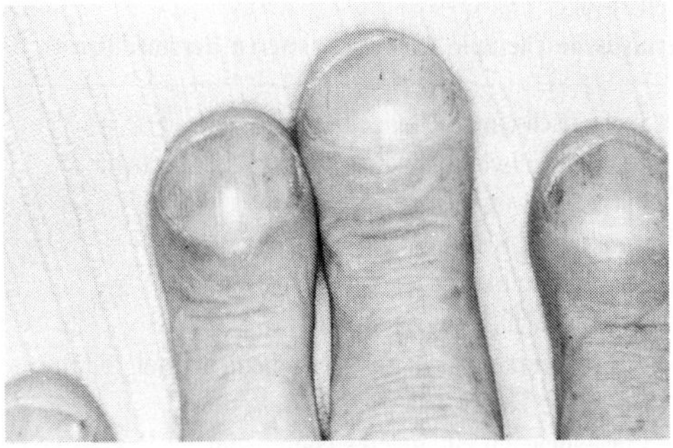

Abbildung 9–5:
Trommelschlegelfinger bei Herzinsuffizienz.

Tabelle 9–1:
Objektive Symptome der Herzinsuffizienz

- Galopprhythmus
- Pulsus alternans
- Verlängerte Kreislaufzeit
- Herzvergrößerung (Thorax-Röntgenaufnahmen)
- Halsvenenstauung
- Schmerzhafte Lebervergrößerung
- Periphere Ödeme
- Aszites
- Zyanose
- Schwitzen
- Leichter Exophthalmus
- Rötliche Hautfarbe
- Polyglobulie, Thrombozytopenie, Leukopenie
- Gewichtszunahme, Zunahme des Körperumfangs

Tabelle 9–2:
Subjektive Symptome der Herzinsuffizienz

- Müdigkeit und Schwäche
- Dyspnoe (Kurzatmigkeit)
- Orthopnoe (Dyspnoe im Liegen)
- Anfallsweise nächtliche Dyspnoe (Patient erwacht wegen Atemnot)
- Periodisches Atmen (Hyperventilation, gefolgt von Apnoe)
- Leichtes Fieber
- Giemen (Asthma cardiale)
- Appetitlosigkeit, Übelkeit, Erbrechen, Obstipation
- Leberschmerz
- Husten
- Schlaflosigkeit
- Zunahme von Körpergewicht und -umfang
- Schwindel, Verwirrtheit

Tabelle 9–3:
Laborbefunde bei Herzinsuffizienz.
Eine oder mehrere der aufgeführten Untersuchungen kann pathologische Werte ergeben. Ober- bzw. Untergrenzen des Normalbereichs sind aufgeführt.

Erythrozytenzahl
- Frauen: über 5.400.000 mm^{-3}
- Männer: über 6.200.000 mm^{-3}

Hämoglobin
- Frauen: über 16 g/100 ml
- Männer: über 18 g/100 ml

Hämatokrit
- Frauen: über 47%
- Männer: über 54%

Thrombozytenzahl
- Unter 150.000 mm^{-3}

Leukozytenzahl
- Unter 5.000 mm^{-3}

Quick-Wert
- Unter 70% (abhängig vom durchführenden Labor; Kontrollprobe erforderlich)

Partielle Thromboplastinzeit (PTT)
- Über 35 s (abhängig vom durchführenden Labor; Kontrollprobe erforderlich)

Urinstatus
- Spezifisches Gewicht über 1,025
- Eiweiß: positiver Nachweis in der Regel pathologisch

Leberfunktionsprüfungen
- Aspartat-Aminotransferase (AST) (Serum-Glutamat-Oxalazetat-Transaminase [SGOT]) über 8 U/l
- Alanin-Transaminase (ALT) (Serum-Glutamat-Pyruvat-Transaminase [SGPT]) über 25 U/l
- Alkalische Phosphatase über 21 U/l
- Laktat-Dehydrogenase über 400 U/l
- Gesamt-Bilirubin im Serum über 1,5 mg/l

Tabelle 9–4:
Einteilung der Herzinsuffizienz

Ventrikuläre Insuffizienz
- Ventrikulärer Galopprhythmus
- Keine Stauungssymptome

Herzinsuffizienz mit Stauungssymptomatik
- Leichte Form: Dyspnoe unter mäßiger Belastung
- Mittelschwere Form: Dyspnoe unter leichter Belastung
- Schwere Form: Ruhedyspnoe

Kompensierte Herzinsuffizienz
- Stauungssymptomatik ist therapeutisch zu beseitigen

Therapierefraktäre Herzinsuffizienz
- Durch internistische Therapie nicht zu verbessern

Tabelle 9–5:
Internistische Therapie der leichten Herzinsuffizienz

- Suche nach einer behandelbaren Ursache
- Leichte Einschränkung der körperlichen Aktivität
- Mittlere Initialdosis von Digitalisglykosiden
- Mittlere Erhaltungsdosis von Digitalisglykosiden
- Beschränkung der Kochsalzzufuhr

9.4 Therapie

Die Prognose des herzinsuffizienten Patienten wird von verschiedenen wichtigen Faktoren bestimmt. Kritisch ist das initiale Ansprechen auf die medikamentöse Therapie. Schlechtes Ansprechen auf eine mehrtägige aggressive medikamentöse Therapie ist prognostisch als ungünstig zu bewerten (2,6). Entscheidend für die Prognose ist auch die Art der zugrundeliegenden Herzerkrankung; so hat z.B. der Patient mit Mitralstenose eine wesentlich bessere Prognose als der Patient mit Myokardschädigung infolge koronarer Herzkrankheit, weil eine geschädigte Herzklappe operativ geöffnet oder ersetzt werden kann, während es keine Möglichkeit gibt, durch einen Myokardinfarkt nekrotisch gewordenes Herzmuskelgewebe zu ersetzen. Das Vorliegen einer fortgeschrittenen Ventrikeldilatation stellt immer ein schlechtes Zeichen dar.

In Tabelle 9–4 ist die Einteilung der Herzinsuffizienz dargestellt. Erstes Anzeichen einer ventrikulären Insuffizienz ist häufig die Entwicklung eines ventrikulären Galopprhythmus, der durch den Bluteinstrom in die Ventrikel während der frühen Diastole hervorgerufen wird. Schon kurze Zeit darauf können sich Symptome einer leichten Herzinsuffizienz einstellen (Tab. 9–1 und 9–2), die im Laufe der Zeit in eine therapieresistente übergehen kann (8).

Die internistische Therapie von leichten, mittelschweren und schweren Formen der Herzinsuffizienz ist in den Tabellen 9–5, 9–6 und 9–7 dargestellt. Von größter Bedeutung ist die Suche nach der Ursache der Herzinsuffizienz, da diese möglicherweise einer internistischen oder chirurgischen Therapie zugänglich ist. Die Behandlung der Herzinsuffizienz hat in der Regel zum Ziel, die Förderleistung des Herzens zu steigern, die Belastung zu senken, die Kontraktilität des Herzmuskels zu verbessern, Ödeme zu mobilisieren und – wie bereits erwähnt – nach Möglichkeit die Ursache zu beheben (7,8).

Medikamente, die zur Behandlung der Herzinsuffizienz eingesetzt werden, sind in Tabelle 9–8 aufgeführt. Zur Steigerung der Kontraktilität des Myokards wird am häufigsten Digoxin gegeben. Eine neue Substanzgruppe (Bipyridine) befindet sich in Erprobung. Amrinon, eine dieser Substanzen,

Tabelle 9–6:
Internistische Therapie der mittelschweren Herzinsuffizienz

- Suche nach einer behandelbaren Ursache
- Stärkere Einschränkung der körperlichen Aktivität
- Initialdosis von Digitalisglykosiden
- Erhaltungsdosis von Digitalisglykosiden
- Thiaziddiuretikum an 5 Tagen pro Woche
- Zweimal täglich 1 g Kaliumchlorid

Wenn diese Therapie nicht zum gewünschten Erfolg führt:

- Häufigere Thiazidgabe
- Umstellung auf ein anderes Diuretikum
  Furosemid (z.B. Lasix)
  Etacrynsäure (z.B. Hydromedin)
- Bei anhaltender Stauungssymptomatik Gabe eines venösen Vasodilatators
  Isosorbiddinitrat (z.B. Isoket)
- Bei eintretenden Schwächesymptomen Gabe eines arteriellen Vasodilatators
  Hydralazin (z.B. Nepresol)
- Bei kombinierter Stauungs- und Schwächesymptomatik Gabe eines Inhibitors des Angiotensin-Converting-Enzyms
  Prazosin (z.B. Minipress)
  Captopril (z.B. Tensobon)

Tabelle 9–7:
Internistische Therapie der schweren Herzinsuffizienz

Suche nach einer behandelbaren Ursache
Körperliche Aktivität stark einschränken, jedoch Bettruhe nach Möglichkeit vermeiden
Bei schwerer nächtlicher Orthopnoe topische Nitroglycerinpräparate vor dem Zubettgehen
Initial- und Erhaltungsdosis von Digitalisglykosiden
Gabe von Furosemid, Etacrynsäure oder Bumetanid; wenn daraufhin keine Besserung eintritt:

- Zusätzlich Gabe eines kaliumsparenden Diuretikums: Triamteren
- Dann zusätzlich Thiaziddiuretikum: Hydrochlorothiazid

Wenn diese Therapie nicht zum gewünschten Erfolg führt und

- Stauungssymptome vorherrschen: Gabe eines venösen Vasodilatators
- Schwächesymptome vorherrschen: Gabe eines arteriellen Vasodilatators
- Kombinierte Stauungs- und Schwächesymptomatik vorliegt: Gabe eines Inhibitors des Angiotensin-Converting-Enzyms (ACE-Hemmer)

Chirurgische Therapie, wenn dadurch die Ursache der Herzinsuffizienz zu beheben ist: Herzklappenersatz bei Klappenvitium

hat sich als wirksam erwiesen, führt aber in 15% der Fälle zu einer Thrombozytopenie. Um die Stauungssymptomatik durch Ausschwemmung von Ödemen und somit durch Reduktion der Vorlast (Preload) des Herzens zu vermindern, kommen verschiedene Diuretika zur Anwendung. Einige Nebenwirkungen von Medikamenten, die zur Be-

Tabelle 9–8:
Medikamente, die zur Behandlung einer chronischen Herzinsuffizienz eingesetzt werden können

Medikamente zur Steigerung der Kontraktilität des Myokards:
— Digoxin (z.B. Lanicor)
Initialdosis 1 mg; Erhaltungsdosis 0,125 – 0,5 mg pro die; oral
— Amrinon
In klinischer Erprobung; hohe Inzidenz von Thrombozytopenien (15%)

Medikamente zur Verbesserung einer Stauungssymptomatik durch Reduktion der Vorlast (Preload):
— Diuretika (alle oral)
Hydrochlorothiazid (z.B. Esidrix) 50–150 mg pro die
Etacrynsäure (z.B. Hydromedin) 50–200 mg pro die
Furosemid (z.B. Lasix) 40–200 mg pro die
Triamteren (z.B. Jatropur) 50–200 mg pro die
Spironolacton (z.B. Aldactone) 25–200 mg pro die
— Venöse Vasodilatatoren (oral)
Isosorbiddinitrat (z.B. Isoket) 20–40 mg alle 6 Stunden

Medikamente zur Reduktion der Nachlast (Afterload) und Steigerung des Herzzeitvolumens
— Hydralazin (z.B. Nepresol) 50 – 70 mg oral alle 6 Stunden

Medikamente mit arteriell und venös vasodilatierender Wirkung und Inhibition des Angiotensin-Converting-Enzyms
— Prazosin (z.B. Minipress) 2 – 7 mg oral alle 6 Stunden
— Captopril (z.B. Tensobon) bis 25 mg oral alle 6 Stunden

handlung einer Herzinsuffizienz eingesetzt werden können, sind in Tabelle 9–9 aufgeführt. Venodilatierende Medikamente werden ebenfalls zur Verminderung des kardialen Füllungsdruckes angewendet. Arteriell vasodilatierende Substanzen dienen der Reduktion der Nachlast (Afterload) und der Steigerung der Förderleistung des Herzens. Prazosin (z.B. Minipress) ist ein Medikament mit sowohl arteriell als auch venös vasodilatierenden Eigenschaften und wird bei mittelschwerer bis schwerer Herzinsuffizienz gegeben. Als letzte Substanzgruppe gelangen in der Therapie der Herzinsuffizienz Inhibitoren des Angiotensin-Converting-Enzyms (ACE-Hemmer) zum Einsatz (2,8).

Bei hochgradiger Dyspnoe kann für 1 bis 2 Tage Morphin in einer Dosierung von 10–20 mg/die zur Schlafinduktion und zur Entlastung der Atemmuskulatur gegeben werden (2,6,8). Zu diesem Zweck können jedoch auch Barbiturate oder Tranquilizer eingesetzt werden.

Beim Auftreten eines akuten Lungenödems kann ein blutiger oder unblutiger Aderlaß erforderlich sein, um die Volumenbelastung des Herzens zu reduzieren. In schweren Fällen kann eine Sauerstoffbeatmung und gelegentlich eine Pleurapunktion indiziert sein.

Tabelle 9–9:
Nebenwirkungen von Medikamenten, die häufig zur Behandlung einer Herzinsuffizienz eingesetzt werden

Diuretika (Thiazide, Furosemid, Etacrynsäure)
— Hypokaliämie
— Dehydratation – Xerostomie
— Orthostatische Hypotonie
— Hyperurikämie
— Hyperglykämie
— Allergische Reaktionen

Überdosierung von Herzglykosiden (Digoxin)
— Herzrhythmusstörungen
— Übelkeit, Erbrechen, Appetitlosigkeit
— Sehstörungen (Gelb-Sehen), Kopfschmerzen, Schwäche
— Gynäkomastie

Vasodilatatoren (Prazosin, Hydralazin)
— Orthostatische Hypotonie
— Dehydratation – Xerostomie
— Übelkeit, Kopfschmerzen, Erbrechen, Diarrhoe
— Schwindel, Schwäche, Somnolenz
— Palpitationen
— Lichenoide Haut- und Schleimhautläsionen

Inhibitoren des Angiotensin-Converting-Enzyms (Captopril)
— Neutropenie/Agranulozytose
— Proteinurie – Nierenschädigung
— Thrombozytopenie, Anämie
— Pruritus, Exantheme
— Angioneurotische Ödeme
— Hypotonie
— Thoraxschmerzen, Tachykardie, Palpitationen

Von manchen herzinsuffizienten Patientinnen werden Schwangerschaften gut toleriert, wenn sie sich in guter internistischer Betreuung befinden. Patientinnen mit einer bis dahin nicht diagnostizierten Herzinsuffizienz sind im letzten Schwangerschaftsdrittel am stärksten gefährdet, da die Erkrankung sich in diesem Zeitraum häufig erstmals manifestiert (6).

Die Herzinsuffizienz erfordert eine sorgfältige Diagnostik, um die auslösende Erkrankung zu bestimmen. Sobald dies erreicht ist, sollte eine spezifische Therapie der Grunderkrankung erfolgen, wenn dies angemessen erscheint.

9.5 Zahnärztliche Betreuung

9.5.1 Medizinische Besonderheiten

Bei Patienten mit unbehandelter Herzinsuffizienz darf keine zahnärztliche Routinebehandlung durchgeführt werden, ohne daß zuvor eine Überweisung zur internistischen Therapie erfolgt ist

Tabelle 9–10:
Zahnärztliche Betreuung herzinsuffizienter Patienten

Rücksprache mit dem behandelnden Arzt über:
— Medikation
— Status praesens – bei Patienten mit gut eingestellter Herzinsuffizienz Routinebehandlung möglich
— Grunderkrankungen:
Erkrankungen der Herzklappen
Hypertonie
Myokardinfarkt
Hyperthyreose
Lungenemphysem

Patienten unter Digitalistherapie:
— Neigung zu Übelkeit und Erbrechen
— Stimulation des Würgreflexes vermeiden

Patienten, die Diuretika, Vasodilatatoren oder Inhibitoren des Angiotensin-Converting-Enzyms (ACE-Hemmer) einnehmen:
— Zu hohe Adrenalingabe vermeiden (s. Kap. 6)
— Orthostatische Hypotonie vermeiden (s. Kap. 6)
— Auf die in Tabelle 9–9 aufgeführten Komplikationen achten; gegebenenfalls Patienten an Internisten überweisen

Patienten, die Kumarinpräparate einnehmen:
— Blutungsneigung
— Quick-Wert sollte für umfangreiche zahnärztlich-chirurgische Eingriffe auf 30% bis 40% eingestellt werden
— Änderung der Medikation nur durch den Arzt

Polyglobulie:
— Gefahr von Thrombozytopenie und Hypofibrinogenämie
— Blutungsneigung möglich
— Dehydratation vermeiden (Thrombosegefahr)
— Prophylaktische Antibiotikagabe bei Leukopenie

Lungenödem:
— Aufrechte Lagerung des Patienten im Behandlungsstuhl

(1,5,7). Sobald die Herzinsuffizienz gut eingestellt und die Grunderkrankung diagnostiziert ist, sollte der Patient sich wieder zur zahnärztlichen Behandlung vorstellen. Der zahnärztliche Behandlungsplan muß die mit der Herzinsuffizienz und der Grunderkrankung zusammenhängenden Probleme berücksichtigen (Tab. 9–10). Am Beispiel eines Patienten, der aufgrund einer rheumatischen Herzerkrankung an einer Herzinsuffizienz leidet, soll im folgenden demonstriert werden, welche Probleme für die zahnärztliche Betreuung damit verbunden sind und wie sie bewältigt werden können.

Nach Erkennen der Krankheit, Überweisung und internistischer Therapie kann der Patient sich erneut zur zahnärztlichen Behandlung vorstellen. Die Konsultation des behandelnden Arztes ergibt, daß der Patient gut eingestellt ist und mit einem Herzglykosid, einem Thiazid-Diuretikum, einem Kumarinpräparat, Kalium-Substitution und, zur Rezidivprophylaxe des rheumatischen Fiebers, mit 250 mg/die eines Oralpenicillins behandelt wird. Der Patient weist noch eine deutliche Polyglobulie auf, jedoch liegen Thrombozyten- und Leukozytenzahl im Normalbereich. Der Quick-Wert ist auf etwa 15% eingestellt.

Folgende Probleme können in direktem Zusammenhang mit der Herzinsuffizienz und ihrer Behandlung auftreten: Patienten, die Digitalis-Glykoside einnehmen, neigen während der zahnärztlichen Behandlung besonders zu Übelkeit und Erbrechen. Um solche Probleme zu vermeiden, sollten alle Maßnahmen, die den Würgreflex stimulieren können, besonders vorsichtig vorgenommen werden. Wenn chirurgische Eingriffe vorgesehen sind oder der Patient eine orale Infektion entwikkelt, muß eine Dehydratation vermieden werden, da sonst die Gefahr von Thrombosen und daraus resultierenden Organinfarkten besteht (Komplikationen der Polyglobulie). Auch bei Patienten mit einer gut eingestellten Herzinsuffizienz kann noch ein leichtes Lungenödem bestehen. Wenn sich bei der Behandlung des Patienten in liegender Position Anzeichen einer Lungenstauung entwickeln, muß daher der Patient für den Rest der Behandlungssitzung in eine aufrechte Position gebracht werden. Bei unserem Patienten liegen Leukozytenzahl und Thrombozytenzahl im Normalbereich, so daß hinsichtlich des direkten Einflusses dieser Faktoren keine besonderen Maßnahmen zum Schutz vor postoperativen Infektionen oder Blutungen getroffen werden müssen. Wenn der Patient während der zahnärztlichen Behandlung über Schwäche oder Müdigkeit klagt, sollte die Behandlungssitzung unterbrochen und der Patient zu einem anderen Termin wiederbestellt werden. Herzinsuffiziente Patienten werden im allgemeinen am besten vormittags behandelt (Tab. 9–12).

Zusätzlich müssen noch Probleme, die im Zusammenhang mit der für die Herzinsuffizienz ursächlichen Grunderkrankung auftreten können, berücksichtigt werden. In unserem Beispiel betrifft dies die rheumatische Herzerkrankung. So muß unser Patient für die zahnärztliche Behandlung antibiotisch abgeschirmt werden, um einer infektiösen Endokarditis vorzubeugen. Aufgrund der täglichen, niedrig dosierten Penicillineinnahme ist mit penicillinresistenten Keimen in der Mundflora zu rechnen. Daher sollte für die antibiotische Abschirmung Erythromycin gewählt werden. Mit dem behandelnden Arzt sollte abgesprochen werden, ob der Patient während der Abschirmung mit Erythromycin die Penicillineinnahme fortsetzen soll (vgl. Kapitel 2 bezüglich Dosierung usw.). Falls Scaling oder chirurgische Eingriffe vorgesehen sind, muß der behandelnde Arzt gebeten werden, die Dosierung des Kumarinpräparates zu reduzieren. Der Patient muß dann entsprechend den in Kapitel 22 ausführlich beschriebenen Richtlinien behandelt werden.

Je nachdem, welche Grunderkrankung zur Herzinsuffizienz geführt hat und welche Medikamente eingenommen werden, müssen bei herzinsuffizienten Patienten zusätzlich die Behandlungsrichtlinien aus den Kapiteln 2, 6, 7, 8, 11, 12, 18, 22 und 23 berücksichtigt werden.

Der Zahnarzt muß darauf vorbereitet sein, alle Notfallsituationen, die sich während der zahnärztlichen Behandlung von Patienten mit bekannter Herzinsuffizienz jederzeit entwickeln können, zu erkennen und die Erstversorgung vorzunehmen.

9.5.2 Modifikationen der Behandlungsplanung

In der Regel kann bei Patienten mit einer gut eingestellten Herzinsuffizienz jede indizierte zahnärztliche Behandlung durchgeführt werden, wenn bei der Behandlungsplanung alle Probleme, die sich aufgrund der Herzinsuffizienz und der auslösenden Grunderkrankung ergeben können, ausreichend berücksichtigt werden.

9.5.3 Orale Komplikationen

Als direkte Komplikationen einer Herzinsuffizienz sind in der Regel lediglich die Auswirkungen einer Polyglobulie (Thrombozytopenie, Leukopenie und Thrombosen) zu beobachten. Diese können sich in Form von Infektionen, spontanen Gingivablutungen, Ekchymosen und Petechien äußern (5).

9.5.4 Zahnärztliche Notfallbehandlung

Alle akut therapiebedürftigen Erkrankungen aus dem Arbeitsgebiet des Zahnarztes müssen beim Vorliegen einer unbehandelten Herzinsuffizienz so konservativ wie möglich behandelt werden. Nach Rücksprache mit einem Internisten sollten zur Schmerzbekämpfung stark wirkende Analgetika und zur Infektionsbekämpfung Antibiotika gegeben werden. Soweit möglich, sollten alle weiteren zahnärztlichen Maßnahmen aufgeschoben werden, bis die Herzinsuffizienz ausreichend eingestellt ist.

9.6 Literatur

1. Accepted dental therapeutics, ed. 39. Chicago 1982, American Dental Association, 3–25
2. FISHMAN, A.P.: Heart failure. In WYNGAARDEN, J.B., SMITH, L.H. (Hrsg.): Cecil textbook of medicine, ed. 17. Philadelphia 1985, W.B. Saunders Co.
3. KANNEL, W.B., THOM, T.J.: Incidence, prevalence, and mortality of cardiovascular disease. In HURST, J.W. (Hrsg.): The heart, ed. 6. New York 1986, McGraw-Hill Book Co., 357–366
4. LEVY, R.I.: Prevalence and epidemiology of cardiovascular disease. In WYNGAARDEN, J.B., SMITH, L.H. (Hrsg.): Cecil textbook of medicine, ed. 17. Philadelphia 1985, W.B. Saunders Co.
5. LYNCH, M.A.: Diseases of the cardiovascular system. In LYNCH, M.A. (Hrsg.): Burket's oral medicine, diagnosis and treatment, ed. 8. Philadelphia 1984, J.B. Lippincott Co.
6. ROSS, R.S., et al.: Management of the patient with congestive heart failure. In Harvey, A. (Hrsg.): Osler's the principles and practice of medicine, ed. 19. New York 1976, Appleton-Century-Crofts, 255–272
7. SONIS, S.T., FAZIO, R.C., FANG, L.: Congestive heart failure: principles and practice of oral medicine. Philadelphia 1984, W.B.Saunders Co.
8. SPANN, J.F., HURST, J.W.: The recognition and management of heart failure. In HURST, J.W. (Hrsg.): The heart, ed. 6. New York 1986, McGraw-Hill Book Co.

10 Lungenerkrankungen

10.1 Einleitung

Eine Reihe von Lungenerkrankungen kann die zahnärztliche Routinebehandlung beeinträchtigen und eine spezielle Betreuung des Patienten erfordern. In diesem Kapitel werden einige Lungenkrankheiten, die dem Zahnarzt in der täglichen Praxis häufiger begegnen können, näher beschrieben: chronisch-obstruktive Lungenerkrankungen (chronische Bronchitis und Emphysem), Asthma bronchiale und Tuberkulose.

10.2 Chronisch-obstruktive Lungenerkrankungen

10.2.1 Allgemeine Beschreibung

„Chronisch-obstruktive Lungenerkrankung" ist ein Oberbegriff für Lungenerkrankungen, die durch eine Erhöhung des endobronchialen Strömungswiderstandes gekennzeichnet sind. Die häufigsten unter diesem Oberbegriff zusammengefaßten Erkrankungen sind die chronische Bronchitis und das Emphysem. Oft wird auch das Asthma bronchiale dazugezählt; es wird jedoch im nächsten Abschnitt separat beschrieben. Die Erhöhung des Strömungswiderstandes hat bei den beiden genannten Erkrankungen verschiedene Ursachen. Die chronische Bronchitis ist eine Erkrankung mit übermäßiger tracheobronchialer Schleimproduktion, bei der während mindestens je 3 Monaten in zwei aufeinanderfolgenden Jahren Husten mit Auswurf besteht. Das Emphysem ist als irreversible Erweiterung der distal der terminalen Bronchiolen befindlichen Lufträume mit Destruktion der Alveolenwände definiert (10). Obwohl diese Erkrankungen als getrennte Entitäten beschrieben werden können, sei darauf hingewiesen, daß sie verhältnismäßig häufig bei einem Patienten nebeneinander bestehen, wodurch die Differenzierung der Symptome erschwert wird.

10.2.1.1 Epidemiologie. Chronisch-obstruktive Lungenerkrankungen stellen in den Vereinigten Staaten ein bedeutendes Gesundheitsproblem dar und führen nach Schätzungen jährlich zu 4,7 Millionen Krankenhaustagen sowie zu direkten und indirekten Krankheitskosten in Höhe von 6,5 Milliarden Dollar (8). Schätzungsweise 20% aller Männer leiden an chronischer Bronchitis. Frauen sind nicht so häufig betroffen. Ein Emphysem, dessen Diagnose nur durch eine Autopsie gesichert werden kann, wird in unterschiedlicher Ausprägung bei zwei Dritteln der erwachsenen Männer und einem Viertel der erwachsenen Frauen gefunden. Bei den meisten Erkrankten ist jedoch keine Funktionsstörung bekannt (10).

Wichtigster ätiologischer Faktor der chronisch-obstruktiven Lungenerkrankungen ist das Zigarettenrauchen, das für 80–90% der Todesfälle durch diese Erkrankungen verantwortlich gemacht wird. Das Risiko, eine chronisch-obstruktive Lungenerkrankung zu entwickeln, ist dosisabhängig und steigt sowohl mit der Anzahl der täglich gerauchten Zigaretten als auch mit der Dauer des Rauchens (13). Es besteht der Eindruck, daß für die Ätiologie neben dem Zigarettenrauchen die berufs- und umweltbedingte Schadstoffbelastung zunehmend an Bedeutung gewinnt.

10.2.1.2 Pathophysiologie. Wenngleich sowohl die chronische Bronchitis als auch das Emphysem zu einer Erhöhung des Atemwegswiderstandes führen, liegen ihnen unterschiedliche pathophysiologische Mechanismen zugrunde. Die pathologischen Veränderungen bei der chronischen Bronchitis umfassen eine Verdickung der Bronchialwände und Infiltration mit Entzündungszellen sowie eine Hypertrophie der Schleimdrüsen und Becherzellen. Hierbei wird die Obstruktion durch die Verengung der kleinen Atemwege, die Bildung von Schleimpfropfen und den Kollaps der peripheren Atemwege aufgrund eines Surfactant-Verlustes verursacht (9). Die Obstruktion besteht sowohl während der Inspiration als auch während der Exspiration.

Im Gegensatz dazu bestehen die pathologischen Veränderungen beim Emphysem aus einer Erweiterung der distal der terminalen Bronchiolen befindlichen Lufträume mit Destruktion der Alveolenwände, die zum Verlust der elastischen Eigenschaften der Lungen führten. Die Obstruktion wird durch den Kollaps dieser erschlafften und vergrößerten Lufträume bei der Exspiration verursacht (Abb. 10–1). Während der Inspiration besteht keine Obstruktion (9,17).

10.2.1.2 Folgen und Komplikationen. Die chronisch-obstruktiven Lungenerkrankungen können zu verschiedenen ernsten Komplikationen führen, deren Ausprägung in Abhängigkeit vom Vorherrschen einer chronischen Bronchitis oder eines Emphysems schwanken. Bei fortgesetztem Einwirken der primären ätiologischen Faktoren (Zigarettenrauchen, Umweltschadstoffe) können chronisch-obstruktive Lungenerkrankungen zu progressiver Dyspnoe und Hyperkapnie (CO_2-Retention) bis hin zur respiratorischen Insuffizienz führen. Rezidivierende Atemwegsinfektionen mit mukopurulenten Rückfällen sind, besonders bei der chronischen Bronchitis, häufig. In vielen Fällen entwickelt sich eine pulmonale Hypertonie, die in der Folge zur Ausbildung eines Cor pulmonale (Rechtsherzinsuffizienz aufgrund einer Lungenerkrankung) führen kann. Von besonderer Bedeutung ist die Tatsache, daß ein Emphysem ein irreversibler, therapeutisch nicht beeinflußbarer Zustand ist. Die Ausschaltung pulmonaler Noxen kann jedoch bei beiden Erkrankungen wesentlich zur Reduktion von Morbidität und Mortalität beitragen.

10.2.2 Klinik

10.2.2.1 Symptomatik. Die klinischen Bilder der chronischen Bronchitis und des Emphysems sind häufig nicht zu unterscheiden, da viele Patienten Merkmale beider Erkrankungen aufweisen. Patienten, bei denen eine chronische Bronchitis im Vordergrund steht, neigen zu chronischem Husten mit reichlicher Produktion von Sputum. Diese Patienten sind eher übergewichtig und zyanotisch, was zu dem Begriff „blue bloaters“ geführt hat. Patienten, bei denen das Emphysem dominiert, weisen eher eine schwere Belastungsdyspnoe mit minimalem, nicht produktivem Husten auf. Eine Zyanose ist selten zu beobachten. Dieser Patiententyp wird daher als „pink puffer“ bezeichnet. In Tabelle 10–1 sind die vorherrschenden Merkmale dieser beiden Erkrankungen gegenübergestellt.

10.2.2.2 Laborbefunde. Patienten mit vorherrschender chronischer Bronchitis weisen einen erhöhten pCO_2 und einen verminderten pO_2 auf, die zu einer Polyglobulie und einem Anstieg des Hämatokrit führen. Die Totalkapazität bewegt sich im Normalbereich, während das Residualvolumen leicht erhöht sein kann.

Wenn ein Emphysem im Vordergrund steht, bleibt der pCO_2 verhältnismäßig normal, während der pO_2 erniedrigt ist. Dadurch wird eine normale Sauerstoffsättigung aufrechterhalten, so daß sich keine Polyglobulie entwickelt. Der Hämatokrit ist normal. Totalkapazität und Residualvolumen sind deutlich erhöht.

Tabelle 10–1:
Wichtige klinische Merkmale der chronischen Bronchitis und des Emphysems

Chronische Bronchitis	Emphysem
Chronischer produktiver Husten	Relativ wenig Husten
Reichlich eitriger Auswurf	Wenig Auswurf
Leichte bis mäßige Dyspnoe	Schwere Dyspnoe
Atemwegsinfektionen häufig	Atemwegsinfektionen seltener
Hypoxie, Zyanose, Polyglobulie	Keine Hypoxie, Zyanose oder Polyglobulie
„Blue bloater“	„Pink puffer“

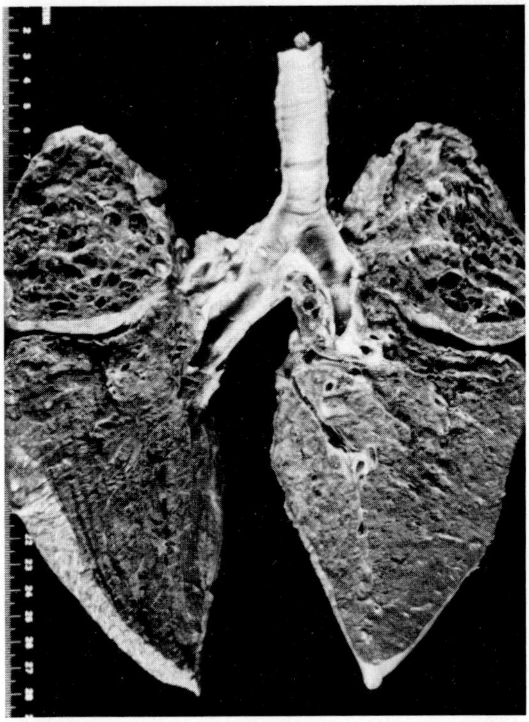

Abbildung 10–1:
Lungenpräparat: Emphysem. (Sammlung Peggy Falace, M.D.)

10.2.3 Therapie

Die Therapie chronisch-obstruktiver Atemwegserkrankungen ist insofern schwierig, als keine Heilung möglich ist. Es kann jedoch vieles getan werden, um die Lebensqualität des Patienten zu verbessern und ein Fortschreiten der Erkrankung zu verhindern.

Eckpfeiler der Therapie ist die Elimination der Ursachen, also meist des Rauchens und der Exposition gegenüber Umweltschadstoffen und Reizfaktoren. Dies ist wahrscheinlich der einzige wesentliche Aspekt der Therapie. Darüber hinaus können zahlreiche andere palliative Maßnahmen ergriffen werden. Hier sind die aggressive Therapie von Atemwegsinfektionen, eine ausreichende Flüssigkeitszufuhr und die niedrig dosierte O_2-Behandlung zu nennen. Bei vielen Patienten kann

Tabelle 10–2:
Gebräuchliche Medikamente zur Therapie von chronisch-obstruktiven Lungenerkrankungen und Asthma bronchiale

Beta-Sympathomimetika	
Adrenalin	Alpha- und Beta-Stimulation
Ephedrin	Alpha- und Beta-Stimulation
Isoproterenol	$Beta_1$- und $Beta_2$-Stimulation
Isoetharin	$Beta_1$- und $Beta_2$-Stimulation
Metaproterenol	$Beta_1$- und $Beta_2$-Stimulation
Terbutalin	selektive $Beta_2$-Stimulation
Fenoterol	selektive $Beta_2$-Stimulation
Albuterol	selektive $Beta_2$-Stimulation
Bitolterol	selektive $Beta_2$-Stimulation
Procaterol	selektive $Beta_2$-Stimulation
Xanthinderivate	
Theophyllin	
Aminophyllin	
Sympathomimetika	
Cromoglicinsäure	
Cromoglicinsäure, Dinatriumsalz	
Kortikosteroide	
Prednison	
Beclometason	
Dexamethason	
Flunisolid	
Tramcinolon	
Anticholinergika	
Ipratropiumbromid	
Atropin-Methylnitrit	

mit Bronchodilatatoren wie Methylxanthinen, $Beta_2$-Sympathomimetika oder Anticholinergika eine Verbesserung erreicht werden (Tab. 10–2). In vielen Fällen werden Kortikosteroide eingesetzt; ihre Anwendung bei chronisch-obstruktiven Lungenerkrankungen ist jedoch nach wie vor umstritten. Ein der individuellen Belastungsfähigkeit angepaßtes körperliches Training wird allgemein als günstig angesehen.

10.2.4 Zahnärztliche Betreuung

10.2.4.1 Prophylaxe potentieller Probleme. Da bei Patienten mit chronisch-obstruktiven Lungenerkrankungen bereits eine eingeschränkte Lungenfunktion vorliegt, muß alles vermieden werden, was zu einer weiteren Atemdepression führen könnte (Tab. 10–3). Der Patient sollte bei der Behandlung eher sitzend als liegend gelagert werden, um einer Orthopnoe und Atembeschwerden vorzubeugen. Es bestehen keine Kontraindikationen gegen die übliche Anwendung von Lokalanästhetika; jedoch sollte auf eine bilaterale Leitungsanästhesie am Foramen mandibulare oder Foramen palatinum majus verzichtet werden, weil dabei Erstikkungsgefühle oder Schwierigkeiten beim Schlucken auftreten können. Bei Patienten mit chronisch-obstruktiven Lungenerkrankungen sollte kein Kofferdam angelegt werden, weil dies zu einem Gefühl der Atemnot führen kann. Eine niedrig dosierte Zufuhr von O_2 während der zahnärztlichen Behandlung kann sich als nützlich erweisen.

Tabelle 10–3:
Zahnärztliche Betreuung von Patienten mit chronisch-obstruktiven Lungenerkrankungen

- Aufrechte Lagerung des Patienten.
- Normale Anwendung von Lokalanästhetika; jedoch beidseitige Leitungsanästhesie (Foramen mandibulae oder palatinum majus) vermeiden.
- Keinen Kofferdam verwenden.
- Niedrig dosierte Sauerstoffzufuhr kann nützlich sein.
- Sedierung mit niedrig dosiertem Diazepam oder durch Inhalation eines Stickoxydul-Sauerstoff-Gemischs.
- Keine Anwendung von Barbituraten, Narkotika, Antihistaminika und Anticholinergika.
- Bei Medikation mit Kortikosteroiden kann Substitution erforderlich sein.
- Ambulante Narkosen sind kontraindiziert.

Wenn eine Sedierung des Patienten erforderlich ist, kann Diazepam in niedriger Dosierung gegeben werden. Auch eine Sedierung durch Inhalation eines Stickoxydul-Sauerstoff-Gemischs ist möglich, da Stickoxydul weder zu einer Atemdepression noch zu einer Reizung der Atemwege führt. Narkotika und Barbiturate sollten wegen ihrer atemdepressiven Wirkung vermieden werden. Anticholinergika und Antihistaminika sind kontraindiziert, da sie wegen ihrer sekretionshemmenden Wirkung zu einer Eindickung des Bronchialsekrets führen. Bei Patienten, die Kortikosteroide einnehmen, kann eine Nebennierensuppression vorliegen, die eine zusätzliche Steroidgabe erforderlich macht (s. Kapitel 18). Die Durchführung ambulanter Narkosen ist bei Patienten mit chronisch-obstruktiven Lungenerkrankungen kontraindiziert.

10.2.4.2 Modifikationen der Behandlungsplanung. Bei Patienten mit chronisch-obstruktiven Lungenerkrankungen sind keine Modifikationen der technischen Behandlungsplanung erforderlich.

10.2.4.3 Orale Komplikationen. Spezifische orale Manifestationen oder Komplikationen von chronisch-obstruktiven Lungenerkrankungen sind nicht bekannt.

10.2.4.4 Zahnärztliche Notfallbehandlung. Unter Beachtung der in Tabelle 10–3 aufgeführten Empfehlungen kann bei dieser Patientengruppe jede dringend erforderliche zahnärztliche Behandlung durchgeführt werden.

10.3 Asthma bronchiale

10.3.1 Allgemeine Beschreibung

10.3.1.1 Epidemiologie. Asthma bronchiale ist ein Syndrom mit anfallsweise auftretender Dyspnoe, Husten und pfeifender Atmung, ausgelöst durch eine Hyperirritabilität des Tracheobronchialsystems. Die Erkrankung wird weltweit beobachtet, jedoch ist ihre genaue Prävalenz unbekannt. Es wird allerdings geschätzt, daß 6 bis 8 Millionen Amerikaner an Bronchialasthma leiden (12). Bronchialasthma ist in erster Linie eine Erkrankung von Kindern und jungen Erwachsenen, wobei das männliche Geschlecht, besonders während der Kindheit, häufiger betroffen ist als das weibliche.

Das Asthma bronchiale ist eine multifaktorielle Erkrankung, deren genaue Ursache nicht exakt festgelegt ist. Nach der Ätiologie wird zwischen allergischem, exogenem (extrinsic) Asthma und nicht-allergischem, endogenem (intrinsic) Asthma unterschieden; diese Einteilungen überschneiden sich jedoch häufig.

10.3.1.2 Ätiologie. Allergisches Asthma ist die häufigste Form des Asthma bronchiale und wird meist bei Kindern und jungen Erwachsenen beobachtet. Im allgemeinen sind allergische Erkrankungen in der Familie bekannt, und der Betroffene reagiert in Hauttests positiv auf verschiedene Allergene. Bei Erkrankten kann ein erhöhter Serumspiegel des Immunglobulin E (IgE) nachgewiesen werden. Die Anfälle des allergischen Asthmas treten oft jahreszeitlich gehäuft auf und können durch verschiedene Gräser oder Pollen ausgelöst werden (12). Bei ungefähr 50% der asthmatischen Kinder bildet sich die Erkrankung bis zum Erwachsenenalter wieder zurück (11).

Im Gegensatz dazu ist beim nicht-allergischen oder endogenen Asthma keine familiäre Häufung allergischer Erkrankungen zu beobachten. Die Betroffenen reagieren bei Hauttests mit allergisierenden Substanzen meist negativ und weisen normale IgE-Serumspiegel auf. Diese Form des Asthma bronchiale tritt meist bei Erwachsenen mittleren Alters auf und beginnt häufig mit einer Virusinfektion der oberen Atemwege (5,12).

Asthmaanfälle können durch eine Reihe von Substanzen oder Ereignissen ausgelöst werden. Zu den häufigsten auslösenden Agenzien gehören in der Luft befindliche Substanzen (Staub, Pollen), Azetylsalizylsäure und nichtsteroidale Antiphlogistika (insbesondere bei Erwachsenen mit Nasenpolypen und rezidivierender Rhinitis), Umweltschadstoffe (Rauch, Chemikalien), respiratorische Infekte (Viren), körperliche Anstrengung (besonders bei kaltem, trockenem Wetter) und emotionale Belastungen (bei mindestens 50% der Asthmatiker beteiligt) (12,15).

10.3.1.3 Pathophysiologie. Der Verschluß von Bronchien und Bronchiolen durch dicke, zähe Schleimpfropfe ist der auffälligste makroskopische Befund (Abb. 10–2). Zu den charakteristischen mikroskopischen Befunden gehören eine Verdickung der Basalmembran des Bronchialepithels, ein Ödem, eine Hypertrophie der schleimbildenden Drüsen und eine Hypertrophie der Bronchialringmuskulatur (14). Alle genannten Veränderungen führen zu einer Obstruktion des Luftweges.

10.3.1.4 Folgen und Komplikationen. Hinsichtlich der Morbidität ist das Bronchialasthma als verhältnismäßig benigne Erkrankung zu bezeichnen. Die meisten Erkrankten haben eine relativ gute Prognose, besonders diejenigen, bei denen die Erkrankung während der Kindheit erstmals aufgetreten ist. Ein kleiner Prozentsatz der Patienten entwikkelt einen Status asthmaticus, der die schwerste Komplikation des Bronchialasthmas darstellt. Der Status asthmaticus ist ein besonders schwerer und anhaltender Asthmaanfall, der sich durch die übliche Therapie nicht beherrschen läßt. Er tritt häufig im Zusammenhang mit einer Atemwegsinfektion auf. Obwohl Asthma nur relativ selten als unmittelbare Todesursache in Frage kommt, stehen in den Vereinigten Staaten jährlich schätzungsweise 5.000 bis 6.000 Todesfälle mit dieser Erkrankung im Zusammenhang (11,12).

10.3.2 Klinik

10.3.2.1 Symptomatik. Typisches Symptom des Bronchialasthmas ist das anfallsweise Auftreten von Dyspnoe, Husten und pfeifender Atmung. Die Anfälle setzen in den meisten Fällen plötzlich ein und beginnen mit einem Engegefühl im Thorax und Husten. Die Atmung ist erschwert und mit einem pfeifenden Geräusch verbunden. Charakteristisch sind Tachypnoe (gesteigerte Atemfrequenz) und verlängertes Exspirium. Das Ende eines Anfalls ist meist von einem Husten mit Auswurf begleitet. In der Regel enden die Anfälle von selbst (11,12).

10.3.2.2 Laborbefunde. Die instrumentellen Diagnoseverfahren, die bei Verdacht auf Bronchialasthma in Frage kommen, sind nicht spezifisch, so daß kein Verfahren für sich alleine die Diagnose sichern kann. Zur Diagnose eines Bronchialasthmas können folgende Untersuchungen ange-

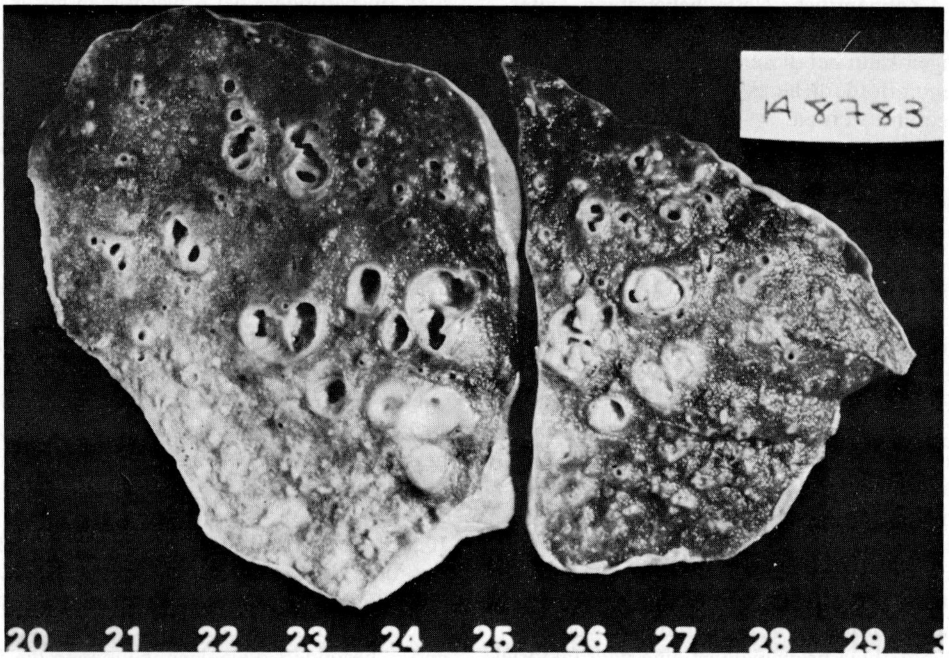

Abbildung 10–2:
Lungenschnitt. Bronchiolen durch Schleimpfropfe verstopft.
(Sammlung A. Golden, M.D., Lexington, Ky.)

wendet werden: Röntgenaufnahmen des Thorax (Zeichen einer Überblähung), Hauttestung (spezifische Allergene), mikroskopische Untersuchung des Sputums (Eosinophilie), Blutgasanalyse und Spirometrie (Beurteilung der Lungenfunktion).

10.3.3
Therapie

Der erste Schritt zur Verhinderung von Asthmaanfällen besteht darin, alle bekannten Faktoren, die einen Anfall auslösen können, auszuschalten. Bei Patienten mit bekannten Allergien kann eine Hyposensibilisierung zur Besserung beitragen.

Hauptstütze der Asthmatherapie ist die medikamentöse Behandlung. Die meistverwendeten Substanzen entstammen vier Gruppen: Beta$_2$-Sympathomimetika, Methylxanthine, Cromoglicinsäure und Kortikosteroide. Therapeutische Erfolge verspricht man sich auch von einer fünften Medikamentengruppe, den Anticholinergika (Tab. 10–2).

Die Inhalation von Beta-Sympathomimetika stellt die bevorzugte Behandlungsweise des akuten Asthmaanfalls dar und wird in der Regel mit Hilfe eines Dosieraerosols durchgeführt. Kortikosteroide können ebenfalls inhaliert, aber auch oral verabreicht werden. Zur prophylaktischen medikamentösen Therapie werden meist oral anwendbare Theophyllinpräparate, Cromoglicinsäure oder Kortikosteroide gegeben. Auch die Inhalation von Beta-Sympathomimetika wird eingesetzt.

10.3.4
Zahnärztliche Betreuung

10.3.4.1 Prophylaxe potentieller Probleme. Ziel der zahnärztlichen Betreuung von Asthmatikern muß die Verhütung eines akuten Asthmaanfalls sein. Der erste Schritt auf dem Weg zu diesem Ziel ist das Erkennen des Asthmatikers aufgrund der Anamnese und das Sammeln möglichst umfassender Informationen über die individuelle Problematik, um auslösende Faktoren vermeiden zu können (Tab. 10–4).

Der Zahnarzt sollte in der Lage sein, mit Hilfe einer gezielten Anamneseerhebung den Typ des Asthmas (exogen oder endogen) und die auslösenden Faktoren abzuklären und sich darüber zu informieren, wie häufig und wie schwer die Anfälle sind, wie sie normalerweise behandelt werden und ob der Patient sich schon einmal wegen eines akuten Anfalls einer Notfallbehandlung unterziehen mußte. Bei Patienten mit schwerem Asthma sollte der Hausarzt des Patienten zu Rate gezogen werden.

Der Patient sollte sein Dosieraerosol (Bronchodilatator) zu jedem Behandlungstermin mitbringen und griffbereit halten, um es bei akutem Bedarf sofort einsetzen zu können. Die Inhalation eines selektiven Beta$_2$-Sympathomimetikums ist Therapie der Wahl bei akuten Asthmaanfällen.

Da bei einem kleinen Teil der Asthmatiker durch die Einnahme von Azetylsalizylsäure Anfälle

Tabelle 10–4:
Zahnärztliche Betreuung von Asthmatikern

- Erkennen und Einschätzung aufgrund der Anamnese:
  - Art des Asthmas (extrinsisch oder intrinsisch)
  - Auslösende Faktoren
  - Alter beim ersten Auftreten
  - Häufigkeit und Schweregrad der Anfälle
  - Behandlung der Anfälle
  - Eingenommene Medikamente
  - Bisher erforderlich gewordene Notfallbehandlungen
- Vermeiden von bekannten anfallsauslösenden Faktoren.
- Bei häufigen, schweren Asthmaanfällen Arzt hinzuziehen.
- Den Patienten sein Dosieraerosol zur Behandlung mitbringen und bereithalten lassen.
- Medikamentenanwendung
  Möglichst nicht anwenden:
  Azetylsalizylsäure (statt dessen: Paracetamol)
  Nichtsteroidale Antiphlogistika
  Barbiturate, Narkotika
  Erythromycin bei Patienten, die Theophyllin einnehmen.
- Lokalanästhesie: Wegen des Zusatzes von Sulfiten als Konservierungsstoff möglicherweise auf die Verwendung von Lokalanästhetika mit Adrenalin oder Levonordefrin verzichten.
- Bei Kortikosteroidanwendung in der letzten Zeit kann eine Substitution notwendig sein (s. Kapitel 18).
- Belastungsarme Behandlungsbedingungen durch Offenheit und Verständnis.
- Bei Bedarf Sedierung mit kleinen Dosen von Diazepam und/oder durch Inhalation von Stickoxydul und Sauerstoff.

ausgelöst werden können, sollten bei Asthmatikern Azetylsalizylsäure und andere nichtsteroidale Antiphlogistika nicht angewendet werden. Bei leichten bis mittelschweren Schmerzen kann Paracetamol gegeben werden. Wegen der Gefahr, einen Asthmaanfall auszulösen, sollte auf die Gabe von Barbituraten und Narkotika verzichtet werden. Bei Patienten, die Theophyllinpräparate einnehmen, sollte Erythromycin nicht angewendet werden, da dies zu einem Anstieg der Theophyllinkonzentration im Blut führen kann.

Die Wahl des Lokalanästhetikums muß möglicherweise eine Änderung erfahren. CIANCIO (5) sowie SENG und GAY (15) haben darauf hingewiesen, daß akute Asthmaanfälle durch Exposition gegenüber Sulfiten, die adrenalin- oder levonordefrinhaltigen Zubereitungen von Lokalanästhetika als Konservierungsstoffe zugesetzt werden, ausgelöst werden können. Die Häufigkeit solcher Zwischenfälle ist noch nicht genauer bekannt; es kann jedoch zur Verwendung von Lokalanästhetika ohne Adrenalin- oder Levonordefrinzusatz geraten werden. Da bisher nur wenige Daten zu diesem Problem vorliegen, sollte der behandelnde Arzt oder Allergologe hinzugezogen werden. Bei Asthmatikern, die über einen längeren Zeitraum Kortikosteroide einnehmen, kann vor der zahnärztlichen Behandlung eine zusätzliche Steroidgabe erforderlich sein (s. Kapitel 18).

Weil Streß auslösender Faktor eines Asthmaanfalls sein kann, sollte der Zahnarzt sich bemühen, streßfreie Behandlungsbedingungen zu schaffen, indem er auf den Patienten eingeht. Wenn eine Sedierung des Patienten gewünscht wird, kann Diazepam in niedriger Dosierung oral verabreicht werden. Auch die Sedierung durch Inhalation eines Stickoxydul-Sauerstoff-Gemischs ist möglich, da Stickoxydul weder zu einer Atemdepression noch zu einer Reizung der Atemwege führt. Die Durchführung ambulanter Narkosen ist bei Asthmatikern kontraindiziert.

10.3.4.2 Modifikationen der Behandlungsplanung. Spezifische Modifikationen der Behandlungsplanung sind nicht erforderlich.

10.3.4.3 Orale Komplikationen. Spezifische orale Komplikationen sind nicht bekannt.

10.3.4.4 Zahnärztliche Notfallbehandlung. Es gelten die gleichen Empfehlungen wie für die Routinebehandlung.

10.4 Tuberkulose

10.4.1 Einleitung

Die Tuberkulose ist für den Zahnarzt in mindestens dreifacher Hinsicht von Bedeutung. Erstens ist die Tuberkulose eine Infektionskrankheit und als solche im aktiven Stadium kontagiös. Der Zahnarzt gehört zu den Hochrisikogruppen dieser Krankheit und kann sie sich bei der Behandlung eines Patienten zuziehen oder, falls er selbst an einer aktiven Tuberkulose leidet, seine Patienten infizieren. Zweitens manifestiert sich die Tuberkulose in seltenen Fällen in der Mundhöhle, so daß der Zahnarzt sie bei der Differentialdiagnostik von Mundschleimhauterkrankungen berücksichtigen muß. Schließlich ist es denkbar, daß der Zahnarzt als erster erkennt, daß ein Patient an Tuberkulose erkrankt ist. Hinweise auf die Erkrankung können sich aus der Anamnese, bei der klinischen Untersuchung und der Beurteilung des Gesundheitszustands ergeben. Die sofortige Überweisung an einen Arzt kann für den Patienten von großem Nutzen sein und zu einer Senkung der Morbidität und Mortalität führen.

10.4.2 Allgemeine Beschreibung

10.4.2.1 Epidemiologie. Die Häufigkeit der Tuberkulose ist im letzten Jahrhundert drastisch zurückgegangen. Um die Jahrhundertwende wurden in den Vereinigten Staaten jährlich etwa 500 Neuerkrankungen pro 100.000 Einwohner diagnostiziert. Im Jahr 1985 wurden von den Centers for Disease Control 9,3 Fälle pro 100.000 Einwohner gemeldet (18). Obwohl die Anzahl der gemeldeten Fälle weiter abnimmt, war der Rückgang in den letzten Jahren geringer als erwartet. Einige Anzeichen deuten darauf hin, daß dies durch HIV-Infektionen (Humanes Immundefektvirus) bei tuberkuloseinfizierten Patienten, die so zu einem Ansteigen der Tuberkulose-Morbidität geführt haben, bedingt ist (18). Auch wenn diese Rate, bezogen auf die Gesamtbevölkerung, sehr klein ist, liegt die Erkrankungshäufigkeit bei Bevölkerungsminderheiten in städtischen Elendsvierteln sowie bei älteren armen Stadtbewohnern um ein Mehrfaches über dem Bevölkerungsdurchschnitt. Wie zu vermuten, kommt die Tuberkulose vorwiegend in Gebieten mit hoher Bevölkerungsdichte und schlechten sozioökonomischen Bedingungen vor, so daß sie auch heute noch in weiten Teilen der Erde ein ernstes Gesundheitsproblem darstellt. Ein Autor schätzt, daß die Hälfte der Weltbevölkerung mit Tuberkulose infiziert ist (6).

Der drastische Rückgang der Tuberkuloseinzidenz in den Vereinigten Staaten wird in erster Linie auf die deutliche Verbesserung der sanitären Einrichtungen und der Hygieneverhältnisse zurückgeführt.

10.4.2.2 Ätiologie. In den meisten Fällen von Tuberkulose beim Menschen kann als Erreger Mycobacterium tuberculosis, ein unbewegliches, obligat aerobes, säurefestes Stäbchen, nachgewiesen werden. Als Aerobier gedeiht es am besten in einer Umgebung mit hohem Sauerstoff-Partialdruck. Aus diesem Grund wird am häufigsten die Lunge infiziert (19). Obwohl M. tuberculosis der bei weitem häufigste Erreger der Tuberkulose beim Menschen ist, werden gelegentlich auch andere Spezies der Mykobakterien, darunter M. bovis, M. avium und „atypische" Mykobakterien gefunden.

Die typische Übertragung der Erreger erfolgt durch bakterienbeladene Tröpfchen von Schleim oder Speichel, die bei forcierter Exspiration, in den meisten Fällen durch Husten, jedoch auch beim Niesen oder Sprechen, in die Umgebung gelangen. Für die Übertragung scheint die Tröpfchengröße eine Rolle zu spielen. Kleinere Tröpfchen trocknen schnell aus, so daß die Bakterien und andere Feststoffe als Schwebeteilchen freigesetzt und in dieser Form leicht inhaliert werden können. Größere Tröpfchen sinken rasch zu Boden. Eine Übertragung durch Infektionsträger findet, wenn überhaupt, nur selten statt (6,19). Die Übertragung durch Ingestion ist seit Einführung der pasteurisierten Milch selten geworden. Eine sekundäre Infektion durch Ingestion kann erfolgen, wenn der Patient das eigene infektiöse Sputum schluckt. Auf diesem Weg können auch orale tuberkulöse Läsionen, die am häufigsten auf der posterioren dorsalen Oberfläche der Zunge zu beobachten sind, entstehen (16).

10.4.2.3 Pathophysiologie. Tuberkulose kann an allen Organen auftreten, jedoch ist die Lunge bei weitem am häufigsten betroffen. Der typische Verlauf der Lungentuberkulose beginnt mit der Inhalation eines infektiösen Tröpfchens. Das Tröpfchen gelangt in die Alveolen, wo die Bakterien sich festsetzen und vermehren. Die Infektion breitet sich lokal aus und kann die lokalen und regionalen Lymphknoten befallen. In dieser Phase kann auch eine hämatogene Aussaat erfolgen, jedoch wird wahrscheinlich der weitaus größte Teil der disseminierten Bakterien durch die körpereigene Abwehr zerstört. Etwa 2 bis 8 Wochen nach der Infektion entwickelt sich eine Überempfindlichkeit des Organismus gegenüber den Erregern. Dies äußert sich in einer Konversion der Tuberkulinreaktion (gereinigtes Tuberkulin [GT]; purified protein derivative [PPD]) von negativ nach positiv. Die meisten pulmonalen tuberkulösen Primärinfektionen sind begrenzt und werden von den natürlichen Abwehrmechanismen eingedämmt (1,10,19). Wenn der Prozeß nicht unter Kontrolle gebracht wird, kann sich jedoch am Infektionsort ein produktiver Tuberkel entwickeln, der eine zentrale Nekrose und Verkäsung aufweisen kann. Ferner kann sich eine Kaverne bilden, über die Erreger in den Luftweg gelangen und sich so im Lungengewebe weiter ausbreiten oder bei forcierter Exspiration nach außen abgegeben werden (Abb. 10–3).

Die Limitierung und Eindämmung der Infektion kann durch eine Vielzahl von Faktoren, zu denen die Resistenz des Organismus, die Immunität und die Virulenz des Erregers gehören, beeinflußt werden. Sobald der Verlauf der Infektion erfolgreich unterbrochen wurde, heilen die Läsionen spontan ab und können sich kondensieren, abkapseln, vernarben oder verkalken. Auch wenn eine solche Läsion „ausgeheilt" ist, können sich in ihr noch Bakterien in einem Ruhestadium befinden.

Wenn der Verlauf der Infektion nicht unterbrochen wird, kann sich eine Dissemination der Erreger im Lungenparenchym mit resultierenden ausgedehnten pulmonalen Läsionen sowie eine lymphogene oder hämatogene Ausbreitung entwikkeln. Eine generalisierte Infektion mit Beteiligung multipler Organe wird auch als Miliartuberkulose bezeichnet.

Die primäre Lungentuberkulose wird am häufigsten bei Kleinkindern und Kindern beobachtet.

In dieser Altersgruppe tritt jedoch nur selten eine Kavernenbildung auf. Kinder produzieren in den meisten Fällen kein Sputum oder verschlucken, selbst wenn sich in den Bronchien einige Erreger befinden, das Sputum beim Aufwachen.

Bei Jugendlichen und Erwachsenen äußert sich die Erkrankung in anderer Weise, da die Lymphknotenbeteiligung sowie die lymphogene und hämatogene Streuung in den Hintergrund treten. Eine Kavernenbildung ist jedoch häufig zu beobachten. Die typische Erkrankung des Erwachsenen ist die postprimäre oder Reinfektionstuberkulose (1,6,19). Sie tritt als Ergebnis der Reaktivierung von persistierenden lebensfähigen Bakterien auf und stellt wahrscheinlich das Rezidiv einer früher durchgemachten Infektion dar. Diese Form der Tuberkulose ist in der Regel auf die Lunge beschränkt, wobei häufig eine Kavernenbildung zu beobachten ist.

Häufigste Ursache eines solchen Rezidivs ist die inadäquate Behandlung einer Erstinfektion in Verbindung mit zusätzlichen Faktoren, zu denen vor allem Krankheiten, Immunsuppressiva und fortgeschrittenes Alter des Patienten zu zählen sind. Außerdem ist das erworbene Immundefekt-Syndrom (AIDS) für eine zunehmende Zahl von Fällen postprimärer Tuberkulose verantwortlich.

10.4.2.4 Folgen und Komplikationen. Die Tuberkulose kann sich auf sehr unterschiedliche Weise manifestieren. Zu den häufigsten Formen gehören progressive Primärtuberkulose, Kavernenbildung, Pleuritis und Pleuraerguß, Meningitis und Miliartuberkulose. Abgesehen von der Lunge, können auch andere Organe isoliert befallen werden. Am häufigsten werden Beteiligungen des Perikards, des Peritoneums, der Nieren und Nebennieren sowie des Skelettsystems, insbesondere der Wirbelsäule, beobachtet (1,6). In seltenen Fällen sind auch die Zunge und andere Gewebe der Mundhöhle betroffen.

Neben den Komplikationen durch die Beteiligung einzelner Organe besteht die Gefahr eines letalen Ausgangs der Erkrankung. Die Mortalität durch Tuberkulose ist in den Vereinigten Staaten parallel zur drastischen Reduktion der Inzidenzrate zurückgegangen. Es sterben jedoch 5% bis 10% der Patienten, die eine Tuberkulose entwickeln, an dieser Erkrankung (18). Der wichtigste Grund für den Rückgang der Mortalität ist wahrscheinlich in der Einführung einer effektiven Chemotherapie zu sehen.

10.4.3
Klinik

10.4.3.1 Symptomatik. Charakteristisch für die meisten Tuberkulosefälle ist die relative Symptomarmut, bevor sich ausgedehnte Läsionen entwickelt haben. Ausnahmen hiervon stellen lediglich die

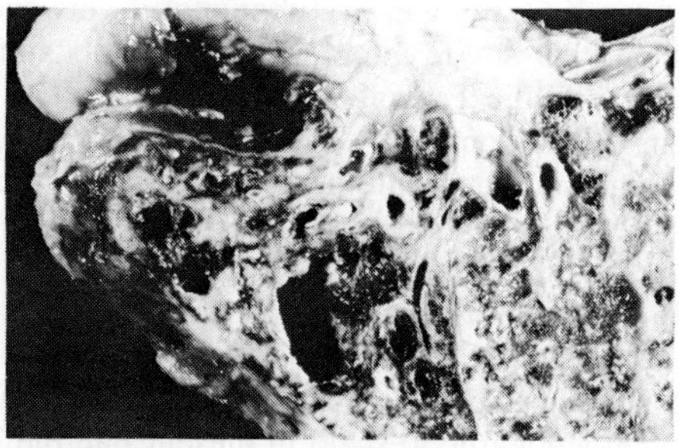

Abbildung 10–3:
Lungentuberkulose mit Kavernenbildung (Sektionspräparat). (Sammlung R. Powell, M.D., Lexington, Ky.)

positive Tuberkulinreaktion und die röntgenologischen Befunde dar. Die zuerst auftretenden Symptome sind unspezifisch und könnten ebenso anderen Infektionskrankheiten zugeordnet werden. Zu ihnen gehören Abgeschlagenheit und Unwohlsein, Appetitlosigkeit, Gewichtsverlust, Nachtschweiß und Fieber (1,6). Das Fieber entwickelt sich oft abends oder nachts und ist von profusen Schweißausbrüchen begleitet.

Die spezifischen lokalen Symptome der Erkrankung sind von der jeweiligen Organbeteiligung abhängig. Im Zusammenhang mit der Lungentuberkulose tritt, teilweise allerdings erst spät, Husten auf. Häufig liegt dann bereits eine Kavernenbildung vor. Typischerweise werden nur geringe Mengen eiterfreien Sputums produziert, wobei oft auch eine Hämoptysis (blutiger Auswurf) zu beobachten ist (1). Bei fortgeschrittenem Lungenbefall kommt es zur Dyspnoe. Die röntgenologischen Befunde bei der Lungentuberkulose variieren je nach Alter der Patienten sehr stark. Die Röntgenbefunde sind nicht pathognomonisch, so daß die Diagnose einer Tuberkulose nicht alleine aufgrund der Röntgenaufnahmen gestellt werden kann (6).

Andere Organbeteiligungen können sich als lokale Lymphadenopathie mit Ausbildung von Fistelgängen, Rückenschmerzen im Bereich befallener Wirbel, gastrointestinale Störungen bei Darmtuberkulose, Dysurie und Hämaturie bei Nierenbeteiligung, Herzinsuffizienz und neurologische Ausfälle manifestieren. Die körperliche Untersuchung kann dabei ergebnislos bleiben.

10.4.3.2 Laborbefunde. Der intrakutane Tuberkulintest nach Mendel-Mantoux ist die nützlichste und zuverlässigste Methode zum Nachweis einer Infektion mit Mycobacterium tuberculosis. Der positive Ausfall dieses Tests beweist, daß eine Infektion stattgefunden hat (3,6). Dies bedeutet jedoch nicht, daß der Proband infektiös ist. Die Infektiosität wird klinisch und kulturell nachgewiesen. Für den Tuberkulintest werden gereinigte Tuberkuline (GT; PPD „purified protein derivative), ein Extrakt aus Kulturen von M. tuberculosis, verwendet. Speziell PPD-S wird international als Teststandard benutzt. Für die Testung werden 0,1 ml PPD-S mit einem Gehalt von 5 TE (Tuberkulineinheiten) an der Beugeseite des Unterarms intrakutan injiziert (3). Die Hautreaktion wird nach 48 bis 72 Stunden abgelesen, wobei die Induration beurteilt wird. Eine Induration von weniger als 5 mm Durchmesser gilt als negative Reaktion. Eine Induration mit einem Durchmesser zwischen 5 mm und 9 mm gilt als nicht eindeutig, weshalb in diesem Fall die Testung wiederholt wird. Zeigt sich bei der Wiederholung des Tests erneut eine Induration von 5 mm bis 9 mm, liegt wahrscheinlich eine Infektion mit einem anderen Erreger als M. tuberculosis vor. Eine Induration mit einem Durchmesser von mindestens 10 mm ist mit einer positiven Reaktion gleichzusetzen (2,3,6). Bei einer positiven Tuberkulinreaktion muß eine klinische Untersuchung, eine Röntgenuntersuchung und, soweit erforderlich, eine Sputumkultur durchgeführt werden, um eine aktive Erkrankung auszuschließen. Personen, die einer Risikogruppe für Tuberkulose, z.B. Zahnärzte, angehören, sollten jährlich einen Tuberkulintest durchführen lassen.

Die endgültige Diagnose einer Tuberkulose kann nur aufgrund des Kulturnachweises von M. tuberculosis oder anderer Spezies aus Körperflüssigkeiten oder -geweben gestellt werden (6). Häufig wird eine Verdachtsdiagnose aufgrund des Nachweises säurefester Stäbchen in Abstrichpräparaten geäußert. Diese muß jedoch durch Kultivierung gesichert werden. Um positive Ergebnisse zu gewährleisten, sollten zur Kultivierung mehrere Proben entnommen werden. Es dauert in der Regel mehrere Wochen, bis sich in der Kultur ein Bakterienwachstum zeigt (6,19).

Weitere Laboruntersuchungen, etwa die BSG, das Differentialblutbild und der Urinstatus, tragen wenig zur Abklärung der Erkrankung bei.

10.4.4 Therapie

Seit Einführung der Chemotherapie ist bei richtiger Auswahl der Präparate und zuverlässiger Mitarbeit des Patienten fast immer eine Ausheilung zu erreichen. Eine effiziente Chemotherapie der Tuberkulose stützt sich auf die kombinierte Gabe mehrerer Medikamente und die Fortsetzung der Einnahme über einen ausreichend langen Zeitraum (2). In der Vergangenheit war es notwendig, die Chemotherapie über einen Zeitraum von 18 bis 24 Monaten auszudehnen. Heute wird eine Behandlungsdauer von 6 bis 9 Monaten empfohlen. In Tabelle 10–5 sind die für die Behandlung der Tuberkulose empfohlenen Medikamente aufgelistet.

Tabelle 10–5:
Empfohlene Tuberkulostatika

Isoniazid (INH)
Rifampicin (RMP)
Pyrazinamid (PZA)
Ethambutol (EMB)
Streptomycin (SM)

Nach Beginn der Chemotherapie wird ein rasches Abklingen der Infektiosität erreicht. Die meisten Patienten sind innerhalb von 2 Wochen nach Beginn einer geeigneten Chemotherapie nicht mehr infektiös, da die Anzahl lebensfähiger Erreger und der Husten zurückgehen (6). 90% der Patienten werden innerhalb von 3 bis 6 Monaten kulturell negativ (2,4). Aufgrund dieser schnellen Rückbildung der Infektiosität können die meisten Patienten unter der Voraussetzung, daß die Chemotherapie konsequent fortgeführt wird, innerhalb weniger Wochen wieder normale gesellschaftliche Kontakte aufnehmen. Bei Patienten, deren Sputumkulturen nach 3 Monaten nicht negativ geworden sind, sollte eine Infektion mit atypischen Mykobakterien ausgeschlossen werden (4).

Patienten, die zunächst eine negative Tuberkulinprobe zeigen und bei erneuter Testung positiv reagieren, haben sich mit M. tuberculosis infiziert. Wenn aufgrund der klinischen und röntgenologischen Untersuchung eine aktive Tuberkulose ausgeschlossen wurde, kann eine präventive Chemotherapie durchgeführt werden, um der Entwicklung einer aktiven Tuberkulose vorzubeugen. In den meisten Fällen erfolgt die präventive Chemotherapie durch die tägliche orale Einnahme von Isoniazid (INH) über einen Zeitraum von 6 bis 12 Monaten. Obwohl so eine Aktivierung der Tuberkulose verhindert werden kann, bleiben die Patienten hypersensibel gegenüber Tuberkulin und weisen eine positive Reaktion beim Tuberkulintest auf, auch wenn sich diese Reaktion im Laufe der Zeit abschwächen kann (3).

10.4.5 Zahnärztliche Betreuung

10.4.5.1 Medizinische Besonderheiten. Aufgrund der erforderlichen Maßnahmen bei der zahnärztlichen Behandlung erscheint es zweckmäßig, vier Gruppen von Patienten zu unterscheiden: Patienten mit aktiver Tuberkulose, Patienten mit zurückliegender Tuberkulose, Patienten mit positiver Tuberkulinreaktion und Patienten mit Symptomen einer Tuberkulose. Die Betreuung dieser Patientengruppen wird im folgenden beschrieben (Tab. 10–6).

Patienten mit aktiver, sputumpositiver Tuberkulose. Patienten, bei denen in letzter Zeit eine aktive Tuberkulose diagnostiziert und ein positiver Sputumbefund festgestellt wurde, sollten nicht ambulant behandelt werden. Die Behandlung wird am besten unter Klinikbedingungen mit entsprechender Isolation, Sterilisation, Schutzkleidung und Belüftung durchgeführt. Wegen der besonderen Vorsichtsmaßnahmen empfiehlt es sich, nur dringliche Behandlungen vorzunehmen.

Patienten, die sich einer Chemotherapie unterzogen haben und in deren Sputum keine Erreger kulturell nachgewiesen werden können (meist nach 3 Monaten), können wie gesunde Patienten ambulant behandelt werden. Man sollte sich jedoch beim behandelnden Arzt vergewissern, daß der Patient nicht mehr infektiös ist und daß keine Komplikationen vorliegen. Wenn dies bestätigt wird, sind keine besonderen Maßnahmen erforderlich.

Kinder mit aktiver Tuberkulose, die unter einer Chemotherapie stehen, können in der Regel ambulant behandelt werden, da bei Kleinkindern nur selten Erreger im Sputum gefunden werden. Kinder können daher solange als nicht infektiös betrachtet werden, wie Erreger im Sputum kulturell nicht nachweisbar sind. Es ist allerdings nahezu unmöglich, genau festzulegen, bis zu welchem Alter ein Patient in diesem Zusammenhang als „Kind" zu bezeichnen ist. Die Seltenheit der Kavernenbildung und die Unfähigkeit von Kindern, das Sputum wirklich auszuhusten, sind die beiden Gründe, warum Kinder mit Tuberkulose als nicht infektiös betrachtet werden. Als Faustregel kann gelten, daß Kinder unter 6 Jahren ohne Bedenken behandelt werden können. Bei Kindern über 6 Jahren ist eine gewisse Vorsicht angebracht. In diesem Fall sollte vor Behandlungsbeginn der behandelnde Arzt befragt werden. Besonderes Augenmerk ist in diesen Fällen allerdings auf die familiäre Umgebung des erkrankten Kindes zu richten, da es sich mit höchster Wahrscheinlichkeit bei einem erkrankten Erwachsenen infiziert hat. Alle Familienmitglieder, die Kontakt mit dem erkrankten Kind hatten, müßten Angaben über die Ergebnisse des Tuberkulintests und der Thorax-Röntgenuntersuchung, die zum Ausschluß einer aktiven Tuberkulose durchgeführt werden müssen, machen können. Falls dies nicht der Fall ist, sollte der Zahnarzt Kontakt mit dem behandelnden Arzt oder der Gesundheitsbehörde aufnehmen, um sicherzustellen, daß die notwendigen Präventivmaßnahmen getroffen werden (Meldepflicht!).

Patienten mit Tuberkulose in der Vorgeschichte. Bei adäquater Behandlung einer Erstinfektion kommen Rezidive glücklicherweise nur selten vor. Dies trifft jedoch nicht für Patienten zu, die nicht ausreichend therapiert wurden. Unabhängig von der Art der durchgeführten Therapie ist bei Patienten, die eine Tuberkulose durchgemacht haben, zunächst Vorsicht geboten. Der Zahnarzt sollte sich bei der Anamneseerhebung intensiv darum bemühen, genaue Angaben über Diagnose, Behandlungsdaten, Art der Behandlung und verwendete Medikamente zu erhalten. Wenn die Behandlung länger zurückliegt und weniger als 18 Monate gedauert hat oder in der letzten Zeit über einen Zeitraum von weniger als 6 bis 9 Monaten durchgeführt wurde, muß mit dem behandelnden Arzt Rücksprache genommen werden, um Klarheit über den Gesundheitszustand des Patienten zu gewinnen.

Bei dieser Patientengruppe sollten Angaben über regelmäßige klinische und röntgenologische Nachuntersuchungen seit der Genesung zum Ausschluß einer Reaktivierung der Krankheit vorliegen. Zur Absicherung sollte man sich beim behandelnden Arzt über den aktuellen Befund informieren. Wenn auf diese Weise eine aktive Tuberkulo-

Tabelle 10–6:
Zahnärztliche Betreuung von Patienten mit anamnestischen Hinweisen auf Tuberkulose

- Patienten mit aktiver, sputumpositiver Tuberkulose:
  — Rücksprache mit dem behandelnden Arzt vor Behandlungsbeginn
  — Nur Notfallbehandlung (bei Patienten über 6 Jahre)
  — Behandlung unter Klinikbedingungen (Isolation, adäquate Sterilisationsmöglichkeiten, Kittel, Handschuhe, Gesichtsschutz, Belüftung)
  — Patienten unter 6 Jahren wie gesunde Patienten behandeln (nicht infektiös)
  — Wenn der Erregernachweis im Sputum mehrfach negativ ist: Behandlung wie gesunde Patienten (nicht infektiös)
- Patienten mit zurückliegender Tuberkulose:
  — Vorsicht! Sorgfältige Anamneseerhebung in bezug auf die Erkrankung und die Behandlungsdauer; gründliche körperliche Untersuchung ist obligat
  — Zum Ausschluß einer Reaktivierung sollten regelmäßige Röntgenkontrollen erfolgt sein
  — Einen Internisten hinzuziehen und die Behandlung aufschieben, wenn:
  eine ausreichende Behandlungsdauer fraglich erscheint, keine kontinuierliche Nachkontrolle erfolgt ist oder Anzeichen für ein Rezidiv vorliegen.
  — Behandlung wie gesunde Patienten, wenn eine aktive Erkrankung ausgeschlossen werden kann
- Patienten mit positiver Tuberkulinreaktion:
  — Internistische Untersuchung zum Ausschluß einer aktiven Erkrankung
  — Nehmen möglicherweise prophylaktisch über einen Zeitraum von 6 bis 12 Monaten Isoniazid ein
  — Behandlung wie gesunde Patienten
- Patienten mit Symptomen einer Tuberkulose:
  — Überweisung an einen Internisten und Aufschieben der Behandlung
  — Falls eine sofortige Behandlung notwendig ist: nur Notfallbehandlung durchführen

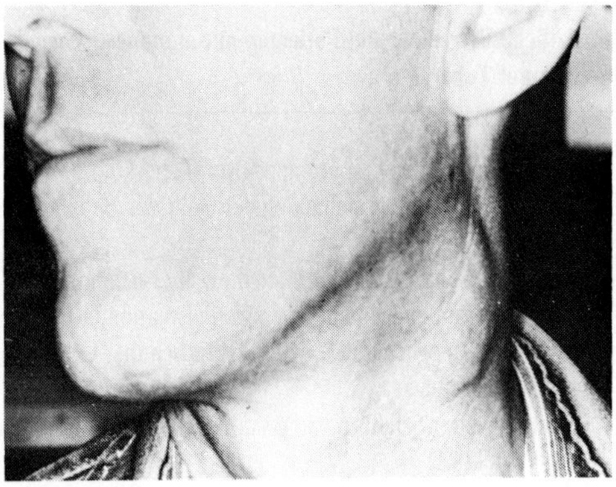

Abbildung 10–4:
Zervikale Lymphknotentuberkulose.

se ausgeschlossen werden kann, kann der Patient ohne besondere Vorkehrungen wie ein Gesunder behandelt werden.

Eine gründliche Untersuchung ist bei dieser Patientengruppe obligat. Beim Vorliegen verdächtiger Befunde ist der Patient an einen Internisten zu überweisen.

Zusammengefaßt sollte die zahnärztliche Behandlung zurückgestellt und ein Arzt hinzugezogen werden, wenn einer der folgenden Punkte für einen Patienten zutrifft:

1. Unsicherheit über ausreichende Therapie
2. Lückenhafte oder unterbliebene Nachkontrolle
3. Symptome, die auf eine Reaktivierung der Tuberkulose hinweisen.

Patienten mit positiver Tuberkulinreaktion. Bei einem Patienten mit positiver Reaktion im Tuberkulin-Hauttest sollte von einer stattgefundenen Tuberkuloseinfektion ausgegangen werden. In diesem Fall sollte eine aktive Tuberkulose mindestens durch eine klinische und röntgenologische Untersuchung ausgeschlossen worden sein. Wenn keine aktive Erkrankung vorliegt, kann zur Verhinderung einer Aktivierung der Tuberkulose eine präventive Chemotherapie mit Isoniazid (INH) über einen Zeitraum von 6 bis 12 Monaten durchgeführt werden. Während dieses Zeitraums ist der Patient nicht infektiös und kann normal behandelt werden. Besondere Vorkehrungen sind nicht erforderlich.

Patienten mit Symptomen einer Tuberkulose. Wenn bei einem Patienten Symptome zu beobachten sind, die nicht anders zu erklären sind und den Verdacht auf Tuberkulose erregen, sollte keine zahnärztliche Behandlung begonnen werden und der Patient zur Abklärung an einen Internisten überwiesen werden.

10.4.5.2 Medikamentenanwendung. Patienten, die Rifampicin einnehmen, sollten keine paracetamolhaltigen Medikamente erhalten, da eine Potenzierung der Hepatotoxizität eintreten könnte. Wenn während einer Rifampicin-Behandlung Diazepam verabreicht wird, muß mit einer erhöhten Diazepam-Clearance gerechnet werden, die eine Anpassung der Dosierung erforderlich machen kann. Wegen der Gefahr einer gesteigerten Ototoxizität sollten bei Patienten, die mit Streptomycin behandelt werden, Azetylsalizylsäure und Cephalotin nicht gegeben werden (7). Mit Ausnahme dieser potentiellen Arzneimittelinterferenzen sind keine weiteren Wechselwirkungen zwischen den wichtigsten Tuberkulostatika und den in der Zahnheilkunde gebräuchlichen Medikamenten bekannt.

10.4.5.3 Modifikationen der Behandlungsplanung. Modifikationen der Behandlungsplanung sind bei dieser Patientengruppe nicht erforderlich.

10.4.5.4 Orale Komplikationen. In seltenen Fällen manifestiert sich die Tuberkulose in Form oraler Läsionen. Diese bestehen meist aus einem schmerzhaften tiefen Ulkus auf dem Zungenrükken; es können jedoch auch andere Regionen der Mundschleimhaut, einschließlich Gaumen, Lippen, Wangenschleimhaut und Gingiva, beteiligt sein (16). Die Diagnose kann zusätzlich zum kulturellen Nachweis durch eine Biopsie gesichert werden, sofern dabei säurefeste Stäbchen gefunden werden. Die Therapie besteht in der systemischen Behandlung der Tuberkulose. Schmerzen werden symptomatisch mit Analgetika, Mundspülungen und topischen Präparaten wie z.B. Orabase oder Lidocain-Gel behandelt.

Gelegentlich ist eine Infektion der zervikalen und submandibulären Lymphknoten zu beobachten, die man als Skrofulose bezeichnet. Die Lymphknoten sind schmerzhaft vergrößert und können Abszesse und Fisteln entwickeln (Abb. 10–4). Die Behandlung besteht in der Gabe von Tuberkulostatika in üblicher Dosierung.

10.4.5.5 Zahnärztliche Notfallbehandlung. Bei Patienten mit aktiver Tuberkulose sollte die zahnärztliche Behandlung aufgeschoben werden. Falls jedoch Schmerzzustände nicht mit Analgetika unterdrückt werden können und eine Notfallbehandlung erforderlich wird, sollten die Empfehlungen, die in Tabelle 10–6 aufgeführt sind, beachtet werden.

10.5 Literatur

1. American Thoracic Society: Diagnostic standards and classification of tuberculosis and other mycobacterial diseases (14th edition). Am. Rev. Respir. Dis. **123** , 343–358, 1981
2. American Thoracic Society: Treatment of tuberculosis and tuberculosis infection in adults and children. Am. Rev. Respir. Dis. **134** ,355–363 (1986)
3. American Thoracic Society: The tuberculin skin test. Am. Rev. Respir. Dis. **124** ,356–363 (1981)
4. Bacteriologic conversion of sputum among tuberculosis patients – United States. Morbidity and Mortality Weekly Report **34,** 747–750 (1985)
5. Ciancio, S.G. (Hrsg.): Sulfites and dental care. Biol. Ther. Dent. **1,** 15–16 (1985)
6. Daniel, T.M.: Tuberculosis. In Braunwald, E., et al. (Hrsg.): Harrison's principles of internal medicine, ed. 11. New York 1987, McGraw-Hill Book Co.
7. Drug information for the health care provider, ed. 7, Vol. I. 1987, U.S. Pharmacopeial Convention
8. Farer, L.S., Schieffelbein, C.W.: Position paper on respiratory diseases. In: Closing the gap, Atlanta, Georgia: the Carter Center of Emory University, Health Policy Project. November 1984
9. Golden, A., et al.: Pathology. Understanding human disease, ed. 2. Baltimore 1985, The Williams & Wilkins Co.
10. Ingram, R.H., Jr.: Chronic bronchitis, emphysema, and airways obstruction. In Braunwald, E., et al. (Hrsg.): Harrison's principles of internal medicine, ed. 11. New York 1987, McGraw-Hill Book Co.
11. Malamed, S.F.: Handbook of medical emergencies in the dental office, ed. 2. St. Louis 1982, The C.V. Mosby Co.
12. McFadden, E.R., Jr.: Asthma. In Braunwald, E., et al. (Hrsg.): Harrison's principles of internal medicine, ed. 11. New York 1987, McGraw-Hill Book Co.
13. Office on Smoking and Health: The health consequences of smoking: Chronic obstructive lung diseases. A report of the Surgeon General, DHHS Publication No. (PHS) 04-50205, Rockville, Md. 1984, U.S. Department of Health and Human Services, Public Health Service
14. Robbins, S.H., et al.: Pathologic basis of disease, ed. 3. Philadelphia 1984, W.B. Saunders Co.
15. Seng, G.F., Gay, B.J.: Dangers of sulfites in dental local anesthetic solutions: warning and recommendations. J. Am. Dent. Assoc. **113,** 769–770 (1986)
16. Shafer, W.G., et al.: A textbook of oral pathology, ed. 4. Philadelphia 1983, W.B. Saunders Co.
17. Thuribeck, W.M.: Chronic bronchitis and emphysema – the pathophysiology of chronic obstructive lung disease. In: Basics of RD. 1975, American Thoracic Society
18. Tuberculosis – United States, 1985. Morbidity and Mortality Weekly Report **35,** 699–703 (1986)
19. Von Lichtenberg, F.: Infectious diseases. In Robbins, S.L., et al. (Hrsg.): Pathologic basis of disease, ed. 3. Philadelphia 1984, W.B. Saunders Co.

11
Terminale Niereninsuffizienz

11.1
Einleitung

In den Vereinigten Staaten leiden heute 8 Millionen Menschen an einer Nierenerkrankung. Von diesen sterben jährlich etwa 60.000 an einer chronischen, progressiven und irreversiblen Niereninsuffizienz (terminale Niereninsuffizienz). Die Hälfte dieser Patienten ist über 55 Jahre alt.

Frühstadien der Niereninsuffizienz bleiben in der Regel klinisch symptomlos und äußern sich lediglich durch geringfügige Veränderungen der Laborwerte. Das Fortschreiten der Erkrankung führt jedoch zu ausgedehnteren Schädigungen und hat eine Einschränkung der exkretorischen, endokrinen und metabolischen Funktionen der Nieren zur Folge, die die Kapazität der Kompensationsmechanismen übersteigt. Damit erreicht die Erkrankung das Stadium des Nierenversagens, in dem sich kein neues Fließgleichgewicht mehr einstellt. Aus dem Nierenversagen resultiert schließlich ein Urämie-Syndrom, das durch die Retention harnpflichtiger Substanzen und die Störung endokriner und metabolischer Funktionen gekennzeichnet ist. Die Urämie manifestiert sich an verschiedenen Organsystemen. Dazu gehören das Herz-Kreislauf-System, der Magen-Darm-Trakt, das neuromuskuläre System, Blut und blutbildende Organe sowie die Haut.

Bei weiterem Fortschreiten ist die Erkrankung konservativ nicht mehr ausreichend zu behandeln, so daß dann entweder eine künstliche Filtration des Blutes durch Dialyse oder eine Nierentransplantation erfolgen muß. Die zahnärztliche Betreuung von Patienten aus diesen beiden Gruppen erfordert eine besonders sorgfältige Behandlungsplanung.

11.2
Allgemeine Beschreibung

11.2.1
Ätiologie

Die terminale Niereninsuffizienz ist eine beidseitige, progressive und chronische Zerstörung von Nephronen, die eine Urämie zur Folge hat und schließlich zum Tod führt. Das Ausmaß der Zerstörung und die Schwere der Erkrankung sind von den auslösenden Ursachen abhängig. In vielen Fällen bleibt die Ursache der irreversiblen Niereninsuffizienz jedoch unbekannt.

Zu den häufigsten Ursachen der terminalen Niereninsuffizienz zählen Nephrosklerose, Pyelonephritis, Glomerulonephritis, diabetische Nephropathie, kongenitale Störungen, medikamentenbedingte Nierenschäden, obstruktive Uropathie und Hypertonie (2,4).

11.2.2
Pathophysiologie

Schädigung und Zerstörung von funktionstüchtigen Nephronen sind die pathophysiologischen Prozesse, die zum Nierenversagen führen. Ein Nephron besteht aus dem Glomerulus, den Tubuli und dem Nierengefäßsystem. Die einzelnen Nierenerkrankungen befallen zunächst unterschiedliche Anteile des Nephrons, schädigen jedoch alle letztlich das gesamte Nephron. So beeinträchtigt die Hypertonie zuerst das Gefäßsystem, während sich die Glomerulonephritis zuerst auf die Glomeruli auswirkt.

Untergegangene Nephrone werden nicht ersetzt. Aufgrund der kompensatorischen Hypertrophie der verbliebenen Nephrone kann die Nierenfunktion jedoch eine Zeitlang aufrechterhalten werden (4). In dieser Phase der „kompensierten Retention“ bleibt die Homöostase bestehen. Der Patient ist symptomfrei und zeigt nur wenige Abweichungen in den Laborbefunden, die eine verminderte glomeruläre Filtrationsrate widerspiegeln (6).

Die normale Organfunktion wird aufrechterhalten, bis etwa 50% der Nephrone zerstört sind (4). An diesem Punkt sind die Kompensationsmechanismen überfordert, so daß Symptome einer Urämie auftreten. Im Endstadium ist die Niere deutlich geschrumpft, vernarbt und knotig (Abb. 11–1).

11.2.3
Folgen und Komplikationen

Obwohl die Patienten im Frühstadium der Niereninsuffizienz symptomfrei bleiben können, treten mit dem Fortschreiten der Erkrankung stets physiologische Veränderungen auf. Diese Veränderungen haben ihre Ursache im Untergang von Nephronen, der zu Einschränkungen aller Nierenfunktionen führt. Aufgrund der tubulären Funktionsstörung arbeitet die Natriumpumpe uneffektiv, so daß es zum Natriumverlust kommt. Mit den Natriumionen werden übermäßige Mengen verdünnten Urins ausgeschieden (2). Dies ist die Ursache der häufig zu beobachtenden Polyurie. Zwei typische Kenn-

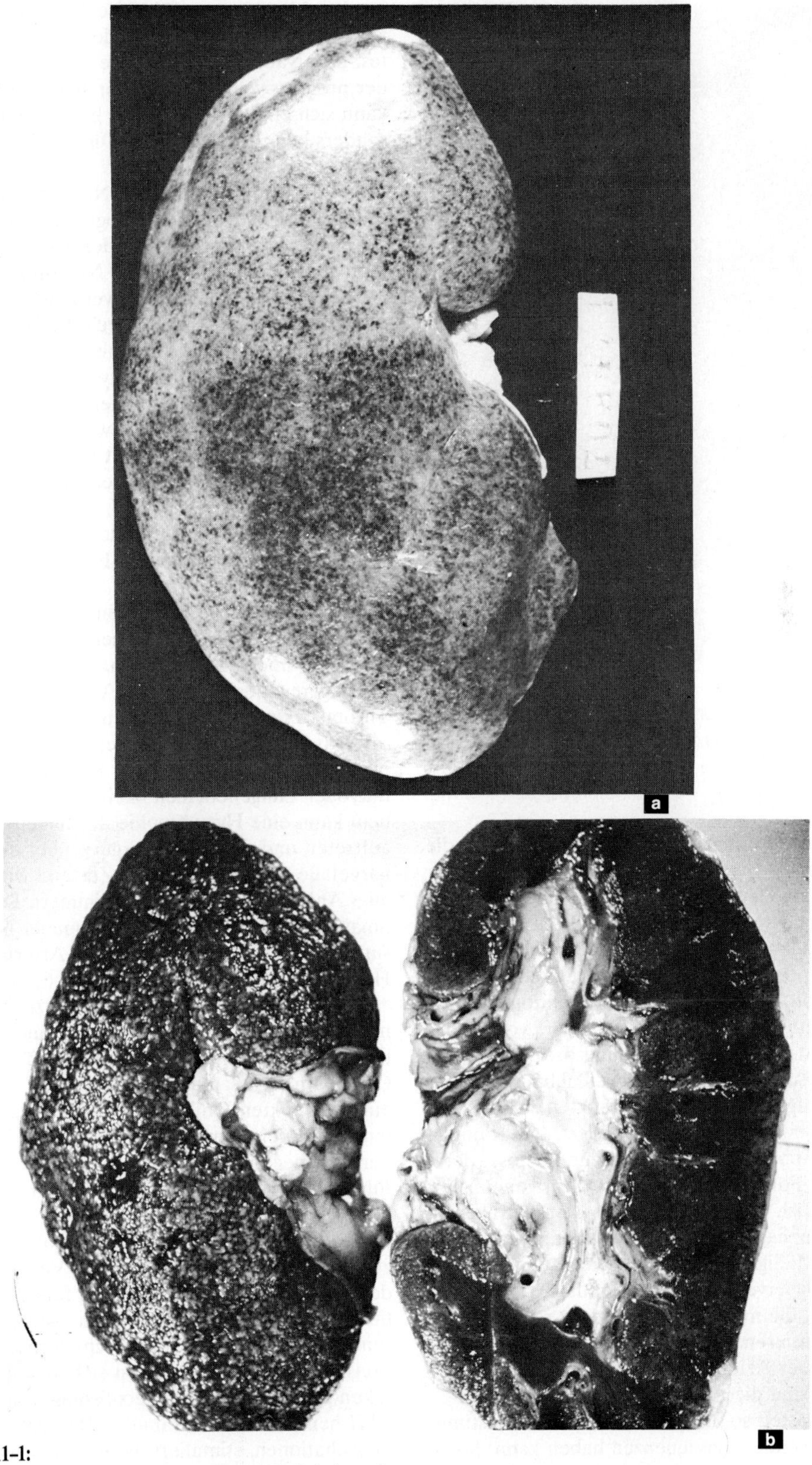

Abbildung 11–1:
a: Morphologie einer gesunden Niere; **b:** Morphologie bei terminaler Niereninsuffizienz. (Sammlung A. Golden, M.D., Lexington, Ky.)

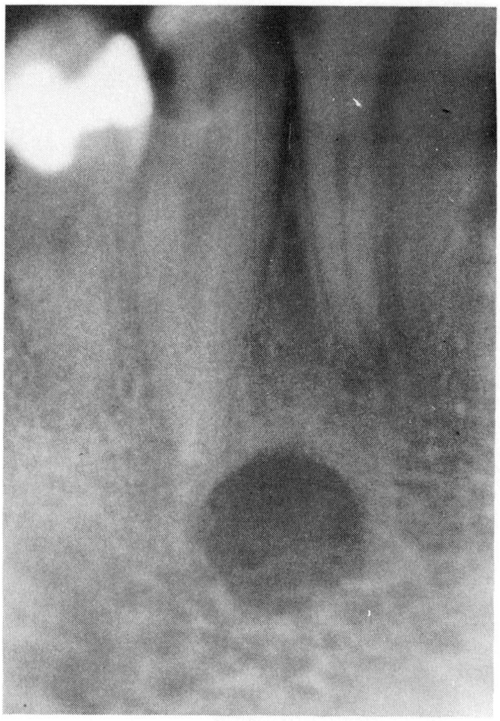

Abbildung 11–2:
Osteolytischer Bezirk im Unterkiefer-Frontzahnbereich bei einem Patienten mit Hyperparathyreoidismus. (Sammlung L.R. Bean, D.D.S., Lexington, Ky.)

zeichen der terminalen Niereninsuffizienz sind die Ausscheidung eines Urins von relativ konstantem spezifischem Gewicht (Osmolalität) und die mangelnde Anpassungsfähigkeit der Nieren an plötzliche Schwankungen der Flüssigkeitsaufnahme (6).

Durch den Verlust der glomerulären Filtrationsfunktion kommt es zu einer Retention von harnpflichtigen Stickstoffverbindungen, vor allem von Harnstoff. Diese Erscheinung wird Azotämie genannt. Zusätzlich zu den Eiweißabbauprodukten werden aufgrund der eingeschränkten Tubulusfunktion andere Säuren akkumuliert. Die Kumulation von Abbauprodukten führt zur Azidose, deren wichtigste Folge eine verminderte Ammoniumausscheidung ist. In den späteren Stadien der Niereninsuffizienz hat die Azidose Übelkeit, Appetitlosigkeit und Müdigkeit zur Folge. Die Patienten können zur Hyperventilation neigen, da sie hierdurch versuchen, die metabolische Azidose respiratorisch zu kompensieren.

Bei einer Azidose infolge terminaler Niereninsuffizienz sind die Adaptationsmechanismen bereits überlastet, so daß jede zusätzliche Belastung schwerwiegende Konsequenzen haben kann. So kann eine Sepsis oder eine febrile Erkrankung zu einer schweren Azidose führen und einen letalen Ausgang nehmen.

Wie zu erwarten, führt die Niereninsuffizienz zu verschiedenen Störungen des Elektrolythaushaltes. Der Natriumverlust wurde bereits erwähnt. Bei der progressiven Azotämie der späteren Stadien kann sich eine Hyperkaliämie entwickeln, die besonders beim Rückgang der Diurese in Erscheinung tritt (2).

Patienten mit terminaler Niereninsuffizienz zeigen verschiedene hämatologische Veränderungen. Eine Anämie gehört zu den häufigsten Manifestationen einer chronischen Niereninsuffizienz. Sie wird vor allem durch die verminderte Erythropoetinsynthese der Niere, durch die Hemmung der Erythropoese durch das urämische Serum und durch eine gesteigerte Hämolyse, die wahrscheinlich auf bisher nicht identifizierte toxische Substanzen im urämischen Plasma sowie weitere Faktoren zurückzuführen ist, verursacht (2).

Weiterhin treten Störungen der Leukozytenproduktion und -funktion auf, die zu Veränderungen der Immunantwort und der Entzündungsreaktion sowie zu einer erhöhten Infektionsanfälligkeit führen können (2).

Hämorrhagische Diathesen sind bei Patienten im Endstadium der chronischen Niereninsuffizienz verbreitet und vor allem Störungen der Thrombozytenaggregation sowie einer Verminderung des Thrombozytenfaktors III zuzuschreiben (2).

Das kardiovaskuläre System wird durch die Neigung zur Entwicklung von Herzinsuffizienz und/oder Lungenödemen beeinträchtigt. Außerdem kann eine Hypertrophie des linken Ventrikels auftreten und die Blutversorgung über die Koronargefäße behindern. Dieser Zustand wird durch eine Anämie zusätzlich verschlimmert. Darüber hinaus neigen Patienten mit terminaler Niereninsuffizienz zu einer beschleunigten Arteriosklerose. Häufig tritt eine Perikarditis auf (2,6).

Bei der terminalen Niereninsuffizienz wird eine Reihe verschiedener Knochenveränderungen beobachtet, die unter dem Oberbegriff „renale Osteopathie“ zusammengefaßt werden. Aus der eingeschränkten Funktion des Nephrons resultiert ein Abfall der glomerulären Filtration, der zu einem Anstieg der Serum-Phosphatkonzentration führt. Da Phosphat die Knochenmineralisation fördert, hat der Überschuß an Phosphat eine vermehrte Einlagerung von Kalzium in den Knochen zur Folge, was wiederum zu einer Verminderung der Serum-Kalziumkonzentration führt. Als Reaktion auf den verminderten Kalziumgehalt des Serums kommt es in den Nebenschilddrüsen zur Freisetzung von Parathormon (PTH), woraus ein sekundärer Hyperparathyreoidismus resultiert. Das PTH hemmt dann die tubuläre Resorption von Phosphationen, stimuliert die renale Produktion von Vitamin D, das für den Kalziumhaushalt notwendig ist, und fördert die Vitamin-D-Resorption im Darm. Diese Effekte führen zu einer Mobilisa-

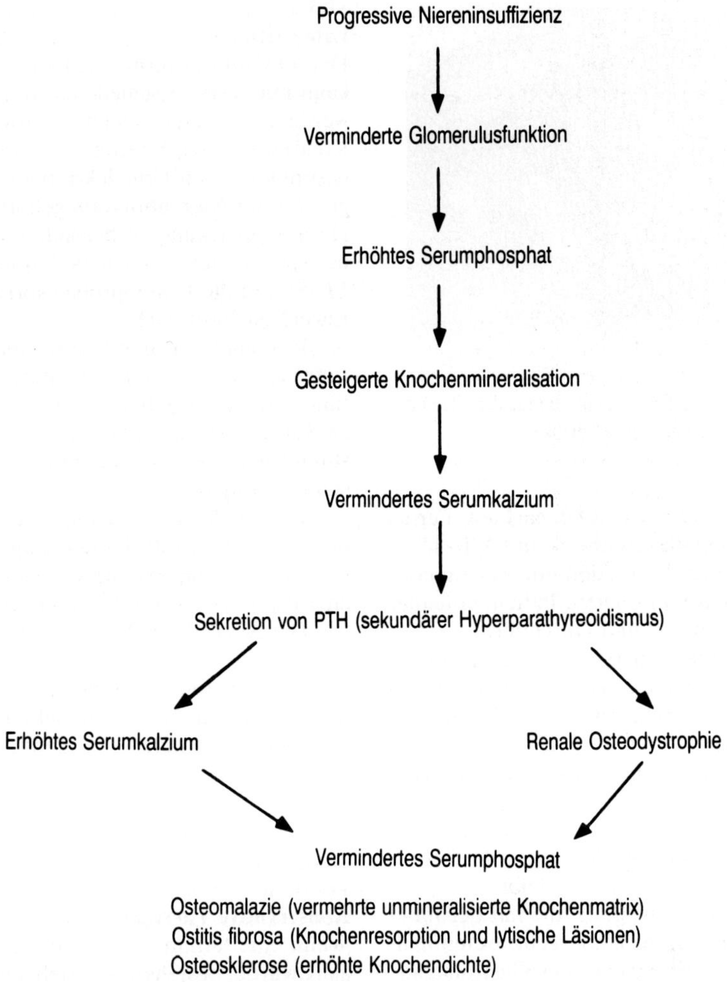

Abbildung 11–3:
Zusammenfassung der Veränderungen, die zur renalen Osteodystrophie führen.

tion von Kalzium aus den Knochen und erhöhen so die Serum-Kalziumkonzentration. Zusätzlich kommt es zu einer erhöhten Phosphat-Ausscheidung, um die Serum-Phosphatkonzentration zu senken. Ergebnis dieser Mechanismen sind Osteomalazie (erhöhter Anteil unmineralisierter Knochenmatrix), Ostitis fibrosa (Knochenresorption und osteolytische Läsionen; Abb. 11–2) oder Osteosklerose (erhöhte Knochendichte) in unterschiedlichem Ausmaß (2,5; Abb. 11–3).

Bei der renalen Osteopathie (Osteodystrophie) besteht eine Neigung zu Spontanfrakturen, Myopathien, aseptischen Hüftkopfnekrosen und extraossären Kalkeinlagerungen (2).

11.3 Klinik

11.3.1 Symptomatik

Die Symptome der Urämie können sich in einer Reihe von Organsystemen manifestieren, von denen einige bereits besprochen wurden.

Patienten mit Urämie-Syndrom können mental verlangsamt oder gedämpft erscheinen. In fortgeschrittenen Stadien können Psychosen auftreten. Es kann sich eine muskuläre Hyperaktivität entwickeln. Krämpfe stellen einen Spätbefund dar und stehen in direktem Zusammenhang mit dem Grad der Azotämie.

Im Rahmen des Urämie-Syndroms können verschiedene gastrointestinale Symptome auftreten. Inappetenz und Erbrechen sind besonders im fortgeschrittenen Stadium häufig. Nicht selten ist eine

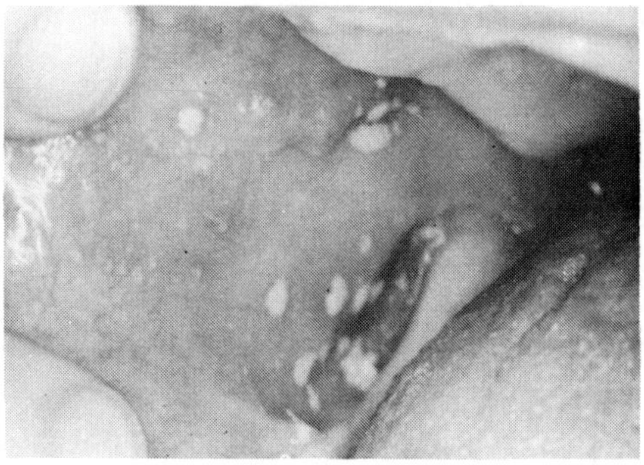

Abbildung 11–4:
Orale Candidiasis bei einem Patienten mit terminaler Niereninsuffizienz. Der Patient ist außerdem Diabetiker.

Stomatitis mit Ulzerationen zu beobachten. Ferner kann sich eine Candidiasis entwickeln (Abb. 11–4). Des weiteren können Parotitiden und ein ammoniakartiger Foetor auftreten. Diese Patienten leiden meist an Unterernährung und Durchfällen.

Häufig ist eine bräunlich-gelbe Hyperpigmentierung der Haut zu finden, die durch die Einlagerung karotinartiger, normalerweise renal eliminierter Pigmente hervorgerufen wird. Diese Pigmente können einen schweren Pruritus verursachen. Gelegentlich werden auf der Haut des Stammes und der Arme weißliche Ablagerungen beobachtet, die aus kristallisiertem Harnstoff bestehen, der beim Verdunsten des Schweißes zurückbleibt.

Wegen der Blutungsneigung, die mit der terminalen Niereninsuffizienz einhergeht, treten häufig Hämorrhagien, insbesondere des Gastrointestinaltraktes, auf. An Haut und Schleimhäuten sind Ekchymosen und Petechien zu beobachten (Abb. 11–5).

Zu den kardiovaskulären Manifestationen der terminalen Niereninsuffizienz gehören Hypertonie, Herzinsuffizienz (Atemnot, Orthopnoe, Belastungsdyspnoe, periphere Ödeme) und Perikarditis.

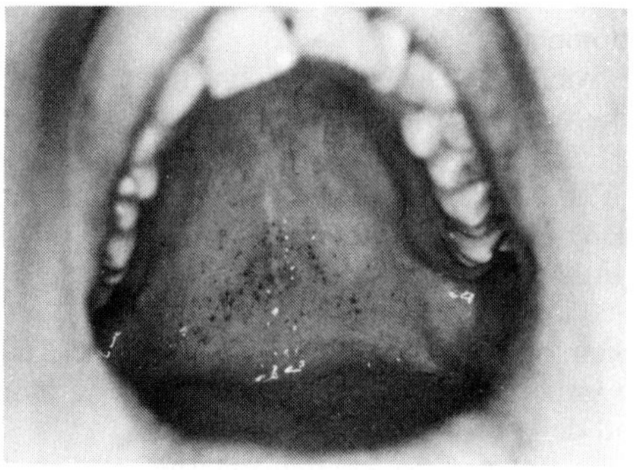

Abbildung 11–5:
Palatinale Petechien bei einem Patienten mit terminaler Niereninsuffizienz.

11.3.2 Laborbefunde

Der Verlauf der terminalen Niereninsuffizienz kann mit Hilfe verschiedener Tests kontrolliert werden. Zu diesen zählen Harnstatus, Serum-Kreatininspiegel, Kreatinin-Clearance, Elektrolytbestimmung und Urinelektrophorese. Zur Basisdiagnostik der Nierenfunktion gehört die klinische Harnuntersuchung, insbesondere die Bestimmung des spezifischen Gewichtes (Normalwert: 1,003 bis 1,035) und die Eiweißprobe (normalerweise kein Eiweiß nachweisbar).

Ein empfindlicher Test für die glomeruläre Filtration und die tubuläre Sekretion ist der Kreatininwert. Im allgemeinen wird anhand des 24-Stunden-Harns die Kreatinin-Clearance bestimmt. Der Serum-Kreatininspiegel ist relativ konstant (Normalwert: 0,6 bis 1,2 mg/100 ml) (8).

Gebräuchlicher Indikator für die Nierenfunktion ist der Harnstoff-Stickstoff im Serum (Normalwert 8 bis 26 mg/100 ml), der jedoch nicht so spezifisch wie das Serum-Kreatinin ist (8).

Die Normalwerte der Elektrolyte im Serum betragen:

Natrium 136–148 mmol/l, Kalium 3,8–5,5 mmol/l, Chlorid 95-103 mmol/l und Standard-Bikarbonat 22–26 mmol/l (Venenblut) (8).

11.4 Therapie

11.4.1 Konservative Therapie

Wenn eine terminale Niereninsuffizienz diagnostiziert wurde, bestehen die Ziele der Therapie darin, das Fortschreiten der Erkrankung zu verzögern und die Lebensqualität zu erhalten. Die konservative Therapie ist der erste Schritt auf diesem Weg und kann über einen längeren Zeitraum ausreichen.

Ziel der konservativen Therapie ist es, die Retention stickstoffhaltiger Stoffwechselendprodukte zu reduzieren sowie die Störungen des Flüssigkeits- und Elektrolythaushaltes zu bekämpfen. Dies wird durch spezielle Diäten und Eiweißrestriktion in Verbindung mit einer engmaschigen Überwachung des Flüssigkeits-, Natrium- und Kaliumhaushaltes erreicht (3). Zusätzlich werden alle beeinflußbaren Begleiterkrankungen, etwa Hypertonie, Herzinsuffizienz, Infektionen, Volumenmangel, Harnstauung, Hyperkalzämie oder Hyperurikämie, behandelt. Von besonderer Bedeutung ist das Vermeiden jeglicher Medikamente, die nephrotoxisch sind oder hauptsächlich in der Niere metabolisiert werden.

Die bei der Niereninsuffizienz auftretende Anämie ist meist therapierefraktär, wird von den meisten Patienten jedoch gut toleriert (11). Eine Behandlung ist erst dann indiziert, wenn der Pa-

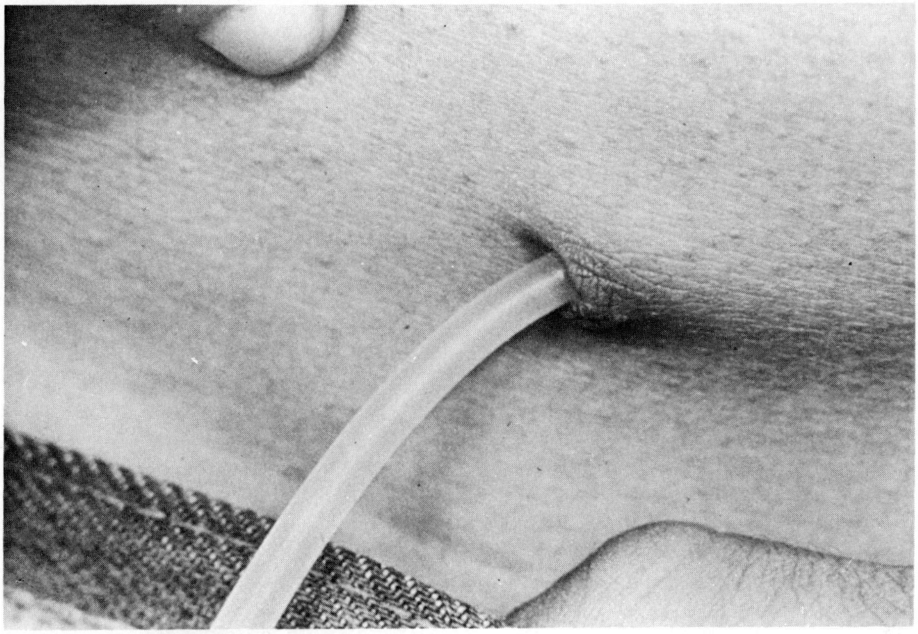

Abbildung 11–6:
Katheter für die chronisch ambulante Peritonealdialyse in der Bauchdecke. (Sammlung Dialysis Center, Lexington, Ky.)

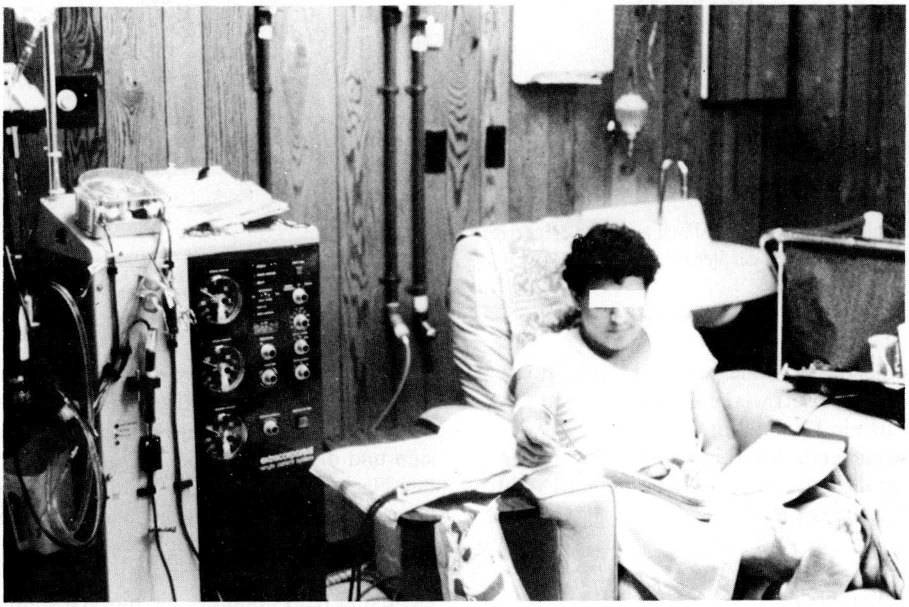

Abbildung 11–7:
Patient bei der Hämodialyse. (Sammlung Dialysis Center, Lexington, Ky.)

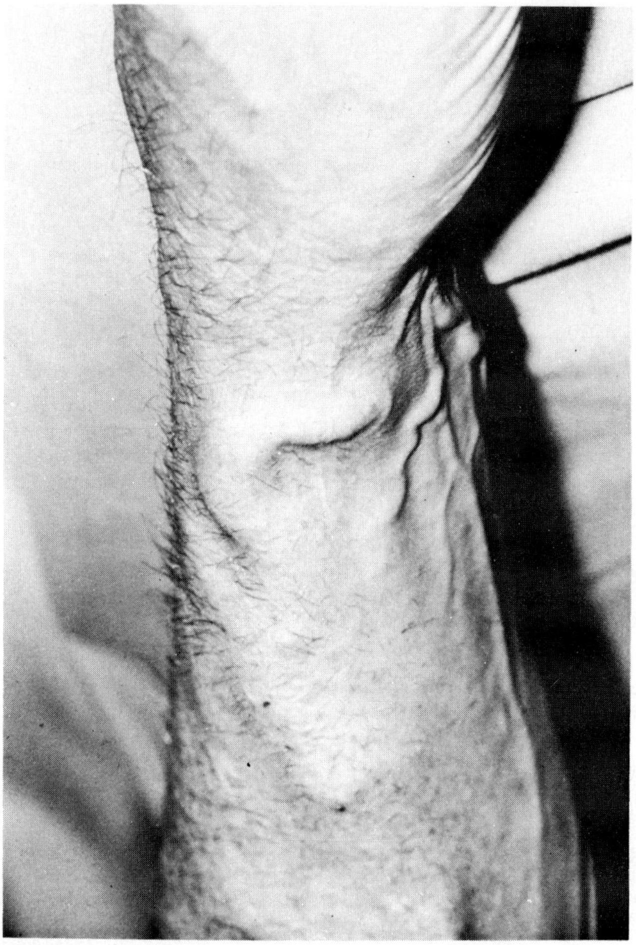

Abbildung 11–8:
Chirurgisch angelegte arteriovenöse Fistel mit resultierender Erweiterung und Hypertrophie der Venen. (Sammlung Dialysis Center, Lexington, Ky.)

tient deutliche Symptome zeigt, eine Infektion entwickelt oder operiert werden muß. Selbst in diesem Fall ist ein Hämatokrit von 25% bis 30% meist ausreichend. Wird eine Substitution erforderlich, ist die Infusion von gewaschenen Erythrozyten Therapie der Wahl.

11.4.2 Dialysebehandlung

Bei fortgeschrittener Zerstörung von Nephronen reicht die konservative Therapie nicht mehr aus, um eine Azotämie zu verhindern oder zu kontrollieren. Wenn dieser Punkt erreicht wird, ist eine künstliche Filtration des Blutes in Form der Peritonealdialyse oder der Hämodialyse erforderlich.

Bei der intermittierenden Peritonealdialyse (IPD) wird eine hypertone Lösung in den Peritonealraum instilliert. Nach einer gewissen Verweilzeit wird die Lösung wieder abgelassen. Gelöste Stoffe wie Harnstoff werden mit der Lösung aus dem Körper entfernt. Vorteile der intermittierenden Peritonealdialyse sind die relativ geringen Kosten und die unkomplizierte Durchführbarkeit. Zu den Nachteilen zählen die Häufigkeit der Behandlungssitzungen und die gegenüber der Hämodialyse deutlich geringere Effizienz. Sie wird daher hauptsächlich bei Patienten mit akuter Niereninsuffizienz und bei Patienten, die nur gelegentlich dialysiert werden müssen, angewendet.

Eine neuere Methode der Peritonealdialyse ist die Dauerperitonealdialyse (CAPD: chronic ambulatory peritoneal dialysis). Dieses Verfahren ist eine kontinuierliche Peritonealdialyse, die vom Patienten selbst durchgeführt wird. Das Dialysat wird in den Peritonealraum gefüllt und kann in einen Beutel, den der Patient mit sich herumträgt, abfließen (Abb. 11–6). Diese Methode erlaubt dem Patienten mehr Bewegungsfreiheit als die älteren

Verfahren. Nachteil der CAPD ist das hohe Risiko einer Peritonitis.

Wenn eine chronische Dialysebehandlung erforderlich wird, ist in den meisten Fällen die Hämodialyse Methode der Wahl. Dies trifft für etwa 85% bis 90% der Dialysepatienten zu. In den Vereinigten Staaten werden zur Zeit ungefähr 72.000 Patienten mit Hilfe der Hämodialyse behandelt (3). Je nach Bedarf wird die Dialysebehandlung alle 2 bis 3 Tage durchgeführt. Jede Sitzung dauert zwischen 3 und 5 Stunden (Abb. 11–7). Dies bedeutet für den Patienten einen enormen Zeitaufwand und schränkt ihn außerordentlich stark ein; zwischen den Dialysesitzungen kann er jedoch ein relativ normales Leben führen.

Für die Hämodialyse muß eine arteriovenöse Fistel angelegt werden, die leicht zu punktieren ist (Abb. 11–8). Der Patient wird über diese Fistel an das Dialysegerät „angeschlossen", und das Blut wird durch das Gerät geleitet, gefiltert und dem Patienten wieder zugeführt. Zur Herabsetzung der Gerinnungsfähigkeit des Blutes wird Heparin gegeben.

Obwohl die Hämodialyse eine lebensrettende Technik darstellt, ist sie mit dem Risiko von Komplikationen behaftet. Zusätzlich zu den Problemen im Zusammenhang mit der terminalen Niereninsuffizienz ist das Risiko einer Hepatitis B oder Non-A-non-B-Hepatitis (NANB) signifikant erhöht, weil die meisten dieser Patienten multiple Bluttransfusionen erhalten haben. Schätzungsweise etwa 3% bis 10% der chronisch dialysierten Patienten sind Träger des Hepatitis-B-Virus (HBsAg-positiv) und stellen daher eine potentielle Infektionsquelle dar (10). Die Häufigkeit des NANB-Hepatitis-Trägerstatus ist nicht bekannt. Ein ähnliches Problem stellt das erworbene Immundefektsyndrom (AIDS) bei chronisch hämodialysierten Patienten dar. Bei einer Untersuchung von 520 Dialysepatienten wurde allerdings nur in 0,8% eine Reaktivität im ELISA und Western-Blot-Test nachgewiesen. Diese Inzidenz liegt deutlich unter der anderer Hochrisikogruppen, allerdings höher als bei Blutspendern (9).

Infektionen der operativ angelegten arteriovenösen Fistel stellen eine ständige Gefahr dar und können zur Sepsis, septischen Embolie, infektiösen Endarteriitis oder Endokarditis führen. Das Risiko einer Shuntinfektion durch chirurgische Eingriffe (z.B. urogenital- oder oralchirurgische Eingriffe) ist nicht genau bekannt, wird jedoch als niedrig eingeschätzt. Falls allerdings eine Infektion eintritt, können die Folgen deletär sein.

Wie bei allen Patienten, die an terminaler Niereninsuffizienz leiden, müssen bei Dialysepatienten Medikamente, die nephrotoxisch sind oder hauptsächlich in der Niere metabolisiert werden, vermieden werden.

Ein weiteres Problem im Zusammenhang mit der Hämodialyse ist die erhöhte Blutungsneigung. Wie bereits erwähnt, besteht bei Patienten mit terminaler Niereninsuffizienz aufgrund von Störungen der Thrombozytenaggregation, eines Mangels an Thrombozytenfaktor III eine erhöhte Blutungsneigung. Bei der Hämodialyse tritt zusätzlich das Problem eines therapiebedingten Untergangs von Thrombozyten auf. Eine Untersuchung kommt außerdem zu dem Ergebnis, daß die Hämodialyse zu einer Aktivierung von Prostaglandin I_2 (Prostazyklin) führt, das die Thrombozytenaggregation hemmen kann. In diesem Zusammenhang ist jedoch zu erwähnen, daß die Halbwertszeit dieser Substanz nur 1 bis 3 Minuten beträgt, so daß ihre Wirkungen durch die gängigen Laboruntersuchungen nicht nachzuweisen sind (7). Daher sind diese Blutungsneigungen in der Regel ohne klinische Bedeutung und stellen kein Operationshindernis dar.

11.4.3 Nierentransplantation

Die Transplantation einer Niere von einem lebenden Spender oder einer Leiche stellt eine Alternative zur Dialysebehandlung dar. Der offensichtliche Vorteil dieses Verfahrens ist, daß der Patient ein wesentlich freieres Leben führen kann und nicht länger an das Dialysegerät gebunden ist. Bei erfolgreicher Transplantation besteht darüber hinaus die Tendenz zu einer vollständigen Rückbildung aller Stoffwechselstörungen, die bei der terminalen Niereninsuffizienz auftreten.

Die Nierentransplantation ist in den meisten großen medizinischen Zentren zu einem normalen chirurgischen Eingriff geworden und wird nicht mehr als experimentelle Therapie betrachtet. Erfolgsrate und Sicherheit des Verfahrens steigen weiter, und von Jahr zu Jahr werden mehr Nieren transplantiert. Eine Übersicht über die Erfahrungen mit Nierentransplantationen in sieben großen Zentren in den Jahren 1977 und 1978 zeigt, daß in diesem Zeitraum 881 Transplantationen an 879 Patienten durchgeführt wurden. Die Ein-Jahres-Überlebensrate lag über 90%, die Ein-Jahres-Erfolgsrate der Transplantate zwischen 55% und 78%, je nachdem, ob das Transplantat von einem lebenden Spender oder einer Leiche stammte (12). Neuere Erfahrungen zeigen, daß die langfristige Erfolgsrate der Transplantate, ob von lebenden oder verstorbenen Spendern, insgesamt 80% übersteigt (3).

Allerdings ist auch eine erfolgreiche Nierentransplantation nicht ganz problemlos. Wie bei allen Organtransplantationen stellt die Abstoßung des Transplantates das Hauptproblem dar. Zahlreiche Methoden wurden zur Unterdrückung der Abstoßungsreaktion erprobt. Hier sind vor allem die immunsuppressive Chemotherapie mit Zytotoxinen und Steroiden, die lokale Strahlentherapie sowie die Gabe von Antilymphozytenserum (ALS) zu erwähnen. Die Chemotherapie stellt die zur Zeit wohl am weitesten verbreitete Methode dar, wobei vorwiegend Prednison und Azathioprin oder ALS in unterschiedlicher Dosierung zur Anwendung kommen. Neuerdings wurde anstelle von Azathioprin oder ALS mit sehr gutem Erfolg Cyclosporin A eingesetzt. Ein zusätzlicher Vorteil des Cyclosporin A gegenüber Azathioprin scheint eine geringere Knochenmarkdepression zu sein. Unter jeder dieser Medikationen ist der Patient anfällig für Infektionen und Wundheilungsstörungen. Die Sepsis zählt zu den wichtigsten Komplikationen bei Transplantationspatienten. Die hochdosierten Steroide tragen auch dazu bei, die Nebennierenfunktion zu unterdrücken, und hemmen so die endogene Produktion von Hydrokortison (Kortisol).

11.5 Zahnärztliche Betreuung

11.5.1 Patienten unter konservativer Therapie

11.5.1.1 Medizinische Besonderheiten. Vor Beginn der zahnärztlichen Behandlung eines Patienten, der wegen einer terminalen Niereninsuffizienz konservativ behandelt wird, ist die Konsultation des behandelnden Arztes unbedingt erforderlich (Tab. 11–1). Wenn die Erkrankung gut kontrolliert ist, sind im allgemeinen keine Probleme bei der ambulanten Behandlung zu erwarten. Falls die Erkrankung jedoch weiter fortgeschritten ist, wird die zahnärztliche Behandlung möglicherweise besser unter Klinikbedingungen durchgeführt. Die Entscheidung hierüber sollte gemeinsam mit dem Arzt und dem Patienten getroffen werden.

Wenn man sich entschließt, den Patienten in der Praxis zu behandeln, sollte der Blutdruck vor und während der Behandlung engmaschig kontrolliert werden. Von der Norm abweichende Werte sollten dem Arzt mitgeteilt werden. Wegen der potentiellen Blutungsneigung muß vor der Behandlung die Blutgerinnung anhand von Blutungszeit und Thrombozytenzahl überprüft werden. Gleichzeitig sollten Hämatokrit und Hämoglobin bestimmt werden, um festzustellen, ob eine Anämie vorliegt. Abweichungen von den Normalwerten (vgl. Kapitel 22) sollten mit dem Arzt besprochen werden. Solange der Hämatokrit oberhalb 25% liegt, sind im allgemeinen kaum Probleme zu erwarten. Bei orofazialen Infektionen ist eine aggressive Therapie mit Erregerbestimmung, Antibiogramm und spezifisch wirksamen Antibiotika indiziert.

Falls chirurgische Eingriffe vorgenommen werden, ist besonders auf eine sorgfältige Operationstechnik zu achten, um das Blutungs- und Infektionsrisiko so gering wie möglich zu halten.

Eines der Hauptprobleme bei der Behandlung terminal niereninsuffizienter Patienten ist die medikamentöse Therapie. Besonders problematisch sind Medikamente, die renal eliminiert werden oder nephrotoxisch sind. So ist Tetrazyklin bei Patienten mit gestörter Nierenfunktion kontraindiziert, weil es renal eliminiert wird und unerwünschte toxische Wirkungen haben kann. Dies gilt für alle überwiegend renal eliminierten Pharmaka. Ein weiteres Problem stellen Medikamente dar, die durch die Hämodialyse entfernt werden, wodurch eine zusätzliche Dosis nach der Hämodialyse erforderlich wird. In Tabelle 11–2 sind einige in der zahnärztlichen Praxis häufig verwendete Medikamente und Empfehlungen zu ihrer Verwendung bei niereninsuffizienten Patienten aufgeführt.

Tabelle 11–1:
Zahnärztliche Betreuung bei terminaler Niereninsuffizienz
(einschließlich Notfallbehandlung)

A. Patienten unter konservativer Therapie
- Rücksprache mit dem behandelnden Arzt
- Möglichst keine Behandlung, wenn die Erkrankung nicht gut unter Kontrolle ist oder eine fortgeschrittene Insuffizienz vorliegt
- Vor chirurgischen Eingriffen Ausschluß einer hämorrhagischen Diathese (Blutungszeit, Thrombozytenzahl, Hämatokrit, Hämoglobin)
- Engmaschige Blutdruckkontrolle
- Sorgfältige Operationstechnik
- Vermeiden von nephrotoxischen und hauptsächlich renal eliminierten Medikamenten (Tab. 11–2)
- Aggressive Therapie orofazialer Infektionen (mit Erregerkultivierung und Antibiogramm)
- Bei schweren Infektionen und für größere Eingriffe stationäre Aufnahme erwägen

B. Hämodialyse-Patienten
- Gleiche Richtlinien wie für Patienten unter konservativer Therapie, jedoch *zusätzlich:*
- Antibiotische Abschirmung zur Prophylaxe einer infektiösen Endarteriitis bei allen zahnärztlichen Behandlungsmaßnahmen
- Möglichst keine zahnärztliche Behandlung am Dialysetag (insbesondere innerhalb von 4 Stunden nach der Hämodialyse); bester Behandlungstermin am Tag nach der Dialyse
- Testung auf HBsAg vor Behandlungsbeginn – als potentielle Träger behandeln

C. Nierentransplantierte Patienten
- Gleiche Richtlinien wie für Patienten unter konservativer Therapie, jedoch *zusätzlich:*
- Kortikosteroidsubstitution, falls erforderlich
- Gegebenenfalls antibiotische Abschirmung zur Prophylaxe postoperativer oraler Infektionen (z.B. bei Zahnextraktionen)
- Testung auf HBsAg vor Behandlungsbeginn – als potentielle Träger behandeln

Tabelle 11–2:
Medikamentenanwendung bei Nierenerkrankungen. Nach (1).

Substanz	Eliminations- und Metabolisierungsroute	Dosierung und Dosisintervall normal	Art der Dosisanpassung	Zusätzliche Dosis nach der Hämodialyse erforderlich
Lidocain	hepatisch/renal	ja		
Azetylsalizylsäure	hepatisch/renal	nein	Dosisintervall verlängern (möglichst vermeiden)	ja
Paracetamol	hepatisch	nein	Dosisintervall verlängern (bei schwerer Insuffizienz vermeiden)	ja
Ibuprofen	hepatisch	ja		nein
Dextropropoxyphen	hepatisch/renal	ja		nein
Kodein	hepatisch	ja		nein
Pethidin	hepatisch	ja		nein
Penicillin V	renal/hepatisch	nein	Dosisintervall verlängern	ja
Erythromycin	hepatisch	ja		
Cephalexin	renal	nein	Dosisintervall verlängern	ja
Tetrazykline	renal/hepatisch	nein	Dosisintervall verlängern (möglichst vermeiden)	nein
Diazepam	hepatisch	ja		nein

11.5.1.2 Modifikationen der Behandlungsplanung. Ziel der zahnärztlichen Betreuung von Patienten unter konservativer Therapie einer terminalen Niereninsuffizienz muß die Wiederherstellung möglichst gesunder oraler Verhältnisse und die Beseitigung aller potentiellen Infektionsquellen sein. Das Einüben einer guten Mundhygiene ist für die langfristige Aufrechterhaltung der oralen Gesundheit sehr wichtig. Sobald eine ausreichende Mundhygiene eingehalten wird, besteht keine Kontraindikation für eine routinemäßige zahnärztliche Behandlung. Es ist zu berücksichtigen, daß die terminale Niereninsuffizienz einen progressiven Verlauf nimmt und schließlich eine Dialysebehandlung oder Transplantation erforderlich macht.

11.5.1.3 Orale Komplikationen. Eine ulzerierende Stomatitis kann in der Regel symptomatisch mit topisch anzuwendenden, anästhesierenden Lösungen behandelt werden (s. Anhang A). Besonders wichtig ist bei dieser Patientengruppe der Ausschluß einer Candidainfektion. Klinisch kann dies durch Abschaben der Läsion und zytologische Untersuchung des so gewonnenen Ausstrichpräparates geschehen. Mittel der Wahl zur Behandlung der oralen Candidiasis ist Nystatin (s. Anhang A).

11.5.1.4 Zahnärztliche Notfallbehandlung. Für die zahnärztliche Notfallbehandlung gelten im wesentlichen die gleichen Richtlinien wie für die Routinebehandlung. Bei schweren Infektionen und für umfangreiche Eingriffe kann jedoch die Hospitalisierung des Patienten erforderlich sein.

11.5.2 Dialysepatienten

Die Empfehlungen für die zahnärztliche Betreuung von niereninsuffizienten Patienten gelten – mit einigen zusätzlichen Erwägungen – auch für die Betreuung von Hämodialysepatienten. Die Peritonealdialyse bereitet letztlich keine der zusätzlichen Probleme, die bei der Hämodialyse auftreten (Tab. 11–1). Die für die Hämodialyse angelegte künstliche arteriovenöse Fistel ist anfällig für Infektionen (Endarteriitis), die durch eine Bakteriämie ausgelöst werden können, und stellt eine potentielle Quelle von septischen Emboli dar, die wiederum eine infektiöse Endokarditis verursachen können. Diese Ereignisse treten nur selten auf. Die Gefährdung von Hämodialysepatienten durch eine eventuelle Endarteriitis ist mit der Gefährdung eines Patienten mit rheumatischer Herzerkrankung durch infektiöse Endokarditis vergleichbar. Daher ist bei Patienten mit arteriovenöser Fistel bei zahnärztlichen Behandlungen eine antibiotische Abschirmung zur Infektionsprophylaxe erforderlich.

Da bereits bestehende Blutungsneigungen

durch die Zerstörung von Thrombozyten bei der Hämodialyse verstärkt werden können, ist es wichtig, vor der Durchführung chirurgischer Eingriffe die Blutgerinnung zu überprüfen. Dazu sollte eine Reihe von Suchtests, darunter in jedem Fall die Bestimmung der Blutungszeit und der Thrombozytenzahl, angeordnet werden. Die Heparinisierung während der Dialyse wird kaum Ursache verstärkter Blutungen sein, da die Spitzenaktivität des Heparins nur etwa 3 bis 4 Stunden nach der Infusion anhält. Unmittelbar nach der Dialyse kann allerdings eine Blutungsneigung bestehen. Deshalb sollte am Dialysetag keine zahnärztliche Behandlung durchgeführt werden. Falls eine Behandlung zu diesem Zeitpunkt dringend erforderlich wird, besteht die Möglichkeit, die gerinnungshemmende Aktivität des Heparins durch Protaminsulfat (Protaminchlorid) zu blockieren. Bester Zeitpunkt für die zahnärztliche Behandlung ist der Tag nach der Dialyse.

Alle Hämodialysepatienten sollten regelmäßig auf HBsAg getestet werden, da ein erheblicher Anteil von ihnen Träger ist oder wird. Auch wenn frühere Tests negativ waren, sollten alle Hämodialysepatienten als potentielle Virusträger betrachtet und entsprechend behandelt werden, da sie sich seit dem letzten Test infiziert haben oder Träger des/der Hepatitis-NANB-Virus/en sein können (Kapitel 12).

Bei der Behandlungsplanung für Patienten unter Hämodialyse erscheint es vernünftig, von aufwendigen restaurativen oder rekonstruktiven Maßnahmen abzusehen, wenn der Patient dies nicht ausdrücklich wünscht. Statt dessen sollte eher ein Programm zur langfristigen Zahnerhaltung angestrebt werden.

Patienten, bei denen eine zahnärztliche Notfallbehandlung erforderlich wird, können in ähnlicher Weise wie Patienten, bei denen eine Routinebehandlung ansteht, behandelt werden. Bei schweren Infektionen oder für ausgedehntere Maßnahmen kann jedoch eine Behandlung unter stationären Bedingungen indiziert sein.

11.5.3
Patienten mit Nierentransplantat (s. Tab. 11–1)

Wenn bei einem niereninsuffizienten Patienten eine Transplantation vorgesehen ist, sollte der Zahnarzt ihn im Idealfall vorher untersuchen und eine kritische Bewertung des Gebißzustandes im Hinblick auf potentielle Probleme vornehmen. Dabei muß berücksichtigt werden, daß jede zukünftige zahnärztliche Behandlung eine Umstellung von Therapie und Medikation erforderlich machen kann.

Es empfiehlt sich, alle nicht sicher erhaltungswürdigen Zähne auch dann zu entfernen, wenn sie zur Zeit ihre Funktion noch erfüllen, weil diese Zähne für die Zukunft ein ernstes Problem darstellen können, falls sie nicht vor der Transplantation extrahiert wurden. Ausgedehnte rekonstruktive Arbeiten sollten vermieden werden, wenn der Patient dies nicht ausdrücklich wünscht. Therapie der Wahl ist die Erhaltung des vorhandenen Zahnbestandes in einem gesunden Zustand, obwohl in vielen Fällen dem Patienten prospektiv mit Total- oder Teilprothesen besser gedient ist.

Wenn Transplantationspatienten mit hochdosierten Kortikosteroiden behandelt werden, ist von einer sekundären Nebennierenrindeninsuffizienz auszugehen. Die meisten dieser Patienten nehmen bereits eine Dosis von Kortikosteroiden ein, die ausreicht, um ernsthaften Reaktionen auf die Belastung bei der zahnärztlichen Behandlung vorzubeugen. Bei manchen von ihnen kann jedoch eine zusätzliche Steroidgabe erforderlich sein. Die zusätzliche Zufuhr von Steroiden versetzt den Patienten in die Lage, den Streß beim Zahnarzttermin und bei der Behandlung besser zu verkraften. Eine Umstellung muß individuell erfolgen und sollte daher nur in Zusammenarbeit mit dem behandelnden Arzt vorgenommen werden (s. Kap. 18).

Außer den Kortikosteroiden gehören häufig zytotoxische Medikamente zur Standardtherapie. Diese Medikamentenkombination führt zu einer Disposition für Infektionen, Sepsis und Wundheilungsstörungen. Daher sollte eine antibiotische Abschirmung erfolgen, um Bakteriämien und postoperativen Wundinfektionen vorzubeugen. Die Dosierung nach dem Schema für die Endokarditisprophylaxe (s. Kap. 2) kann adäquat sein, sollte aber mit dem Arzt abgestimmt werden. Bei orofazialen Infektionen ist eine aggressive Therapie mit Erregerbestimmung, Antibiogramm und spezifisch wirksamen Antibiotika indiziert.

Auch bei den Transplantationspatienten besteht eine hohe Inzidenz der Hepatitis B. Die Testung auf HBsAg sollte daher routinemäßig erfolgen.

Transplantationspatienten, bei denen eine zahnärztliche Notfallbehandlung erforderlich wird, können in ähnlicher Weise wie solche, bei denen eine Routinebehandlung ansteht, behandelt werden. Bei schweren Infektionen oder für ausgedehntere Maßnahmen kann eine stationäre Behandlung indiziert sein.

11.6 Literatur

1. BENNET, W.M., et al.:Drug prescribing in renal failure. Am. J. Kidney Dis. **111,** 155–176 (1983)
2. BRENNER, B.M., LAZARUS, J.M.: Chronic renal failure: pathophysiologic and clinical considerations. In BRAUNWALD, E., et al. (Hrsg.): Harrison‘s principles of internal medicine, ed. 11. New York 1987, McGraw-Hill Book Co.
3. CARPENTER, C.B., LAZARUS, J.M.: Dialysis and transplantation in the treatment of renal failure. In BRAUNWALD, E., et al. (Hrsg.): Harrison‘s principles of internal medicine, ed. 11. New York 1987, McGraw-Hill Book Co.
4. GOLDEN, A.: Pathology: understanding human disease, ed. 2. Baltimore 1982, The Williams & Wilkins Co.
5. KANIS, J.A.: Osteomalacia and chronic renal failure. J. Clin. Pathol. **34**, 1295–1307 (1981)
6. KURTZMAN, N.A.: Chronic renal failure: metabolic and clinical consequences. Hosp. Pract. **17**, 107–122 (1982)
7. MILAM, S.B., COOPER, R.L.: Extensive bleeding following extraction in a patient undergoing chronic hemodialysis. Oral Surg. **55**, 14–16 (1983)
8. MURPHY, J.E., HENRY, J.B.: Evaluation of renal function and water, electrolyte, and acid-base balance. In HENRY, J.B. (Hrsg.): Todd, Sanford and Davidsohn‘s clinical diagnosis and management by laboratoy methods, vol. 1, ed. 17. Philadelphia 1984, W.B. Saunders Co.
9. PETERMAN, T.A., et al.: HTLV-III/LAV infection in hemodialysis patients. JAMA **255,** 2324–2326 (1986)
10. Recommendations for protection against viral hepatitis. Morbidity and Mortality Weekly Report **34,** 313–335 (1985)
11. SEXAUER, C.L., MATSON, J.R.: Anemia of chronic renal failure. Ann. Clin. Lab. Sci. **11**, 484–487 (1981)
12. Standards Committee of the American Society of Transplant Surgeons: Current results and expectations of renal transplantation. JAMA **246**, 1330–1331 (1981)

12
Lebererkrankungen

12.1
Einleitung

Der Zahnarzt wird immer wieder mit Patienten konfrontiert, die an einer der zahlreichen Lebererkrankungen leiden. Dies ist von besonderer Bedeutung, weil die Leber eine herausragende und lebenswichtige Rolle im Stoffwechsel spielt. Einschränkungen der Leberfunktion können zu Störungen des Stoffwechsels von Aminosäuren, Stickstoff, Proteinen, Kohlenhydraten und Lipiden führen. Darüber hinaus kann es zu Beeinträchtigungen zahlreicher weiterer biochemischer Funktionen, etwa der Blutgerinnung und des Arzneistoffwechsels, kommen.

Zwei relativ häufige Lebererkrankungen wurden herausgegriffen, um die Auswirkungen solcher Störungen auf die zahnärztliche Betreuung zu veranschaulichen. Dieses Kapitel beschäftigt sich daher mit der Virushepatitis und alkoholbedingten Leberschäden.

12.2
Virushepatitis

Der Begriff „Hepatitis" ist unspezifisch und bezeichnet eine Entzündung der Leber. Diese Entzündung kann zahlreiche Ursachen haben, wobei es sich um eine primäre Erkrankung der Leber oder um den Folgezustand einer extrahepatischen Grunderkrankung handeln kann. Beispiele für eine Hepatitis als Primärerkrankung sind die Virushepatitis, die drogeninduzierte Hepatitis (z.B. durch Alkohol) und die toxische Hepatitis (z.B. durch Halothan). Zu den Beispielen für Krankheiten, bei denen eine sekundäre Hepatitis auftreten kann, zählen die infektiöse Mononukleose, die sekundäre Syphilis und die Tuberkulose. Die Ausführungen in diesem Kapitel beschränken sich, auch wegen der besonderen Bedeutung dieser Erkrankung für den Zahnarzt, auf die Virushepatitis.

12.2.1
Allgemeine Beschreibung

12.2.1.1 Ätiologie. Eine akute Virushepatitis kann durch mindestens vier verschiedene Viren verursacht werden: Hepatitis-A-Virus (HAV), Hepatitis-B-Virus (HBV) und Hepatitis-D-Virus (HDV) sowie den/die Erreger der Non-A-non-B-Hepatitis (NANB). Diese Viren besitzen unterschiedliche antigene Eigenschaften, rufen jedoch klinisch sehr ähnliche Krankheitsbilder hervor. Die Hepatitis A wurde früher als infektiöse Hepatitis, die Hepatitis B als Serumhepatitis bezeichnet. Die Hepatitis D (Delta) wurde erst in neuerer Zeit beschrieben und tritt nur bei gleichzeitiger oder bereits bestehender Hepatitis B auf. Die NANB-Hepatitis stellt eine Ausschlußdiagnose dar, wenn eine Hepatitis A, B oder D ausgeschlossen wurde. Tabelle 12–1 enthält die in der Terminologie der Hepatitis gebräuchlichen Abkürzungen. In Tabelle 12–2 sind die Charakteristika der Hepatitis A, B, D und NANB gegenübergestellt. Die Hepatitis D ist nicht separat aufgeführt, da sie nur im Zusammenhang mit einer Hepatitis B oder bei HBV-Trägern vorkommt.

Hepatitis A. Die Hepatitis A wird durch das Hepatitis-A-Virus, ein RNA-Virus, verursacht. Dieses Virus konnte elektronenmikroskopisch nachgewiesen werden; seine Eigenschaften sind jedoch noch nicht vollständig bekannt. Serologische Tests für das HAV und seine Antikörper, Anti-HAV und Antikörper der Klasse Immunglobulin M (Anti-HAV IgM), stehen zur Verfügung.

Hepatitis B. Erreger der Hepatitis B ist das Hepatitis-B-Virus (HBV), ein DNA-Virus. Elektronenmikroskopisch lassen sich mehrere mit der Hepatitis-B-Infektion assoziierte Partikel identifizieren. Das intakte Virus (HBV oder *Dane-Partikel*), besteht aus einer äußeren Hülle und einem inneren Kern. Die äußere Hülle ist das Hepatitis-B-Oberflächenantigen (HBsAg, Hepatitis B surface antigen), dessen Antikörper als Anti-HBs bezeichnet wird. Der innere Kern ist das Hepatitis-B-Kernantigen (HBcAg, Hepatitis B core antigen) mit den korrespondierenden Antikörpern Anti-HBc und Anti-HBc IgM (weist auf frische Infektion hin). Ein drittes Partikel ist das Hepatitis-B-e-Antigen (HBeAg), ein lösliches Antigen, das mit der Infektiosität der Hepatitis B in Zusammenhang gebracht wird. Sein Antikörper ist das Anti-HBe. Serologische Tests zum Nachweis aller dieser Antigene und Antikörper mit Ausnahme des HBcAg stehen zur Verfügung.

Hepatitis D (Delta). Die Hepatitis D wird durch ein inkomplettes RNA-Virus verursacht, das zur Vermehrung das HBV benötigt. Der Delta-Kern muß mit HBsAg assoziiert sein (8). Das Hepatitis-D-Virus (HDV) und sein Antikörper Anti-HD

Tabelle 12–1:
Nomenklatur der Hepatitis

Abkürzung	Bedeutung	Erklärung
HAV	Hepatitis-A-Virus	Erreger der Hepatitis A
Anti-HAV	Hepatitis-A-Antigen	Beweist frühere HAV-Infektion; verleiht Immunität
Anti-HAV IgM	Antikörper der Klasse IgM gegen HAV	Beweist HAV-Infektion innerhalb der letzten 4 bis 6 Monate
HBV	Hepatitis-B-Virus	Erreger der Hepatitis B
HBsAg	Hepatitis-B-Oberflächenantigen	Antigenmaterial in der Oberfläche des Virus; während der akuten Infektion nachweisbar; Persistenz beweist Trägerstatus
Anti-HBs	Antikörper gegen HBsAg	Weist auf frühere HBV-Infektion hin; erscheint nach Verschwinden von HBsAG; verleiht Immunität; zeigt Überwindung der Infektion an
HBeAg	Hepatitis-B-e-Antigen	Antigenmaterial, dessen Vorkommen in Verbindung mit HBsAg erhöhte Infektiosität anzeigt
Anti-HBe	Antikörper gegen das HBeAg	Vorkommen bei Virusträgern ist günstiges Zeichen; weist auf geringe Infektiosität hin
HBcAg	Hepatitis-B-Kernantigen (core)	Bisher nicht durch Test nachweisbar
Anti-HBc	Antikörper gegen HBcAg	Beweist aktuelle oder frühere HBV-Infektion (länger als 6 Monate)
Anti-HBc IgM	Antikörper der Klasse IgM gegen HBcAg	Beweist HBV-Infektion innerhalb der letzten 4 bis 6 Monate
HNANB	Hepatitis Non-A, Non-B	Ausschlußdiagnose; ähnelt der Hepatitis B; kein serologischer Nachweis möglich
HDV; HDAg	Hepatitis-D-Virus; -Antigen	Erreger der Hepatitis D (Delta); benötigt gleichzeitige oder bestehende HBV-Infektion
Anti-HD	Antikörper gegen HDV	Beweist aktuelle oder chronische HDV-Infektion

können mit Hilfe serologischer Tests festgestellt werden.

NANB-Hepatitis. Der/die Erreger der NANB-Hepatitis werden für die meisten Fälle von Posttransfusionshepatitiden verantwortlich gemacht. Das Virus selbst konnte noch nicht identifiziert werden, so daß bisher kein Antigen-System und keine serologischen Tests entwickelt wurden. Es liegen Hinweise darauf vor, daß mindestens zwei Viren an der NANB-Hepatitis beteiligt sind (8).

12.2.1.2 Epidemiologie. Die Häufigkeit von Hepatitis-A-Infektionen ist in den letzten Jahren gesunken. In den Vereinigten Staaten wurden im Jahr 1966 32.859 Fälle, im Jahr 1984 nur noch 22.040 Fälle gemeldet. Demgegenüber hat die Inzidenz der Hepatitis B deutlich zugenommen. In den Vereinigten Staaten wurden 1966 1.497 Fälle, 1984 jedoch 26.115 Fälle gemeldet (2,15). Dies stellt für einen Zeitraum von 18 Jahren eine bedeutende Steigerung dar. Der Anstieg kann mit mehreren Faktoren erklärt werden, zu denen die verbesserten diagnostischen Möglichkeiten, eine erhöhte Aufmerksamkeit gegenüber dieser Erkrankung, der vermehrte Drogenmißbrauch und die Einwanderung besonders gefährdeter Bevölkerungsgruppen in die Vereinigten Staaten gehören.

Da die Übertragungswege sich überschneiden und die verschiedenen Formen der Hepatitis klinisch oft nicht zu unterscheiden sind, können keine völlig genauen Aussagen zur Epidemiologie gemacht werden. Für jeden Typ dieser Erkrankung sind jedoch bestimmte, häufig zu beobachtende Krankheitsmuster bekannt.

Hepatitis A. Die Hepatitis A wird fast ausschließlich durch fäkale Kontamination von Lebensmitteln oder Wasser übertragen. Zu den häufigsten Infektionsquellen gehören Brunnen, Wasserversorgungen, Nahrungsquellen und Bestände von Schalentieren. Eine parenterale Übertragung ist theoretisch möglich, wird aber selten beobachtet. Da das Infektionsreservoir oft eine gemeinschaftliche Trinkwasserversorgung oder Nahrungsquelle ist, tritt die Hepatitis A oft epidemisch auf. Durch

Tabelle 12–2:
Vergleich von Hepatitis A, Hepatitis B und NANB-Hepatitis

	Hepatitis A	Hepatitis B (D)	NANB-Hepatitis
Erreger	HAV	HBV (HDV)	Noch nicht bestimmt; mindestens zwei Viren
Vorwiegender Übertragungsweg	Fäkal-oral	Parenteral	Parenteral durch Transfusionen
Inkubationszeit	2–5 Wochen	2–6 Monate	Ähnlich wie Hepatitis B
Bevorzugte Altersgruppe	Meist Kinder und junge Erwachsene	Alle Altersgruppen; selten unter 15 Jahre	Wahrscheinlich wie Hepatitis B
Jahreszeitliche Häufung	Herbst und Winter	Keine	Keine
Verlauf	Meist leicht	Gelegentlich schwer, besonders bei simultaner HDV-Infektion	Gelegentlich schwer
Komplikationen	Selten	Ja	Ja
Immunität nach Infektion	Wahrscheinlich lebenslang	Wahrscheinlich lebenslang	Wahrscheinlich lebenslang
Immunglobulinprophylaxe (IG)	Immunglobulin (IG) in der Regel wirksam	Schwankende Wirksamkeit von IG; Hepatitis-B-IG in der Regel wirksam	Unbekannt
Impfstoff verfügbar	Nein	Ja	Nein
Trägerstatus	Nein	Ja; 5% bis 10% der Erkrankten	Wahrscheinlich über 30%

Vernachlässigung der persönlichen Hygiene wird die Übertragung zusätzlich begünstigt. Dies kann sich besonders bei schulpflichtigen Kindern und Lebensmittelhändlern auswirken. Die Hepatitis A ist eine verbreitete Infektionskrankheit, an der in den Vereinigten Staaten etwa 40% der städtischen Bevölkerung erkranken (10).

Personen jeden Alters können sich infizieren, jedoch wird die Erkrankung überwiegend bei Kindern und jungen Erwachsenen beobachtet. In den meisten Fällen verläuft die Erkrankung verhältnismäßig mild. Von Bedeutung ist, daß bei der Hepatitis A kein Trägerstatus bekannt ist. Bislang steht kein Impfstoff gegen die Hepatitis A zur Verfügung. Die Erkrankung hinterläßt eine lebenslange Immunität, die vor Reinfektionen schützt.

Hepatitis B. Die Hepatitis B wird auf verschiedenen Wegen übertragen. Dazu zählen:

- direkte perkutane Inokulation von infiziertem Serum oder Plasma durch Injektionsnadeln oder durch Infusion von infektiösem Blut oder Blutprodukten;
- indirekte perkutane Inokulation von infektiösem Serum oder Plasma, etwa über kleine Schnittverletzungen oder Hautabschürfungen;
- Aufnahme von infektiösem Serum oder Plasma, etwa über die Schleimhautoberflächen des Mundes oder des Auges;
- Aufnahme anderer potentiell infektiöser Sekrete wie Speichel oder Sperma, etwa beim heterosexuellen oder homosexuellen Geschlechtsverkehr;
- Übertragung von infektiösem Serum oder Plasma über unbelebte Oberflächen und möglicherweise Vektoren.

Experimentelle Daten legen den Schluß nahe, daß eine fäkale Übertragung der Hepatitis B nicht stattfindet und daß die aerogene Verbreitung epidemiologisch ohne Bedeutung ist (16).

Die Rolle von Speichel bei der Übertragung scheint, mit Ausnahme des perkutanen und des Schleimhautweges, nicht bedeutsam zu sein. Beobachtungen der Centers for Disease Control deuten darauf hin, daß eine Übertragung der Hepatitis B durch oralen Kontakt mit HBsAg-positivem Speichel unwahrscheinlich ist (20). In einer anderen Studie wurde berichtet, daß keine von 19 Personen, die im zahnmedizinischen Bereich beschäftigt waren und Hautkontakt mit HBsAg- und HBeAg-positivem Speichel hatten, serologische Hinweise auf eine Hepatitis B entwickelte (39). Übertragungen als Folge von Menschenbissen wurden allerdings beobachtet (22). Es erscheint daher wahrscheinlich, daß eine perkutane oder permukosale Inokulation infektiösen Speichels Voraussetzung für eine Erkrankung ist.

Das Erkrankungsrisiko der Gesamtbevölkerung während des ganzen Lebens wird auf ungefähr 5% geschätzt, jedoch weisen bestimmte Gruppen ein erheblich höheres Risiko auf (17). Dazu gehören Beschäftigte im Gesundheitswesen (einschließlich Zahnärzte und zahnärztliches Personal), Flüchtlinge aus Haiti und Indochina, Insassen von psychiatrischen Kliniken und Gefängnissen, Dialysepatienten, Drogenkonsumenten, männliche Homosexuelle und Empfänger von Bluttransfusionen (16,17). Das Infektionsrisiko steht in direkter Relation zur Häufigkeit der Exposition gegenüber Blut, was daran abgelesen werden kann, daß die Prävalenzrate abgelaufener Infektionen bei allgemein tätigen Zahnärzten zwischen 13% und 30%, bei Kieferchirurgen jedoch bis zu 38% beträgt (3,23,24,35, 38,42).

Interessant erscheint die Tatsache, daß eine Hepatitis B statistisch nur selten bei Personen unter 15 Jahren auftritt, obwohl eine Infektion in jedem Alter stattfinden kann. So entfielen von den 26.115 gemeldeten Fällen von Hepatitis B in den Vereinigten Staaten im Jahr 1984 nur 582 auf Patienten, die jünger als 15 Jahre waren. Dies entspricht einem Anteil von nur 2,2%.

Im Vergleich zu Hepatitis A zeichnet sich die Hepatitis B durch eine, besonders bei älteren Patienten, höhere assoziierte Morbidität und Mortalität aus. Ein wesentlicher Aspekt bei der Hepatitis B ist die Existenz eines Trägerstatus (Carrier-Status), der nach Abklingen der akuten Krankheitssymptome über einen unterschiedlich langen Zeitraum bestehenbleiben kann. Unter Trägern versteht man Personen, bei denen das HBsAg länger als 6 Monate nachweisbar ist. Dabei wird geschätzt, daß bis zu 10% der symptomatischen oder asymptomatischen Infektionen mit dem Hepatitis-B-Virus zu einem Trägerstatus führen (8,17). Schätzungsweise 0,1% bis 0,5% der Gesamtbevölkerung der Vereinigten Staaten sind HBV-Träger, während der Anteil der Virusträger an der Bevölkerung Chinas, Südostasiens, des südlichen Afrikas und des Amazonasbeckens 5% bis 15% beträgt (32). Diese deutlichen Unterschiede weisen darauf hin, daß die Hepatitis B in den erwähnten Regionen endemisch ist. In den Vereinigten Staaten ist der Anteil der Virusträger unter den Zahnärzten 3- bis 10mal so hoch wie in der Gesamtbevölkerung (6). Alle HBV-Träger sollten als potentiell infektiös betrachtet werden, obwohl sich herausgestellt hat, daß nicht alle Träger in gleichem Maße infektiös sind. Eine positive Korrelation zwischen der gleichzeitigen Nachweisbarkeit von HBsAg und HBeAg und der Infektiosität konnte gesichert werden. Serum, das sowohl HBsAg als auch HBeAg enthält, ist zehnmal so infektiös wie Serum, in dem ausschließlich HBsAg nachweisbar ist (43).

Es ist wichtig, zu beachten, daß die meisten Virusträger nichts von ihrer früheren Erkrankung wissen. Eine Erklärung hierfür ist in der Tatsache zu sehen, daß die Hepatitis B in vielen Fällen bland, subklinisch und anikterisch verläuft. Diese Fälle können im wesentlichen asymptomatisch bleiben und so im Verlauf jeder anderen leichten Virusinfektion ähneln und daher unentdeckt bleiben. Untersuchungen an Klinikpatienten, die Träger des Hepatitis-B-Virus waren, ergaben, daß sich zwischen 50% und 80% nicht an eine frühere Erkrankung an Hepatitis B erinnern konnten (11,41). Dies ist besonders ungünstig, da diese Patienten nicht anhand der Anamnese zu identifizieren sind. Zur Identifikation dieser Patienten wäre eine routinemäßige serologische Untersuchung aller Patienten erforderlich. Ein solches Vorgehen ist aber nicht praktikabel.

Hepatitis D (Delta). Die Hepatitis D tritt nur simultan mit einer akuten Hepatitis B oder bei HBV-Trägern auf und wird daher überwiegend parenteral durch infiziertes Blut oder Blutprodukte übertragen. Sie wird hauptsächlich bei Drogensüchtigen und Hämophilen beobachtet. Die simultane Infektion mit Hepatitis D und Hepatitis B ist häufig mit einem schwereren, teilweise fulminanten Verlauf assoziiert als die alleinige Infektion mit Hepatitis B (5,7,13).

NANB-Hepatitis. Über die NANB-Hepatitis sind nur wenige Einzelheiten bekannt; man geht jedoch davon aus, daß sie heute ungefähr 90% aller Posttransfusionshepatitiden in den Vereinigten Staaten ausmacht (8,34). Wie bereits erwähnt, handelt es sich bei der NANB-Hepatitis um eine Ausschlußdiagnose, die getroffen wird, wenn nach klinischen und Laborbefunden eine Hepatitis vorliegt, serologisch jedoch keine Infektion mit HAV oder HBV nachweisbar ist. Die NANB-Hepatitis ist jedoch nicht allein auf die Posttransfusionsfälle beschränkt, sondern wird unter ähnlichen Gegebenheiten wie die Hepatitis A und B beobachtet.

In der Epidemiologie ähnelt die NANB-Hepatitis der Hepatitis B. Die Übertragung erfolgt in den Vereinigten Staaten vorwiegend parenteral. In Ländern der Dritten Welt wird am häufigsten eine enterale Übertragung beobachtet (33). Es bestehen Hinweise darauf, daß die NANB-Hepatitis von mindestens zwei verschiedenen Viren verursacht wird (8). Man vermutet, daß in etwa 30% der Erkrankungen an NANB-Hepatitis ein Trägerstatus resultiert, der die Verbreitung begünstigt (5).

12.2.1.3 Pathophysiologie. Obwohl es keine einzelne histopathologische Veränderung gibt, die als charakteristisch für eine Virushepatitis bezeichnet werden könnte, führen Hepatitis A, B, D und NANB zu einem ähnlichen Erscheinungsbild und werden daher an dieser Stelle gemeinsam behandelt.

Allgemein ist eine akute Virushepatitis durch eine Degeneration und Nekrose der Leberzellen mit einer Ballonierung der Hepatozyten gekennzeichnet. Der gesamte Leberazinus ist entzündlich verändert und besteht aus Lymphozyten und Kupffer-Sternzellen (12).

Der Ikterus (Gelbsucht), der häufig bei einer Hepatitis auftritt, kommt durch eine Ablagerung von Bilirubin in der Haut zustande. Bilirubin ist ein Abbauprodukt des Hämoglobins. Es ist gelb gefärbt und einer der Hauptbestandteile der Galle. Es wird normalerweise im Plasma zur Leber transportiert. In der Leber wird es mit Glukuronsäure konjugiert und gelangt von dort aus in das Duodenum, wo es die Emulgierung von Fetten fördert und die Peristaltik stimuliert. Bei Lebererkrankungen besteht wegen des reduzierten Leberstoffwechsels und Transports eine Tendenz zur Anhäufung des Bilirubins im Plasma.

Ein klinisch erkennbarer Ikterus tritt auf, wenn die Bilirubin-Plasmakonzentration einen Wert von 3 mg/100 ml übersteigt (Normalwert: unter 1 mg/100 ml) (27). Daher erscheinen Patienten, deren Bilirubinspiegel diesen Wert nicht erreicht, anikterisch (ohne Gelbsucht), wodurch auch die anikterische Hepatitis erklärt wird.

12.2.1.4 Folgen und Komplikationen. Die meisten Erkrankungen an Virushepatitis, besonders des Typs A, heilen komplikationslos aus. Bei der Hepatitis B entwickeln sich jedoch gelegentlich chronische Komplikationen.

In etwa 3% bis 5% der Fälle entwickelt sich aus einer akuten Hepatitis B eine chronisch aktive Hepatitis. Diese Form der Hepatitis ist durch das Fortbestehen der Symptome einer chronischen Lebererkrankung, eine persistierende Leberzellnekrose (Mottenfraßnekrose) und veränderte Laborbefunde über einen Zeitraum von mehr als 6 Monaten gekennzeichnet (8). Das HBsAg bleibt im Serum nachweisbar. Vieles spricht dafür, daß Patienten, bei denen HBeAg im Serum gefunden wird, häufiger eine chronisch aktive Hepatitis entwickeln als jene, bei denen dies nicht der Fall ist. Die chronische Leberdestruktion und daraus resultierende Fibrosierung kann bei der chronisch aktiven Hepatitis zur Leberzirrhose führen. In 11% der Todesfälle durch Leberzirrhose besteht ein Zusammenhang mit einer Erkrankung an Hepatitis B (30,34).

Schwerste Komplikation einer akuten Virushepatitis ist die fulminante Hepatitis, die in den meisten Fällen durch eine simultane Infektion mit HBV und HDV verursacht wird. Ein massiver Untergang von Leberparenchym charakterisiert dieses seltene Krankheitsbild. Die Letalität liegt bei 80% (44).

Der bereits früher behandelte Trägerstatus wird in 5% bis 10% der Fälle beobachtet. Beachtenswert erscheint, daß Hinweise auf einen Zusammenhang zwischen einem chronischen HBsAg-Trägerstatus und dem Auftreten von Leberzellkarzinomen vorliegen. Diese Korrelation ist in einigen asiatischen Ländern, wo zwischen 20% und 40% der Bevölkerung HBsAg-positiv sind, besonders eng (44).

12.2.2 Klinik

12.2.2.1 Symptomatik. Wie schon erwähnt, ist eine Unterscheidung der verschiedenen Hepatitistypen allein aufgrund des klinischen Bildes häufig unmöglich. Daher ist es angebracht, das allgemeine klinische Bild einer akuten Virushepatitis zu beschreiben. Viele Symptome einer akuten Virushepatitis treten auch bei zahlreichen anderen Virusinfektionen auf und können als influenzaartig bezeichnet werden. Dies trifft vor allem für die Prodromal- oder Frühphase zu. Der klassische Verlauf einer akuten Virushepatitis ist in drei Phasen gegliedert. Die Prodromalphase (präikterische Phase) geht der Entwicklung des Ikterus meist 1 bis 2 Wochen voraus und kann sich in Form von Inappetenz, Übelkeit, Erbrechen, Müdigkeit, Myalgien, Krankheitsgefühl und Fieber äußern. Bei der Hepatitis B treten bei 5% bis 10% der Patienten Manifestationen auf, die der Serumkrankheit ähneln und mit Arthralgien oder Arthritiden, Exanthemen und Angioödemen einhergehen (8).

Die ikterische Phase kündigt sich durch das Auftreten eines klinisch erkennbaren Ikterus an. Viele der unspezifischen Prodromalsymptome können sich zurückbilden, während besonders zu Beginn dieser Phase die gastrointestinalen Symptome (Inappetenz, Übelkeit, Erbrechen und Schmerzen im rechten Oberbauch) eher noch zunehmen. Meist ist eine Hepatomegalie und Splenomegalie zu beobachten. Die ikterische Phase hält im allgemeinen 6 bis 8 Wochen an (8).

In der postikterischen oder Rekonvaleszenzphase bilden sich die Symptome zurück, während die Hepatomegalie und die Störung der Leberfunktion über einen unterschiedlich langen Zeitraum bestehenbleiben können. Diese Phase kann sich über Wochen bis Monate erstrecken, wobei die Rekonvaleszenz bei einer Hepatitis B meist längere Zeit in Anspruch nimmt. In den meisten Fällen ist die völlige (klinische und biochemische) Genesung etwa 4 Monate nach dem Auftreten des Ikterus zu erwarten (5,8).

12.2.2.2 Laborbefunde. Zu den wichtigsten Laboruntersuchungen bei der Diagnostik einer akuten Virushepatitis gehören die Bestimmung der Serum-Transaminasen (Aspartat-Aminotransferase und Alanin-Aminotransferase), der alkalischen Phosphatase und der Prothrombinzeit sowie das weiße Blutbild. Bei Hepatitis A und B ist der

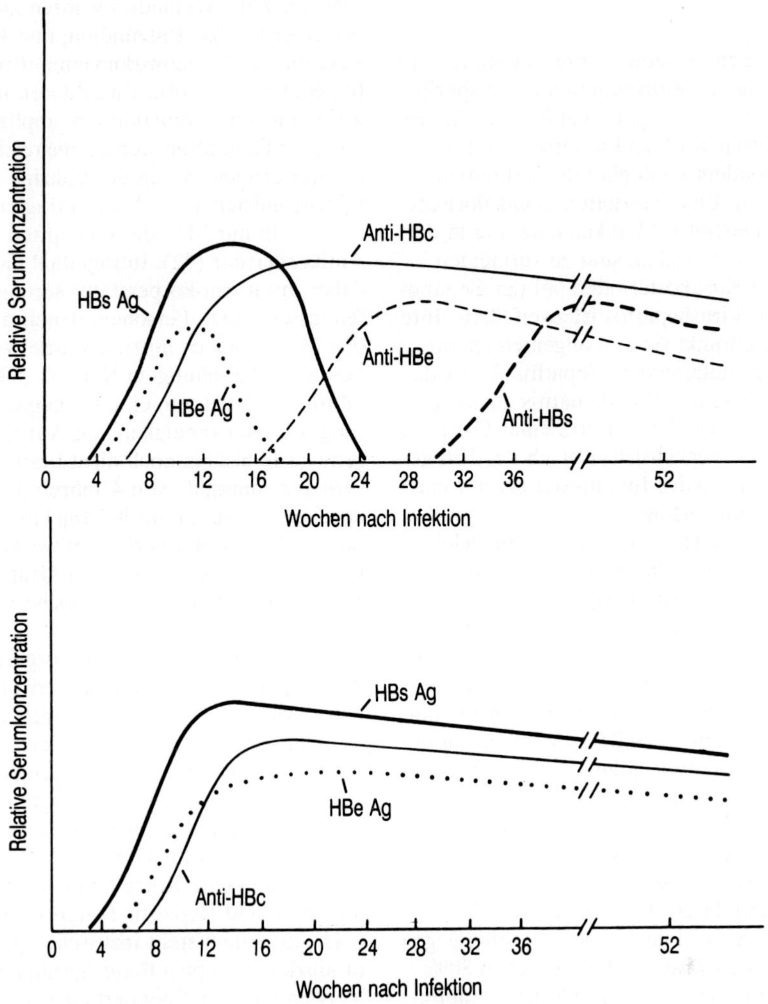

Abbildung 12–1:
Antigennachweis und Bildung von spezifischen Antikörpern
Oben: bei unkomplizierter HBV-Infektion; **Unten:** bei chronischer HBV-Infektion mit resultierendem Trägerstatus.

Nachweis der Antigen-Antikörper-Systeme von größter Bedeutung.

Der Anstieg der Serum-Transaminasen geht meist dem Anstieg des Serumbilirubins voraus. Die höchsten Konzentrationen korrespondieren im allgemeinen mit dem Gipfel des Ikterus und gehen in der Rekonvaleszenzphase allmählich wieder zurück.

Wenn die Serumkonzentration des Bilirubins 3 mg/100 ml erreicht, wird klinisch ein Ikterus erkennbar. Der Bilirubinspiegel kann noch erhöht bleiben, wenn die Transaminasen sich zu normalisieren beginnen.

Im Serum kann die alkalische Phosphatase normal bis leicht erhöht sein. Dieser Test ist relativ unspezifisch.

In den meisten Fällen tritt eine Leukozytose in Verbindung mit einer relativen Lymphozytose auf. Die dabei nachweisbaren atypischen Lymphozytenformen entsprechen denen bei der infektiösen Mononukleose.

Wichtig ist die Kontrolle des Quick-Werts, der besonders bei schweren Verlaufsformen mit Zerstörung des Leberparenchyms erniedrigt sein kann. Wenn der Quick-Wert deutlich abgesunken ist, muß mit Gerinnungsstörungen gerechnet werden.

Den bei der Hepatitis B auftretenden Antigen-Antikörper-Systemen und ihrer Relation zum Krankheitsverlauf kommt besondere Bedeutung zu. In Abbildung 12–1 sind diese serologischen Beziehungen dargestellt. Hierzu ist anzumerken, daß die Bildung von Antikörpern (Anti-HBs) gleichzeitig eine Genesung anzeigt und meist zu lebenslanger Immunität führt.

12.2.3 Therapie

Ebenso wie bei den meisten Viruserkrankungen ist auch gegen die akute Virushepatitis keine spezifische Therapie bekannt. Die Behandlung ist in erster Linie symptomatisch und unterstützend. Bettruhe kann, besonders zu Beginn der Erkrankung, verordnet werden. Eine nahrhafte, hochkalorische Diät ist empfehlenswert. Medikamente, die in der Leber metabolisiert werden, sind zu vermeiden. Der Nutzen von Kortikosteroiden bei der Behandlung der akuten Virushepatitis ist zweifelhaft. Ihre Anwendung beschränkt sich im allgemeinen auf die Therapie der fulminanten Hepatitis. Es ist daher eine Prophylaxe der Virushepatitis anzustreben. Diese kann entweder in Form einer Gabe von Immunglobulinen möglichst bald nach der Erregerexposition oder als aktive Immunisierung mit einer Hepatitis-B-Vakzine erfolgen.

Immunglobuline (IG), auch als Gammaglobulin oder Immunserumglobulin bezeichnet, stellen eine Ansammlung von Antikörpern dar, die aus nichtselektivem, HBsAg-freiem Humanplasma gewonnen werden. Diese sterile Lösung enthält Antikörper sowohl gegen Hepatitis A als auch gegen Hepatitis B. Ein weiterer Typ von Immunglobulin, das Hyperimmunglobulin (HBIG), wird aus ausgewähltem Plasma, das sehr hohe Titer von Anti-HBs enthält, hergestellt. Hinsichtlich der Wirksamkeit ist das HBIG überlegen, ist aber bis zu 20mal so teuer wie das IG (16). Es gibt keine Beweise für eine Übertragung des erworbenen Immundefektsyndroms (AIDS) durch IG oder HBIG (32).

Wenn IG sehr bald nach der Exposition gegenüber HAV gegeben wird, ist der Patient in 80% bis 90% der Fälle geschützt, so daß die Verabreichung von IG als wirksame Maßnahme bezeichnet werden kann (16). Die Wirksamkeit gegenüber einer Hepatitis B schwankt jedoch aufgrund des verhältnismäßig niedrigen Anti-HBs-Titers sehr stark. Dennoch kann IG das Mittel der Wahl sein, wenn nicht sicher ist, daß tatsächlich eine Exposition gegenüber HBsAg-positivem Blut stattgefunden hat (niedriges Risiko). In Fällen mit hohem Risiko, etwa nach einer Stichverletzung mit einer durch HBsAg-haltiges Blut kontaminierten Kanüle, ist die Gabe von HBIG innerhalb von 12 Stunden angezeigt. Hierdurch kann eine Erkrankung zu 75% verhindert werden (16). Die Entscheidung, welches IG-Präparat zu verwenden ist, muß im Einzelfall aufgrund des Geschehens, der Exposition, des Risikos und der Kosten getroffen werden.

Eine aktive Immunisierung gegen das Hepatitis-B-Virus ist seit 1982 durch einen Impfstoff, der inaktiviertes HBV enthält, möglich. Dieser Impfstoff wird aus dem gesammelten Plasma HBsAg-positiver Spender gewonnen und in zahlreichen Arbeitsgängen inaktiviert und gereinigt. Es hat sich gezeigt, daß durch den Impfstoff eine Infektion in 95% der Fälle verhindert werden kann, wobei außer einer lokalen Entzündung und Reizung keine wesentlichen Nebenwirkungen auftreten (17). Der Impfstoff wird in drei Einzeldosen über einen Zeitraum von 6 Monaten i.m. appliziert. Bei über 90% der Geimpften werden ausreichende Antikörpertiter erreicht, wenn die Vakzine in den M. deltoideus injiziert wird. Nach intraglutäaler Injektion entwickeln nur 81% der Geimpften ausreichende Antikörpertiter (32). Intraglutäal Geimpfte sollten daher ihren Antikörperstatus serologisch überprüfen lassen. Auch Personen, denen der Impfstoff in den M. deltoideus injiziert wurde, wünschen oft, besonders bei häufigem Kontakt mit hepatitisgefährdeten Patienten, eine serologische Überprüfung. Die Notwendigkeit von Auffrischungsimpfungen wurde bislang noch nicht bestimmt; jedoch verlieren innerhalb von 4 Jahren nur 10% bis 15% der Geimpften, die nach 3 Injektionen einen ausreichenden Antikörpertiter entwickelten, ihre Antikörper, wobei auch bei dieser Gruppe anscheinend noch ein Schutz gegen virämische Infektionen besteht (33).

Es bestand erhebliche Besorgnis, daß durch den Hepatitis-B-Impfstoff das erworbene Immundefektsyndrom (AIDS) übertragen werden könnte, jedoch gibt es keine Hinweise, die das Auftreten von AIDS mit Hepatitis-B-Vakzinen in Verbindung bringen. Aufgrund umfangreicher Laboruntersuchungen und epidemiologischer Studien kamen die Centers for Disease Control zu dem Ergebnis, daß keine Korrelation zwischen AIDS-Infektionen und Hepatitis-B-Impfstoffen besteht (14). Außerdem steht inzwischen gentechnologisch produzierter Impfstoff zur Verfügung, der ohne Verwendung von Spenderblut hergestellt wird.

Eine Massenimpfung mit Hepatitis-B-Vakzine ist nicht vorgesehen. Vielmehr kommt die aktive Immunisierung vor allem für besonders gefährdete Personenkreise in Frage. In Tabelle 12–3 sind die Gruppen aufgeführt, bei denen ein erhöhtes Risiko einer Hepatitis-B-Infektion besteht und für die daher die Impfung zu empfehlen ist. Besondere Beachtung verdient die Tatsache, daß die Liste von Beschäftigten im Gesundheitswesen (einschließlich Zahnärzten) angeführt wird. Für Zahnärzte und zahnärztliches Personal wird eine Impfung daher dringend empfohlen.

Es wird empfohlen, daß geimpfte Personen nach Verletzungen, die mit Blut eines HBsAg-positiven Patienten kontaminiert sind, überprüfen lassen sollten, ob noch ein ausreichender Anti-HBs-Titer besteht. Ist dies nicht der Fall, sollte sofort HBIG gegeben und eine Boosterinjektion mit HB-Impfstoff vorgenommen werden. Liegt ein ausreichender Antikörpertiter vor, sind keine derartigen Maßnahmen erforderlich (33).

Häufig taucht die Frage auf, welche Konsequenzen es für den Zahnarzt hat, wenn er selbst

Tabelle 12–3:
Personen mit besonderem Risiko einer Hepatitis-B-Infektion.
Nach (17).

Personal aus den Bereichen
— Medizin
— Zahnmedizin
— Labor

Krankenhauspersonal
— besonders bei Kontakt mit Blut und Blutprodukten

Patienten und Personal von Einrichtungen für geistig Behinderte

Dialysepatienten

Homosexuelle Männer

Konsumenten von illegalen i.v.-Drogen

Empfänger von Blutprodukten
— Faktor-VIII- und -IX-Konzentrate

Häusliche Kontaktpersonen und Sexualpartner von HBV-Trägern

Besonders gefährdete Populationen
— Alaska-Eskimos
— Flüchtlinge aus Asien
— Flüchtlinge aus Afrika
— Flüchtlinge aus Haiti

Strafgefangene

HBsAg-Träger ist. Seit 1974 sind neun Fälle von Hepatitis B bekannt geworden, in denen infizierte Zahnärzte oder Kieferchirurgen als Infektionsquelle festgestellt wurden. In allen diesen Fällen war der Behandler HBsAg- und, soweit getestet, HBeAg-positiv und hatte bei der zahnärztlichen oder chirurgischen Behandlung keine Handschuhe getragen. Keinem der Behandler war seine chronische Infektion bekannt. Zwei Patienten verstarben infolge dieser Infektionen (18,28,37). Einige Zahnärzte gaben nach der Entdeckung ihres Trägerstatus und dem Nachweis der Übertragung die Behandlungstätigkeit für immer auf, andere unterbrachen sie für längere Zeit.

Wenn ein Zahnarzt mit Trägerstatus sich entscheidet, weiter zu praktizieren, gebietet die ärztliche Ethik, daß er alles unternimmt, um eine potentielle Übertragung auszuschließen. Dazu gehören insbesondere die strenge Einhaltung von Hygieneregeln, die regelmäßige Testung auf HBsAg und das informierte Einverständnis („informed consent“) aller Patienten (1).

12.2.4 Zahnärztliche Betreuung

12.2.4.1 Medizinische Besonderheiten. Die zahnärztliche Betreuung von Patienten mit Hepatitis-B-Anamnese beginnt mit deren Identifikation. Idealziel ist die Identifikation potentieller oder tatsächlicher Träger der Hepatitistypen B, D und NANB, da sie alle potentiell infektiös sind. Leider ist dies nicht möglich, weil Virusträger in den meisten Fällen nicht anhand der Anamnese erkannt werden können. Dieses Problem besteht auch bei anderen Infektionskrankheiten einschließlich AIDS und anderen sexuell übertragbaren Erkrankungen. Daher müssen alle Patienten so behandelt werden, als seien sie potentiell infektiös. In den Vereinigten Staaten haben die Centers for Disease Control Richtlinien zur Infektionsprophylaxe in Zahnarztpraxen herausgegeben, die dort zum Standard geworden sind (33). Diese Empfehlungen sind in Tabelle 12–4 zusammengefaßt. Einzelheiten können im Originaltext nachgeschlagen werden.

Unter Berücksichtigung der anamnestischen Hinweise auf eine Hepatitis müssen vom Zahnarzt fünf Patientengruppen unterschieden werden: Patienten mit aktiver Hepatitis, Patienten mit zurückliegender Hepatitis, Patienten mit erhöhtem Risiko einer HBV-Infektion, HBV-Träger und Patienten mit Symptomen einer Hepatitis.

Patienten mit aktiver Hepatitis. Aufschiebbare Routinebehandlung sollte bei Patienten mit aktiver Hepatitis vermieden werden. Wenn ein Patient an Hepatitis erkrankt ist, sollte unverzüglich mit dem behandelnden Arzt Kontakt aufgenommen werden. Sofern der Patient nach klinischen und biochemischen Kriterien noch nicht genesen ist, sollten ausschließlich Notfallbehandlungen durchgeführt werden (Tab. 12–5).

Patienten mit Hepatitis in der Vorgeschichte. Es ist ein wichtiges Anliegen des Zahnarztes, Patienten zu erkennen, die Träger der Hepatitis-Typen B, D oder NANB sind oder sein könnten. Wie bereits erwähnt, ist die Anamnese bei bis zu 80% der HBV-Träger hinsichtlich der Erkrankung stumm und eignet sich daher nicht zur Identifizierung dieser Patienten. Darüber hinaus sollte daran gedacht werden, daß wahrscheinlich bis zu 30% der Patienten, die an einer NANB-Hepatitis erkrankt waren, Virusträger sind, wobei bisher keine serologischen Tests zum Nachweis der Erkrankung zur Verfügung stehen. Für das Beispiel der Vereinigten Staaten bedeutet dies, daß dort von heute schätzungsweise 500.000 bis 1.000.000 HBV-Trägern zwischen 400.000 und 800.000 nicht anhand der Anamnese als solche erkannt werden können. Ein routinemäßiges Labor-Screening aller Patienten ist aufgrund der schlechten Kosten-Nutzen-Relation nicht durchführbar. Die einzige praktikable Methode zum Schutz vor diesen Patienten (und Patienten mit anderen unerkannten Infektionskrankheiten) ist daher das konsequente Einhalten von Hygienevorschriften bei allen Patienten. Die Verfügbarkeit und Wirksamkeit des Hepatitis-B-Impfstoffes wird die Gefahr von Hepatitis-B-Infektio-

Tabelle 12–4:
Empfehlungen der Centers for Disease Control für Infektionsverhütungsmaßnahmen in der Zahnheilkunde. Zusammenfassung nach (32).

A. Anamnese
— Bei allen Patienten sollte eine sorgfältige Anamneseerhebung durchgeführt werden. Sie sollte gezielte Fragen nach eingenommenen Medikamenten, gegenwärtig bestehenden Erkrankungen, Hepatitis, rezidivierend auftretenden Erkrankungen, unbeabsichtigtem Gewichtsverlust, Lymphknotenschwellungen, Veränderungen der Weichgewebe und anderen Infektionskrankheiten enthalten.

B. Schutzkleidung und Abschirmungsmaßnahmen*
— Handschuhe müssen getragen werden, wenn Blut, Speichel, Schleimhäute oder kontaminierte Instrumente bzw. Oberflächen berührt werden.
— Mundschutz und Augenschutz sollten getragen werden, wenn damit zu rechnen ist, daß Blut oder Speichel verspritzt werden.
— Waschbare Arbeitskleidung oder Einmalartikel sollten zum Kontaminationsschutz der Kleidung getragen und täglich gewechselt werden.
— Schwierig zu desinfizierende Oberflächen, die kontaminiert werden können (Lampengriffe, Kopf des Röntgengerätes) sollten mit geeigneten Materialien abgedeckt werden.
— Kontamination durch Aerosol minimieren (Kofferdam, leistungsfähige Absauganlage).

C. Händewaschen*
— Die Hände müssen nach der Behandlung jedes einzelnen Patienten (nach Entfernen der Handschuhe), nach Berühren kontaminierter Gegenstände und vor Verlassen des Behandlungsraums gründlich gewaschen werden.

D. Umgang mit scharfen Gegenständen und Kanülen*
— Scharfe Instrumente sollten mit äußerster Vorsicht gehandhabt werden, um Verletzungen zu vermeiden.
— Mit Einwegkanülen sollte nach deren Benutzung nicht mehr hantiert werden, um versehentliche Verletzungen zu vermeiden; Wiederaufsetzen der Schutzkappe, Verbiegen oder Zerbrechen sollten unterlassen werden; alle scharfen Einwegartikel sollten nach Gebrauch in stichfesten Behältern entsorgt werden.

E. Desinfektion und Sterilisation*
— Instrumente, die Weichgewebe oder Knochen penetrieren, sollten nach jedem Gebrauch sterilisiert werden; Instrumente, mit denen keine Gewebe penetriert werden, sollten sterilisiert oder einer hochwirksamen Desinfektion unterzogen werden.
— Nach der Behandlung jedes einzelnen Patienten sollten Arbeitsflächen und andere Oberflächen in der Umgebung des Behandlungsplatzes gereinigt und desinfiziert werden.
— Abdrücke und alle übrigen am Patienten benutzten Gegenstände sollten vor dem Versand an zahntechnische Laboratorien gereinigt und desinfiziert werden.
— Bei der Handhabung von Gewebsproben ist mit äußerster Vorsicht vorzugehen.
— Die Sterilisation von Hand- und Winkelstücken, Ultraschallgeräten zur Zahnsteinentfernung und Luft-/Wasserspritzen nach jeder Behandlung ist wünschenswert.
— In die Wasserzuführungen an der Behandlungseinheit sollten Rückschlagventile eingebaut werden, um die Aspiration infektiösen Materials zu verhindern.
— Alle scharfen Gegenstände, Gewebestückchen und Blut sollten mit besonderer Vorsicht gehandhabt und entsorgt werden.

* Einzelheiten siehe (33)

nen weiter reduzieren. Die Impfung wird für das gesamte zahnmedizinische Personal dringend empfohlen.

Es kann mitunter nützlich sein, bei Patienten, die in der Anamnese eine Hepatitis angeben, genauer nachzufragen, um den Typ der Infektion und damit das Infektionsrisiko zu bestimmen. Wenn beispielsweise der Patient im Alter von unter 15 Jahren erkrankt war oder sich die Infektion durch kontaminiertes Wasser oder Lebensmittel zugezogen hatte, lag mit hoher Wahrscheinlichkeit eine Hepatitis A vor. Ein solches Vorgehen ist jedoch insofern nur begrenzt brauchbar, als Patienten, die sowohl an Hepatitis A als auch an Hepatitis B erkrankt waren, wobei die Hepatitis B subklinisch verlief und daher undiagnostiziert blieb, nicht erfaßt werden. Diese Tatsache unterstreicht zusätzlich die Notwendigkeit einer konsequenten Hygiene bei allen Patienten sowie der Hepatitis-B-Impfung für das gesamte zahnärztliche Personal. Zur genauen Abklärung der Infektiosität bei Patienten mit einer durchgemachten Hepatitis unbekannten Typs kann im Rahmen der klinischen Labordiagnostik das Vorliegen von HBsAg überprüft werden. Dies kann auch bei Patienten indiziert sein, die genaue Angaben über den Typ ihrer Erkrankung machen, da Untersuchungen ergeben haben, daß solche anamnestischen Angaben mit einer Fehlerquote von 50% behaftet sind (11).

Patienten mit erhöhtem Risiko einer HBV-Infektion. Wie aus Tabelle 12–3 zu ersehen ist, gibt es verschiedene Personenkreise mit einem besonders hohen Risiko von Hepatitis-B-Infektionen. Personen, die einer dieser Gruppen zuzurechnen sind, sollten routinemäßig auf HBsAg untersucht werden, sofern kein Anti-HBs-Nachweis vorliegt.

Die Empfehlung, Patienten auf HBsAg zu untersuchen, mag überflüssig erscheinen, wenn ohnehin alle Patienten nach den in Tabelle 12–4 aufgeführten Hygienerichtlinien behandelt werden sollen. Selbst wenn sich herausstellt, daß ein Patient Virusträger ist, wäre unter diesen Kauteln theoretisch keine Änderung der Vorgehensweise erforderlich. Dies trifft im wesentlichen zu; jedoch sind Informationen über den Trägerstatus in bestimmten Situationen von Nutzen. Wenn festgestellt wird, daß ein Patient Virusträger ist, kann diese Information für ihn äußerst wichtig sein, da er seine Lebensgewohnheiten umstellen muß. Darüber hinaus könnte dieser Patient an einer chronisch aktiven Hepatitis leiden, die zu einer hämorrhagischen Diathese oder zu Stoffwechselstörungen führen kann. Schließlich kann es für den Zahnarzt, sofern er nicht geimpft ist oder sein Antikörpertiter nicht bekannt ist, im Falle eines Kanülenstiches oder einer anderen Verletzung während der Behandlung von größter Bedeutung sein, zu wissen, ob der Patient HBsAg-positiv ist, da gegebenenfalls eine passive Immunisierung mit IG oder HBIG erforderlich wird.

HBV-Träger. Wenn feststeht, daß ein Patient Träger des Hepatitis-B-Virus (HBsAg-positiv) ist oder eine NANB-Hepatitis durchgemacht hat, sollten die Empfehlungen der Centers for Disease Control (Tab. 12–4) strikt eingehalten werden, um eine Übertragung der Infektion zu vermeiden. Außerdem leidet ein Teil der Virusträger an einer chronisch aktiven Hepatitis mit eingeschränkter Leberfunktion und resultierenden Störungen der Blutgerinnung und der Elimination von Medikamenten. Es sollte ein Internist konsultiert oder die Leberfunktion anhand der Laborwerte überprüft werden.

Patienten mit Symptomen einer Hepatitis. Bei Patienten mit Symptomen, die den Verdacht einer Hepatitis begründen, sollten aufschiebbare Behandlungen unterlassen werden und die Überweisung an einen Internisten erfolgen. Falls eine Notfallbehandlung notwendig ist, sollte sie unter den Bedingungen durchgeführt werden, die für Patienten mit einer akuten Erkrankung gelten (Tab. 12–5).

12.2.4.2 Medikamentenanwendung. Bei vollständig genesenen Patienten bestehen keine Einschränkungen bei der Medikamentenwahl. Hingegen sollten bei Patienten mit chronisch aktiver Hepatitis und bei HBsAg-Trägern mit eingeschränkter Leberfunktion nach Möglichkeit alle Medikamente vermieden werden, die in der Leber metabolisiert werden. Falls dies nicht möglich ist, muß gegebenenfalls die Dosierung angepaßt werden. Wie aus Tabelle 12–6 zu ersehen ist, werden zahlreiche in der Zahnheilkunde verwendeten Medikamente hauptsächlich in der Leber metabolisiert. Sofern keine ausgedehnte Leberschädigung vorliegt, können diese Medikamente jedoch in reduzierter Dosis gegeben werden. Als Erfahrungswert gilt z.B. für Lidocain eine Höchstdosis von ca. 120 mg (drei Ampullen einer 2%igen Lösung).

Tabelle 12–5:
Zahnärztliche Notfallbehandlung von Patienten mit Hepatitis

— Rücksprache mit dem behandelnden Arzt über den Gesundheitszustand des Patienten und die geplante Behandlung
— Zurückhaltende Anwendung von Medikamenten, die in der Leber metabolisiert werden
— Falls chirurgisches Eingreifen notwendig: Quick-Wert und Blutungszeit bestimmen lassen; bei pathologischen Werten Rücksprache mit Internisten
— Striktes Einhalten von Hygienemaßnahmen (s. Tab. 12–4)
— Handschuhe, Kittel und Mundschutz tragen
— In abgetrenntem Behandlungsraum behandeln
— Nach Möglichkeit Kofferdam verwenden, um Blut- und Speichelkontakt zu reduzieren
— Aerosolbildung durch Verwendung langsamlaufender Hand- und Winkelstücke sowie zurückhaltende Anwendung des Luftbläsers minimieren
— Desinfektion, Reinigung und Sterilisation des gesamten Instrumentariums nach der Behandlung
— Beschränkung auf unmittelbar notwendige Behandlungsmaßnahmen

12.2.4.3 Modifikationen der Behandlungsplanung. Bei vollständig genesenen Patienten sind keine Modifikationen der Behandlungsplanung erforderlich.

12.2.4.4 Orale Komplikationen. Die einzige orale Komplikation im Zusammenhang mit der Hepatitis ist die Möglichkeit einer verstärkten Blutungsneigung bei Vorliegen einer ausgedehnten Leberschädigung. Vor jedem chirurgischen Eingriff sollte der Quick-Wert überprüft werden, um sicherzugehen,

Tabelle 12–6:
Gebräuchliche zahnärztliche Arzneimittel, die vorwiegend in der Leber metabolisiert werden

Lokalanästhetika
— Lidocain (z.B. Xylocain)
— Mepivacain (z.B. Meaverin)

Analgetika
— Azetylsalizylsäure (z.B. Aspirin)
— Paracetamol (z.B. Ben-u-ron)
— Kodein
— Pethidin (z.B. Dolantin)

Sedativa
— Diazepam (z.B. Valium)
— Barbiturate
— Chlordiazepoxid (z.B. Librium)

Antibiotika
— Ampicillin (z.B. Binotal)
— Tetrazykline

daß er über 30% liegt. Bei Werten unter 30% besteht die Gefahr schwerer Blutungen. In diesem Fall sollte vor chirurgischen Eingriffen mit dem Internisten besprochen werden, ob durch Gabe von Vitamin K eine Verbesserung erzielt werden kann. Zusätzlich empfiehlt es sich, zur Prüfung der Thrombozytenfunktion die Blutungszeit zu überprüfen, weil eine eingeschränkte Leberfunktion auch eine Thrombozytopenie zur Folge haben kann. Die Blutungszeit sollte sich im Normalbereich bewegen. Bei verlängerter Blutungszeit kann vor chirurgischen Eingriffen die Gabe von Thrombozytenkonzentrat erforderlich sein. Dies muß mit dem Arzt des Patienten abgeklärt werden.

12.2.4.5 Zahnärztliche Notfallbehandlung. Bei einem Patienten mit Verdacht oder Vorliegen einer aktiven Hepatitis sollte nach den in Tabelle 12–5 aufgeführten Grundsätzen vorgegangen werden.

12.3 Alkoholbedingte Leberschäden

12.3.1 Allgemeine Beschreibung

12.3.1.1 Ätiologie und Epidemiologie. Der Alkoholmißbrauch stellt in der westlichen Welt ein erhebliches Gesundheitsproblem dar. Es wird geschätzt, daß in den Vereinigten Staaten 10,6 Millionen Erwachsene Alkoholiker sind und weitere 7,3 Millionen entweder Alkoholmißbrauch betreiben oder negative Folgen des Alkohols, wie Verhaftungen oder die Verursachung von Verkehrsunfällen, erfahren haben (40). Obwohl Konflikttrinken hauptsächlich bei Erwachsenen beobachtet wird, betreiben auch viele Teenager Alkoholabusus. Eine Untersuchung kam zu dem Ergebnis, daß in den Vereinigten Staaten etwa 3,3 Millionen Jugendliche zwischen 14 und 17 Jahren als Konflikttrinker eingestuft werden können (30). Es handelt sich daher um ein Problem, das weder auf eine bestimmte Altersgruppe noch auf eine bestimmte sozioökonomische Gruppe beschränkt ist.

Alkoholmißbrauch führt zu einer Vielzahl von Gesundheitsstörungen, z.B. Pankreatitis, Mangelernährung, Malignome, Alkohol-Embryopathie und Leberzirrhose (in den Vereinigten Staaten neunthäufigste Todesursache bei Erwachsenen) (40).

Welche Alkoholmenge über welchen Zeitraum konsumiert werden muß, um eine Leberzirrhose zu erzeugen, ist noch nicht geklärt; jedoch gibt der typische Alkoholiker mit Zirrhose einen täglichen Konsum von mindestens 0,5 l Spirituosen, mehreren Litern Wein oder einer entsprechenden Menge Bier über einen Zeitraum von mindestens 10 Jahren an (30).

Es ist seit langem bekannt, daß ein Zusammenhang zwischen übermäßigem Alkoholkonsum und Leberfunktionsstörungen, die zur Zirrhose führen, besteht. Die genaue Wirkung von Alkohol auf die Leber konnte jedoch nicht erklärt werden, bis bewiesen wurde, daß Ethanol eine direkt hepatotoxische Substanz ist (21). Angesichts dieser Tatsache ist es erstaunlich, daß nur 10% bis 15% aller Personen, die einen schweren Alkoholabusus betreiben, eine Leberzirrhose entwickeln (30). Hierbei spielen wahrscheinlich zusätzliche Faktoren, die in erblichen Vorbelastungen sowie in individuellen ernährungsbedingten und biochemischen Unterschieden begründet sind, eine Rolle.

12.3.1.2 Pathophysiologie. Pathologische Auswirkungen von Alkohol auf die Leber äußern sich in Form von drei Krankheitsentitäten (4,12,30). Diese Erkrankungen können isoliert auftreten, kommen aber meist kombiniert vor. Beim Alkohol-Leber-Syndrom tritt als früheste Veränderung die Fettleber auf. Die Hepatozyten sind mit Fett angefüllt und vergrößert, was zu einer Leberschwellung führt. Weitere Strukturveränderungen sind in der Regel nicht zu beobachten. Mitunter tritt diese Leberveränderung bereits nach kurzer Zeit bei nur mäßigem Alkoholkonsum auf, gilt jedoch als reversibel. Bei Alkoholkarenz bildet sie sich vollständig zurück.

Eine weitere, schwerere Form alkoholbedingter Leberschäden ist die Alkoholhepatitis. Dabei tritt eine diffuse entzündliche Veränderung der Leber auf, die durch destruktive, zum Teil irreversible Zellveränderungen gekennzeichnet ist. Die irreversiblen Zellschädigungen können zu Nekrosen führen. Ernährungsfaktoren spielen wahrscheinlich eine wesentliche Rolle beim Fortschreiten dieser Erkrankung. Die Alkoholhepatitis wird überwiegend als reversible Erkrankung betrachtet, kann jedoch im fortgeschrittenen Stadium einen letalen Ausgang nehmen.

Die dritte und schwerste Form des Alkohol-Leber-Syndroms ist die Zirrhose, die allgemein als irreversible Erkrankung gilt und durch eine fortschreitende Fibrosierung und abnorme Regeneration des Leberparenchyms als Folge einer chronischen Schädigung charakterisiert ist (Abb. 12–2). In diesem Fall ist die Schädigung durch einen chronischen, intensiven Alkoholabusus bedingt.

Obwohl die Leberzirrhose im allgemeinen als Endzustand betrachtet wird, gibt es doch Anhaltspunkte dafür, daß bei vollständiger und dauerhafter Ausschaltung des schädigenden Agens eine zumindest teilweise Rückbildungsfähigkeit des Prozesses möglich ist.

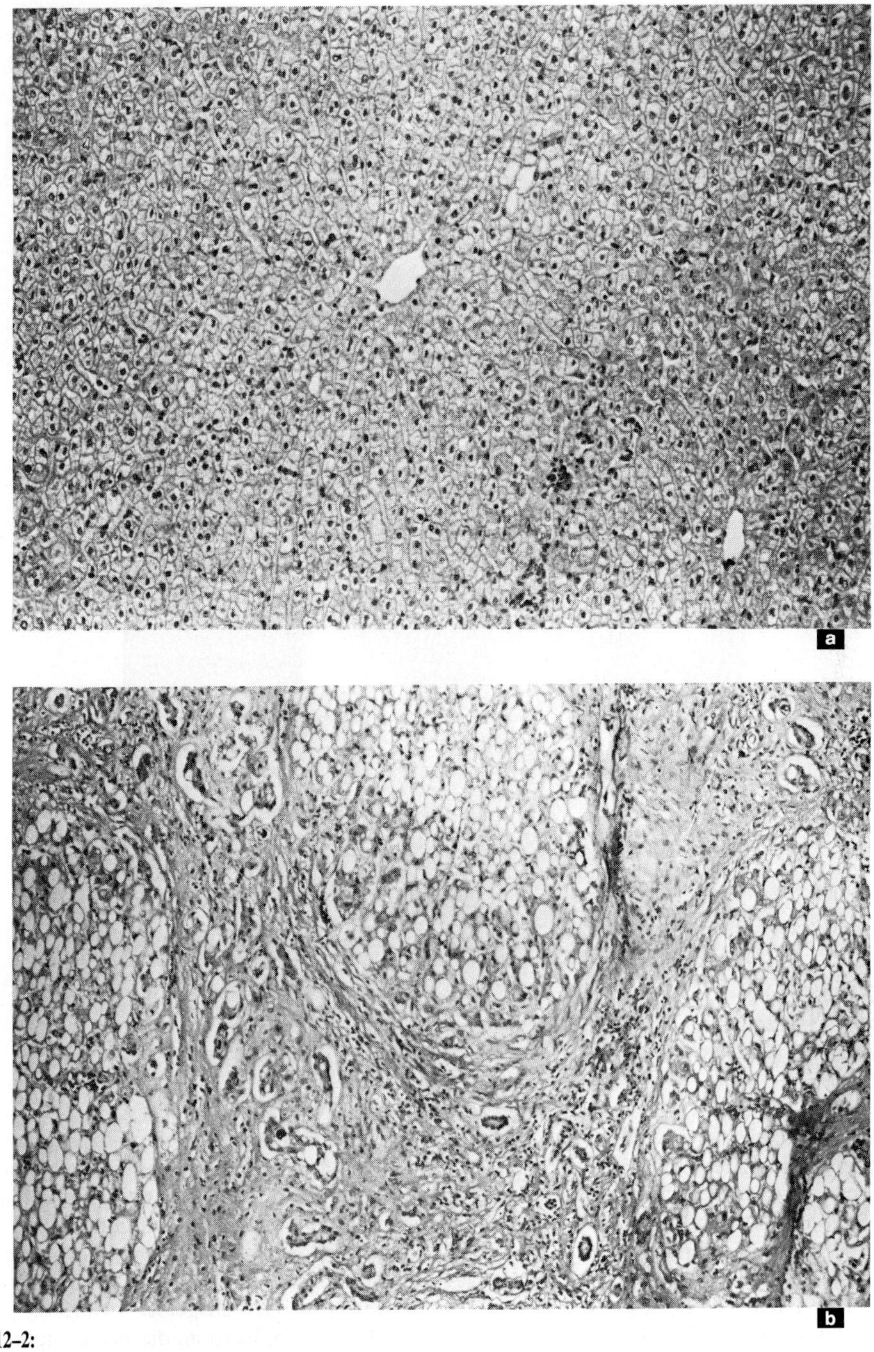

Abbildung 12–2:
a: Histologisches Bild von normalem Lebergewebe.
b: Histologisches Bild bei Alkoholzirrhose. (Sammlung A. Golden, M.D., Lexington, Ky.)

12.3.1.3 Folgen und Komplikationen. Die Leberzirrhose führt zu einer progressiven Verschlechterung der metabolischen und exkretorischen Funktionen der Leber und schließlich zur Leberinsuffizienz. Zahlreiche Anomalien können Ausdruck einer Leberinsuffizienz sein. Zu den wichtigsten dieser Veränderungen sind Mangelernährung, Gewichtsverlust, Proteinmangel (einschließlich der meisten Gerinnungsfaktoren), Störungen der Harnstoffsynthese und des Glukosestoffwechsels, endokrine Störungen, portale Hypertension und Ikterus zu zählen (4,12,30). Im Zusammenhang mit

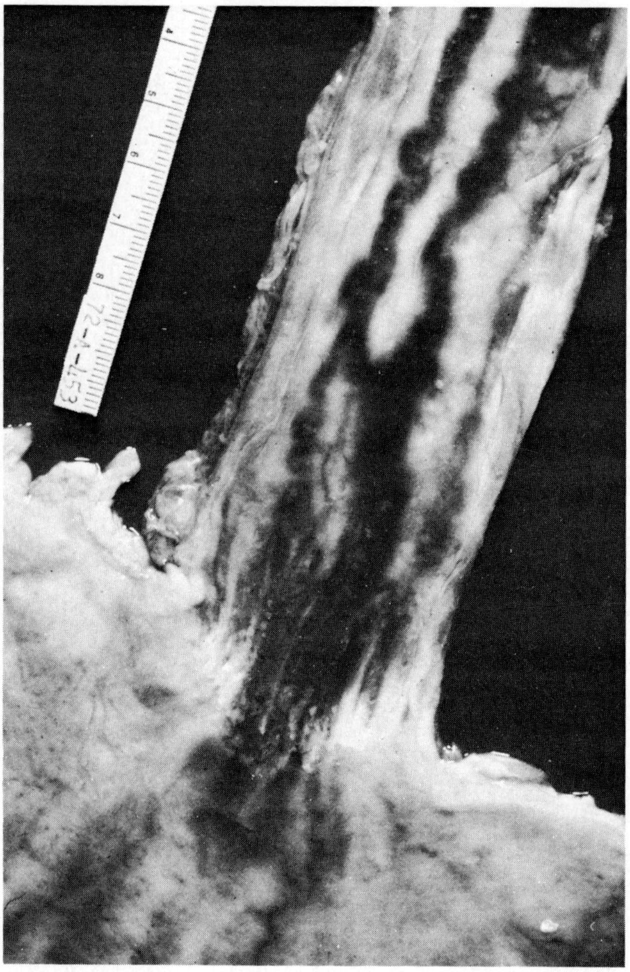

Abbildung 12–3:
Sektionspräparat: Ösophagusvarizen bei einem Alkoholiker.
(Sammlung A. Golden, M.D., Lexington, Ky.)

der portalen Hypertension entwickeln sich Ösophagusvarizen und Aszites (Abb. 12–3).

Bei einer fortgeschrittenen Lebererkrankung erlangen Gerinnungsstörungen besondere Bedeutung. Ursache dieser hämorrhagischen Diathese ist zu einem gewissen Teil ein Mangel an Gerinnungsfaktoren (außer Faktor VIII), besonders des Prothrombinkomplexes (Faktor II, VII, IX und X). Die Synthese dieser Faktoren ist Vitamin-K-abhängig. Außerdem können infolge des durch die portale Hypertension auftretenden Hypersplenismus eine Thrombozytopenie und eine beschleunigte Fibrinolyse auftreten (19,29,30). Zusätzlich können sich aufgrund der toxischen Wirkung des Ethanols auf das Knochenmark sowie durch Mangelernährung Anämien und Leukozytosen entwikkeln (4).

Vor dem Hintergrund der Kombination von hämorrhagischer Diathese und schwerer portaler Hypertension können sich gastrointestinale Blutungen, Nasenbluten, Ekchymosen und Blutungen aus rupturierten Ösophagusvarizen abspielen (19). So sterben die meisten Patienten mit fortgeschrittener Leberzirrhose im Leberkoma, das oft durch massive Blutungen aus Ösophagusvarizen oder interkurrente Infektionen ausgelöst wird (30).

Eine Komplikation, die bei abruptem Alkoholentzug auftreten kann, ist das Delirium tremens, das durch Halluzinationen, Desorientiertheit und extreme Unruhe gekennzeichnet ist (s. Kap. 25).

12.3.2 Klinik

12.3.2.1 Symptomatik. Außer einer nicht regelmäßig auftretenden Lebervergrößerung verursacht die Fettleber keine klinischen Symptome, so daß sie meist zufällig im Zusammenhang mit anderen Erkrankungen diagnostiziert wird.

Das klinische Bild einer Alkoholhepatitis ist oft unspezifisch und kann sich in Form von Übelkeit und Erbrechen, Appetitlosigkeit, Unwohlsein, Gewichtsverlust und Fieber äußern. Zu den charakteristischeren Befunden zählen Hepatomegalie und Splenomegalie, Ikterus, Aszites, Knöchelödeme und Spider naevi. Beim Fortschreiten der Erkrankung können Enzephalopathie und Leberkoma hinzukommen und zum letalen Ausgang führen (30).

Eine Alkoholzirrhose kann über viele Jahre asymptomatisch verlaufen, bis schließlich so viel Leberparenchym zerstört ist, daß sich das klinische Bild einer Leberinsuffizienz ergibt. Aszites, Spider naevi (Abb. 12–4), Knöchelödeme oder Ikterus können als früheste klinische Zeichen auftreten, jedoch wird die Erkrankung leider häufig erst aufgrund von Blutungen aus Ösophagusvarizen diagnostiziert. Der hämorrhagische Schub kann weiter fortschreiten und über hepatische Enzephalopathie und Leberkoma zum Tode führen. Zu den unspezifischen Symptomen des Alkohol-Leber-Syndroms zählen außerdem Purpura, Ekchymosen, Zahnfleischbluten, Palmarerytheme, Nagelveränderungen und Parotisschwellung (4,10,26,30,31).

12.3.2.2 Laborbefunde. Die Laborbefunde beim Alkohol-Leber-Syndrom variieren von minimalen Abweichungen bei der Fettleber bis hin zu den charakteristischen Veränderungen, die bei der Alkoholhepatitis und der Alkoholzirrhose zu finden sind. Hierbei sind Bilirubin, alkalische Phosphatase, AST und ALT im Serum erhöht. Der Mangel an Gerinnungsfaktoren führt zum Absinken des Quick-Werts und zur Verlängerung der partiellen Thromboplastinzeit. Außerdem kann eine Thrombozytopenie vorliegen, die sich anhand der Verminderung der Thrombozytenzahl und Verlängerung der Blutungszeit nachweisen läßt. Hinweise auf eine erhöhte Fibrinolyseaktivität ergeben sich aus einer verlängerten Blutungszeit und Thrombinzeit sowie aus einer verkürzten Euglobulinlysezeit. Ferner läßt sich möglicherweise eine Leukopenie, Leukozytose oder Anämie nachweisen (19,30).

12.3.3 Therapie

Bei allen Formen des Alkohol-Leber-Syndroms stellen Alkoholentzug und Abstinenz die Grundlage der Therapie dar. Darüber hinaus ist eine strenge diätetische Einstellung notwendig, zu der eine hochkalorische, proteinreiche und natriumarme Ernährung gehört. Zusätzlich können eine Einschränkung der Flüssigkeitszufuhr und ergänzende Vitamingaben erforderlich sein. Eine eventuell vorliegende Anämie wird durch Eisensubstitution und Folsäuregabe bekämpft. Infektion und Sepsis werden adäquat behandelt. Steroide haben möglicherweise eine günstige Wirkung, jedoch besteht hierüber keine einheitliche Meinung.

Ein sofortiges therapeutisches Eingreifen ist bei Blutungen aus Ösophagusvarizen und beim Auftreten der hepatischen Enzephalopathie erforderlich. Bei einem Aszites muß der Flüssigkeits- und Elektrolythaushalt eingestellt werden.

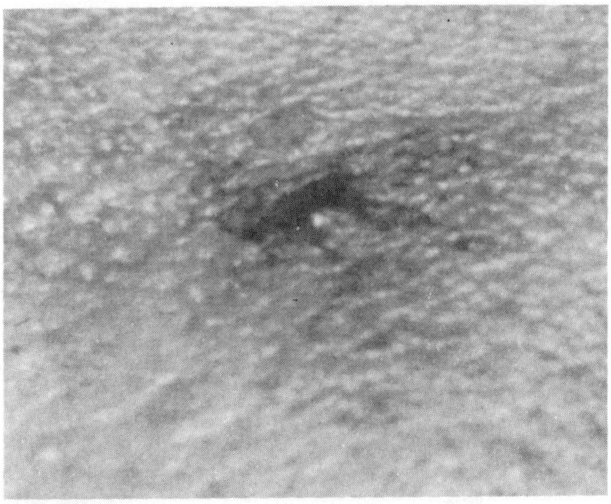

Abbildung 12–4: Spider naevi.

12.3.4 Zahnärztliche Betreuung

12.3.4.1 Medizinische Besonderheiten (s. Tab. 12–7). Bei der Behandlung von Alkoholikern stehen zwei Probleme im Vordergrund: zum einen die Blutungsneigung und zum anderen die nicht sicher vorauszusehenden Störungen der Metabolisierung gewisser Pharmaka. Die adäquate zahnärztliche Betreuung dieser Patienten beginnt mit dem Erkennen der Erkrankung, das aufgrund der Anamnese und/oder der klinischen Untersuchung erfolgen kann. Da der Alkoholabusus häufig bestritten wird, muß der Zahnarzt auf sichtbare und offensichtliche körperliche Zeichen des Alkohol-Leber-Syndroms achten. Zu diesen gehören Spider naevi der Haut, Palmarerytheme, weiße oder streifige Nägel, unerklärliche Prellungen, Parotisschwellungen (Abb. 12–5), Knöchelödeme, Aszites und ein Ikterus, der am deutlichsten im Bereich der Skleren und der Schleimhäute in Erscheinung tritt (Tab. 12–8). Möglicherweise gibt der Patient seinen ausgiebigen Alkoholkonsum zu oder kommt mehrfach mit typischem Foetor in die Praxis. Mitunter geben auch Familienmitglieder von sich aus entsprechende vertrauliche Hinweise. Man sollte

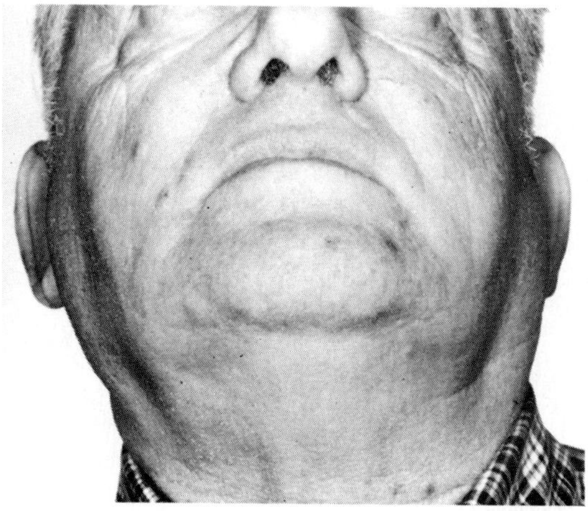

Abbildung 12–5:
Schmerzlose Parotisschwellung durch chronischen Alkoholabusus bei einem Diabetiker. (Sammlung Valerie Murrah, M.D.)

Tabelle 12–7:
Zahnärztliche Betreuung von Patienten mit Alkohol-Leber-Syndrom

- Erkennen der Erkrankung durch
  - Anamnese
  - Klinische Untersuchung
  - Wiederholten Foetor bei Behandlungsterminen
  - Information durch Familienmitglieder oder Freunde
- Überweisung oder Rücksprache mit einem Internisten zur
  - Bestätigung der anamnestischen Hinweise
  - Überprüfung des Gesundheitszustandes
  - Überprüfung der Medikamenteneinnahme
  - Überprüfung der Laborwerte
  - Beratung über die weitere Betreuung
- Labormedizinische Suchtests (falls nicht bereits vom Internisten durchgeführt)
  - Blutstatus und Differentialblutbild
  - AST, ALT
  - Thrombinzeit
  - Quick-Wert (Prothrombinzeit)
- Zurückhaltende Anwendung von Medikamenten, die in der Leber metabolisiert werden (s. Tab. 12–6)
- Bei pathologischen Ergebnissen der Suchtests kann vor chirurgischen Eingriffen die Gabe folgender Präparate notwendig werden:
  - Antifibrinolytika (Aminocapronsäure)
  - Fresh-frozen-Plasma
  - Vitamin K
  - Thrombozyten

daran denken, daß das Problem Alkoholismus beide Geschlechter, alle Altersstufen und das gesamte sozioökonomische Spektrum betrifft.

Tabelle 12–8:
Symptome, die den Verdacht einer fortgeschrittenen Lebererkrankung erregen

Spider naevi
Ikterus (Skleren, Schleimhäute)
Knöchelödeme
Aszites
Ekchymosen oder Petechien
Parotisschwellung
Palmarerythem
Weißnägel
Helle Querstreifung der Nägel
Süßlich-modriger Foetor
Zahnfleischbluten

Der Zahnarzt sollte Patienten, bei denen er Symptome oder Anzeichen eines Alkoholabusus feststellt, über ihren Alkoholkonsum befragen. Dabei interessiert neben der Art der Getränke und der am Tag oder in der Woche aufgenommenen Menge auch der Zeitraum, über den diese Trinkgewohnheiten bereits bestehen. Unabhängig davon, ob der Patient einen starken Alkoholkonsum zugibt, sollte einem Verdacht auf Alkoholabusus mit Hilfe einer Reihe von labordiagnostischen Suchtests nachgegangen werden. Neben dem kompletten Blutbild mit Differentialblutbild sollten AST, ALT, Blutungszeit, Thrombinzeit und Quick-Wert bestimmt werden, um die wichtigsten Probleme erkennen zu können. Veränderte Laborwerte, besonders in Verbindung mit Hinweisen aufgrund der klinischen Untersuchung und der Anamnese, sollten Anlaß sein, den Patienten zur weiteren Untersuchung und Therapie an einen Internisten zu überweisen.

Bei Patienten mit einer unbehandelten alkoholbedingten Lebererkrankung sollten keine elektiven zahnärztlichen Behandlungen ambulant durchgeführt werden, sondern zuerst eine Überweisung an einen Internisten erfolgen. Sobald der Patient sich in ärztlicher Behandlung befindet, kann nach Konsultation des Arztes mit der Therapie begonnen werden.

Wenn ein Patient bei der Anamneseerhebung eine frühere alkoholbedingte Lebererkrankung oder einen Alkoholabusus angibt, sollte ebenfalls ein Arzt hinzugezogen werden, um den jetzigen Zustand des Patienten, Medikamenteneinnahme, Laborbefunde sowie Kontraindikationen für Medikamente, chirurgische Eingriffe und sonstige Behandlungen abzuklären.

Beim Vorliegen einer verstärkten Blutungsneigung, die mit Hilfe der Laboruntersuchung diagnostiziert wurde, muß die zahnärztliche Behandlung in enger Zusammenarbeit mit dem behandelnden Arzt durchgeführt werden. Der Arzt entscheidet dann über die etwaige Gabe von Fresh-frozen-

Tabelle 12–9:
Orale Komplikationen bei Alkoholabusus

Mangelhafte Mundhygiene
Vernachlässigung der Mundgesundheit
Glossitis
Cheilitis (angularis)
Candidiasis
Zahnfleischbluten
Karzinome
Petechien
Ekchymosen
Ikterus der Schleimhaut
Parotisschwellung
Foetor
Wundheilungsstörungen

Plasma, Vitamin K, Thrombozyten oder Antifibrinolytika (s. Kap. 22).

Wenn der Patient in den letzten Monaten nicht in ärztlicher Behandlung war, ist es ratsam, als Suchtests einen Blutstatus mit Differentialblutbild und die Bestimmung von AST, ALT, Blutungszeit, Thrombinzeit und Quick-Wert anzuordnen.

Ein weiteres Problem bei der Behandlung von Patienten mit Alkohol-Leber-Syndrom besteht darin, daß die Metabolisierung von Medikamenten nicht im voraus einzuschätzen ist. Dabei sind zwei Aspekte zu beachten. Einerseits ist bei leichten alkoholbedingten Leberschäden wahrscheinlich eine Enzyminduktion eingetreten, die eine erhöhte Toleranz gegenüber Sedativa, Hypnotika und Narkotika zur Folge hat. Um mit diesen Medikamenten die gewünschte Wirkung zu erreichen, sind daher höhere Dosen erforderlich als beim Gesunden (9). Andererseits kann der Arzneistoffwechsel bei fortgeschrittener Leberschädigung deutlich beeinträchtigt sein, so daß unerwartete oder verstärkte Medikamentenwirkungen resultieren. So wurde berichtet, daß Paracetamol in normalen therapeutischen Dosen bei Alkoholikern zu schweren hepatozellulären Erkrankungen mit einer Letalität von 20% führen kann (36). Der Zahnarzt sollte die in Tabelle 12–6 aufgeführten Medikamente bei Alkoholikern mit Vorsicht anwenden, indem er sie in reduzierter Dosierung verordnet oder, falls erforderlich, auf ihre Anwendung verzichtet.

12.3.4.2 Modifikationen der Behandlungsplanung. Bei Patienten mit Alkohol-Leber-Syndrom sind keine speziellen Modifikationen der Behandlungsplanung erforderlich. Es wurde jedoch festgestellt, daß bei Patienten mit Leberzirrhose im Vergleich zu Patienten ohne Leberzirrhose vermehrt Plaque, Zahnstein und parodontale Entzündungen zu finden sind. Dies scheint jedoch bei allen Suchtpatienten, unabhängig von der Art der Droge, der Fall zu sein und ist wohl eher auf die Vernachlässigung der Mundhygiene als auf spezifische Wirkungen des Suchtstoffes zurückzuführen (25). Bei der Behandlungsplanung sollte dieser Aspekt insoweit berücksichtigt werden, daß aufwendige Versorgungen erst dann zum Einsatz kommen sollten, wenn der Patient zeigt, daß er willens und in der Lage ist, selbst aktiv zur Erhaltung seines Zahnbestands beizutragen.

12.3.4.3 Orale Komplikationen. Vernachlässigung und mangelnde Mundhygiene stehen unter den oralen Befunden bei Alkoholikern im Vordergrund. Darüber hinaus wird eine Reihe anderer Störungen beobachtet (Tab. 12–9). Ernährungsstörungen können zu einer Glossitis und einem Verlust der Zungenpapillen sowie zu Lacklippen und einer Cheilitis angularis, die durch eine begleitende Candidainfektion kompliziert werden kann, führen. Vitamin-C-Mangel und Gerinnungsstörungen können Spontanblutungen der Gingiva sowie Ekchymosen und Petechien im Bereich der Mundschleimhaut zur Folge haben. So kommt es manchmal vor, daß Alkoholiker als erste Beschwerden ein unerklärliches Zahnfleischbluten angeben (10). Außerdem treten bei Alkoholikern nach Verletzungen oder chirurgischen Eingriffen Wundheilungsstörungen auf.

Häufig findet man bei Patienten mit Leberzirrhose eine bilaterale schmerzlose Parotisschwellung. Die vergrößerten Drüsen sind weich, nicht druckschmerzhaft und nicht an der darüberliegenden Haut fixiert. Dieser Zustand ist reversibel (4,31).

Bei Leberinsuffizienz kann ein süßlich-modriger Geruch der Atemluft auftreten (30). Nicht selten findet sich auch ein Ikterus der Mundschleimhaut.

Schließlich darf nicht vergessen werden, daß Alkoholmißbrauch und Tabakkonsum Risikofaktoren sind, die das Entstehen oraler Karzinome begünstigen. Der Zahnarzt muß daher bei Alkoholikern – wie bei allen Patienten – intensiv auf unerklärte oder verdächtige Veränderungen der Mundschleimhaut achten (s. Kap. 24).

12.3.4.4 Zahnärztliche Notfallbehandlung. Falls bei Patienten mit eingeschränkter Leberfunktion chirurgische Maßnahmen erforderlich werden, kann es notwendig sein, die Gerinnungsfunktion durch Gabe von Vitamin K, Fresh-frozen-Plasma, Thrombozyten oder Antifibrinolytika (z.B. Aminocapronsäure) zu normalisieren. Die Behandlung sollte daher, wenn irgend möglich, mit dem behandelnden Arzt abgestimmt werden.

12.4 Literatur

1. Ahtone, J., Goodman, R.A.: Hepatitis B and dental personnel: transmission to patients and prevention issues. J. Am. Dent. Assoc. **106,** 2119–2122 (1983)
2. Annual Summary 1980. Morbidity and Mortality Weekly Report **29,** 10 (1981)
3. Bass, B.D., et al.: Quantitation of hepatitis B viral markers in a dental school population. J. Am. Dent. Assoc. **104,** 629–632 (1982)
4. Conn, H.O.: Cirrhosis. In Schiff, L., Schiff, E.R. (Hrsg.): Diseases of the liver, ed. 5. Philadelphia 1982, J.B. Lippincott Co.
5. Coslett, G.D.: Abbott diagnostics hepatitis learning guide. Mai 1985
6. Cottone, J.A.: Hepatitis B virus infection in the dental profession. J. Am. Dent. Assoc. **110,** 617–621 (1985)
7. Cottone, J.A.: Delta hepatitis – another concern for dentistry. J. Am. Dent. Assoc. **112,** 47–49 (1986)
8. Dienstag, J.L., et. al.: Acute hepatitis. In Isselbacher, K.J., et al. (Hrsg.): Harrison‘s principles of internal medicine, ed. 9. New York 1980, McGraw-Hill Book Co.
9. Friedlander, A.H., et al.: Alcoholism and dental management. Oral Surg. **63,** 42–46 (1987)
10. Galili, D., et al.: A modern approach to prevention and treatment of oral bleeding in patients with hepatocellular disease. Oral Surg. **54,** 277–280 (1982)
11. Goebel, W.M.: Reliability of the medical history in identifying patients likely to place dentists at an increased hepatitis risk. J. Am. Dent. Assoc. **98,** 907-913 (1979)
12. Golden, A.: Pathology: understanding human disease. Baltimore 1982, The Williams & Wilkins Co., 258–278
13. Hepatitis B among parenteral drug abusers – North Carolina. Morbidity and Mortality Weekly Report **35,** 481–482 (1986)
14. Hepatitis B vaccine: evidence confirming lack of AIDS transmission. Morbidity and Mortality Weekly Report **33,** 685–686 (1984)
15. Hepatitis: United States, 1975, 1976. Morbidity and Mortality Weekly Report **26,** 177 (1977)
16. Immune globulins for protection against viral hepatitis. Morbidity and Mortality Weekly Report **30,** 423–435 (1981)
17. Inactivated hepatitis B virus vaccine: recommendation of the Immunization Practices Advisory Committee. Morbidity and Mortality Weekly Report **31,** 318–328 (1982)
18. Kane, M.A., Lettau, L.A.: Transmission of HBV from dental personnel to patients. J. Am. Dent. Assoc. **110,** 634-636 (1985)
19. Kwann, H.C.: Disorders of fibrinolysis. Med. Clin. North Am. **56,** 163–176 (1972)
20. Lack of transmission of hepatitis B to humans after oral exposure to hepatitis B surface antigen-positive saliva. Morbidity and Mortality Weekly Report **27,** 247 (1978)
21. Lieber, C.S., Rubin, E.: Ethanol: a hepatotoxic drug. Gastroenterology **54,** 642–646 (1968)
22. Macquarrie, M.B., et al.: Hepatitis B transmitted by a human bite. JAMA **230,** 723–724 (1974)
23. Mitchell, E.W., Cottone, J.A.: Symposium charge – hepatitis B and the dental profession. J. Am. Dent. Assoc. **111,** 616 (1985)
24. Mosley, J.W., et al.: Hepatitis B virus infections in dentists. N. Engl. J. Med. **293,** 729–734 (1975)
25. Movin, S.: Relationship between periodontal disease and cirrhosis of the liver in humans. J. Clin. Periodontol. **8,** 450–458 (1981)
26. Nichols, C., et al.: Gingival bleeding: the only sign in a case of fibrinolysis. Oral Surg. **38,** 681–690 (1974)
27. Ostrow, J.D.: Jaundice. In Brooks, F.P. (Hrsg.): Gastrointestinal pathophysiology. New York 1978, Oxford University Press
28. Outbreak of hepatitis B associated with an oral surgeon – New Hampshire. Morbidity and Mortality Weekly Report **36,** 132–133 (1987)
29. Pises, P., et al.: Hyperfibrinolysis in cirrhosis. Am. J. Gastroenterol. **60,** 280–288 (1972)
30. Podolsky, D.K., Isselbacher, K.J.: Cirrhosis. In Braunwald, E., et al. (Hrsg.): Harrison‘s principles of internal medicine, ed. 11. New York 1987, McGraw-Hill Book Co.
31. Rauch, S., Gorlin, R.J.: Diseases of the salivary glands. In Gorlin, R.J., Goldman, H.M. (Hrsg.): Thomas‘ oral pathology, vol. 2, ed. 6. St. Louis 1970, The C.V. Mosby Co.
32. Recommended infection-control practices for dentistry. Morbidity and Mortality Weekly Report **35,** 237 (1986)
33. Recommendations for protection against viral hepatitis. Morbidity and Mortality Weekly Report **35,** 237 (1986)
34. Recovery of virus-like particles associated with non A, non B hepatitis. Morbidity and Mortality Weekly Report **27,** 199 (1978)
35. Scheff, E.R., et al.: Veterans Administration cooperative study on hepatitis and dentistry. J. Am. Dent. Assoc. **113,** 390–396 (1986)
36. Seeff, L.B., et al.: Acetaminophen hepatotoxicity in alcoholics. A therapeutic misadventure. Ann. Intern. Med. **104,** 399–404 (1986)
37. Shaw, F., et al.: Lethal outbreak of hepatitis B in a dental practice. JAMA **255,** 3260–3264 (1986)
38. Smith, J.L., et al.: Comparative risk of hepatitis B among physicians and dentists. J. Infect. Dis. **13,** 705-706 (1976)
39. Sywassink, J.M., Lutwick, L.I.: Risk of hepatitis B in dental care providers: a contact study. J. Am. Dent. Assoc. **106,** 182–184 (1983)
40. Trends in mortality from cirrhosis and alcoholism – United States, 1945–1983. Morbidity and Mortality Weekly Report **35,** 703–705 (1986)
41. Tullman, M.J., et al.: The threat of hepatitis B from dental school patients: a one year study. Oral Surg. **49,** 214–216, (1980)
42. Weil, R.B., et al.: A hepatitis B serosurvey of New York dentists. N.Y. State Dent. J. **43,** 587–590 (1977)
43. Werner, B.G., Grady, G.F.: Accidental hepatitis surface antigen positive inoculations: Use of e antigen to estimate infectivity. Ann. Intern. Med. **97,** 367–369 (1982)
44. Zuckerman, A.J.: Hepatitis B: its prevention by vaccine. J. Infect. Dis. **143,** 301–304 (1981)

13 Sexuell übertragbare Erkrankungen

13.1 Einleitung

Sexuell übertragbare Erkrankungen (STD: sexually transmitted disease) stellen weltweit ein erhebliches Gesundheitsproblem dar und nehmen in vielen Fällen weiter zu. Zu dieser Gruppe von Krankheiten sind das erworbene Immundefektsyndrom (AIDS), Gonorrhoe, Syphilis, Chlamydieninfektionen, Herpes genitalis, Hepatitis B, Trichomoniasis, Lymphopathia venerea, Ulcus molle, Condylomata acuminata und Pediculosis pubis zu zählen. Die Folgen der verschiedenen STDs reichen von leichten Beeinträchtigungen oder Irritationen bis hin zu hochgradigen Schwächezuständen und Tod.

Sexuell übertragbare Erkrankungen sind für die Zahnmedizin von großer Bedeutung. Einerseits muß der Zahnarzt in der Lage sein, deren zahlreiche orale Manifestationen zu erkennen, um die Patienten zur Weiterbehandlung an einen Arzt überweisen zu können; andererseits können manche dieser Krankheiten durch direkten Kontakt mit Läsionen, Blut oder Speichel übertragen werden. Da viele Patienten symptomlos sind, muß der Zahnarzt alle Patienten als potentiell infektiös betrachten und wirksame Hygienemaßnahmen treffen.

Obwohl die meisten sexuell übertragbaren Erkrankungen orale Infektionen verursachen und so auch auf diesem Wege übertragen werden können, werden in diesem Kapitel nur Gonorrhoe, Syphilis und Herpes genitalis besprochen, da diese Entitäten für die zahnärztliche Praxis von besonderem Interesse oder größerer Bedeutung sind und als Beispiele für einige grundsätzliche Prinzipien dienen können. Darüber hinaus sei auf die Kapitel 12 und 14 verwiesen, in denen Hepatitis B und AIDS behandelt werden.

13.2 Gonorrhoe

13.2.1 Allgemeine Beschreibung

13.2.1.1 Epidemiologie. In den Vereinigten Staaten ist die Gonorrhoe mit über 1 Million dokumentierten Fällen die am häufigsten gemeldete Infektionskrankheit. Man geht jedoch davon aus, daß die Zahl der gemeldeten Fälle nur einen Bruchteil der tatsächlichen Häufigkeit der Krankheit widerspiegelt, die auf über 3 Millionen geschätzt wird.

Die Gonorrhoe befällt ausschließlich den Menschen und kommt weltweit vor. Sie wird fast nur beim Geschlechtsverkehr übertragen, sei es genital-genital, oral-genital oder rektal-genital. Die Primärinfektionen sind dementsprechend meist im Bereich der Genitalien, des Analkanals und des Pharynx lokalisiert.

Obwohl die Gonorrhoe in jedem Alter auftreten kann, wird sie am häufigsten in den Altersgruppen zwischen 20 und 24 Jahren sowie zwischen 15 und 19 Jahren beobachtet (1). Diese Altersgruppen umfassen viele alleinstehende Personen mit einem hohen Potential wechselnder Sexualkontakte. Außer in dieser Altersstufe ist das Risiko in den unteren sozialen Schichten und bei Stadtbewohnern erhöht. Erkrankungen bei Männern werden dreimal so häufig gemeldet wie bei Frauen. Dies ist jedoch nur ein scheinbarer Unterschied, da die Gonorrhoe bei Frauen oft asymptomatisch verläuft und daher unbemerkt bleibt.

13.2.1.2 Ätiologie. Die Gonorrhoe wird durch Neisseria gonorrhoeae, einen gramnegativen Diplokokken, der meist in segmentkernigen Leukozyten zu finden ist, verursacht. N. gonorrhoeae ist ein Aerobier, der zum Wachstum eine hohe Umgebungsfeuchtigkeit sowie ein spezifisches Temperatur- und pH-Niveau benötigt. Der Erreger ist sehr empfindlich und geht bei Austrocknung rasch zugrunde, so daß eine indirekte Übertragung nicht ohne weiteres möglich ist. N. gonorrhoeae entwikkelt verhältnismäßig schnell Resistenzen gegenüber Antibiotika, wodurch viele Stämme sowohl gegen Penicillin als auch gegen andere Antibiotika resistent geworden sind.

13.2.1.3 Pathophysiologie. Kennzeichnend für die Pathophysiologie der Gonorrhoe ist, daß N. gonorrhoeae nicht alle Epithelarten gleich gut durchdringen kann. Das Säulenepithel von Urethra und Zervix ist anfällig für eine Infektion, während das mehrschichtige Plattenepithel der Haut und der Mundschleimhaut sehr resistent gegenüber einer Infektion ist. An dieser Stelle ist anzumerken, daß Epithelübergänge, wie sie im Oropharynx und Rektum zu finden sind, ebenfalls leicht infiziert werden können (15,19,27). Dies erklärt das Vorkommen rektaler, pharyngealer und tonsillärer Infektionen sowie die Seltenheit oraler Infektionen. Als Anzeichen für die Resistenz der Haut gegenüber Infektionen ist die Tatsache zu werten, daß

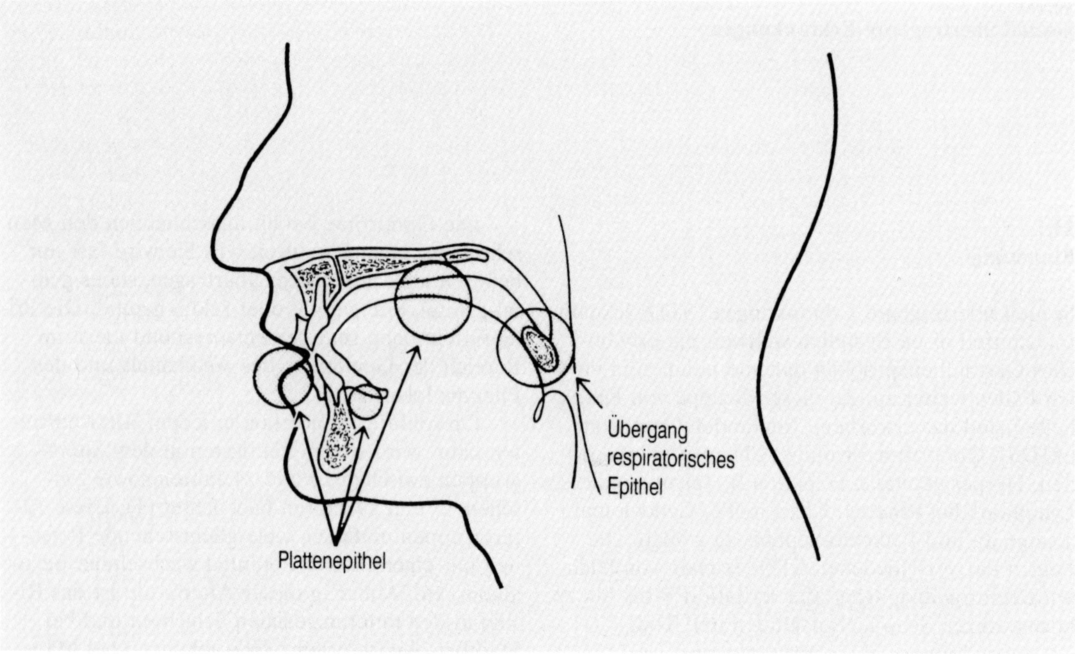

Abbildung 13–1:
Bereiche relativer Empfänglichkeit des Mundhöhlenepithels für Infektionen mit Neisseria gonorrhoeae

noch nie über eine Gonorrhoe an den Fingern berichtet wurde. In Abbildung 13–1 sind diejenigen Bezirke der Mundhöhle und des Oropharynx dargestellt, deren Epithelien verhältnismäßig leicht durch N. gonorrhoeae infiziert werden können.

Bei Männern beginnt die Infektion im allgemeinen in der vorderen Harnröhre. Die Keime verursachen eine subepitheliale Infektion und führen zur Produktion eines eitrigen Exsudates. Die Infektion kann lokalisiert bleiben oder sich über Lymph- oder Blutgefäße auf hintere Harnröhre, Blase, Epididymis, Prostata und Samenbläschen ausbreiten. Ferner kann in seltenen Fällen eine Gonokokkenbakteriämie durch hämatogene Streuung zur Manifestation der Erkrankung an entfernten Körperteilen, einschließlich der Mundhöhle, führen.

Bei Frauen tritt die Infektion meist im Bereich von Zervix und Urethra auf. Auch hier entwickelt sich eine subepitheliale Infektion unter Produktion eines eitrigen Exsudates. Die Infektion verläuft bei Frauen eher bland, neigt aber zur Ausbreitung auf Endometrium, Tuben, Ovarien und Peritoneum des kleinen Beckens. Außerdem besteht die Möglichkeit einer hämatogenen Ausbreitung. In vielen Fällen entzündlicher Erkrankungen im Bereich des kleinen Beckens kann eine Gonokokkeninfektion als Ursache nachgewiesen werden.

Bei Männern und Frauen kann nach Analverkehr oder nach direkter analer Kontamination durch genitale Läsionen eine Gonorrhoe des Rektums auftreten. Infektionen des Pharynx und der Mundhöhle können sich nach oralem Verkehr, meist Fellatio, entwickeln.

Eine Gonokokken-Bakteriämie kann zur weiteren Ausbreitung und einer Reihe von Komplikationen, zu denen eine wandernde Arthritis, Haut- und Schleimhautläsionen, Endokarditis, Meningitis und Perikarditis gehören.

13.2.2
Klinik

13.2.2.1 Symptomatik. Bei Männern treten die ersten Symptome meist nach einer Inkubationszeit von 2 bis 5 Tagen auf. Zu den häufigsten Symptomen zählen ein schleimig-eitriger Harnröhrenausfluß, Schmerzen beim Wasserlassen sowie verstärkter und häufiger Harndrang. Schmerzhaftigkeit und Schwellungen der Urethralöffnung kommen vor.

Bei Frauen verläuft ein erheblicher Anteil der Erkrankungen asymptomatisch oder unter Ausbildung nur minimaler Symptome. Der symptomatische Verlauf bei Frauen ist durch vaginalen oder urethralen Ausfluß, Dysurie sowie verstärkten und frequenten Harndrang gekennzeichnet. Zusätzlich können Abdominal- und Rückenschmerzen vorkommen.

Bei ungefähr 50% der Frauen und 1% bis 3% der Männer verläuft die Gonorrhoe asymptomatisch oder mit einer gering ausgeprägten Symptomatik (27). Dies ist insofern ungünstig, als solche Patienten wegen ihrer Erkrankung keine ärztliche Hilfe in Anspruch nehmen und daher ein Infektionsreservoir darstellen.

Die Gonorrhoe des Analkanals verläuft meist symptomärmer als die genitale Infektion, führt jedoch zu ähnlichen Erscheinungen wie reichlich eitrigem Ausfluß oder Schmerzen.

Im Bereich der Mundhöhle ist in den meisten Fällen der Pharynx betroffen. Eine gleichzeitige pharyngeale Infektion wird bei bis zu 20% der Patienten mit urogenitaler Gonorrhoe gefunden (9,18). Sie kann sich als asymptomatische Infektion mit einer diffusen unspezifischen Entzündung oder als leichte Angina manifestieren. Die pharyngeale Gonorrhoe wird vorwiegend bei homosexuellen Männern beobachtet und ist wahrscheinlich auf Fellatio mit infizierten Partnern zurückzuführen. Die Häufigkeit der Übertragung einer pharyngealen Gonorrhoe auf die Genitalien liegt wahrscheinlich deutlich unter der Häufigkeit der genital-genitalen Übertragung (9,18). Von Bedeutung ist jedoch die Tatsache, daß im ausgehusteten Speichel von zwei Dritteln der an oropharyngealer Gonorrhoe Erkrankten N. gonorrhoeae kulturell nachgewiesen werden kann (16).

Die gonokokkenbedingte Stomatitis oder orale Gonorrhoe wird für selten gehalten; ihr Vorkommen wurde jedoch durch verschiedene Fallbeschreibungen bestätigt (8,17,20,22,30). Es ist aber anzumerken, daß in vielen dieser Fälle der gesicherte Nachweis von N. gonorrhoeae fehlt, so daß es sich um Verdachtsdiagnosen handelt. Chue (5) gibt einen Überblick über die verschiedenartigen, unspezifischen Manifestationen der oralen Gonorrhoe. Dazu gehören akute Ulzeration, diffuse Erytheme, Nekrosen der Interdentalpapillen, Zungenödem, Bläschenbildung und ödematöse, leicht blutende Gewebsveränderungen sowie abwischbare pseudomembranöse Auflagerungen, die nach ihrer Entfernung eine blutende Oberfläche hinterlassen. Die Läsionen können solitär oder disseminiert auftreten. Zu den Symptomen zählen ferner Schleimhautbrennen oder -jucken, Mundtrockenheit, verstärkter Speichelfluß, schlechter Geschmack, fötider Mundgeruch, Fieber und submandibuläre Lymphknotenschwellungen. Die Läsionen der oralen Gonorrhoe können den Schleimhautveränderungen beim Vorliegen eines Erythema exsudativum multiforme, eines bullösen oder erosiven Lichen planus oder einer Gingivostomatitis herpetica ähneln.

In einer weiteren Veröffentlichung beschreibt Chue (4) den Fall einer Arthritis des Kiefergelenks, die durch Dissemination einer genitalen Gonorrhoe verursacht wurde.

13.2.2.2 Laborbefunde. Werden bei genitalen Infektionen gramnegative intrazelluläre Diplokokken im Ausstrich eines purulenten Ausflusses nachgewiesen, kann eine Infektion mit N. gonorrhoeae vermutet werden (Abb. 13–2). Die Diagnose muß durch den kulturellen Erregernachweis gesichert werden. Bei Verdacht auf oropharyngeale Gonorrhoe sind Ausstrich und Gramfärbung allerdings von geringem diagnostischem Wert, da andere Spezies von Neisseria zur physiologischen Mundflora gehören. Zur Differenzierung der Spezies muß in diesen Fällen eine Erregerkultivierung mit Untersuchung der Zuckerfermentation oder Methoden der Immunfluoreszenz herangezogen werden (13,19).

13.2.3 Therapie

Die aktuellen Empfehlungen für die Therapie einer unkomplizierten urogenitalen oder rektalen Gonorrhoe beinhalten die Gabe von Amoxicillin, Ampicillin oder Procain-Penicillin G in Kombination mit oral verabreichtem Probenecid plus Tetracyclin oder Doxycyclin. Mit Spectinomycin steht ein Ausweichpräparat für die Therapie von Infektionen mit penicillinasebildenden N. gonorrhoeae zur Verfügung, das jedoch bei pharyngealen Infektionen nicht wirksam ist. Zur Therapiekontrolle sollten 3 bis 7 Tage nach Abschluß der Behandlung erneut Kulturen angelegt werden. Therapieversager sind bei der Gonorrhoe selten. Die Häufigkeit von Infektionen mit penicillinasebildenden Stämmen von N. gonorrhoea nimmt jedoch zu; 1984 wurden in den Vereinigten Staaten bereits 4.000 Fälle gemeldet (1). Die Infektiosität geht nach Beginn der Antibiotikatherapie sehr rasch, wahrscheinlich bereits innerhalb von Stunden, zurück (13,26).

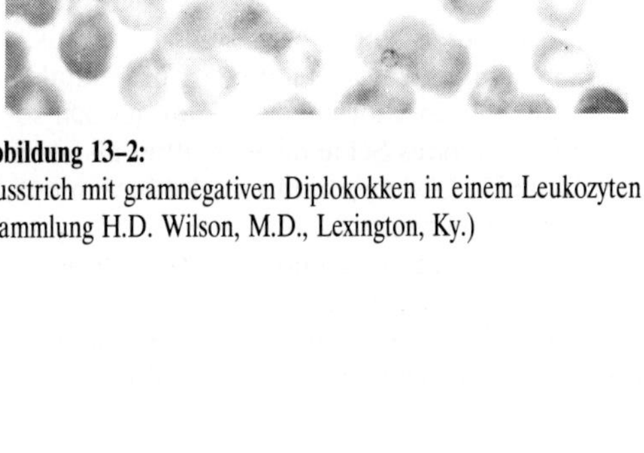

Abbildung 13–2:
Ausstrich mit gramnegativen Diplokokken in einem Leukozyten (Sammlung H.D. Wilson, M.D., Lexington, Ky.)

13.3 Syphilis (Lues)

13.3.1 Allgemeine Beschreibung

13.3.1.1 Epidemiologie. Die Syphilis ist heute in den Vereinigten Staaten hinter Gonorrhoe und Varizellen die dritthäufigst gemeldete Infektionskrankheit. Im Jahre 1984 wurden dort 28.607 Fälle von primärer oder sekundärer Syphilis gemeldet; die tatsächliche Häufigkeit ist jedoch wahrscheinlich wesentlich höher anzusetzen (1).

Wie bei der Gonorrhoe ist der Mensch auch bei der Syphilis einziger natürlicher Wirt des Erregers, obwohl zahlreiche Tierspezies experimentell infiziert werden konnten.

Die Übertragung der Syphilis erfolgt überwiegend durch Sexualkontakte, einschließlich des oral-genitalen und rektal-genitalen Infektionsweges; ebenso ist jedoch auch eine nichtsexuelle Übertragung, etwa beim Küssen, durch Bluttransfusionen oder zufällige Erregerinokulation mit kontaminierten Kanülen möglich. Eine indirekte Übertragung durch Infektionsträger ist möglich, wird aber selten beobachtet, da der Erreger außerhalb des Körpers nur kurze Zeit überlebt (29). Die kongenitale Syphilis tritt auf, wenn der Fetus in utero durch die erkrankte Mutter infiziert wird.

Häufigster Sitz der Syphilis-Primärinfektion sind die Genitalien, wenngleich auch extragenitale Primäraffekte, etwa an Lippen, Zunge, Fingern, Mamillen und Anus gefunden werden (29). Am häufigsten tritt die Syphilis bei Personen in der ersten Hälfte des dritten Dezenniums auf, gefolgt von Personen in der zweiten Hälfte des zweiten Lebensjahrzehnts. Unter den gemeldeten Fällen sind Männer doppelt so häufig vertreten wie Frauen (1).

13.3.1.2 Ätiologie. Erreger der Syphilis ist Treponema pallidum, eine zarte, empfindliche, anaerobe Spirochäte. T. pallidum wird durch Hitze, Austrocknung, Desinfektionsmittel sowie Wasser und Seife rasch zerstört (29). Der Erreger ist, außer mit bestimmten Silber-Imprägnierungsverfahren, nur schwer anzufärben. Der Nachweis gelingt am leichtesten im Nativpräparat mit Hilfe des Dunkelfeldverfahrens.

13.3.1.3 Pathophysiologie. Man geht davon aus, daß T. pallidum nicht imstande ist, völlig intaktes Hautepithel zu durchdringen; es kann jedoch sowohl durch intaktes Schleimhautepithel als auch über minimale Läsionen und Haarfollikel in den Organismus eindringen.

Innerhalb weniger Stunden nach der Invasion dringen die Bakterien bis zu den Lymphgefäßen und in die Blutbahn vor, was zur Ausstreuung führt. Der frühe syphilitische Primäraffekt ist ein granulomatöses Knötchen und führt zur Obliteration von Arteriolen mit Nekrosen, die in der Folge unter Fibrosierung und Vernarbung ausheilen.

13.3.2 Klinik

13.3.2.1 Symptomatik. Die Manifestationen und Beschreibungen der Syphilis werden nach der klassischen Einteilung drei Stadien zugeordnet, wobei jedes Stadium durch besondere, vom Verlauf und der Antigen-Antikörper-Reaktion abhängige Symptome charakterisiert ist. Je nach Stadium spricht man von primärer Syphilis (Lues I), sekundärer Syphilis (Lues II), tertiärer (latenter) Syphilis (Lues III) oder Syphilis connata (Lues connata). Im folgenden werden die verschiedenen Stadien kurz beschrieben.

Primäre Syphilis (Lues I). Klassische Läsion der Lues I ist der Primäraffekt (P.A.), eine solitäre granulomatöse Veränderung. Beim Hinzutreten regionaler Lymphknotenschwellungen spricht man von einem Primärkomplex. Der Primäraffekt entwickelt sich nach einer Inkubationszeit von 2 bis 3 Wochen (Abb. 13–3). Die Patienten sind jedoch schon vor dem Auftreten des Primäraffektes infektiös. Die anfängliche Papel vergrößert sich und wandelt sich in eine Induration mit oberflächlicher Erosion oder Ulzeration (harter Schanker) um. Meist ist die Oberfläche von einer gelblichen hämorrhagischen Kruste bedeckt und enthält reichlich T. pallidum. Der Primäraffekt ist in den meisten Fällen schmerzlos. In Verbindung mit dem Primäraffekt tritt eine schmerzlose derbe Vergrößerung der regionalen Lymphknoten auf (Primärkomplex). Der Primäraffekt bleibt in der Regel 3 bis 6 Wochen bestehen und hinterläßt unterschiedlich ausgeprägte Narben von der Form einer abgeheilten Papel (29). Genitalien, Mundhöhle und Anus sind die häufigsten Lokalisationen des Primäraffekts. Beispiele extragenitaler syphilitischer Primäraffekte zeigen die Abbildungen 13–4 und 13–5.

Sekundäre Syphilis (Lues II). Die Manifestationen der sekundären Syphilis entwickeln sich 6 bis 8 Wochen nach der Infektion. Der Primäraffekt kann sich zu diesem Zeitpunkt bereits vollständig zurückgebildet haben. Zu den Symptomen der sekundären Syphilis zählen Fieber, Arthralgien und Krankheitsgefühl, generalisierte Lymphknotenschwellungen sowie ein generalisiertes Exanthem der Haut und der Schleimhäute. Diese Symptome können einzeln oder kombiniert vorkommen. Im Bereich der Mundhöhle treten bei der sekundären Syphilis Pharyngitis, papuläre Läsionen, erythematöse oder gräulich-weiße Läsionen (Plaques muqueuses), unregelmäßige linienförmige Erosionen und in seltenen Fällen Parotisschwellungen auf

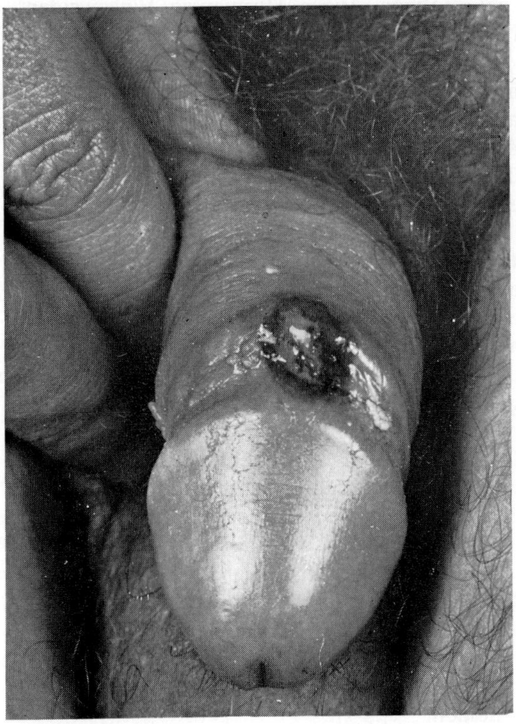

Abbildung 13–3:
Primäre Syphilis: Ulcus durum am Penis. (Aus RUDOLPH, A.W.: Syphilis. In TOP, F.H., WEHRLE, P.F. [Hrsg.]: Communicable and infectious diseases, ed. 8. St. Louis 1976, The C.V. Mosby Co., S. 647)

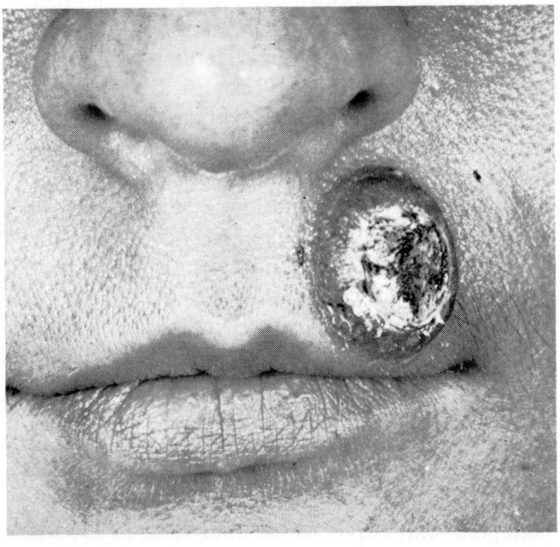

Abbildung 13–4:
Primäre Syphilis: extragenitales Ulcus durum an der Oberlippe. (Aus RUDOLPH, A.W.: Syphilis. In TOP, F.H., WEHRLE, P.F. [Hrsg.]: Communicable and infectious diseases, ed. 8. St. Louis 1976, The C.V. Mosby Co., S. 681)

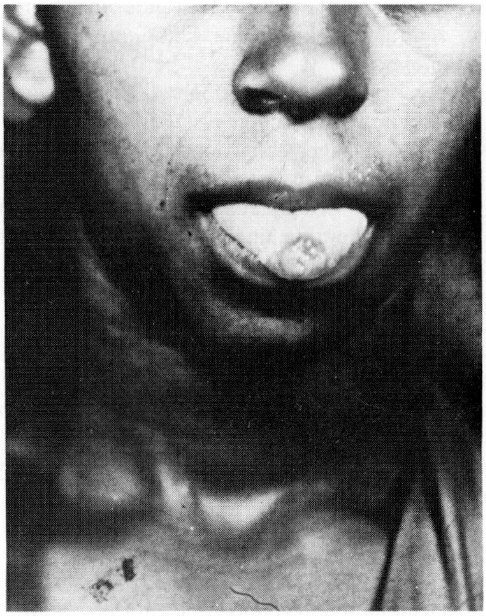

Abbildung 13–5:
Primäre Syphilis: extragenitales Ulcus durum an der Zunge

(3,12,21,29,32). Die Haut- und Schleimhautläsionen sind hochgradig infektiös.

Latente Syphilis. Ein Zwischenstadium der Syphilis ist das latente Stadium, das auf eine unbehandelte Lues II folgt. In dieser Zeit ist der Erkrankte völlig symptomfrei. Das latente Stadium kann sich über viele Jahre oder sogar bis zum Lebensende des Erkrankten erstrecken. Dieses Stadium nach einer überstandenen sekundären Syphilis ist durch eine asymptomatische Periode mit persistierend positiver Luesserologie charakterisiert. Im Frühstadium dieser Phase (1 bis 4 Jahre) können die Patienten Rezidivexantheme entwickeln und werden als infektiös betrachtet. Nach Ablauf von 4 Jahren treten keine Rezidive mehr auf, und die Patienten werden, mit Ausnahme von schwangeren Frauen und Blutspendern, als nicht infektiös eingestuft (29).

Tertiäre Syphilis (Lues III). Dieses Stadium ist Resultat einer unbehandelten Syphilis und stellt die destruktive Phase der Erkrankung dar. In diesem Stadium sind die Patienten nicht infektiös. Alle Organe können betroffen sein. Die Symptome der tertiären Syphilis treten erst Jahre nach der ursprünglichen Infektion auf.

Die Gummen als klassische lokalisierte Läsionen der Lues III befallen zahlreiche Gewebe, darunter Haut, Schleimhäute, Knochen, Nervengewebe und innere Organe. Man ist der Meinung, daß die Gummen das Endresultat einer Hypersensibilitätsreaktion darstellen. Es handelt sich dabei um granulomatöse entzündliche Veränderungen mit einer zentralen Nekrosezone. Die Gummen sind nicht infektiös.

Alle übrigen Manifestationen der tertiären Syphilis sind im wesentlichen vaskulärer Natur und resultieren aus einer obliterierenden Endarteriitis. Eine kardiovaskuläre Beteiligung äußert sich meist in Form eines Aortenaneurysmas. Die Neurosyphilis kann mit einem meningitisartigen Syndrom, gestörten Pupillenreflexen (Argyll-Robertson-Zeichen: lichtstarre Pupillen bei erhaltener Akkomodationsreaktion), veränderten Sehnenreflexen, progressiver Paralyse (unvollständige Paralyse) oder Tabes dorsalis (Degeneration der Hinterstränge des Rückenmarks und der hinteren, sensiblen Wurzeln), einhergehen (29).

Als orale Läsionen treten bei der tertiären Syphilis Gummen sowie eine diffuse interstitielle Glossitis auf. Die Glossitis interstitialis wird als Präkanzerose eingestuft. Die Zunge ist gelappt und gefurcht, die Papillen atrophiert, so daß die Oberfläche papillenlos und zerklüftet erscheint. Häufig liegt auch eine Leukoplakie vor. Orale Gummen sind selten zu beobachten und in den meisten Fällen an der Zunge oder am Gaumen lokalisiert. Sie präsentieren sich meist als feste Gewebsmassen mit zentraler Nekrose. Palatinale Gummen können den Gaumen zur Nase und zur Kieferhöhle hin perforieren.

Syphilis connata (Lues connata). Wenn die Mutter während der Schwangerschaft infiziert ist, leidet das Neugeborene an Syphilis oder deren Folgen. Die Infektion des Feten erfolgt in utero, meist nicht vor der 16. Schwangerschaftswoche, da die Plazenta bis zu diesem Zeitpunkt eine Barriere für die Erreger darstellt. Die Manifestationen sind vom Zeitpunkt der Infektion abhängig. Bei einer frühen Infektion treten Osteochondritis, Periostitis, Rhinitis, Sattelnase, Exantheme und ektodermale Störungen auf. Infektionen während der Spätschwangerschaft können zur Beteiligung von Knochen, Zähnen, Augen, Hirnnerven, Eingeweiden, Haut und Schleimhäuten führen.

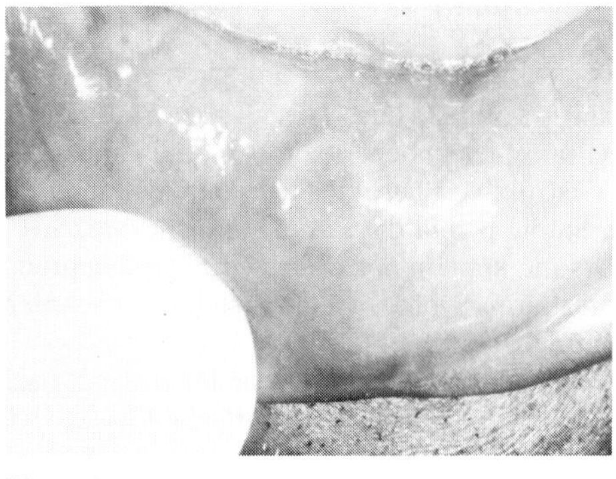

Abbildung 13–6:
Sekundäre Syphilis: Plaques muqueuses der Unterlippe

Zu den oralen Manifestationen der Lues connata gehören tonnenförmige obere mittlere Incisivi mit einer inzisalen Einziehung (Hutchinson-Zähne; Abb. 13–7), mißgebildete Molaren mit multiplen überschüssigen Höckern sowie periorale Rhagaden.

13.3.2.2 Laborbefunde. T. pallidum konnte bisher auf keinem Nährboden erfolgreich kultiviert werden, so daß die endgültige Diagnose einer Syphilis aufgrund eines positiven Erregernachweises bei der Untersuchung unter dem Dunkelfeldmikroskop gestellt werden muß. Zur Untersuchung gewinnt man frisches Exsudat aus verdächtigen Läsionen. Das Ergebnis der Dunkelfeldmikroskopie ist nur im Primär- und frühen Sekundärstadium der Syphilis zuverlässig positiv.

Obwohl der mikroskopische Erregernachweis die einzige Möglichkeit darstellt, die endgültige Diagnose einer Syphilis zu stellen, erlauben die serologischen Tests zumindest eine Wahrscheinlichkeitsdiagnose. Es gibt zwei Gruppen von Tests, die sich in der Art der untersuchten Antikörper unterscheiden.

Reagintests. Reagintests dienen zum Nachweis antikörperartiger Substanzen, die als Reagine bezeichnet werden und mit der Gewebsreaktion bei Kontakt mit T. pallidum in Zusammenhang gebracht werden. Der VDRL-Test (Venereal Disease Research Laboratories), der Plasma-Reagin-Test (rapid plasma reagin: RPR) und der automated reagin test (ART) sind Beispiele dieser Gruppe von Tests. Nachteil dieser Tests ist die Möglichkeit biologisch falsch-positiver Reaktionen.

Diese Tests werden erst 3 bis 4 Wochen nach Auftreten des Primäraffekts zuverlässig positiv. Der höchste Titer wird im Laufe der sekundären Syphilis erreicht. Bei tertiärer Syphilis ist das Ergebnis nicht immer positiv.

Spezifische Antikörpertests. Diese Antikörpertests dienen zum Nachweis von spezifischen Antikörpern gegen T. pallidum. Sie besitzen zwar eine höhere Spezifität als die Reagintests, sind aber weniger empfindlich. Der Treponema-pallidum-Immobilisationstest (TPI), der Fluoreszenz-Treponemen-Antikörper-Test (FTA) und der Fluoreszenz-Treponemen-Antikörper-Absorptions-Test (FTA-ABS) sind Vertreter dieser Gruppe von Tests. In den meisten Labors wird der FTA-ABS-Test, die heute wohl gebräuchlichste Untersuchung, als Standardtest in der Syphilis-Serodiagnostik eingesetzt.

Bei der primären Syphilis werden alle serologischen Tests innerhalb von 12 Monaten nach erfolgreicher Therapie wieder negativ. Nach einer sekundären Syphilis dauert es bis zu 24 Monate, bis

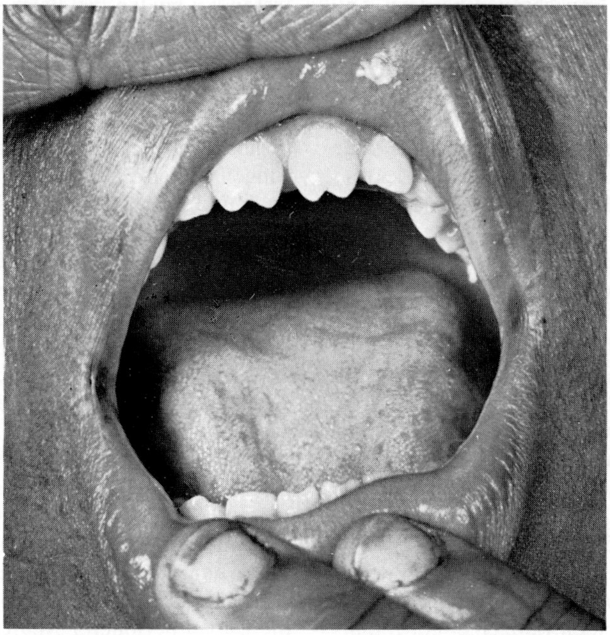

Abbildung 13–7:
Syphilis connata: Hutchinson-Zähne. Aus (30).

der Patient wieder seronegativ wird (2). Manche Patienten bleiben lebenslang seropositiv. Bei der tertiären Syphilis trifft dies für zahlreiche Patienten zu.

13.3.3
Therapie

Als Standardtherapie der Syphilis gilt heute die parenterale Gabe langwirkender Penicilline. Bei Penicillinallergie kommen als Alternative orale Tetrazykline und Erythromycin in Frage (2). Nach der Behandlung sollten die serologischen Untersuchungen regelmäßig wiederholt werden, um die Serokonversion zu negativen Ergebnissen zu überprüfen. Diese Serokonversion sollte sich innerhalb eines Jahres einstellen. Therapieversager sind bei der Syphilis sehr selten. Ein wichtiger Aspekt bei der Therapie der Syphilis ist die Tatsache, daß die Infektiosität, ebenso wie bei der Gonorrhoe, sehr rasch zurückgeht. Wahrscheinlich ist dies innerhalb von Stunden nach Therapiebeginn der Fall (26,29).

13.4
Herpes genitalis

13.4.1
Allgemeine Beschreibung

13.4.1.1 Epidemiologie. Der Herpes genitalis (Herpes simplex Typ 2) spielt weltweit als sexuell übertragbare Erkrankung eine bedeutende Rolle. Die Inzidenz ist nicht genau bekannt, da meist keine Meldepflicht besteht. Das Wissen um diese Krankheit und die Häufigkeit ihres Auftretens nehmen jedoch laufend zu, wie die Berichterstattung sowohl in der Laienpresse als auch in der Fachliteratur zeigt. Von den Centers for Disease Control (1) wird geschätzt, daß in den Vereinigten Staaten die Anzahl der Arztbesuche wegen Herpes genitalis von 26.000 im Jahre 1966 auf 423.000 im Jahre 1983 angestiegen ist. Wie bei anderen sexuell übertragbaren Erkrankungen unterschätzt diese offizielle Angabe die tatsächliche Situation wahrscheinlich bei weitem.

Das Herpes-simplex-Virus (HSV) wurde als „Liebesvirus“ bezeichnet, weil es in den meisten Fällen durch direkten Kontakt, in der Regel beim Küssen oder bei sexuellen Handlungen, übertragen wird. Tröpfcheninfektionen wurden noch nicht exakt nachgewiesen, obwohl sie möglich erscheinen (25). Die Autoinokulation über Gesicht, Finger, Augen und Genitalien stellt ein fortlaufendes klinisches Problem dar.

13.4.1.2 Ätiologie. Das HSV gehört zur Gruppe der Herpesviren, die außerdem das Zytomegalievirus, das Epstein-Barr-Virus und das Varizella-Zoster-Virus umfaßt (24). Man unter scheidet beim Herpes-simplex-Virus zwei eng verwandte Spezies, Typ 1 und Typ 2 (HSV-1 und HSV-2).

Das HSV-1 ist der Erreger der meisten Herpesinfektionen der oberen Körperhälfte, insbesondere an Mundschleimhaut (Gingivostomatitis herpetica; Herpes labialis), Nase, Augen, Gehirn und Haut. Infektionen mit HSV-1 sind extrem weit verbreitet; die meisten Erwachsenen besitzen Antikörper gegen dieses Virus. Man nimmt an, daß viele Erstinfektionen mit HSV-1 subklinisch verlaufen und daher vom Infizierten nicht bemerkt werden. Im allgemeinen erfolgt die Ansteckung durch engen Kontakt, etwa bei Berührungen oder beim Küssen, aufgrund der Übertragung infektösen Speichels. Ebenso kann das HSV-1 durch Sexualkontakte übertragen werden.

Für die meisten Herpesinfektionen der unteren Körperhälfte, also etwa an den Genitalien und ihrer Umgebung (Herpes genitalis), ist das HSV-2 verantwortlich. Es wird überwiegend durch Sexualkontakte übertragen, jedoch sind auch nichtsexuelle Übertragungen möglich. Neugeborene können von infizierten Müttern angesteckt werden. Epidemiologisch läßt sich ein Zusammenhang zwischen Herpes genitalis und Zervixkarzinomen nachweisen.

Obwohl HSV-1-Infektionen häufiger an der oberen und HSV-2-Infektionen häufiger an der unteren Körperhälfte beobachtet werden, können beide Infektionen in beiden Bereichen auftreten und von einer Region auf die andere übertragen werden (7,10; Abb. 13–8). Klinisch lassen sich die beiden Typen nicht unterscheiden.

13.4.1.3 Pathophysiologie. Da die pathologischen Vorgänge bei der HSV-1-Infektion und der HSV-2-Infektion im wesentlichen identisch sind, treten bei beiden die gleichen Haut- und Schleimhautläsionen auf. Die Infektion geht von einem engen Kontakt mit einer Läsion oder infektiösem Sekret (z.B. Speichel) aus. Im Anschluß daran dringen die Viren in Zellen ein, wo die Replikation beginnt. Zu den charakteristischen Zellveränderungen zählen Ballonierung, Kerneinschlußkörperchen und Bildung mehrkerniger Riesenzellen. Mit der Zelldestruktion gehen entzündliche Veränderungen und eine zunehmende Ödembildung einher, die zu papulösen, in flüssigkeitsgefüllte Vesikel übergehenden Effloreszenzen führt. Die Bläschen platzen auf und hinterlassen eine ulzerierte oder verkrustete Oberfläche. Es kommt zur Lymphadenopathie und Virämie. Bei ansonsten gesunden Personen wird die Infektion durch die natürlichen Abwehrmechanismen und Immunreaktionen beherrscht; bei immunsupprimierten Patienten und Säuglingen kann sich jedoch eine systemische Infektion mit oft letalem Ausgang entwickeln.

Wenn die Infektion abgelaufen ist, meist innerhalb von 10 bis 20 Tagen, dringen die Viren in die Enden peripherer Neurone ein und wandern in der Axonhülle bis zu den regionären Ganglien (bei HSV-1: Ganglion trigeminale, bei HSV-2: Sakralganglien) vor und persistieren dort. Auf bestimmte Reize hin, zu denen Traumen, Sonnenbestrahlung, Menstruation oder Geschlechtsverkehr zählen, werden die Viren reaktiviert, wandern entlang des Axons in Richtung der Peripherie und verursachen

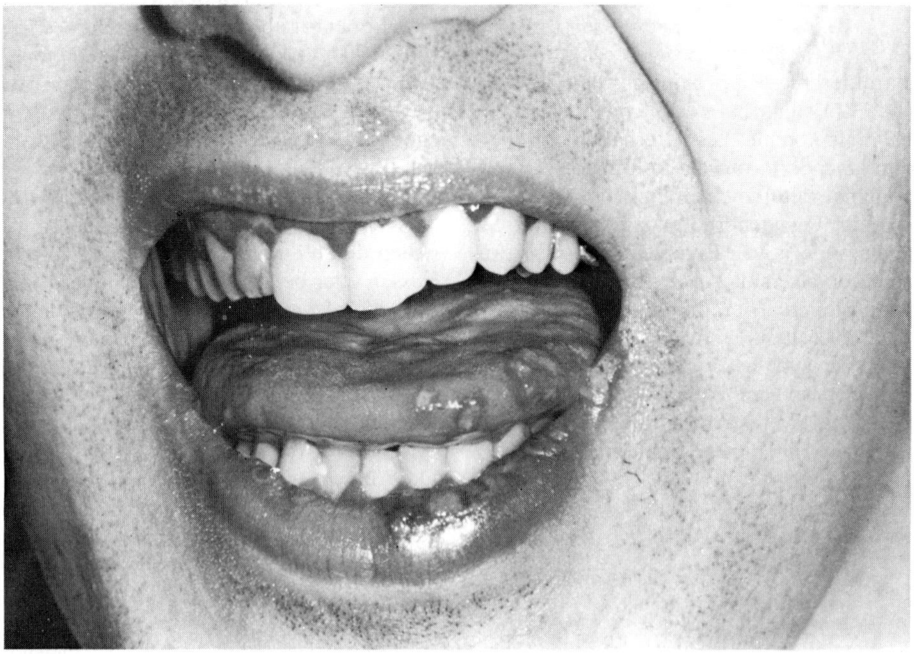

Abbildung 13–8:
Primärinfektion mit Herpes-simplex-Virus Typ 2 (serologisch gesichert) in der Mundhöhle. (Sammlung R.C. Noble, M.D., Lexington, Ky.)

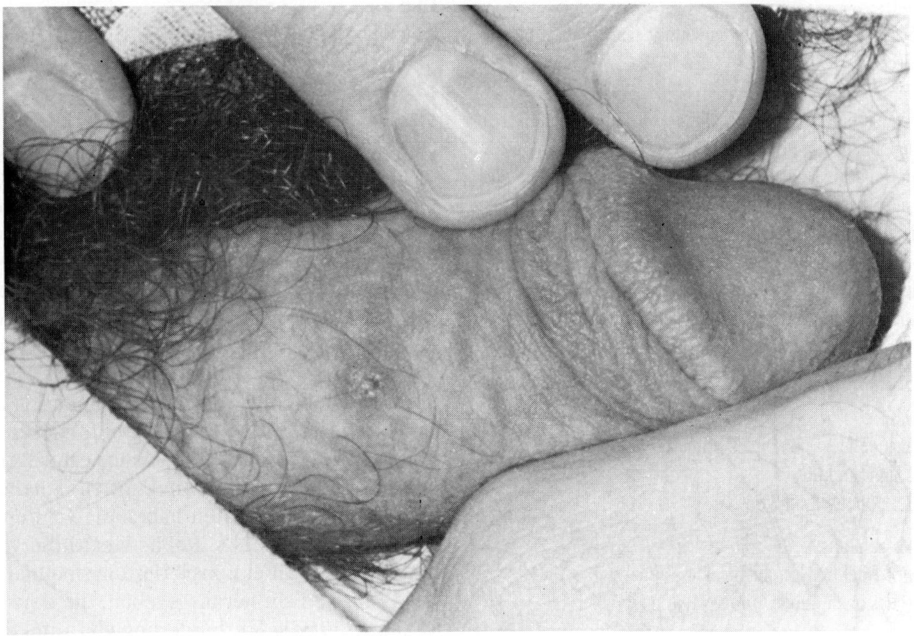

Abbildung 13–9:
Solitäre Herpesläsion am Penisschaft. (Sammlung R.C. Noble, M.D., Lexington, Ky.)

ein Rezidiv mit ähnlichen Läsionen wie bei der Primärinfektion. Die Rezidivläsionen sind jedoch in der Regel leichterer Art und bleiben lokal begrenzt.

13.4.2 Klinik

13.4.2.1 Symptomatik. Die Läsionen der Herpes-genitalis-Primärinfektion treten nach einer Inkubationsperiode von 2 bis 7 Tagen in Erscheinung. Bei Frauen können sowohl die inneren und äußeren Geschlechtsorgane als auch die Perinealregion oder die Haut im Bereich der Oberschenkel und des Gesäßes betroffen sein. Bei Männern wird sowohl das äußere Genitale als auch die Haut befallen. In feuchten Regionen neigen die Läsionen zur frühzeitigen Ulzeration und sind sehr schmerzhaft. Läsionen in exponierten trockenen Bereichen trocknen nach dem Pustel- oder Vesikelstadium unter Krustenbildung ein (Abb. 13–9). Neben einer schmerzhaften regionalen Lymphadenopathie wird die Infektion von Kopfschmerzen, Krankheitsgefühl und einer Fiebersymptomatik begleitet. Die Symptome klingen nach etwa 2 Wochen ab, während die Abheilung 3 bis 5 Wochen dauert (9,24).

Wie bereits erwähnt, stellen die Rezidive der Herpes-genitalis-Infektion meist ein weniger schweres Krankheitsbild dar und werden häufig durch Menstruation oder Geschlechtsverkehr ausgelöst. Vor dem Auftreten der Bläschen wird oft ein lokales Jucken, Prickeln oder Brennen bis hin zu Schmerzen bemerkt. Die Läsionen heilen innerhalb von 10 bis 14 Tagen ab. Allgemeinsymptome fehlen meist.

Bei Infektionen mit HSV-1 und HSV-2 sind die Läsionen hochinfektiös, so daß die Gefahr der Übertragung sowohl auf andere Personen als auch auf andere Körperpartien des Erkrankten besteht. Es besteht keine Klarheit darüber, wie lange Herpesläsionen infektiös bleiben. Ein kultureller Virusnachweis gelingt allerdings in jedem Stadium; daher sollten alle herpetischen Veränderungen, unabhängig vom Stadium (Papel, Vesikel, Ulkus oder Kruste) als infektiös betrachtet werden.

13.4.2.2 Laborbefunde. Bei der zytologischen Untersuchung eines Abstriches vom Grund einer Herpesläsion können die typischen Anzeichen viraler Infektionen, zu denen die Ballonierung von Zellen, Kerneinschlußkörperchen und mehrkernige Riesenzellen gehören, gefunden werden.

Die Identifikation des Virustyps erfolgt durch Anlegen von Zellkulturen, Virusisolierung und durch eine Reihe spezifischer Methoden, darunter Restriktionsendonuklease, Immunfluoreszenz und Immunperoxidase (10).

13.4.3 Therapie

Die Behandlung des primären und rezidivierenden Herpes genitalis beschränkt sich nach wie vor auf palliative und symptomatische Maßnahmen, da im-

Tabelle 13–1:
Zahnärztliche Betreuung von Patienten mit sexuell übertragbaren Erkrankungen

Da die Erkrankung des Patienten an einer STD vom Zahnarzt in vielen Fällen, ebenso wie bei anderen Infektionskrankheiten wie AIDS oder Hepatitis B, nicht erkannt werden kann, sollten *alle* Patienten als potentiell infektiös betrachtet und unter Beachtung der entsprechenden Hygienerichtlinien behandelt werden.

Besonderheiten

— Gonorrhoe:
Geringe Infektionsgefahr für den Zahnarzt
Orale Läsionen möglich

— Syphilis:
Unbehandelte Läsionen der primären und sekundären Syphilis sind infektiös
Blut ist potentiell infektiös

— Herpes genitalis:
Geringe Infektionsgefahr für den Zahnarzt
Orale Läsionen durch Autoinokulation möglich

mer noch keine kausale Therapie zur Verfügung steht. Viele systemische und topische Behandlungsmethoden wurden bereits erprobt. Dazu gehören die Behandlung mit Idoxuridin, Adenin-Arabinosid und Lysin, die Photoinaktivierung durch Vitalfarbstoffe sowie die Gabe von Bacillus-Calmette-Guérin-Vakzine (BCG), Varicella-Vakzine oder Herpes-Vakzinen. Bis heute wurden mit diesen Methoden allenfalls geringe Erfolge erzielt.

Die erste und bisher einzige Substanz, die sich gegen HSV als wirksam erwiesen hat, ist Aciclovir (Zovirax), das zwar keine Heilung herbeiführt, aber die Virusausscheidung reduziert und die Abheilung der Läsionen beschleunigt. Es stehen Zubereitungen zur peroralen, topischen und intravenösen Applikation zur Verfügung. Die beste Wirksamkeit von Aciclovir wird erreicht, wenn mit der Behandlung in einem möglichst frühen Stadium der primären oder rezidivierenden Infektion begonnen wird. Die aktuellen Empfehlungen für die systemische Anwendung beziehen sich auf die Behandlung genitaler Infektionen, sind möglicherweise jedoch auch für die Therapie oraler Infektionen geeignet. Bei Erstinfektionen wird die orale Gabe von täglich 5 mal 200 mg Aciclovir über einen Zeitraum von 10 Tagen empfohlen. Bei Rezidiven sollen 5 mal täglich 200 mg Aciclovir oral über einen Zeitraum von 5 Tagen gegeben werden (2).

13.5 Zahnärztliche Betreuung

13.5.1 Medizinische Besonderheiten (Tab. 13–1)

Die zahnärztliche Betreuung eines Patienten mit einer sexuell übertragbaren Erkrankung beginnt notwendigerweise mit dessen Identifikation. Naheliegendes Ziel ist es, alle Patienten mit einer aktiven Erkrankung zu identifizieren, da viele von ihnen potentiell infektiös sind. Leider ist dies nicht in allen Fällen möglich, da bei einem Teil dieser Patienten anamnestische Hinweise und charakteristische Symptome fehlen. Auch bei anderen Infektionskrankheiten wie AIDS und Hepatitis ist es nahezu unmöglich, alle potentiell infektiösen Patienten zu identifizieren. Es ist daher erforderlich, alle Patienten als potentiell infektiös zu behandeln. In den Vereinigten Staaten haben die Centers for Disease Control des U.S. Public Health Service Empfehlungen für Infektionsverhütungsmaßnahmen in der Zahnmedizin herausgegeben, die dort zum Standard für die Verhinderung von Infektionsübertragungen in der Zahnarztpraxis geworden sind (Zusammenfassung in Tab. 12–4). Die strenge Einhaltung dieser Richtlinien eliminiert praktisch alle Möglichkeiten der Infektionsübertragung in der Zahnarztpraxis.

Auch wenn diese Empfehlungen befolgt werden, sollten einige wichtige Fakten im Zusammenhang mit sexuell übertragbaren Erkrankungen beachtet werden.

13.5.1.1 Gonorrhoe. Patienten, die an Gonorrhoe erkrankt sind, stellen für den Zahnarzt nur ein geringes Infektionsrisiko dar. Gründe hierfür sind die besonderen Voraussetzungen für eine Übertragung und der schnelle Rückgang der Infektiosität nach Einleitung der antibiotischen Therapie. Patienten dieser Gruppe können daher ohne Einschränkungen behandelt werden.

13.5.1.2 Syphilis. Die Läsionen bei unbehandelter primärer oder sekundärer Syphilis sind, ebenso wie Blut und Speichel des Patienten, infektiös. Auch nach Einleitung der Therapie kann der endgültige Behandlungserfolg nur durch die Konversion der Ergebnisse spezifischer serologischer Tests von positiv nach negativ nachgewiesen werden; die Infektiosität geht jedoch in der Regel nach Beginn der antibiotischen Therapie rasch zurück. Die Zeit bis zur Serokonversion schwankt jedoch zwischen einigen Monaten und über einem Jahr; daher sollten Patienten, die sich wegen Syphilis in Behandlung befinden oder nach der Behandlung noch seropositiv sind, als potentiell infektiös betrachtet werden. Trotzdem kann jede erforderliche zahnärztliche Behandlung durchgeführt werden.

13.5.1.3 Herpes genitalis. Eine lokal begrenzte, unkomplizierte Herpes-genitalis-Infektion stellt für den Zahnarzt kein Problem dar; wegen der Möglichkeit einer Autoinokulation des Patienten in der Mundhöhle oder ihrer Umgebung oder einer gleichzeitigen oralen und genitalen Infektion empfiehlt es sich, den Patienten als potentiell infektiös zu betrachten. Fehlen orale Läsionen, kann jede erforderliche zahnärztliche Behandlung durchgeführt werden. Beim Vorliegen oraler Läsionen sollten aufschiebbare Behandlungen zu einem späteren Zeitpunkt vorgenommen werden, um eine Inokulation anderer Körperregionen zu vermeiden.

13.5.1.4 Patienten mit einer STD in der Vorgeschichte. Bei der Behandlung von Patienten, die sich bereits einmal eine sexuell übertragbare Erkrankung zugezogen haben, ist Vorsicht geboten, weil sie aufgrund dieser Tatsache einer Risikogruppe zuzuordnen sind. Zum einen besteht das Risiko darin, daß die damalige Infektion möglicherweise inadäquat behandelt wurde, zum anderen darin, daß eine Neuinfektion eingetreten ist. Bei dieser Personengruppe sollten Mundhöhle, Pharynx und Perioralregion besonders gründlich auf ungeklärte Veränderungen untersucht werden. Urogenitale Symptome einer STD könnten sich bei einer gründlichen Allgemeinuntersuchung zeigen. Zum Abschluß der Behandlung einer früheren Gonorrhoe müßte eine Erregerkultur angelegt worden und negativ ausgefallen sein. Bei der Behandlung einer Syphilis müßten über einen Zeitraum von mindestens einem Jahr regelmäßig serologische Untersuchungen erfolgt sein, um die Konversion von positiven zu negativen Ergebnissen zu verfolgen. Wenn bei diesen Erkrankungen eine solche Nachkontrolle unterblieben ist, ist an eine Überweisung zur weiteren Abklärung zu denken. Bei Syphilis in der Vorgeschichte kann auch der Zahnarzt die entsprechenden serologischen Tests durchführen lassen. Falls sich aufgrund der Vorgeschichte oder der Untersuchungsergebnisse der Verdacht auf eine STD ergibt, sollte der Patient zur Abklärung und eventuell erforderlichen Behandlung an einen Arzt überwiesen werden.

13.5.1.5 Patienten mit STD-verdächtigen Symptomen oder oralen Läsionen. Bei Patienten mit Symptomen einer sexuell übertragbaren Erkrankung oder ungeklärten Veränderungen im Mund- und Rachenraum sollte der Verdacht auf eine STD aufkommen. Dieser Verdacht ist bei Patienten, die zwischen 15 und 24 Jahre alt sind, in einer größeren Stadt wohnen, alleinstehend sind oder aus schlechten sozialen Verhältnissen stammen, besonders naheliegend. Alle Patienten mit verdächtigen Befunden sollten über mögliche Zusammenhänge mit zurückliegenden Sexualkontakten befragt und angewiesen werden, einen Arzt aufzusuchen. Für den Zahnarzt besteht allerdings auch die Möglichkeit, bei Verdacht auf Syphilis die Lues-Serologie vor der Überweisung selbst durchführen zu lassen. Herpesläsionen in der Mundregion sind, besonders in Verbindung mit anamnestisch bekanntem früherem Befall, relativ leicht zu diagnostizieren. Bei Patienten mit akuten Herpeseffloreszenzen im Mundbereich sollten keine aufschiebbaren Behandlungen, sondern lediglich zahnärztliche Notfallbehandlungen durchgeführt werden. Schwere orale Primärinfektionen können die Überweisung an einen Arzt erfordern.

13.5.2 Medikamentenanwendung

Unerwünschte Wechselwirkungen zwischen den zur Behandlung sexuell übertragbarer Erkrankungen eingesetzten Antibiotika und den in der Zahnheilkunde gebräuchlichen Medikamenten sind nicht bekannt. Es bestehen daher keine Kontraindikationen.

13.5.3 Modifikationen der Behandlungsplanung

Modifikationen der technischen Behandlungsplanung sind bei dieser Patientengruppe nicht erforderlich.

13.5.4 Orale Komplikationen

13.5.4.1 Gonorrhoe. Wie bereits erwähnt, variiert bei der Gonorrhoe das Bild oraler Manifestationen sehr stark und kann von einem leichten Erythem bis hin zu schweren Ulzerationen mit pseudomembranösen Belägen reichen. Der Patient kann symptomfrei bleiben, aber auch stark beeinträchtigt sein, wozu Einschränkungen oraler Funktionen, etwa beim Essen, Trinken oder Sprechen, gehören. Es sollte versucht werden, bei oralen Läsionen die Diagnose zu sichern.

Zu Beginn der Behandlung muß sichergestellt werden, daß der Patient von einem Arzt betreut wird und eine adäquate Antibiotikatherapie erhält. Die darauf folgende Behandlung der oralen Läsionen ist rein symptomatisch und beschränkt sich zunächst auf häufige Mundspülungen mit wässeriger Natriumbikarbonatlösung oder 3%iger Wasserstoffperoxidlösung. Danach können zur vorübergehenden Schmerzlinderung Haftsalben, visköse Zubereitungen von Lidocain (Xylocain) oder Diphenhydramin lokal angewendet werden (s. Anhang A). Der Patient sollte dahingehend beruhigt werden, daß die oralen Läsionen mit dem Abklingen der systemischen Infektion abheilen.

13.5.4.2 Syphilis. Ulcus durum und Plaques muqueuses sind meist nicht schmerzhaft, solange sich keine Sekundärinfektion einstellt. Diese Läsionen sind hoch infektiös. Mit und ohne Antibiotikathe-

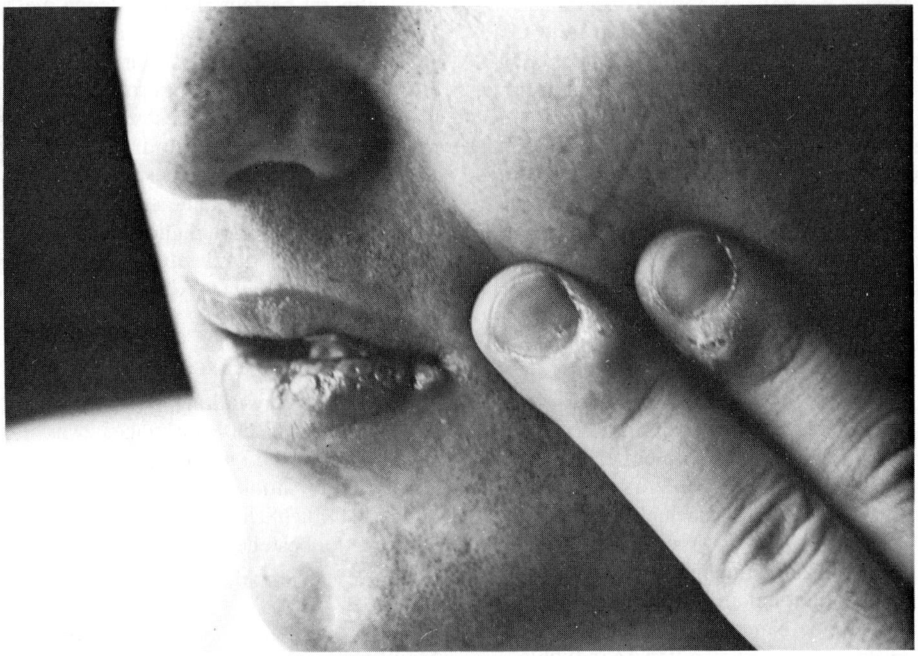

Abbildung 13–10:
Nagelbettinfektion (Paronychia herpetica) mit Herpes-simplex-Virus Typ 1. (Sammlung R.C. Noble, M.D., Lexington, Ky.)

rapie erfolgt eine spontane Rückbildung, obwohl zur Ausheilung der systemischen Infektion in jedem Fall Antibiotika erforderlich sind. Wie bei der Gonorrhoe beschränkt sich die Behandlung oraler Läsionen auf symptomatische Maßnahmen. Auch Gummen sind nicht schmerzhaft, solange sie nicht sekundär infiziert sind. Gummen sind nicht infektiös. Die interstitielle Glossitis wird als Präkanzerose eingestuft.

13.5.4.3 Herpes genitalis. Da es nicht möglich ist, Läsionen, die durch HSV-1 oder HSV-2 verursacht sind, klinisch zu unterscheiden, sollten alle herpetischen Läsionen im Bereich der Mundhöhle in der gleichen Weise behandelt werden (s. Anhang A). Alle oralen und perioralen Herpesläsionen sollten in jedem Stadium (Papel, Vesikel, Ulkus oder Kruste) als infektiös betrachtet werden. Es wird empfohlen, alle elektiven zahnärztlichen Behandlungen aufzuschieben, bis die Herpesläsionen vollständig abgeheilt sind. Grund für diese Empfehlung ist die Gefahr einer Autoinokulation des Patienten, einer Infektion des Zahnarztes (z.B. herpetische Paronychie) und einer Inokulation durch Aerosol oder Tröpfchen, die auf die Konjunktiven des zahnärztlichen Personals oder des Patienten gelangen.

Für den Zahnarzt stellt die Herpesinfektion der Nagelbetten durch Kontakt der Finger mit Herpesläsionen an den Lippen oder in der Mundhöhle des Patienten ein besondere Gefährdung dar (Abb. 13–10). Diese sogenannte Paronychia herpetica ist ein ernstes und behinderndes Problem. Aus einer Reihe von Untersuchungen geht hervor, daß sie wahrscheinlich weitaus stärker verbreitet ist als allgemein angenommen (23,28,31).

13.5.5 Zahnärztliche Notfallbehandlung

Wenn adäquate Hygienemaßnahmen getroffen werden, können zahnärztliche Notfallbehandlungen ohne weiteres durchgeführt werden.

13.6 Literatur

1. Annual Summary 1984. Morbidity and Mortality Weekly Report **33,** 24 (1986)
2. CDC: 1985 STD Treatment Guidelines. U.S. Department of Health and Human Services, Centers for Disease Control, Sept. 1985
3. CHAPEL, T.A.: The signs and symptoms of secondary syphilis. Sex. Transm. Dis. **7,** 161–164 (1980)
4. CHUE, P.W.Y.: Gonococcal arthritis of the temporomandibular joint. Oral Surg. **39,** 572–577 (1975)
5. CHUE, P.W.Y.: Gonorrhea: its natural history, oral manifestations, diagnosis, treatment and prevention. J. Am. Dent. Assoc. **90,** 1297–1301 (1975)
6. COREY, L., et al.: Genital herpes simplex infections: clinical manifestations, course and complications. Ann. Int. Med. **98,** 958–972 (1983)
7. EMBIL, J.A., et al.: Concurrent oral and genital infection with an identical strain of herpes simplex virus type 1. Sex Transm. Dis. **8,** 70–72 (1981)

8. Escobar, V., et al.: Oral gonococcal infection. Int. J. Oral Surg. **13,** 549–554 (1984)
9. Feldman, Y.M., Nikitas, J.A.: Pharyngeal gonorrhea. N.Y. State J. Med. **80,** 957–959 (1980)
10. Fife, K.H.: Laboratory diagnosis of herpes simplex virus infections and the realm of rapid diagnostic tests. Clinical update – herpes simplex: diagnosis and management. Burroughs Wellcome 1986
11. Fife, K.H.: Primary and recurrent concomitant genital infection with herpes simplex virus types 1 and 2. J. Infect. Dis. **147,** 163 (1983)
12. Fiumara, N.J., Grande, D.J., Giunta, J.L.: Papular secondary syphilis of the tongue. J. Oral Med. **45,** 540–542 (1978)
13. Giunta, J.L., Fiumara, N.J.: Facts about gonorrhea and dentistry. Oral Surg. **62,** 529–531 (1986)
14. Hira, S.K., Hira, R.S.: Parotitis with secondary syphilis. Br. J. Vener. Dis. **60,** 121–122 (1984)
15. Holmes, K.K., Morse, S.A.: Gonococcal infections. In Hoeprich, P.D. (Hrsg.): Infectious diseases, ed. 3. Philadelphia 1983, Harper & Row, Publishers, Inc.
16. Hutt, D.M., Judson, F.N.: Epidemiology and treatment of oropharyngeal gonorrhea. Ann. Intern. Med. **104,** 655–658 (1986)
17. Jamsky, R.J., Christen, A.G.: Oral gonococcal infections: report of two cases. Oral Surg. **53,** 358–362 (1982)
18. Karus, S.J.: Incidence and therapy of gonococcal pharyngitis. Sex. Transm. Dis. **6,** 143–147 (1979)
19. Kissane, J.M.: Bacterial diseases. In Kissane, J.M. (Hrsg.): Anderson‘s pathology, Vol. 1, ed. 8. St. Louis 1985, The C.V. Mosby Co.
20. Kohn, S.R., Shaffer, J.F., Chomenko, A.G.: Primary gonococcal stomatitis. Jama **219,** 86 (1972)
21. Manton, S.L., et al.: Oral presentation of secondary syphilis. Br. Dent. J. **160,** 237–238 (1986)
22. Merchant, H.W., Schuster, G.S.: Oral gonococcal infection. J. Am. Dent. Assoc. **95,** 807–809 (1977)
23. Miller, J.B.: Herpes simplex virus infection of the fingers of a dentist. J. Dent. Child. **43,** 99–102 (1976)
24. Nahmias, A.J., Campbell, D.E.: Infections caused by herpes simplex viruses. In Hoeprich, P.D. (Hrsg.): Infectious diseases, ed. 3. Philadelphia 1983, Harper & Row, Publishers, Inc.
25. Nahmias, A.J., Roizman, B.: Infection with herpes-simplex viruses 1 and 2. III. N. Engl. J. Med. **289,** 781–789 (1973)
26. Noble, R.C.: Persönliche Mitteilung, Aug. 1981
27. Rein, M.F., Hart, G.: Gonococcal infection. In Wehrle, P.F., Top, F.H. (Hrsg.): Communicable and infectious diseases, ed. 9. St. Louis 1981, The C.V. Mosby Co.
28. Rowe, N.H., Heine, C.S., Kowalski, C.J.: Herpetic whitlow: an occupational disease of practicing dentists. J. Am. Dent. Assoc. **105,** 471–473 (1982)
29. Rudolph, A.H.: Syphilis. In Hoeprich, P.D. (Hrsg.): Infectious diseases, ed. 3. Philadelphia 1983, Harper & Row, Publishers, Inc.
30. Schmidt, H., et al.: Gonococcal stomatitis. Acta Derm. Venereol. **41,** 324–327 (1961)
31. Watkinson, A.C.: Primary herpes simplex in a dentist. Br. Dent. J. **153,** 190–191 (1982)
32. Wong, P.N.D.: Secondary syphilis with extensive oral manifestations. Aust. Dent. J. **30,** 22–24 (1985)

14 AIDS

14.1 Einleitung

Das erworbene Immundefektsyndrom (AIDS; acquired immune deficiency syndrome) ist eine erst in neuerer Zeit bekannt gewordene Erkrankung, über die in den Vereinigten Staaten erstmals 1981 berichtet wurde. Der erste Bericht kam aus Los Angeles, wo bei fünf „gesunden" homosexuellen Männern eine seltene Form von Pneumonie, verursacht durch das Protozoon Pneumocystis carinii, diagnostiziert wurde. Bei diesen Patienten fand sich ohne erkennbare Ursache eine hochgradige Immunsuppression. Nach diesem scheinbar harmlosen Beginn wurden in den folgenden 7 Jahren (bis Dezember 1987) in den Vereinigten Staaten über 49.000 Fälle von AIDS gemeldet, wobei die Erkrankung in mehr als 27.000 Fällen zum Tod führte. Die Zahl der gemeldeten Fälle steigt weiter an (Tab. 14–1). Auch in Europa und anderen Gebieten der Erde wird eine steigende Häufigkeit der Erkrankung beobachtet. Die Letalität der Infektion wird heute auf 100% geschätzt (2,8,10,24).

Die AIDS-Epidemie schreitet unvermindert fort, wobei den amerikanischen Gesundheitsbehörden Centers for Disease Control (CDC) monatlich über 1.000 neue Fälle gemeldet werden. Die Zeit, in der sich die Fallzahl verdoppelt, scheint sich jedoch zu verlängern. In den 1.000 Fällen sind Personen mit persistierender generalisierter Lymphadenopathie, AIDS-related Complex (ARC) oder asymptomatischer Infektion nicht enthalten. Darüber hinaus wird geschätzt, daß weniger als die Hälfte der AIDS-Fälle tatsächlich den CDC gemeldet wird (1,10). Alle Anstrengungen der Medizin haben bislang nur zu immer mehr offenen Fragen geführt. Bis heute steht kein Impfstoff und keine Therapie zur Verfügung. Die derzeit einzigen Ansätze zur Bekämpfung von AIDS sind die präventive Gesundheitserziehung und die Beratung infizierter Patienten sowie ihrer Kontaktpersonen (Familie, Geschlechtspartner, Freunde, Kollegen). AIDS ist eine Infektionskrankheit, die hauptsächlich durch Sexualkontakte oder auf parenteralem Wege übertragen wird. Wegen der häufigen Assoziation von AIDS mit Homosexualität und dem Mißbrauch intravenös injizierter Drogen haben die ungünstigen sozialen Konsequenzen bei vielen Menschen leider zu einer vorurteilsbeladenen und moralisierenden Betrachtungsweise geführt. Es wird jedoch inzwischen klar, daß alle Teile der Gesellschaft potentiell durch diese Krankheit gefährdet sind.

Nach der aktuellen Definition der CDC ist eine Erkrankung an AIDS dann gegeben, wenn bei einem Patienten Kaposi-Sarkome und/oder eine Pneumocystis-carinii-Pneumonie oder andere lebensbedrohliche opportunistische Infektionen im Zusammenhang mit einer Immunsuppression, die nicht auf eine andere Erkrankung oder Medikation zurückzuführen ist, vorliegen. Die Lebenserwartung ab dem Zeitpunkt der Diagnosestellung liegt für die meisten AIDS-Patienten bei etwa zwei Jahren. Der Tod tritt meist infolge opportunistischer Infektionen und in einigen Fällen aufgrund von Komplikationen der verschiedenen Neoplasmen, die bei AIDS gefunden werden, ein.

Die Bedeutung und die Auswirkungen von AIDS für die Zahnmedizin müssen noch ermittelt werden. Es wurden jedoch bereits nationale Richtlinien für die Verhinderung einer Übertragung, die Identifikation von potentiell mit HIV (humanes Immundefektvirus) infizierten Patienten und die zahnärztliche Betreuung dieser Patienten aufgestellt. In diesem Zusammenhang ist zu erwähnen, daß diese Richtlinien formuliert wurden, ohne daß Hinweise darauf vorlagen, daß jemals eine Übertragung der Erkrankung im zahnärztlichen Bereich stattgefunden hat.

Die folgenden Abschnitte dieses Kapitels beschreiben die HIV-Infektion und die damit assoziierten Krankheitsbilder, die Konsequenzen für den

Tabelle 14–1:
Anzahl der pro Jahr gemeldeten AIDS-Fälle in den Vereinigten Staaten. Aus (19); Centers for Disease Control, Persönliche Mitteilung, Januar 1988

Jahr	Fallzahl
1982	747
1983	2.124
1984	4.569
1985	8.406
1986	12.134
1987	21.763

Tabelle 14–2:
Häufigkeit HIV-assoziierter Erkrankungen in den Vereinigten Staaten.

	1980–April 1986	1987 (geschätzt)
AIDS		
— gesamt	18.000	30.000
— verstorben	8.000	15.000
ARC	150.000	200.000–300.000
HIV-Träger	1–2 Mill.	2–4 Mill.

Zahnarzt sowie die Führung der Patienten und des Praxispersonals.

14.2 Allgemeine Beschreibung

14.2.1 Epidemiologie

In den Vereinigten Staaten sind bis Dezember 1987 bereits über 27.000 Patienten an AIDS verstorben. Zwischen einer und zwei Millionen Amerikaner haben HIV-Antikörper. Für Ende 1987 wird dort mit zwei bis vier Millionen Infizierten gerechnet (2; Tab. 14–2). Die Mehrzahl der AIDS-Fälle in den Vereinigten Staaten trat in vier Staaten auf – Kalifornien, New York, Florida und New Jersey. Fallberichte liegen jedoch aus sämtlichen Bundesstaaten vor. Die Städte mit den höchsten gemeldeten Zahlen von AIDS-Fällen sind New York, San Francisco, Miami, Newark und Los Angeles (19). Aus den Städten, in denen die Krankheit zuerst beobachtet wurde, werden nicht so viele neue Fälle berichtet, wie es in den Jahren 1981–85 erwartet worden war. Im Gegensatz dazu melden Städte, die sich noch im Frühstadium der Epidemie befinden, eine Verdoppelung der AIDS-Fallzahlen in einem Zeitraum zwischen sechs Monaten und einem Jahr. Zwischen 73% und 74% der beobachteten Fälle betreffen homosexuelle oder bisexuelle Männer im Alter von unter 50 Jahren (einschließlich 8% bis 10% homosexueller i.v.-Drogenabhängiger). Diese Verteilung ist seit Ende 1982 konstant geblieben. Drogensüchtige, insbesondere solche, die ihre Injektionsnadeln weiterreichten, stellen etwa 17% der Erkrankten. Auch dieser Anteil ist seit Ende 1982 konstant geblieben. Hämophile AIDS-Kranke stellen, ebenfalls unverändert seit 1982, einen Anteil von 1,0% der Fälle. Erkrankungen durch Bluttransfusionen hatten bis 1985 einen Anteil von 1,6% und bis 1987 einen Anteil von 2,2% an den AIDS-Erkrankungen. Der Anteil der Erkrankungen bei Heterosexuellen, die keiner der genannten Gruppen angehören, hat von 0,8% im Jahr 1985 auf 3,9% der gemeldeten Ende 1987 zugenommen. Der größte Teil dieses Anstiegs ist darauf zurückzuführen, daß die Centers for Disease Control Fälle, die in früheren Statistiken als unbestimmt geführt wurden, der Gruppe der Heterosexuellen zuordneten. Neuere Studien haben gezeigt, daß bis zu 25% der weiblichen Prostituierten HIV-Antikörper aufweisen. Es verbleibt eine Gruppe von 3% der erfaßten Fälle, in denen der Übertragungsweg unklar ist (1,2,10,19,24).

AIDS wird auch bei Kindern gefunden. Bis Ende 1987 wurden etwa 737 Fälle gemeldet. In 75% der Fälle stammten die Kinder aus Familien, in denen mindestens ein Elternteil an AIDS erkrankt ist oder ein erhöhtes AIDS-Risiko aufwies. Etwa 14% hatten Bluttransfusionen erhalten und 5% waren Hämophile. Die opportunistischen Infektionen bei Kindern sind vorwiegend bakterieller Natur. Kaposi-Sarkome sind selten (20).

AIDS-Erkrankungen wurden aus 21 europäischen Staaten berichtet, wobei die höchste Inzidenz in Belgien und Dänemark gefunden wurde. Meldungen über AIDS-Erkrankungen liegen ebenfalls aus Mittelamerika, Südamerika und Australien sowie aus Zentralafrika, wo der Ursprung der Erkrankung vermutet wird, vor.

Bis Ende 1987 wurden 3.941 AIDS-Erkrankungen bei Frauen gemeldet. 50% dieser Frauen waren i.v.-Drogenabhängige, 30% heterosexuelle Kontaktpersonen und 11% Transfusionsempfängerinnen. Weniger als 1% dieser Fälle standen mit Gerinnungsstörungen im Zusammenhang. In 9% blieb die Ursache unbekannt.

14.2.2 Ätiologie

Im Jahr 1984 wurde das ätiologische Agens in drei voneinander unabhängigen Laboratorien entdeckt. Ein französisches Team am Institut Pasteur isolierte ein Retrovirus, das Lymphadenopathie-assoziiertes Virus (LAV) genannt und etwas verfrüht als Erreger von AIDS bezeichnet wurde. In den Vereinigten Staaten isolierte ein Team der National Institutes of Health ein Retrovirus, das als humanes T-Zell-lymphotropes Virus Typ III (HTLV III) bezeichnet und als ätiologisches Agens von AIDS identifiziert wurde. Ein Team in San Francisco identifizierte ebenfalls ein Retrovirus, das AIDS-assoziierte Virus (ARV; AIDS-related virus) als auslösendes Agens von AIDS. Alle drei Viren waren ähnliche Retroviren, die sich lediglich in der Aminosäurensequenz unterschieden. Die Unterschiede im Krankheitsmuster können auf geringfügige Unterschiede zwischen den AIDS-Viren zurückgeführt werden, die auch die Entwicklung eines Impfstoffes erschweren.

Seit den ersten Berichten der drei Forschungs-

Tabelle 14–3:
Terminologie des AIDS-Erregers

LAV	Lymphadenopathie-assoziiertes Virus
ARV	AIDS-assoziiertes Retrovirus
HTLV-III	Humanes T-Zell-lymphotropes Virus Typ III
HIV	Humanes Immundefektvirus

teams hat sich herausgestellt, daß sie eigentlich dasselbe Retrovirus, das seine antigenen Eigenschaften ändern kann, beschrieben hatten. Bis 1986 wurde das Virus von den meisten Wissenschaftlern als HTLV-III bezeichnet und als auslösendes Agens von AIDS betrachtet. 1986 gab die World Health Organization die Empfehlung, das AIDS-Virus als human immunodeficiency virus (HIV) zu bezeichnen (Tab. 14–3).

14.2.3
Pathophysiologie und Komplikationen

Die Übertragung des HIV erfolgt vorwiegend durch den Austausch von Körperflüssigkeiten, insbesondere beim Geschlechtsverkehr durch infektiöse Samenflüssigkeit oder auf nichtsexuellem Wege durch die parenterale Übertragung von Blut; es kann jedoch nicht ausgeschlossen werden, daß weitere Übertragungswege möglich sind. Häufigster Modus der sexuellen Übertragung ist der homosexuelle Analverkehr; es wurden allerdings auch Fälle heterosexueller Übertragung von infizierten Männern auf nichtinfizierte Frauen dokumentiert. Auch Berichte über die Übertragung von infizierten Frauen auf nichtinfizierte Männer liegen vor (3). Eine heterosexuelle Übertragung des HIV beim Geschlechtsverkehr kann durch infizierte i.v.-Drogenabhängige, bisexuelle Männer oder Empfänger von Blut oder Blutprodukten erfolgen. Das HIV konnte auch im Speichel nachgewiesen werden, jedoch liegen bisher nur in einem Fall Hinweise auf eine Übertragung durch Speichel vor. Eine Übertragung durch beiläufigen Kontakt konnte bisher nicht nachgewiesen werden.

Man schätzt, daß über 2 Millionen Amerikaner HIV-infiziert sind. Die derzeitigen Daten deuten darauf hin, daß 10% bis 60% dieser Personen das Vollbild einer AIDS-Erkrankung, wie es von den Centers for Disease Control definiert wurde, entwickeln werden (2,10,24). Ein positiver Nachweis von HIV-Antikörpern bedeutet nicht unbedingt, daß der Betroffene eine Virämie aufweist oder AIDS entwickeln wird. Am stärksten gefährdet, AIDS zu entwickeln, scheinen Personen zu sein, die sich mehrfach mit dem Virus infiziert haben und deren Immunsystem außerdem durch wiederholten Kontakt mit verschiedenen Antigenen (Samenflüssigkeit, Hepatitis-B-Viren, Blutprodukte) angegriffen ist (1). Infizierte entwickeln in der Regel innerhalb von zwei Monaten Antikörper gegen das Virus. Die Inkubationszeit für AIDS scheint verhältnismäßig lang zu sein. Es liegen Hinweise darauf vor, daß sie bis zu sieben Jahre betragen kann (5).

Wenn das HIV in die Blutbahn gelangt ist, befällt es selektiv T4-Lymphozyten (T-Helferzellen), um sich darin zu vermehren. Das Virus ist lymphotrop, so daß die Zellen, in denen es sich repliziert, in kurzer Zeit zerstört werden. Wenn das Virus einmal „Fuß gefaßt" hat, führt dies bald zum Abfall der Absolutzahl der T4-Lymphozyten und zu einer deutlichen Verschiebung des Verhältnisses zwischen T4- und T8- Lymphozyten. Der Quotient aus T4-Lymphozyten und T8-Lymphozyten (T-Suppressorzellen) liegt normalerweise bei 2:1 (60% T-Helfer- und 30% T-Suppressorzellen). Bei der HIV-Infektion kehrt sich der T4-/T8-Quotient um. Die deutliche Reduktion der T4-Lymphozyten erklärt die mangelnde Immunantwort, die bei AIDS-Patienten zu beobachten ist, und ist sehr wahrscheinlich für das häufige Auftreten von Malignomen (Kaposi-Sarkome, Lymphome sowie Rektum- und Mundhöhlenkarzinome) bei AIDS-Erkrankten verantwortlich.

Der überwiegende Teil der HIV-Infizierten entwickelt keine Anzeichen einer Immunsuppression. Ihr Organismus antwortet auf die Infektion mit der Produktion von Antikörpern gegen HIV. Das Virus kann auch Neuronen und Makrophagen im Zentralnervensystem (ZNS) infizieren, wodurch es im Körper in einer latenten Form persistieren kann. Bei diesen Patienten kann sich gelegentlich eine Virämie entwickeln, so daß sie als potentiell infektiöse Virusträger anzusehen sind. Von besonderer Bedeutung ist die Tatsache, daß zirkulierende Antikörper nicht in der Lage sind, das Virus zu neutralisieren, weil es die Fähigkeit hat, seine Antigeneigenschaften zu verändern. Außer der Gefahr, daß diese Patienten infektiös werden oder AIDS entwickeln, beunruhigt vor allem die Tatsache, daß 50% von ihnen Zeichen einer Demenz entwickeln, die sehr rasch progredient verlaufen kann (2,10).

Tabelle 14–4:
Einteilung HIV-assoziierter Erkrankungen

Gruppe 1	Gesunde Antikörper-Positive
Gruppe 2	Antikörper-Positive mit leichten Symptomen (persistierende generalisierte Lymphadenopathie)
Gruppe 3	AIDS-related complex
Gruppe 4	AIDS

14.3 Klinik

14.3.1 Symptomatik

Patienten, die sich eine HIV-Infektion zugezogen haben, können nach der ursprünglichen Einteilung der CDC vier Gruppen zugeordnet werden. Diese Gruppen werden im folgenden beschrieben und sind in Tabelle 14–4 zusammengefaßt.

Gruppe 1: Patienten mit positivem HIV-Antikörpernachweis ohne klinische Symptome oder pathologische Laborwerte.

Gruppe 2: Patienten mit positivem HIV-Antikörpernachweis, leichteren Veränderungen der Laborwerte und fakultativ zusätzlich klinischen Symptomen wie Lymphknotenschwellungen, Nachtschweiß, Gewichtsverlust usw. (persistierende generalisierte Lymphknotenschwellung, Lymphadenopathiesyndrom [LAS]).

Gruppe 3: Patienten mit ARC, positivem HIV-Antikörpernachweis, vermindertem T4-/T8-Quotienten (unter 1) und fakultativ Lymphknotenschwellungen, Gewichtsverlust, Nachtschweiß, Fieber, Krankheitsgefühl und/oder Diarrhoe.

Gruppe 4: Patienten mit AIDS weisen außer einem veränderten T4-/T8-Quotienten (unter 0,5) Kaposi-Sarkome und/oder lebensbedrohende opportunistische Infektionen auf. Sie sind in der Regel HIV-Antikörper-positiv und können an einer generalisierten Lymphknotenschwellung, schwerem Gewichtsverlust, Abgeschlagenheit, chronischer Diarrhoe, chronischem Fieber und Nachtschweiß leiden (Abb. 14–1, Tab. 14–5).

Das HIV kann das Zentralnervensystem infizieren und führt häufig zu einer progressiven Demenz. Die betroffenen Patienten können verwirrt oder desorientiert werden oder Ausfälle des Kurzzeitgedächtnisses zeigen. Andere entwickeln schwere Depressionen, paranoide Störungen oder eine Suizidneigung.

1986 haben die Centers for Disease Control eine neue Stadieneinteilung der HIV-Infektion eingeführt. Sie ist in den Tabellen 14–6 und 14–7 dargestellt (7).

14.3.2 Laborbefunde

Das HIV kann aus Blut, Samenflüssigkeit, Tränenflüssigkeit und Speichel vieler HIV-Infizierter isoliert werden. Die meisten Infizierten weisen, unabhängig vom Vorliegen klinischer Symptome, Antikörper gegen HIV auf. Patienten mit ARC oder AIDS zeigen einen verminderten T-Helfer/T-Suppressor-Quotienten, eine verminderte Lymphozytenzahl, eine Thrombozytopenie, eine Anämie, eine Veränderung des humoralen Antikörpersystems und eine reduzierte Bereitschaft zu allergischen Reaktionen vom verzögerten Typ im Hauttest (kutane Anergie).

Im Laufe des Jahres 1985 kamen verschiedene Suchtests zur Bestimmung von Antikörpern gegen HIV auf den Markt. Der ELISA-Test (enzyme-linked immunosorbent assay) ist sehr empfindlich, führt jedoch häufig zu falsch-positiven Ergebnissen. Es ist zur Zeit üblich, zunächst den ELISA-Test als Suchtest durchzuführen und bei positivem Ergebnis als zweiten Test den Western-Blot-Test einzusetzen. Diese Kombination von Suchtests gewährleistet eine Sicherheit von über 99%. Ein positiver Ausfall des ELISA- und Western-Blot-Tests besagt lediglich, daß eine Infektion mit HIV stattgefunden hat, erlaubt jedoch keine Rückschlüsse auf das Vorliegen von AIDS, ARC oder generalisierter Lymphadenopathie. Ebensowenig kann auf das Vorliegen einer Virämie geschlossen werden, da zum Virusnachweis spezielle, sehr viel teurere Tests durch geführt werden müßten. Patienten mit positivem ELISA und Western-Blot werden jedoch als potentiell infektiös betrachtet.

14.4 Therapie

Eine wirksame Therapie gegen die HIV-Infektion ist nicht bekannt. Antivirale Substanzen konnten nicht erfolgreich zur Zerstörung des HIV eingesetzt werden. Es konnte jedoch nachgewiesen werden, daß Azidothymidin (AZT) in vitro eine deutliche Hemmung der Replikationszytopathogenität des HIV bewirkt. Durch Behandlung mit AZT konnte das Leben von AIDS-Kranken um mehrere Monate verlängert werden. Das Medikament wurde 1986 erstmals zur Anwendung bei ausgewählten AIDS-Patienten (Genesung nach Pneumocystis-carinii-Pneumonie bei fehlenden Anzeichen einer Leber- oder Nierenschädigung) freigegeben (22). Versuche, die Funktion des supprimierten Immunsystems zu verbessern, sind fehlgeschlagen. Die medizinische Betreuung Infizierter besteht aus diesem Grund darin, den Patienten nach Möglichkeit vor Infektionen zu schützen und eingetretene Infektionen durch Isolation und mit hochdosierten Antibiotika zu behandeln. Das bei AIDS gefundene Kaposi-Sarkom (epidemische Form) ist erheblich aggressiver als die klassische Form dieses Gefäßtumors, die hauptsächlich bei älteren Männern auftritt, und ist durch chirurgische Therapie oder Bestrahlung häufig nur schwer zu beherrschen.
Zur Zeit muß die Therapie von AIDS-Patienten als symptomatisch betrachtet werden. Mit der Entwicklung eines Impfstoffs ist bestenfalls in einigen Jahren zu rechnen, weil die schnelle Veränderung

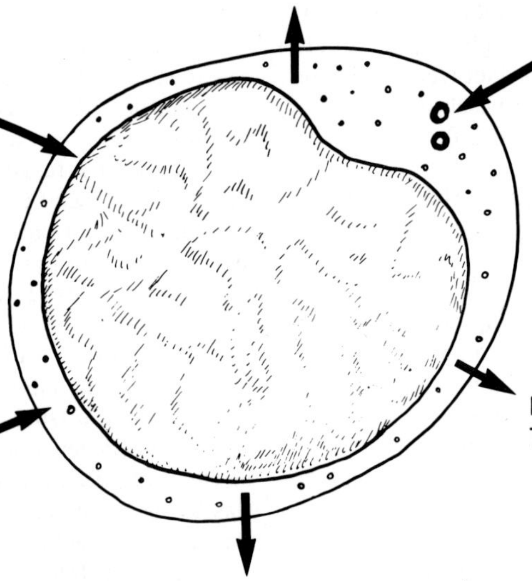

Abbildung 14–1:
Schema eines T-Lymphozyten mit den verschiedenen Faktoren, die mit der Ätiologie und dem Verlauf der HIV-Infektion verknüpft sind (Nach einem Diagramm von Dr. SOL SILVERMAN)

Tabelle 14–5:
Symptome und Sekundärerkrankungen bei AIDS

Keine oder unspezifische

Neurologische

Opportunistische Infektionen
- Pneumocystis-carinii-Pneumonie
- Tuberkulose
- Candidiasis
- Cryptosporidiose
- Histoplasmose

Neoplasien
- Kaposi-Sarkom
- Non-Hodgkin-Lymphome
- Karzinome (oral, rektal)

HIV-Antikörper im Serum

T4/T8-Quotient unter 0,5

Tabelle 14–6:
Einteilung HIV-assoziierter Erkrankungen – neue Klassifikation der Centers for Disease Control. Aus (7).

Gruppe	Merkmale
I	**akute Infektion**
II	**asymptomatische Infektion**
III	**persistierende generalisierte Lymphknotenschwellung**
IV	**andere Erkrankungen**
IV A	allgemeine Krankheitssymptome, die nicht anders als durch eine HIV-Infektion erklärt werden können
IV B	neurologische Erkrankungen
IV C	sekundäre Infektionskrankheiten
IV C-1	spezielle sekundäre Infektionskrankheiten nach der Liste der CDC-Definition
IV C-2	andere spezielle sekundäre Infektionskrankheiten
IV D	sekundäre Malignome
IV E	andere Krankheitszustände

Tabelle 14–7:
Einteilung HIV-assoziierter Erkrankungen – neue Klassifikation der Centers for Disease Control: Gruppe IV. Aus (7).

Gruppe	Merkmale
IV	andere Erkrankungen
IV A	allgemeine Krankheitssymptome länger als einen Monat andauerndes Fieber unbeabsichtigte Gewichtsabnahme um mehr als 10% länger als einen Monat andauernde Diarrhoe
IV B	neurologische Erkrankungen Demenz Myelopathie periphere Neuropathie
IV C	sekundäre Infektionskrankheiten
IV C-1	Pneumocystis-carinii-Pneumonie Kryptosporidiose Toxoplasmose extraintestinale Strongyloidiasis Isosporiasis Candidiasis (ösophageal, bronchial, pulmonal) Kryptokokkose Histoplasmose Zytomegalievirus-Infektionen disseminierter Herpes simplex progressive multifokale Leukenzephalopathie
IV C-2	Haarleukoplakie Herpes zoster rezidivierende Salmonellensepsis Nokardiose Tuberkulose orale Candidiasis
IV D	sekundäre Malignome Kaposi-Sarkom Non-Hodgkin-Lymphom primäres Hirnlymphom
IV E	andere Krankheitszustände chronische lymphoide interstitielle Pneumonie Befunde, die wahrscheinlich HIV-assoziiert sind, aber nicht in eine der obigen Kategorien passen

der Antigeneigenschaften des Virus erhebliche Probleme aufwirft. Erste Forschungsergebnisse deuten darauf hin, daß Substanzen gefunden werden könnten, die entweder die Replikation des Virus verhindern oder die Funktion des Immunsystems verbessern (1,2,10,19).

Für Homosexuelle wurden folgende Empfehlungen zur Verminderung des Infektionsrisikos ausgesprochen:
- Verminderung der Anzahl der Sexualpartner
- Kein Geschlechtsverkehr mit nicht näher bekannten Geschlechtspartnern
- Änderung der Sexualpraktiken, um den Austausch von Körperflüssigkeiten zu vermindern
- Einschränkung des Gebrauchs von Drogen wie beispielsweise Alkohol, leichtflüchtigen Nitriten usw. sowie
- Gewöhnung an Reinigungsmaßnahmen vor und nach dem Geschlechtsverkehr.

Im Zusammenhang mit AIDS treten zahlreiche schwerwiegende emotionale und psychische Probleme auf. Daher ist eine psychosoziale Intervention vor der Durchführung von Tests, zum Zeitpunkt der Diagnosestellung und während des gesamten Krankheitsverlaufs außerordentlich wichtig. Die emotionale Belastung, mit einer tödlichen Erkrankung konfrontiert zu sein, kann für junge Menschen extrem schwer sein. Den Patienten muß geholfen werden, die Todesangst, die Schuld an der Übertragung der Krankheit und die Notwendigkeit, sich selbst vor opportunistischen Infektionen zu schützen, erfolgreich zu bewältigen. Außerdem sollten sie ermutigt werden, sich Geschlechtspartnern, Freunden und Angehörigen, die sie unterstützen, offen und ehrlich mitzuteilen. Die psychosoziale Intervention kann dem Patienten auch helfen, Probleme wie die Sicherung des Lebensunterhalts oder die Aufnahme in eine Gruppentherapie für AIDS-Kranke zu lösen. Dem Patienten kann die psychosoziale Beratung Zugang zu Organisationen und Gruppen, die sich der Betreuung von AIDS-Kranken widmen, verschaffen und ihm helfen, sich Informationen und Literatur über Infektionen und Erkrankungen zu beschaffen sowie Verbindung zu öffentlichen Einrichtungen aufzunehmen (10; Abb. 14–2).

14.5 Zahnärztliche Betreuung

14.5.1 Medizinische Besonderheiten

Das Hauptproblem, mit dem der Zahnarzt bei der Behandlung HIV-Infizierter konfrontiert ist, besteht darin, die Übertragung des HIV von infizierten Patienten auf sich selbst, seine Mitarbeiter und andere Patienten zu verhindern. Obwohl eine Übertragung des Virus über Speichel bei zahnärztlichen Behandlungen bisher noch nicht nachgewiesen wurde, erscheint dies durchaus möglich. Die Gefahr einer Übertragung durch infektiöses Blut ist bekannt. Zahnärztliche Behandlungen, die zu Weichteilverletzungen führen, haben eine Vermischung unterschiedlicher Mengen von Blut mit dem Speichel zur Folge. Daher können auch kleinste Verletzungen an den Händen des Zahnarztes oder des Praxispersonals Eintrittspforten für das Virus aus dem Blut-Speichel-Gemisch im Mund eines infizierten Patienten darstellen. Darüber hinaus können verspritzte Partikel dieses Gemischs

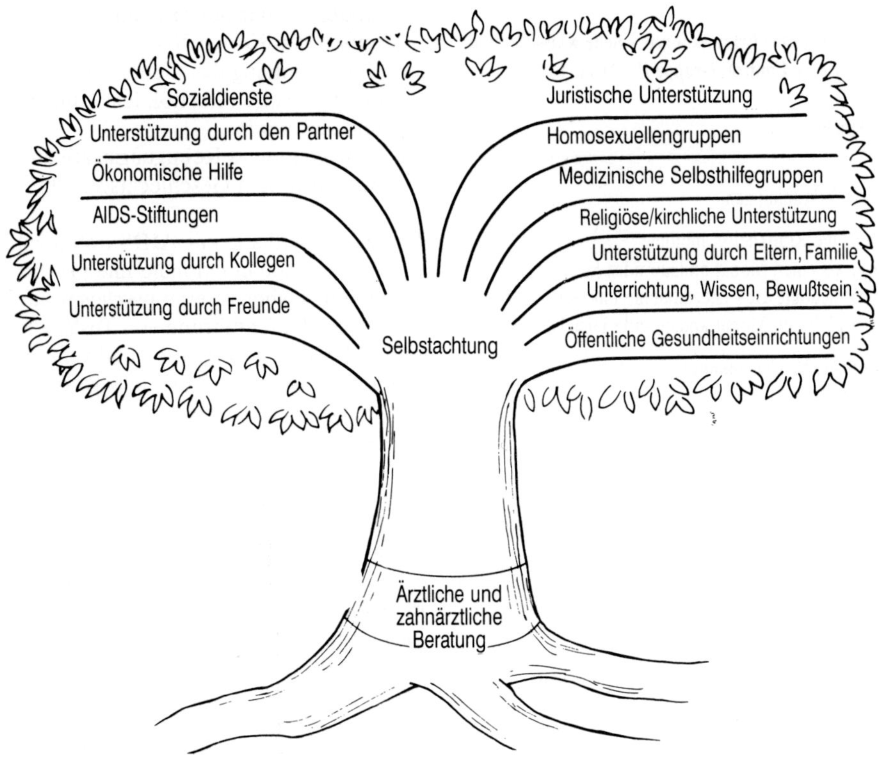

Abbildung 14–2:
Der Unterstützungsbaum, den der potentielle AIDS-Patient braucht, um mit den mit AIDS assoziierten Emotionen und Ängsten sowie den zur Verfügung stehenden Informationsquellen und Beratungsmöglichkeiten umzugehen.

bei verschiedenen Behandlungsmaßnahmen in die Augen gelangen, so daß hier eine zusätzliche Infektionsmöglichkeit gegeben sein kann.

Studien haben gezeigt, daß HIV durch Nadelstiche oder Verletzungen an Instrumenten übertragen werden kann (25). Solche Übertragungen kommen jedoch nur selten vor. In einer Studie über 1.758 Nadelstichverletzungen bei medizinischem Personal, das AIDS-Patienten betreute, wurden bisher nur drei Fälle von Serokonversion bei Personen, die keiner Hochrisikogruppe angehörten, gefunden (2). Die Gefahr zufälliger Verletzungen an scharfen Instrumenten ist allerdings nach wie vor das Hauptproblem in bezug auf die potentielle Übertragung von HIV in der Zahnarztpraxis. Außer besonderer Vorsicht im Umgang mit kontaminierten Instrumenten kann jedoch nur wenig getan werden, um diese Form der Virusübertragung zu vermeiden (6). Es sollte jedoch betont werden, daß das Risiko, nach einer einzelnen Nadelstichverletzung bei einem Hepatitis-B-Träger an einer Hepatitis B zu erkranken, zwischen 6% und 30% liegt, während das Risiko, nach einem einzelnen Nadelstich an AIDS zu erkranken, auf weit unter 1% geschätzt wird (6).

Bei zahnärztlichem Personal wurden in den Vereinigten Staaten 26 Fälle von AIDS oder assoziierten Erkrankungen beobachtet. Bis auf einen Zahnarzt gehörten alle diese Patienten einer AIDS-Hochrisikogruppe an (2). Zusammenfassend läßt sich feststellen, daß zwar prinzipiell die Gefahr einer Übertragung von HIV und einer nachfolgenden Serokonversion im zahnärztlichen Tätigkeitsbereich besteht, die Wahrscheinlichkeit einer Übertragung jedoch gering ist. Unter Berücksichtigung des zusätzlichen Risikos einer Infektion mit Hepatitis, Herpes simplex oder Syphilis ist die Anwendung von Abschirmungsmaßnahmen bei allen Patienten auf jeden Fall berechtigt (2,8,15,16).

Patienten mit einer schweren HIV-assoziierten Immunsuppression können bei invasiven zahnärztlichen Behandlungsmaßnahmen, die Gewebsverletzungen oder eine transitorische Bakteriämie zur Folge haben, durch postoperative Infektionen gefährdet sein. Diese Patienten können aufgrund einer schweren Thrombozytopenie außerdem eine Blutungsneigung aufweisen.

14.5.2 Vorbeugung gegen medizinische Komplikationen

Patienten, die als HIV-Träger identifiziert wurden, sollten in der zahnärztlichen Praxis entsprechend den Richtlinien behandelt werden, die ursprüng-

Tabelle 14–8:
Zahnärztliche Betreuung von Patienten mit AIDS oder HIV-assoziierten Erkrankungen: empfohlene Infektionsverhütungsmaßnahmen bei allen Patienten

Arbeitskleidung mindestens täglich oder bei sichtbarer Verschmutzung durch Blut wechseln; waschbare Kleidung kann wie normale Wäsche gewaschen werden.

Aluminiumfolie, undurchlässig beschichtetes Papier oder durchsichtige Plastikfolie kann zur Abdeckung von Oberflächen, die durch Blut oder Speichel kontaminiert werden können und schwer zu desinfizieren sind, benutzt werden (Lampengriffe, Arbeitsköpfe von Röntgengeräten usw.)

Abschirmungsmaßnahmen einsetzen:
- Handschuhe
  sollten vom gesamten zahnmedizinischen Personal getragen werden, wenn Schleimhäute, Körperflüssigkeiten, Sekrete oder blutverschmutzte Gegenstände berührt werden.
  Hände vor und nach Benutzung von Handschuhen waschen.
  Für jeden Patienten neue Handschuhe benutzen; Handschuhe nicht waschen und nicht beim nächsten Patienten weiterverwenden.
- Mundschutz und Augenschutz
  müssen getragen werden, wenn mit dem Verspritzen von Blut oder anderen Körperflüssigkeiten gerechnet werden muß.
- Kofferdam
  sollte bei Bedarf angelegt werden,
  leistungsfähige Absaugung.

Vor hochwirksamer Desinfektion oder Sterilisation sollten die Instrumente gereinigt werden, um Rückstände zu beseitigen; beim Spülen der Instrumente oder beim Einlegen in ein Ultraschallbad sollten dicke Gummihandschuhe getragen werden.

Alle Instrumente, die autoklaviert werden können, sollten mit diesem Verfahren sterilisiert werden; auch Heißluftsterilisation und chemische Sterilisationsverfahren können angewendet werden; hitzeempfindliche Instrumente müssen bis zu 10 Stunden in eine geeignete Desinfektionslösung eingelegt werden.

Die Routinesterilisation der Hand- und Winkelstücke zwischen der Behandlung verschiedener Patienten ist wünschenswert; wenn ein Handstück nicht sterilisierbar ist, sollte es abgespült, mit Wasser und einem Detergens abgebürstet und mit einem zugelassenen Desinfektionsmittel abgerieben werden; wassergekühlte Hand- und Winkelstücke sollte man morgens vor dem ersten Gebrauch einige Minuten lang über dem Abfluß laufen lassen, um Bakterien aus den Zuleitungen zu entfernen.

Wo dies möglich ist, Einwegartikel verwenden und entsprechend den örtlichen Vorschriften entsorgen.

Schutzkappen von Injektionsnadeln nicht wieder aufstecken; wenn mehrfach injiziert werden muß, neue Spritze benutzen oder Spritze in einem „sterilen Feld" ablegen, statt die Schutzkappe wieder aufzusetzen.

Benutzte scharfe Gegenstände (Skalpellklingen, Nadeln usw.) zur Entsorgung in stichfeste Behälter geben.

Flächendesinfektion (Stühle, Lampenoberflächen usw.) mit verdünntem Natriumhypochlorit (Chlorbleichlauge).

Einweg-Absaugrohre benutzen und Schläuche der Absauganlage nach der Behandlung mit verdünntem Haushaltsreiniger durchspülen.

lich für Hepatitis-B-Träger entwickelt wurden, mittlerweile aber für alle Patienten empfohlen werden (2,8,15; Tab. 14–8). Man schätzt, daß nur 20% der Hepatitis-B-Träger identifiziert werden können, indem man bei allen Patienten, die anamnestische Hinweise auf Ikterus, Hepatitis oder Leberschäden aufweisen, Labor-Suchtests vornimmt. Die übrigen 80% der Virusträger sind symptomfrei oder haben unspezifische Symptome, die nicht mit einer Hepatitis in Verbindung gebracht werden, und können daher nicht anhand der Anamnese identifiziert werden. Dies trifft auch auf HIV-Infizierte zu; die meisten von ihnen sind symptomfrei und wissen nichts von ihrer Infektion. Die Anamnese ist somit kein verläßliches Mittel zur Identifikation von Infizierten (6,21). Darüber hinaus ist die routinemäßige Durchführung von Suchtests auf eine HIV-Infektion bei allen Patienten vor Behandlungsbeginn teuer, kaum durchführbar und rechtlich äußerst problematisch. Patienten, die einer Hochrisikogruppe für HIV-Infektionen angehören, können getestet werden, wenn sie anhand von Anamnese und klinischen Befunden identifiziert werden und mit dem Test einverstanden sind. Erfahrungsgemäß geben jedoch viele der hochgradig gefährdeten Patienten, besonders Homosexuelle und i.v.-Drogenabhängige, dies nicht von sich aus an und sind, wenn ihr Risiko erkannt wurde, nicht bereit, Suchtests durchführen zu lassen.

Aufgrund dieser Probleme haben die Organisationen der Zahnärzteschaft in den Vereinigten Staaten empfohlen, bei der Behandlung *aller* Patienten Abschirmungsmaßnahmen und bestimmte Desinfektionsverfahren anzuwenden (2,8,14,15,18; Tab. 14–8, 14–9, 14–10, 14–11). Dadurch kann eine nicht parenterale Übertragung des Virus vom Patienten auf Zahnarzt, Praxispersonal und andere Patienten verhindert werden.

Tabelle 14–9:
Abschirmungsmaßnahmen zur Infektionsverhütung

Handschuhe

Schutzbrille oder Gesichtsschild

Mundschutz

Einweg-Abdeckmaterial

Kofferdam

Tabelle 14–10:
Geeignete Sterilisationsverfahren für zahnärztliche Instrumente und Materialien

	Dampf-sterilisation*	Heißluft-sterilisation	Chemothermische Sterilisation	Ethylenoxid
Handinstrumente				
— Rostfreier Stahl	1	1	1	2
— Stahl	3	1	1	2
Mundspiegel	2	1	1	2
Bohrer				
— Stahl	2	1	1	2
— Flußstahl	3	1	1	2
— Wolframkarbid	2	1	2	2
Schleifkörper				
— Diamanten	2	1	1	2
— Polierer	1	2	1	2
— Wetzsteine	2	1	2	2
Polierräder und -scheiben				
— Gummi	2	4	3	2
— Bims und Schlämmkreide	4	3	3	2
— Schwabbel	1	2	2	2
Kofferdam				
— Hartmetall- oder Stahlklammern	3	1	1	2
— Edelstahlklammern	1	1	1	2
— Lochzangen	3	1	1	2
— Plastikrahmen	3	4	4	2
— Metallrahmen	1	1	1	2
Abdrucklöffel				
— Aluminium, verchromt	1	1	1	2
— Individuelle, Acrylat	4	4	4	2
— Kunststoff (besser wegwerfen)	4	4	4	2
Träger für Fluoridgel				
— Hitzebeständiger Kunststoff	1	4	3	2
— Hitzeempfindlicher Kunststoff	4	4	4	2
Kieferorthopädische Zangen				
— Rostfrei, gute Qualität	1	1	1	2
— Rostfrei, geringe Qualität	4	1	1	2
— Mit Kunststoffteilen	4	4	3	1
Endodontische Instrumente				
— Feilen, Exstirpationsnadeln, rostfreie Metallgriffe	1	1	1	1
— Nicht rostfrei, Metallgriffe	4	1	1	1
— Rostfrei, Kunststoffgriffe	3	3	3	1
— Stopfer	1	1	1	2
Glasplatten	1	2	1	2
Dappengläser	1	2	1	2
Hand- und Winkelstücke**				
— Hochtourige	3	3	3	2
— Niedertourige Handstücke	3	3	3	2
— Prophylaxe-Winkelstücke	2	2	2	2
— Winkelstücke	4	4	4	2

Fortsetzung S. 203

Tabelle 14–10 (Fortsetzung)

	Dampf-sterilisation*	Heißluft-sterilisation	Chemothermische Sterilisation	Ethylenoxid
Röntgen-Hilfsmittel				
— Kunststoff-Filmhalter, Einstellhilfen	3	4	4	4
Chirurgische Instrumente aus rostfreiem Stahl	1	1	2	2
Spitzen von Ultraschall-Zahnsteinentfernern	2	4	4	2
Arbeitselektroden und Griffe von Elektrochirurgie-Geräten	4	4	4	4
Kanülen				
— Einwegkanülen (nicht wiederverwenden)	4	4	4	4
— Sterilisierbare Kanülen	2	2	4	4

1: Bevorzugtes Sterilisationsverfahren, minimales Risiko von Materialschäden
2: Verfahren für diese Materialien geeignet, minimales Risiko von Materialschäden
3: Verfahren in der Regel ungeeignet, Materialschäden möglich; im Einzelfall Auskunft vom Hersteller einholen
4: Materialschäden wahrscheinlich oder Verfahren unwirksam
* Bestimmte nicht rostfreie Stahlinstrumente können nach chemischer Vorbehandlung (Eintauchen in 1% Natriumnitrit) im Autoklaven sterilisiert werden.
** Wiederholte Hitzesterilisation führt bei manchen Winkelstücken zu Schäden; modernere Typen eignen sich für eine Hitzesterilisation.

Beim Erkennen von Patienten mit AIDS oder HIV-assoziierten Erkrankungen kann der Zahnarzt eine wichtige Rolle spielen. Der Zahnarzt sollte bei allen neuen Patienten die Anamnese erheben und Kopf, Hals, Mundschleimhaut, Zähne und Parodontien untersuchen. Anamnese und/oder klinische Befunde können Hinweise auf eine HIV-Infektion liefern.

HIV-Infizierte und Angehörige von Risikogruppen können in der Aufforderung zum Ausfüllen von Fragebögen eine Verletzung ihrer Intimsphäre, AIDS-Angst oder Vorurteile gegen Homosexuelle sehen, so daß sie die Fragen nicht wahrheitsgemäß beantworten. Die Anamnese sollte daher nach Möglichkeit in Form eines verständnisvollen Gesprächs erfolgen, in dem ein Austausch von Wissen und Fakten durch Aufrichtigkeit ermöglicht und die Offenheit des Patienten gesucht wird, ohne direkte persönliche Fragen zu stellen. Wegen der sozialen und rechtlichen Probleme, die mit AIDS verknüpft sind, sollten Fragebögen zur Anamneseerhebung Fragen wie die folgenden nicht enthalten: „Sind Sie homosexuell oder bisexuell?“, „Nehmen sie Drogen, die intravenös gespritzt werden?“ oder „Haben Sie AIDS?“ Besser ist es, die in der unten angeführten Liste enthaltenen Punkte in den Fragebogen einzubeziehen und die Antworten in Verbindung mit verschiedenen klinischen Befunden als Ausgangspunkt für ein Gespräch mit dem Patienten über seine Lebensgewohnheiten usw. zu benutzen, wie es bereits oben empfohlen wurde. In den Anamnesebogen können folgende Fragen aufgenommen werden, die auf ein hohes Risiko einer HIV-Infektion und der damit assoziierten Erkrankungen schließen lassen:

— Waren Sie mehrfach an sexuell übertragbaren Krankheiten wie Syphilis oder Gonorrhoe erkrankt?
— Hatten sie Hepatitis, Gelbsucht oder andere Lebererkrankungen?
— Nehmen Sie Entspannungsdrogen wie Marihuana, oder haben Sie solche Drogen früher genommen?
— Haben Sie in letzter Zeit ohne erkennbaren Grund abgenommen?
— Leiden Sie ohne erkennbare Ursache an chronischem Fieber?
— Haben Sie chronisch vergrößerte Lymphknoten?
— Haben Sie in den Jahren 1981 bis 1985 mehrfach Bluttransfusionen erhalten?
— Haben Sie über längere Zeit das Gefühl gehabt, krank, abgeschlagen oder schwach zu sein?
— Leiden Sie an Hämophilie (Bluterkrankheit)?
— Sind bei Ihnen ohne erkennbaren Grund Nachtschweiß, Verdauungsstörungen oder Durchfälle aufgetreten?
— Werden Sie wegen irgendeiner Form von Krebs behandelt?

Patienten, bei denen aufgrund anamnestischer und/oder klinischer Hinweise ein hohes Risiko einer HIV-Infektion und assoziierter Erkrankungen anzunehmen ist, sollten zur Durchführung serologischer Tests, zur internistischen Untersuchung, für weitere erforderliche diagnostische Maßnahmen und zur psychosozialen Intervention überwiesen werden. Vorher sollte ein Gespräch über die erhobenen Befunde sowie den Verdacht einer HIV-Infektion und assoziierter Erkrankungen geführt werden. Bei dieser Gelegenheit kann nach sexuellen Neigungen, Drogenkonsum usw. gefragt werden, über die der Patient zu diesem Zeitpunkt häufig zu sprechen bereit ist. Ist dies nicht der Fall, sollte dem Patienten trotzdem dringend empfohlen werden, ärztliche Hilfe zu suchen. Der Zahnarzt sollte dem Patienten ebenfalls raten, professionelle Hilfe, wie sie von AIDS-Hilfe, Homosexuellengruppen, Sozialdiensten, Gesundheitsämtern usw. zur Beratung und Unterstützung von Patienten und deren Bezugspersonen angeboten wird, in Anspruch zu nehmen. Der Patient muß motiviert werden, solche Hilfen zu akzeptieren (Abb. 14–2).

Patienten mit hohem Risiko einer HIV-Infektion, bei denen, aus welchen Gründen auch immer, keine weitergehenden Tests und Untersuchungen durchgeführt wurden, müssen als HIV-infiziert betrachtet werden und sind daher potentiell infektiös. Patienten aus Hochrisikogruppen sollten, ebenso wie Patienten mit AIDS oder HIV-assoziierten Erkrankungen, unter Anwendung von Abschirmungsmaßnahmen und Infektionsverhütungsmaßnahmen, die in den Tabellen 14–8 und 14–12 aufgeführt sind, behandelt werden. Bei Hepatitis-B-Virusträgern und Patienten mit AIDS oder HIV-assoziierten Erkrankungen muß der Handhabung prothetischer Versorgungen und der Anfertigung von Zahnersatz besondere Aufmerksamkeit gewidmet werden (23; Tab. 14–13). Auch die histologische Aufarbeitung von Gewebsproben hat mit besonderer Vorsicht zu erfolgen (2,23; Tab. 14–14).

Alle Patienten sollten, unabhängig vom Vorliegen einer HBV- oder HIV-Infektion, unter Einsatz

Tabelle 14–11:
Chemische Desinfektions- und/oder Sterilisationsmittel in den Vereinigten Staaten

zugelassene Produkte	chemische Zusammensetzung	zur Desinfektion	zur Sterilisation
Wescodyne-D Biocide	Jodkomplex, 1% verfügbares Jod	Verdünnung nach Herstellerangaben, 30 min	—
Chlorbleichlauge	Natriumhypochlorit	Verdünnung 1:5 bis 1:100, 10–30 min	—
Omni II	o-Phenylphenol 9% und o-Benzyl-p-Chlorphenol 1%	Verdünnung 1:32, 10 min bei Raumtemperatur	—
Sporicidin	Glutaraldehyd 2% in alkalischem phenolhaltigem Puffer	Verdünnung 1:16, 10 min bei Raumtemperatur	unverdünnt, 6 h 45 min bei Raumtemperatur
Glutarex	Glutaraldehyd 2% neutral	unverdünnt, 10 min bei Raumtemperatur	unverdünnt, 10 h bei Raumtemperatur
Banicide Sterall Wavicide 01	Glutaraldehyd 2% sauer, verstärkt durch nichtionische lineare Alkohole	Verdünnung 1:2, 10 min bei Raumtemperatur	unverdünnt 1 h bei 60 °C, 4 h bei 40–50 °C, 10 h bei Raumtemperatur
Exspor	Chlordioxid	2 min bei Raumtemperatur	6 h bei Raumtemperatur
Centra* Cidex 7 CoeCide K-Cide 10* Maxicide* Omnicide* ProCide* Saslow Professional* Sporex Steril-Ize Vitacide	Glutaraldehyd 2% alkalisch	unverdünnt 10 min bei Raumtemperatur	unverdünnt 10 h bei Raumtemperatur

*Werden als „regular" (14 Tage Wirksamkeit) und „long life" (28 Tage Wirksamkeit) angeboten.

Tabelle 14–12:
Allgemeine Richtlinien für die zahnärztliche Betreuung HIV-infizierter Patienten

Nach Möglichkeit Rücksprache mit dem behandelnden Arzt, um sich über den Gesundheitszustand des Patienten zu informieren; wenn eine schwere Thrombozytopenie vorliegt, kann vor chirurgischen Eingriffen eine Thrombozytentransfusion erforderlich sein.
Feststellen, ob eine schwere Immunsuppression vorliegt und ob zur Prophylaxe postoperativer Infektionen eine antibiotische Abschirmung erforderlich ist.
Bei AIDS-Patienten im fortgeschrittenen Stadium sollten nur akut erforderliche Behandlungen durchgeführt werden.
Bei den meisten AIDS-Patienten kann jede zahnärztliche Behandlung durchgeführt werden, die erforderlich ist und vom Patienten gewünscht wird.
Jeder, der an der Betreuung von AIDS-Patienten beteiligt ist, muß über die dabei bestehenden relativen Risiken und die erforderlichen Schutzmaßnahmen informiert sein.

von Abschirmungsmaßnahmen behandelt werden (Tab. 14–9). Die Bedeutung dieses Vorgehens muß besonders betont werden, da die meisten HIV-Infizierten und über 80% der HBV-Träger nicht anhand klinischer oder anamnestischer Hinweise identifiziert werden können (2).

Tabelle 14–13:
Infektionsschutzmaßnahmen für das zahntechnische Labor

Alle Abdrücke, Hilfsmittel und sonstigen Materialien sollten nach Entnahme aus dem Mund des Patienten sofort gereinigt und desinfiziert werden.
Das zahntechnische Labor informieren, daß die Desinfektion bereits erfolgt ist, damit sie nicht wiederholt wird.
Gegenstände, die von infektiösen Patienten stammen, als infektiös kennzeichnen (AIDS, Hepatitis B).
Das Laborpersonal sollte beim Umgang mit infektiösen Materialien Handschuhe, Mundschutz und Schutzbrille tragen.
Für jeden Fall einen sterilen Polierträger und eine kleine Schale Bims verwenden; nach Gebrauch wegwerfen bzw. sterilisieren.
Labor-Arbeitsflächen nach jeder Arbeit mit verdünnter Chlorbleichlauge (NaOCl) säubern.
Zahntechnische Bohrer und Schleifkörper nach jedem Gebrauch desinfizieren oder sterilisieren.
Vor jeder Pause und am Ende der täglichen Arbeitszeit mit jodhaltiger Waschlösung waschen.
Die Arbeitskleidung sollte täglich gewechselt und ausschließlich im Labor getragen werden.

Tabelle 14–14:
Umgang mit Abstrichen, Gewebsproben usw., die von HIV-infizierten Patienten stammen

Material als infektiös kennzeichnen.
Probengefäß in stabilen Transportbehälter verpacken.
Beim Umgang mit Proben sollten im Labor Handschuhe und Mundschutz getragen werden.
Sorgfältiges Arbeiten im Labor, um Verletzungen zu vermeiden.

Hinsichtlich der Rechte von Zahnärzten und Patienten sind im Zusammenhang mit HIV-Infektionen verschiedene rechtliche Probleme aufgetreten (2). Folgende Richtlinien resultierten in den Vereinigten Staaten aus der Auseinandersetzung mit diesen Problemen:

- Die zahnärztliche Behandlung kann nicht verweigert werden, weil der Patient nicht mit einer Untersuchung auf eine HIV-Infektion einverstanden ist. Es wird empfohlen, diese Patienten als potentielle HIV-Träger zu betrachten und unter Einsatz von Abschirmungsmaßnahmen usw. zu behandeln.
- Ein HIV-Infizierter, der eine zahnärztliche Notfallbehandlung benötigt, kann nicht abgewiesen werden, weil der Zahnarzt keine HIV-Infizierten behandeln möchte.
- Wenn ein HIV-Infizierter einen Zahnarzt zum ersten Mal aufsucht und eine Routinebehandlung wünscht, kann der Zahnarzt dies, unabhängig von seinen Gründen, ablehnen. Der Zahnarzt sollte diesen Patienten jedoch an einen Kollegen überweisen, der bereit ist, die Behandlung zu übernehmen.
- Wenn ein Patient, der von einem Zahnarzt betreut wird, AIDS oder eine HIV-assoziierte Erkrankung entwickelt, muß er von seinem Zahnarzt auch weiterhin behandelt oder an einen Kollegen überwiesen werden, mit dem der betroffene Patient einverstanden ist.

14.5.3 Modifikationen der Behandlungsplanung

Bei Patienten mit einer symptomlosen HIV-Infektion kann jede erforderliche zahnärztliche Behandlung, die sie wünschen, durchgeführt werden. Wenn bereits Symptome von ARC oder frühen Stadien von AIDS vorliegen, kann ebenfalls jede erforderliche und erwünschte Behandlung vorgenommen werden, wenn eine bedeutsame Immunsuppression oder Thrombozytopenie ausgeschlossen wurde. Umfangreiche Behandlungspläne sollten nicht aufgestellt werden, ohne daß zuvor ein offenes und ehrliches Gespräch über die Prognose der Grunderkrankung geführt wurde.

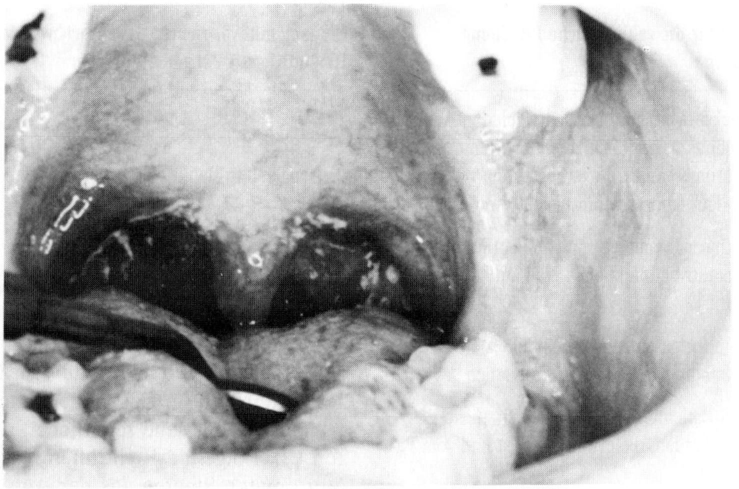

Abbildung 14–3:
Weiße Schleimhautläsionen am vorderen und hinteren Gaumenbogen. Zytologisch und kulturell gesicherte Diagnose: Candidiasis. Der Patient war an AIDS erkrankt. (Sammlung Sol Silverman, D.D.S., San Francisco, CA)

Bei der zahnärztlichen Betreuung von Patienten mit schweren AIDS-Symptomen steht die Therapie dringend behandlungsbedürftiger Erkrankungen zur Schmerz- und Infektionsprophylaxe im Vordergrund, während ausgedehnte restaurative Behandlungen eher unterlassen werden. Hauptziel der Behandlung ist es, Infektionen zu verhindern und sicherzustellen, daß der Patient schmerzfrei bleibt. Im Rahmen der Planung invasiver zahnärztlicher Behandlungen bei Patienten mit schwerer Immunsuppression und Thrombozytopenie ist der Prophylaxe von Infektionen und übermäßigen Blutungen besondere Aufmerksamkeit zu schenken. Dazu gehört neben einer prophylaktischen Antibiotikagabe die präoperative Bestimmung von Thrombozytenzahl und Blutungszeit. Liegt eine klinisch bedeutsame Thrombozytopenie vor, kann eine Thrombozytensubstitution erforderlich werden. Vor jeder zahnärztlichen Behandlung sollte der behandelnde Arzt konsultiert werden.

In jeder zahnärztlichen Praxis können und sollten Patienten, die an AIDS und HIV-assoziierten Erkrankungen leiden, behandelt werden. Werden die in diesem Kapitel beschriebenen Schutzmaßnahmen eingehalten, ist die Gefahr einer Übertragung von AIDS für den Zahnarzt, das Praxispersonal und die übrigen Patienten sehr gering und der Patient kann ohne besondere Risiken behandelt werden.

14.5.4
Orale Komplikationen

Verschiedene Veränderungen lassen mit hoher Wahrscheinlichkeit auf das Vorliegen von AIDS oder HIV-assoziierter Erkrankungen schließen (Tab. 14–15): orale Candidiasis (Abb. 14–3); bläuliche, purpurfarbene oder rötliche Veränderungen, die histologisch als Kaposi-Sarkome (KS) identifiziert werden (Abb. 14–4, 14–5, 14–6); Haarleukoplakie (HL) des lateralen Zungenrandes (Abb. 14–7, 14–8); Condylomata acuminata; progressive Parodontalerkrankungen ohne wesentliche Lokalfaktoren (Abb. 14–9) sowie Xerostomie ohne erkennbare Ursache (Bestrahlung, Medikamente, spezifische Erkrankungen).

Wenn aufgund des klinischen Bildes oraler Läsionen der Verdacht auf eine Candidiasis besteht, sollte die Diagnose durch Ausstrich, histologische Untersuchung und/oder Erregerkultur gesichert werden. Es handelt sich meist um weißliche, abwischbare Beläge, die beim Abkratzen punktförmige Blutungen hinterlassen; es werden jedoch auch erythematöse Formen beobachtet. Wenn keine der häufigsten Ursachen für eine orale Candidiasis (langfristige Antibiotikaanwendung, Steroidtherapie, Strahlentherapie, Diabetes mellitus) vorliegt, sollte der Zahnarzt an die Möglichkeit einer Immunsuppression infolge einer HIV-Infektion denken. In der Studie von Silverman (24) wurden bei 92% von 375 homosexuellen Männern (150 AIDS, 14 ARC, 79 Hochrisikopatienten, 14 Sexualpartner und 118 gesunde Homosexuelle) Symptome einer Candidainfektion festgestellt (Tab. 14–16). Das Vorliegen einer oralen Candidiasis bei Patienten mit persistierender generalisierter Lymphadenopathie kann im Hinblick auf die spätere Entwicklung von AIDS von prognostischem Wert sein. In einer Untersuchung an 22 Patienten mit persistierender generalisierter Lymphadenopathie und oraler Candidiasis entwickelten 13 Probanden (59%) nach durchschnittlich 3 Monaten AIDS. Im Gegensatz dazu entwickelte keiner von 20 Patienten mit per-

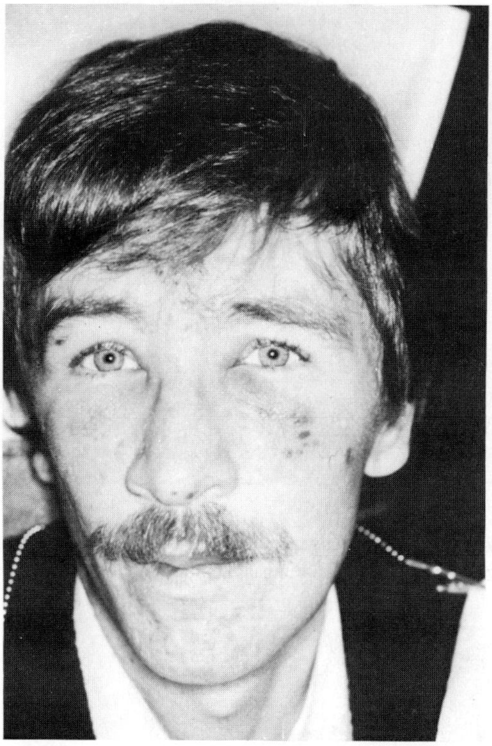

Abbildung 14–4:
Multiple erythematöse Läsionen im Gesicht eines AIDS-Patienten. Histologisch gesicherte Diagnose: Kaposi-Sarkom. (Sammlung Sol Silverman, D.D.S., San Francisco, CA)

Tabelle 14–15:
Orale Manifestationen der Immunsuppression

Candidiasis
Haarleukoplakie
Aggressive Parodontalerkrankungen
Xerostomie
Condylomata acuminata
Kaposi-Sarkome

sistierender generalisierter Lymphadenopathie, aber ohne orale Candidiasis, die über einen durchschnittlichen Zeitraum von 22 Monaten beobachtet wurden, AIDS (13).

Das „klassische" Kaposi-Sarkom ist eine vaskuläre Neoplasie, die vor allem bei älteren Männern (ab dem 50. Lebensjahr) jüdischer oder italienischer Herkunft auftritt. Es ist in den meisten Fällen auf die unteren Extremitäten beschränkt und nimmt einen chronischen, indolenten Verlauf, wobei in über 37% der Fälle Überlebenszeiten von 10 bis 15 Jahren zu beobachten sind. Die bei AIDS auftretende Form des Kaposi-Sarkoms wurde als epidemisch bezeichnet. Dieses Kaposi-Sarkom tritt meist disseminiert am ganzen Körper auf und verläuft fulminant. Wenn es mit opportunistischen Infektionen assoziiert ist, überleben weniger als 20% der Erkrankten länger als 2 Jahre (10). Der höchste Anteil von AIDS-assoziierten Kaposi-Sarkomen wird bei homosexuellen Männern gefunden. In ei-

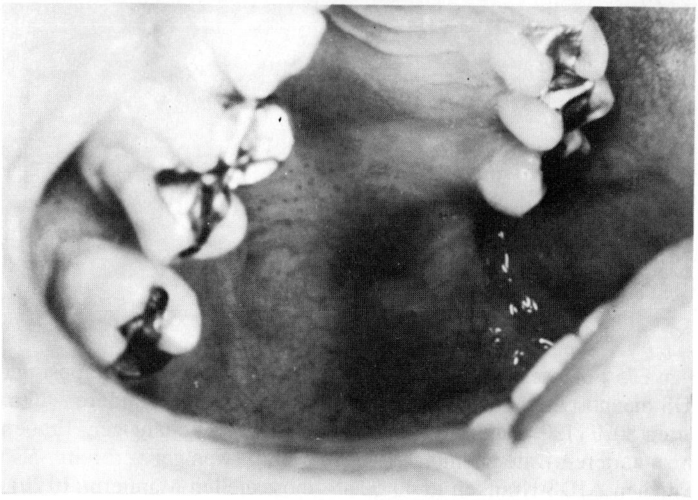

Abbildung 14–5:
Multiple ausgedehnte, flache, erythematöse Läsionen der Gaumenschleimhaut. Die histologische Untersuchung ergab, daß es sich um Kaposi-Sarkome handelte. Es stellte sich heraus, daß der Patient an AIDS erkrankt war. (Sammlung Sol Silverman, D.D.S., San Francisco, CA)

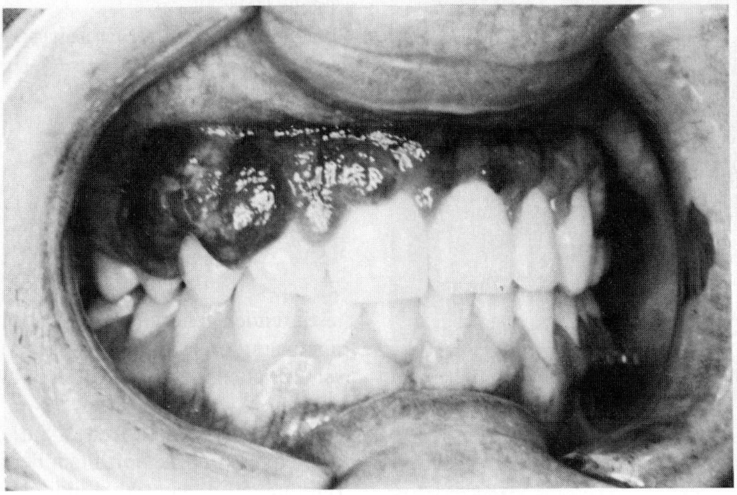

Abbildung 14–6:
Ausgedehnte erhabene erythematöse Läsion der Gingiva. Die histologische Untersuchung ergab, daß es sich um ein Kaposi-Sarkom handelte. Später wurde bei dem Patienten AIDS diagnostiziert. (Sammlung Sol Silverman, D.D.S., San Francisco, CA)

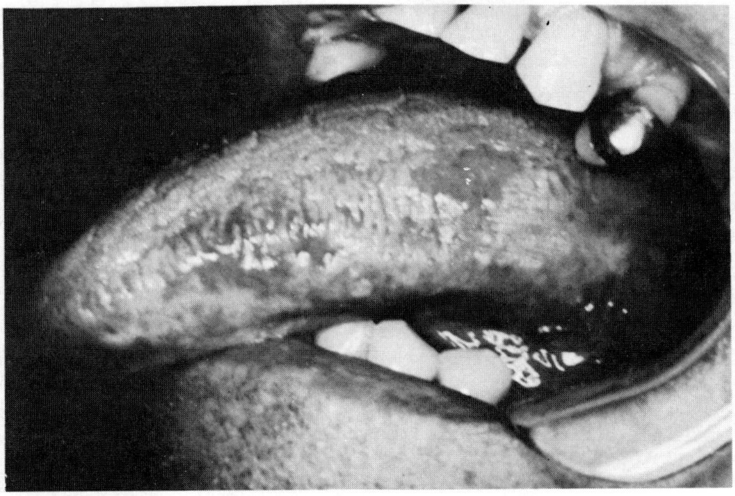

Abbildung 14–7:
Ausgedehnte weiße Veränderung an der Zunge eines Homosexuellen. Histologisch gesicherte Diagnose: Haarleukoplakie. (Sammlung Sol Silverman, D.D.S., San Francisco, CA)

ner Untersuchung an 375 homosexuellen Männern wurde bei 150 AIDS diagnostiziert. Von diesen AIDS-Kranken hatten 80% (120) Kaposi-Sarkome (24). Im Vergleich zu anderen Untersuchungen, in denen bei homosexuellen AIDS-Kranken in 40% der Fälle Kaposi-Sarkome beobachtet wurden, erscheint diese Zahl relativ hoch. Bei 64 der 120 Patienten (53%) fanden sich orale Kaposi-Sarkome. In 8 dieser Fälle waren die Tumoren ausschließlich oral lokalisiert (24; Tab. 14–17). Bis Dezember 1984 wurden bei 21% aller AIDS-Kranken Kaposi-Sarkome gefunden. Seit Dezember 1984 liegen nur noch bei 13% aller gemeldeten AIDS-Fälle Kaposi-Sarkome vor (5). Kaposi-Sarkome sind bei AIDS-kranken Kindern selten und bei erkrankten i.v.-Drogenabhängigen, Frauen und Hämophilen weitaus weniger verbreitet als bei erkrankten homosexuellen Männern (10,20).

Die Haarleukoplakie (HL) ist eine virusassoziierte Epithelhyperplasie, die klinisch als gefältelte weiße Schleimhautveränderung imponiert und in der Regel den lateralen Rand der Zunge befällt (Tab. 14–18). Silverman (24) fand bei seiner Untersuchung von 375 homosexuellen Männern in 105 (28%) Fällen eine Haarleukoplakie. Eversole (11) beschrieb klinisch-pathologische Befunde bei 36

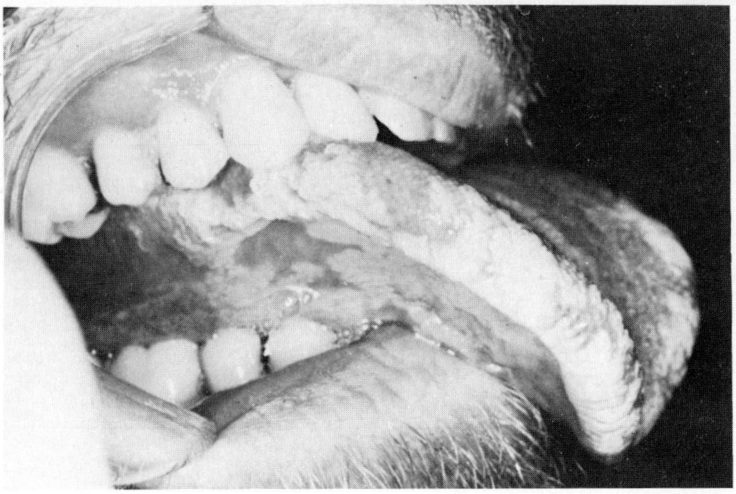

Abbildung 14–8:
Ausgedehnte weiße Veränderung an der Zunge eines Homosexuellen. Histologisch gesicherte Diagnose: Haarleukoplakie.

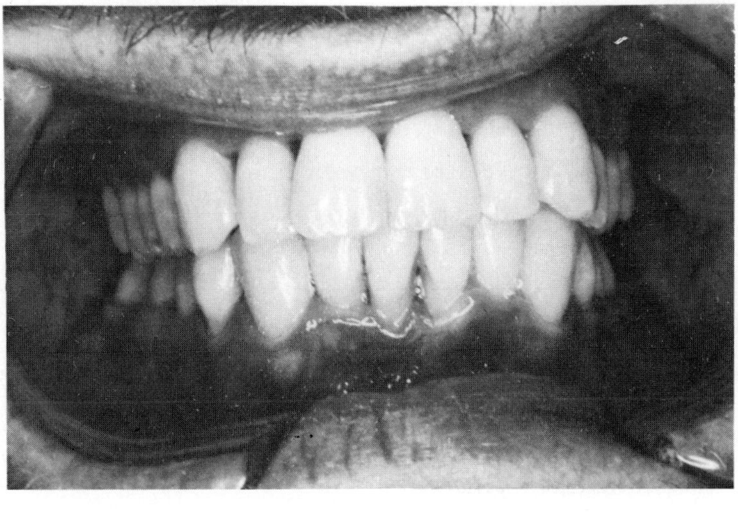

Abbildung 14–9:
Progressive Parodontitis bei einem jungen Mann. Bei der internistischen Untersuchung zeigte sich, daß der Patient an AIDS erkrankt war. (Sammlung Sol Silverman, D.D.S., San Francisco, CA)

Fällen von Haarleukoplakie. Die Mehrzahl dieser Veränderungen (n = 26, 72,2%) war am lateralen Zungenrand lokalisiert (Tab. 14–19). Die klinische Diagnose einer Haarleukoplakie sollte durch eine histologische Untersuchung gesichert werden. Auch das Vorliegen einer Haarleukoplakie ist für die spätere Entwicklung von AIDS von prognostischer Bedeutung. Die Wahrscheinlichkeit, AIDS zu entwickeln, liegt für Patienten mit Haarleukoplakie bei 48% innerhalb von 16 Monaten und bei 83% innerhalb von 30 Monaten nach der Diagnosestellung (9).

Silverman (24) berichtete, daß bei 17% (64) der 375 in seiner Studie untersuchten homosexuellen Männer fortgeschrittene Parodontalerkrankungen vorlagen. Das Durchschnittsalter der Untersuchten lag bei 36 Jahren. Die beobachteten Parodontalerkrankungen waren wesentlich schwerer als aufgrund der festgestellten Lokalfaktoren zu erwarten. Daher müssen Männer unter 50 Jahren mit „vorzeitigen" Parodontalerkrankungen auf mögliche systemische Faktoren, zu denen auch die Immunsuppression durch eine HIV-Infektion gehören kann, untersucht werden.

Lymphknotenschwellungen, auch im Bereich der zervikalen und submandibulären Lymphknoten, stellen oft ein Frühsymptom der HIV-Infektion dar. Die Lymphadenopathie persistiert und läßt

Tabelle 14–16:
Orale Veränderungen bei 375 homosexuellen Männern – Candida. Aus (24).

Patientenstatus	Anzahl Patienten	Positive Candida-Kultur	Symptome einer Candidainfektion
AIDS	150	105 (70%)	130 (87%)
ARC	14	13 (93%)	12 (85%)
Hochrisiko (leichte Symptome)	79	53 (67%)	77 (98%)
Kontakt (Sexualpartner von AIDS-Kranken)	14	6 (43%)	14 (100%)
„Gesund"	118	66 (56%)	116 (98%)
Gesamt	375	247 (66%)	349 (92%)

Tabelle 14–17:
Maligne Tumoren im Zusammenhang mit einer Immunsuppression. Beobachtungen bei 375 homosexuellen Männern. Aus (24).

Patienten-Status	Anzahl Patienten	Orale Kaposi-Sarkome	Orale Plattenepithelkarzinome	Orale Lymphome
AIDS	150	64 (53%)	1 (0,7%)	3 (2%)
ARC	14			
Hochrisiko (leichte Symptome)	79		5 (6%)	
Kontakt (Sexualpartner von AIDS-Kranken)	14		1 (7%)	
„Gesund"	118			
Gesamt	375	64	7	3

Tabelle 14–18:
Orale Veränderungen bei 375 homosexuellen Männern – Haarleukoplakie. Aus (24).

Patienten-Status	Anzahl Patienten	Haarleukoplakie
AIDS	150	35 (23%)
ARC	14	1 (9%)
Hochrisiko (leichte Symptome)	79	37 (47%)
Kontakt (Sexualpartner von AIDS-Kranken)	14	1 (9%)
„Gesund"	118	30 (21%)
Gesamt	375	104 (28%)

sich nicht auf Erkrankungen oder Medikationen, die zur Vergrößerung von Lymphknoten führen können, zurückführen. Die Lymphknoten haben häufig einen Durchmesser von mehr als 1 cm und lassen sich in mehreren Körperregionen feststellen.

Tabelle 14–19:
Verteilung der Haarleukoplakie bei 36 homosexuellen Männern. Aus (11).

Lokalisation	Anzahl	%
Zungenrand	26	72,2
Zungenunterseite	5	13,9
Wangenschleimhaut	2	5,6
Mundboden	1	2,8
Gaumen	1	2,8
Zungenrücken	1	2,8

Der Zahnarzt sollte bei allen Patienten Kopf, Hals und Mundschleimhaut untersuchen. Weiße Schleimhautveränderungen dürfen nicht übersehen werden. Die klinische Diagnose solcher Veränderungen muß gesichert werden. Dies kann durch zytologische Untersuchung eines Abstrichs, Erregerkultur und/oder histologische Untersuchung einer Gewebsprobe geschehen. Rote oder purpurfarbene

Tabelle 14–20:
Medikamentöse Therapie der oralen Candidiasis.

Topische Antimykotika
- Nystatin-Lösung 100.000 E/ml (z.B. Nystatin „Lederle“) 4mal täglich 2 ml für 2 min im Mund behalten, anschließend schlucken
- Nystatin-Vaginaltabletten 100.000 I.E. (z.B. Biofanal) 3mal täglich eine Vaginaltablette zum Lutschen (keine in der BRD zugelassene Indikation, aber wegen guter Wirksamkeit zu empfehlen – d. Übers.)
- Clotrimazol-Lutschtabletten 10 mg (Eine solche Zubereitung ist in der BRD nicht erhältlich) 5mal täglich eine Lutschtablette im Mund zergehen lassen

Systemische Antimykotika (Verordnung nur durch Ärzte)
- Ketoconazol-Tabletten 200 mg (z.B. Nizoral) 1mal täglich eine Tablette zu Beginn der Mahlzeit

Läsionen, deren Ursache nicht anamnestisch bekannt ist (Trauma: Verbrennung, Chemikalien, physikalische Schädigung) oder nicht innerhalb von 7 bis 10 Tagen abheilen, müssen durch histologische Untersuchung einer Gewebsprobe abgeklärt werden. Patienten mit persistierenden Lymphknotenschwellungen müssen durch einen Internisten untersucht und behandelt werden.

Eine orale Candidiasis bei HIV-Infizierten kann mit einer Nystatin-Suspension, Nystatin-Vaginaltabletten (diese Indikation ist in der BRD nicht zugelassen, kann aber aufgrund der guten Erfolge empfohlen werden – d. Übers.), Clotrimazol-Lutschtabletten oder Ketoconazol-Tabletten behandelt werden (24; Tab. 14–20). Ketoconazol ist ein hochwirksames, gut verträgliches systemisches Medikament gegen mukokutane Candidainfektionen. Bei bestehenden Lebererkrankungen darf es jedoch nur dann gegeben werden, wenn eine vitale Indikation vorliegt. Es ist Medikament der Wahl in schweren Fällen von oraler Candidiasis bei Patienten mit AIDS oder HIV-assoziierten Erkrankungen.

14.5.5 Zahnärztliche Notfallbehandlung

Bei AIDS-Patienten mit schwerer Immunsuppression und Thrombozytopenie sollten zahnmedizinische Notfälle so konservativ wie möglich behandelt werden. Analgetika und Antibiotika sollten nach Rücksprache mit dem behandelnden Arzt verordnet werden. Wenn chirurgische Eingriffe erforderlich sind, sollte eine antibiotische Abschirmung erwogen werden, um einer hämatogenen Ausbreitung von Infektionen durch die häufig auftretenden transitorischen Bakteriämien vorzubeugen. Mit dem Vorliegen einer Thrombozytopenie muß gerechnet werden; daher sollte vor chirurgischen Eingriffen die Blutungszeit oder die Thrombozytenzahl bestimmt werden. Schwere Thrombozytopenie kann eine Thrombozytensubstitution erforderlich machen.

Bei Patienten mit asymptomatischer HIV-Infektion kann jede erforderliche zahnärztliche Behandlung durchgeführt werden. Bei ARC oder AIDS sollte zuvor der behandelnde Arzt konsultiert werden, um die Schwere der Immunsuppression und Thrombozytenzahl und -funktion abzuklären. Wenn dies nicht möglich ist oder die Untersuchung eine deutliche Immunsuppression und/oder Thrombozytopenie ergibt, sollte nach den oben erwähnten Richtlinien vorgegangen werden.

14.6 Literatur

1. AIDS: what is to be done? Forum, Princeton Club, New York, Lieberson, J., Moderator. Harpers 40–52, Oktober 1985
2. A position paper of the American Association of Public Health Dentistry: the control of transmissible diseases in dental practice. J. Pub. Health Dent. **46,** 13–22 (1986)
3. Calabrese, L.H., Gopalakrishna, K.V.: Correspondence, transmission of HTLV-III infection from man to woman to man. N. Engl. J. Med. **314,** 15, 987 (1986)
4. CDC, Morbidity and Mortality Weekly Report. Update: AIDS - Europe. **35,** 3 Centers for Disease Control, Atlanta 1986
5. CDC, Morbidity and Mortality Weekly Report. Update: AIDS - United States. **35,** 2 Centers for Disease Control, Atlanta 1986
6. CDC, Morbidity and Mortality Weekly Report. Summary: Recommendations for prevention of infection with HTLV-III/LAV in the workplace. **34,** 45 Centers for Disease Control, Atlanta 1986
7. CDC outlines classification system for viruses associated with AIDS. Oncology Times 14, 1986
8. Council on Dental Therapeutics, American Dental Association: Facts about AIDS for Dental Professionals. Chicago 1986, The Association
9. Curran, J.W., Morgan, W.M.: AIDS – The beginning, the present and the future. In Cole, H.M., Lundberg, G.D. (Hrsg.): AIDS from the beginning. Chicago 1986, American Medical Association
10. De Vita, V.T., Jr., Hellman, S., Rosenberg, S.A.: AIDS etiology, diagnosis, treatment and prevention. Philadelphia 1985, J.B. Lippincott Co.
11. Eversole, L.R., et al.: Oral condyloma planus (hairy leukoplakia) among homosexual men: A clinical pathologic study of thirty-six cases. Oral Surg. **61,** 249–255 (1986)
12. Greenspan, D., et al. (Hrsg.): AIDS and the dental team. Kopenhagen 1986, Munksgaard
13. Klein, R.S., et al.: Oral candidiasis in high-risk patients as the initial manifestation of AIDS. N. Engl. J. Med. **311,** 354–358 (1984)
14. Leads from the Morbidity and Mortality Weekly Report, Summary: Recommendations for preventing transmission of infection with HTLV III/LAV in the workplace. JAMA **254,** 3023–3026 (1985)
15. Lucatorto, F.: A comprehensive approach for the care of AIDS patients. American Academy of Oral Medicine, Newsletter **23,** 7 (Nov. 1985)
16. Miller, C.H.: Barrier techniques for infection control. Calif. Dent. Assoc. J. 54–59 (Okt. 1985)
17. Mitchell, E.W.: Chemical disinfecting/sterilizing agents. Calif. Dent. Assoc. J. 64–68 (Okt. 1985)
18. Mitchell, E.W.: Guest editorial: AIDS ... and now the good news. J. Pub. Health Dent. **46,** 1, 4–6 (1986)

19. Molinari, J.A., Merchant, V.A., Barrett, E.D.: Acquired immunodeficiency syndrome (AIDS): Clinical perspectives and considerations for dental patient treatment. Compendium of Continuing Education **5,** 6, 490–498 (1984)
20. Pahwa, S., et al.: Spectrum of human T-cell lymphotropic virus type III infection in children. JAMA **255,** 17, 2299-2305 (1986)
21. Proceedings of the National Symposium on Hepatitis B and the Dental Profession. J. Am. Dent. Assoc. **110,** 614–650 (1985)
22. Robert-guroff, M., Gallo, R.C.: A virological perspective of AIDS. In Cole, H.M., Lundberg, G.D. (Hrsg.): AIDS from the beginning. Chicago 1986, American Medical Association
23. Schaefer, M.E.: Infection control in dental laboratory procedures. Calif. Dent. Assoc. J. 81–84 (Okt. 1985)
24. Silverman, S., Jr., et al: Oral findings in people with or at high risk for AIDS: a study of 375 homosexual males. J. Am. Dent. Assoc. **112,** 187–192 (1986)
25. Weiss, S.H., et al.: HTLV-III infection among health care workers; association with needle-stick injuries. JAMA **254,** 15, 2089–2093 (1985)

15 Arthritis und Gelenkprothesen

15.1 Einleitung

„Arthritis" ist eine allgemeine Bezeichnung für entzündliche Veränderungen von Gelenken. Einige Formen der Arthritis gehören zu den rheumatischen Erkrankungen, einer Gruppe von Krankheiten, die Knochen, Gelenke und Muskeln befällt. Der Begriff „Arthritis" wird von Laien häufig gleichbedeutend mit dem Terminus „Rheumatismus" benutzt, um Schmerzen oder Bewegungseinschränkungen im Bereich von Gelenken und Muskeln zu beschreiben. Es sind über 100 rheumatische Erkrankungen bekannt, die verschiedene Körperteile befallen können. Zu den häufigsten Formen gehören rheumatoide Arthritis, Arthrose, juvenile chronische Arthritis, systemischer Lupus erythematodes, progressive systemische Sklerodermie, Gicht, Spondylitis ankylopoetica und Psoriasis-Arthritis.

Arthritiden können schwere Erkrankungen mit erheblichen individuellen und ökonomischen Auswirkungen darstellen. Nach Angaben der Arthritis Foundation leiden etwa 36 Millionen Amerikaner an einer Form von Arthritis (2). Mehr als 7 Millionen von ihnen sind behindert. Die Wirtschaft der Vereinigten Staaten wird dadurch jährlich mit Kosten in Höhe von über 14 Milliarden Dollar und einem Arbeitsausfall von 26,6 Millionen Arbeitstagen belastet.

Obwohl die rheumatischen Erkrankungen eine große Gruppe wichtiger Krankheitsbilder darstellt, soll die Darstellung in diesem Kapitel beispielhaft auf die rheumatoide Arthritis und die Arthrosis deformans beschränkt bleiben, weil diese beiden Erkrankungen Kiefergelenkbeteiligungen zur Folge haben und den Gesundheitszustand des Patienten erheblich beeinträchtigen können.

15.2 Rheumatoide Arthritis

15.2.1 Allgemeine Beschreibung

15.2.1.1 Epidemiologie. Die rheumatoide Arthritis (progrediente chronische Polyarthritis; PCP) ist eine Autoimmunkrankheit, die meist einen leichten chronischen Verlauf nimmt, aber auch zu schweren Behinderungen führen kann. Man schätzt, daß 7 Millionen Amerikaner an rheumatoider Arthritis leiden (2). Die rheumatoide Arthritis kann in jedem Lebensalter auftreten, wird jedoch am häufigsten zwischen dem 30. und 50. Lebensjahr beobachtet. Frauen erkranken dreimal so häufig wie Männer (12).

Die Erkrankung ist durch eine symmetrische Entzündung der Gelenke, besonders der Hand-, Fuß- und Kniegelenke, charakterisiert. Verschiedene systemische Manifestationen an Haut, Muskeln, Augen, Lungen, Blutgefäßen und Nerven treten häufig hinzu.

15.2.1.2 Ätiologie. Die Ursache der rheumatoiden Arthritis ist nicht bekannt; nach einer verbreiteten Theorie induziert jedoch eine Virusinfektion eine Veränderung des Immunsystems und führt zu einer Destruktion des Synovialgewebes (17). Außerdem liegt bei vielen Patienten, die eine rheumatoide Arthritis entwickeln, eine genetische Prädisposition in Form des Histokompatibilitäts-Antigens HLA-DR4 vor; allerdings entwickelt nicht jeder Träger dieses Gewebsmerkmals die Erkrankung. Es gibt keine Hinweise darauf, daß ernährungsbedingte Mangelzustände zu rheumatoider Arthritis führen oder daß bestimmte Nahrungsmittel oder Vitamine die Manifestation beeinflussen.

15.2.1.3 Pathophysiologie. Die ersten Veränderungen bei der rheumatoiden Arthritis betreffen die Synovia, die innere Auskleidung der Gelenkkapsel. Zuerst tritt ein Ödem der Synovia auf, gefolgt von einer Verdickung und Faltenbildung. Dieses überschüssige Gewebe wird als Pannus bezeichnet. In der Kapsel bilden sich abgegrenzte Infiltrationen von Lymphozyten und Plasmazellen. Allmählich bedeckt Granulationsgewebe die Gelenkflächen und zerstört infolge seiner enzymatischen Aktivität Gelenkknorpel und subchondralen Knochen (Abb. 15–1). Der Prozeß dehnt sich außerdem auf die Kapsel und den Bänderapparat aus. Es bildet sich neues Knochen- und Fasergewebe, das zu Verwachsungen oder Motilitätseinschränkungen führt (5,17). Der Ablauf beginnt wahrscheinlich mit einer Synovitis möglicherweise viraler Genese, die die Bildung von Antikörpern vom Typ des Immunglobulin G (IgG) stimuliert. Diese Antikörper bilden antigen wirksame Aggregate im Gelenkspalt und führen zur Bildung von Rheumafaktoren (Autoantikörpern). Die Rheumafaktoren erzeugen mit IgG und Komplementfaktoren Komplexe und lösen eine Entzündungsreaktion aus, die den Gelenkspalt schädigt (5).

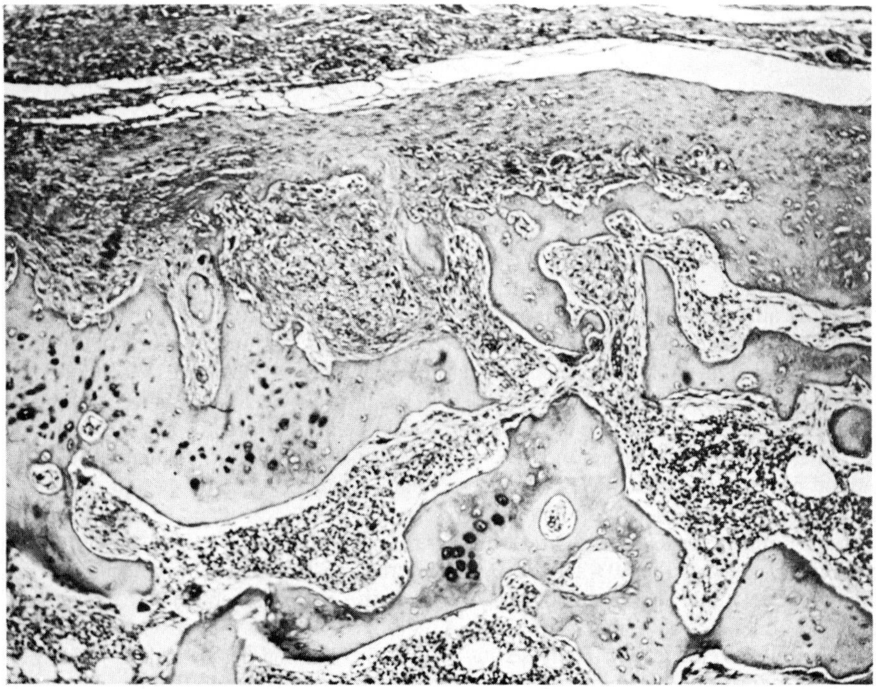

Abbildung 15–1:
Die Gelenkfläche (oben) hat ihren Knorpelüberzug verloren und besteht aus Granulations- und Narbengewebe. Der subchondrale Knochen zeigt degenerative Veränderungen und Nekrosezonen.

Bei 20% bis 30% der Patienten mit rheumatoider Arthritis sind, meist in der Umgebung des Ellenbogens, subkutane Knötchen zu beobachten (12). Die Entstehung dieser Knötchen wird den gleichen Antigen-Antikörper-Komplexen zugeschrieben, die auch in den Gelenken zu finden sind. Die bei der rheumatoiden Arthritis ebenfalls vorkommende, auf kleinere und mittlere Gefäße beschränkte Vaskulitis wird wahrscheinlich ebenfalls durch diese Komplexe hervorgerufen (5).

15.2.1.4 Folgen und Komplikationen. Verlauf und Schweregrad der rheumatoiden Arthritis sind prognostisch nicht abzuschätzen und durch Remissionen und Exazerbationen charakterisiert. Die Erkrankung schreitet in den ersten 6 Jahren am schnellsten fort und verläuft später weniger progressiv (12). In 10% bis 15% der Fälle tritt eine dauernde Remission ein, während in weiteren 10% schwerste Verkrüppelungen mit umfassenden Behinderungen resultieren (12,17). Für die Mehrzahl der Patienten stellt die Erkrankung jedoch ein anhaltendes, lebenslanges Gesundheitsproblem dar, das bekämpft oder gemildert werden kann, so daß sie ein zumindest annähernd normales Leben führen können.

Im Zusammenhang mit der rheumatoiden Arthritis können zahlreiche Komplikationen auftreten. Dazu zählen Kiefergelenkbeteiligung, Fingergangrän, Hautulzera, Muskelatrophie, Keratoconjunctivitis sicca (Sjögren-Syndrom), interstitielle Lungenfibrose, Perikarditis, Amyloidose, Anämie, Neutropenie, Thrombozytopenie und Splenomegalie (Felty-Syndrom) (12).

15.2.2
Klinik

15.2.2.1 Symptomatik (Tab. 15–1). Die rheumatoide Arthritis präsentiert sich in den meisten Fällen als ein Prozeß mit stufenweisem und schleichendem Beginn. Ihr geht häufig eine Prodromalphase mit Müdigkeit und Schwäche sowie Gelenk- und Muskelschmerzen voraus. Charakteristisch sind die anfänglichen Remissionen. Danach treten, besonders an Händen und Füßen, schmerzhafte Gelenkschwellungen auf, die sich bilateral-symmetrisch auf weitere Gelenke ausdehnen. Der Gelenkbefall persistiert und schreitet bis zu Versteifungen, Kontrakturen, Subluxationen, Deviationen und anderen Deformierungen unterschiedlichen Schweregrades fort. Typisch für die rheumatoide Arthritis sind Schmerzen in den befallenen Gelenken, die sich unter Belastung verschlimmern, eine generalisierte Gelenksteife nach Inaktivität sowie eine Morgensteifigkeit, die länger als eine Stunde anhält (12). Am häufigsten sind Finger-, Hand-, Fuß-

Tabelle 15–1:
Klinischer Vergleich der rheumatoiden Arthritis und der Arthrosis deformans

Rheumatoide Arthritis	Arthrosis deformans
Symmetrischer Befall multipler Gelenke	Meist nur ein oder zwei Gelenke (Gelenkgruppen) befallen
Deutliche Entzündungszeichen	Gelenkschmerz ohne Entzündung (in der Regel)
Morgendliche Gelenksteife länger als 1 Stunde	Morgendliche Gelenksteife kürzer als 15 Minuten
Symmetrische spindelförmige Schwellung der proximalen Interphalangealgelenke und volare Subluxation der Metakarpophalangealgelenke	Heberden-Knoten der distalen Interphalangealgelenke und Bouchard-Knoten der proximalen Interphalangealgelenke
Systemische Manifestationen (Müdigkeit, Schwäche, Krankheitsgefühl)	Keine systemische Beteiligung

und Sprunggelenke sowie Ellenbogen betroffen. An den Händen sind vielfältige Gelenkveränderungen zu beobachten, zu denen eine symmetrische spindelförmige Schwellung der proximalen Interphalangealgelenke und die dorsale Schwellung und charakteristische volare Subluxation der Metakarpophalangealgelenke gehören (17; Abb. 15–2). In bis zu 75% der Fälle liegt auch eine Kiefergelenkbeteiligung vor (9).

Bei der rheumatoiden Arthritis werden Rheumaknoten beobachtet, die meist im Bereich von Ellenbogen, Fingern, Hinterkopf und Steiß lokalisiert sind (17).

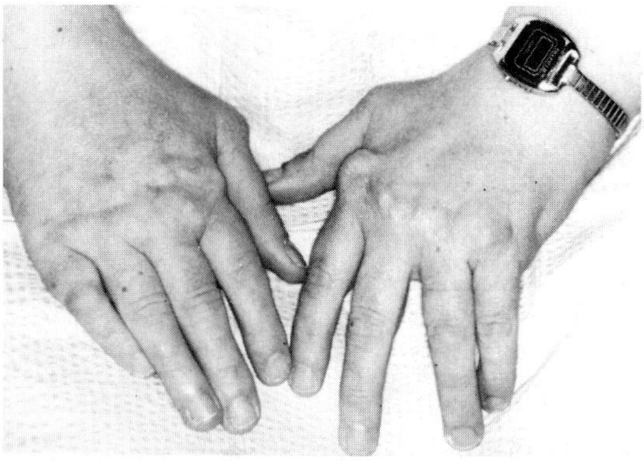

Abbildung 15–2:
Patient mit rheumatoider Arthritis. Die Metakarpophalangealgelenke waren deformiert und wurden ersetzt.

15.2.2.2 Laborbefunde. Obwohl keiner der Labortests für die rheumatoide Arthritis pathognomonisch ist oder allein die Diagnose sichert, werden sie herangezogen, um in Verbindung mit den klinischen Befunden die Diagnose zu bestätigen.

Die Laborbefunde bei rheumatoider Arthritis umfassen eine beschleunigte Senkungsreaktion, bei zwei Dritteln der Erkrankten der Nachweis von Rheumafaktoren, eine normochrome und normozytäre Anämie sowie der Nachweis von C-reaktivem Protein (12,17). Bei Patienten mit Felty-Syndrom (Trias aus rheumatoider Arthritis, Splenomegalie und Leukozytopenie) kann eine deutliche Neutropenie vorliegen.

15.2.3
Therapie

Die nichtsteroidalen Antirheumatika (NSAIDs; nonsteroidal antiinflammatory drugs), insbesondere Azetylsalizylsäure, stellen den Eckstein der Therapie dar. Azetylsalizylsäure kann, individuell angepaßt, in hoher Dosierung verordnet werden. Häufig beginnt man mit einer Tagesdosis von 4 g, verteilt auf 4 Einzelgaben, und paßt die Dosierung entsprechend der Reaktion des Patienten an (11). Häufigstes Zeichen der toxischen Wirkung von Azetylsalizylsäure ist ein Tinnitus. Tritt er auf, muß die Dosierung reduziert werden. Patienten, die Azetylsalizylsäure nicht vertragen, werden mit einem anderen nichtsteroidalen Antirheumatikum behandelt. Medikamente aus dieser Gruppe sind Ibuprofen (z.B. Brufen), Naproxen (z.B. Naprosyn), Tolmetin (z.B. Tolectin), Sulindac (z.B. Imbaral), Diflunisal (z.B. Fluniget), Diclofenac (z.B. Voltaren), Piroxicam (z.B. Felden) und Fenoprofen (z.B. Feprona). Alle nichtsteroidalen Antirheumatika können, besonders bei hochdosierter Anwendung, Störungen der Thrombozytenfunktion auslösen, die zu einer hämorrhagischen Diathese führen können (s. Kap. 22).

Außer den nichtsteroidalen Antirheumatika wird eine Reihe anderer Medikamente zur Behandlung der rheumatoiden Arthritis eingesetzt. Goldverbindungen können intramuskulär (Aurothiomalat, Aurothioglukose) oder peroral (Auranofin) verabreicht werden und können eine Entzündungshemmung und eine Verlangsamung des Krankheitsverlaufs bewirken. Häufig treten jedoch toxische Nebenwirkungen auf, die zu Derma-

Tabelle 15–2:
Therapie der rheumatoiden Arthritis

- Aufklärung und Unterweisung des Patienten
- Schonung
- Physikalische Therapie
- Medikamentöse Therapie
  - Nichtsteroidale Antirheumatika
    Azetylsalizylsäure, Ibuprofen, Naproxen, Sulindac, Tolmetin, Fenoprofen, Piroxicam, Diflunisal
  - Goldverbindungen
    Aurothiomalat, Aurothioglukose, Auranofin
  - Malariamittel
    Chloroquin, Hydroxychloroquin
  - Penicillamine
    D-Penicillamin
  - Kortikosteroide
    Prednison, Prednisolon
  - Immunsuppressiva
    Cyclophosphamid, Azathioprin, Methotrexat
- Sonstige Therapieverfahren
  Lymphopherese, Plasmapherese, Röntgenbestrahlung der Lymphknoten
- Chirurgische Therapie
  Arthroplastik, rekonstruktive Eingriffe, Synovektomie, Gelenkendoprothesen

titis und Schleimhautulzerationen, Proteinurie, Neutropenie und Thrombozytopenie führen können (11). Malariamittel (Resochin, Chloroquin) werden zur Behandlung der rheumatoiden Arthritis vor allem in Kombination mit nichtsteroidalen Antirheumatika eingesetzt. Als Nebenwirkung können schwere Augenschäden auftreten. Auch D-Penicillamin gelangt in der Therapie der rheumatoiden Arthritis zur Anwendung. Die Einsatzmöglichkeiten sowohl der Malariamittel als auch des D-Penicillamin werden jedoch durch deren deutliche Toxizität begrenzt.

Kortikosteroide (Prednison, Prednisolon) sind häufig zur Bekämpfung akuter Symptome der rheumatoiden Arthritis indiziert; wegen der zahlreichen Nebenwirkungen wird die langfristige Anwendung nach Möglichkeit vermieden. Eine der wichtigsten Nebenwirkungen ist die Nebennierensuppression (s. Kap. 18).

In therapieresistenten Fällen sind Immunsuppressiva mit Erfolg eingesetzt worden, obwohl dies noch als experimentelles Vorgehen zu betrachten ist. Cyclophosphamid, Azathioprin und Methotrexat kommen zum Einsatz. Weitere Verfahren sind die Lymphopherese, Plasmapherese und die Röntgenbestrahlung der Lymphknoten (11,12).

Häufig werden schwer geschädigte Gelenke chirurgisch behandelt. Zu den zahlreichen Maßnahmen zählen unter anderem Arthroplastik, rekonstruierende Eingriffe, Synovektomie und totaler alloplastischer Gelenkersatz.

15.2.4 Zahnärztliche Betreuung

15.2.4.1 Medizinische Besonderheiten (s. Tab. 15–3). Wegen der Möglichkeit multipler Gelenkaffektionen mit unterschiedlich stark ausgeprägter Schmerzhaftigkeit und Bewegungseinschränkung sollten die Behandlungssitzungen so kurz wie möglich gestaltet und dem Patienten die Möglichkeit zu häufigen Positionsveränderungen gegeben werden. Für einen Teil der Patienten ist eine sitzende oder halbliegende Position bei der Behandlung bequemer als die liegende. Zur zusätzlichen Entlastung deformierter Gelenke und Extremitäten erweist sich eine Abstützung, etwa durch Kissen oder eingerollte Handtücher, in vielen Fällen als hilfreich.

Die wichtigsten Komplikationen im Zusammenhang mit der rheumatoiden Arthritis sind durch die medikamentöse Therapie bedingt. Azetylsalizylsäure und andere nichtsteroidale Antirheumatika können zu Störungen der Thrombozytenaggregation und damit zu verstärkten Blutungen führen. Daher sollte bei Patienten, die diese Substanzen einnehmen, vor der Behandlung die Blutungszeit bestimmt werden. Bei verlängerter Blutungszeit sollte mit dem behandelnden Arzt Rücksprache genommen werden. Eine mäßige Verlängerung der Blutungszeit (6 bis 20 Minuten) stellt in den meisten Fällen keine Kontraindikation für eine zahnärztliche Behandlung dar, wenn Kü-

Tabelle 15–3:
Zahnärztliche Betreuung von Patienten mit rheumatoider Arthritis oder Arthrosis deformans

- Kurze Behandlungssitzungen
- Bequemlichkeit bei der Behandlung
  - Häufige Positionsänderungen
  - Möglichst bequeme Stellung des Behandlungsstuhls
  - Bei Bedarf Stützung durch Kissen etc.
- Nebenwirkungen der medikamentösen Therapie
  - Azetylsalizylsäure und andere nichtsteroidale Antirheumatika:
    Vor der Behandlung Blutungszeit bestimmen
  - Goldsalze und D-Penicillamin:
    Vor der Behandlung kompletter Blutstatus, Differentialblutbild und Blutungszeit
  - Kortikosteroide (systemisch):
    Nach Gabe höherer Dosen über einen längeren Zeitraum kann eine Nebennierensuppression vorliegen.

rettagen und chirurgische Eingriffe schonend und in kleinen Schritten vorgenommen werden und keine weitere Blutungsneigung vorliegt (s. Kap. 22).

Bei Patienten, die mit Goldsalzen oder D-Penicillamin behandelt werden, besteht die Gefahr einer Knochenmarkdepression, woraus eine Anämie, Granulozytopenie oder Thrombozytopenie resultieren kann. Diese Patienten müssen prinzipiell von ihrem Arzt engmaschig kontrolliert werden, um eventuelle Komplikationen frühzeitig zu erkennen. Wenn in der letzten Zeit keine Blutuntersuchung erfolgt ist, sollte in jedem Fall ein kompletter Blutstatus mit Differentialblutbild sowie die Überprüfung der Blutungszeit angeordnet werden. Abweichungen von den Normalwerten sollten mit dem behandelnden Arzt besprochen werden.

Bei der Langzeitanwendung von Kortikosteroiden besteht immer die Gefahr der sekundären Nebennierenrindeninsuffizienz. Dieses Problem wird in Kapitel 18 behandelt.

15.2.4.2 Modifikationen der Behandlungsplanung. Modifikationen der normalen Behandlungsplanung sind in erster Linie durch die körperliche Behinderung des Patienten bedingt. Patienten mit schweren Behinderungen oder eingeschränkter Kaufunktion durch Kiefergelenkbeteiligung sollten langwierige und aufwendige Behandlungen, wie sie bei komplizierten Kronen- und Brückenarbeiten erforderlich werden, nicht zugemutet werden. Wenn der Ersatz fehlender Zähne gewünscht wird, sollte in erster Linie an herausnehmbaren Zahnersatz gedacht werden, weil erheblich weniger Behandlungszeit erforderlich wird und der Ersatz für den Patienten deutlich leichter zu reinigen ist. Wenn man sich für festsitzenden Zahnersatz entscheidet, muß bei der Gestaltung die Möglichkeit der leichten Reinigung im Vordergrund stehen. Durch Destruktion des Kiefergelenks können progressive oder plötzliche Änderungen der Okklusionsverhältnisse eintreten. Die Möglichkeit solcher Veränderungen sollte bei der Planung größerer Rekonstruktionen berücksichtigt werden.

Die Zahnpflege kann für den behinderten Patienten große Probleme aufwerfen. Zusätzliche Hilfsmittel wie Zahnseidenhalter, Zahnhölzer, Mundduschen und elektrische Zahnbürsten sind häufig empfehlenswert. Die Handhabung handelsüblicher Zahnbürsten kann erleichtert werden, indem der Griff mit Prothesenkunststoff oder durch einen aufgeschobenen Gummiball verstärkt wird.

Bei allen Maßnahmen sollte der Zahnarzt daran denken, daß die rheumatoide Arthritis eine progrediente Erkrankung ist und schließlich zu schweren Behinderungen und Verkrüppelungen führen kann, wodurch spätere zahnärztliche Behandlungen sehr erschwert werden können. Daher sollte der Zahnarzt besonderen Wert darauf legen, eine wirksame prophylaktische Behandlung durchzuführen und potentielle Probleme zu erkennen und zu beseitigen, bevor die Erkrankung weiter fortschreitet.

15.2.4.3 Orale und maxillofaziale Komplikationen. Wichtigste Komplikation der rheumatoiden Arthritis im Mund- und Kieferbereich ist die Beteiligung des Kiefergelenks. Diese kann sich in Form von bilateralen Schmerzen, Druckdolenzen, Schwellungen, Steifigkeit und eingeschränkter Beweglichkeit der Kiefergelenke äußern. Wie beim Befall anderer Gelenke kann die Erkrankung schubweise mit Remissionen und Exazerbationen verlaufen. Knöcherne Ankylosen können auftreten. Ein besonders störendes Ereignis ist die Entwicklung eines frontal offenen Bisses durch die Zerstörung der Kondylen mit Verlust der kondylären Abstützung (Abb. 15–3). Obwohl sich eine palliative Behandlung mit Aufbißschienen, physikalischer und medikamentöser Therapie als hilfreich erweisen kann, kann ein chirurgisches Eingreifen indiziert sein, um die Schmerzen zu vermindern, das Aussehen zu verbessern und die Gelenkfunktion wiederherzustellen.

Eine weitere orale Komplikation ist eine unangenehme Stomatitis, die bei der Gabe von Goldverbindungen zu beobachten ist. Ihr Auftreten stellt ein Zeichen für die toxische Wirkung der Medikation dar und sollte dem behandelnden Arzt mitgeteilt werden. Zur symptomatischen Behandlung können milde Mundspülungen, Diphenhydramin-Sirup und lokal anzuwendende Haftsalben eingesetzt werden (s. Anhang A).

15.2.4.4 Zahnärztliche Notfallbehandlung. Bei der zahnärztlichen Notfallbehandlung sind keine besonderen Vorgehensweisen oder Vorsichtsmaßnahmen erforderlich. Es gelten die üblichen Richtlinien.

15.3 Arthrosis deformans

15.3.1 Allgemeine Beschreibung

15.3.1.1 Epidemiologie. Die Arthrosis deformans, eine degenerative Gelenkerkrankung, gehört ebenfalls zu den Erkrankungen des rheumatischen Formenkreises und stellt eines der häufigsten Gelenkleiden dar. Die meisten Menschen sind ab dem 60. Lebensjahr in unterschiedlichem Umfang betroffen; man schätzt jedoch, daß in den Vereinigten Staaten 17 Millionen Patienten so schwer an Arthrosis deformans erkrankt sind, daß Schmerzen resultieren (2).

Die Arthrosis deformans ist im allgemeinen als regional begrenzte Erkrankung zu betrachten und betrifft meist nicht mehr als zwei Gelenke gleichzeitig. An tragenden oder stärker beanspruchten

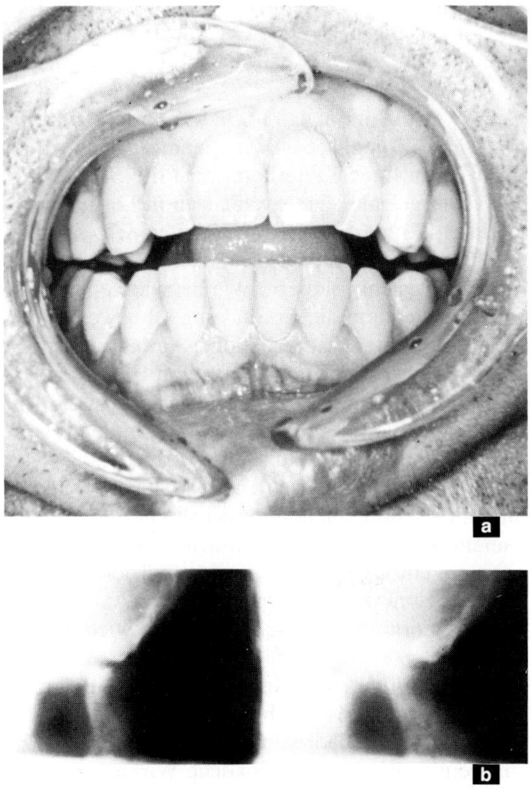

Abbildung 15–3:
a: Frontal offener Biß bei einem Patienten mit rheumatoider Arthritis der Kiefergelenke. b: Röntgenbefund der Kiefergelenke dieses Patienten mit extremer Destruktion und Deformation der Kondylen.

Gelenken wie den Hüft-, Knie-, Fuß- und Fingergelenken sowie der Wirbelsäule wird sie häufiger gefunden. Auch die Kiefergelenke können erkranken. Frauen sind doppelt so häufig betroffen wie Männer, jedoch erkranken Männer meist in jüngeren Jahren. Die Arthrosis deformans ist überwiegend eine Erkrankung des mittleren bis fortgeschrittenen Lebensalters und tritt nach dem 40. Lebensjahr auf. Rassische oder geographische Prädispositionen scheinen nicht zu bestehen.

15.3.1.2 Ätiologie. Die genaue Ursache der Arthrosis deformans ist nicht bekannt. Lange Zeit nahm man an, daß die Arthrosis deformans Endergebnis normaler Gelenkabnutzung über eine längere Zeitspanne sei; heute hält man jedoch andere Faktoren für entscheidend. Vorbestehende Anomalien der Gelenkstruktur, konstitutionelle Minderwertigkeit, metabolische Faktoren, genetische Prädisposition, Überlastung durch Fettleibigkeit sowie Mikro- und Makrotraumen werden als ursächliche oder fördernde Faktoren für die Entstehung der Arthrosis deformans betrachtet (16).

15.3.1.3 Pathophysiologie. Initiale Veränderung des Gelenks ist die Auflösung des Gelenkknorpels, wodurch eine aufgefaserte Oberfläche geschaffen wird. Dieser Umbau ist mit dem Verlust von Proteoglykanen verbunden. Es tritt eine progressive Abrasion des Gelenkknorpels bis auf den subchondralen Knochen ein. Der exponierte Knochen wird poliert und sklerosiert, so daß er eine elfenbeinartige Struktur erhält (Eburnisierung). Wenn die Störung zum Stillstand kommt oder sich stabilisiert, kann sich in begrenztem Umfang ein neuer Knorpelüberzug ausbilden. Im Randbereich des Gelenkknorpels und in unbelasteten Gelenkzonen entsteht neues Knochengewebe in Form von Zacken, die häufig von Knorpel überzogen sind. Diese Osteophyten verstärken das Ausmaß der Deformität (5).

15.3.1.4 Folgen und Komplikationen. Im Gegensatz zur rheumatoiden Arthritis hat die Arthrosis deformans eine relativ günstige Prognose und, je nach Lokalisation, wenige ernste Komplikationen. Schmerzen und Funktionseinbußen sind die häufigsten Komplikationen der Arthrosis deformans. Der Verlauf der Erkrankung kann durch konservative Maßnahmen in vielen Fällen verzögert werden. Zur Schmerzbekämpfung und Wiederherstellung der Gelenkfunktion sind jedoch häufig operative Eingriffe erforderlich.

15.3.2 Klinik

15.3.2.1 Symptomatik (Tab. 15–1). Dominierendes Symptom der Arthrosis deformans ist der Schmerz in ein oder zwei Gelenken. Die Patienten klagen über dumpfe Schmerzen und Steifigkeit, die am Morgen oder nach einer Ruhephase am stärksten ausgeprägt sind. Die Beschwerden halten meist weniger als 15 Minuten an (4). Bei Bewegungen ist in unterschiedlicher Intensität ein Gelenkreiben (Krepitation) feststellbar. Rötung und Schwellung sind bei der Arthrosis deformans nicht die Regel.

Häufigstes objektives Symptom der Arthrosis deformans sind schmerzlose Knochenwucherungen an der Medial- und Lateralfläche der distalen Interphalangealgelenke (Heberden-Knoten). Treten solche Knochenveränderungen an den proximalen Interphalangealgelenken auf, werden sie als Bouchard-Knoten bezeichnet (Abb. 15–4). Gelegentlich sind diese Knoten schmerzhaft.

Je nachdem, welche Gelenke oder Gruppen von Gelenken betroffen sind, ist der Patient unterschiedlich stark behindert. Erkrankungen der Hüft- und Kniegelenke sind besonders unangenehm und führen häufig zur Invalidität.

Bei der primär generalisierten Form der Arthrosis deformans, an der überwiegend Frauen erkranken, sind mindestens drei Gelenke oder Gelenkgruppen befallen, meist Hand-, Knie- und Hüftgelenke sowie die Wirbelsäule (4).

Unter den röntgenologischen Befunden bei Arthrosis deformans sind Verschmälerung des Gelenkspaltes, Unregelmäßigkeit und Deformierung der Gelenkflächen sowie Osteophyten oder Sporne zu erwähnen. Außerdem können subchondrale Sklerosierung (Eburnisierung) und Ankylosierung erkennbar sein (4). Es ist zu beachten, daß häufig keine gute Übereinstimmung zwischen Symptomen und röntgenologischen Befunden besteht.

15.3.2.2 Laborbefunde. Die Laborbefunde sind bei der Arthrosis deformans im wesentlichen unauffällig. Die Blutsenkung ist in der Regel normal, kann aber bei einer primär generalisierten Erkrankung leicht erhöht sein.

15.3.3 Therapie

Die Arthrosis deformans wird symptomatisch behandelt, wobei Azetylsalizylsäure und andere nichtsteroidale Antirheumatika die wichtigste Stütze der medikamentösen Therapie darstellen. Weitere Maßnahmen umfassen Aufklärung und Unterweisung des Patienten, physikalische Therapie, Gewichtsreduktion und Schonung der betroffenen Gelenke. Zur Bekämpfung von akuten Schmerzen und Entzündungen können Kortikosteroide intraartikulär injiziert werden. Operative Korrekturen werden zur Funktionsverbesserung und Schmerzbekämpfung durchgeführt.

15.3.4 Zahnärztliche Betreuung

15.3.4.1 Medizinische Besonderheiten. Je nachdem, welche Gelenke erkrankt sind, wird die Flachlagerung im zahnärztlichen Behandlungsstuhl für den Patienten nach einiger Zeit unbequem. Dies kann durch eine aufrechtere Lagerung, Abstützung von Kopf, Hals oder Beinen sowie durch die Planung kürzerer Behandlungssitzungen vermieden werden.

Nach Einnahme von Azetylsalizylsäure oder anderen nichtsteroidalen Antirheumatika in größeren Dosen tritt häufig eine Störung der Thrombozytenfunktion ein. Bei diesen Patienten sollte vor der Behandlung die Blutungszeit bestimmt werden. Erhöhte Werte (6 bis 20 min) sind nicht selten, haben aber klinisch keine große Bedeutung, wenn Behandlungen, die Blutungen zur Folge haben, auf ein Minimum beschränkt bleiben und keine weitere hämorrhagische Diathese besteht (s. Kap. 22). Bei stärker abweichenden Werten sollte der behandelnde Arzt konsultiert werden.

Mit einer Nebennierenrindeninsuffizienz ist nicht zu rechnen, wenn nur in größeren Zeitabständen (2- bis 3mal im Jahr) Steroide intraartikulär injiziert werden.

15.3.4.2 Modifikationen der Behandlungsplanung. Wie bei der rheumatoiden Arthritis werden eventuell erforderliche Anpassungen der Behandlungsplanung vom Grad der Behinderung des Patienten bestimmt. So können schwere Funktionseinbußen von Hüft-, Knie-, oder anderen Gelenken sowie eine Kiefergelenkbeteiligung längere Behandlungssitzungen unmöglich machen, so daß ausgedehnte rekonstruktive oder chirurgische Behandlungen in diesen Fällen nicht indiziert sind.

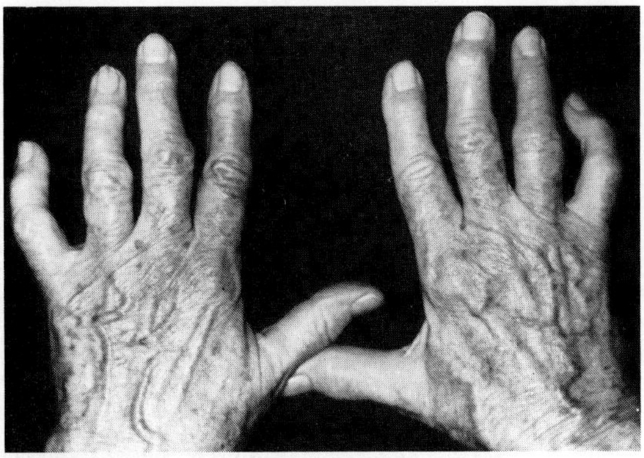

Abbildung 15–4:
Heberden-Knoten und Bouchard-Knoten bei Arthrosis deformans.

Bei Beteiligung der Hand- oder Fingergelenke können Schwierigkeiten beim Zähneputzen auftreten. Halter für Zahnseide oder elektrische Zahnbürsten vereinfachen in diesen Fällen die Zahnpflege. Auch entsprechend angepaßte Zahnbürstengriffe werden zur Erleichterung der Mundhygiene empfohlen.

15.3.4.3 Orale und maxillofaziale Komplikationen. Die Arthrosis deformans kann auch die Kiefergelenke befallen und dem Patienten erhebliche Probleme bereiten. Bei den meisten Menschen sind ab dem 40. Lebensjahr am Kiefergelenk histologische Veränderungen im Sinne einer Arthrosis deformans nachweisbar; die meisten von ihnen weisen allerdings keine klinischen Symptome auf. Kiefergelenkbeschwerden durch Arthrosis deformans sind jedoch nicht selten.

Häufigstes Symptom einer Arthrosis deformans des Kiefergelenks ist die allmähliche Entwicklung von präaurikulären Schmerzen mit Steifigkeit nach Phasen der Inaktivität, die sich nach leichter Aktivität bessern. Durch weite Mundöffnung können oft schwere Schmerzen ausgelöst werden. Eine weitere Möglichkeit ist das Auftreten von Schmerzen unter normaler Belastung, die sich im Laufe des Tages verschlimmern. Neuromuskuläre Schienungseffekte („splinting") und Krämpfe der Kaumuskeln können vorkommen. Am erkrankten Gelenk sind häufig Reibegeräusche festzustellen (10). In den meisten Fällen verschwinden die arthrotischen Schmerzen im Kiefergelenk innerhalb von 8

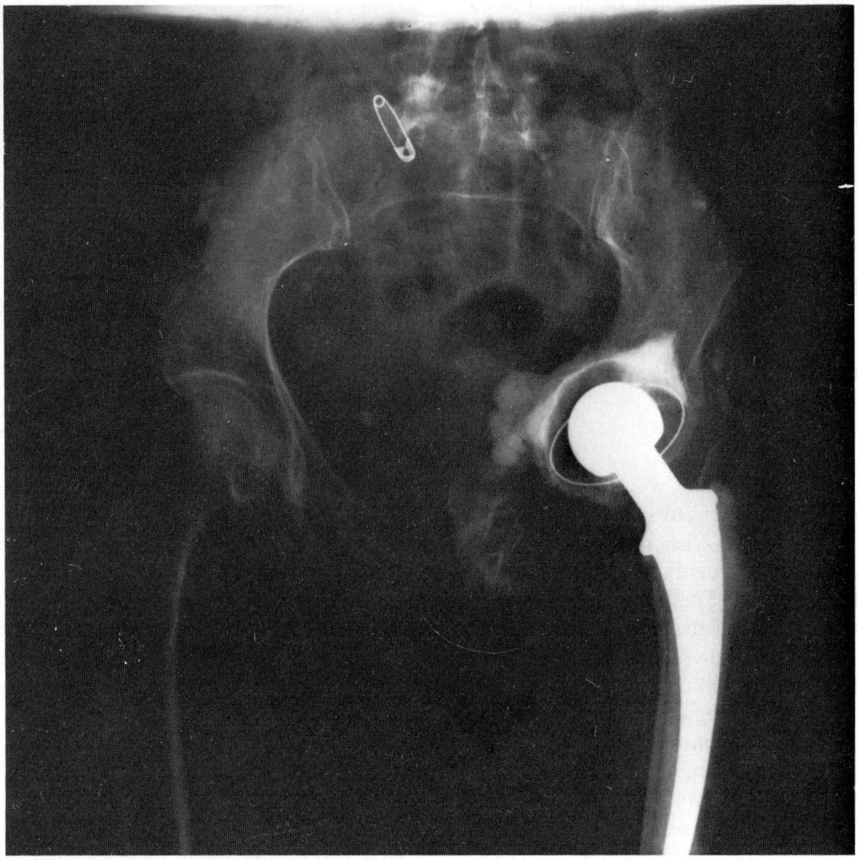

Abbildung 15–5:
Röntgenaufnahme einer Hüftgelenk-Totalendoprothese. (Sicherheitsnadel an der Bekleidung des Patienten).

Monaten nach ihrem ersten Auftreten (14). Röntgenologisch können sich Veränderungen des Gelenkspalts, Deformationen des Knochens und Osteophyten nachweisen lassen. Von Bedeutung ist die geringe Korrelation zwischen Kiefergelenkschmerzen und -symptomen und den röntgenologischen und histologischen Veränderungen bei der Arthrosis deformans (10). Für die Behandlung kommen Azetylsalizylsäure und andere nichtsteroidale Antirheumatika, Muskelrelaxantien, Begrenzung der Unterkieferbewegungen, physikalische Therapie (Wärme, Ultraschall, kontrollierte Bewegungsübungen) und Aufbißschienen zur Entlastung des Gelenks in Frage (10). Häufig sind durch konservative Behandlungsmaßnahmen Erfolge zu erzielen; in Fällen persistierender schwerer Schmerzen und/oder Dysfunktionen können jedoch chirurgische Eingriffe am Kiefergelenk notwendig werden.

15.3.4.4 Zahnärztliche Notfallbehandlung. Für die zahnärztliche Notfallbehandlung ergeben sich keine Besonderheiten.

15.4 Gelenkprothesen

Ziel der Behandlung von Arthritiden ist die Schmerzbekämpfung und die Vorbeugung von Deformierungen und Funktionsverlusten. Dies wird leider nicht immer erreicht. Unter dieser Voraussetzung wird bei einem geringen Prozentsatz der Patienten ein chirurgisches Eingreifen erforderlich. Unter den verschiedenen chirurgischen Eingriffen kann der Totalersatz eines erkrankten Gelenks durch eine Endoprothese potentielle Probleme bei der zahnärztlichen Behandlung mit sich bringen.

Neben der Arthritis stellen instabil verheilte Frakturen, ischämische Hüftkopfnekrosen und gelegentlich akute Traumen Indikationen für Gelenkendoprothesen dar. Die meisten Erfahrungen wurden bisher mit Hüftgelenkprothesen und Kniegelenkprothesen gesammelt; jedoch wurden auch andere Gelenke, vor allem Schulter-, Ellenbogen- und Fingergrundgelenke, ersetzt (Abb. 15–5). Man schätzt, daß in den Vereinigten Staaten jährlich 100.000 größere Gelenke durch Prothesen ersetzt werden (7). Diese Zahl läßt erkennen, daß auch der niedergelassene Zahnarzt mit diesen Patienten konfrontiert wird.

Eine der größten Gefahren für den Träger einer Gelenkendoprothese ist die Infektion der Prothesenumgebung (Abb. 15–6). Die Infektionsrate an Gelenkendoprothesen wird zur Zeit auf etwa 1,3% geschätzt (13). Eine Infektion kann den Austausch der Endoprothese erforderlich machen oder sogar zum völligen Verlust des Gelenks führen. Diese Infektionen stellen nicht nur schwere Erkrankungen dar, sondern weisen auch eine hohe Letalität (ca. 17% bei hämatogener Infektion der Prothese) auf (1). Es ist klar, daß diese Komplikation katastrophale physische, psychische und ökonomische Folgen haben kann.

Man teilt die Infektionen an Endoprothesen in Frühinfektionen (innerhalb von 3 Monaten postoperativ) und Spätinfektionen (mehr als 3 Monate postoperativ) ein. Dabei wird der Ursprung der Frühinfektion in der Operation selbst gesehen, während die Ursache der Spätinfektionen bei weitem nicht so klar erscheint. Die meisten Autoritäten auf diesem Gebiet vermuten, daß sie durch eine latente Infektion infolge der Operation selbst, hämatogene Streuung entfernter Infektionen oder durch transitorische Bakteriämien aufgrund von Traumen, chirurgischen, zahnärztlichen oder urologischen Eingriffen verursacht werden (13).

Zahnärztliche Maßnahmen wurden verschiedentlich in einen ursächlichen Zusammenhang mit Spätinfektionen von Gelenkendoprothesen gebracht. Die genaue Häufigkeit von Infektionen durch transitorische Bakteriämien ist jedoch nicht bekannt. Blomgren (3) konnte experimentell an Kaninchen zeigen, daß transitorische Bakteriämien zu Infektionen an Gelenkendoprothesen führen können. Unter klinischen Aspekten ist dieser Zusammenhang nicht so klar. Peterson (15) überprüfte 90 Fälle von bakteriellen Spätinfektionen durch hämatogene Streuung an Gelenkendoprothesen und kam zu dem Ergebnis, daß in keinem Fall ein eindeutiger Zusammenhang mit einer transitorischen Bakteriämie durch zahnärztliche Behandlungen hergestellt werden konnte. In einigen Fällen konnten jedoch dentogene Infektionen und Infektionen der Speicheldrüsen als Ursache nachgewiesen werden.

Jacobsen und Murray (6) untersuchten 33 Fälle von Infektionen an Endoprothesen, die bei 1.855 Implantationen von Hüftgelenkendoprothesen aufgetreten waren und fanden lediglich einen Fall, der mit einer zahnärztlichen Behandlung im Zusammenhang stand. Grund dieser Behandlung war allerdings ein dentogener Abszeß, der eine längere Nachsorge erforderte. Die Häufigkeit von Infektionen an Endoprothesen, deren Ursache im zahnärztlichen Arbeitsgebiet lag, betrug in dieser Untersuchung somit 0,05%. Die Autoren kamen

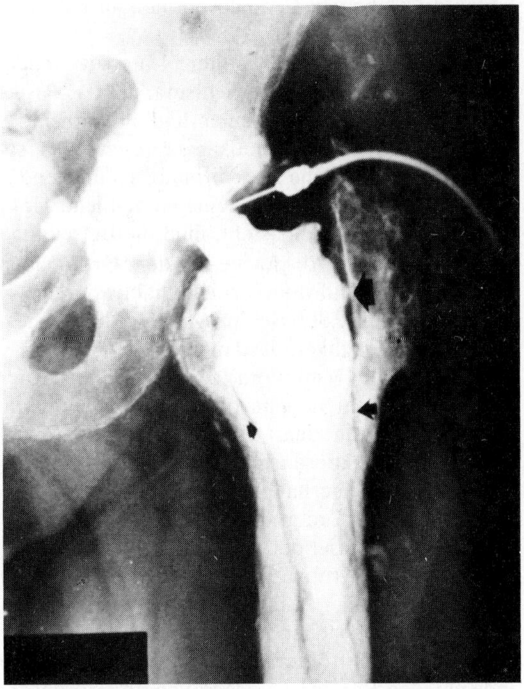

Abbildung 15–6:
Infizierte Hüftgelenk-Totalendoprothese. (Sammlung H.J. Robinson, M.D., Minneapolis, Minn.)

außerdem zu dem Ergebnis, daß aufgrund der in ihrer Untersuchung nachgewiesenen Erreger Erythromycin, Clindamycin oder penicillinasefeste Penicilline Mittel der Wahl für die Prophylaxe sind. Dies trifft jedoch nicht auf die normale Mundflora zu. Hier ist Penicillin nach wie vor Mittel der Wahl.

Aufgrund einer umfangreichen Literaturstudie und Analyse des Problems zweifelte Little (13) die Zweckmäßigkeit der derzeit üblichen Antibiotikaprophylaxe vor und nach zahnärztlichen Behandlungen bei Patienten mit Endoprothesen an. Er begründete seine Skepsis einerseits mit dem offensichtlich geringen Risiko (0,04% bis 0,05%) und andererseits mit der Tatsache, daß die mit der Antibiotikagabe verbundenen Gefahren den Nutzen der Prophylaxe eines extrem geringen Risikos überwiegen.

Im Rahmen einer neueren Umfrage in den Vereinigten Staaten bei 1.666 Orthopäden gaben 56% der Befragten an, daß ihrer Meinung nach eine Beziehung zwischen transitorischen Bakteriämien dentogenen Ursprungs und sekundären Infektionen von Gelenkendoprothesen nicht nachgewiesen oder von untergeordneter Bedeutung sei. Paradoxerweise hielten jedoch 93% der Befragten bei zahnärztlichen Eingriffen, die zu einer transitorischen Bakteriämie führen können, eine antibiotische Abschirmung für notwendig, und 70% empfahlen die Gabe von Cephalosporinen anstelle von anderen Antibiotika (8).

Es wird deutlich, daß weitere Untersuchungen auf diesem Gebiet erforderlich sind, um das Risiko genauer einschätzen zu können und einheitliche Richtlinien für die Antibiotikagabe festzulegen, sofern eine antibiotische Abschirmung als notwendig erachtet wird. Da zur Zeit keine einheitliche Meinung zu dieser Frage besteht, muß die Betreuung jedes Patienten in Absprache mit dem Orthopäden oder Chirurgen individuell gehandhabt werden, wobei das Risiko, der Gebißzustand und die Antibiotikaempfindlichkeit der am ehesten zu erwartenden Erreger (Mundflora) zu berücksichtigen sind. Es erscheint am sinnvollsten, den Empfehlungen der American Heart Association für die Prophylaxe der infektiösen Endokarditis zu folgen (s. Kap. 2), sofern überhaupt eine antibiotische Abschirmung für erforderlich gehalten wird.

Wichtigstes Ziel der zahnärztlichen Betreuung dieser Patientengruppe ist die Erhaltung gesunder Verhältnisse in der Mundhöhle. Intensive Prophylaxemaßnahmen stehen im Vordergrund und können häufige Kontrolltermine zur Unterstützung der individuellen Prophylaxe des Patienten erfordern. Alle akuten Infektionen müssen in Zusammenarbeit mit dem behandelnden Arzt sofort aggressiv mit Antibiotika bekämpft werden.

15.5 Literatur

1. Ahlberg, A., et al.: Hematogenous infection in total joint replacement. Clin. Orthop. **137,** 69–73 (1978)
2. The Arthritis Foundation: Arthritis: basic facts. Atlanta 1976, The Foundation
3. Blomgren, G.: Hematogenous infection of total joint replacements: an experimental study in the rabbit. Acta Orthop. Scand. (Suppl.) **187,** 1–64 (1981)
4. Gilliland, B.C.: Degenerative joint disease. In Braunwald, E., et al. (Hrsg.): Harrison's principles of internal medicine, ed. 11. New York 1987, McGraw-Hill Book Co.
5. Golden, A., et al.: Pathology: understanding human disease, ed. 2. Baltimore 1985, The Williams & Wilkins Co.
6. Jacobsen, P.L., Murray, W.: Prophylactic coverage of dental patients with artificial joints: a retrospective analysis of thirty-three infections in hip prostheses. Oral Surg. **50,** 130–133 (1980)
7. James, E.T.R., et al.: Total Hip revision arthroplasty. Clin. Orthop. **170,** 88–94 (1982)
8. Jaspers, M.T., Little, J.W.: Prophylactic antibiotic coverage in patients with total arthroplasty: current practice. J. Am. Dent. Assoc. **111,** 943–948 (1985)
9. Kent, J.N., et al.: Rheumatoid disease and related arthropathies, II. Surgical rehabilitation of the temporomandibular joint. Oral surg. **61,** 423–439 (1986)
10. Kreutziger, K.L., Mahan, P.E.: Temporomandibular degenerative joint disease. Part I. Anatomy, pathophysiology and clinical description. Oral Surg. **40,** 165–182 (1975)
11. Lightfoot, R.W.: Treatment of rheumatoid arthritis. In McCarty, D.J. (Hrsg.): Arthritis and allied conditions, ed. 10. Philadelphia 1985, Lea & Febiger
12. Lispky, P.E.: Rheumatoid arthritis. In Braunwald, E., et al. (Hrsg.): Harrison's principles of internal medicine, ed. 11. New York 1987, McGraw-Hill Book Co.
13. Little, J.W.: The need for antibiotic coverage for dental treatment of patients with joint replacements. Oral Surg. **55,** 20–23 (1983)
14. Mahan, P.E.: The temporomandibular joint in function and pathofunction. In Solberg, W.K., Clark, G.T. (Hrsg.): Temporomandibular joint problems: biologic diagnosis and treatment. Chicago 1980, Quintessence Publishing Co.
15. Peterson, L.J.: Prosthetic joint infection and dental procedures. J. Am. Dent. Assoc. **101,** 598–600 (1980)
16. Sokoloff, L., Hough, A.J., jr.: Pathology of osteoarthritis. In McCarty, D.J. (Hrsg.): Arthritis and allied conditions, ed. 10. Philadelphia 1985, Lea & Febiger
17. Znaifler, N.J.: Etiology and pathogenesis of rheumatoid arthritis. In McCarty, D.J. (Hrsg.): Arthritis and allied conditions, ed. 10. Philadelphia 1985, Lea & Febiger

16 Neurologische Störungen

16.1 Einleitung

Aus der Vielzahl neurologischer Störungen werden in diesem Kapitel die beiden wohl häufigsten und wichtigsten, Epilepsie und Apoplexie, besprochen.

16.2 Epilepsie

Die Epilepsie oder korrekter die Epilepsien sind eine Gruppe von Störungen, die gekennzeichnet sind durch chronische, rezidivierende, paroxysmale Veränderungen der Gehirnfunktion (Anfälle), die durch abnorme elektrische Aktivitäten im Gehirn bedingt sind. Die Anfälle können sich in Form von Konvulsionen (d.h. begleitet von motorischen Manifestationen) oder anderen (sensorischen, kognitiven, psychischen) neurologischen Störungen äußern (3). In der Vergangenheit bestand weitgehende Unklarheit über Natur und Klassifikation der Epilepsie; in neuerer Zeit konnte jedoch das Verständnis dieser Erkrankungen verbessert werden.

Im 19. Jahrhundert kam Hughling Jackson in seinen Ausführungen über Epilepsie zu dem Schluß, daß „eine Konvulsion nur ein Symptom ist und lediglich besagt, daß eine zufällige, überschießende und ungeordnete Entladung des Nervengewebes stattfindet". Diese Aussage hat sich als richtig erwiesen, ist jedoch zu begrenzt. Das liegt daran, daß es neben den generalisierten tonisch-klonischen Krampfanfällen zahlreiche andere Formen der Epilepsie gibt, von denen viele fokal, begrenzt und nicht mit Krampferscheinungen verbunden sind. Um eine erweiterte Gruppe verwandter Anfallsleiden neu zu definieren, haben Sutherland und Eadie (10) folgende Definition vorgeschlagen:

„Epilepsie sollte als Symptom einer exzessiven, temporären, neuronalen Entladung mit intrakranialen oder extrakranialen Ursachen betrachtet werden: Epilepsie ist durch einzelne, zu Rezidiven neigende Anfälle charakterisiert, bei denen eine Störung von Bewegung, Empfindung, Verhalten, Auffassung und/oder Bewußtsein auftritt."

Weitere Hilfe für das Verständnis des Spektrums der Epilepsie gab die International League Against Epilepsy (1) mit ihrer 1981 veröffentlichten, überarbeiteten Einteilung der Epilepsie (Tab. 16–1). Diese Klassifikation basiert auf dem klinischen Verhalten und den Veränderungen im Elektroenzephalogramm (EEG).

Aus dem bisher Gesagten wird klar, daß es viele Formen von Epilepsie oder Anfallsleiden gibt. Dieses Kapitel beschränkt sich jedoch auf die Beschreibung der generalisierten tonisch-klonischen Krämpfe (idiopathische Grand-mal-Anfälle), weil diese die häufigste und schwerste Form der generalisierten Epilepsie darstellen, mit der der Zahnarzt sich konfrontiert sehen kann.

16.2.1 Allgemeine Beschreibung

16.2.1.1 Ätiologie und Epidemiologie. Man schätzt, daß 10 Millionen Menschen in den Vereinigten Staaten bereits einmal wegen eines Anfalls einen Arzt konsultiert haben und daß derzeit 1 Million Menschen an rezidivierenden Anfällen leiden. Die Gesamtinzidenz der idiopathischen Epilepsie liegt bei 0,3% bis 0,7% pro Jahr bei einer Prävalenzrate von 2% (9).

In der Kindheit ist die Prävalenzrate am höchsten, weil die idiopathische Epilepsie sich mit der größten Häufigkeit in der Altersgruppe von 2 bis 5 Jahren sowie bei Jugendlichen im Pubertätsalter manifestiert (3).

Bei vielen Patienten ist der Ursprung der Epilepsie bekannt. Zu den möglichen Ursachen gehören Traumen, intrakraniale Neoplasien, Hypoglykämie, Drogenentzug und fiebrige Erkrankungen.

Tabelle 16–1:
Klassifikation epileptischer Anfälle nach dem klinischen Erscheinungsbild und den Veränderungen im Elektroenzephalogramm (EEG). Nach (1).

Fokale Anfälle
- Fokale Anfälle mit elementarer Symptomatik
- Fokale Anfälle mit komplexer Symptomatik
- Fokale Anfälle mit sekundär generalisierten tonisch-klonischen Krämpfen

Primär generalisierte Anfälle
- Absencen (Petit mal)
- Atypische Absencen
- Myoklonische Anfälle
- Klonische Anfälle
- Tonisch-klonische Anfälle (Grand mal)
- Tonische Anfälle
- Atonische Anfälle
- Nicht klassifizierte Anfälle

Die Ursache der Epilepsie läßt sich bei vielen Patienten nicht ergründen, so daß man in diesen Krankheitsfällen von einer idiopathischen Epilepsie spricht.

Obwohl die zugrundeliegende Ursache der idiopathischen generalisierten Epilepsie nicht bekannt ist, können die Anfälle manchmal durch einen spezifischen Stimulus ausgelöst werden. Etwa jeder fünfzehnte Patient berichtet, daß seine Anfälle auftreten, nachdem er einem bestimmten Ereignis, z.B. flackerndem Licht, monotonen Geräuschen, Musik oder starkem Lärm, ausgesetzt war. Interessant erscheinen auch Berichte über epileptische Anfälle bei Heranwachsenden, die bei Videospielen flackernden Lichtern und geometrischen Mustern exponiert waren (2).

16.2.1.2 Pathophysiologie. Das einem epileptischen Anfall zugrundeliegende Ereignis ist eine überschießende fokale Entladung von Neuronen, die sich auf Kerne des Thalamus und des Stammhirns ausbreitet. Die Ursache dieser abnormen elektrischen Aktivität ist nicht genau bekannt, obwohl eine Reihe von Theorien zur Erklärung aufgestellt wurden. Für die Entstehung wurden dabei Veränderungen der neuronalen Aktionspotentiale oder der synaptischen Übertragung, eine gesteigerte neuronale Erregbarkeit und eine reduzierte elektrische Schwelle für epileptische Aktivitäten verantwortlich gemacht (3,10).

Ein interessanter Aspekt ist, daß der Epilepsie kein bestimmter Typ von Gehirnschädigungen zugeordnet werden kann. Das heißt, daß die gleiche Läsion in der gleichen Lokalisation bei einem Patienten eine Epilepsie verursacht und bei anderen nicht. In vielen Fällen läßt sich ohnehin keine Läsion nachweisen. Dies alles läßt eher auf eine Störung auf biochemischer Ebene schließen.

16.2.1.3 Folgen und Komplikationen. Bei ungefähr 60% bis 75% der Epileptiker können die Anfälle vollständig unterdrückt werden, während bei den übrigen die Anfälle nur teilweise oder schlecht beherrscht werden können (3).

Ein wesentliches Problem bei der Therapie der Epilepsie ist die Compliance der Patienten, d.h. die zuverlässige regelmäßige Einnahme der antikonvulsiven Medikation entsprechend den Anordnungen des Arztes. Dieses Problem besteht bei zahlreichen chronischen Erkrankungen, so auch bei der Hypertonie, weil die Patienten ihre Medikation in vielen Fällen lebenslang einnehmen müssen, obwohl sie symptomfrei bleiben.

Ein weiteres, den Antikonvulsiva eigenes Problem ist in deren Toxizität begründet. Verbreitete Beispiele hierfür sind die Phenytoin-induzierte Ataxie und die Phenobarbital-induzierte Somnolenz (12). Bei Patienten mit frequenten schweren Anfällen kann auch eine veränderte Gehirnfunktion mit Teilnahmslosigkeit, Verwirrung und Streitsucht auftreten.

Eine Hyperplasie der Gingiva ist eine bei der Einnahme von Phenytoin häufig zu beobachtende Nebenwirkung. Sie kann unterschiedlich stark ausgeprägt sein und sich so stark ausdehnen, daß eine chirurgische Korrektur erforderlich wird. Die Gingivahyperplasie tritt am häufigsten bei Kindern und Heranwachsenden auf (s.a. 16.2.4.4: Orale Komplikationen).

Das Auftreten von wiederholten Anfällen innerhalb eines kurzen Zeitraums ist die schwerste akute Komplikation der Epilepsie. Dieser Status epilepticus stellt einen medizinischen Notfall dar. Im Status epilepticus können die Patienten eine schwere Hypoxie und Azidose entwickeln, so daß bleibende Gehirnschäden bis hin zum Exitus letalis resultieren können.

16.2.2 Klinik

16.2.2.1 Symptomatik. Das klassische klinische Bild generalisierter tonisch-klonischer Krämpfe (Grand-mal-Anfall) ist allgemein bekannt. Der Anfall beginnt mit einem plötzlichen, durch die Verkrampfung der Zwerchfellmuskulatur verursachten Schrei, gefolgt von Bewußtseinsverlust. In der tonischen Phase tritt eine Versteifung der gesamten Muskulatur ein, gefolgt vom klonischen Stadium, das durch unkoordinierte Zuckungen des Kopfes und der Gliedmaßen gekennzeichnet ist. Dabei können Stuhl und Urin abgehen. Danach enden die Bewegungen, und der Patient wird komatös. Wenige Minuten später erlangt der Patient allmählich wieder das Bewußtsein, wobei Stupor, Kopfschmerzen und Verwirrung auftreten können. Sofort zu Beginn des Anfalls werden Kiefer und Zähne fest aufeinandergepreßt und können von außen nicht geöffnet werden. Mit dem Ende des Anfalls löst sich der Kieferschluß wieder.

16.2.2.2 Laborbefunde. Sobald die Diagnose einer idiopathischen Epilepsie gesichert ist, sind Labor-

Tabelle 16–2:
Gebräuchliche Medikamente zur Behandlung der Epilepsie

Freiname	Handelsname (Beispiel)	Dosierung (Erwachsene)
Phenytoin	Zentropil	300– 400 mg/die
Carbamazepin	Tegretal	600–1000 mg/die
Phenobarbital	Luminal	60– 200 mg/die
Primidon	Mylepsinum	750–1000 mg/die
Valproinsäure	Convulex	750–1200 mg/die

untersuchungen nur noch von geringem Nutzen. Bei dieser Störung sind mit Ausnahme der Veränderungen im Elektroenzephalogramm (EEG) keine charakteristischen Befunde zu erheben. Im EEG können jeder Phase des Krampfanfalls typische „spike-and-wave"-Muster zugeordnet werden. Auch im freien Intervall zeigen viele Erkrankte abweichende EEG-Befunde. Es sollte jedoch beachtet werden, daß das EEG nicht absolut beweisend für die Diagnose ist.

16.2.3 Therapie

Die Behandlung der Epilepsie stützt sich vor allem auf die medikamentöse Therapie. Phenytoin (z.B. Zentropil, Phenhydan) ist noch immer das am häufigsten zur Basistherapie eingesetzte Antikonvulsivum. Einige andere Medikamente werden jedoch ebenfalls oft eingesetzt. In Tabelle 16–2 sind die zur medikamentösen Therapie der Epilepsie gebräuchlichsten Substanzen aufgelistet. Man ist bestrebt, mit einer Monotherapie auszukommen, um unerwünschte Wechselwirkungen zu vermeiden und die Mitarbeit des Patienten zu erleichtern. In vielen Fällen ist allerdings dennoch eine Kombinationstherapie erforderlich.

16.2.4 Zahnärztliche Betreuung

16.2.4.1 Medizinische Besonderheiten (s. Tab. 16–3). Erster Schritt ist das Erkennen des epileptischen Patienten. Dies ist am leichtesten aufgrund der Anamnese sowie mit Hilfe von Gesprächen mit dem Patienten und seinen Familienangehörigen möglich. Wenn das Vorliegen einer Epilepsie bekannt ist, kommt es darauf an, möglichst genaue Kenntnisse über den bisherigen Verlauf der Anfälle zu erlangen. Dazu gehören die Art der Anfälle, das Alter beim ersten Auftreten, die Ursache (soweit bekannt), die derzeitige Medikation, die Häufigkeit von Arztbesuchen, die Effektivität der Anfallsunterdrückung, die Häufigkeit der Anfälle, das Datum des letzten Anfalls und alle bekannten auslösenden Faktoren. Zusätzlich können Informationen über Verletzungen im Zusammenhang mit den Anfällen und deren Behandlung von Nutzen sein.

Glücklicherweise lassen sich die meisten Epileptiker mit Antikonvulsiva gut einstellen, so daß eine normale routinemäßige zahnärztliche Behandlung möglich ist. In manchen Fällen enthüllt die Anamnese jedoch eine Anfallshäufigkeit, die den Verdacht auf eine schlechte Compliance oder ein sehr schweres, auf Antikonvulsiva nicht ansprechendes Anfallsleiden aufkommen läßt. Bei diesen Patienten ist vor Beginn der zahnärztlichen Behandlung ein Gespräch mit dem behandelnden Arzt erforderlich. Patienten mit einer schlecht eingestellten Epilepsie benötigen möglicherweise eine zusätzliche Medikation mit Antikonvulsiva oder Sedativa entsprechend den Empfehlungen des Arztes. Patienten, die Antikonvulsiva einnehmen, können an toxischen Wirkungen oder Nebenwirkungen dieser Medikamente leiden. Der Zahnarzt muß stets auf solche Effekte achten. Besonders häufig sind Dösigkeit, geistige Trägheit, Schwindel, Ataxie und Verdauungsstörungen (4,12). Gelegentlich kann sich eine Allergie gegen diese Substanzen in Form von Exanthemen oder einer Erythema-multiforme-ähnlichen Reaktion äußern.

Im Zusammenhang mit der Anwendung von Valproinsäure (z.B. Convulex, Ergenyl) treten Spontanblutungen und multiple Petechien auf (5). Diese Blutungsneigung ist offenbar der Wirkung der Valproinsäure auf die Thrombozytenaggregation, die der von Azetylsalizylsäure ähnelt, zuzuschreiben. Patienten, die dieses Medikament einnehmen, sollten vor der zahnärztlichen Behandlung ihre Blutungszeit überprüfen lassen. Bei verlängerter Blutungszeit sollte der behandelnde Arzt konsultiert werden.

Tabelle 16–3:
Zahnärztliche Betreuung von Epileptikern

- Erkennen der Erkrankung aufgrund der Anamnese
  — Art der Anfälle
  — Alter bei Erstmanifestation
  — Ursache der Anfälle (soweit bekannt)
  — Medikation
  — Häufigkeit von Arztbesuchen (Name und Telefon)
  — Effektivität der medikamentösen Einstellung
  — Häufigkeit der Anfälle
  — Datum des letzten Anfalls
  — Bekannte auslösende Faktoren
  — Bisherige Verletzungen bei Anfällen
- Gut eingestellte Epilepsie läßt keine besonderen Probleme erwarten – normale zahnärztliche Behandlung möglich
- Bei unklarer Vorgeschichte oder schlecht eingestellter Epilepsie vor der Behandlung Rücksprache mit behandelndem Arzt – eventuell neue medikamentöse Einstellung erforderlich
- Auf Nebenwirkungen der Antikonvulsiva achten
  — Somnolenz
  — Geistige Trägheit
  — Schwindel
  — Ataxie
  — Gastrointestinale Störungen
  — Symptome allergischer Reaktionen (Exantheme, Erythema multiforme)
- Einnahme von Valproinsäure kann durch Hemmung der Thrombozytenaggregation zu Blutungsneigung führen – vor der Behandlung Blutungszeit bestimmen; falls verlängert, Konsultation des behandelnden Arztes
- Auf das Auftreten von Grand-mal-Anfällen vorbereitet sein

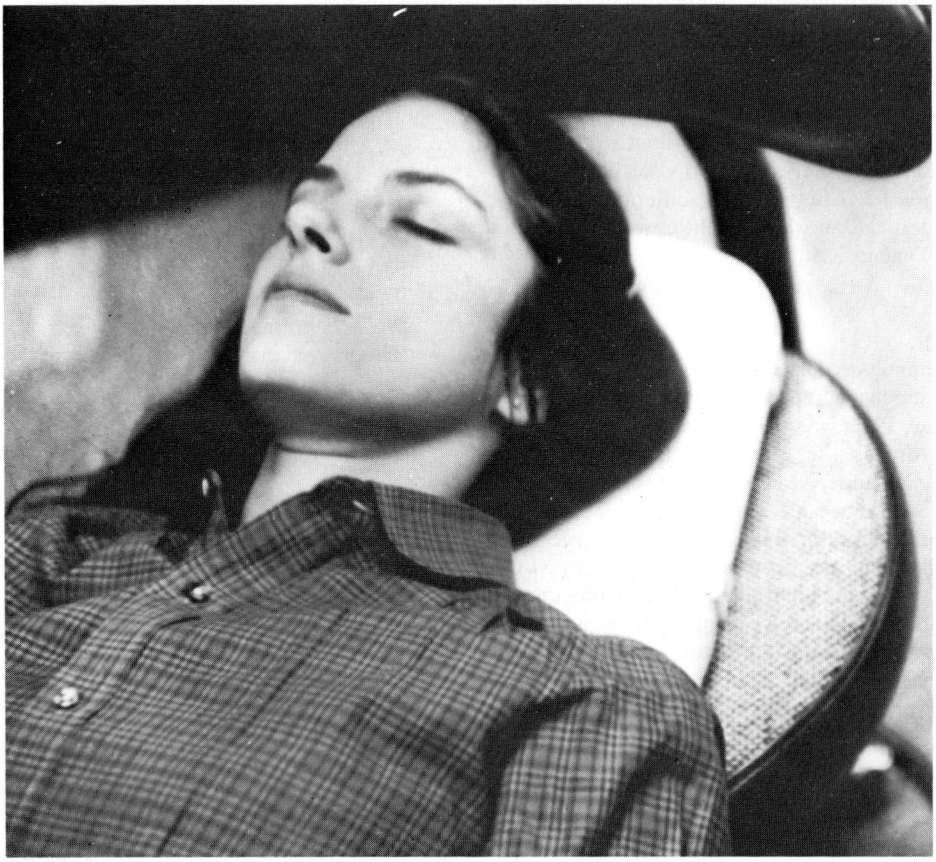

Abbildung 16–1:
Behandlungsstuhl in liegender Position, Rückenlehne mit Stuhl abgestützt.

16.2.4.2 Behandlung von Anfällen. Trotz aller entsprechenden Vorsichtsmaßnahmen des Zahnarztes und des Patienten besteht immer die Möglichkeit, daß ein Epileptiker in der Zahnarztpraxis einen generalisierten tonisch-klonischen Anfall entwickelt. Zahnarzt und Personal sollten daher mit einem solchen Zwischenfall rechnen und darauf vorbereitet sein, in dieser Situation richtig zu reagieren.

Wichtigste Aufgabe bei der Behandlung eines Anfalls ist es, den Patienten zu schützen und Verletzungen möglichst zu verhindern. Wenn der Patient seinen Anfall im Behandlungsstuhl bekommt, sollte nicht versucht werden, ihn herauszuheben und auf den Boden zu legen. Statt dessen ist es besser, den Stuhl in eine liegende Position zu fahren und die Lehne zu unterstützen (Abb. 16–1). Der Patient sollte nach Möglichkeit auf die Seite gedreht werden, um den Atemweg freizuhalten und der Aspiration von Sekreten vorzubeugen. Es sollte kein Versuch unternommen werden, den Patienten festzuschnallen oder festzuhalten. Der Patient sollte lediglich so weit passiv gehalten werden, daß er sich nicht an Gegenständen in der Umgebung verletzen oder aus dem Stuhl fallen kann.

Häufig wird empfohlen, zum Schutz vor Zungenbissen einen abgepolsterten Zungenspatel oder einen Gummikeil zwischen die Zahnreihen zu schieben. Dies stellt in der Realität ein nahezu aussichtsloses Unterfangen dar, wenn der Anfall bereits begonnen hat, und kann zusätzliche Schäden an den Zähnen und im Mund zur Folge haben. Diese Maßnahme ist daher nicht empfehlenswert.

Anders verhält es sich, wenn der Patient den drohenden Anfall vorausahnt und noch mitarbeiten kann. In diesem Fall kann ein Gummikeil, ein gepolsterter Zungenspatel oder ein gefaltetes Tuch zwischen die Zahnreihen gebracht werden, bevor der Schluß der Zahnreihen eingesetzt hat.

Die Anfälle dauern selten länger als einige Minuten. Danach fällt der Patient in einen tiefen Schlaf, aus dem er nicht zu erwecken ist. Wenige Minuten später kommt der Patient allmählich wieder zu Bewußtsein, kann aber noch verwirrt und desorientiert sein. Häufig treten in dieser Phase auch Kopfschmerzen auf.

Es sollte nicht versucht werden, die Behandlung fortzusetzen. Der Patient sollte sofort auf eventuelle Verletzungen, wie Wunden oder Frakturen, untersucht werden (Abb. 16-2). Falls Zahnfrakturen und -luxationen, Instrumenten- oder Prothesenbrüche festgestellt werden, muß versucht werden, die Fragmente zu lokalisieren, um eine Aspiration auszuschließen. Dazu kann eine Röntgenuntersuchung des Thorax erforderlich sein.

16.2.4.3 Modifikationen der Behandlungsplanung. Wegen der Gingivahyperplasie im Zusammenhang mit der Einnahme von Phenytoin sollten alle Anstrengungen unternommen werden, den Patienten zu einer auf Dauer optimalen Mundhygiene zu motivieren. Dazu können zahlreiche Kontroll- und Instruktionstermine erforderlich sein.

Bei ausgeprägten Hyperplasien ist die Reduktion durch Gingivektomie angezeigt. Voraussetzungen sind jedoch ein überdurchschnittliches Bewußtsein des Patienten für die Notwendigkeit einer guten Mundhygiene und eine besondere Bereitschaft zu konstant guter Mundpflege.

Fehlende Zähne sollen nach Möglichkeit ersetzt werden, um das relativ häufig zu beobachtende Hängenbleiben der Zunge in Zahnlücken während der Anfälle zu vermeiden. Grundsätzlich ist bei Epileptikern festsitzender Zahnersatz herausnehmbaren Prothesen vorzuziehen. Herausnehmbarer Zahnersatz löst sich während eines Anfalls leichter aus seiner Verankerung. Bei festsitzendem Ersatz sollten nach Möglichkeit Vollgußkonstruktionen gewählt werden, um die Frakturgefahr zu minimieren. Bei Kronenversorgungen im Frontzahnbereich ist Dreiviertelkronen und Kunststoffverblendungen gegenüber Keramikverblendungen der Vorzug zu geben, um die Reparatur von Defekten zu erleichtern.

Auch herausnehmbarer Zahnersatz kann bei Epileptikern eingesetzt werden. In diesem Fall sind Prothesenbasen aus Metall günstiger als reine Kunststoffprothesen. Wenn Kunststoff als Basismaterial benutzt wird, sollte er durch Einlage von Drahtgittern verstärkt werden.

16.2.4.4 Orale Komplikationen. Wichtigste orale Komplikation bei Epileptikern ist die Gingivahyperplasie im Zusammenhang mit der Einnahme von Phenytoin (Abb. 16–3). Die Häufigkeit dieses Problems bei Epileptikern ist schwer zu ermitteln, weil in den bisher veröffentlichten Studien keine einheitlichen Bewertungskriterien benutzt wurden. Die Angaben schwanken zwischen 0% und 100% mit einer durchschnittlichen Häufigkeit von ungefähr 42% (6). Jugendliche scheinen leichter eine Hyperplasie zu entwickeln als Erwachsene. Die labiale Gingiva im Ober- und Unterkieferfrontzahnbereich ist am häufigsten und in den meisten Fällen auch am schwersten betroffen.

Keine einheitliche Meinung besteht in der ent-

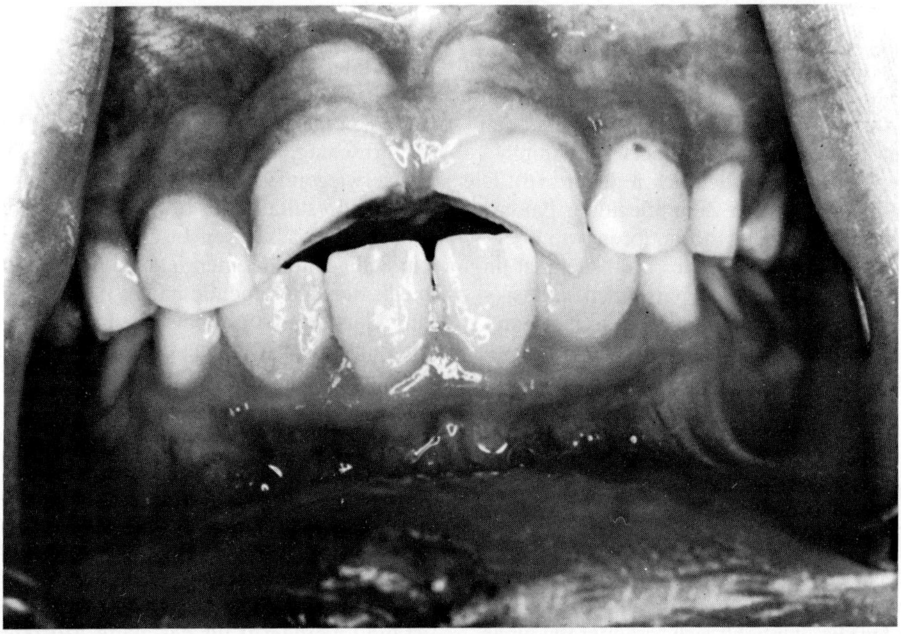

Abbildung 16–2:
Zahnfrakturen durch Grand-mal-Anfall. (Sammlung G. Ferretti, D.M.D, Lexington, Ky.)

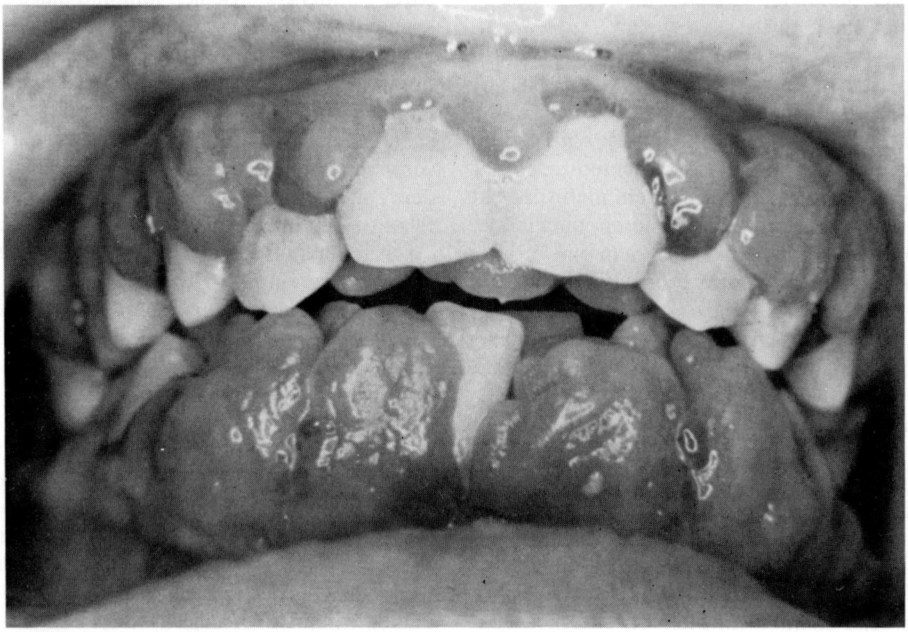

Abbildung 16–3:
Phenytoin-induzierte Gingivahyperplasie. (Sammlung G. Adams, D.D.S., Lexington, Ky.)

sprechenden Literatur über die Beziehung zwischen der Phenytoin-Dosierung und dem Schweregrad der Hyperplasie. Die meisten Studien kommen jedoch zu dem Ergebnis, daß keine statistisch signifikante Abhängigkeit besteht (6).

Ebenfalls umstritten ist die Effektivität der Mundhygiene bei der Vorbeugung von Hyperplasien. Die Mehrzahl der Studien ergab jedoch, daß eine sehr gründliche Mundhygiene das Entstehen von Gingivahyperplasien verhindert oder zumindest deren Schweregrad deutlich reduziert (6). Die Kombination einer guten Zahnpflege des Patienten mit der Beseitigung aller Störfaktoren, wie überhängender Füllungsränder oder Zahnstein, ist unerläßlich. Häufig sind die Hyperplasien so ausgedehnt, daß sie funktionell und ästhetisch stören und deshalb durch Gingivektomie reduziert werden müssen.

16.2.4.5 Zahnärztliche Notfallbehandlung. Sofern der Patient seine normale Medikation eingenommen hat, wirft die zahnärztliche Notfallbehandlung von medikamentös gut eingestellten Epileptikern keine besonderen Probleme auf.

Schlecht eingestellte Epileptiker sollten in Zusammenarbeit mit dem betreuenden Arzt behandelt werden. Es empfiehlt sich, präoperativ einen venösen Zugang zu legen und diesen durch Infusion von Glukoselösung (5%) offenzuhalten sowie den Patienten gegebenenfalls mit Diazepam zu sedieren. Beim Auftreten von Anfällen ist keine Medikamentengabe erforderlich, sofern es sich nicht um anhaltende oder wiederholte Anfälle (Status epilepticus) handelt, zu deren Behandlung sich die intravenöse Gabe von Diazepam bewährt.

16.3 Apoplexie

Eine Apoplexie (Apoplexia cerebri, Schlaganfall, Gehirnschlag, apoplektischer Insult) stellt ein schwerwiegendes und oft letales Ereignis dar, welches Endresultat einer oft bereits lange bestehenden zerebrovaskulären Insuffizienz ist. Auch wenn ein Schlaganfall keinen letalen Ausgang nimmt, bleibt der Überlebende häufig in Motorik, Sprache und Geistesfunktion schwer behindert. Das Ausmaß und die Bedeutung der Apoplexie spiegelt sich in der Tatsache wider, daß die Apoplexie in den Vereinigten Staaten die dritthäufigste Todesursache ist und daß 5% aller Einwohner, die älter als 65 Jahre sind, einen Schlaganfall durchgemacht haben (7).

16.3.1 Allgemeine Beschreibung

16.3.1.1 Ätiologie und Epidemiologie. „Apoplexie" ist ein Oberbegriff für das akute Auftreten neurologischer Ausfallserscheinungen infolge einer zerebrovaskulären Erkrankung. Die Apoplexie resultiert aus einer umschriebenen Nekrose von Hirngewebe, die durch eine Unterbrechung der Hirndurchblutung verursacht wird. Zahlreiche zerebrovaskuläre Erkrankungen können zu einem Schlaganfall führen. Am häufigsten sind dies Arteriosklerose, Hypertonie und Herzerkrankungen (Myokardinfarkt, Vorhofflimmern) (11). Die eigentliche Unterbrechung der Blutzufuhr wird meist durch die Thrombosierung einer Hirnarterie verursacht. Dieser Typ ist für 75% der Schlaganfälle in den Vereinigten Staaten verantwortlich (11). Intrakranielle Blutungen und zerebrale Embolien sind weitere häufige Ursachen für eine Unterbrechung der zerebralen Blutzufuhr.

Obwohl die Häufigkeit von Schlaganfällen in den letzten dreißig Jahren um fast ein Viertel zurückgegangen ist, stellt diese Erkrankung noch immer eines der bedeutendsten Gesundheitsprobleme in den Vereinigten Staaten dar. Jedes Jahr sterben über 275.000 Amerikaner an einem Schlaganfall und weitere 300.000 tragen eine bleibende Behinderung davon (11).

Epidemiologische Untersuchungen haben gezeigt, welche Personen stark gefährdet sind und welche Risikofaktoren besonders für eine Apoplexie prädisponieren. Zu diesen Risikofaktoren gehören intermittierende zerebrovaskuläre Insuffizienz (TIA: transient ischemic attacks) oder frühere Apoplexie, Hypertonie, Herzvitien, Arteriosklerose, Diabetes mellitus und Hyperlipidämie. Zu weiteren, weniger gut dokumentierten, möglichen Risikofaktoren zählen Zigarettenrauchen, Bewegungsmangel und Streß (11).

16.3.1.2 Pathophysiologie. Als pathologische Veränderungen treten im Zusammenhang mit der Apoplexie Infarkte, intrazerebrale und subarachnoidale Blutungen auf.

Hirninfarkte werden in den meisten Fällen durch arteriosklerotische Thromben oder Emboli kardialen Ursprungs verursacht (Abb. 16–4). Die Ausdehnung des Infarktes wird durch verschiedene Faktoren, darunter die Lokalisation des Verschlusses, die Größe des obliterierten Gefäßes, die Dauer des Verschlusses und das Bestehen eines Kollateralkreislaufs, bestimmt (8). Die resultierenden neurologischen Ausfälle hängen davon ab, welche Arterie mit ihrem Versorgungsgebiet betroffen ist.

Häufigste Ursache intrazerebraler Blutungen ist die Arteriosklerose infolge einer Hypertonie, die zu Mikroaneurysmen der Arteriolen führt. Rupturen dieser Mikroaneurysmen innerhalb des Hirngewebes haben eine Extravasation von Blut zur Folge, das dann Hirngewebe verdrängt und eine intrakranielle Volumenzunahme verursacht, bis die Blutung durch die resultierende Gewebskompression zum Stehen kommt (8; Abb. 16–5).

Subarachnoidale Blutungen entstehen in den meisten Fällen durch die Ruptur sackförmiger Aneurysmen, die an den Gabelungen der größeren Hirnarterien zu finden sind.

16.3.1.3 Folgen und Komplikationen. Schwerste Folge eines Schlaganfalles ist der Tod, der bei 40% der Opfer innerhalb eines Monats eintritt. Die Letalität hängt von der Art der Apoplexie ab. Sie beträgt bei intrazerebralen Blutungen jeder nachweisbaren Größe etwa 80%, bei subarachnoidalen Blutungen etwa 50% und beim Verschluß eines größeren Gefäßes durch Thrombosierung etwa 30% (11). Bemerkenswert erscheint, daß nach einem Schlaganfall der Tod in den meisten Fällen nicht sofort (plötzlicher Tod), sondern Stunden, Tage oder einige Wochen nach dem ursprünglichen Ereignis eintritt.

Wenn der Patient den Schlaganfall überlebt, bleiben mit hoher Wahrscheinlichkeit neurologische Ausfallserscheinungen oder Behinderungen unterschiedlicher Schwere und Dauer bestehen. Das Ausmaß ist von Größe und Lokalisation des Infarkts bzw. der Blutung abhängig. Die Ausfallserscheinungen können in Hemiplegien, Sensibilitätsstörungen, Dysphasien, Erblindung, Diplopie, Schwindelgefühlen und Dysarthrien bestehen.

Die Wiederherstellung der Funktion ist nicht voraussehbar und findet nur sehr langsam, meist über einige Monate, statt. Auch bei einer Besserung leiden die Patienten häufig an den Folgeerscheinungen, etwa Gehbehinderungen, Schwierigkeiten beim Gebrauch der Hände und bei Tätigkeiten, die eine gewisse Geschicklichkeit voraussetzen, sowie Sprachbehinderungen.

16.3.2 Klinik

16.3.2.1 Symptomatik. Das Wissen um Vorzeichen und Symptome der Apoplexie ist Voraussetzung für richtiges, unter Umständen lebensrettendes Handeln.

In vielen Fällen gehen der Apoplexie kleinere Anfälle, sogenannte transitorische ischämische Attacken (TIA), voraus. Die Attacken dauern meist weniger als 10 Minuten an und äußern sich als Schwindel, Diplopie, Hemiplegie oder Sprachstörungen. In den meisten Fällen gehen der Apoplexie eine oder zwei TIAs innerhalb von einem bis sieben Tagen voraus (7).

Zu den Vorzeichen eines Schlaganfalls gehören folgende Ereignisse:

— Plötzliche, temporäre motorische oder sensible Ausfallserscheinungen im Bereich des Gesichts, eines Armes, eines Beins oder einer Körperhälfte;
— Vorübergehender Sprachverlust oder Schwierigkeiten beim Sprechen oder Verstehen;
— Temporäre Sehschwäche oder Verlust des Sehvermögens, besonders, wenn auf ein Auge beschränkt;
— Schwindel, Gleichgewichtsstörungen oder Kollaps ohne erkennbare Ursache;

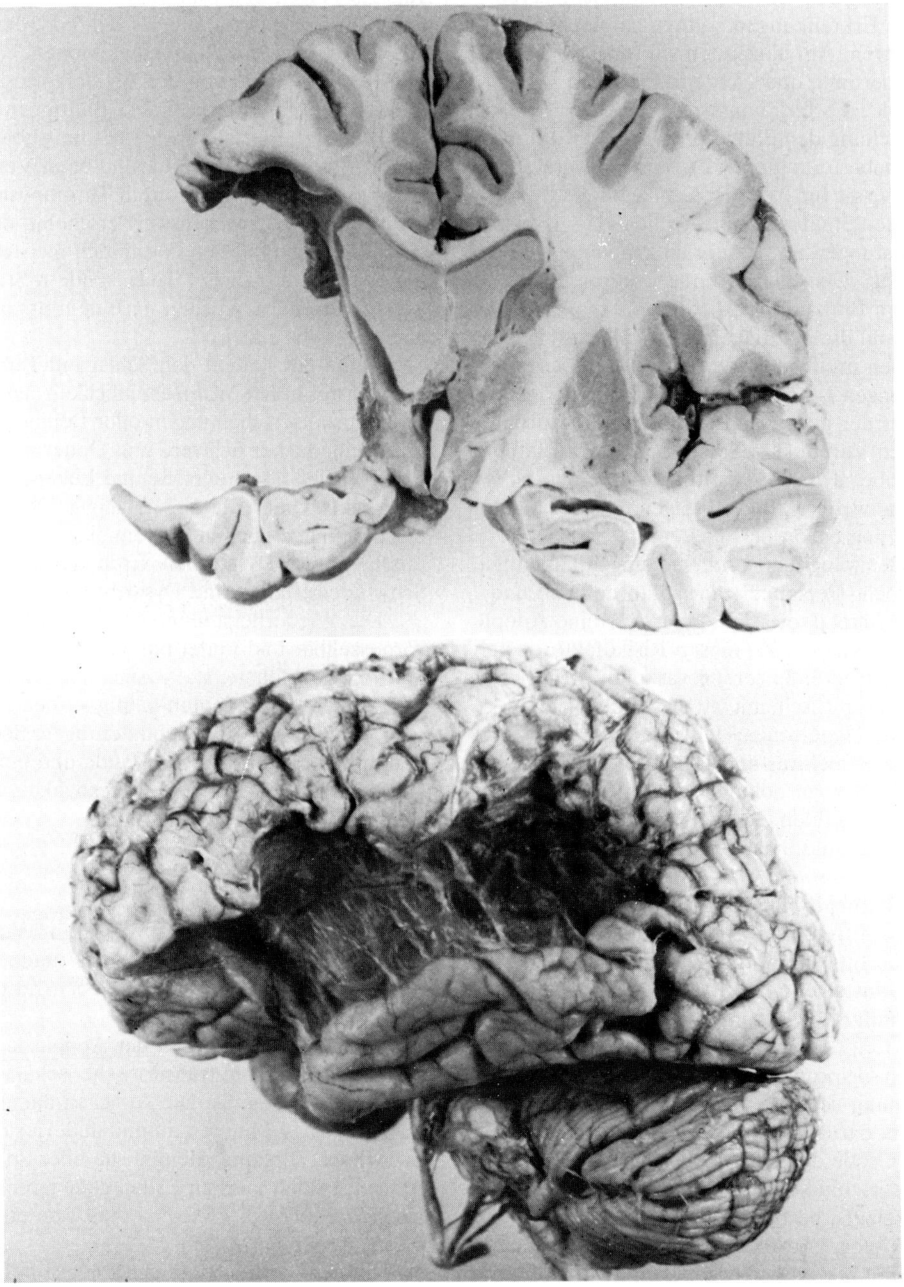

Abbildung 16–4:
Alter Hirninfarkt.

Obwohl diese Phänomene klassische Manifestationen der Apoplexie sind, können sie nicht als pathognomonisch bezeichnet werden. Differentialdiagnostisch müssen Diabetes mellitus, Urämie, Abszesse, akute Alkoholintoxikation, Arzneimittelvergiftungen und epidurale Hämatome berücksichtigt werden (11). Vorgeschichte und klinische Untersuchung ermöglichen in der Regel bereits eine korrekte Diagnose.

16.3.2.2 Laborbefunde. Bei Verdacht auf Apoplexie wird im allgemeinen eine umfangreiche Diagnostik betrieben, zu der eine Reihe von Laboruntersuchungen wie Urinanalyse, Blutstatus, BSG, Syphilis-Serologie, Bestimmung der Blutlipide, Thorax-Röntgenuntersuchung und EKG gehören (6,11). Je nach Art, Schweregrad und Ursache der Apoplexie sind unterschiedliche pathologische Ergebnisse dieser Untersuchungen zu erwarten. Eine Lumbal-

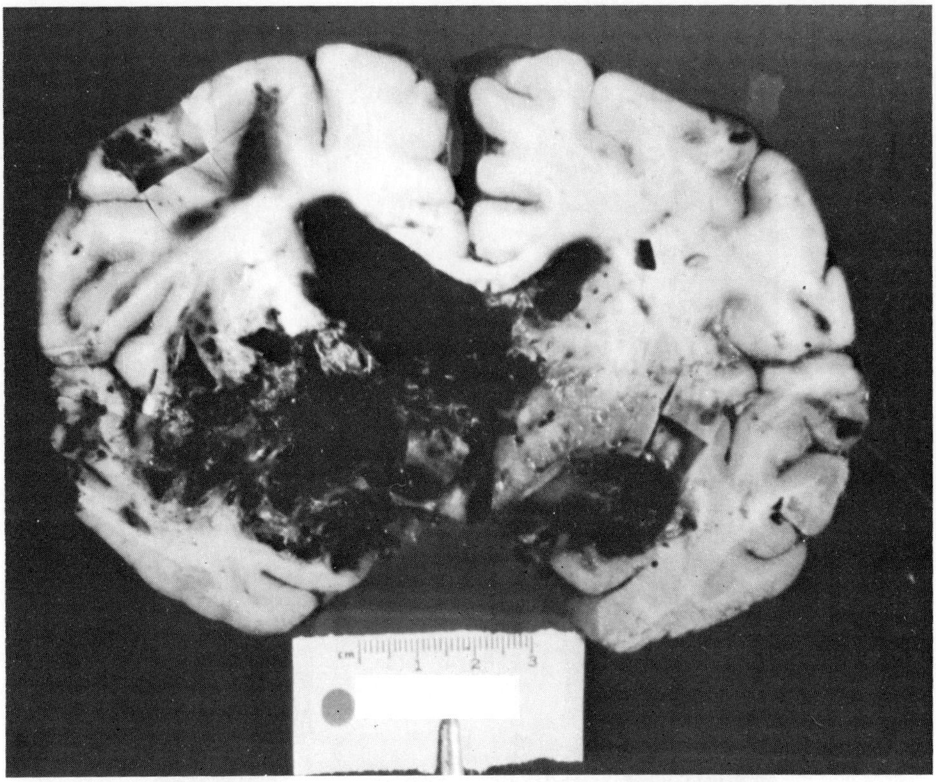

Abbildung 16–5:
Intrazerebrales Hämatom durch hypertoniebedingte Gefäßschäden.

punktion zur Untersuchung des Liquors auf Blut und Proteine sowie zur Messung des Liquordrucks kann sich anschließen (7,11).

Weitere diagnostische Möglichkeiten bestehen auf dem Gebiet der Neuroradiologie in Gestalt der computertomographischen (CT) und kernspintomographischen Untersuchung (NMR: nuclear magnetic resonance) des Gehirns (11; Abb. 16–6).

16.3.3
Therapie

Wichtigster Aspekt der Behandlung der Apoplexie ist die Prophylaxe. Dies kann vor allem durch das Erkennen von Risikofaktoren wie Hypertonie, Diabetes mellitus, Arteriosklerose oder Zigarettenrauchen und den Versuch, möglichst viele dieser Risikofaktoren auszuschalten oder zu reduzieren, erreicht werden.

Die Behandlung der Apoplexie gliedert sich im allgemeinen in drei Teile. In der ersten Phase, unmittelbar nach dem Schlaganfall, steht die Sicherung des Überlebens durch lebenserhaltende Maßnahmen im Vordergrund. Zweite wesentliche Aufgabe ist die Prophylaxe weiterer Thrombosen oder Blutungen. Dazu ist anzumerken, daß keine Therapie die durch die Apoplexie bereits eingetretenen Schäden rückgängig zu machen vermag. Die Therapie ist dadurch zwangsläufig prophylaktischer Natur.

Zu den Möglichkeiten der Vorbeugung ist in Fällen von Thrombosen oder Embolien die Behandlung mit Antikoagulanzien zu rechnen. Hier kommen Heparin, Kumarinpräparate, Azetylsalizylsäure und Dipyridamol (z.B. Persantin) zur Anwendung. Die Behandlung wird mit Heparin eingeleitet und mit Kumarinpräparaten oder Azetylsalizylsäure fortgeführt. Heparin wird nur in der Akutphase gegeben, während Kumarinpräparate, Azetylsalizylsäure und Dipyridamol auch längerfristig eingenommen werden können.

In der akuten Phase können Kortikosteroide zur Bekämpfung des in der Umgebung des Infarkts auftretenden Hirnödems gegeben werden. Dies kann dazu beitragen, die Komplikationsrate deutlich zu senken.

Unter bestimmten Bedingungen ist ein chirurgisches Eingreifen indiziert. Die Entleerung oberflächlicher Hämatome ist eine lebensrettende Maßnahme. Gefäßverschlüsse werden meist durch Thrombendarteriektomie beseitigt oder durch einen extra-intrakraniellen Bypass überbrückt (11).

Wenn der Patient überlebt hat und die präventive Therapie eingeleitet ist, folgt als dritter und letzter Schritt die Rehabilitation. Soweit indiziert,

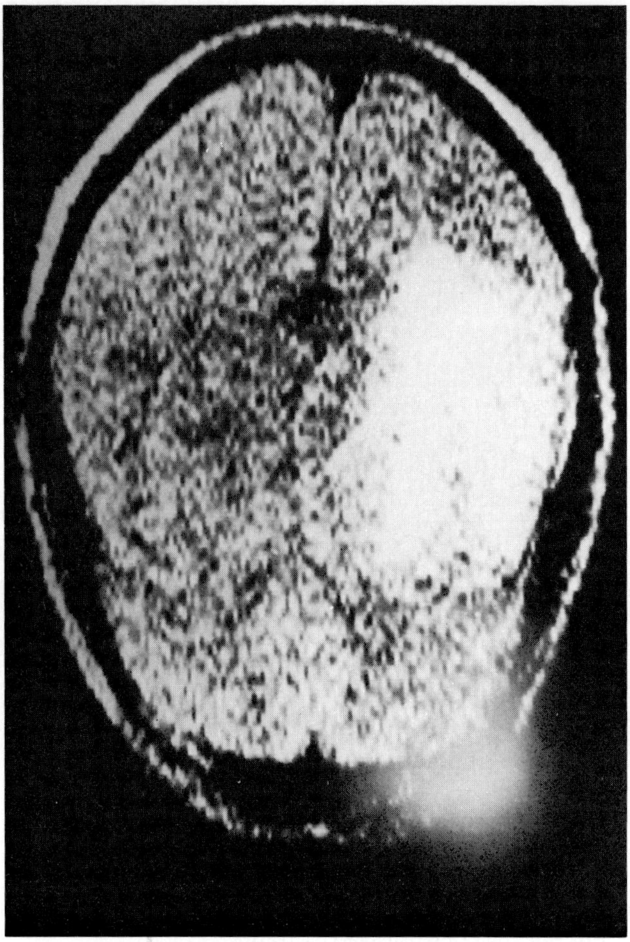

Abbildung 16–6:
Kernspintomogramm des Gehirns: Hirnödem. (Sammlung L.R. Bean, D.D.S, Lexington, Ky.)

stehen hier intensive physikalische Therapie und Sprachtherapie im Vordergrund. Obwohl in den meisten Fällen eine deutliche Besserung erreicht werden kann, bleiben bei vielen Patienten Dauerschäden zurück.

16.3.4 Zahnärztliche Betreuung

16.3.4.1 Medizinische Besonderheiten (s. Tab. 16–4). Zu den Hauptaufgaben des Zahnarztes auf diesem Gebiet gehören die Prophylaxe von Schlaganfällen und das Erkennen von apoplexiegefährdeten Personen. Patienten, bei denen Hypertonie, Diabetes mellitus, Koronarsklerose, Hyperlipidämie, Hypercholesterinämie oder Nikotinabusus bekannt sind, müssen als prädisponiert sowohl für Schlaganfälle als auch für Myokardinfarkte gelten. Der Zahnarzt sollte den Patienten dazu bewegen, einen Arzt zu konsultieren und alle in Frage kommenden Risikofaktoren auszuschalten oder einzuschränken.

Patienten, die bereits einen Schlaganfall erlitten haben, sind durch Apoplexie stärker gefährdet als Gesunde (7,11). Bei diesen Patienten ist daher besondere Vorsicht angezeigt. Eine elektive zahnärztliche Behandlung sollte bei Patienten, die an TIAs leiden, nicht durchgeführt werden. Die Überweisung an einen Arzt ist obligat.

Patienten, die Kumarinpräparate oder Thrombozytenaggregationshemmer einnehmen, sind durch eine verstärkte Blutungsneigung gefährdet. Die Wirksamkeit der Kumarintherapie kann durch den Quick-Test überprüft werden. Quick-Werte zwischen 30% und 40% (Normalwert: über 70%) reichen für chirurgische Eingriffe, Werte zwischen 25% und 30% für Einzelzahnextraktionen aus. Bei einem Quick-Wert von unter 30% sollte der behandelnde Arzt konsultiert und gegebenenfalls um

Tabelle 16–4:
Zahnärztliche Betreuung von Apoplexie-Patienten

- Erkennen apoplexiegefährdeter Patienten
  - Hypertonie
  - Diabetes mellitus
  - Koronare Herzkrankheit
  - Hypercholesterinämie oder Hyperlipidämie
  - Zigarettenrauchen
  - Transitorische ischämische Attacken (TIA) oder früherer Schlaganfall
- Patienten zur Reduktion von Risikofaktoren auffordern und ggf. zum Arzt überweisen
- Apoplexie in der Vorgeschichte
  - Überstandener Schlaganfall stellt hohes Risiko für einen erneuten Schlaganfall dar
  - Keine Routinebehandlung bei Patienten mit TIAs
  - Antikoagulanzientherapie erhöht Blutungsgefahr
    Azetylsalizylsäure, Dipyridamol: Blutungszeit bestimmen
    Kumarinpräparate: Quickwert 30% bis 40% für chirurgische Eingriffe, 25% bis 30% für Einzelzahnextraktionen
  - Kurze Behandlungssitzungen am Vormittag
  - Mehrfache Blutdruckmessung
  - Lokalanästhetika mit Zusatz von Vasokonstriktoren in möglichst geringen Mengen verwenden
  - Keine adrenalinhaltigen Retraktionsfäden verwenden

eine Dosisreduktion des Kumarinpräparates gebeten werden.

Die Wirkung von Azetylsalizylsäure oder Dipyridamol auf die Thrombozytenaggregation wird mit Hilfe der Blutungszeit überprüft. Bei einer Verlängerung der Blutungszeit muß mit verstärkten Blutungen gerechnet werden. Abweichende Ergebnisse sollten daher mit dem behandelnden Arzt besprochen werden.

Bei der Betreuung apoplexiegefährdeter Patienten sollten kurze Behandlungssitzungen am Vormittag gewählt und die Belastung so gering wie möglich gehalten werden. Zur Überwachung des Patienten sollte wiederholt der Blutdruck gemessen werden. Eine wirkungsvolle Schmerzausschaltung ist von besonderer Bedeutung. Lachgas kann eingesetzt werden, sofern jederzeit eine ausreichende Sauerstoffzufuhr gewährleistet ist. Lokalanästhetika mit einem Adrenalinzusatz von 1:200.000 bis 1:100.000 können in zurückhaltender Dosierung (max. 6 ml) eingesetzt werden. Adrenalinhaltige Retraktionsfäden dürfen nicht verwendet werden.

16.3.4.2 Modifikationen der Behandlungsplanung. Technische Modifikationen können bei Patienten erforderlich werden, die wegen einer Körperbehinderung eine ausreichende Mundhygiene nur schwer oder gar nicht aufrechterhalten können. Ausgedehnter Brückenersatz ist bei diesen Patienten nicht zu empfehlen. Bei der Planung von Zahnersatz muß hier die Vereinfachung der Pflege im Vordergrund stehen. Die Mundhygiene kann durch die Verwendung elektrischer Zahnbürsten und Mundduschen oder von Zahnbürsten mit besonders dicken Griffen erleichtert werden. Halter für Zahnseide erweisen sich ebenfalls als nützlich. Häufige professionelle Prophylaxe ist empfehlenswert.

16.3.4.3 Orale Komplikationen. Spezielle orale Komplikationen der Apoplexie sind nicht bekannt.

16.3.4.4 Zahnärztliche Notfallbehandlung. Es gelten die gleichen Empfehlungen wie für die Routinebehandlung.

16.4 Literatur

1. Commission on Classification and Terminology of the International League Against Epilepsy: Proposal for revised clinical and electroencephalographic classification of epileptic seizures. Epilepsia **22,** 489–501 (1981)
2. Dahlquist, N.R., Mellinger, J.F., Klass, D.W.: Hazard of video games in patients with light-sensitive epilepsy. JAMA **249,** 776–777 (1983)
3. Dichter, M.A. :The epilepsies and convulsive disorders. In Braunwald, E., et al. (Hrsg.): Harrison‘s principles of internal medicine, ed. 11. New York 1987, McGraw-Hill Book Co.
4. Engel, J., et al.: Recent developments in the diagnosis and therapy of epilepsy. Ann. Intern. Med. **97,** 584–598 (1982)
5. Hassell, T.M.: Epilepsy and the oral manifestations of phenytoin therapy. In Myers, H.M. (Hrsg.): Monographs in oral science, vol. 9. Basel 1981, S. Karger, 116–117
6. Hassell, T.M., et al.: Valproic acid: a new antiepileptic drug with potential side effects of dental concern. J. Am. Dent. Assoc. **99,** 983–987 (1979)
7. Kistler, J.P., et al.: Cerebrovascular disease. In Braunwald, E., et al. (Hrsg.): Harrison‘s principles of internal medicine, ed. 11. New York 1987, McGraw-Hill Book Co.
8. Markesberry, W.R.: The central nervous system. In Golden, A., et al. (Hrsg.): Pathology: understanding human disease, ed. 2. Baltimore 1985, The Williams & Wilkins Co.
9. McIntyre, H.B.: The primary care of seizure disorders: a practical guide to the evaluation and comprehensive management of seizure disorders. Woburn, Mass. 1982, Butterworth Publishers, Inc., 1–66
10. Sutherland, J.M., Eadie, M.J.: The epilepsies: modern diagnosis and treatment, ed. 3. Edinburgh 1980, Churchill Livingstone
11. Toole, J.F., Merritt, H.H.: Vascular diseases of brain and spinal cord. In Merritt, H.H. (Hrsg.): A textbook of neurology, ed. 6. Philadelphia 1979, Lea & Febiger, 152–185
12. Wannsamaker, B.B.: Problems in seizure management. Res. Staff Phys. **27,** 43–48 (1981)

17 Diabetes mellitus

17.1 Einleitung

Der Diabetes mellitus ist ein Krankheitskomplex mit metabolischen und vaskulären Komponenten. Die metabolische Komponente bewirkt eine Erhöhung des Blutzuckerspiegels in Verbindung mit Veränderungen des Lipoproteinstoffwechsels infolge eines relativen oder absoluten Insulinmangels. Zur vaskulären Komponente gehört einerseits das vorzeitige Auftreten einer unspezifischen Arteriosklerose und andererseits eine spezifische Mikroangiopathie, die vor allem Augen und Nieren schädigt.

Diese Erkrankung ist für den Zahnarzt von besonderer Bedeutung, weil er im Rahmen der Gesundheitsvorsorge dazu beitragen kann, einen Diabetes mellitus zu erkennen. Außerdem muß der Zahnarzt in der Lage sein, medikamentös eingestellte Diabetiker zu behandeln, ohne sie zu gefährden.

Dieses Kapitel behandelt die Pathogenese des Diabetes mellitus, die Möglichkeiten der Erkennung, die Zusammenarbeit mit dem Internisten und die zahnärztliche Betreuung von Diabetikern.

17.2 Allgemeine Beschreibung

17.2.1 Epidemiologie

Weltweit leiden über 200 Millionen Menschen an Diabetes mellitus. In den Vereinigten Staaten gibt es 10 Millionen Diabetiker, die somit rund 2% bis 4% der Gesamtbevölkerung repräsentieren. Etwa die Hälfte von ihnen weiß nichts von ihrer Erkrankung. In den Vereinigten Staaten ist Diabetes mellitus die dritthäufigste Todesursache und führt zu 40.000 Todesfällen pro Jahr. Ein Viertel aller Fälle von terminaler Niereninsuffizienz ist Folge eines Diabetes mellitus. Bei Diabetikern werden jährlich 20.000 Amputationen durchgeführt, was einem Anteil von 50% aller nicht verletzungsbedingten Amputationen entspricht. Man schätzt, daß es in den Vereinigten Staaten 1990 über 20 Millionen Diabetiker geben wird (10,14).

Der Typ-I-Diabetes (IDDM: insulin-dependent diabetes mellitus) tritt bei Chinesen, Japanern und Eskimos selten auf. Finnland ist das Land mit der höchsten Prävalenz des Typ-I-Diabetes (2,6 Fälle pro 1.000 Einwohner). In den Vereinigten Staaten liegt die Prävalenz bei 1,89 Fällen pro 1.000 Einwohner. Die Inzidenz des Typ-I-Diabetes in den Vereinigten Staaten scheint sich nicht zu verändern (5,14). Der Typ-II-Diabetes (NIDDM: non-insulin-dependent diabetes mellitus) tritt am häufigsten in der weißen Bevölkerung Nordamerikas, Europas und Australiens auf, wobei die Prävalenz sich zwischen 10 und 100 Fällen pro 1.000 Einwohner bewegt. In den Vereinigten Staaten nimmt die Inzidenz des Typ-II- Diabetes seit 1935 zu (5).

In der Altersgruppe über 45 Jahren ist die Prävalenz am größten: 80% der Diabetiker sind älter als 45 Jahre. Die Aufschlüsselung der Fallzahlen in den Vereinigten Staaten nach dem Lebensalter zeigt, daß die Häufigkeit pro 1.000 Einwohner bis zum Alter von 17 Jahren bei 1,3, zwischen 25 und 40 Jahren bei 17 und oberhalb 65 Jahren bei 79 liegt (7,11).

Die Zahl der Diabetiker wird in den Vereinigten Staaten weiter steigen, weil die Bevölkerung wächst, die Lebenserwartung sowie die Anzahl übergewichtiger Personen steigen und weil Diabetiker aufgrund verbesserter Therapiemöglichkeiten länger leben und mehr Nachkommen haben, die für die weitere Verbreitung der Erkrankung sorgen.

In einer Zahnarztpraxis ist bei einem Einzugsbereich von 2.000 Einwohnern mit 40 bis 70 Diabetikern zu rechnen, von denen etwa 50% nichts von ihrer Erkrankung wissen.

17.2.2 Ätiologie

Als Ursachen des Diabetes mellitus kommen eine „genetische“ Störung, die primäre Zerstörung der Langerhans-Inseln des Pankreas durch Entzündungen, Karzinome oder Operationen, endokrine Störungen wie Hyperpituitarismus oder Hyperthyreose sowie eine Medikation mit Steroiden in Frage (4,11,15). Dieses Kapitel beschränkt sich auf die Besprechung des genetisch bedingten Diabetes mellitus, der auch als primärer oder idiopathischer Diabetes bezeichnet wird.

Beim primären Diabetes mellitus unterscheidet man Typ I (IDDM) und Typ II (NIDDM). An der Entstehung beider Formen sind wahrscheinlich entsprechende genetische Faktoren beteiligt; der Einfluß der Erbanlage ist jedoch beim Typ-II-Diabetes deutlich stärker als beim Typ-I-Diabetes. Außer einer gewissen genetischen Prädisposition spielen bei der Manifestation des Typ-I-Diabetes wohl

Tabelle 17–1:
Wahrscheinlichkeit des erblich bedingten Auftretens eines Diabetes mellitus bei Familienmitgliedern. Nach (12).

Familienmitglied A	Familienmitglied B	Risiko eines Diabetes mellitus
Elternteil	Elternteil	85%
Elternteil	Großvater, Großmutter, Onkel, Tante	60%
Elternteil	Vetter/Cousine 1. Grades	40%
Elternteil		20%
1 Großelternteil		14%
1 Vetter / Cousine 1. Grades		9%

zusätzliche Faktoren wie Virusinfektionen und Autoimmunreaktionen eine wichtige Rolle. Untersuchungen an eineiigen Zwillingen haben gezeigt, daß beim Vorliegen eines Typ-I-Diabetes nur in 50% der Fälle das Zwillingsgeschwister ebenfalls an Diabetes mellitus erkrankt (10,14). Im Gegensatz dazu besteht beim Typ-II-Diabetes fast vollständige Konkordanz. Fettleibigkeit stellt einen wichtigen, aber noch nicht ganz geklärten Faktor bei der Manifestation eines Typ-II-Diabetes dar (10,14).

Neuere Untersuchungen haben gezeigt, daß Beziehungen zwischen der Häufigkeit des Typ-I-Diabetes und dem Vorhandensein oder Fehlen genetisch determinierter Zelloberflächenantigene auf den Lymphozyten bestehen. Diese Antigene werden jedoch nicht als direkte Marker oder alleinige Determinanten des Typ-I-Diabetes angesehen (10,11,14).

In den meisten Fällen von Typ-I-Diabetes sind auf dem Chromosom Nr. 6 bestimmte Histokompatibilitätsantigene (HLA; human leukocyte antigen system) zu finden. Beim Typ-II-Diabetes ist der genetische Einfluß viel stärker ausgeprägt als beim Typ-I-Diabetes. Für eine mildere Verlaufsform des Typ-II-Diabetes, die bei Kindern, Jugendlichen und jungen Erwachsenen (MODY: maturity-onset diabetes of the young) auftritt, konnte ein autosomal-dominanter Erbgang nachgewiesen werden (4,9).

In Tabelle 17–1 ist die Manifestationshäufigkeit in Abhängigkeit vom Vorliegen eines Typ-II-Diabetes bei Familienmitgliedern dargestellt. Wenn beide Elternteile Diabetiker sind, liegt die Wahrscheinlichkeit für das Auftreten eines Diabetes mellitus bei ihren Nachkommen bei 85% (12).

Im Jahre 1975 gab die American Diabetic Association die in Tabelle 17–2 dargestellte Klassifikation des Diabetes mellitus heraus. Diese Klassifikation erwies sich in mehrfacher Hinsicht als problematisch. Das Hauptproblem bestand darin, daß der juvenile Diabetes sowohl bei Kindern als auch bei Erwachsenen auftreten kann. Umgekehrt kommt der Erwachsenen-Typ des Diabetes auch bei Kindern vor.

Tabelle 17–2:
Frühere Klassifikation des Diabetes der American Diabetic Association, 1975. Nach (9).

1. Idiopathischer (primärer; erblich bedingter) Diabetes
— Prädiabetes
— Subklinischer, latenter oder Belastungsdiabetes
— Chemischer Diabetes
— Klinisch manifester Diabetes
  Juveniler Diabetes
  Erwachsenendiabetes

2. Nichterblicher sekundärer Diabetes
— Schädigung oder Entfernung des Pankreas-Inselgewebes
— Störungen anderer endokriner Drüsen
— Medikamente oder Chemikalien

Tabelle 17–3:
Aktuelle Klassifikation des Diabetes der National Diabetes Data Group, 1979. Nach (9).

1. Diabetes mellitus
— Typ I – Insulinabhängiger Diabetes mellitus (IDDM: insulin-dependent diabetes mellitus)
— Typ II – Nicht-insulinabhängiger Diabetes mellitus (NIDDM: non-insulin-dependent diabetes mellitus)
— Typ III – sonstige Diabetesformen
  Pankreaserkrankungen
  Hormonale Störungen
  Medikamente – Thiaziddiuretika, Lithiumsalze
  Sonstige

2. Pathologische Glukosetoleranz (IGT: impaired glucose tolerance)
— ohne Übergewicht
— mit Übergewicht
— im Zusammenhang mit anderen Erkrankungen
  Pankreaserkrankungen
  Hormonale Störungen
  Medikamente

3. Schwangerschaftsdiabetes (GDM: gestational diabetes mellitus)

4. Vorangehende abnorme Glukosetoleranz (Pre-AGT: previous abnormality of glucose tolerance)

5. Potentielle abnorme Glukosetoleranz (Pot-AGT: potential abnormalities of glucose tolerance)

1979 schlug die National Diabetes Data Group eine neue Klassifikation für den Diabetes mellitus und verwandte Erkrankungen vor (9). Diese Klassifikation (Tab. 17–3) ist heute in den Vereinigten Staaten üblich. Die Terminologie wurde für dieses Kapitel übernommen.

Der Diabetes mellitus scheint multiple Ursachen und verschiedene Übertragungswege zu haben. Man kann sich dies so vorstellen, daß es sich um verschiedene Erkrankungen handelt, deren gemeinsames Kardinalsymptom eine pathologische Glukosetoleranz ist (4,11,15).

Man schätzt, daß jährlich zwischen 1% und 5% aller Personen mit verminderter Glukosetoleranz (IGT: impaired glucose tolerance) einen klinisch-manifesten Diabetes entwickeln. Bei Patienten mit verminderter Glukosetoleranz ist das Risiko, an Arteriosklerose zu sterben, höher als bei Gesunden; mikrovaskuläre Läsionen der Retina oder der Nieren, wie sie bei manifestem Diabetes zu beobachten sind, treten bei ihnen jedoch nicht auf (10).

Wenn sich während der Schwangerschaft erstmals eine verminderte Glukosetoleranz oder ein klinisch manifester Diabetes einstellt, spricht man von einem Schwangerschaftsdiabetes (GDM: gestational onset diabetes mellitus). Nach der Geburt stellt sich bei diesen Patientinnen meist wieder eine „normale“ Stoffwechsellage ein. Das Risiko, in den nächsten 5 bis 10 Jahren einen Diabetes zu entwickeln, ist allerdings deutlich erhöht. Für den Feten bedeutet ein Schwangerschaftsdiabetes der Mutter eine deutliche Gefahr.

In der Kategorie „vorangehende abnorme Glukosetoleranz“ (pre-AGT: previous abnormality of glucose tolerance) finden sich verschiedene Patientengruppen: Patientinnen, die einen Schwangerschaftsdiabetes hatten, ehemals übergewichtige Patienten nach Gewichtsverlust, Patienten mit Hyperglykämie nach Myokardinfarkt und Patienten mit einer posttraumatischen Hyperglykämie.

Patienten, bei denen noch nie eine abnorme Glukosetoleranz nachgewiesen wurde, für die aber aufgrund ihrer genetischen Vorbelastung ein erhöhtes Risiko besteht, einen Diabetes zu entwikkeln, werden in die Kategorie „potentielle abnorme Glukosetoleranz“ (pot-AGT: potential abnormality of glucose tolerance) eingestuft.

Patienten mit klinischen Symptomen eines Diabetes mellitus können an Typ I, Typ II oder Typ III erkrankt sein. Bei diesen Patienten lassen sich ein erhöhter Nüchternblutzucker, eine abnorme Glukosetoleranz und Mikroangiopathien nachweisen.

Der Typ-I-Diabetes ist durch ein im allgemeinen plötzliches Einsetzen der klinischen Symptome gekennzeichnet und tritt meist vor dem 40. Lebensjahr auf, kann allerdings auch in allen anderen Altersgruppen gefunden werden. Diese Patienten sind auf die exogene Zufuhr von Insulin angewiesen, um zu überleben. Bei ihnen sind die assoziierten HLA-Antigentypen und abnorme Autoimmunreaktionen einschließlich Inselzellantikörpern nachweisbar (4,10,14).

Bei Kindern geht der Manifestation eines Diabetes mellitus meist ein plötzlicher Wachstumsschub voraus. Im Vergleich zu ihren nichtdiabetischen Geschwistern weisen sie ein weiter fortgeschrittenes Körperwachstum, skelettales und Dentitionsalter auf. Auch die Pubertät setzt bei diabetischen Kindern früher ein. Bei etwa 30% der Typ-I-Diabetiker stellt sich nach der Erkrankung eine kurzfristige Remission ein, die allerdings nur selten länger als ein Jahr anhält (4,10,14).

Der Typ-II-Diabetes wird meist bei Übergewichtigen jenseits des 40. Lebensjahres beobachtet. Die Inzidenz steigt mit dem Lebensalter. Die Insulinsekretion kann eingeschränkt, normal oder erhöht sein. Obwohl die meisten Typ-II-Diabetiker Insulin sezernieren können, verfügen sie nicht über eine ausreichende Anzahl von Insulinrezeptoren und weisen einen Postrezeptordefekt auf (14).

17.2.3 Pathophysiologie

Glukose stellt beim Menschen den wichtigsten Reiz für die Insulinausschüttung dar. Insulin verbleibt nur sehr kurz in der Blutbahn (Halbwertszeit oder $t_{1/2}$ „ 4–8 min), und reagiert dann mit den Erfolgsgeweben, indem es an die Insulinrezeptoren der Zelloberflächen gebunden wird. Dadurch werden sekundäre intrazelluläre Botenstoffe aktiviert, die zelluläre Effektorsysteme, zu denen Enzyme und Glukose-Transportproteine gehören, beeinflussen. Absoluter oder relativer Insulinmangel führt zu einer Akkumulation von Glukose in Blut und Extrazellularflüssigkeit (10).

Die durch Nahrungsaufnahme stimulierte Sekretion von Insulin läuft in zwei Phasen ab. Die erste Phase dauert nur wenige Sekunden und liefert 3% bis 5% des nach Stimulation sezernierten Insulins. Die zweite Phase erstreckt sich über einen Zeitraum von etwa einer Stunde und ist für den größten Teil der Insulinsekretion verantwortlich. Während Phasen ohne Nahrungsaufnahme beträgt die Basalsekretion 0,5 bis 1,0 internationale Einheiten (I.E.) Insulin pro Stunde und macht so etwa 40% der täglichen Sekretion aus.

Insulin wird von Muskeln, Fettgewebe und Leber benötigt, um dem Blut Glukose zu entziehen; diese Gewebe werden daher als insulinabhängig bezeichnet. Im Gegensatz dazu können das Zentralnervensystem und die Nierenrinde auch ohne Insulin Glukose aus dem Blut aufnehmen (14).

Wenn Nahrung aufgenommen wird, setzen die Inselzellen des Pankreas Insulin frei. Die vier Hauptwirkungen des Insulins bestehen darin, daß es insulinabhängige Gewebe stimuliert, vermehrt

Glukose aus dem Blut aufzunehmen, den Transport von Aminosäuren aus dem Blut in die Zellen fördert, den Aufbau von Triglyzeriden aus Fettsäuren anregt sowie den Abbau von Triglyzeriden zur Mobilisation von Fettsäuren hemmt (14).

Der Typ-I-Diabetes wird heute auf einen Ausfall oder eine starke Verminderung der Insulinsekretion zurückgeführt. Beim Typ-II-Diabetes kann die Insulinsekretion vermindert, normal oder erhöht sein, jedoch sind die Insulinrezeptoren und die Postrezeptoraktivität der Erfolgsgewebe gestört. Darüber hinaus fehlt bei den meisten Typ-II-Diabetikern die erste Phase der stimulierten Insulinsekretion. Die zweite Phase setzt verzögert ein, weist keine Spitzen auf und ist verlängert (14).

Zwischen dem Zustand der B-Zellen des Pankreas und dem klinischen Schweregrad des Diabetes scheint eine enge Beziehung zu bestehen. Im Frühstadium des Typ-I-Diabetes können die Langerhans-Inseln vergrößert sein, wobei einige eine lymphozytäre Infiltration zeigen, die auf die Möglichkeit einer Autoimmunreaktion hindeutet. Später verkleinern sich die Inseln, und es wird eigentlich kein Insulin mehr produziert. Im Gegensatz dazu können Patienten mit einem Typ-II-Diabetes gewisse Mengen von Insulin produzieren (4,10,15).

Bei unbehandelten Diabetikern besteht ein Insulinmangel oder eine Störung der Insulinwirkung, wobei aber der Kohlenhydratstoffwechsel in Gehirn und Nervensystem unbeeinflußt bleibt, weil diese Gewebe kein Insulin benötigen. Andere Gewebe des Organismus sind jedoch unter diesen Bedingungen außerstande, Glukose in die Zellen aufzunehmen und normal zu verwerten. Zusätzlich kann aus Glykogen und Proteinen vermehrt Glukose produziert werden. Der Blutzuckeranstieg bei Diabetikern ist also auf eine verminderte Glukoseverwertung in Verbindung mit einer gesteigerten Produktion zurückzuführen.

Bei Hyperglykämie wird Glukose mit dem Urin ausgeschieden, woraus ein gesteigertes Urinvolumen resultiert. Dieser erhöhte Flüssigkeitsverlust kann zu Dehydratation und Elektrolytverlusten führen.

Die bei vielen Körperzellen verminderte Glukoseverwertung führt zu einem zellulären Hungerzustand. Der Patient steigert seine Nahrungsaufnahme, verliert aber trotzdem in vielen Fällen Gewicht.

Infolge der Belastung durch die Erkrankung ist bei vielen Diabetikern die Kortisolsekretion gesteigert. Dies führt zum Abbau von Proteinen und zu Störungen der Proteinsynthese aus Aminosäuren. Es resultiert eine Umwandlung der Aminosäuren in Glukose und ein renaler Stickstoffverlust.

Mit dem Fortschreiten der gestörten Glukoseverwertung stellt sich der Organismus des Diabetikers auf die verstärkte Metabolisierung von Fetten um. Depotfett wird mobilisiert, der Glyzerinanteil von den Triglyzeriden abgespalten und zur Synthese von Glucose verwendet. Die Fettsäuren werden im Krebs-Zyklus metabolisiert. Bei weiterem exzessivem Fettabbau kann das Abbauprodukt Azetyl-Coenzym A (Azetyl-CoA) nicht mehr im Krebs-Zyklus metabolisiert werden. Das überschüssige Azetyl-CoA wird dann zu Azetessigsäure, Azeton und Beta-Hydroxibuttersäure abgebaut, die sich in den Körperflüssigkeiten anreichern und mit dem Harn ausgeschieden werden (4,10,15).

Wenn dieses Stoffwechselgeschehen weiter fortschreitet, entwickelt der Diabetiker (am häufigsten beim Typ-I-Diabetes) eine metabolische Azidose. Die Azidose ist Ergebnis des renalen Elektrolytverlustes, der Anreicherung von Azetessigsäure und Beta-Hydroxibuttersäure in den Körperflüssigkeiten sowie von Verschiebungen im Bereich des Bikarbonatpuffers und anderer Puffersysteme. Für eine gewisse Zeit kann der Organismus einen annähernd normalen pH-Wert aufrechterhalten. Wenn jedoch die Kompensationsmöglichkeiten durch die Puffersysteme, die respiratorische und die renale Regulation überschritten sind, verschiebt sich der pH-Wert der Körperflüssigkeiten in den sauren Bereich. Eine schwere Azidose führt zu Koma und Tod, wenn sie nicht erkannt und behandelt wird.

Die primären Manifestationen des Diabetes – Hyperglykämie, Ketoazidose und Gefäßwandererkrankungen – tragen dazu bei, daß der unbehandelte Diabetiker an Störungen der Infektionsabwehr und der Wundheilung leidet (4,10,15). Auf die Phagozytoseaktivität der Granulozyten wirkt sich die Hyperglykämie hemmend aus und fördert das Wachstum mancher Mikroorganismen. Die Ketoazidose scheint die Migration und Phagozytoseaktivität der Granulozyten im Bereich von Verletzungen zu hemmen. Die Gefäßwandveränderungen führen zur vaskulären Insuffizienz, aus der eine Minderdurchblutung im Bereich von Verletzungen resultieren kann. Dies kann die Mobilisation von Granulozyten behindern und die Sauerstoffversorgung beeinträchtigen. Endresultate der genannten und weiterer, noch zu erforschender Mechanismen sind eine deutlich erhöhte Infektionsgefährdung des unbehandelten Diabetikers, eine gestörte Infektionsabwehr und eine verzögerte Wundheilung.

17.2.4 Komplikationen

Wenn bei einem 10jährigen Patienten ein Diabetes mellitus diagnostiziert wird, bedeutet dies eine Verkürzung seiner Lebenserwartung um 17,2 Jahre (Tab. 17–4). Darüber hinaus ist mit erheblichen Symptomen und Beschwerden aufgrund der Komplikationen zu rechnen. Die Komplikationen des Diabetes betreffen das Gefäßsystem und das periphere Nervensystem. Vaskuläre Komplikationen resultieren aus zwei verschiedenen pathologischen

Tabelle 17–4:
Lebenserwartung von Diabetikern und Nicht-Diabetikern nach Altersklassen

Alter (Jahre)	Lebenserwartung eines Nicht-Diabetikers	Lebenserwartung eines Diabetikers	Reduktion der Lebenserwartung durch Diabetes
10	61,5	44,3	17,2
20	51,9	36,1	15,8
30	42,5	30,1	12,4
40	33,3	23,7	9,6

Veränderungen, der Mikroangiopathie und der Arteriosklerose. Einiges spricht dafür, daß die Mikroangiopathie bei Diabetikern einen Grundbestandteil des Krankheitsprozesses darstellt und nicht als Spätkomplikation zu bewerten ist. In jedem Fall bestehen die Gefäßveränderungen bei der Mikroangiopathie aus einer Verdickung der Intima, einer Endothelwucherung, Lipideinlagerungen und einer Akkumulation p-Aminosalizylsäure-positiven Materials. Diese Veränderungen sind im gesamten Organismus zu finden, erlangen jedoch besondere klinische Bedeutung, wenn sie in der Retina und den kleinen Nierenarterien auftreten (4,10,15).

Die diabetische Retinopathie besteht aus nicht proliferativen (Mikroaneurysmen, Retinablutungen, -ödemen und Exsudaten) und proliferativen Veränderungen (Gefäßneubildungen, Gliaproliferationen und Gefäßproliferationen von der Retina in den Glaskörper). In den Vereinigten Staaten ist die diabetische Retinopathie häufigste Ursache der Erblindung. Die Inzidenz der Erblindung beträgt für alle Diabetiker 0,2% pro Jahr und für Diabetiker mit Retinopathie 0,6% pro Jahr. Beim Typ-I-Diabetes tritt wesentlich häufiger eine proliferative Retinopathie auf als beim Typ-II-Diabetes (10,14).

Nierenversagen ist die häufigste Todesursache bei Typ-I-Diabetikern. 25% aller Dialysepatienten sind Diabetiker. Die Mikroangiopathie manifestiert sich in der Niere meist an den Kapillaren des Glomerulus (10).

Die Arteriosklerose als Makroangiopathie tritt bei Diabetikern früher und häufiger auf und nimmt einen schwereren Verlauf als bei Nichtdiabetikern. Beim Typ-I-Diabetes entwickelt sie sich allem Anschein nach unabhängig von der Mikroangiopathie. Die Hyperglykämie trägt wahrscheinlich zur Entwicklung arteriosklerotischer Plaques bei. Unbehandelte Diabetiker weisen erhöhte LDL-Konzentrationen (low density lipoproteins) und verminderte HDL-Konzentrationen (high density lipoproteins) auf; mit Erreichen normaler Blutglukosewerte verbessert sich häufig auch der LDL/HDL-Quotient. Durch Arteriosklerose erhöht sich das Risiko von Ulzerationen und Gangrän der Füße (Abb. 17–1), Hypertonie, Niereninsuffizienz, Myokardinfarkt, koronarer Herzkrankheit und Apoplexie (14). Häufigste Todesursache von Typ-II-Diabetikern ist der Myokardinfarkt.

Aus klinischer Sicht haben Diabetiker aufgrund neurologischer Störungen mehr Beschwerden als durch jede andere Komplikation, wobei sich immer deutlicher herausstellt, daß die Hyperglykämie ein Hauptfaktor der Entstehung und des Fortschreitens der diabetischen Neuropathie ist. Eine erhöhte Glukoseaufnahme der Schwann-Zellen führt zur Produktion intrazellulären Sorbitols, das einen erhöhten Wassereintritt in die Zelle bewirkt und so zu Zellschädigungen und Störungen der Nervenfunktion führen kann. An den Extremitäten kann die diabetische Neuropathie Muskelschwäche, Muskelkrämpfe, intensive brennende Schmerzen, Par- und Hypästhesien zur Folge haben. Darüber hinaus können Sehnenreflexe, Diskrimination und Tiefensensibilität ausfallen (10,14).

Diese Symptome können auch in anderen Körperregionen beobachtet werden; manche Fälle von oralen Parästhesien und Zungenbrennen werden durch diese Komplikation des Diabetes mellitus verursacht. Die diabetische Neuropathie kann auch das autonome Nervensystem befallen, so daß es bei Ösophagusbeteiligung zur Dysphagie, bei Magenbeteiligung zur Gastroatonie mit resultierender massiver Magenerweiterung und bei Dünndarmbeteiligung zu nächtlichen diabetischen Diarrhoen kommen kann. Außerdem können sich Potenzstörungen und Störungen der Blasenfunktion entwikkeln. Die diabetische Neuropathie tritt sowohl beim Typ-I-Diabetes als auch beim Typ-II-Diabetes häufig auf, wobei über 50% der Patienten betroffen sind (10,14).

Weitere Komplikationen bei Diabetikern sind Katarakte, Exantheme und Fettablagerungen in der Haut (Xanthoma diabeticorum). Bei frühzeitiger Diagnose des Diabetes und guter Stoffwechseleinstellung entwickeln sich die Komplikationen nicht so frühzeitig und nicht so ausgeprägt wie bei später Diagnose und schlechter Stoffwechseleinstellung.

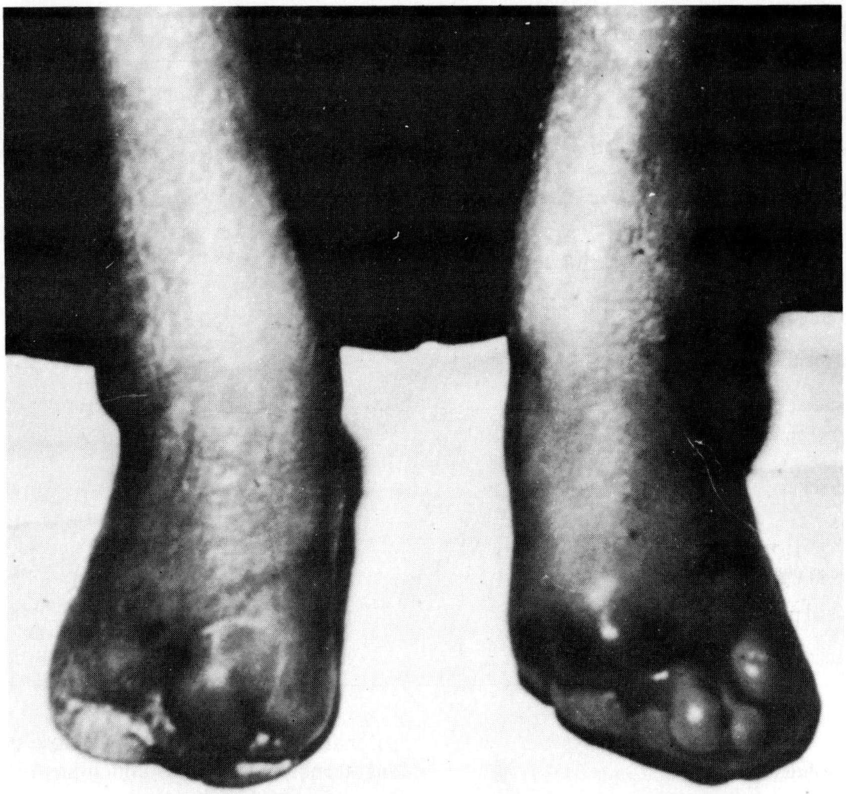

Abbildung 17–1:
Diabetische Gangrän beider Füße. (Aus: FALACE, D.A.: Medical considerations. In: WOOD, N.A. (Hrsg.): Treatment planning: a pragmatic approach. St. Louis 1978, The C.V. Mosby Co., 63)

17.3 Klinik

17.3.1 Symptomatik

Beim Typ-I-Diabetes entwickeln sich die Symptome rasch. Sie umfassen Polydipsie (gesteigerter Durst), Polyurie (häufigeres Urinieren), Polyphagie (gesteigerter Appetit und vermehrte Nahrungsaufnahme), Gewichtsverlust, Leistungsminderung, ausgeprägte Erregbarkeit, Wiederauftreten eines Bettnässens, Somnolenz und Krankheitsgefühl. Patienten mit schwerer Ketoazidose klagen häufig über Erbrechen, Oberbauchbeschwerden, Übelkeit, Tachypnoe (erhöhte Atemfrequenz), Paralysen und Bewußseinsverlust (7,11). Beim Typ-II-Diabetes manifestieren sich die Symptome in den meisten Fällen allmählich, und die Leitsymptome treten nicht mit der gleichen Regelmäßigkeit auf. Die Symptome von Typ-I- und Typ-II-Diabetes sind in den Tabellen 17–5 und 17–6 aufgeführt.

Weitere Symptome, die in Verbindung mit den Komplikationen des Diabetes auftreten können, sind Hautläsionen, Katarakte, Erblindung, Hypertonie, Thoraxschmerzen und Anämie. Die rasche Entwicklung einer Myopie beim Erwachsenen läßt immer den Verdacht auf einen Diabetes mellitus aufkommen.

17.3.2 Laborbefunde

Zwei Patientengruppen sollten regelmäßig auf das Vorliegen eines Diabetes mellitus untersucht werden. Vor allem sind dies Patienten mit Symptomen eines Diabetes oder seiner Komplikationen. Weiterhin sollten aber auch Personen mit Diabetikern in der Verwandtschaft, Übergewichtige, Personen jenseits des 40. Lebensjahres, Mütter überschwerer Neugeborener und Frauen, bei denen Spontanaborte ober Totgeburten aufgetreten sind, regelmäßig auf Diabetes überprüft werden (4,10,15).

Als gesichert gilt die Diagnose eines Diabetes, wenn bei Vorliegen des Symptomenkomplexes der Mikroangiopathie mit Retinabeteiligung eine Störung des Glukosestoffwechsels durch klinische Laboruntersuchungen nachgewiesen werden kann. Zum Nachweis einer Störung des Glukosestoffwechsels dienen folgende Laboruntersuchungen:

Tabelle 17–5:
Vergleich von Typ-I-Diabetes (IDDM) und Typ-II-Diabetes (NIDDM)

	Typ I (IDDM)	Typ II (NIDDM)
Häufigkeit (bezogen auf Diabetiker insgesamt)	5%	85%
Bevorzugtes Manifestationsalter (Jahre)	15	≥ 40
Körperbau	normal bis asthenisch	adipös
Verlauf	schwer	mild
Insulintherapie erforderlich	fast immer	25% bis 30%
Ansprechen auf orale Antidiabetika	selten	50%
Ketoazidose	häufig	selten
Komplikationen	90% in 20 Jahren	seltener
Klinische Manifestation	rasch	allmählich
Stoffwechsel	labil	stabil
Familiäre Vorbelastung	häufig	sehr häufig
HLA-Antigene und pathologische Autoimmunphänomene	ja	nein
Defekte der Insulinrezeptoren	meist nein	häufig

Tabelle 17–6:
Symptome des Diabetes

- **Typ-I-Diabetes**
  - Hauptsymptome – sehr häufig
    Polydipsie
    Polyurie
    Polyphagie
    Gewichtsverlust
    Leistungsminderung
  - Sonstige Symptome
    Wiederauftreten einer Enuresis
    Häufige Hautinfektionen
    Reizbarkeit
    Kopfschmerzen
    Schläfrigkeit
    Krankheitsgefühl
    Mundtrockenheit

- **Typ-II-Diabetes**
  - Hauptsymptome – wesentlich weniger häufig
  - Häufigste Symptome
    Leichte Abnahme oder Zunahme des Körpergewichts
    Nykturie
    Frauen: Pruritus vulvae
    Schleiersehen
    Sehstörungen
    Sensibilitätsstörungen
    Impotenz
    Orthostatische Hypotonie

Untersuchung des Urins auf Glukose und Azeton, Nüchternblutzucker, 2-Stunden-postprandialer Blutzucker und oraler Glukosetoleranztest.

Der Einsatz der Laboruntersuchungen in der Diagnostik des Diabetes mellitus hat sich seit 1979 gewandelt. Bis zu diesem Zeitpunkt wurde der orale Glukosetoleranztest als der entscheidende diagnostische Test betrachtet. Seit 1979 gilt die Bestimmung des Nüchternblutzuckers und/oder des 2-Stunden-postprandialen Blutzuckers als Standarduntersuchung (6).

Die Anwendung und die Interpretation der verschiedenen klinischen Laboruntersuchungen zur Diagnose und Bewertung eines Diabetes werden im folgenden kurz beschrieben.

17.3.2.1 Urin: Glukose und Azeton. Für den Nachweis eines manifesten Diabetes ist die Bestimmung von Glukose und Azeton im Urin nur von begrenztem Wert. Darüber hinaus spricht Glukose im Urin nicht unbedingt für einen Diabetes. Manche Menschen haben eine niedrige renale Schwelle für Glukose und „verlieren" auf diese Weise Zucker mit dem Urin. Auch unter anderen Bedingungen, etwa bei Nierenerkrankungen oder Einnahme von Kortikosteroiden, kann eine Glukosurie vorkommen. Noch wichtiger ist die Tatsache, daß ein negativer Glukose- und Azetonnachweis im Urin einen Diabetes nicht ausschließt. Zahlreiche Studien haben gezeigt, daß Patienten mit klinisch manifestem Diabetes zeitweise keine Glukosurie aufweisen. Noch größer ist der Anteil derer, in deren Urin kein Azeton nachweisbar ist. Es wurde auch von

Patienten berichtet, die bei Blutzuckerwerten zwischen 300 und 400 mg/100 ml keine nachweisbaren Mengen von Glukose mit dem Urin ausschieden. Mit Ausnahme der Fälle, bei denen neben den klassischen Symptomen des Diabetes auch eine Glukosurie und Ketonurie vorliegt, ist der Arzt auf Blutuntersuchungen angewiesen, um die Diagnose eines Diabetes zu sichern.

17.3.2.2 Blutzucker (Blutglukose). Es ist wichtig, bei der Interpretation des Blutzuckerwertes zu berücksichtigen, daß die Entnahmestelle des Blutes, das Alter des Patienten, seine Ernährungsweise und seine körperliche Aktivität oft das Ergebnis beeinflussen. Ebenfalls von großer Bedeutung ist die Methode, nach der die Blutzuckerbestimmung erfolgte.

In den meisten klinischen Labors wird Venenblut für die Bestimmung des Blutzuckers benutzt. Die Glukosekonzentration im Venenblut liegt jedoch unter jener im arteriellen Blut. Die größte Differenz tritt etwa eine Stunde nach der Aufnahme von Kohlenhydraten auf. Bei der morgendlichen Bestimmung des Nüchternblutzuckers liegt der arterielle Wert allerdings nur um etwa 2 bis 3 mg/100 ml über dem venösen.

Die Blutzuckerwerte im Kapillarblut liegen näher an den Werten des arteriellen Blutes als die venösen Werte. Alle Verfahren, die Kapillarblut benutzen, sind jedoch wegen der Verdünnung der Blutprobe durch Lymphe mit einer größeren Streuung der Ergebnisse behaftet. Der Normbereich des Nüchternblutzuckers im Venenblut liegt bei 60 bis 100 mg/100 ml.

Wenn nach einer mehrtägigen kohlenhydratarmen Ernährung kurz vor der Bestimmung des Blutzuckers 100 g Glukose aufgenommen werden, kann ein Zustand provoziert werden, der als „Hunger-Hyperglykämie" zu beschreiben ist und fälschlich als Diabetes mellitus diagnostiziert werden kann. Um dies zu verhindern, sollte der Patient vor der Untersuchung drei Tage lang mindestens 250 bis 300 g Kohlenhydrate täglich verzehren.

Körperliche Aktivität kann den Blutzuckerspiegel senken. Vor der Bestimmung des Blutzuckers sollten die Patienten sich daher nicht exzessiv körperlich betätigen.

An eine genaue Methode zur Bestimmung des Blutzuckers ist die Forderung zu stellen, daß mit ihr ausschließlich Glukose erfaßt wird. Das Verfahren nach Folin und Wu ergibt zu hohe Werte, weil auch andere Zucker, wie Fruktose und Laktose, miterfaßt werden. Die niedrigsten Werte erhält man bei Methoden, die mit Glukoseoxidase arbeiten, weil sie für Glukose spezifisch sind. Die meisten Geräte zur automatischen Blutzuckerbestimmung benutzen die Ferrizyanid-Reaktion, die zu etwas höheren Werten führt als die Glukoseoxidase-Methode.

Nüchternblutzucker. Die internationalen Richtlinien von 1979 für die Diagnose des Diabetes mellitus (9) legen fest, daß ein Diabetes vorliegt, wenn der Nüchternblutzucker bei mindestens zwei Messungen einen Wert von 140 mg/100 ml übersteigt.

Postprandialer Blutzucker. Für die Bestimmung des postprandialen Blutzuckers (2-Stunden-Wert) wird dem nüchternen Patienten morgens eine Menge von 75 g bis 100 g Glukose verabreicht. Dies kann in Form einer Glukoselösung, eines äquivalenten Oligosaccharidgemisches oder einer standardisierten Mahlzeit, die 100 g Kohlenhydrate enthält, geschehen. Die Verwendung einer standardisierten Lösung vereinfacht das Vorgehen, so daß der Test auch in der Zahnarztpraxis durchgeführt werden kann. Wenn bei mindestens zwei Messungen der Blutzucker zwei Stunden nach der Glukoseaufnahme den Wert von 200 mg/100 ml übersteigt, gilt die Diagnose eines Diabetes mellitus als gesichert (10,14).

17.3.2.3 Oraler Glukosetoleranztest (OGT). Oral aufgenommene Glukose wird im Dünndarm resorbiert. Die maximal resorbierbare Menge beträgt 0,8 g pro kg Körpergewicht pro Stunde. Der OGT erfaßt die Auswirkungen der Resorptionsrate, der Aufnahme im Gewebe und der Ausscheidung mit dem Urin. Es werden 75 g oder 100 g Glukose oder die äquivalente Menge eines Oligosaccharidgemisches als Lösung im Anschluß an die Abnahme von Nüchternblut gegeben. Nach 30 min, 1 h, 2 h und 3 h wird erneut Venenblut entnommen. In den gleichen Zeitabständen werden auch Urinproben genommen.

Die charakteristischen Veränderungen bei Diabetes bestehen aus einer Erhöhung des Nüchternblutzuckers (über 140 mg/100 ml), einem Anstieg des Spitzenwertes (über 200 mg/100 ml) und/oder einer verzögerten Rückkehr zum Ausgangswert bei den nach 2 h und nach 3 h entnommenen Proben. Bei Patienten mit leichtem Frühdiabetes kann es 3 h bis 5 h nach der Glukosebelastung zu einer Hypoglykämie kommen. Manche Ärzte dehnen daher bei bestimmten Patienten den oralen Glukosetoleranztest auf fünf Stunden aus. Die Urinproben sollten beim Test zu keinem Zeitpunkt Glukose enthalten.

Wie bereits erwähnt, wird der orale Glukosetoleranztest heute nicht mehr als Standardtest zur Diagnose des Diabetes mellitus eingesetzt. Er dient dazu, eine pathologische Glukosetoleranz oder einen Schwangerschaftsdiabetes zu erkennen.

17.3.2.4 Glykohämoglobin. Als nützlich für das Erkennen und die Bewertung eines Diabetes wurde die Bestimmung der Konzentration von Glykohämoglobin im Blut beschrieben (Tab. 17-7). Die Konzentration gibt anscheinend Aufschluß über den Blutzuckerspiegel der letzten 6 bis 8 Wochen. Vorteile dieses Verfahrens sind darin zu sehen, daß der Patient nicht nüchtern zur Untersuchung kommen muß und daß es zur Verlaufskontrolle des Diabetes eingesetzt werden kann. Bisher wird dieser Test in der Diabetesdiagnostik jedoch noch nicht in vollem Umfang eingesetzt (6).

17.4 Therapie

17.4.1 Hyperglykämie

Diabetes mellitus ist nicht heilbar. Bis heute liegen keine Beweise vor, mit denen sich genaue Beziehungen zwischen der Hyperglykämie und den vaskulären Komplikationen des Diabetes herstellen lassen. Die Mehrzahl der Forschungsergebnisse spricht jedoch für eine solche Relation; eine gute Einstellung des Glukosespiegels ist daher dringend erforderlich. Die Therapie muß individuell angepaßt und in der Regel lebenslang fortgesetzt werden. Diese Notwendigkeit einer lebenslangen Compliance stellt für viele Patienten ein Problem dar. Therapie und Laborwerte müssen langfristig immer wieder überprüft und neu bewertet werden. Auch die Schulung des Patienten über seine Erkrankung, ihre Komplikationen und Behandlung stellt einen kontinuierlichen Prozeß dar. Therapieziele bei den meisten Diabetikern sind die Aufrechterhaltung eines möglichst normalen Blutglukosespiegels unter Vermeidung häufiger hypoglykämischer Episoden, die Normalisierung des Körpergewichts und die Aufstellung eines flexiblen Behandlungsplans, der die Lebensgewohnheiten des Patienten nicht stärker als notwendig beeinträchtigt (14).

Die Therapie des Diabetes mellitus stützt sich auf die Kontrolle der Ernährung und der körperlichen Aktivität sowie auf eine Medikation mit oralen Antidiabetika und/oder Insulin. In vielen Fällen von Typ-II-Diabetes kann die Erkrankung allein durch Gewichtsreduktion, Diät und körperliche Aktivität beherrscht werden. Die Energiezufuhr muß der körperlichen Aktivität und dem Körpergewicht angepaßt werden. Eine ausgewogene Diät mit strenger Kontrolle des Kaloriengehaltes ist erforderlich. Manche Ärzte schlagen Diabetikern eine Diät mit einer bestimmten Relation von Kohlenhydraten, Eiweiß und Fett vor, während andere dem Patienten mehr Freiheit lassen und ihm lediglich die Gesamtkalorienmenge vorschreiben (4,10,15).

Wenn der Blutzuckerspiegel durch Diät und Kontrolle der körperlichen Aktivität nicht eingestellt werden kann, müssen blutzuckersenkende Medikamente eingesetzt werden. In vielen Fällen kann der Typ-II-Diabetes mit oralen Antidiabetika beherrscht werden. Einige orale Antidiabetika, insbesondere Tolbutamid und verwandte Sulfonylharnstoffe, wurden in einem Bericht des University Group Diabetes Program als unwirksam bezeichnet und ihre Anwendung mit einem erhöhten Risiko kardiovaskulärer Erkrankungen in Verbindung gebracht. Seit jener Studie sind keine Untersuchungen veröffentlicht worden, die diese Ergebnisse unterstützen (9,10,14).

1984 kam in den Vereinigten Staaten die zweite Generation oraler Antidiabetika auf den Markt. Ihre Dosierung beträgt nur etwa ein Hundertstel der Dosen, die von den oralen Antidiabetika der ersten Generation gegeben werden mußten. Aufgrund der niedrigeren Dosierung konnte das Risiko von Nebenwirkungen wie gastrointestinalen Beschwerden, Flüssigkeitsretention, anhaltender hypoglykämischer Wirkung und Arzneimittelinterferenzen (Warfarin, Phenylbutazon, Azetylsalizylsäure), die bei den Antidiabetika der ersten Generation beobachtet wurden, reduziert werden. Die oralen Antidiabetika zur Behandlung des Typ-II-Diabetes sind in Tabelle 17–8 aufgeführt. Der Wirkungsmechanismus der Sulfonylharnstoffe ist noch nicht vollständig aufgeklärt; Voraussetzung für ihre Wirksamkeit ist das Vorhandensein endogenen Insulins. Diese Substanzen stimulieren wohl in gewisser Weise die Insulinsekretion, steigern die Anzahl der Insulinrezeptoren der Zellmembranen und verbessern die Insulin-Postrezeptoraktivität (14).

Typ-I-Diabetiker benötigen zur Einstellung des Blutzuckerspiegels Insulin. Durch Diät und adäquate körperliche Aktivität kann der Insulinbedarf zur Einstellung eines Typ-I-Diabetes gesenkt werden.

Bis 1983 standen nur zwei Quellen von Insulin – Extrakte von Schwein und Rind – für die Behandlung des Diabetes zur Verfügung. Die Verwendung von Schweine- und Rinderinsulin brachte verschiedene schwere Nebenwirkungen mit sich. Häufig traten an der Injektionsstelle allergische Reaktionen auf. Gelegentlich waren schwere systemische allergische Reaktionen wie Urtikaria, Angioödeme und Anaphylaxie zu beobachten. Eine weitere Nebenwirkung des tierischen Insulins war

Tabelle 17–7:
Glykohämoglobin-Bestimmung zur Bewertung eines Diabetes

Glykohämoglobinspiegel (% des Gesamt-Hb)	Klinische Bewertung
4,0– 8,0	Normalbereich Erwachsene
≤ 7,5	Gut eingestellter Diabetes
7,6– 8,9	Mäßig eingestellter Diabetes
9,0–20	Schlecht eingestellter Diabetes

Tabelle 17–8:
Pharmakokinetische Daten oraler Antidiabetika, die zur Behandlung des Typ-II-Diabetes eingesetzt werden

Substanz	Tagesmaximaldosis (mg)	Eliminationsgeschwindigkeit	Wirksamkeitsdauer (h)
Tolbutamid	3000	hoch	6–8
Tolazamid	1000	hoch	24
Glipizid	45	mittel	24
Glibornurid	100	mittel	24

die Lipodystrophie, ein Verlust des Subkutanfetts an der Injektionsstelle.

Im Jahr 1983 kam „Human"-Insulin auf den Markt. Dieses Insulin wird gentechnologisch durch DNA-Rekombination an Escherichia coli K-12 gewonnen und ist identisch mit menschlichem Insulin. Berichte über die Auslösung lokaler oder systemischer allergischer Reaktionen, wie sie von tierischem Insulin bekannt sind, liegen bislang nicht vor (14).

Insulin steht in Form von Normal-, Neutral-Protamin-Hagedorn- (NPH) und Depotpräparaten zur Verfügung. Normalinsulin wird schnell resorbiert und zunächst vor den Mahlzeiten gegeben, während NPH- und Depotpräparate mittellang wirksam sind und in der Regel einmal am Tag gegeben werden, wenn keine totale Substitution erforderlich ist. Außerdem ist eine langwirkende Zubereitung, Protamin-Zink-Insulin, erhältlich, die allerdings nur selten eingesetzt wird (10,14; Tab. 17–9).

Normalinsulin kann mit NPH- oder Depotinsulinen gemischt werden. Bei Injektion einer Kombination von Normal- und NPH-Insulin am Morgen und am frühen Abend stehen zum Frühstück, Mittag- und Abendessen hohe Insulinkonzentrationen zur Verfügung. Bei manchen Patienten ist die separate Injektion eines langwirkenden Insulins erforderlich, um eine reaktive Hyperglykämie, die sich am frühen Morgen gegen 4.00 Uhr entwickelt, zu vermeiden (10,14).

Infektionen, physische und psychische Belastungen, Schwangerschaft und chirurgische Eingriffe beeinträchtigen in der Regel die Einstellung des Diabetes. Dies trifft in besonderem Maße für die Insulintherapie zu. Daher müssen bei erhöhter Belastung des Organismus zusätzliche Maßnahmen zur Stoffwechselkontrolle ergriffen werden. Dazu gehört oft eine Erhöhung der Insulinzufuhr oder die kurzfristige Gabe von Insulin bei Typ-II-Diabetikern.

17.4.2 Hypoglykämie

Bei der Insulinbehandlung ist es besonders wichtig, daß die Patienten ihre Diät genau einhalten. Wenn sie ihr gewohntes Schema der Nahrungsaufnahme nicht einhalten, aber trotzdem ihre normale Insulindosis spritzen, kann durch den Überschuß an Insulin eine hypoglykämische Reaktion bis hin zum hypoglykämischen Schock eintreten. Auch als Folge einer Überdosierung von Insulin oder oralen Antidiabetika kann eine hypoglykämische Reaktion ausgelöst werden. Nach dem Schweregrad können drei Stufen der hypoglykämischen Reaktion unterschieden werden (Tab. 17–10).

Leichte Reaktionen kommen am häufigsten vor und sind durch Hunger, Schwächegefühl, Tre-

Tabelle 17–9:
Gebräuchliche Insulintypen

Insulintyp	Wirkungscharakter	Puffer	Wirkung (Stunden) Maximum	Dauer
Normalinsulin (Altinsulin)	schnell	keiner	1– 2	5– 6
Neutral-Protamin-Hagedorn-Insulin (NPH)	intermediär	Phosphat	2– 8	24–28
Depot-/Intermediärinsulin	intermediär	Azeton	2– 8	24–28
Protamin-Zink-Insulin	lang	Phosphat	8–12	36

Tabelle 17–10:
Symptome der Hypoglykämie

- **Leichte Reaktion**
  Hunger
  Schwächegefühl
  Tachykardie
  Blässe
  Schweißausbrüche
- **Mäßige Reaktion**
  Zerfahrenheit
  Unkooperativität
  Streitsucht
  Eingeschränktes Urteilsvermögen
  Eingeschränkte Orientierung
- **Schwere Reaktion**
  Bewußtlosigkeit
  Tonische oder klonische Krämpfe
  Hypotonie
  Hypothermie
  Schneller filiformer Puls

mor, Tachykardie, Blässe und Schweißausbrüche gekennzeichnet. Sie treten vor Mahlzeiten, bei körperlicher Betätigung und bei verspäteter oder unterlassener Nahrungsaufnahme auf. Gelegentlich sind auch Parästhesien zu beobachten.

Im mittelschweren Stadium wird der Patient zerfahren, unkooperativ und manchmal aggressiv oder renitent. Urteilsvermögen und Orientierung sind eingeschränkt. Die größte Gefahr in diesem Stadium besteht darin, daß die Patienten sich selbst oder andere verletzen, z.B. wenn sie ein Kraftfahrzeug führen.

Im schweren Stadium tritt ein vollständiger Bewußtseinsverlust, unter Umständen in Verbindung mit tonischen oder klonischen Bewegungen der Skelettmuskulatur, ein. Diese Reaktionen ereignen sich meist während des Schlafs, nachdem die ersten beiden Stadien unbemerkt abgelaufen sind. Auch bei körperlicher Betätigung oder Alkoholgenuß kann der Patient in diesen Zustand kommen, wenn er die Zeichen der früheren Stadien nicht wahrnimmt oder ignoriert. Gleichzeitig können auch Schweißausbrüche, Blässe, Hypothermie und ein schneller filiformer Puls vorliegen.

Der Reaktion auf eine Insulinüberdosierung kann durch die Gabe von gesüßtem Fruchtsaft oder anderen zuckerhaltigen Lösungen entgegengewirkt werden.

Bei bewußtlosen Patienten und im schweren Stadium muß Glukoselösung i.v. infundiert werden. Glukagon oder Adrenalin können zur vorübergehenden Behebung des Zustandes eingesetzt werden.

Tabelle 17–11:
Erkennen von Diabetikern

- Diabetes bekannt
  - Anamnese
    Sind Sie Diabetiker?
    Welche Medikamente nehmen Sie ein?
    Befinden Sie sich in ärztlicher Behandlung?
  - Feststellen des Schweregrades und der Effektivität der Behandlung
    Wann wurde Ihr Diabetes erstmals festgestellt?
    Wie hoch lag Ihr Blutzuckerwert bei der letzten Bestimmung?
    Wie hoch liegt Ihr Blutzuckerwert normalerweise?
    Wie wird Ihr Diabetes behandelt?
    Wie oft tritt eine Unterzuckerung auf?
    Wieviel Insulin spritzen Sie jeweils und wie oft spritzen Sie sich?
    Prüfen Sie Ihren Urin auf Glukose?
    Wann waren Sie zuletzt beim Arzt?
    Bemerken Sie zur Zeit Symptome Ihres Diabetes?
- Kein Diabetes bekannt
  - Symptome von Diabetes oder Komplikationen in der Vorgeschichte
  - Personen, die einer Risikogruppe angehören
    Eltern sind Diabetiker
    Mütter überschwerer Neugeborener
    Frühere Spontanaborte oder Totgeburten
    Übergewicht
    Über 40 Jahre alt
  - Suchtest auf Diabetes durchführen oder durchführen lassen

Tabelle 17–12:
Suchtest auf Diabetes in der Zahnarztpraxis

- Patient mit Verdacht auf Diabetes
- Patient soll 3 Tage vor der Untersuchung täglich 250 g bis 300 g Kohlenhydrate zu sich nehmen
- Keine Nahrungsaufnahme in der Nacht vor der Untersuchung
- Patienten zwischen 8.30 und 9.00 Uhr nüchtern einbestellen
  - Nüchternblutzucker
    Mit Lanzette Wunde in der Fingerbeere setzen
    Bluttropfen auf Teststreifen aufbringen
    Teststreifen entsprechend Herstellerangaben behandeln
    Blutzuckerwert auf der Farbvergleichskarte ablesen
  - Postprandialer Blutzucker (2-Stunden-Wert)
    75 g Glukose verabreichen
    Nach 2 Stunden Blutzucker bestimmen (s.o.)
- Überweisung an einen Internisten, wenn:
  - Nüchternblutzucker über 140 mg/100 ml
  - Postprandialer Blutzucker über 200 mg/100 ml (2-Stunden-Wert)

17.5 Zahnärztliche Betreuung

17.5.1 Medizinische Besonderheiten

Jeder Patient, der die Leitsymptome des Diabetes mellitus (Polydipsie, Polyphagie, Gewichtsverlust und Leistungsschwäche) aufweist, sollte zur Abklärung und Therapie an einen Internisten überwiesen werden.

Patienten mit Symptomen, die an die Möglichkeit eines Diabetes denken lassen (Kopfschmerzen, Mundtrockenheit, gesteigerte Erregbarkeit, progressive Parodontalerkrankungen, multiple Parodontalabszesse und Sensibilitätsstörungen) sollten vom Zahnarzt mit einem Schnelltest auf eine Hyperglykämie untersucht oder zur Durchführung von Suchtests an einen Arzt oder ein klinisches Labor überwiesen werden (Tab. 17–11).

Patienten, die übergewichtig oder über 40 Jahre alt sind oder Diabetiker in der nahen Verwandtschaft haben, sollten jährlich auf Anzeichen einer Hyperglykämie, die Anhalt für die Manifestation eines Diabetes sein kann, untersucht werden. Mütter überschwerer Neugeborener (über 4,5 kg) und Frauen, die mehrere Spontanaborte oder Totgeburten hatten, sollten ebenfalls jährlich auf Diabetes untersucht werden. Diese Patienten werden am besten von ihrem Hausarzt untersucht. Bei Patienten, die keinen Hausarzt haben, können auch in der Zahnarztpraxis Suchtests durchgeführt werden, oder es sollte zur Testung die Überweisung an einen Arzt oder ein klinisches Labor erfolgen.

Der auch in der Zahnarztpraxis durchführbare Schnelltest auf Diabetes bzw. Hyperglykämie ist einfach, preiswert und, wenn sorgfältig durchgeführt, sehr gut zum Erkennen einer mäßigen bis starken Erhöhung des Blutzuckerspiegels geeignet. Das im folgenden beschriebene Vorgehen wird zur Schnelltestung von Patienten auf eine Hyperglykämie empfohlen (s. Tabelle 17–12). Der Patient wird angewiesen, mindestens drei Tage vor der Untersuchung normale Nahrung mit einem Gehalt von 250 g bis 300 g Kohlenhydraten pro Tag zu sich zu nehmen. Am Untersuchungstag darf der Patient nicht frühstücken und soll zwischen 8.30 und 9.00 Uhr in die Praxis kommen. Dort kann dann der Nüchternblutzucker oder der postprandiale Blutzucker (2-Stunden-Wert) bestimmt werden. Falls der postprandiale Blutzucker bestimmt werden soll, läßt man den Patienten eine Menge von 75 g Glukose, am besten in Form einer der handelsüblichen Testlösungen zu sich nehmen.

Wenn der Nüchternblutzucker bestimmt werden soll, wird dem Patienten ohne weitere Vorbereitungen Blut abgenommen, wenn er in die Praxis kommt. Für die Bestimmung des postprandialen Blutzuckerspiegels gewinnt man die Blutprobe

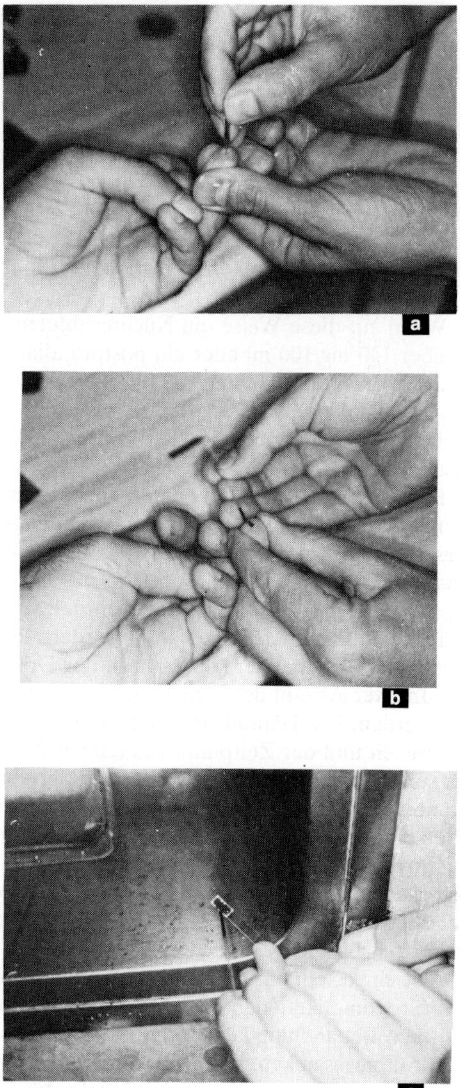

Abbildung 17–2:
Bestimmung des Blutzuckers
a: Einstich mit der Hämostilette in die Fingerbeere; **b:** Aufsaugen des Blutes mit einem Kapillarröhrchen; **c:** Übertragen des Blutes auf den Teststreifen; **d:** Farbvergleich mit der Referenztabelle.

zwei Stunden nach der Glukosegabe. Zur Blutentnahme setzt man mit einer sterilen Lanzette eine Wunde in der Fingerbeere (Abb. 17–2 A), zieht das Blut in ein Kapillarröhrchen auf (Abb. 17–2 B) und überträgt es auf den Teststreifen (Abb. 17–2 C), der meist Glukoseoxidase und einen Farbindikator enthält. Nach einer Minute wird das Blut vom Teststreifen abgespült und die Farbe des Indikators mit der mitgelieferten Vergleichskarte verglichen, um die Glukosekonzentration zu bestimmen (Abb. 17–2 D).

Wenn auf diese Weise ein Nüchternblutzucker von über 140 mg/100 ml oder ein postprandialer Blutzucker von über 200 mg/100 ml ermittelt wurde, sollte der Patient zur weiteren Abklärung und gegebenenfalls Therapie an einen Internisten überwiesen werden.

Patienten mit einem bekannten Diabetes mellitus müssen vom Zahnarzt bereits anhand der Anamnese identifiziert werden. Außerdem muß die Art der Therapie festgestellt, der Typ des Diabetes (Typ I, II oder III) bestimmt und eventuell vorliegende Komplikationen festgehalten werden. Insulinbehandelte Diabetiker sollten nach der Dosierung und der Anzahl der täglichen Injektionen gefragt werden. Die Häufigkeit hypoglykämischer Reaktionen und der Zeitpunkt des letzten Auftretens sollten ebenfalls erfragt werden. Außerdem sollte festgestellt werden, wie häufig der Patient seinen Arzt aufsucht und ob er selbst seinen Urin auf Glukose überprüft. Diese Informationen ermöglichen es dem Zahnarzt, sich einen Überblick über Schweregrad und Therapie des Diabetes zu verschaffen (Tab. 17–12).

Gut eingestellte Typ-II-Diabetiker ohne Anzeichen für Komplikationen erfordern bei der zahnärztlichen Behandlung keine oder nur geringe spezielle Aufmerksamkeit, solange sie keine akute Entzündung im Kieferbereich entwickeln. Im Gegensatz dazu müssen bei Patienten mit Komplikationen wie Nierenerkrankungen oder kardiovaskulären Erkrankungen diese Aspekte besonders berücksichtigt werden. Bei Insulintherapie und bei schlecht eingestelltem Diabetes ist ebenfalls besondere Aufmerksamkeit angezeigt (Tab. 17–13).

Patienten, die lange nicht beim Arzt waren, häufig hypoglykämische Reaktionen entwickelt haben oder über Symptome eines Diabetes klagen, können an einem labilen Diabetes leiden. Diese Patienten sollten zur Abklärung an ihren Arzt überwiesen oder der Hausarzt über den Zustand des Patienten befragt werden.

Bei manchen Typ-I-Diabetikern, die mit hohen Insulindosen behandelt werden, treten auch bei optimaler medizinischer Betreuung im Wechsel extreme Hypoglykämien und Hyperglykämien auf („brittle diabetes"). Auch bei dieser Patientengruppe ist vor Beginn der zahnärztlichen Behandlung eine enge Zusammenarbeit mit dem behandelnden Arzt erforderlich.

Tabelle 17–13:
Zahnärztliche Betreuung von Diabetikern

- Ohne Insulin eingestellter Diabetes
  - Alle zahnärztlichen Behandlungen möglich;
  - keine besonderen Maßnahmen erforderlich, soweit keine Komplikationen des Diabetes vorliegen.
- Mit Insulin eingestellter Diabetes
  - In der Regel alle zahnärztlichen Behandlungen möglich;
  - Behandlungstermine am Morgen meist am günstigsten;
  - Patient soll am Behandlungstag normale Insulindosis injizieren und wie gewohnt essen; vor Behandlungsbeginn nachfragen;
  - Patient soll den Zahnarzt auf eventuelle Symptome einer Hypoglykämie während der Behandlung aufmerksam machen;
  - Glukose bereit halten (z.B. in Form von Fruchtsaft) und dem Patienten verabreichen, falls Symptome einer Hypoglykämie auftreten.
- Ausgedehnte chirurgische Eingriffe bei Diabetikern
  - Konsultation des behandelnden Arztes, um die postoperative Diät festzulegen;
  - bei Diabetikern mit labiler Stoffwechsellage (brittle Diabetes) und solchen, die hohe Insulindosen benötigen, antibiotische Abdeckung zur Prophylaxe postoperativer Infektionen erwägen.
- Beim Vorliegen von Komplikationen, Nierenerkrankungen, Herzerkrankungen usw. können zusätzliche Maßnahmen erforderlich sein.

Eines der Hauptprobleme der zahnärztlichen Betreuung von Diabetikern ist es, das Auftreten einer hypoglykämischen Reaktion während der Behandlungssitzung zu verhindern. Der Diabetiker soll vor dem Behandlungstermin, der in der Regel am besten auf den Vormittag gelegt werden sollte, seine normale Insulindosis injizieren und wie gewohnt frühstücken. Vor Behandlungsbeginn sollte der Zahnarzt sich vergewissern, daß diese Empfehlung vom Patienten auch befolgt wurde. Außerdem sollte der Patient angewiesen werden, beim Auftreten von Symptomen einer Hypoglykämie während der Behandlung den Zahnarzt darauf aufmerksam zu machen. In der Praxis sollte für den Fall einer hypoglykämischen Reaktion ein zuckerhaltiges Getränk verfügbar sein (Tab. 17–13).

Wenn bei einem Diabetiker ausgedehnte parodontale oder chirurgische Eingriffe geplant sind, die über einfache Einzelzahnextraktionen hinausgehen, muß besonders auf den postoperativen Nahrungsbedarf geachtet werden. Dabei ist es wichtig, daß sowohl die Gesamtkalorien als auch das Verhältnis von Eiweiß, Kohlenhydraten und

Tabelle 17–14:
Behandlung akuter Infektionen bei Diabetikern

- Diabetiker, die nicht mit Insulin behandelt werden, benötigen möglicherweise Insulin; behandelnden Arzt konsultieren.
- Bei Diabetikern, die mit Insulin behandelt werden, muß in der Regel die Insulindosis erhöht werden; behandelnden Arzt konsultieren.
- Bei Diabetikern mit labiler Stoffwechsellage (brittle Diabetes) und solchen, die hohe Insulindosen benötigen, Erregerkultur anlegen, um ein Antibiogramm anzufertigen;
  — Abstrich entnehmen und zur Untersuchung einschicken;
  — Penicillintherapie einleiten;
  — bei schlechtem Ansprechen auf Penicillin kann auf der Grundlage des Antibiogramms gezielt ein wirksameres Antibiotikum gewählt werden.
- Übliche Behandlung der Infektion
  — Spülungen
  — Inzision und Drainage
  — Trepanation, Exstirpation, Extraktion usw.
  — Antibiotika

Fett in der Nahrung nicht geändert werden, so daß die Erkrankung und der Blutzuckerspiegel unter Kontrolle bleiben. Empfehlungen für die postoperative Diät können vom behandelnden Arzt eingeholt werden. Man kann dem Patienten vorschlagen, die gewohnte Diät mit einem Mixer zu zerkleinern, so daß die Mahlzeiten leichter eingenommen werden können. Auch fertig zubereitete Flüssignahrung ist geeignet.

Patienten mit labilem Diabetes („brittle diabetes“) und Typ-I-Diabetiker, die mit hohen Insulindosen behandelt werden, sollten nach parodontalen und oralchirurgischen Eingriffen antibiotisch abgeschirmt werden, um postoperativen Infektionen vorzubeugen.

Gut eingestellte Diabetiker können in Narkose behandelt werden, jedoch ist in der zahnärztlichen Praxis immer die Behandlung in Lokalanästhesie vorzuziehen.

Die Behandlung oraler Infektionen bei Diabetikern ist problematisch (Tab. 17–14). Dies gilt insbesondere für Diabetiker, die mit hohen Insulindosen behandelt werden, und für Typ-I-Diabetiker. Häufig führt die Infektion zu einer Destabilisierung des Diabetes, so daß sie durch die körpereigene Abwehr nicht so gut beherrscht wird wie im nichtdiabetischen Organismus. Patienten mit labilem Diabetes (brittle diabetes; schwer einzustellen, hohe exogene Insulinzufuhr) müssen daher zur Therapie der Infektion unter Umständen stationär aufgenommen werden. Der behandelnde Arzt des Diabetikers sollte deshalb bei der Therapie von Infektionen unbedingt hinzugezogen werden.

Grundlegendes Ziel der Behandlung ist die Bekämpfung der oralen Infektion bei gleichzeitiger Anpassung der Diabetestherapie an die veränderte Stoffwechsellage. Insulinbehandelte Diabetiker benötigen meist eine höhere Insulindosis, die vom behandelnden Arzt verschrieben werden sollte. Bei anderen Diabetikern ist häufig eine aggressivere Behandlung ihrer Grundkrankheit erforderlich, wozu auch eine temporäre Insulintherapie gehören kann.

Die Infektion wird durch Drainage, Extraktion, Exstirpation, Spülungen und/oder Antibiotikagabe bekämpft. Außerdem muß darauf geachtet werden, daß der Wasser- und Elektrolythaushalt ausgeglichen ist und daß die diätetischen Erfordernisse erfüllt werden.

17.5.2
Modifikationen der Behandlungsplanung

Bei gut eingestellten Diabetikern ohne schwere Organkomplikationen kann jede notwendige zahnärztliche Behandlung durchgeführt werden. Bei Diabetikern mit Komplikationen wie Nierenerkrankungen, Hypertonie oder koronarer Herzkrankheit ist gegebenenfalls eine Anpassung des Behandlungsplans erforderlich (s. Kap. 6, 7 und 11).

17.5.3
Orale Komplikationen

Zu den oralen Komplikationen des Diabetes mellitus gehören Xerostomie, Infektionen, Wundheilungsstörungen, gehäuftes Auftreten schwerer Parodontalerkrankungen und Schleimhautbrennen.

Die oralen Befunde, die bei Patienten mit unkontrolliertem Diabetes zu erheben sind, können sehr wahrscheinlich auf den übermäßigen renalen Flüssigkeitsverlust, die veränderte Infektionsabwehr, die Mikroangiopathie und möglicherweise auch auf die erhöhte Glukosekonzentration im Speichel zurückgeführt werden.

Die Hyperglykämie führt zu einer Steigerung des Harnvolumens, was eine Verminderung des extrazellulären Flüssigkeitsvolumens und dadurch auch eine Reduktion der Speichelproduktion zur Folge hat. Es resultieren Beschwerden im Sinne von Mundtrockenheit. Bei jungen Diabetikern wurde ein Anstieg der Kariesfrequenz beobachtet, der wohl auf einen verminderten Speichelfluß zurückzuführen ist.

Es wurde berichtet, daß der Parotisspeichel von unbehandelten Diabetikern einen leicht erhöhten Glukosegehalt aufweist (2). Während die Glukosekonzentration im Parotisspeichel von Nichtdiabetikern zwischen 0,22 mg/100 ml und 1,69 mg/100 ml schwankt, bewegen sich diese Werte bei unbehandelten Diabetikern zwischen 0,22 mg/100 ml und 6,33 mg/100 ml. Der Nachweis eventueller Auswirkungen dieser leicht erhöhten Glukosekon-

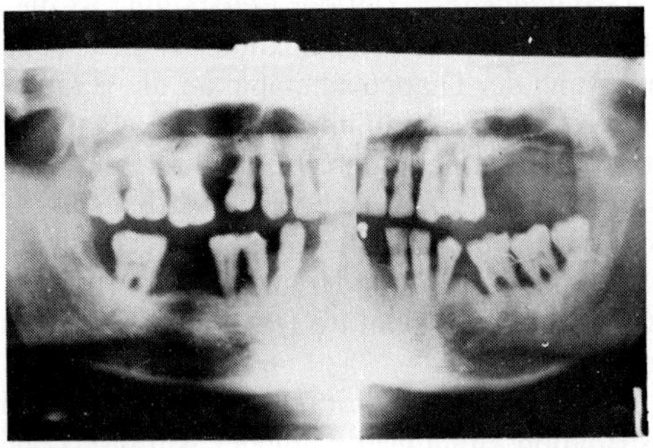

Abbildung 17–3:
Panorama-Röntgenaufnahme eines jungen Erwachsenen mit schwerer progressiver Parodontitis. Aufgrund des positiven Ergebnisses beim Suchtest auf Diabetes wurde der Patient an einen Internisten überwiesen, der den Verdacht auf Diabetes mellitus bestätigte. Die Behandlung mit Insulin war erforderlich.

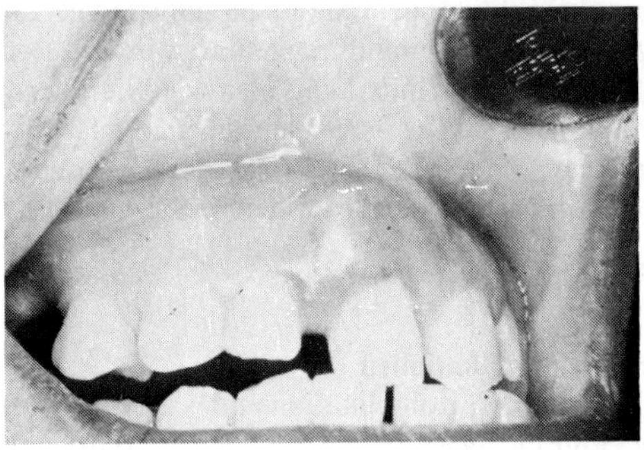

Abbildung 17–4:
Parodontalabszeß bei einem Patienten mit multiplen Abszessen. Bei der internistischen Untersuchung wurde ein Diabetes mellitus diagnostiziert.

zentrationen auf die Kariesfrequenz und andere orale Erkrankungen steht jedoch noch aus.

In verschiedenen Studien wurde von einem Anstieg der Häufigkeit und des Schweregrades von Gingivitiden, Parodontalabszessen und chronischen Parodontitiden bei Diabetikern berichtet (1,3,9,12; Abb. 17–3, 17–4). Andererseits konnte in einer gezielten Untersuchung von Shannon et al. (13) kein Unterschied in Häufigkeit und Schweregrad von Parodontalerkrankungen bei jungen Diabetikern und Nichtdiabetikern nachgewiesen werden.

Saadoun (12) beobachtete in den gingivalen Geweben von Diabetikern Veränderungen der kleinen Blutgefäße. Diese bestanden aus einer Abplattung der Endothelzellen, einer Ansammlung PAS-positiver (periodic acid-Schiff) Materialien in der Basalmembran und einer Verengung des Lumens. Er beschrieb außerdem einen Anstieg der Glukosekonzentration in der Sulkusflüssigkeit. Auch die neutrophilen Granulozyten sind anscheinend infolge der Hyperglykämie verändert. Sie zeigen eine verminderte Diapedese und Phagozytose sowie eine gestörte Adhäsion und Chemotaxis.

Saadoun (12) berichtete außerdem, daß unbehandelte erwachsene Diabetiker mit einer Neigung zu Parodontalerkrankungen schwerere Formen dieser Erkrankungen entwickeln als erwachsene Nichtdiabetiker mit einer Neigung zu Parodontalerkrankungen. Es ist nicht klar, wie sich dies bei behandelten Diabetikern verhält. Insgesamt scheint bei Diabetikern im Vergleich zu Nichtdiabetikern eine Tendenz zu schwereren Parodontalerkrankungen zu bestehen. Die Unterschiede sind jedoch nicht groß. Saadoun schloß daraus, daß der Glukosetoleranztest kein verläßlicher Indikator für die Prognose von Parodontalerkrankungen ist. Der zeitliche Zusammenhang zwischen diabetischem Zustand und Parodontalerkrankungen ist noch zu klären.

Ciancola et al. (3) werteten den Parodontalstatus von 263 Typ-I-Diabetikern, 59 nichtdiabetischen Blutsverwandten und 149 nicht mit den Probanden verwandten Nichtdiabetikern aus und kamen zu dem Ergebnis, daß Parodontalerkrankungen eine Komplikation des Typ-I-Diabetes darstellen. Das gehäufte Auftreten von Parodontalerkrankungen bei den Typ-I-Diabetikern konnte nicht durch eine gesteigerte supragingivale Plaqueakkumulation erklärt werden. Die Parodontalerkrankung war bei diesen jungen Patienten (alle unter 30 Jahre) im allgemeinen symptomlos und zuvor nicht diagnostiziert.

Eine schwedische Studie an Kindern diabetischer Mütter (7) zeigte eine im Vergleich zu Kindern nichtdiabetischer Mütter deutlich erhöhte Frequenz von Schmelzhypoplasien (28% gegenüber 3%). Die Ursache dieser Differenz ist nicht bekannt, jedoch könnte ein Einfluß der Hypoglykämie auf die Bildung und Mineralisation der Schmelzmatrix in Frage kommen.

Bei unbehandelten Diabetikern werden mitunter orale Pilzinfektionen beobachtet. Darunter befinden sich auch die Candidiasis und die noch seltenere Mukormykose (Abb. 17–5 und 17–6). Behandlungsvorschläge finden sich im Anhang A.

Allgemeine Übereinstimmung herrscht darüber, daß bei unbehandelten Diabetikern die Wundheilung verzögert ist und daß diese Patientengruppe nach chirurgischen Eingriffen verstärkt zu Infektionen neigt.

Die diabetische Neuropathie kann orale Symptome wie Jucken, Taubheit, Brennen oder Schmerzen, die durch pathologische Veränderungen von Nerven der Mundregion verursacht werden, zur Folge haben. Eine frühzeitige Diagnose und Therapie des vorliegenden Diabetes kann zur Rückbildung dieser Beschwerden führen. Bei länger bestehendem Diabetes können diese Veränderungen irreversibel sein.

In einigen Studien wurde vorgeschlagen, bei vermutetem „Prädiabetes“ eine Gewebsprobe aus

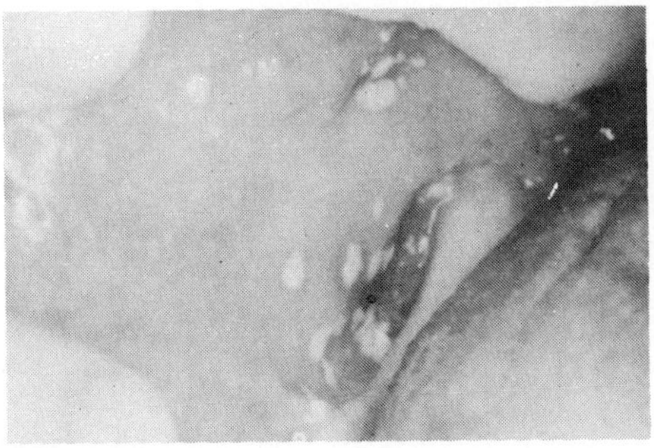

Abbildung 17–5:
Orale Candidiasis bei einem Diabetiker. Im Bereich der Wangenschleimhaut zahlreiche kleine Läsionen mit abwischbaren weißen Belägen. Die histologische Untersuchung und der kulturelle Nachweis bestätigten den klinischen Verdacht auf eine Pilzinfektion mit Candida albicans.

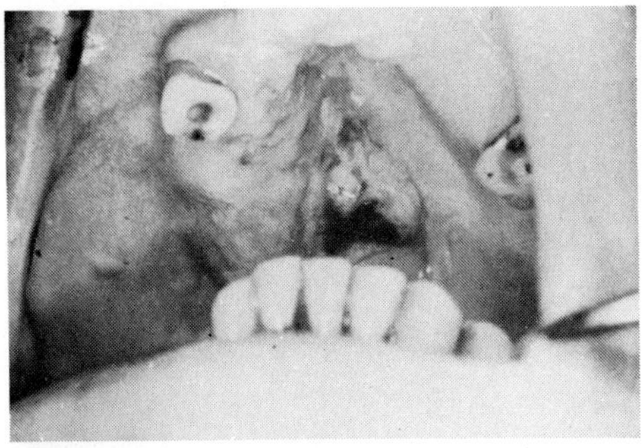

Abbildung 17–6:
Palatinale Läsion bei einem Diabetiker. Kulturell konnte eine Mukormykose, eine schwere Pilzinfektion, die bei Patienten mit systemischen Erkrankungen wie Diabetes oder Karzinomen auftritt, nachgewiesen werden. Die Behandlung erfolgt meist durch Einstellung des Diabetes, Exzision der Läsion sowie Gabe von Antibiotika und Antimykotika.

der Gingiva auf das Vorliegen von Verdickungen und Hyalineinlagerungen in den kleinen Gefäßen zu untersuchen, um den Verdacht zu bestätigen. Zuverlässigkeit und Nutzen dieses Verfahrens müssen nach dem heutigen Wissensstand jedoch noch nachgewiesen werden.

17.5.4 Zahnärztliche Notfallbehandlung

Aufgrund der zu erwartenden Probleme mit Wundheilungsstörungen und postoperativen Infektionen sollten chirurgische Eingriffe bei unbehandeltem Diabetes vermieden werden. Akute Pulpenerkrankungen können bei Diabetikern durch Exstirpation oder Analgetika beherrscht werden, bis der Diabetes eingestellt ist, um dann gegebenenfalls den schuldigen Zahn zu extrahieren.

Bei gut eingestellten Diabetikern kann jede erforderliche zahnärztliche Notfallbehandlung durchgeführt werden. Bei akuten Infektionen besteht jedoch die Gefahr der Stoffwechselentgleisung. Wenn dies eintritt, muß neben der zahnärztlichen Behandlung der oralen Infektion gleichzeitig der Diabetes durch einen Internisten eingestellt werden.

17.6 Literatur

1. Bartolucci, E.G., et al.: Accelerated periodontal breakdown in uncontrolled diabetes: pathogenesis and treatment. Oral Surg. **52,** 387–390 (1981)
2. Campbell, M.J.: Glucose in the saliva of the non-diabetic and the diabetic patient. Arch. Oral Biol. **10,** 197-205 (1965)
3. Cianciola, L.J., et al.: Prevalence of periodontal disease in Iddm (juvenile diabetes). J. Amer. Dent. Assoc. **104,** 653–660 (1982)
4. Bennett, P.H., Seltzer, H.S.: Diagnosis and epidemiology of diabetes mellitus. in Ellenbergy, M., Refkin, H. (Hrsg.): Diabetes mellitus: theory and practice. New York 1970, McGraw-Hill Book Co.
5. Ekoe, J.-M.: Recent trends in prevalence and incidence of diabetes mellitus syndrome in the world. Diab. Res. Clin. Pract. **1,** 249–264 (1986)
6. Goteiner, D.J.: Glycohemoglobin (GHb): a new test for the evaluation of the diabetic patient and its clinical importance. J. Am. Dent. Assoc. **102,** 57–58 (1981)
7. Grahnén, H., Edund, K.: Maternal diabetes and changes in the hard tissues of the primary teeth. Odontol. Rev. **18,** 157–162 (1967)
8. Napier, J.A.: Field methods and response rates in Tecumseh community health study. Am. J. Publ. Health **52,** 208-216, (1962)
9. National Diabetes Data Group: Classification and diagnosis of diabetes mellitus and other categories of glucose intolerance. Diabetes **28,** 1039–1057 (1979)
10. Olefsky, J.M.: Diabetes mellitus. In Wyngaarden, J.B., Smith, L.H. (Hrsg.): Cecil textbook of medicine, ed. 17. Philadelphia 1985, W.B. Saunders Co.
11. Owen, O.E., et al.: Pathogenesis and diagnosis of diabetes mellitus. In Rose, L.F., Kaye, D. (Hrsg.): Internal medicine for dentistry. St. Louis 1983, The C.V. Mosby Co., 1259–1264
12. Saadoun, A.P.: Diabetes and periodontal disease: a review and update (abstract). J. Western Soc. Periodontol. **28,** 116–139 (1980)
13. Shannon, I.L., et al.: Glucose tolerance responses in young adults of sharply contrasting periodontal status. SAM-TR-66–9, U.S. Air Force Sch. Aerospace Med., 1–6, Feb. 1966
14. Skillman, T.G.: Diabetes mellitus. In Massaferri, E.L. (Hrsg.): Endocrinology, ed. 3. New York 1986, Medical Examination Publishing Co.
15. Williams, R.H., Porte, D., jr.: The pancreas. In Williams, R.H. (Hrsg.): Textbook of endocrinology, ed.5. Philadelphia 1974, W.B. Saunders Co., 527–600

18 Nebennierenrindeninsuffizienz

18.1 Allgemeine Beschreibung

18.1.1 Ätiologie

Man unterscheidet zwischen primärer und sekundärer Nebennierenrindeninsuffizienz. Ursache der primären Form ist die Unfähigkeit der Nebenniere, Nebennierenrindenhormone zu produzieren und zu sezernieren. Diese Erkrankung ist selten und wird als Morbus Addison bezeichnet. Der Morbus Addison wird durch eine Atrophie oder Zerstörung der Nebennieren hervorgerufen, die meist Resultat von Infektionskrankheiten (z.B. Tuberkulose) oder Malignomen ist. Außerdem kommt gelegentlich eine idiopathische Variante der Erkrankung vor, die den Autoimmunerkrankungen zugerechnet wird.

Weitaus häufiger kommt die sekundäre Nebennierenrindeninsuffizienz vor, die in den meisten Fällen durch einen Mangel an adrenokortikotropem Hormon (ACTH) aufgrund chronischer Anwendung von Kortikosteroiden (Steroiden) verursacht wird und Folge der Suppression der endogenen Steroidproduktion ist. Das Ausmaß der Suppression ist abhängig von der Dosis und der Dauer der Steroidgabe; je niedriger die Dosierung und je kürzer die Behandlungsdauer, desto geringer ist die zu erwartende Suppression. Steroide werden zur Behandlung zahlreicher Erkrankungen eingesetzt, darunter rheumatoide Arthritis, Asthma bronchiale, Erythema multiforme, erosiver Lichen planus und zahlreiche weitere Hauterkrankungen sowie Lupus erythematodes und andere Autoimmunerkrankungen.

Obwohl sie nicht kurativ wirken, sind die Kortikosteroide in der Behandlung von Erkrankungen, die einer kausalen Therapie nicht zugänglich sind, wegen ihrer palliativen Wirkung von sehr großem Nutzen und werden als hochwirksame symptomatische Therapeutika eingesetzt. Für den Zahnarzt spielt vor allem die sekundäre Nebennierenrindeninsuffizienz als wichtigste Nebenwirkung eine Rolle.

18.1.2 Pathophysiologie und Folgen

Die Nebennieren sind den oberen Nierenpolen aufgelagert. Sie produzieren und sezernieren mindestens drei Hormone, hauptsächlich Aldosteron und Kortisol. Die Funktion der Nebennieren wird direkt von der Hypophyse kontrolliert, welche wiederum über den Hypothalamus reguliert wird. Nach Stimulation durch CRH (Corticotropin releasing hormone) schüttet die Hypophyse ACTH aus, das wiederum eine Freisetzung von Kortisol aus der Nebennierenrinde bewirkt. Die Aldosteronausschüttung wird über das extrazelluläre Flüssigkeitsvolumen und den Natriumspiegel gesteuert (2,9).

Aldosteron ist ein Mineralokortikoid, dessen Hauptfunktion die Aufrechterhaltung des normalen Natrium-, Kalium- und Flüssigkeitsgleichgewichts durch Regulation der renalen Tubulusfunktion ist. Die Aldosteronausschüttung wird durch das Renin-Angiotensin-System des juxtaglomerulären Apparates geregelt. Dieses System wird durch einen renalen Blutdruckabfall infolge eines reduzierten Blutvolumens oder einer Störung des Elektrolythaushaltes, insbesondere des Natriumgleichgewichts, stimuliert. Ergebnis ist die Freisetzung von Renin, das seinerseits das Angiotensin aktiviert und so eine Vasokonstriktion bewirkt. Außerdem wird Aldosteron ausgeschüttet und ruft eine erhöhte Natriumretention und Kaliumausscheidung hervor. Die Aldosteronsynthese wird über einen Feedback-Mechanismus gesteuert, der eine Überproduktion verhindert (2,9).

Kortisol ist das wichtigste körpereigene Glukokortikoid und hat eine Vielzahl von Funktionen und Wirkungen, zu deren wichtigsten die Steuerung der Glukoneogenese (Synthese von Glukose in der Leber) sowie antiinflammatorische und antiallergische Wirkungen zählen. Die Nebennieren produzieren unter normalen Bedingungen täglich etwa 20 mg Kortisol (2,10). Das normale Sekretionsmuster hängt eng mit dem normalen individuellen Schlaf-Wach-Rhythmus zusammen. Bei Durchschnittsmenschen, die tagsüber arbeiten, liegt der Kortisolspiegel morgens beim Aufstehen am höchsten und zur Schlafenszeit am niedrigsten. Dieses Muster ist bei Menschen, die nachts arbeiten, umgekehrt. Man bezeichnet diese physiologische Änderung des Serum-Kortisolspiegels als Tagesschwankung.

Die Kortisolausschüttung hängt direkt von der Menge des zirkulierenden ACTH ab. Wenn der Kortisolgehalt des Plasmas steigt und schließlich dem aktuellen Bedarf entspricht, geht die Produktion von ACTH zurück. Durch den Abfall des ACTH-Spiegels wird die Kortisolsynthese inhibiert, so daß auch der Kortisolspiegel abfällt. Beim Erreichen eines bestimmten unteren Grenzwertes

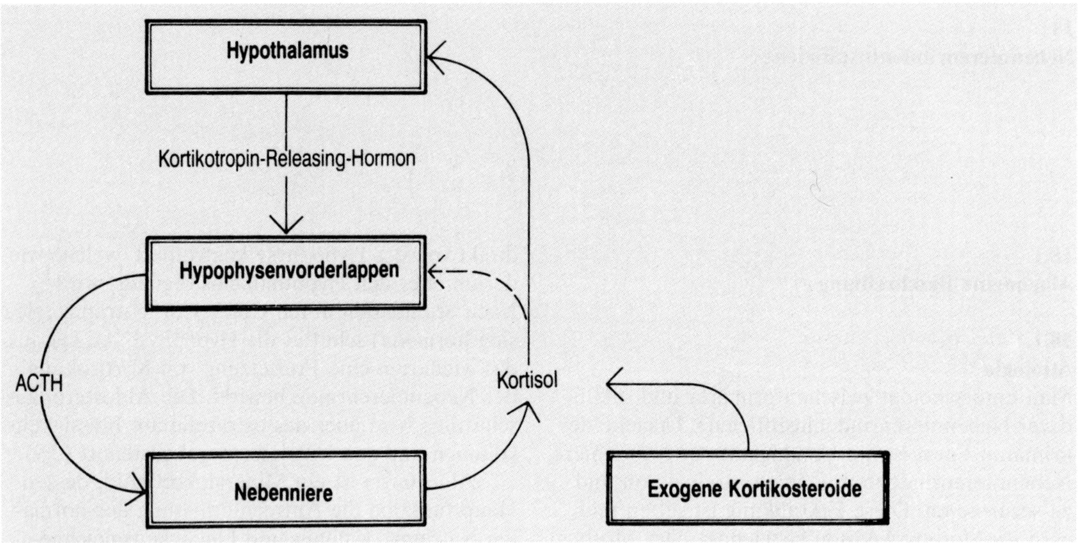

Abbildung 18–1:
Regulation der Glukokortikoidsekretion der Nebennierenrinde

wird wieder ACTH ausgeschüttet, so daß der Zyklus erneut beginnt. Bei langfristiger hochdosierter Verabreichung von Kortikosteroiden beeinflußt der Spiegel des exogenen Steroids das Feedback-System, unterdrückt die ACTH-Produktion und inhibiert so indirekt die endogene Produktion von Kortisol in den Nebennieren (Abb. 18–1). Folge ist eine sekundäre Nebennierenrindeninsuffizienz aufgrund exogener Steroidzufuhr. Man geht im allgemeinen davon aus, daß bei täglicher Zufuhr einer Menge von Kortikosteroiden, die 20 mg Hydrokortison entspricht, nach einem Monat mit einer deutlichen Suppression der Nebennierenrinde zu rechnen ist. Auch durch topische Anwendung von Kortikosteroiden kann, allerdings in unterschiedlichem Ausmaß, aufgrund der Absorption über Haut oder Schleimhäute eine Suppression der Nebennieren ausgelöst werden. Die zur lokalen Behandlung kleinerer, nicht entzündlich veränderter Areale benötigten Mengen von Kortikoiden scheinen in diesem Zusammenhang unbedeutend zu sein. Andererseits erscheint die langfristige Anwendung größerer Mengen in entzündetem Gebiet, insbesondere unter Okklusivverbänden, bedenklich. In diesem Fall muß von einer gewissen Nebennierensuppression ausgegangen werden.

Mit Ausnahme von Patienten mit Morbus Addison und solchen, die sich einer beidseitigen Adrenalektomie unterziehen mußten, bleibt die Fähigkeit zur Wiederherstellung der Nebennierenfunktion nach Absetzen der Steroidtherapie im allgemeinen erhalten, wobei die benötigte Zeitspanne in Abhängigkeit von der Dosierung und der Therapiedauer variiert. Bei den meisten Patienten stellt sich die normale Nebennierenfunktion innerhalb von 9 Monaten wieder ein, wenngleich bei schwerer Suppression bis zu 12 Monate benötigt werden (3).

Die primäre Nebennierenrindeninsuffizienz manifestiert sich klinisch als klassisches Bild des Morbus Addison. Alle Nebennierenrindenhormone werden in zu geringen Mengen produziert. Das Krankheitsbild ist jedoch wegen der vitalen Bedeutung dieser beiden Hormone vom Mangel an Aldosteron und Kortisol geprägt. Durch den Aldosteronmangel ist der Organismus nicht mehr in der Lage, Natriumionen zurückzuhalten und Kalium- sowie Wasserstoffionen auszuscheiden. Dies führt zur Hypovolämie, Hyperkaliämie und Azidose. Als Folge des Kortisolmangels treten zahlreiche Probleme auf, zu denen Störungen des Glukosehaushaltes und der Flüssigkeitsausscheidung, Hypotonie, gesteigerte ACTH-Ausschüttung, intensive Pigmentierung und stark herabgesetzte Belastungsfähigkeit gehören (9). Unbehandelt führt die Erkrankung rasch zum Tode.

18.2 Klinik

18.2.1 Symptomatik

Sämtliche Symptome der primären Nebennierenrindeninsuffizienz sind auf den Aldosteron- und Kortisolmangel zurückzuführen. Schwäche, Müdigkeit und eine Hyperpigmentierung von Haut und Schleimhäuten (Abb. 18–2) gehören zu den häufigsten Beschwerden. Häufig treten zusätzlich Hypotonie, Appetitlosigkeit und Gewichtsverlust auf. Wenn ein Patient mit Morbus Addison außergewöhnlichen Belastungen wie Infektionen oder chirurgischen Eingriffen ausgesetzt wird, kann eine

Addison-Krise ausgelöst werden, die einen lebensbedrohlichen Notfall darstellt. Die Manifestation einer Addison-Krise ist durch eine schwere Exazerbation der Symptome mit Hypotonie, Übelkeit, Erbrechen, Schwäche, Kopfschmerzen, Dehydratation und Hyperpyrexie gekennzeichnet. Dieser Zustand ist lebensbedrohend und erfordert sofortige und schnelle Behandlung (2,9).

Die sekundäre Nebennierenrindeninsuffizienz infolge chronischer Steroidapplikation bleibt im Frühstadium so lange asymptomatisch, bis der Patient einer besonderen Belastung ausgesetzt wird, zu deren Bewältigung seine zirkulierende Kortisolmenge nicht mehr ausreicht. Es kann dann zur akuten Nebennierenrindeninsuffizienz kommen. Durch Steigerung der Steroidzufuhr in Phasen besonderer Belastung kann dieser Gefahr in der Regel wirkungsvoll vorgebeugt werden. Um unerwünschten Reaktionen vorbeugen zu können, ist es daher wichtig, Patienten zu identifizieren, die wegen einer Erkrankung mit Steroiden behandelt werden.

Häufiger zeigen die Patienten nach einer langfristigen hochdosierten Steroidtherapie Symptome einer Nebennierenrindenüberfunktion, also eines Cushing-Syndroms. Typische Symptome sind Gewichtszunahme, Vollmondgesicht (Abb. 18–3), Büffelnacken, Striae distensae und Akne. Weiterhin können Hypertonie, Herzinsuffizienz, Osteoporose, Diabetes mellitus, Wundheilungsstörungen, Depressionen und Psychosen auftreten (2,9).

18.2.2 Laborbefunde

Zur Sicherung der Diagnose einer Nebennierenrindeninsuffizienz bestimmt man die Reaktion der Nebennieren auf eine Belastung mit ACTH, das über eine intravenöse Infusion gegeben wird. Nach 30 min und 60 min wird Blut entnommen und der Kortisol-Plasmaspiegel bestimmt. Bei Patienten mit primärer Nebennierenrindeninsuffizienz zeigt sich keine Reaktion, während bei sekundärer Nebenniereninsuffizienz durch exogene Steroide in Abhängigkeit von Dauer und Dosierung dieser Medikation zwischenzeitlich eine verminderte oder schwankende Reaktion beobachtet wird (2).

Als weitere Funktionsprüfungen kommen der Metopirontest, Hemmtests und die Untersuchung des Renin-Angiotensin-Aldosteron-Systems in Frage.

18.3 Therapie

Der Morbus Addison wird normalerweise durch spezifische Substitution der fehlenden Hormone behandelt. Erfolgreich therapierte Patienten können in der Regel ein normales Leben führen, benötigen jedoch immer wieder zusätzliche Steroiddosen, um außergewöhnliche Streßsituationen bewältigen zu können.

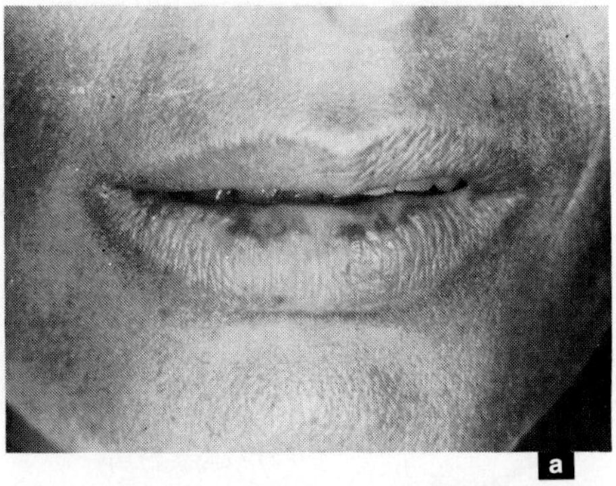

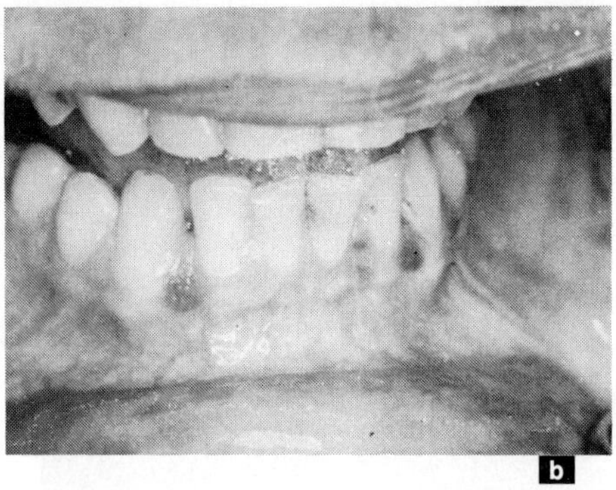

Abbildung 18–2:
Morbus Addison: Hyperpigmentierung **a:** der Haut und des Lippenrots, **b:** der Mundschleimhaut.

Die Addison-Krise erfordert sofortige Behandlung. Die Therapie stützt sich auf Flüssigkeits- und Elektrolytsubstitution, die Gabe von Glukokortikoiden und die Beseitigung der auslösenden Streßsituation.

Bei Patienten, die Symptome des Cushing-Syndroms entwickeln, muß die Steroiddosis herabgesetzt werden, um die Symptome auf ein Minimum zu reduzieren.

Eine Vielzahl von Glukokortikoiden steht zur Verfügung, so daß der Zahnarzt einer Reihe dieser Präparate in den Dauermedikationen seiner Patienten begegnen wird. In Tabelle 18–1 ist die relative Wirkungsstärke einiger gebräuchlicher Glukokortikoide im Vergleich zu Kortisol aufgelistet.

Um die Nebennierensuppression auf ein Minimum zu begrenzen, wird die Steroidtherapie häufig dahingehend abgewandelt, daß der Patient nur an jedem zweiten Tag morgens Steroide einnimmt, wobei die Einzeldosis verdoppelt wird, um einen ausreichend hohen Serumspiegel aufrechtzuerhalten (2,5,7). Der Grundgedanke dieses Dosierungsschemas ist, daß der Kortisolspiegel normalerweise morgens am höchsten ist, so daß bei exogener Zu-

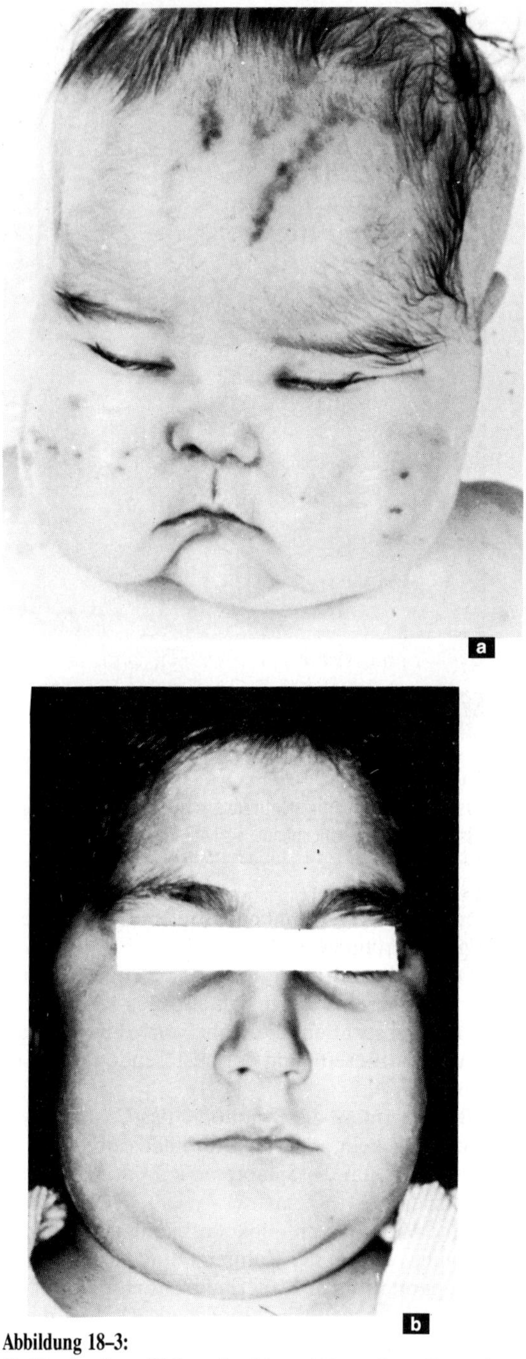

Abbildung 18–3:
Cushing-Syndrom: Vollmondgesicht und Fettsucht. **a:** Kongenitales Cushing-Syndrom, **b:** Erworbenes Cushing-Syndrom. (Aus: FALACE, D.A.: Medical considerations. In WOOD, N.A. [Hrsg.]: Treatment planning: a pragmatic approach. St. Louis 1978, The C.V. Mosby Co., 56)

Tabelle 18–1:
Äquivalente Dosen von Glukokortikoiden, bezogen auf Hydrokortison. (Nach HAYNES, R. C., MURAD, F.: Adrenocortical hormones and their synthetic analogs: inhibitors of adrenocortical steroids biosynthesis. In GILMAN, A. G., et al. [Hrsg.]: Goodman and Gilman's pharmacological basis of therapeutics, ed. 7. New York 1985, Macmillan Publishing Co., Inc., 1475).

Substanz	Relative antiinflammatorische Wirksamkeit	Äquivalente Dosis (mg)
Hydrokortison (Kortisol)	1,0	20
Kortison	0,8	25
Prednison	4,0	5
Prednisolon	4,0	5
Dexamethason	25,0	0,75

fuhr zu dieser Zeit mit der geringsten Unterdrükkung der ACTH-Ausschüttung zu rechnen ist, daher der Regelkreis Hypophyse – Nebenniere für den Rest des Tages unbeeinflußt bleibt und noch endogene Steroide produziert werden. Resultat ist eine geringere Nebennierenrindensuppression als bei täglicher Steroidgabe. Leider lassen sich mit diesem Therapieschema nicht in allen Fällen die Symptome erfolgreich unterdrücken, so daß viele Patienten wieder auf eine tägliche Steroidzufuhr umgestellt werden müssen.

Unabhängig vom Dosierungsschema benötigen viele Patienten, die mit Steroiden behandelt werden, zusätzliche Steroidgaben, wenn sie durch Krankheiten, Infektionen, Operationen oder extremen Streß belastet werden. Zusätzliche Steroidgaben sind allerdings in der Regel nicht erforderlich, wenn die Dosierung der Steroide sehr niedrig ist, höhere Dosen nur über weniger als einen Monat verabreicht werden oder der Patient nur jeden zweiten Tag Steroide einnimmt (2).

18.4 Zahnärztliche Betreuung

18.4.1 Medizinische Besonderheiten

Bei Patienten, die hoch dosiert Steroide einnehmen (täglich ein Äquivalent von 20 mg Kortisol oder mehr) oder innerhalb der letzten 12 Monate eine solche Medikation erhielten, kann für die zahnärztliche Behandlung eine zusätzliche Steroidgabe erforderlich sein. Bei der Entscheidung über die Verabreichung zusätzlicher Steroide müssen zahlreiche Faktoren, wie Dosis und Dauer der Steroideinnahme, Art der geplanten zahnärztlichen Behandlung, Einstellung und Auffassungsvermögen des Patienten und Wahrscheinlichkeit von Schmerzen, berücksichtigt werden. Das Vorgehen sollte daher mit dem behandelnden Arzt abgesprochen werden.

Tabelle 18–2:
Allgemeine Richtlinien für die zahnärztliche Betreuung von Patienten, die mit Steroiden behandelt werden

- Patienten, die niedrig dosiert Steroide einnehmen (weniger als ein Äquivalent von 20 mg Kortisol pro Tag); Patienten, die seit weniger als einem Monat hoch dosiert Steroide einnehmen (Äquivalent von 20 mg Kortisol oder mehr pro Tag); Patienten, die jeden zweiten Tag Steroide einnehmen: Meist keine zusätzliche Steroidgabe erforderlich.
- Patienten, die hoch dosiert Steroide einnehmen (Äquivalent von 20 mg Kortisol oder mehr pro Tag), wenn kleinere zahnärztliche Behandlungen mit minimaler Belastung für den Patienten geplant sind:
  Meist keine zusätzliche Steroidgabe erforderlich.
- Patienten, die hoch dosiert Steroide einnehmen (Äquivalent von 20 mg Kortisol oder mehr pro Tag), wenn umfangreiche oder belastende zahnärztliche Behandlungen geplant sind:
  — Am Morgen und eine Stunde vor der Behandlung das Doppelte oder Dreifache der normalen Erhaltungsdosis einnehmen lassen; wenn postoperativ Schmerzen zu erwarten sind: am Tag nach der Behandlung das Doppelte der normalen Erhaltungsdosis einnehmen lassen, danach wieder normale Dosierung.
  — Manche Patienten nehmen bereits sehr hohe Dosen von Steroiden ein (z.B. bei immunsuppressiver Therapie) und sind damit bereits ausreichend abgedeckt.
- Patienten, die topisch mit Steroiden behandelt werden: Meist keine zusätzliche Steroidgabe erforderlich. Ausnahme: langfristige Behandlung großer entzündeter Bezirke unter Verwendung von Okklusivverbänden.
- Patienten mit Steroidbehandlung in der Vorgeschichte:
  — Keine Steroidbehandlung in den letzten 12 Monaten: Meist keine zusätzliche Steroidgabe erforderlich.
  — Bei Steroidbehandlung innerhalb der letzten 12 Monate kann eine zusätzliche Steroidgabe erforderlich sein: Vorgehen entsprechend der zutreffenden Kategorie (s.o.)

Tabelle 18–3:
Zahnärztliche Notfallbehandlung bei Patienten mit Verdacht auf Nebennierenrindensuppression

- 1 Stunde vor der Behandlung 100 – 200 mg Kortisol i.m. oder das Doppelte bis Dreifache der normalen Erhaltungsdosis einnehmen lassen
- Verdoppelung der normalen Tagesdosis am Tag nach der Behandlung, falls Schmerzen oder Angst zu erwarten sind

Es erscheint einleuchtend, daß keine starren Regeln für die Verabreichung zusätzlicher Steroiddosen aufgestellt werden können. In Tabelle 18–2 sind Vorgehensweisen, die von mehreren Autoren vorgeschlagen wurden, als allgemeine Richtlinien zusammengestellt, nach denen ein Behandlungsplan aufgestellt werden kann und die als Grundlage für die Diskussion mit dem behandelnden Arzt dienen können (1,4–8).

Auch wenn Vorsichtsmaßnahmen getroffen und die Patienten mit erhöhten Steroiddosen substituiert wurden, sollte der Zahnarzt mit der Möglichkeit einer akuten Nebennierenrindeninsuffizienz rechnen. Hypotonie, Schwäche, Übelkeit, Erbrechen, Kopfschmerzen und in vielen Fällen Fieber können Symptome einer akuten Nebennierenrindeninsuffizienz sein. Zur Sofortbehandlung gibt man 100 mg Hydrokortison (z.B. Hydrocortison Hoechst) i.v. oder i.m. und veranlaßt den sofortigen Transport in eine Klinik.

Als Faustregel gilt, daß es besser ist, einen Patienten mit Steroidanwendung in der Vorgeschichte mit einer „Überdosis" von Steroiden zu behandeln, als das Auftreten einer akuten Nebennierenrindeninsuffizienz zu riskieren. Bei kurzfristiger Anwendung stellen hohe Dosen von Steroiden keine Gefahr dar.

18.4.2 Modifikationen der Behandlungsplanung

Änderungen der Behandlungsplanung sind nicht erforderlich.

18.4.3 Orale Komplikationen

Bei der primären Nebennierenrindeninsuffizienz ist häufig eine Hyperpigmentierung der Mundschleimhaut zu beobachten. Patienten mit sekundärer Nebennierenrindeninsuffizienz neigen zu Wundheilungsstörungen und erhöhter Infektionsanfälligkeit.

18.4.4 Zahnärztliche Notfallbehandlung

Wenn ein Patient mit Verdacht auf Nebennierenrindensuppression sofort behandelt werden muß und die Konsultation eines Internisten nicht möglich ist, kann nach den in Tabelle 18–3 aufgeführten Richtlinien vorgegangen werden.

18.5 Literatur

1. BAHN, S.L.: Glucocorticosteroids in dentistry. J. Am. Dent. Assoc. **105,** 476–481 (1982)
2. BONDY, P.K.: Disorders of the adrenal cortex. In WILSON, J.D., FOSTER, D.W. (Hrsg.): William's textbook of endocrinology, ed. 7. Philadelphia 1985, W.B. Saunders Co.
3. GRABER, A.L., et al.: Natural history of pituitary-adrenal recovery following long term suppression with corticosteroids. J. Clin. Endocrinol. Metab. **25,** 11–16 (1965)
4. KALWARF, K.L., et al.: Management of the dental patient receiving corticosteroid medications. Oral Surg. **54,** 396-400 (1982)
5. MATHENY, J.L.: Corticosteroids. II. Review of pharmacology and management of patients at risk of adrenal crisis. Compend. Contin. Educ. Dent. **7,** 534–538 (1986)
6. PLUMPTON, F.S., et al.: Corticosteroid treatment and surgery. II. The management of steroid cover. Anesthesia **24,** 12–18 (1969)
7. SCOPP, I.W.: Dentistry for the patients on steroids: steroids in medicine and dentistry. N.Y. J. Dent. **49,** 179–182 (1979)
8. STREETEN, D.H.P.: Corticosteroid therapy. I. Pharmacological properties and principles of corticosteroid use. JAMA **232,** 944–947 (1975)
9. WILLIAMS, G.H., DLUKY, R.G.: Diseases of the adrenal cortex. In BRAUNWALD, E., et al. (Hrsg.): Harrison's principles of internal medicine, ed. 11. New York 1987, McGraw-Hill Book Co.
10. YATES, F.E., et al.: The adrenal cortex. In MOUNTCASTLE, V.B. (Hrsg.): Medical physiology, vol. 2, ed. 14. St. Louis, The C.V. Mosby Co.

19 Schilddrüsenerkrankungen

19.1 Einleitung

Schilddrüsenerkrankungen sind für den Zahnarzt in mehrfacher Hinsicht von Bedeutung. Er kann der erste sein, der Frühsymptome einer Schilddrüsenerkrankung entdeckt, und den Patienten zur Abklärung und Behandlung an einen Internisten überweisen. In manchen Fällen kann dies lebensrettend sein, während in anderen Fällen die Lebensqualität des Patienten verbessert und Komplikationen bestimmter Schilddrüsenerkrankungen vorgebeugt werden kann.

Für Patienten mit unbehandelter Hyperthyreose kann die Durchführung chirurgischer Eingriffe durch den Zahnarzt eine große Gefahr darstellen, weil in seltenen Fällen durch die zahnärztliche Behandlung eine thyreotoxische Krise ausgelöst werden kann, die einen akuten medizinischen Notfall darstellt. Ebenso können akute Entzündungen oder Traumen beim nicht oder nicht ausreichend behandelten Patienten eine thyreotoxische Krise auslösen (1,2).

Schwerpunkte dieses Kapitels sind Erkrankungen, die mit einer Überfunktion (Hyperthyreose) oder einer Unterfunktion (Hypothyreose, Myxödem, Kretinismus) der Schilddrüse einhergehen.

19.2 Allgemeine Beschreibung

Die Schilddrüse entwickelt sich aus dem Ductus thyreoglossus und aus Anteilen des Ultimobranchialkörpers. Sie liegt im vorderen Teil des Halses etwas unterhalb und lateral des Ringknorpels und besteht aus zwei lateralen Lappen, die durch den Isthmus verbunden sind. Der rechte Lappen ist normalerweise größer als der linke (5). Bei manchen Menschen kommt außerdem noch ein oberer Lappen vor, der als Lobus pyramidalis bezeichnet wird. Schilddrüsengewebe kann im gesamten Verlauf des Ductus thyreoglossus, von der Mitte des Zungengrundes bis zur Schilddrüse, gefunden werden. In seltenen Fällen ist die gesamte Schilddrüse im vorderen Mediastinum gelegen; bei den meisten Menschen atrophieren die Überbleibsel des Ductus thyreoglossus jedoch und können nicht mehr nachgewiesen werden. Der Ductus thyreoglossus wird durch das Zungenbein im Zuge von dessen Entwicklung „geteilt", so daß Überbleibsel des Ductus vom Zungenbein eingeschlossen oder umfaßt werden können (5). Ektopisches Schilddrüsengewebe kann Schilddrüsenhormone produzieren und Ausgangspunkt von Zysten oder Neoplasien werden. In seltenen Fällen befindet sich das funktionelle Schilddrüsengewebe ausschließlich in solchen ektopischen Lokalisationen.

Die Schilddrüse gibt drei Hormone ab: Thyroxin (T_4), Trijodthyronin (T_3) und Kalzitonin. Man vermutet, daß sich die Zellen, die Kalzitonin produzieren, aus dem Gewebe der Ultimobranchialkörper entwickeln. T_4 und T_3 sind Hormone, die auf Stoffwechselvorgänge im gesamten Organismus einwirken und den Sauerstoffverbrauch beeinflussen. Die Sekretion von T_4 und T_3 wird von Hypothalamus und Hypophyse über einen klassischen negativen Feedback-Mechanismus kontrolliert. Wenn der Serumspiegel dieser beiden Hormone absinkt, setzt die Hypophyse Thyreoidea-stimulierendes Hormon (TSH, Thyreotropin) frei, das die Schilddrüse zur Sekretion von T_4 und T_3 anregt (1,2,5; Abb. 19–1).

Die Freisetzung von Somatostatin aus dem Hypothalamus kann die TSH-Sekretion der Hypophyse hemmen (4). T_4 kann im Hypophysenvorderlappen und in der Hirnrinde monodejodiert und gespeichert werden; wenn der T_4-Serumspiegel absinkt, können diese Gewebe das gespeicherte T_3 freisetzen. T_4 wird auch in Leber und Niere monodejodiert. Sowohl T_3 als auch T_4 können die Synthese und Freisetzung von TSH aus der Hypophyse hemmen (4).

Normalerweise stammen 10% bis 20% des zirkulierenden T_3 aus der Schilddrüse, der Rest aus der Monodejodierung von T_4. Bei Hyperthyreose beträgt der Anteil des zirkulierenden T_3 aus der Schilddrüse 30% bis 40% (5). Die Umwandlung von T_4 zu T_3 kann durch Fasten, Krankheiten, Steroide und bestimmte andere Medikamente (z.B. Propylthiouracil) gehemmt werden.

Zur Synthese von T_4 und T_3 wird Jod benötigt. Die Drüse nimmt dazu anorganisches Jodid auf, das aus der peripheren Spaltung und Dejodierung von Schilddrüsenhormonen sowie aus der Nahrung stammt. Der minimale Tagesbedarf an Jod beträgt 75 μg. In der durchschnittlichen täglichen Nahrungszufuhr, die in den Vereinigten Staaten etwa 2.800 kcal beträgt, sind ungefähr 700 μg Jod enthalten. Die Schilddrüse speichert Jodid, das wahrscheinlich durch eine Peroxidase zu Jod oxidiert wird und sich dann mit Tyrosin zu Monojodtyrosin oder Dijodtyrosin verbindet. Aus diesen Verbin-

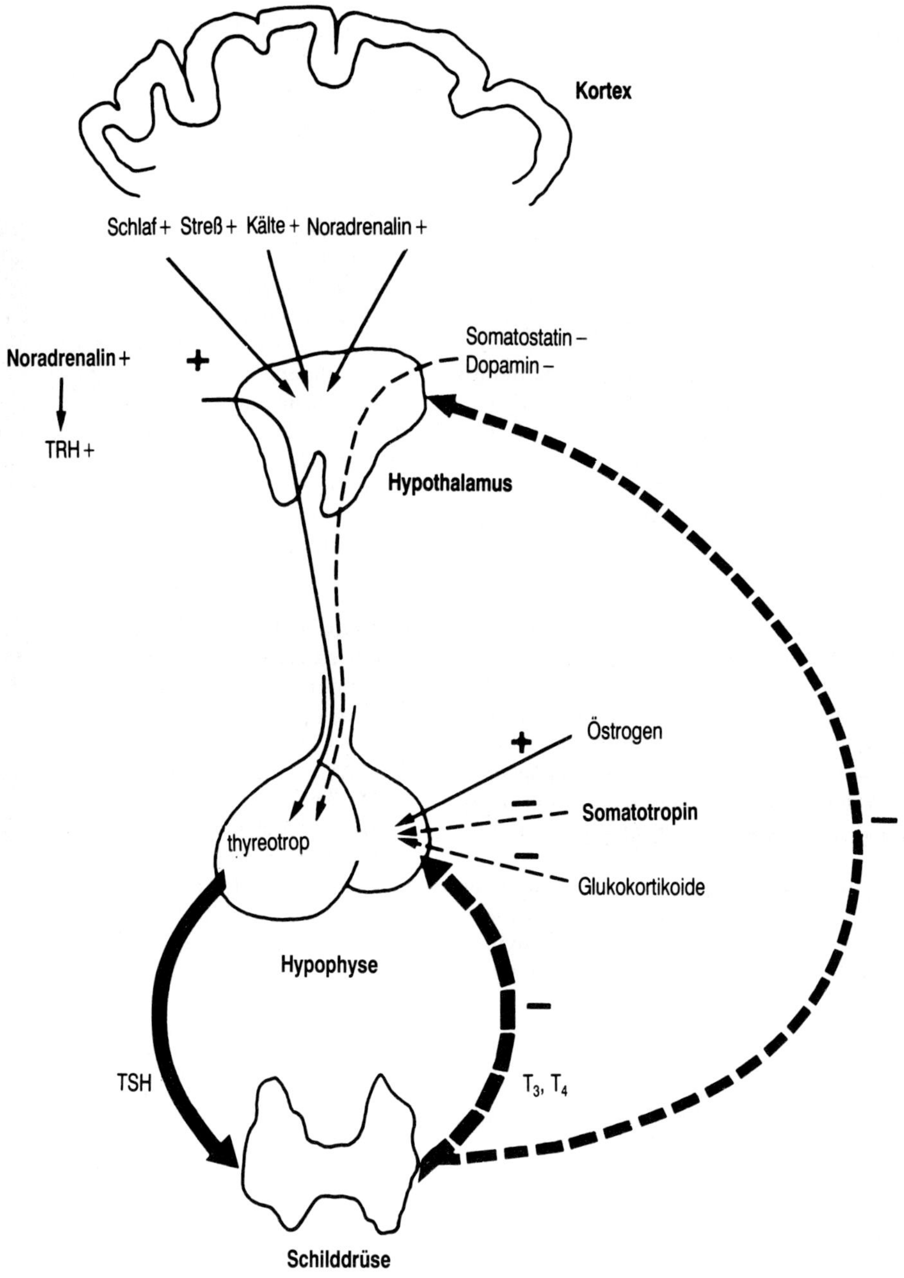

Abbildung 19–1:
Regulation der Schilddrüsensekretion durch das Hypothalamus-Hypophysen-Schilddrüsen-System. Die Sekretion von Thyreotropin (Thyreoidea-stimulierendes Hormon [TSH]) wird durch TRH (Thyreotropine releasing hormone) und Somatostatin beeinflußt. Die Schilddrüsenhormone (Trijodthyronin [T_3] und Thyroxin [T_4] wirken direkt auf die Hypophyse und hemmen die TSH-Freisetzung. Außerdem stimulieren sie im Hypothalamus die Somatostatin-Sekretion. T_4 wird in Peripherie, Hypophyse und Hypothalamus zu T_3 umgewandelt. An allen Erfolgsgeweben ist T_3 stärker wirksam als T_4. Nach (5).

dungen entsteht anschließend durch eine oxidative Koppelungsreaktion T_4 oder T_3.

Im Blut liegen T_4 und T_3 nahezu vollständig an Plasmaproteine gebunden vor. Die Gleichgewichtsregulation der Hormonspiegel im Blut wird dabei in erster Linie von der Konzentration der freien Hormone bestimmt (2).

Kalzitonin reguliert zusammen mit dem Parathormon und Vitamin D den Kalzium- und Phosphatspiegel im Serum sowie den Knochenumbau.

Dieses Hormon und seine Wirkungen werden in Kapitel 11 ausführlich behandelt.

19.3 Hyperthyreose

19.3.1 Ätiologie, Pathophysiologie und Komplikationen

Der Begriff „Hyperthyreose" bezeichnet einen Überschuß von T_4 und T_3 im zirkulierenden Blut. Ursachen können ektopisches Schilddrüsengewebe, ein Morbus Basedow, eine multinoduläre Struma, Schilddrüsenadenome oder Erkrankungen des Hypophysenvorderlappens sein. In diesem Abschnitt werden Symptome, Laboruntersuchungen, Therapie und Auswirkungen des Morbus Basedow auf die zahnärztliche Behandlung detailliert behandelt und dienen als Modell für andere Erkrankungen, die sich klinisch in ähnlicher Weise manifestieren. Dabei muß betont werden, daß die multinoduläre Struma, ektopisches Schilddrüsengewebe und Neoplasien der Schilddrüse im Vergleich zur toxischen Struma (Morbus Basedow) nur sehr selten Ursache einer Hyperthyreose sind.

Beim Morbus Basedow ist im Serum häufig ein Immunglobulin G (IgG) nachweisbar, das als LATS (long-acting thyroid stimulator) bezeichnet wird (2,4). Lymphozyten von Patienten mit Morbus Basedow produzieren in der Zellkultur nach Stimulation mit Phytohämagglutininen LATS. Im Blut von ungefähr zwei Dritteln der Patienten mit Morbus Basedow ist LATS nachweisbar. Die Konzentration von LATS korreliert jedoch nicht mit der Schwere der Krankheitssymptome. Darüber hinaus wird bei Kindern, deren Mütter an Morbus Basedow erkrankt sind, eine vorübergehende Phase mit Struma, Ophthalmopathie und anderen klinischen Manifestationen der Erkrankung beobachtet. Mit der Rückbildung der klinischen Symptome sinkt auch der LATS-Serumspiegel.

Anhand von Studien konnte gezeigt werden, daß LATS ein Immunglobulin G vom Typ 7S ist, das von B-Lymphozyten produziert wird. Durch LATS wird, unabhängig von der Hypophyse, eine Schilddrüsenhyperplasie und eine Jodakkumulation stimuliert oder ausgelöst. Ferner wurde von LATS-P (long-acting thyroid stimulator-protector) berichtet, das LATS vor der Neutralisierung schützt. Der Morbus Basedow gilt heute als Autoimmunkrankheit (3,7).

Im Gegensatz zu den erwähnten Ergebnissen wird bei der Verbreitung dieser Erkrankung eine familiäre Häufung beobachtet. Es wurde über eine gegenüber zweieiigen Zwillingen erhöhte Häufigkeit bei eineiigen Zwillingen berichtet. Außerdem konnte gezeigt werden, daß bei 20% der nahen Verwandten von Basedow-Patienten, besonders bei

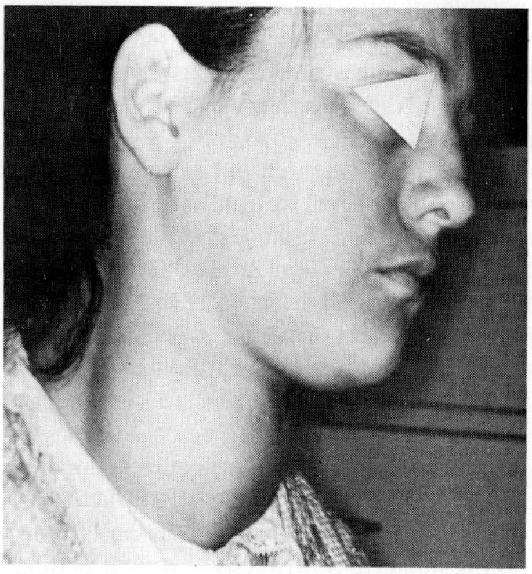

Abbildung 19–2:
Patientin mit Morbus Basedow

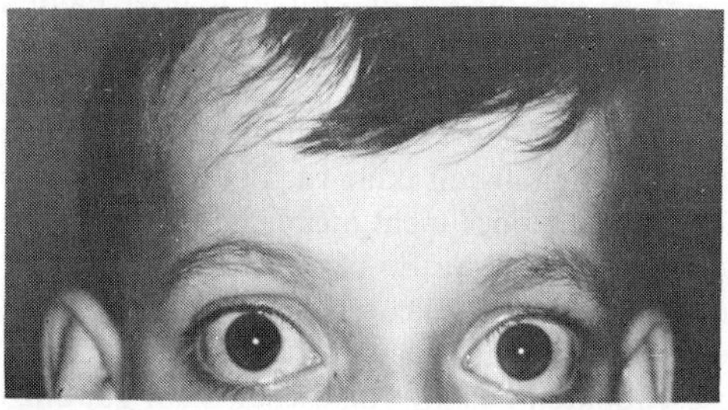

Abbildung 19–3:
Exophthalmus bei einem Kind mit Morbus Basedow

Schwestern und Töchtern, die ^{131}J-Aufnahme erhöht ist (2).

Bei Frauen tritt die Erkrankung wesentlich häufiger auf als bei Männern (7:1) und kann sich in der Pubertät, während der Schwangerschaft oder in der Menopause manifestieren (Abb. 19–2). Von Manifestationen im Zusammenhang mit emotionalen Belastungen, etwa starker Angst oder Trennung von nahestehenden Personen, wurde berichtet. Die Erkrankung kann zyklisch auftreten und schließlich „ausbrennen" oder kontinuierlich aktiv bleiben.

19.3.2 Klinik

19.3.2.1 Symptomatik. Das klinische Bild des Morbus Basedow wird durch die direkten und indirekten Wirkungen des Überschusses an Schilddrüsenhormonen verursacht (1,2). Die Haut der Erkrankten ist warm und feucht, die Hautfarbe rosig. Die Patienten erröten leicht. Palmarerytheme kommen vor. Bei vielen Patienten besteht eine Melanin-Hyperpigmentierung der Haut; Pigmentierungen der

Mundschleimhaut wurden bisher jedoch nicht beschrieben. Bei den meisten Patienten treten Schweißausbrüche auf. Das Haar wird fein und brüchig. Die Nägel werden weich und brechen leicht.

Die meisten Patienten entwickeln Augenveränderungen, die in einer Retraktion des Oberlides (Dalrymple-Zeichen), einem glänzenden starren Blick (Abb. 19–3), einem Zurückbleiben des Oberlides bei Blicksenkung (Graefe-Zeichen) und Paresen der Lidmuskeln bestehen. Der Exophthalmus kann im Frühstadium der Erkrankung zunächst einseitig auftreten, verläuft aber in der Regel progressiv und befällt schließlich beide Augen. Als Komplikationen kommen Korneaulzerationen, Optikusneuritiden und Augenmuskelschwächen vor.

Die aufgrund der überschießenden Hormonsekretion gesteigerte Stoffwechselaktivität bedingt eine zusätzliche Kreislaufbelastung. Daher entwickeln sich häufig ein erhöhtes Schlagvolumen und eine Tachykardie. Die Blutdruckamplitude ist gesteigert, so daß die Patienten häufig über Palpitationen klagen. Bei vielen Patienten treten supraventrikuläre Rhythmusstörungen des Herzens auf. Außerdem kann eine Herzinsuffizienz vorkommen, die häufig digitalisrefraktär ist. Bei Patienten mit unbehandelter oder nicht ausreichend behandelter Hyperthyreose ist die Empfindlichkeit gegenüber Katecholaminen deutlich erhöht, so daß diese Substanzen nicht verabreicht werden dürfen. Sobald diese Patienten aus internistischer Sicht gut eingestellt sind, bestehen keine Bedenken gegen die Anwendung von Katecholaminen.

Bei manchen Patienten tritt eine Dyspnoe auf, die nicht auf eine Herzinsuffizienz zurückzuführen ist, sondern als Folge der durch eine Schwäche der Atemmuskulatur reduzierten Vitalkapazität aufzufassen ist.

Trotz gesteigertem Appetit ist in den meisten Fällen ein Gewichtsverlust zu beobachten. Der Stuhl ist ungeformt, die Stuhlfrequenz erhöht. Appetitlosigkeit, Übelkeit und Erbrechen sind selten und stellen Vorboten einer thyreotoxischen Krise dar. Auch Magenulzera sind bei der Hyperthyreose selten. Viele dieser Patienten leiden an Anazidität, und etwa 3% entwickeln eine perniziöse Anämie.

Hyperthyreote Patienten sind nervös und oft emotional labil. Sie verlieren leicht die Beherrschung und schreien oft. Schwere psychische Reaktionen kommen vor. Die Patienten können nicht still sitzen und sind stets in Bewegung. Ein Tremor der Finger, der Zunge und der leicht geschlossenen Lider ist häufig zu beobachten. In vielen Fällen entwickelt sich eine generalisierte Muskelschwäche, und die Patienten klagen über schnelle Ermüdbarkeit (Tab. 19–1, 19–2, 19–3).

Der Einfluß der Schilddrüsenhormone auf den Mineralstoffwechsel ist komplex und noch nicht vollständig aufgeklärt. Die Rolle des Kalzitonins kompliziert das Problem zusätzlich. Hyperthyreote Patienten scheiden jedoch vermehrt Kalzium und Phosphor mit Urin und Stuhl aus. Röntgenologisch läßt sich ein gesteigerter Knochenabbau nachweisen. Gelegentlich tritt eine Hyperkalzämie auf, während die Serumkonzentration der alkalischen Phosphatase in der Regel normal ist. Das Knochenalter junger Erkrankter ist gegenüber dem kalendarischen Alter fortgeschritten (s. Kapitel 11).

Infektionen und schwere psychische Traumen wurden als Auslöser der klinischen Manifestation eines Morbus Basedow diskutiert (2). Diese Beziehungen sind jedoch bis heute unklar. Ebenfalls unklar ist die Rolle oraler Foci als ätiologischer Faktor dieser Erkrankung. Einige Befunde sprechen jedoch dafür, daß chronische orale Infektionen die Symptome einer Hyperthyreose verschlimmern können.

Tabelle 19–1:
Organmanifestationen der Hyperthyreose

Skelettsystem
- Erhöhte Umbaurate der Knochensubstanz
- Resorption übertrifft Bildung
- Osteoporose (vorwiegend bei älteren Patienten)

Kardiovaskuläres System
- Palpitationen
- Tachykardie
- Herzrhythmusstörungen (10% bis 15% Vorhofflimmern)
- Vergrößerung des Herzens, Herzinsuffizienz
- Koronare Herzkrankheit, Myokardinfarkt

Gastrointestinaltrakt
- Gewichtsverlust (evtl. trotz gesteigertem Appetit)
- Verminderte Vitamin-A-Resorption
- Perniziöse Anämie (3%)

Zentralnervensystem (ZNS)
- Angst, Unruhe, Schlafstörungen
- Psychische Labilität
- Konzentrationsstörungen
- Schwäche
- Tremor - Hände, Finger, Zunge

Haut
- Erythem
- Hyperpigmentierung
- Dünnes feines Haar, regionale Alopezie
- Weiche Nägel (können sich distal vom Nagelbett lösen)

Augen
- Retraktion des Oberlids, Exophthalmus
- Ulzerationen der Kornea
- Augenmuskelschwäche

Sonstige
- Erhöhtes Risiko eines Diabetes mellitus
- Serumcholesterin vermindert
- Erhöhtes Risiko einer Thrombozytopenie

Tabelle 19–2:
Subjektive Symptome bei 332 hyperthyreoten Patienten. Nach (5).

Symptom	junge und erwachsene Patienten (%)	ältere Patienten (%)
Nervosität	99	10
Wärmeintoleranz	89	63
Palpitationen	89	63
Tachykardie	82	58
Gewichtsverlust	85	75
Gesteigerter Appetit	64	11
Angina pectoris	0	20
Tremor	0	55

Die einzelnen Erythrozyten sind bei Hyperthyreose unverändert, jedoch ist die Erythrozytenzahl erhöht, um zusätzlichen Sauerstoff für die gesteigerte Stoffwechselaktivität transportieren zu können. Außer der erhöhten Erythrozytenzahl ist eine erythroide Hyperplasie des Knochenmarks zu beobachten. Der Bedarf an Vitamin B_{12} und Folsäure ist gesteigert.

Die Leukozytenzahl kann aufgrund der Reduktion der Neutrophilenzahl vermindert sein. Die absolute Anzahl der eosinophilen Granulozyten kann erhöht sein. Bei manchen Patienten können Vergrößerungen von Milz und Lymphknoten festgestellt werden. Die Thrombozyten und der Gerinnungsmechanismus sind in der Regel normal; es wurden jedoch auch Thrombozytopenien beobachtet (8). Die gesteigerte Stoffwechselaktivität führt auch zu einem vermehrten Auf- und Abbau von Kortisol, ohne daß die Serumkonzentration den Normalbereich verläßt.

Tabelle 19–3:
Objektive Symptome bei 332 hyperthyreoten Patienten. Nach (5).

Symptom	junge und erwachsene Patienten (%)	ältere Patienten (%)
Tachykardie	100	58
Struma	100	63
Tremor	97	89
Augensymptome	71	57
Vorhofflimmern	10	39
Muskelschwäche	0	39

19.3.2.2 Laborbefunde. Die Serumkonzentration der Schilddrüsenhormone kann direkt oder indirekt bestimmt werden. Der durch Messung des Sauerstoffverbrauchs unter Ruhebedingungen bestimmte Grundumsatz kann benutzt werden, um die freie Hormonmenge abzuschätzen. Dieses Untersuchungsverfahren ist heute weitgehend verlassen, weil andere, inzwischen eingeführte Verfahren eine genauere Bestimmung der Hormonspiegel erlauben.

Die Bestimmung des proteingebundenen Jods im Serum (PBI; protein-bound iodine) stellt zwar kein Verfahren zur Messung der freien Hormone dar, jedoch korrelieren die Ergebnisse gut mit der Stoffwechsellage des Patienten. Der Normalbereich bewegt sich zwischen 4 und 8 µg/100 ml. Werte über 8 µg/100 ml sprechen für eine Hyperthyreose, während erniedrigte Werte auf ein Myxödem oder Kretinismus hinweisen (1,2).

Durch Szintigraphie kann die Aufnahme von ^{131}J in die Schilddrüse nach oraler Zufuhr gemessen werden. Die normale Aufnahme beträgt 15% bis 50%. Werte über 50% sprechen für eine Hyperthyreose, Werte unter 15% für eine Hypothyreose (1,2).

Weiterhin stehen für die Diagnostik der Schilddrüsensuppressionstest, der TRH-Test, Hormonbindungstests und verschiedene Verfahren zur Bestimmung von T_3 und T_4 im Serum zur Verfügung. Detaillierte Darstellungen dieser und weiterer Verfahren der Schilddrüsendiagnostik sind in Lehrbüchern der Endokrinologie zu finden (3,4,5).

19.3.3 Therapie

Zur Behandlung der Hyperthyreose werden Thyreostatika, die die Hormonsynthese blockieren, Jodide, radioaktive Jodisotope und die subtotale

Tabelle 19–4:
Therapie der Hyperthyreose

Akute Phase:	
— Propylthiouracil	100–150 mg alle 8 h
— Methimazol	10– 20 mg alle 8 h
— Propranolol	20– 40 mg alle 6 h
— Dexamethason	2 mg alle 6 h
— Lithium (in Verbindung mit Propylthiouracil)	800–1200 mg/d
Folgetherapie:	
— Propylthiouracil	50–100 mg alle 8 h
— Operation	
— Radiojodtherapie ^{131}J	

Strumektomie eingesetzt. Die gebräuchlichsten Thyreostatika sind Propylthiouracil (z.B. Propycil) und Methimazol (z.B. Favistan). Bei thyreostatischer Therapie wird häufig zusätzlich L-Thyroxin gegeben. Die normale Behandlungsdauer schwankt zwischen 18 und 24 Monaten. Durch Thyreostatika kann eine leichte Leukopenie ausgelöst werden. Die medikamentöse Therapie wird jedoch nur dann abgesetzt, wenn eine deutliche Depression des weißen Blutbildes eintritt. Der Verlauf eines eventuell vorliegenden Exophthalmus ist unabhängig von der durch die thyreostatische Therapie erzielten Stoffwechselantwort. In den meisten Fällen ist der Exophthalmus irreversibel.

19.3.4 Thyreotoxische Krise

Bei einer nicht oder nicht ausreichend behandelten Hyperthyreose besteht die Gefahr einer thyreotoxischen Krise (1,2). Diese stellt eine sehr ernste, aber glücklicherweise auch seltene Komplikation dar. Sie kann in jedem Lebensalter auftreten und plötzlich einsetzen. Eine thyreotoxische Krise kommt bei weniger als 1% aller Patienten, die wegen einer Hyperthyreose stationär behandelt werden, vor. Die meisten Patienten, die eine thyreotoxische Krise entwickeln, weisen eine Struma, eine große Blutdruckamplitude, Augensymptome und eine seit längerer Zeit bestehende Hyperthyreose auf (5). Infektionen, Verletzungen, chirurgische Notfälle und Operationen kommen als auslösende Faktoren in Frage. Frühsymptome sind extreme Unruhe, Übelkeit, Erbrechen und Schmerzen im Bereich des Abdomens. Bald darauf entwickelt der Patient Fieber, profuse Schweißausbrüche, eine hochgradige Tachykardie, Lungenödeme und eine Herzinsuffizienz. Der Patient befindet sich in einem Stupor, der in ein Koma übergehen kann. Es kommt schließlich zu einer schweren Hypotonie, so daß der Tod eintreten kann. Diese Reaktionen scheinen zumindest teilweise mit einer Nebennierenrindeninsuffizienz im Zusammenhang zu stehen.

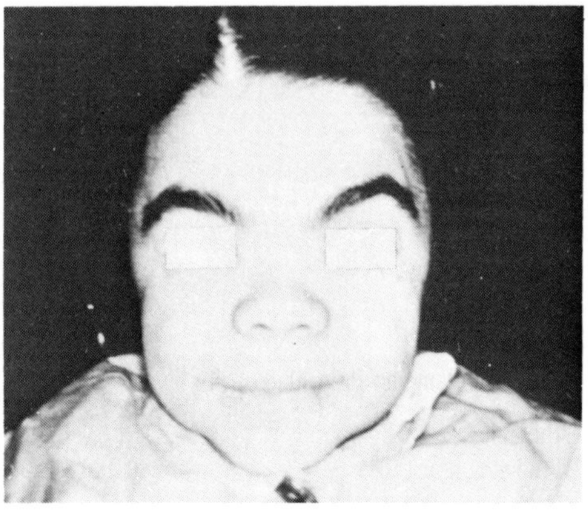

Abbildung 19–4:
Kretinismus

Die Sofortbehandlung der thyreotoxischen Krise besteht aus der Gabe von hochdosierten Thyreostatika (z.B. 200 mg Propylthiouracil), Kaliumjodid, Propranolol (um der adrenergen Reaktion entgegenzuwirken), Hydrokortison (100 bis 300 mg) und Vitamin-B-Komplex, der Infusion von Glukoselösung sowie der Kühlung des Patienten mit Hilfe von feuchten Umschlägen, Ventilation und Eispackungen (1,2). Gegebenenfalls ist eine kardiopulmonale Reanimation erforderlich.

19.4 Hypothyreose

Die Hypothyreose ist ein seltenes Krankheitsbild. Von 1.500 Krankenhausaufnahmen entfällt eine auf diese Erkrankung. Bei Frauen ist die Hypothyreose der Erwachsenen (Myxödem) fünfmal so häufig wie bei Männern und tritt meist zwischen dem 30. und 60. Lebensjahr auf. Die angeborene Hypothyreose wird auch als Kretinismus bezeichnet (1,2).

Man unterscheidet zwischen angeborenen und erworbenen Formen der Hypothyreose. Die Häufigkeit der irreversiblen Hypothyreose liegt bei einem Fall auf 3.500 bis 4.000 Lebendgeburten. Eine reversible Hypothyreose tritt bei 1% bis 2% aller Neugeborenen auf. Bei den meisten Säuglingen mit angeborener irreversibler Hypothyreose liegt eine Entwicklungsstörung der Schilddrüse in Form einer Ektopie, Hypoplasie oder Aplasie vor (5). Die erworbene Hypothyreose kann Folge einer Schilddrüsen- oder Hypophyseninsuffizienz sein. Bestrahlung oder operative Entfernung der Schilddrüse sowie eine exzessive Behandlung mit Thyreostatika können ebenfalls zur Hypothyreose führen. In manchen Fällen ist die Ursache nicht zu ermitteln.

Die angeborene Hypothyreose ist durch Zwergwuchs, Übergewicht, breite flache Nase, Hypertelorismus, Vergrößerung und Hervortreten der Zunge, muskulären Hypotonus, Blässe, kurze dicke Hände, verzögerte Knochenreifung, Dentitio tarda, Okklusionsstörungen, heisere Stimme, Hernia umbilicalis und eine geistige Retardierung, die durch Früherkennung und sofortige Behandlung zu vermeiden ist, gekennzeichnet (Abb. 19–4).

Charakteristisch für eine Hypothyreose, die sich erst im Kindes- oder Erwachsenenalter manifestiert, sind ein teilnahmsloser Gesichtsausdruck, geschwollene Lider, Alopezie im Bereich des äußeren Drittels der Augenbrauen, gelbliche Palmarpigmentierungen, trockene rauhe Haut, trockenes und brüchiges Haar, Zungenvergrößerung, physische und mentale Verlangsamung, rauhe heisere Stimme, Anämie, Obstipation, gesteigerte Kälte-

Tabelle 19–5:
Symptome bei 400 Patienten mit Myxödem. Nach (5).

Symptom	Häufigkeit (%)
Allgemeinsymptome	
— Trockene teigige Haut und/oder trockenes Haar	89
— Müdigkeit	70
— Ödeme (Hände, Gesicht, Augen)	67
— Kälteintoleranz	58
— Heiserkeit	48
— Gewichtszunahme (≥ 7 kg)	48
Zentralnervensystem (ZNS)	
— Mentale und physische Verlangsamung	57
— Schläfrigkeit	25
— Kopfschmerzen	22
Gastrointestinaltrakt	
— Obstipation	37
— Appetitlosigkeit	14
— Übelkeit oder Erbrechen	13
Bewegungsapparat	
— Arthritis	15
— Muskelkrämpfe	10
Kardiovaskuläres System	
— Dyspnoe	19
— Hypertonie	18
— Bradykardie	14
Urogenitalsystem	
— Menstruationsstörungen	17
Sinnesorgane	
— Visusstörungen	7
— Tinnitus	7

empfindlichkeit, Kapillarschwäche, Muskelschwäche und Taubheit (Tab. 19–5).

Die subkutane Flüssigkeitsansammlung ist bei Patienten mit sekundärer (hypophysärer) Hypothyreose meist nicht so ausgeprägt wie bei Patienten mit primärer Hypothyreose. Der Serum-Cholesterinspiegel liegt bei der sekundären Hypothyreose näher am Normalbereich. Patienten mit unbehandelter schwerer Hypothyreose können in ein hypothyreotes Koma mit meist letalem Ausgang gelangen.

Labordiagnostisch sind ein reduzierter Grundumsatz, ein erhöhter Serum-Cholesterinspiegel, ein erniedrigter PBI-Spiegel und eine verminderte Aufnahme von radioaktiven Jodisotopen festzustellen. Die Hypothyreose wird mit Schilddrüsenextrakt oder synthetischen Zubereitungen, die Levothyroxin-Natrium und/oder Liothyronin-Natrium enthalten (5; Tab. 19–6). Patienten mit unbehandelter Hypothyreose reagieren besonders empfindlich auf Narkotika, Barbiturate und Tranquilizer,

Tabelle 19–6:
Empfohlene Dosierung von Levothyroxin-Natrium zur Substitutionstherapie der Hypothyreose. Nach (5).

Alter (Jahre)	Dosierung von Levothyroxin-Natrium (μg/kg KG täglich)
0– 1	9
1– 5	6
6–10	4
11–20	3
21–65	2,2
über 65	1,8

so daß diese Substanzen mit Vorsicht anzuwenden sind. Belastende Situationen wie Kälteexposition, Operationen, Infektionen oder Traumen können ein hypothyreotes Koma (Myxödemkoma) auslösen. Dieser Zustand ist durch parenterale Gabe von T_3 und Steroiden sowie durch künstliche Beatmung zu behandeln.

Das Myxödemkoma tritt vorzugsweise bei älteren, hochgradig hypothyreoten Patienten auf (1,2). Eine jahreszeitliche Häufung in den Wintermonaten ist zu beobachten. Die Letalität ist hoch. Charakteristisch für das Myxödemkoma sind Hypothermie, Bradykardie und schwere Hypotonie. Während des komatösen Stadiums können epileptische Anfälle vorkommen. Die Hypothyreose wird entweder mit synthetischen Schilddrüsenhormonen oder mit Extrakten tierischer Schilddrüsen behandelt.

19.5 Zahnärztliche Betreuung

19.5.1 Klinische Untersuchung

Die klinische Untersuchung der Schilddrüse sollte Bestandteil der Untersuchung von Kopf und Hals durch den Zahnarzt sein. Dabei ist die vordere Halsregion auf Anzeichen alter Operationsnarben zu inspizieren. Im Bereich des Zungengrundes ist auf Knoten zu achten, die eine Zungengrundstruma darstellen können. Die Region kranial und lateral des Schildknorpels sollte palpiert werden, um das Vorliegen eines Lobus pyramidalis auszuschließen. Obwohl nicht einfach zu finden, kann die Schilddrüse doch bei vielen Patienten palpiert werden (2). Sie ist von gummiartiger Konsistenz und läßt sich leichter finden, wenn man den Patienten bei der Untersuchung schlucken läßt, weil sich die Schilddrüse dabei nach kranial bewegt. Zervikale Knoten, die mit der Schilddrüse in Verbindung

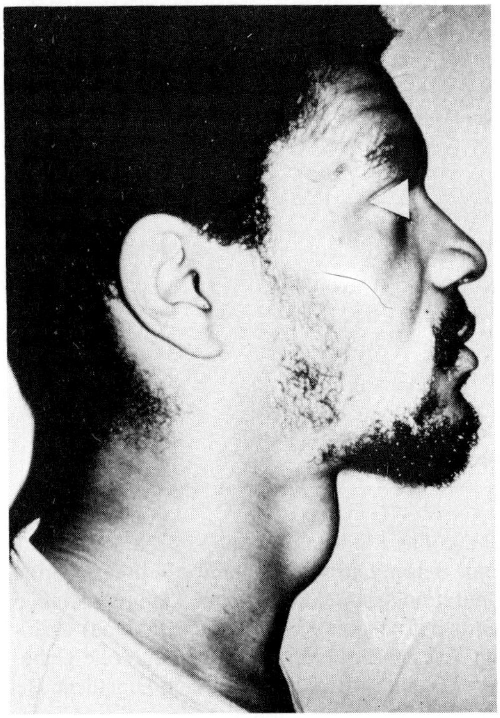

Abbildung 19–5:
Patient mit medianer Halszyste (Zyste des Ductus thyreoglossus)

stehen, bewegen sich beim Schlucken mit nach kranial. Im Bereich des Ductus thyreoglossus in der Medianen gelegene Knoten bewegen sich nach kranial, wenn der Patient die Zunge herausstreckt (Abb. 19–5).

Eine durch Hyperplasie vergrößerte Schilddrüse (Struma) ist von weicherer Konsistenz als eine unveränderte Schilddrüse. Adenome und Karzinome der Schilddrüse sind palpatorisch fester und imponieren meist als isolierte Knoten innerhalb der Drüse. Bei der Hashimoto-Thyreoiditis und der Riedel-Struma ist die Schilddrüse von wesentlich festerer Konsistenz als normalerweise.

Beim Vorliegen einer diffus vergrößerten Schilddrüse sollte auskultatorisch überprüft werden, ob über der Drüse ein systolisches oder kontinuierliches Schwirren („Nonnensausen") festzustellen ist, das bei der Hyperthyreose (Morbus Basedow) Zeichen einer Gefäßstauung in der Drüse ist.

19.5.2 Medizinische Besonderheiten

19.5.2.1 Hyperthyreose (Tab. 19–7). Der Zahnarzt sollte bei seinen Patienten auf klinische Manifestationen einer Hyperthyreose achten, weil so eine bisher nicht diagnostizierte oder nicht adäquat behandelte Hyperthyreose erkannt werden kann und die Patienten der weiteren Diagnostik und Therapie zugeführt werden können. Dadurch ist es möglich, die Morbidität und Mortalität der Hyperthyreose zu senken.

Tabelle 19–7:
Zahnärztliche Betreuung hyperthyreoter Patienten

- Erkennen von Patienten mit nicht diagnostizierter Erkrankung:
  — Symptome
  — Überweisung zur internistischen Diagnostik und Therapie
- Patienten mit bekannter Erkrankung:
  — Ursprüngliche Diagnose feststellen
  — Frühere Behandlung
  — Laufende Medikation
  — Beurteilung des klinischen Status - Symptome, Schilddrüsentests
  — Überweisung zur erneuten Überprüfung, falls Symptome vorliegen
  — Konsultation des behandelnden Arztes vor Beginn der zahnärztlichen Behandlung
- Bei nicht oder nicht ausreichend behandelter Hyperthyreose vermeiden:
  — Chirurgische Eingriffe
  — Akute Infektionen
  — Adrenalin und andere Katecholamine (in Lokalanästhetika, Retraktionsfäden)
- Erkennen und Initialtherapie der thyreotoxischen Krise:
  — Arzt rufen
  — Feuchte Umschläge, Eispackungen
  — Hydrokortison (100–300 mg)
  — Infusion von Glukoselösung
  — Kardiopulmonale Reanimation
- Gut eingestellte Erkrankung:
  — Vorbeugung akuter oraler Infektionen
  — Behandlung aller chronischen oralen Infektionen
  — Normale zahnärztliche Behandlung und Betreuung

Die Inspektion und Palpation der Schilddrüse sollte Teil der zahnärztlichen Routineuntersuchung von Kopf und Hals sein. Wenn eine Vergrößerung der Schilddrüse bemerkt wird, sollte der Patient, auch wenn er euthyreot (normale Schilddrüsenfunktion) erscheint, zur Abklärung überwiesen werden, bevor mit der zahnärztlichen Behandlung begonnen wird. Eine diffuse Schilddrüsenvergrößerung kann Symptom einer blanden Struma, aber auch einer subakuten Thyreoiditis sein. Isolierte Knoten können sich als Adenome oder Karzinome erweisen.

Patienten mit nicht oder nicht ausreichend behandelter Hyperthyreose sind gefährdet, in Form der thyreotoxischen Krise einen medizinischen Notfall zu entwickeln. Dies ist ein weiterer, sehr wichtiger Grund, die Früherkennung anzustreben und die Patienten bei entsprechendem Verdacht zur internistischen Behandlung zu überweisen. Wenn bei diesen Patienten chirurgische Eingriffe durchgeführt werden, kann eine thyreotoxische Krise ausgelöst werden. Auch akute orale Infektionen können zur Krise führen. Wenn ein Patient in eine thyreotoxische Krise gerät, sollte der Zahnarzt in der Lage sein, den Zustand zu erkennen sowie die Notfallbehandlung einzuleiten, und sofort einen Arzt hinzuziehen. Der Zahnarzt kann den Patienten mit kalten Umschlägen kühlen, Hydrokortison (100 bis 300 mg) verabreichen, eine Infusion mit hypertoner Glukoselösung anlegen (wenn vorhanden), die Vitalfunktionen überwachen und muß bereit sein, nötigenfalls mit der kardiopulmonalen Reanimation zu beginnen. Es sollte sofort ein Arzt hinzugerufen werden, damit weitere Maßnahmen wie die Gabe von Thyreostatika und Kaliumjodid durchgeführt werden können.

Obwohl die Rolle chronischer Infektionen bei der Hyperthyreose nicht geklärt ist, wird empfohlen, diese Foci, ebenso wie bei allen anderen Patienten, zu behandeln. Sobald die Grunderkrankung erkannt ist und der Patient sich in ärztlicher Behandlung befindet, sollte die Behandlung chronischer oraler Infektionen in Angriff genommen werden. Ausgedehnte kariöse und parodontale Läsionen können behandelt werden, sobald die Schilddrüsenerkrankung ausreichend eingestellt ist.

Bei nicht oder nicht ausreichend behandelten hyperthyreoten Patienten dürfen Adrenalin und andere Katecholamine (in Lokalanästhetika und Retraktionsfäden sowie zur Blutstillung) nicht eingesetzt werden, weil diese Patienten sehr stark auf solche Substanzen reagieren. Eine gut eingestellte Hyperthyreose verursacht in dieser Hinsicht keine Probleme, so daß Vasokonstriktoren in normaler Dosierung verwendet werden können.

Wenn Patienten mit Hyperthyreose internistisch adäquat therapiert werden, sind keine Modifikationen der zahnärztlichen Behandlungsplanung erforderlich. Falls bei diesen Patienten eine akute Infektion auftritt, sollte jedoch der behandelnde Arzt hinzugezogen werden.

19.5.2.2 Hypothyreose. Patienten mit leichter Hypothyreose sind bei der zahnärztlichen Behandlung in der Regel nicht gefährdet. Zentral dämpfende Medikamente, Sedativa und zentral wirkende Analgetika können bei Patienten mit leichter bis mittelschwerer Hypothyreose eine verstärkte Wirkung zeigen. Diese Medikamente dürfen bei schwerer Hypothyreose auf keinen Fall und bei leichter Hypothyreose nur mit Vorsicht (Dosisreduktion) angewendet werden. Für manche Patienten mit unbehandelten schweren Symptomen einer Hypothyreose kann die zahnärztliche Behandlung eine Gefahr darstellen. Dies trifft besonders auf ältere Patienten mit Myxödem zu. Hier kann durch zentral dämpfende Pharmaka, chirurgische Eingriffe oder Infektionen ein Myxödemkoma ausgelöst werden. Auch hier ist das Erkennen der Erkrankung und die Überweisung zur internistischen Behandlung eine wichtige Aufgabe des Zahnarztes. Erst danach kann mit der zahnärztlichen Behandlung begonnen werden (Tab. 19–8).

Tabelle 19–8:
Zahnärztliche Betreuung hypothyreoter Patienten

- Erkennen von Patienten mit nicht diagnostizierter Erkrankung
  — Symptome
  — Überweisung zur internistischen Diagnostik und Therapie
- Patienten mit bekannter Erkrankung:
  — Ursprüngliche Diagnose feststellen
  — Frühere Behandlung
  — Laufende Medikation
  — Beurteilung des klinischen Status – Symptome, Schilddrüsentests
  — Überweisung zur erneuten Überprüfung, falls Symptome einer Hyper- oder Hypothyreose vorliegen
- Bei nicht oder nicht ausreichend behandelter Hypothyreose vermeiden:
  — Chirurgische Eingriffe
  — Orale Infektionen
  — Zentral dämpfende Pharmaka (Narkotika, Barbiturate, Tranquilizer usw.)
- Erkennen und Behandlung von Frühstadien des Myxödemkomas:
  — Sofort Arzt rufen
  — Hydrokortison (100 – 300 mg)
  — Künstliche Beatmung
- Gut eingestellte Erkrankung:
  — Vorbeugung akuter oraler Infektionen
  — Normale zahnärztliche Behandlung und Betreuung

Patienten mit leichteren Formen einer Hypothyreose sollten nach Möglichkeit ebenfalls erkannt werden, weil ihre Lebensqualität durch die internistische Therapie deutlich verbessert werden kann. Bei jungen Erkrankten kann eine bleibende mentale Retardierung durch frühzeitige Behandlung vermieden werden. Auch die oralen Komplikationen wie verspäteter Zahndurchbruch, Okklusionsstörungen, Makroglossie und verzögerte Skelettentwicklung können bei rechtzeitiger Diagnose und Therapie verhindert werden.

Mit Ausnahme möglicher Probleme durch Okklusionsstörungen und Makroglossie sind bei der zahnärztlichen Betreuung von Patienten mit einer gut eingestellten Hypothyreose keine besonderen Schwierigkeiten zu erwarten.

19.5.3 Modifikationen der Behandlungsplanung

Wenn die Grunderkrankung suffizient therapiert wird, sind keine Modifikationen der Behandlungsplanung erforderlich.

Tabelle 19–9:
Für den Zahnarzt wichtige internistische Probleme bei Patienten mit nicht diagnostizierten oder schlecht eingestellten Schilddrüsenerkrankungen

- Hyperthyreose
  - Empfindlichkeit gegenüber Katecholaminen erhöht
  - Lebensbedrohliche Herzrhythmusstörungen
  - Herzinsuffizienz
  - Komplikation bestehender kardiovaskulärer Erkrankungen
  - Eine thyreotoxische Krise kann ausgelöst werden durch:
    Infektionen
    Chirurgische Eingriffe
- Hypothyreose
  - Verstärkte Reaktion auf zentral dämpfende Pharmaka:
    Sedativa
    Zentral wirkende Analgetika
  - Ein Myxödemkoma kann ausgelöst werden durch:
    Zentral dämpfende Pharmaka
    Infektionen
    Chirurgische Eingriffe

19.5.4 Orale Komplikationen

19.5.4.1 Hyperthyreose. Es kann eine Osteoporose auftreten, die auch den Alveolarfortsatz befällt. Anscheinend besteht bei diesen Patienten eine verstärkte Neigung zu Karies und Parodontalerkrankungen. Zähne und Kiefer entwickeln sich schneller, so daß häufig ein vorzeitiger Verlust der Milchzähne mit frühem Durchbruch der bleibenden Zähne eintritt. Es wurde beobachtet, daß bei euthyreoten Kindern hyperthyreoter Mütter bereits bei der Geburt Zähne durchgebrochen waren. Bei manchen hyperthyreoten Patienten wird eine Zungengrundstruma gefunden, die aus Schilddrüsengewebe besteht und unterhalb des Foramen caecum lokalisiert ist (6).

Wenn der Zahnarzt bei einem euthyreoten Patienten einen Zungentumor entdeckt, sollte in jedem Fall durch einen Internisten überprüft werden, ob eine normale Schilddrüse vorliegt, bevor der Tumor operativ entfernt wird. Zur Überprüfung wird meist ein ^{131}J-Szintigramm angefertigt.

19.5.4.2 Hypothyreose. An Kretinismus leidende Kinder können verdickte Lippen, eine vergrößerte Zunge und eine Dentitio tarda mit resultierenden Okklusionsstörungen aufweisen (6). Die einzige spezifische orale Veränderung, die bei Erwachsenen auftritt, ist die Makroglossie.

19.5.5 Zahnärztliche Notfallbehandlung

Die Notfallbehandlung eines Patienten mit einer unbehandelten Schilddrüsenerkrankung (Hyperthyreose oder Hypothyreose) sollte folgende Schritte beinhalten (Tab. 19–9):

1. Schmerzbekämpfung mit peripher wirkenden Analgetika
2. Infektionsbekämpfung mit Antibiotika
3. Sofortige Überweisung an einen Internisten.

Bei Patienten mit einer behandelten und gut eingestellten Schilddrüsenerkrankung kann jede erforderliche Behandlung durchgeführt werden.

19.6 Literatur

1. Barnes, H.V.: The thyroid gland. In Harvey, A. (Hrsg.): Osler's the principles and practice of medicine, ed. 19.New York 1976, Appleton-Century-Crofts, 1072–1108
2. Ingbar, S.H., Woeber, K.A.: The thyroid gland. In Williams, R.H. (Hrsg.): Textbook of endocrinology, ed. 5. Philadelphia 1974, W.B. Saunders Co., 95–227
3. Ingbar, S.H., Woeber, K.A.: Diseases of the thyroid. In Petersdorf, R.G., et al. (Hrsg.): Harrison's principles of internal medicine, ed. 10. New York 1983, McGraw-Hill Book Co., 614–634
4. Larsen, P.R.: The thyroid. In Wyngaarden, J.B., Smith, L.H.: Cecil textbook of medicine, ed. 17. Philadelphia 1985, W.B. Saunders Co.
5. Mazzaferri, E.L.: The thyroid. In Mazzaferri, E.L. (Hrsg.): Endocrinology, ed. 3. New York 1986, Medical Examination Publishing Co.
6. Miller, M.F.: Diseases of endocrine organs. In Lynch, M.A. (Hrsg.): Burket's oral medicine, diagnosis and treatment, ed. 7. Philadelphia 1977, J.B. Lippincott Co., 443–470
7. Nikolai, T.F.: The thyroid gland. In Rose, L.F., Kaye, D. (Hrsg.): Internal medicine for dentistry. St. Louis 1983, The C.V. Mosby Co., 1126–1153
8. Sonis, S.T., Fazio, R.C., Fang, L.F.: Principles and practice of oral medicine: thyroid disorders. Philadelphia 1984, W.B. Saunders Co.

20 Schwangerschaft und Stillzeit

20.1 Einleitung

Schwangere Patientinnen bereiten, obwohl sie nicht eigentlich gesundheitlich gefährdet sind, bei der zahnärztlichen Behandlung einige spezifische Probleme. Die Behandlung der Mutter darf die Gesundheit des Feten nicht gefährden oder beeinträchtigen. Auch wenn die zahnärztliche Routinebehandlung von Schwangeren im allgemeinen als sicher gelten kann, ist doch zu berücksichtigen, daß in diesem Zusammenhang einige potentielle Gefahren wie ionisierende Strahlung, Medikamentenanwendung, Schmerzen und Streß auftreten können. Es ist daher anzustreben, Schwangere potentiellen Gefahren nicht oder nur minimal auszusetzen.

Zusätzliche Überlegungen kommen in der Nachgeburtsperiode auf, wenn die Mutter ihr Kind stillt. Die meisten Medikamente gehen vom mütterlichen Serum in die Muttermilch über, so daß der Säugling mit diesen Substanzen belastet wird. Der Zahnarzt sollte dann selbstverständlich alle Medikamente vermeiden, die bekanntermaßen dem Säugling schaden können.

20.2 Allgemeine Beschreibung

Um begründete Behandlungsrichtlinien festzulegen, ist zunächst ein Überblick über den normalen Verlauf von Schwangerschaft und fetaler Entwicklung erforderlich.

Hormonelle Umstellungen sind die wichtigsten grundlegenden systemischen Veränderungen während der Schwangerschaft. Sie sind auch Ursache der meisten anderen Veränderungen des Organismus, mit denen wir zu tun haben werden. Die Produktion mütterlicher Hormone nimmt zu und die Produktion der plazentaren Hormone beginnt.

Müdigkeit und Hyperemesis (Übelkeit und Erbrechen) gehören zu den häufigsten neurologischen Befunden im ersten Trimenon. Außerdem besteht eine Neigung zu Synkopen und zur orthostatischen Hypotonie. Während des zweiten Trimenons fühlen sich die meisten Schwangeren ausgesprochen wohl und zeigen relativ geringe Beschwerden. Im letzten Schwangerschaftsdrittel werden gelegentlich zunehmende Müdigkeit und leichte Depressionen beobachtet.

Die kardiovaskulären Veränderungen sind unterschiedlich stark ausgeprägt. Der Blutdruck, besonders der diastolische Wert, sinkt in den meisten Fällen leicht ab. Das Blutvolumen nimmt um 45% bis 50%, das Herzminutenvolumen um 20% bis 30% zu (12,18). Aus diesen Volumenveränderungen resultieren eine Tachykardie und Herzgeräusche. Bei 90% aller Schwangeren entwickelt sich ein Systolikum, das kurz nach der Niederkunft wieder verschwindet (18). Ein solches Herzgeräusch ist als physiologisch bzw. funktionell zu betrachten; ein fortbestehendes Herzgeräusch muß jedoch auf seine Bedeutung überprüft werden. Ferner kann eine Ruhedyspnoe auftreten, die sich in liegender Position verstärkt.

In der Spätschwangerschaft zeigt sich gelegentlich ein Phänomen, das als Vena-cava-inferior-Syndrom oder supine hypotensive syndrome bekannt ist. Dieses Syndrom äußert sich durch plötzlichen Blutdruckabfall, Bradykardie, Schwitzen, Übelkeit, Schwäche und Luftnot, die auftreten, wenn die Patientin sich in Rückenlage befindet (21). Ursache ist die Behinderung des venösen Rückstroms zum Herzen infolge der Kompression der Vena cava inferior durch den schwangeren Uterus. Diese Abflußbehinderung führt zu einem Abfall des Blutdrucks und Herzminutenvolumens sowie zum Bewußtseinsverlust. Durch Umlagerung der Patientin in die Seitenlage kann dieser Zustand leicht beseitigt werden, weil damit die Vena cava inferior vom Gewicht des Uterus entlastet wird. Normalerweise kommt die Patientin dann schnell wieder zum Bewußtsein.

Unter den hämatologischen Veränderungen imponieren vor allem ein verminderter Hämatokrit und eine Anämie. Wegen des erhöhten Blutvolumens besteht ein deutlich gesteigerter Eisenbedarf; es verwundert daher nicht, daß viele Schwangere in unterschiedlichem Ausmaß an Eisenmangel leiden. Diese Probleme können sich durch größere Blutverluste verschlimmern. Die Leukozytenzahl ist aufgrund einer Neutrophilie erhöht; die Veränderungen der Thrombozytenzahl sind jedoch in der Regel unbedeutend. Die Konzentration einiger Gerinnungsfaktoren, besonders von Fibrinogen und Faktor VIII, ist erhöht (12).

Manche Frauen entwickeln in der Schwangerschaft besonders großen Appetit oder Appetit auf ungewöhnliche Speisen. Folge kann eine unausgewogene und wenig nahrhafte Diät sein, die häufig einen hohen Zuckeranteil enthält.

Auch der allgemeine Ablauf der fetalen Entwicklung sollte zum Verstehen von Richtlinien für die zahnärztliche Betreuung bekannt sein. Sie sei daher an dieser Stelle noch einmal kurz zusammengefaßt. Die normale Schwangerschaft dauert etwa 40 Wochen. Während des ersten Trimenons bilden sich die Organe und Organsysteme, wodurch sich in dieser Zeit am leichtesten Mißbildungen entwickeln. Nach dem ersten Trimenon ist die Organbildung abgeschlossen, so daß der Rest der fetalen Entwicklung dem Wachstum und der Reifung dient. Das Risiko von Mißbildungen sinkt daher nach dem ersten Trimenon deutlich ab. Eine erwähnenswerte Ausnahme stellen die Zahnverfärbungen durch Tetrazyklingabe während der Schwangerschaft dar.

Im Zusammenhang mit der fetalen Entwicklung muß auch der Spontanabort (Fehlgeburt) erwähnt werden. Spontanaborte – vorzeitige Beendigungen der Schwangerschaft aus natürlichen Ursachen innerhalb der ersten 28 Wochen – kommen bei über 15% aller Schwangerschaften vor (20). In der Mehrzahl der Fälle sind endogene embryonale Fehlentwicklungen die Ursache, so daß es höchst unwahrscheinlich ist, daß zahnärztliche Behandlungsmaßnahmen mit einem Spontanabort in Verbindung gebracht werden können. Fiebrige Erkrankungen und Sepsis können jedoch Fehlgeburten auslösen. Infektionen müssen daher sofort behandelt werden.

Schließlich ist auch zu berücksichtigen, daß der Fetus aufgrund der Unreife von Leber und enzymatischem System nur begrenzt dazu imstande ist, pharmakologisch wirksame Substanzen abzubauen. Die Belastung des Feten durch Pharmaka ist daher möglichst zu vermeiden.

20.3 Zahnärztliche Betreuung

20.3.1 Medizinische Besonderheiten

Die Empfehlungen zur Betreuung Schwangerer sollten nicht als starre Regeln, sondern als allgemeine Richtlinien aufgefaßt werden. Der erste Schritt im Rahmen der zahnärztlichen Betreuung sollte die Kontaktaufnahme mit dem Gynäkologen oder Internisten der Patientin sein, damit der allgemeine Gesundheitszustand und die Behandlungsbedürftigkeit von Mund und Zähnen der Patientin sowie die Behandlungsvorschläge des Zahnarztes besprochen werden können. Dieses Vorgehen erweist sich nicht nur unter dem Aspekt der Behandlungsplanung als vorteilhaft, sondern zeigt außerdem der Patientin Aufmerksamkeit und Interesse für sie selbst und ihr Kind.

Die Schwangerschaft stellt ein herausragendes Ereignis im Leben einer Frau dar und ist als solches emotionsbeladen. Die Herstellung einer guten Zahnarzt-Patientin-Beziehung, die Offenheit, Aufrichtigkeit und Vertrauen fördert, ist daher integraler Bestandteil einer erfolgreichen Betreuung. Ein so geartetes Verhältnis vermindert Belastung und Unruhe sowohl für die Patientin als auch für den Zahnarzt erheblich.

20.3.1.1 Prophylaxeprogramm. Wichtigstes Ziel der zahnärztlichen Behandlungsplanung bei Schwangeren ist das Erreichen gesunder Mundverhältnisse und einer optimalen Mundhygiene. Dazu dient im wesentlichen ein Programm zur Plaquebekämpfung. Hierdurch kann die übermäßige entzündliche Reaktion der Gingiva auf lokale Reize, die häufig aufgrund der hormonellen Umstellung während der Schwangerschaft auftritt, auf ein Minimum reduziert werden. Die Zusammenhänge zwischen Plaque, lokalen Reizfaktoren, hormoneller Umstellung und Parodontalerkrankungen sind allgemein bekannt und sollten der Patientin genau erklärt werden. Akzeptable Mundhygienetechniken sollten während der Schwangerschaft vermittelt, wiederholt geübt und überprüft werden. Supragingivale Zahnsteinentfernung und Politur sowie subgingivale Kürettage können, falls erforderlich, zu jedem Zeitpunkt durchgeführt werden. Auf alle Maßnahmen zur Plaquebekämpfung sollte während der gesamten Schwangerschaft, also auch im ersten Trimenon, besonderes Gewicht gelegt werden.

Die Frage nach dem Nutzen einer pränatalen Fluoridprophylaxe wurde kontrovers diskutiert. Bis vor kurzem lagen keine konkreten Beweise vor, um die Anwendung zu begründen. Anhand zweier Studien an 492 Kindern konnten GLENN et al. (10,11) jedoch zeigen, daß der Nachwuchs von Müttern, die während des zweiten und dritten Schwangerschaftsdrittels täglich 2,2 mg Natriumfluorid in Tablettenform eingenommen hatten und fluoridiertes Trinkwasser verwendet hatten, 10 Jahre lang praktisch kariesfrei blieb. Neben der Kariesreduktion zeigte sich auch eine Abnahme des Anteils unreifer Neugeborener und ein leichter Anstieg von Geburtsgewicht und -länge. Anzeichen gesundheitlicher Schäden (einschließlich Dentalfluorose) waren bei keinem Kind festzustellen. Aus diesen Ergebnissen war zu schließen, daß die Gabe von Fluoridtabletten vom dritten bis zum neunten Schwangerschaftsmonat sicher und nutzbringend ist.

20.3.1.2 Zeitplan für die Behandlung. (Tab. 20–1). Wegen der Empfindlichkeit des Feten in dieser Phase der Schwangerschaft sollten im ersten Trimenon außer der Plaquebekämpfung keine elektiven zahnärztlichen Behandlungen durchgeführt werden.

Das zweite Schwangerschaftsdrittel ist der sicherste Zeitabschnitt für Routinebehandlungen. Auch wenn dies eine relativ sichere Phase ist, soll-

Tabelle 20–1:
Zeitplan für die Behandlung während der Schwangerschaft

Erstes Trimenon	Zweites Trimenon	Drittes Trimenon
Plaquebekämpfung	Plaquebekämpfung	Plaquebekämpfung
Mundhygieneinstruktion	Mundhygieneinstruktion	Mundhygieneinstruktion
Zahnstein- und Konkremententfernung, Politur	Zahnstein- und Konkremententfernung, Politur	Zahnstein- und Konkremententfernung, Politur
Ausschließlich Notfallbehandlung Keine aufschiebbaren Behandlungen	Routinebehandlung	Routine-/Notfallbehandlung

te man sich auf Routinebehandlungen wie einfache chirurgische Eingriffe beschränken. Das Hauptaugenmerk sollte sich auf die Bekämpfung manifester Erkrankungen und die Beseitigung potentieller Probleme richten, die in der späten Schwangerschaft oder kurz nach der Geburt auftreten könnten, weil es für die Patientinnen während dieser Phasen häufig schwierig ist, sich behandeln zu lassen. Ausgedehnte rekonstruktive Maßnahmen und größere chirurgische Eingriffe sollten nach Möglichkeit bis nach der Geburt aufgeschoben werden. Man sollte dabei immer bedenken, daß es sich bei einer Schwangerschaft um einen vorübergehenden Zustand handelt.

Das frühe dritte Trimenon ist immer noch ein relativ günstiger Zeitabschnitt für Routinebehandlungen. Ab der Mitte des dritten Trimenon empfiehlt es sich jedoch nicht mehr, elektive Behandlungen durchzuführen. Grund hierfür ist vor allem das zunehmende Unbehaglichkeitsgefühl der Mutter. Längere Behandlungssitzungen sollten zur Vorbeugung eines Vena-cava-inferior-Syndroms vermieden werden. Sollte dennoch während dieses Abschnitts eine Behandlung notwendig werden, können die potentiellen Probleme durch Planung kurzer Behandlungssitzungen, Lagerung der Patientin in halbliegender Position und die Aufforderung zu häufigen Positionswechseln auf ein Minimum reduziert werden.

20.3.1.3 Röntgen. Die Anfertigung von Röntgenaufnahmen im Rahmen der zahnärztlichen Betreuung Schwangerer ist äußerst umstritten. Es ist auf jeden Fall anzustreben, während der Gravidität jegliche Strahlenbelastung zu vermeiden. Dies gilt insbesondere für das erste Schwangerschaftsdrittel, weil der Embryo dann außerordentlich empfindlich gegenüber Strahlenschäden ist. Wenn eine zahnärztliche Behandlung notwendig wird, sind jedoch in vielen Fällen zur genauen Diagnosestellung und Behandlungsplanung Röntgenaufnahmen erwünscht. Der Zahnarzt muß daher wissen, wie er in dieser Situation richtig vorgeht.

Die Sicherheit zahnärztlicher Röntgenaufnahmen bei Verwendung von Filtern, Blenden, hochempfindlichen Filmen und Bleischürzen ist gut dokumentiert. Bei Schwangeren ist die Bleischürze die wichtigste aller Schutzmaßnahmen, da in verschiedenen Studien gezeigt werden konnte, daß bei ihrer Anwendung praktisch keine Strahlenbelastung der Gonaden durch zahnärztliche Röntgenaufnahmen nachweisbar ist (3,13,22).

Der Zahnarzt muß die Tatsachen der Strahlenbiologie im richtigen Verhältnis sehen. An Menschen und Tieren gewonnene Daten (6,7,15) belegen eindeutig die Schlußfolgerung, daß eine Strahlenexposition von insgesamt 50 bis 100 mSv (5 bis 10 rem) nicht zum vermehrten Auftreten schwerer angeborener Anomalien oder intrauteriner Wachstumsretardierungen führt. Zum Vergleich beträgt die geschätzte Belastung des Feten bei einer Thoraxaufnahme 0,08 mSv, bei einer Schädelaufnahme 0,04 mSv und bei einem Zahnfilmstatus unter Verwendung einer Bleischürze 0,0001 mSv (Tab. 20–2).

Bei der Risikoabschätzung zahnärztlicher Röntgenaufnahmen während der Gravidität sollte

Tabelle 20–2:
Vergleich der Strahlenexposition embryonaler und fetaler Gewebe. Nach (7, 12)

Strahlenquelle	Strahlenexposition mSv (rem)
Magen-Darm-Passage	5,60 (0,56)
Thoraxaufnahme	0,08 (0,008)
Schädelaufnahme	0,04 (0,004)
tägliche natürliche (kosmische) Strahlenexposition	0,004 (0,0004)
Zahnfilm-Status (18 intraorale Aufnahmen, hochempfindlicher Film, Bleischürze)	0,0001 (0,00001)

berücksichtigt werden, daß das maximale Risiko von Aborten, Mißbildungen oder genetischer Erkrankungen, das einer intrauterinen Strahlenbelastung von 10 mSv (10% bis 20% der Grenzdosis) zuzuschreiben ist, auf etwa 0,1% geschätzt wurde und somit mehrere tausend mal geringer anzusetzen ist als die normalerweise zu erwartende spontane Häufigkeit dieser Ereignisse (7). Aus diesen Zahlenangaben läßt sich schließen, daß bei Verwendung einer Bleischürze eine oder zwei intraorale Aufnahmen keine wesentliche Strahlenbelastung des Feten bedeuten.

Auch vor dem Hintergrund der offenbaren Sicherheit dieser Maßnahmen sollte der Zahnarzt keinesfalls unkritisch an Röntgenuntersuchungen während der Schwangerschaft (und auch zu jedem beliebigen anderen Zeitpunkt) herangehen. Röntgenaufnahmen dürfen nur gezielt und auch nur dann, wenn sie für Diagnose und Therapie wirklich erforderlich sind, angefertigt werden. Wenn moderne Röntgentechniken zur Anwendung kommen und eine Bleischürze angelegt wird, kann der Zahnarzt sicherlich diejenigen Untersuchungen durchführen, die er für die zahnärztliche Betreuung während der Schwangerschaft für absolut notwendig hält. In den meisten Fällen werden dafür Bißflügelaufnahmen, eine Panoramaaufnahme oder gezielte Zahnfilme genügen.

In der BRD sind bei Röntgenuntersuchungen bei bestehender Schwangerschaft nach § 25 der Röntgenverordnung von 1987 „alle Möglichkeiten einer Herabsetzung der Strahlenexposition der Leibesfrucht auszuschöpfen."

Weiterhin ist der Strahlenschutz bei schwangeren Zahnarzthelferinnen besonders zu beachten. Bei Beachtung der Strahlenschutzvorschriften bestehen keine Einwände dagegen, daß eine schwangere Helferin bei der Anfertigung von Röntgenaufnahmen assistiert. In der BRD dürfen sich Schwangere nach § 22 Abs. 2 der Röntgenverordnung nicht im Kontrollbereich aufhalten, wenn sie nicht untersucht oder behandelt werden.

20.3.2 Medikamentenanwendung

20.3.2.1 Schwangerschaft. Auch die Medikamentenanwendung in der Gravidität ist ein umstrittenes Gebiet. Die Hauptsorge besteht darin, daß ein verabreichtes Medikament die Plazenta durchtreten und teratogen oder für den Feten toxisch sein könnte. Außerdem kann jedes Medikament, das eine Atemdepression bewirkt, bei der Mutter eine Hypoxie auslösen, die wiederum zu Hypoxie, Schädigung oder Tod des Feten führen kann. Es ist daher wichtig, eine Hypoxie der Mutter zu vermeiden.

Am besten werden während der Schwangerschaft, besonders im ersten Trimenon, keine Medikamente gegeben. Manchmal muß allerdings von dieser Regel abgewichen werden. Es ist daher von Vorteil, daß, von wenigen Ausnahmen abgesehen, fast alle in der zahnärztlichen Praxis gebräuchlichen Medikamente mit relativer Sicherheit angewendet werden können. Die Tabelle 20–3 stellt einen Vorschlag für die Medikamentenanwendung bei Schwangeren dar.

Als zusätzliche Hilfe für den Zahnarzt, der einer Schwangeren ein Medikament verschreiben oder verabreichen will, schreibt in den Vereinigten Staaten die Food and Drug Administration (Überwachungsstelle für Lebens- und Arzneimittel) eine Klassifizierung verschreibungspflichtiger Medikamente nach dem Risiko für den Feten bei Anwendung während der Gravidität vor (17). In Kurzform lautet diese Einteilung:

A: In kontrollierten Studien am Menschen keine Gefährdung des Feten nachgewiesen. Die Möglichkeit einer Gefährdung des Feten erscheint unwahrscheinlich.

B: Kein Hinweis auf eine Gefährdung des Feten in Tierversuchen, Studien am Menschen liegen nicht vor;
oder
Hinweise auf Gefährdung des Feten in Tier-

Tabelle 20–3:
Medikamentenanwendung während der Schwangerschaft. Nach (15, 16, 22)

Medikament	Erstes Trimenon	Zweites und drittes Trimenon
Lokalanästhetika		
Lidocain	ja	ja
Mepivacain	ja	ja
Analgetika		
Azetylsalizylsäure	ja	ja, außer gegen Ende des dritten Trimenons
Ibuprofen	ja	ja, außer gegen Ende des dritten Trimenons
Paracetamol	ja	ja
Codein	nein	ja
Antibiotika		
Penicillin	ja	ja
Erythromycin	ja	ja
Cephalosporine	ja	ja
Tetrazykline	nein	nein
Streptomycin	nein	nein
Sedativa, Narkotika		
Stickoxydul mit 50% Sauerstoff	nein	ja
Diazepam	nein	nein
Barbiturate	nein	nein

versuchen, jedoch keine Hinweise auf Gefährdung in kontrollierten Studien am Menschen.

C: Hinweise auf Gefährdung des Feten in Tierversuchen, jedoch keine kontrollierten Studien am Menschen durchgeführt;
oder
Keine Untersuchungen an Menschen oder Tieren durchgeführt.

D: Beweise für eine Gefährdung des menschlichen Feten liegen vor, in bestimmten Situationen Anwendung trotz des Risikos möglich.

X: Beweise für eine Gefährdung des menschlichen Feten liegen vor, das Risiko der Anwendung übersteigt den möglichen Nutzen.

Medikamente, die unter Kategorie A oder B fallen, sind naturgemäß vorzuziehen.

Zugegebenermaßen warnen einzelne Ärzte vor einigen der empfohlenen Medikamente oder empfehlen die Anwendung kontraindizierter Präparate. Die aufgeführten Richtlinien haben lediglich empfehlenden Charakter. Beispiel für die gelegentliche Anwendung eines kontraindizierten Medikaments ist die Sedierung von sehr ängstlichen Patientinnen oder von Patientinnen mit schweren Schmerzen mit Diazepam oder Narkotika.

Obwohl es unwahrscheinlich ist, daß die einmalige Anwendung von Stickoxydul teratogen wirkt, sollte im ersten Trimenon darauf verzichtet werden. Diese Empfehlung stützt sich auf Beobachtungen in Tierversuchen, in denen bei chronischer Zufuhr von Stickoxydul Defekte gefunden wurden. Obwohl diese Ergebnisse nicht auf den Menschen übertragen werden können, sollte Stickoxydul während der Organogenese vermieden werden. Bei der Anwendung von Stickoxydul während des zweiten und dritten Trimenons sollte der Sauerstoffanteil des Gasgemisches 50% nicht unterschreiten, um jederzeit eine ausreichende Sauerstoffaufnahme sicherzustellen. Besondere Maßnahmen müssen zur Vermeidung einer Diffusionshypoxie bei Beendigung der Stickoxydulzufuhr getroffen werden. Zusätzliche Überlegungen kommen auf, wenn eine Zahnärztin oder Zahnarzthelferin schwanger ist. Sie sollten in dieser Zeit den Spuren von Stickoxydul, die in der Raumluft des Behandlungsraums verbleiben können, nicht exponiert werden.

20.3.2.2 Stillzeit. Für den Zahnarzt können sich schwierige Probleme ergeben, wenn im Verlauf der Behandlung einer stillenden Mutter Medikamente gegeben werden müssen. Es besteht die Gefahr, daß die verabreichten Medikamente in die Muttermilch gelangen und so unerwünschte Wirkungen beim Säugling entfalten.

Leider liegen über die Mengen und Wirkungen von Medikamenten in der Muttermilch nur wenige verläßliche Informationen vor. Die Ergebnisse retrospektiver klinischer Studien und empirischer Beobachtungen in Verbindung mit Erkenntnissen der Pharmakokinetik erlauben jedoch Empfehlungen. Eine wichtige bekannte Tatsache ist, daß in der Regel nicht mehr als 1% bis 2% der mütterlichen Dosis in die Muttermilch übergehen. Es ist daher bei den meisten Medikamenten sehr unwahrscheinlich, daß sie für den Säugling pharmakologisch von Bedeutung sind (23).

Einige Medikamente und Medikamentengruppen werden übereinstimmend als während der Stillzeit kontraindiziert eingestuft. Zu ihnen zählen Lithium, Zytostatika, radioaktive Substanzen, Phenylindandion, Chloramphenicol und Isoniazid (1,4,16,23). In Tabelle 20–4 sind Empfehlungen zur Anwendung gebräuchlicher zahnärztlicher Arzneimittel während der Stillzeit zusammengefaßt. Ebenso wie bei den Empfehlungen zur Medikamentenanwendung während der Schwangerschaft kann es vorkommen, daß einzelne Ärzte Modifikationen vorschlagen. Insofern sollten die Empfehlungen in Tabelle 20–4 nur als allgemeine Richtlinien betrachtet werden.

Unabhängig von der sorgfältigen Auswahl der Präparate für die stillende Mutter ist zu empfeh-

Tabelle 20–4:
Medikamentenanwendung während der Stillzeit. Nach (22)

Medikament	Mit Stillen zu vereinbaren
Lokalanästhetika	
Lidocain	ja
Mepivacain	ja
Adrenalin	ja
Analgetika	
Azetylsalizylsäure	ja, bei gelegentlicher Anwendung in therapeutischer Dosierung
Paracetamol	ja
Ibuprofen	ja
Codein	ja
Antibiotika	
Penicillin	ja, aber Gefahr der Sensibilisierung; kann Magen-Darm-Flora beeinträchtigen
Erythromycin	ja, aber Gefahr der Sensibilisierung; kann Magen-Darm-Flora beeinträchtigen
Tetrazykline	nein wegen Zahnverfärbungen; kann Magen-Darm-Flora beeinträchtigen
Streptomycin	nein wegen Ototoxizität
Cephalosporine	ja, aber Gefahr der Sensibilisierung; kann Magen-Darm-Flora beeinträchtigen
Sedativa, Narkotika	
Stickoxydul	ja
Diazepam	ja, bei gelegentlicher, niedrig dosierter Gabe
Barbiturate	ja

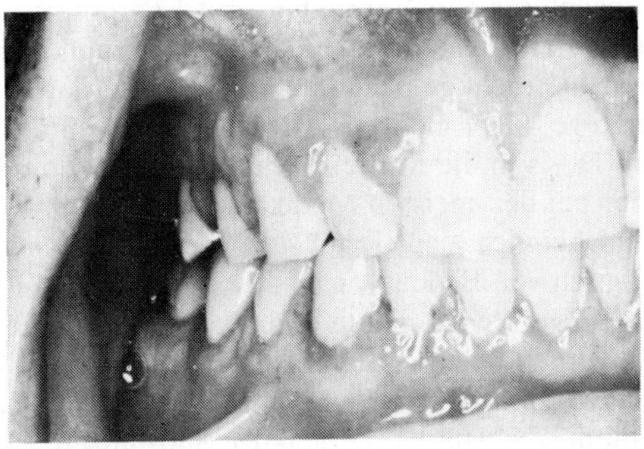

Abbildung 20–1:
Generalisierte Gingivitis bei einer Frau im sechsten Schwangerschaftsmonat – „Schwangerschaftsgingivitis“

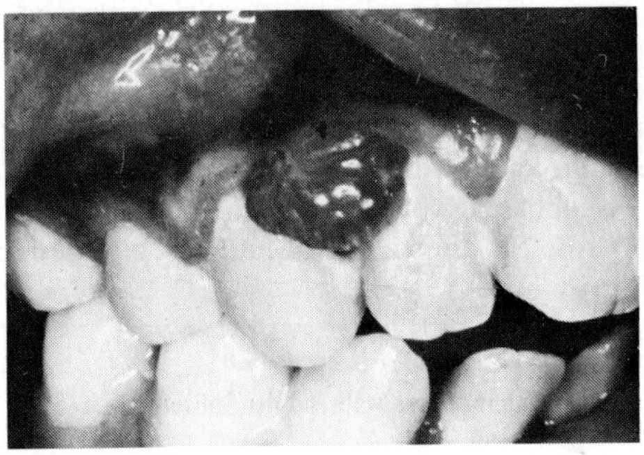

Abbildung 20–2:
Während der Schwangerschaft aufgetretene Epulis – „Schwangerschaftsepulis“

len, daß die Mutter ihre Medikamente unmittelbar nach dem Stillen einnimmt und in den darauffolgenden vier Stunden nach Möglichkeit nicht stillt. Dadurch kann die Konzentration der Medikamente in der Muttermilch deutlich herabgesetzt werden (4).

20.3.3 Modifikationen der Behandlungsplanung

Bei der schwangeren Patientin sind keine technischen Modifikationen erforderlich. Restaurative Maßnahmen, Kronen- und Brückenversorgungen sowie größere chirurgische Eingriffe sollten jedoch am besten bis nach der Entbindung aufgeschoben werden.

20.3.4 Orale Komplikationen

Häufigste orale Komplikation während der Gravidität (bei nahezu 100% aller Patientinnen) ist eine deutliche Zunahme gingivaler Entzündungen, die eine überschießende entzündliche Reaktion auf lokale Reize infolge hormoneller Einflüsse darstellt. Sie wird häufig als „Schwangerschaftsgingivitis“ bezeichnet (Abb. 20–1). Gelegentlich entwickelt sich eine Epulis (Schwangerschaftsepulis, Epulis gravidarum, „pregnancy tumor“) als überschießende lokale entzündlich-hyperplastische Reaktion (Abb. 20–2). Die Gingivaveränderungen treten um den zweiten Schwangerschaftsmonat in Erscheinung und bleiben bis zum achten Monat bestehen. Danach normalisiert sich der Zustand der Gingiva rasch wieder (14). Es muß betont werden, daß die Gravidität keine Parodontalerkrankungen verursacht, sondern lediglich bereits bestehende Veränderungen verschlimmert.

Die Beziehung zwischen Schwangerschaft und Karies liegt nicht genau fest, jedoch spricht vieles gegen eine direkte Förderung der Kariesentstehung durch die Schwangerschaft. Sehr wahrscheinlich kann ein Anstieg der Kariesaktivität einer unzureichenden Mundhygiene zugeschrieben werden, die wiederum häufig Folge der entzündlichen Veränderungen der Gingiva ist.

Viele Menschen sind davon überzeugt, daß die Schwangerschaft zum Verlust von Zähnen führt („Jedes Kind kostet die Mutter einen Zahn“) oder daß den Zähnen der Mutter Kalzium entzogen wird, um den Bedarf des Feten zu decken („weiche Zähne“). Kalzium liegt in den Zähnen in einer stabilen kristallinen Form vor und steht so dem Organismus nicht zur Deckung des Kalziumbedarfs zu Verfügung. Andererseits kann das in den Knochen vorhandene Kalzium zur Deckung dieses Bedarfs leicht mobilisiert werden. Eine Kalziumsubstitution zur Vorbeugung von Zahnverlusten oder „weichen Zähnen“ ist daher nicht zu begründen. Der Arzt kann jedoch wegen des erhöhten allgemeinen Kalziumbedarfs von Mutter und Kind Kalziumpräparate verschreiben.

Als weiterer Befund sind Zahnlockerungen zu beobachten, die gelegentlich auch generalisiert auftreten. Dieses Symptom ist wahrscheinlich sowohl vom Schweregrad der Parodontalerkrankungen als auch von Veränderungen des mineralischen Anteils der Lamina dura abhängig. Nach der Entbindung normalisiert sich dieser Zustand wieder.

20.3.5 Zahnärztliche Notfallbehandlung

Sollte zu irgendeinem Zeitpunkt der Schwangerschaft eine Behandlung dringend erforderlich werden, so sollte der Zahnarzt nicht zögern, alle erforderlichen Behandlungsmaßnahmen durchzuführen. Wie bereits erwähnt, ist es unwahrscheinlich, daß eine zahnärztliche Behandlung wesentliche Probleme für Mutter und Feten mit sich bringt. Die Auswirkungen von Schmerzen und Infektionen können jedoch Schäden verursachen und sollten daher wirkungsvoll bekämpft werden. Dies bedeutet, daß getan werden sollte, was getan werden muß, wobei die Richtlinien für die Behandlung so weit wie möglich befolgt werden sollten. Vor Behandlungsbeginn sollte der behandelnde Arzt hinzugezogen werden.

20.4 Literatur

1. American Academy of Pediatrics Committee on Drugs: Psychotropic drugs in pregnancy and lactation. Pediatrics **69,** 241–244 (1982)
2. Barron, W.M.: The pregnancy surgical patient: medical evaluation and management. Ann. Intern. Med. **101,** 683–691 (1984)
3. Bean, L.R., Jr., Devore, W.D.: The effects of protective aprons in dental roentgenography. Oral Med. **28**, 505–508 (1969)
4. Berlin, C.M.: Pharmacologic considerations of drug use in the lactating mother. Obstet. Gynecol. **58** (suppl.), 1755–2355 (1981)
5. Brent, R.L., Gorson, R.O.: Radiation exposure in pregnancy. Curr. Probl. Radiol. **2,** 1–48 (1972)
6. Brent, R.L.: Environmental factors: radiation. In Brent, R.L., Harris, M.I. (Hrsg.): Prevention of embryonic, fetal and perinatal disease, Fogarty International Center series on preventive medicine, vol. 3. Dhew Pub. No. 76-853, 1976, 179–197
7. Brent, R.L.: The effects of embryonic and fetal exposure to x-ray, microwaves, and ultrasound. Clin. Obstet. Gynecol. **26,** 484–510 (1983)
8. Bussard, D.A.: Congenital anomalies and inhalation anesthetics. J. Am. Dent. Assoc. **93,** 606–609 (1976)
9. Drug information for the health care provider, Vol. I, ed. 7. United States Pharmacopeial Convention, 1987
10. Glenn, F.B., et al.: Immunity conveyed by a fluoride supplement during pregnancy. J. Dent. Child. **44,** 391–395 (1977)
11. Glenn, F.B., et al.: Fluoride tablet supplementation during pregnancy for caries immunity: a study of the offspring produced. Am. J. Obstet. Gynecol. **143,** 560–564 (1982)
12. Key, T.C., Resnik, R.: Maternal changes in pregnancy. In Danforth, D.N., et al. (Hrsg.): Obstetrics and gynecology, ed. 5. Philadelphia 1986, J.B. Lippincott Co.
13. Laws, P.W.: The x-ray information book. A consumer's guide to avoiding unnecessary medical and dental x-rays. New York 1983, Farrar, Straus & Giroux, Inc.
14. Loe, H.: Periodontal changes in pregnancy. J. Periodontol. **36,** 209–217 (1965)
15. Mole, R.H.: Radiation effects on pre-natal development and their radiological significance. Br. J. Radiol. **52,** 89–101 (1979)
16. Platzker, A.C.D., et al.: Drug „administration" via breast milk. Hosp. Pract. **15,** 111–117 (1980)
17. Pregnancy categories for prescription drugs. FDA Drug Bull. **12** (3),26 (1982)
18. Pritchard, J.A., Macdonald, P.C.: Williams obstetrics, ed. 17. New York 1985, Appleton-Century-Crofts
19. Safety of antimicrobial drugs in pregnancy. The Medical Letter **29,** 61–63 (1987)
20. Scott, J.R.: Spontaneous abortion. In Danforth, D.N., et al. (Hrsg.): Obstetrics and gynecology, ed. 5. Philadelphia 1986, J.B. Lippincott Co.
21. Vroon, D.H., et al.: Transfusions and shock. In Danforth, D.N., et al. (Hrsg.): Obstetrics and gynecology, ed. 5. Philadelphia 1986, J.B. Lippincott Co.
22. Warheit, A.: Dental roentgenology in the obstetric patient. Clin. Obstetr. Gynecol. **9,** 71–74 (1966)
23. Wilson, J.T., et al.: Drug excretion in human breast milk: principles, pharmacokinetics, and projected consequences. Clin. Pharmacokinet. **5,** 1–66 (1980)

21 Allergien

21.1 Einleitung

Aus mindestens vier Gründen ist es erforderlich, daß der Zahnarzt Kenntnisse über Allergien besitzt. Erstens müssen Patienten mit echten Allergien in der Vorgeschichte identifiziert werden, da aufgrund von allergischen Reaktionen in der Zahnarztpraxis akute Notfälle auftreten können. Zweitens können durch allergische Reaktionen Veränderungen der oralen Weichgewebe ausgelöst werden, die vom Zahnarzt erkannt werden sollten. Drittens müssen Patienten, deren Immunsystem durch Bestrahlung oder medikamentöse Therapie schwer beeinträchtigt ist, identifiziert und adäquat zahnärztlich betreut werden. Viertens muß der Zahnarzt Symptome akuter allergischer Reaktionen erkennen und richtig behandeln können. Um diese Ziele zu erreichen, muß der Zahnarzt vor allem über Grundkenntnisse auf dem Gebiet der Allergien verfügen.

21.2 Allgemeine Beschreibung

21.2.1 Epidemiologie

Man schätzt, daß 15% bis 25% der Einwohner der Vereinigten Staaten Allergien gegen bestimmte Substanzen aufweisen (18). Darin sind 4,5% Asthma-Patienten, 4% Patienten mit Allergien gegen Insektenstiche und 5% Patienten mit Allergien gegen ein oder mehrere Arzneimittel enthalten (20,22).

Allergische Reaktionen sind für 6% bis 10% aller Medikamentennebenwirkungen verantwortlich (20,22), wobei 46% auf Erytheme und Exantheme, 23% auf Urtikaria, 10% auf fixe Arzneiexantheme, 5% auf das Erythema multiforme und 1% auf die Anaphylaxie entfallen (20).

Bei der Anwendung eines Medikamentes beträgt die Wahrscheinlichkeit einer allergischen Reaktion 1% bis 3%. Tödliche Arzneimittelreaktionen treten bei etwa 0,01% aller stationären chirurgischen und 0,1% aller stationären internistischen Patienten auf (22; Tab. 21–1).

Medikamente sind die häufigste Ursache urtikarieller Reaktionen bei Erwachsenen, während bei Kindern Lebensmittel und Infektionen im Vordergrund stehen. Eine Urtikaria kommt bei 15% bis 25% aller jungen Erwachsenen vor. Bei etwa 70% aller Patienten mit chronischer Urtikaria läßt sich kein auslösendes Agens bestimmen.

Organische Jodverbindungen, die als Röntgenkontrastmittel eingesetzt werden, führen zu einem Todesfall pro 1.400 bis 60.000 diagnostischen Anwendungen (5). Das zur Behandlung von Typ-I-Diabetikern eingesetzte Insulin tierischer Herkunft führt bei 10% bis 56% dieser Patienten zu allergischen Reaktionen. Es wurde berichtet, daß 25% der Diabetiker mit Insulinallergie auf Penicillin allergisch reagieren (5).

Ungefähr 5% bis 10% aller Patienten entwikkeln nach Penicillingabe eine allergische Reaktion. 0,04% bis 0,14% dieser Patienten weisen eine anaphylaktische Reaktion auf. In etwa 10% der Fälle führt die anaphylaktische Reaktion zum Tode (5,13).

In einer Untersuchung über weltweit 151 Todesfälle durch anaphylaktische Reaktionen nach Penicillingabe wurde festgestellt, daß in 85% der Fälle der Tod innerhalb von 15 Minuten nach der Verabreichung eintrat und daß in 50% der Fälle die allergische Reaktion sofort nach der Medikamentengabe einsetzte. Bei 70% der Patienten war bereits früher einmal Penicillin angewendet worden (13; Tab. 21–2). Häufigste Ursachen von Todesfällen durch anaphylaktische Reaktionen sind Penicillin, Bienenstiche und Wespenstiche; Personen mit einer Atopie in der Vorgeschichte sind durch tödlich verlaufende anaphylaktische Reaktionen stärker gefährdet als Nicht-Allergiker (5).

Tabelle 21–1:
Prädisponierende Faktoren für eine Arzneimittelallergie

- Frühere allergische Reaktion auf den gleichen oder verwandte Wirkstoffe
- Multiple Behandlungen mit einem Medikament erhöhen die Wahrscheinlichkeit einer allergischen Reaktion
- Gefahr einer Sensibilisierung steigt in der Reihenfolge: orale – parenterale – topische Applikation
- Bei parenteraler Gabe sind im allgemeinen schwerere Reaktionen zu erwarten als bei oraler
- Kinder werden nicht so leicht sensibilisiert wie Erwachsene
- Männer werden nicht so leicht sensibilisiert wie Frauen
- Atopische Reaktionen in der Vorgeschichte erhöhen das Risiko einer Anaphylaxie
- Abbauprodukte von Medikamenten können als Antigene wirken

Tabelle 21–2:
Zusammenfassung von 151 Todesfällen durch anaphylaktische Reaktionen auf Penicillin. Aus (13).

21	(14%)	hatten Allergien in der Vorgeschichte.
106	(70%)	hatten früher bereits Penicillin erhalten; 35 (ein Drittel) hatten früher eine allergische Sofortreaktion entwickelt.
128	(85%)	starben innerhalb von 15 Minuten nach der Verabreichung.
75	(50%)	entwickelten die Symptome bereits nach der ersten Verabreichung des Medikaments.
3	(2%)	waren auf Oralpenicilline zurückzuführen (etwa proportional dem Verhältnis der Anwendung von Oralpenicillinen und parenteral zu verabreichenden Penicillinen)

Es wurde berichtet, daß in seltenen Fällen Antihistaminika durch eine allergische Reaktion auf das eingefärbte Material der Kapseln eine Urtikaria verursacht haben (5). Außerdem können Azo- und Nicht-Azo-Farbstoffe, die in Zahnpasten Verwendung finden, zu anaphylaktoiden Reaktionen führen. Ferner liegen Berichte über schwere allergische Reaktionen auf Anilinfarben, die zur Beschichtung bestimmter Steroidtabletten verwendet werden, vor.

Auch Parabene, die als Konservierungsstoffe in Lokalanästhetika eingesetzt werden, haben anaphylaktoide Reaktionen verursacht (5). Seng und Gray (23) berichteten, daß die Sulfite (Natriummetabisulfit und Aceton-Natrium-Bisulfit), die Lösungen von Lokalanästhetika zugefügt werden, um eine Oxidation der Vasokonstriktoren zu verhindern, bei manchen Patienten zu schweren allergischen Reaktionen führen. Asthmatiker (9 bis 11 Millionen in den Vereinigten Staaten) reagieren besonders häufig allergisch auf Sulfite.

21.2.2
Ätiologie

Allergien können als unangemessene oder schädliche, nicht bei allen Angehörigen einer Spezies auftretende zelluläre oder humorale Immunreaktionen auf exogene Antigene definiert werden (3). Am Immunsystem sind zwei Arten von Lymphozyten beteiligt: die thymusgeprägten, die zelluläre Komponente repräsentierenden T-Lymphozyten, und die durch das Bursaäquivalent geprägten, die humorale Komponente repräsentierenden B-Lymphozyten.

T-Zellen können durch verschiedene Laborverfahren von B-Zellen unterschieden werden. Basierend auf diesen Methoden wurde geschätzt, daß 60% bis 80% der im Blut zirkulierenden Lymphozyten T-Zellen sind. Wenn bestimmte Fremdstoffe (Antigene) in den Körper gelangt sind, transformieren sich B-Zellen unter dem Einfluß von Makrophagen und T-Zellen, die als Helferzellen fungieren, zu Lymphoblasten (Tab. 21–3). Die Lymphoblasten teilen sich jeweils in eine Plasmazelle und eine sensibilisierte B-Zelle oder Gedächtniszelle (Memory cell). Die Plasmazelle produziert dann Antikörper, die für das entsprechende Antigen spezifisch sind. Diese Antikörper werden in die Blutbahn abgegeben, zirkulieren oder lagern sich in verschiedenen Bereichen des Organismus an Mastzellen an. Bei späterem Antigenkontakt können sich die B-Gedächtniszellen in Plasmazellen differenzieren und spezifische Antikörper produzieren.

Andere Arten von körperfremdem Material, etwa bestimmte Bakterien, regen nach Eintritt in den Organismus unsensibilisierte T-Zellen zur Umwandlung in Lymphoblasten an. Diese teilen sich daraufhin in eine Effektorzelle und eine sensibilisierte T-Zelle oder Gedächtniszelle (Tab. 21–4). Späterer Antigenkontakt führt zur Transformation der sensibilisierten T-Zelle in einen Immunoblasten, der verschiedene Lymphokine freisetzt (Tab. 21–5). Über 20 unterschiedliche Lymphokine konnten bisher identifiziert werden. Unter ihnen befindet sich ein Transferfaktor, der unsensibilisierte T-Zellen sensibilisiert, ein Lymphotoxin, das lokale Gewebsschädigungen hervorruft, Interferon, das als unspezifisches antivirales Agens wirkt, und ein Migrationshemmfaktor (MIF), der Makrophagen lokal fixiert und aktiviert.

Unter manchen Bedingungen führt ein wiederholter Antigenkontakt zu einer unangemessenen Reaktion, einer Allergie, die für die Körpergewebe schädlich oder zerstörend sein kann. Allergische Reaktionen können daher sowohl die humorale als auch die zelluläre Komponente des Immunsystems betreffen.

Überempfindlichkeitsreaktionen des humoralen Systems treten meist kurz nach dem Antigen-

Tabelle 21–3:
Lymphozytäre Immunantwort – B-Lymphozyten

Unsensibilisierter B-Lymphozyt	Antigen ——— Makrophage T-Helferzelle	Lymphoblast	—	Plasmazelle — Antikörper
			—	Sensibilisierter Lymphozyt (Gedächtniszelle)

Tabelle 21-4:
Lymphozytäre Immunantwort – T-Lymphozyten

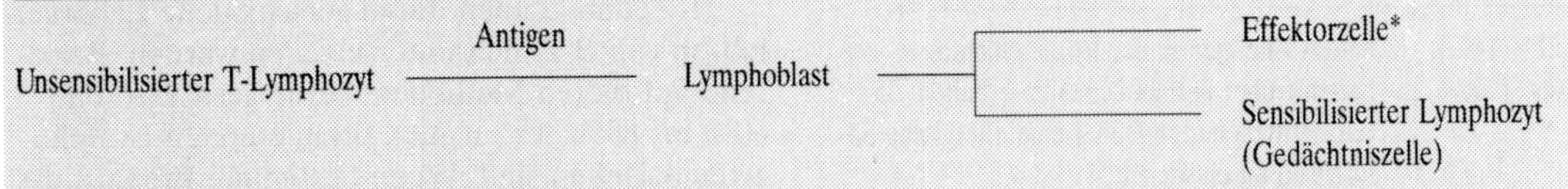

* Dienen als Helferzellen oder setzen Lymphokine frei

Tabelle 21-5:
Lymphozytäre Immunantwort – T-Lymphozyten

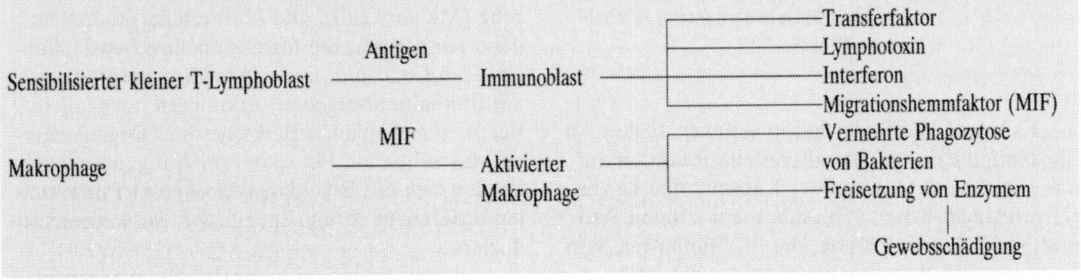

kontakt auf. In diesem Kapitel werden vier Typen von allergischen Reaktionen besprochen, die dem humoralen Immunsystem zuzuordnen sind: Anaphylaxie, Atopie, Immunkomplex-Krankheiten und zytotoxische Immunreaktion (3).

Allergische Reaktionen, die dem zellulären Immunsystem zuzuordnen sind, treten oft verzögert auf. Vier Formen der zellvermittelten, verzögerten allergischen Reaktion sind bekannt: Reaktionen auf infektiöse Agenzien, Kontaktallergien, Transplantatabstoßung und Graft-versus-host-Reaktion (3).

21.2.3
Pathophysiologie und Komplikationen

21.2.3.1 Humorales Immunsystem. Allergische Reaktionen des humoralen Immunsystems treten in der Regel kurz nach dem zweiten Kontakt mit dem Antigen auf. Häufig hatten die betroffenen Individuen jedoch bereits wiederholt Kontakt mit einem Medikament oder Material, bevor sich eine Allergie entwickelte (Abb. 21–1). Die Anaphylaxie ist eine akute Reaktion mit Beteiligung der glatten Muskulatur der Bronchien, bei der Antigen-Antikörper-Komplexe gebildet werden, die eine Histaminfreisetzung aus den umgebenden Mastzellen auslösen. Die glatte Muskulatur kontrahiert sich, so daß eine akute Atemnot und respiratorische Insuffizienz resultieren können. Die Atopie ist eine erblich beeinflußte Überempfindlichkeit. Heuschnupfen, Asthma, Urtikaria und angioneurotisches Ödem sind Beispiele atopischer Erkrankungen. Die häufigsten Veränderungen, die in Verbindung mit atopischen Reaktionen auftreten, sind die Urtikaria, eine oberflächliche Hautveränderung, und das angioneurotische Ödem, eine Veränderung der tieferen Hautschichten oder anderer Gewebe, etwa des Larynx oder der Zunge. Bei echten allergischen Reaktionen resultieren diese Veränderungen aus der Wirkung von Antigenen und den zugehörigen Antikörpern auf Mastzellen in verschiedenen Körperregionen. Dabei führt der Antigen-Antikörper-Komplex zur Freisetzung von Histamin aus den Mastzellen. Das Histamin bewirkt dann eine Permeabilitätssteigerung der angrenzenden Gefäßstrukturen, die einen Austritt von intravaskulärer Flüssigkeit in die umgebenden Gewebsräume zur Folge hat. Auf diese Reaktion sind die ödematösen Veränderungen bei Urtikaria und angioneurotischem Ödem sowie die Sekretionssteigerung beim Heuschnupfen zurückzuführen. Die auslösenden humoralen Antikörper von Anaphylaxie und Atopie sind den Immunglobulinen der Klasse E (IgE) zuzuordnen. Diese humoralen Antikörper sind an Mastzellen fixiert und sensibilisieren diese, so daß bei Antigenkontakt Histamin freigesetzt wird (3,4,19).

Andere Agenzien können Mastzellen zu ähnlichen Reaktionen stimulieren, ohne daß eine echte allergische Reaktion beteiligt ist. Dies trifft für Fälle von chronischer Urtikaria, die durch bestimmte Medikamente, Temperaturänderungen sowie durch emotionale Zustände, die zusätzlich zu manchen anaphylaktischen Medikamentenreaktionen auftreten, zu. Tatsächlich beruhen die meisten Fälle von „anaphylaktischen" Reaktionen auf Lokalanästhetika nicht auf Antigen-Antikörper-Reaktionen, sondern sind Folge von Mastzellschädigungen durch andere Mechanismen. Diese Reaktionen werden als anaphylaktoid bezeichnet (5). Da die Behandlung anaphylaktischer und anaphylaktoider Reaktionen vom klinischen Standpunkt aus ähnlich ist, werden alle Arzneimittelreaktionen in diesem Kapitel so besprochen, als handele es sich um echte allergische Reaktionen. Dies schließt auch urtikarielle und angioneurotisch-ödematöse Reaktionen ein, die nicht als echte „allergische" Reaktionen betrachtet werden.

Überempfindlichkeitsreaktionen durch Immunkomplexe werden durch zirkulierende Immunglobulin-G- und -M-Antikörper (IgG und IgM), die von Plasmazellen produziert werden, verursacht. Diese Antigen-Antikörper-Reaktion spielt sich jedoch innerhalb des Gefäßsystems ab. Zunächst tritt eine Vaskulitis mit Thrombosen auf, als deren Folge sich Nekrosen des angrenzenden Gewebes entwickeln. Diese Reaktion ist nicht histaminabhängig, so daß Antihistaminika keine therapeutische Wirkung zeigen. Immunkomplex-Erkrankungen werden im allgemeinen mit Kortikosteroiden behandelt. Man nimmt an, daß Immunkomplexreaktionen auch bei der Pathogenese des Lupus erythematodes und der akuten Glomerulonephritis eine Rolle spielen (3,4,19).

Eine vierte Gruppe von Antikörpern, die Immunglobuline der Klasse A (IgA), tritt in Verbindung mit sekretorischen Zellen auf. Diese Antikörper schützen wahrscheinlich die Mukosazellen vor bestimmten infektiösen Agenzien. Spezifische Erkrankungen, die mit dieser Gruppe von Antikörpern in Verbindung stehen, sind bisher nicht bekannt (3).

Zytotoxische Immunreaktionen betreffen Zellen, deren Oberflächen als Antigene fungieren, die mit zirkulierenden Antikörpern reagieren. Der Antigen-Antikörper-Komplex führt zur Zerstörung der Zellen. Diese Reaktion ist nicht histaminabhängig. Beispiele für Erkrankungen, die durch zytotoxische allergische Reaktionen verursacht werden, sind die Erythroblastosis fetalis, Transfusionsreaktionen und manche Fälle von Thrombozytopenie.

21.2.3.2 Zelluläres Immunsystem. Allergische Reaktionen des zellulären Immunsystems treten meist verzögert auf und zeigen sich 48 bis 72 Stunden nach dem Antigenkontakt.

Die Tuberkulinreaktion ist ein Beispiel für allergische Reaktionen auf infektiöse Agenzien. Nach einer früheren Exposition gegenüber Mycobacterium tuberculosis entwickeln Probanden nach einer zweiten Exposition im Tuberkulintest, bei dem Extrakte oder aufbereitete Formen des Bakteriums intradermal appliziert werden, eine verzögerte Reaktion, die in der Regel innerhalb von 48 bis 72 Stunden eintritt. Die Reaktion ist durch eine Induration, Rötung und Schwellung, in manchen Fällen auch durch eine Ulzeration am Applikationsort gekennzeichnet. Kontaktallergien treten auf, wenn eine Substanz von niedrigem Molekulargewicht, die selbst nicht als Antigen wirkt, mit Gewebsbestandteilen (hauptsächlich Proteinen) in Kontakt tritt und ein Antigen bildet. Der niedermolekulare Stoff wird dann als Hapten oder Halbantigen bezeichnet. Der Komplex löst eine Sensibilisierung von T-Lymphozyten aus. Beispiel für eine Kontaktallergie ist die Reaktion auf Giftefeu, die sich 48 bis 72 Stunden nach dem Antigenkontakt einstellt. Das Phänomen der Transplantatabstoßung tritt ein, wenn Organe oder Gewebe von einem Organismus auf einen anderen übertragen werden. Wenn Spender und Empfänger nicht genetisch identisch sind oder das Immunsystem des Empfängers unterdrückt wurde, wird das Transplantat aufgrund zellulärer Mechanismen abgestoßen. Die Graft-versus-host-Reaktion ist eine außergewöhnliche Erscheinung, die hauptsächlich im Tierexperiment erzeugt wird. Wenn die Immunabwehr des Empfängertieres durch Ganzkörperbestrahlung unterdrückt wurde, wird es durch übertragene Lymphozyten innerhalb weniger Tage „zerstört" (3). Diese Reaktion kann in gewissem Umfang auch bei Patienten beobachtet werden, bei denen im Rahmen der Behandlung von Malignomen Knochenmarktransplantationen vorgenommen wurden.

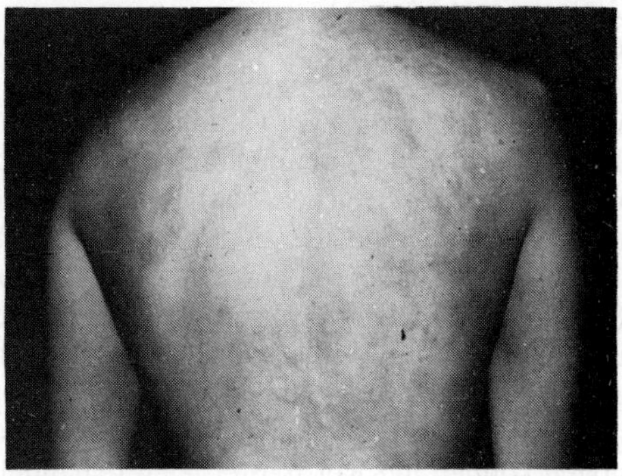

Abbildung 21–1:
Dieser Patient war bereits mehrmals ohne Komplikationen mit Penicillin behandelt worden. Nach der Injektion von Penicillin zur Behandlung einer akuten oralen Infektion entwickelte er jedoch diese generalisierte urtikarielle Reaktion.

21.2.3.3 „Nichtallergische" Reaktionen. Die „nichtallergischen" Fälle von Urtikaria, angioneurotischem Ödem und anaphylaktoiden Reaktionen können durch eine unspezifische Freisetzung von Mediatoren wie Histamin aus den Mastzellen oder andere Formen der Aktivierung unspezifischer immunologischer Wirkmechanismen verursacht werden (5,22). Eine eingehende Diskussion des Ursprungs dieser Reaktionen findet sich in dem Buch „Urticaria" (5).

21.3 Therapie

Bei Atopikern können stark verdünnte Allergenextrakte injiziert werden, um eine allmähliche Hyposensibilisierung zu erreichen, so daß auf die betreffenden Antigene keine allergische Reaktion mehr eintritt. Manche Patienten mit schwerem Asthma (z.B. durch Pollenallergie verursacht) können gezwungen sein, in ein Gebiet umzuziehen, in dem das Allergen nicht vorkommt. Asthma, Immunkomplex-Krankheiten und zytotoxische Immunreaktionen können mit Kortikosteroiden behandelt werden, während bei Heuschnupfen und Urtikaria Antihistaminika gegeben werden.

Transplantationspatienten nehmen in den meisten Fällen Kortikosteroide oder Immunsuppressiva ein. Zur Behandlung der allergischen Kontaktdermatitis wird eine Reihe unterschiedlicher Therapien angewandt, darunter auch die lokale Applikation von Kortikosteroiden. Für den Zahnarzt ist es wichtig zu wissen, daß Patienten, die wegen einer Allergie behandelt werden, mit erhöhter Wahrscheinlichkeit auch auf andere Substanzen allergisch reagieren. Bei Einnahme von Kortikosteroiden kann die Belastbarkeit in Streßsituationen vermindert sein. Transplantationspatienten sind außerdem infektionsgefährdet.

21.4 Zahnärztliche Betreuung

21.4.1 Medizinische Besonderheiten

Der Zahnarzt ist oft mit Problemen konfrontiert, die mit Allergien zusammenhängen. Eines der häufigsten Probleme betrifft Patienten, die eine Allergie gegen eine Substanz, z.B. ein Lokalanästhetikum, ein Antibiotikum oder ein Analgetikum angeben. Bei der Anamneseerhebung muß dann genauer auf diesen Punkt eingegangen werden, um möglichst exakt herauszufinden, welche Substanz zu der Reaktion führte und wie diese ablief. Wenn es sich bei der Nebenwirkung um eine allergische Reaktion gehandelt hat, müßte mindestens ein klassisches Symptom einer Allergie vorgelegen haben (Tab. 21–6). Gibt der Patient keines dieser Symptome an, hat es sich aller Wahrscheinlichkeit nach nicht um eine allergische Reaktion gehandelt. Häufig werden von Patienten z.B. Synkopen nach Injektion von Lokalanästhetika oder Übelkeit und Erbrechen nach Einnahme von Kodein als „Allergien“ bezeichnet.

21.4.1.1 Lokalanästhetika. Häufigste Nebenwirkung bei der Anwendung von Lokalanästhetika sind toxische Reaktionen, deren Ursache meist eine intravasale Injektion der Lösung ist (Tab. 21–7). Die Anwendung größerer Mengen von Lokalanästhetika-Lösungen kann auch zu einer Intoxikation mit dem zugefügten Vasokonstriktor mit entsprechenden Reaktionen führen. Die Symptome einer toxischen Reaktion auf Lokalanästhetika sind in Tabelle 21–8 aufgeführt. Zu den Symptomen einer Intoxikation mit Vasokonstriktoren gehören Tachykardie, Angstgefühle, Schweißausbrüche und Unruhe. Eine weitere häufige Reaktion auf „Lokalanästhetika“ betrifft vor allem ängstliche Patienten, die wegen ihrer Angst vor der „Spritze“ tachykard und blaß werden, Schweißausbrüche bekommen und kollabieren (Tab. 21–9). Echte allergische Reaktionen sind bei den heute in der zahnärztlichen Praxis verwendeten Lokalanästhetika (Amidtyp) selten zu beobachten.

Wenn die anamnestischen Angaben des Patienten für eine Intoxikation durch Lokalanästhetika oder Vasokonstriktoren sprechen, sollte der Zahnarzt ihn über die Art der damaligen Reaktion aufklären, eine versehentliche intravasale Injektion durch vorherige Aspiration vermeiden und nur die

Tabelle 21–6:
Symptome, die auf eine allergische Reaktion hinweisen

Urtikaria
Schwellungen
Exantheme
Engegefühl im Thorax
Dyspnoe, Kurzatmigkeit
Rhinorrhoe
Konjunktivitis

Tabelle 21–7:
Nebenwirkungen von Lokalanästhetika

Intoxikation durch Lokalanästhetika
— Stimulation des Zentralnervensystems
— Depression des Zentralnervensystems
Intoxikation durch Vasokonstringenzien
Angstreaktion (orthostatischer Kollaps)
Allergische Reaktion

Tabelle 21–8:
Symptome einer Lokalanästhetika-Intoxikation

Logorrhoe
Undeutliche Sprache
Schwindel
Übelkeit
Depression
Euphorie
Erregung
Krämpfe

Tabelle 21–9:
Symptome einer psychomotorischen Reaktion auf den Injektionsvorgang bei der Lokalanästhesie

Hyperventilation
Vasovagale Synkope
— Bradykardie
— Blässe
— Kalter Schweiß
Sympathikusstimulation
— Angst
— Tremor
— Tachykardie
— Hypertonus

empfohlene Menge der Lösung injizieren. Falls die Anamnese nicht für eine toxische oder allergische Reaktion, sondern für einen orthostatischen Kollaps spricht, besteht die Hauptaufgabe des Zahnarztes zunächst darin, gemeinsam mit dem Patienten dessen Angst vor der Behandlung abzubauen. Sprechen die Angaben des Patienten zu einem früheren Zwischenfall für eine echte allergische Reaktion auf ein Lokalanästhetikum, so sollte der Zahnarzt versuchen, das seinerzeit verwendete Präparat herauszufinden. Wenn dies geschehen ist, kann ein Lokalanästhetikum anderer Zusammensetzung verwendet werden. In der Zahnheilkunde gelangen zwei Haupttypen von Lokalanästhetika zur Anwendung:

— Ester der Paraaminobenzoesäure (Procain, z.B. Novocain; Tetracain, z.B. Pantocain)
— Amide (Lidocain, z.B. Xylocain; Prilocain, z.B. Xylonest; Mepivacain, z.B. Meaverin; Articain, z.B. Ultracain) (2).

Zwischen den verschiedenen Lokalanästhetika vom Estertyp treten häufig Kreuzallergien auf, während dies bei den Lokalanästhetika vom Amidtyp in der Regel nicht zu beobachten ist (Tab. 21–10).

Procain ist das Lokalanästhetikum mit der größten Häufigkeit allergischer Reaktionen. Als Antigen wirkt dabei wahrscheinlich p-Aminobenzoesäure (PAB), die eines der Abbauprodukte von Procain darstellt. Gelegentlich wurde über Kreuzreaktionen zwischen Procain und Lidocain berichtet. Bei genauerer Überprüfung stellte sich jedoch heraus, daß die allergischen Reaktionen auf das Entkeimungsmittel Methylparaben zurückzuführen waren, das manchen Zubereitungen von Lokalanästhetika in kleinen Mengen als Konservierungsmittel zugegeben wird und der PAB chemisch sehr ähnlich ist. Patienten mit einer Allergie gegen Procain können daher auf Lokalanästhetika mit Zusatz von Methylparaben ebenfalls allergisch reagieren. Es sind jedoch auch Zubereitungen ohne diesen Zusatz auf dem Markt, die bei Patienten mit Procainallergie verwendet werden sollten (10,15,21).

Tabelle 21–10:
Lokalanästhetika in der Zahnheilkunde

Ester der p-Aminobenzoesäure (Kreuzallergien)
— Procain (z.B. Novocain)
— Tetracain (z.B. Pantocain)
Amide (im allgemeinen keine Kreuzallergien)
— Lidocain (z.B. Xylocain)
— Mepivacain (z.B. Meaverin, Scandicain)
— Prilocain (z.B. Xylonest)
— Articain (z.B. Ultracain)

Patienten, die eine „Allergie“ gegen Lokalanästhetika in der Anamnese angeben, ohne die spezifische auslösende Substanz benennen zu können, stellen für den Zahnarzt ein echtes Problem dar. Zunächst muß die Art der Reaktion abgeklärt werden. Wenn hieraus auf ein allergisches Geschehen geschlossen werden kann, muß als nächster Schritt versucht werden, das seinerzeit verwendete Präparat zu identifizieren. Kann der Patient dazu keine Angaben machen, muß versucht werden, den damals behandelnden Kollegen zu befragen.

Gelingt dies nicht, hat der Zahnarzt zwei Möglichkeiten: er kann Diphenhydramin, ein Antihistaminikum, als Lokalanästhetikum verwenden oder den Patienten zur Durchführung eines Expositionstests an einen Allergologen überweisen. Häufig stellt die Verwendung von Diphenhydramin (nicht als Fertigpräparat erhältlich) die einfachste Lösung dar. Eine 1%ige Lösung von Diphenhydramin mit Adrenalin in einer Konzentration von 1:100.000 kann von einem Apotheker leicht hergestellt werden; dabei muß jedoch sichergestellt sein, daß kein Methylparaben als Konservierungsstoff zugesetzt wird. Die durchschnittliche Anästhesiedauer dieser Lösung beträgt etwa 30 Minuten. Die Lösung kann sowohl zur Infiltrations- als auch zur Leitungsanästhesie benutzt werden. Für die Leitungsanästhesie am Foramen mandibulare werden zwischen 1 ml und 4 ml benötigt. Manche Patienten berichten nach Leitungsanästhesien am Foramen mandibulare mit 1% Diphenhydramin über Brennen, Schwellungen und/oder Erytheme. Diese Erscheinungen sind nicht schwerwiegend und bilden sich innerhalb von 1 bis 2 Tagen wieder vollständig zurück. Während einer Behandlungssitzung sollten nicht mehr als 50 mg Diphenhydramin verabreicht werden. Diphenhydramin kann auch bei Allergie gegen Lokalanästhetika sowohl vom Ester- als auch vom Amidtyp als Lokalanästhetikum verwendet werden (16).

Der Zahnarzt kann den Patienten aber auch zur weiteren Abklärung an einen Allergologen überweisen. Dort wird in der Regel ein Hauttest und ein Expositionstest vorgenommen. Die meisten Untersucher stimmen darin überein, daß Hauttests

Tabelle 21–11:
Überweisung von Patienten mit bekannter Lokalanästhetikaallergie an einen Allergologen zur Auswahl eines geeigneten Lokalanästhetikums

Patient aufgrund einer früheren, wahrscheinlich allergisch bedingten Reaktion identifiziert:
- Allergie gegen namentlich bekanntes Lokalanästhetikum
- Allergie gegen nicht genau bekanntes Lokalanästhetikum
- Allergie gegen mehrere Lokalanästhetika aus beiden Hauptgruppen

Epikutantest wegen unsicherer Ergebnisse nicht indiziert

Expositionstest

Auswahl und Empfehlung eines geeigneten Lokalanästhetikums aufgrund der Ergebnisse des Expositionstests

Tabelle 21–12:
Vorgehen des Zahnarztes bei Patienten mit Allergie gegen Lokalanästhetika

- Anamneseerhebung bezüglich früherer Reaktionen bei Lokalanästhesien
- Art der früheren Reaktion und Typ des damals verwendeten Lokalanästhetikums feststellen
  - Synkope
  - Allergische Reaktion
    Weichteilschwellung
    Exanthem
    Rhinitis
    Atemnot
- Wenn Beschreibung der Reaktion für allergische Genese spricht:
  - Lokalanästhetikum aus der jeweils anderen Gruppe wählen
    Estertyp - Procain
    Amidtyp - Lidocain, Mepivacain, Articain
  - Aspirieren, wenige Tropfen des alternativen Lokalanästhetikums injizieren und 5 Minuten abwarten; wenn nach dieser Zeit keine Reaktion eintritt, nach erneuter Aspiration die benötigte Menge des Lokalanästhetikums injizieren (dabei dennoch auf Behandlung einer allergischen Reaktion vorbereitet sein).
  - Bei Allergie gegen mehrere Lokalanästhetika und wenn das früher verwendete Lokalanästhetikum nicht identifiziert werden kann, ist die Anwendung von Diphenhydramin als Lokalanästhetikum möglich.
- Beim Vorliegen multipler Allergien und wenn das früher verwendete Lokalanästhetikum nicht identifiziert werden kann, sollte der Patient zur Expositionstestung an einen Allergologen überwiesen werden.

bei Allergien gegen Lokalanästhetika von geringem Nutzen sind, da häufig falsch-positive Ergebnisse resultieren. Aus diesem Grunde wird der Allergologe außerdem eine Expositionstestung vornehmen. Für den Allergologen stellt es eine große Hilfe dar, wenn ihm Proben der in der Praxis benutzten Lokalanästhetika zur spezifischen Testung zur Verfügung gestellt werden (Tab. 21–11).

Basierend auf den anamnestischen Angaben wird ein Lokalanästhetikum ausgewählt, bei dem im Test mit der geringsten Wahrscheinlichkeit eine allergische Reaktion zu erwarten ist. Dies wird in den meisten Fällen ein Lokalanästhetikum aus der Amidgruppe sein, da innerhalb dieser Gruppe in der Regel keine Kreuzallergien auftreten (22). In Zeitabständen von 15 Minuten werden jeweils 0,1 ml einer Testlösung mit ansteigender Konzentration der zu prüfenden Substanz subkutan injiziert. Man beginnt dabei mit einer Verdünnung von 1:10.000 und steigert die Konzentration über 1:1.000, 1:100 und 1:10 bis zur unverdünnten Lösung. Danach werden 0,5 ml und schließlich 1,0 ml der unverdünnten Lösung injiziert. Während der Expositionstestung muß die Möglichkeit zur Behandlung jeder denkbaren Komplikation bestehen (Notfallbereitschaft!). Der Bericht des Allergologen enthält Angaben über das getestete Präparat, die Maximaldosis im Test und das Ausbleiben von Nebenwirkungen. Unter diesen Voraussetzungen kann das getestete und komplikationslos vertragene Lokalanästhetikum bei dem untersuchten Patienten angewendet werden. Das Risiko einer allergischen Reaktion ist dann gegenüber der Gesamtbevölkerung nicht erhöht (14). SCHATZ und GREENBERGER (22) berichten, daß es in ihrem Patientengut keinen Patienten gegeben habe, für den nicht mit Hilfe des Expositionstests ein sicher anwendbares Lokalanästhetikum gefunden werden konnte.

Für die Anwendung eines alternativen Lokalanästhetikums bei einem Patienten mit bekannter Allergie gegen ein Lokalanästhetikum sollte der Zahnarzt folgendes Vorgehen wählen:

1. Nach Aspiration zum Ausschluß einer akzidentellen intravasalen Injektion langsam injizieren,
2. Injektion einiger Tropfen der Lösung ins Gewebe,
3. Nadel herausziehen und 5 Minuten abwarten, ob eine Reaktion eintritt.

Wenn sich keine allergische Reaktion einstellt, kann die benötigte Menge des Lokalanästhetikums injiziert werden. Bei der zweiten Injektion muß dann selbstverständlich erneut aspiriert werden (Tab. 21–12).

21.4.1.2 Penicilline. Die Anwendung von Penicillinen hat in den letzten 30 Jahren weltweit, besonders in den Vereinigten Staaten, enorm zugenommen. Ungefähr 2,5 Millionen Einwohner der Vereinigten Staaten sind gegen Penicillin allergisch. Allergische Reaktionen kommen bei 5% bis 10% der Patienten vor, die Penicillin und verwandte

Medikamente erhalten. Zwischen 0,04% und 0,14% der mit Penicillin behandelten Patienten entwickeln eine anaphylaktische Reaktion, die bei etwa 10% zum Tode führt. Dies bedeutet jährlich zwischen 100 und 300 Todesfälle (5,12,13).

Die Sensibilisierungsgefahr zeigt eine deutliche Abhängigkeit von der Applikationsart: Die orale Gabe führt nur bei etwa 0,1%, die intramuskuläre Injektion bereits bei 1% bis 2%, die lokale Anwendung jedoch bei 5% bis 12% der Patienten zur Sensibilisierung (2,25). Aus diesen Zahlen ergibt sich, daß der Einsatz von Penicillin in Salben zur lokalen Anwendung kontraindiziert ist. Außerdem sollte, wenn möglich, der oralen Gabe der Vorzug gegeben werden. Einige Autoren berichten, daß nach oraler Gabe nicht so schwere Reaktionen auftreten wie nach parenteraler Verabreichung (5,22). IDSOE et al. (13) weisen darauf hin, daß die frühen Daten über Penicillinreaktionen in erster Linie parenterale Anwendungen umfaßten und daher verzerrt sind. Sie vertreten die Meinung, daß beide Wege der Penicillingabe mit dem gleichen Risiko schwerer allergischer Nebenwirkungen behaftet sind. Antikörper gegen Penicillin zeigen eine Kreuzreaktion mit halbsynthetischen Penicillinen und können bei Patienten mit Penicillinallergie schwerste Allgemeinreaktionen hervorrufen. Die halbsynthetischen Penicilline weisen jedoch anscheinend eine geringere Sensibilisierungsrate bei Patienten auf, die bei der Verabreichung keine Penicillinallergie hatten (12). Zur Therapie oraler Infektionen und zur Prophylaxe der infektiösen Endokarditis sollte bei Patienten mit bekannter Penicillinallergie Erythromycin eingesetzt werden.

Hauttests sind zur Ermittlung einer Penicillinallergie wesentlich zuverlässiger als zur Feststellung einer Allergie gegen Lokalanästhetika. Auch diese Tests sind mit einem gewissen Risiko behaftet, so daß der Allergologe auf Komplikationen vorbereitet sein muß. Beim Hauttest auf eine Penicillinallergie müssen beide Abbauprodukte des Penicillins getestet werden. Hierzu werden Penicilloylpolylysin und eine Mischung kleinerer Abbauprodukte benutzt. Wenn beide Substanzen zu negativen Testergebnissen führen, geht man davon aus, daß keine Penicillinallergie vorliegt. Wenn der Patient auf eine oder beide Substanzen positiv reagiert, muß von einer Penicillinallergie ausgegangen werden, so daß sich die Anwendung von Penicillinen bei dem Probanden verbietet (12). Bei Patienten mit positiver Hautreaktion auf die Mischung kleinerer Abbauprodukte treten häufiger anaphylaktische Reaktionen auf als bei Patienten mit positiver Hautreaktion auf Penicilloylpolylysin (12).

Allergische Reaktionen auf Penicillin können vermieden werden, indem bei Patienten mit bekannter Penicillinallergie kein Penicillin gegeben wird. Auch Substanzen, bei denen Kreuzallergien auftreten können, müssen vermieden werden. Dazu gehören Ampicillin, Carbenicillin und Methicillin (12). Bei Cephalosporinen ist in 5% bis 10% der Fälle von Penicillinallergien mit einer Kreuzallergie zu rechnen. Sie können aber gegeben werden, wenn bei einem Patienten nach einer früheren Penicillingabe nur eine leichte Reaktion eingetreten ist (12).

Patienten, bei denen keine Penicillinallergie bekannt ist, können bei entsprechender Indikation mit Penicillinen behandelt werden. Nach Möglichkeit sollte die orale Gabe gewählt werden. Der Patient sollte möglichst nach der ersten Dosis noch 30 Minuten beobachtet und darauf hingewiesen werden, sofort ärztliche Hilfe in Anspruch zu nehmen, falls er nach dem Verlassen der Zahnarztpraxis Symptome einer allergischen Reaktion bemerkt (Tab. 21–13).

21.4.1.3 Analgetika. Azetylsalizylsäure kann zu gastrointestinalen Störungen führen, die vermieden werden können, wenn das Medikament mit Speisen oder einem Glas Milch eingenommen wird. Symptome dieser Störung sind Sodbrennen, Übelkeit, Erbrechen oder gastrointestinale Blutungen. Azetylsalizylsäure sollte bei Ulzera, Gastritis oder Hiatushernien nicht gegeben werden und bei Erkrankungen, die zu einer Prädisposition für Übelkeit, Erbrechen, Dyspepsie oder Magenulzera führen, mit Vorsicht angewendet werden. Außerdem

Tabelle 21–13:
Maßnahmen zur Vorbeugung allergischer Reaktionen auf Penicilline

Notfallset zur Behandlung allergischer Reaktionen bereithalten
Anamneseerhebung bei allen Patienten einschließlich: — frühere Penicillinanwendungen — Reaktionen auf Penicilline — Allergische Reaktionen auf andere Agenzien
Keine Anwendung von Penicillinen bei Patienten, die früher bereits Reaktionen entwickelt haben
Aufklärung des Patienten vor der Gabe von Penicillinen
Keine lokale Anwendung von Penicillinen
Keine penicillinasefesten Penicilline anwenden, wenn keine Infektion mit penicillinasebildenden Staphylokokken vorliegt
Nach Möglichkeit Oralpenicilline verordnen
Zur Injektion von Penicillinen Einwegspritzen verwenden
Patienten nach Verabreichung der ersten Penicillindosis 30 Minuten in der Praxis bleiben lassen
Patienten über die Symptome einer allergischen Reaktion auf Penicilline aufklären und ihn anweisen, einen Arzt aufzusuchen, falls diese auftreten

ist bekannt, daß Azetylsalizylsäure eine Verlängerung der Prothrombinzeit und eine Hemmung der Thrombozytenaggregation bewirkt. Dies bleibt jedoch im allgemeinen ohne klinische Bedeutung, wenn nicht gleichzeitig hämorrhagische Diathesen oder Magenulzera vorliegen. Bei solchen Patienten sollte Azetylsalizylsäure möglichst vermieden werden. Viele Menschen, man schätzt etwa 2 von 1.000, sind gegen Salizylate allergisch (12). Allergische Reaktionen auf Azetylsalizylsäure können ernster Natur sein. Letale Ausgänge wurden beobachtet (12).

Azetylsalizylsäure kann bei manchen Asthmatikern schwere Reaktionen hervorrufen. Diese Patienten reagieren in gleicher Weise auf andere nichtsteroidale Antiphlogistika, die eine Hemmung der Cyclooxygenase, des Schlüsselenzyms für die Bildung von Prostaglandinen aus Arachidonsäure, bewirken. Die typische Reaktion führt zu akuten Bronchospasmen, Rhinorrhoe und Urtikaria. Bei den meisten Asthmatikern, die auf nichtsteroidale Antiphlogistika reagieren, liegen Nasenpolypen vor, während keine IgE-vermittelten Allergien gegen Inhalationsallergene bestehen. Der Mechanismus dieser Reaktion scheint nicht allergischer Natur zu sein, ist aber noch nicht aufgeklärt (20).

Der Zahnarzt muß beachten, daß zahlreiche Analgetika Kombinationspräparate sind und Azetylsalizylsäure oder andere Salizylate enthalten (Tab. 21–14). Diese Präparate dürfen bei Patienten, die durch Nebenwirkungen von Azetylsalizylsäure und anderen Salizylaten gefährdet sein könnten, nicht verordnet werden.

Heute steht eine Vielzahl von nichtsteroidalen Antiphlogistika zur Verfügung (Tab. 21–15). Die meisten dieser Medikamente können gastrointestinale Beschwerden auslösen. Die nichtsteroidalen Antiphlogistika sind ebenfalls Hemmstoffe der Prostaglandinsynthese, der Thrombozytenaggregation und der Prothrombinsynthese. Außerdem besteht bei den meisten das Potential einer Kreuzreaktion bei Patienten, die eine asthmaartige Reaktion auf Azetylsalizylsäure zeigen. Nichtsteroidale Antiphlogistika sollten bei bestimmten Asthmatikern, Patienten mit Ulzera oder hämorrhagischen Diathesen sowie während Schwangerschaft und Stillzeit nicht angewendet werden (12).

Tabelle 21–14:
Analgetika-Kombinationspräparate, die Azetylsalizylsäure oder andere Salizylate enthalten (Aufzählung ohne Anspruch auf Vollständigkeit)

Contraneural N
dolomo TN
Dolviran
Fortalidon N
Gelonida NA
Praecimed N
Treupel-N

Tabelle 21–15:
In der Zahnheilkunde angewendete nichtsteroidale Antiphlogistika (Aufzählung ohne Anspruch auf Vollständigkeit)

Ibuprofen
Fenoprofen
Naproxen
Phenylbutazon
Indometacin
Tolmetin

Kodein ist ein in der Zahnheilkunde häufig eingesetztes, zentral wirkendes Analgetikum. Analgetisch wirksame Dosen von Kodein können Übelkeit, Erbrechen und Obstipation hervorrufen. Miosis und renale, hepatische, kardiovaskuläre und bronchiale Nebenwirkungen sind bei der Gabe therapeutischer Dosen von Kodein nicht wahrscheinlich. Die meisten beschriebenen Nebenwirkungen von Kodein sind nichtallergische gastrointestinale Manifestationen; diese können jedoch so schwerwiegend sein, daß von der Anwendung von Kodein bei bestimmten Patienten abgesehen werden muß. Alternativ einsetzbare Analgetika lassen sich jeweils unter Zuhilfenahme von aktuellen Lehrbüchern der Pharmakologie oder in Medikamentenlisten finden.

21.4.1.4 Sonstige Erkrankungen. Allergiepatienten, die mit Kortikosteroiden behandelt werden, sollten entsprechend den Richtlinien in Kapitel 18 betreut werden. Bei Transplantationspatienten sollte eine Antibiotikaprophylaxe gegen postoperative Infektionen erfolgen, falls chirurgische Eingriffe vorgenommen werden.

Im Rahmen der zahnärztlichen Betreuung asthmakranker Patienten muß vor allem dem Auftreten schwerer Asthmaanfälle in der Praxis vorgebeugt werden. Außerdem müssen eventuelle Anfälle behandelt werden. Einige wichtige pharmakologische Grundsätze müssen beachtet werden (1; s. Kap. 10)

21.4.2 Modifikationen der Behandlungsplanung

Die meisten Allergiker können jede indizierte zahnärztliche Behandlung erhalten, solange die auslösenden Antigene vermieden werden. Bei Patienten, die mit Steroiden behandelt werden, können zusätzliche Maßnahmen erforderlich sein.

21.4.3 Orale Komplikationen

Humorale allergische Reaktionen können Ursache oraler Läsionen sein. In der Mundhöhle und ihrer

Umgebung können sich atopische Reaktionen auf verschiedene Nahrungsmittel, Medikamente oder Anästhetika entwickeln. Diese Reaktionen sind meist durch Urtikaria und Schwellung charakterisiert (angioneurotisches Ödem; Abb. 21–2). Es handelt sich um sehr schnelle Gewebsreaktionen, deren Läsionen in der Regel kurze Zeit nach dem Antigenkontakt entstehen. Durch Transsudation aus den umliegenden Gefäßen entsteht eine schmerzfreie Schwellung des Weichgewebes. Juckreiz und Brennen können hinzukommen. Die Läsionen bleiben meist 1 bis 3 Tage bestehen und bilden sich dann spontan zurück.

Die Stomatitis medicamentosa ist ein Krankheitsbild, das nach Kontakt mit verschiedenen Nahrungsmitteln, Medikamenten oder anderen Substanzen, die in den Mund gelangen, gefunden werden kann (10; Abb. 21–3). Die Reaktion tritt relativ schnell, meist innerhalb von 24 Stunden nach dem Antigenkontakt, auf. Die Gewebsreaktion ist durch Erytheme, Exantheme und/oder Ulzerationen charakterisiert. Der genaue Mechanismus der Allergie ist noch nicht endgültig geklärt, wenn auch vieles für eine Immunkomplexreaktion als Ursache spricht. Manche Fälle von Stomatitis aphthosa und Erythema multiforme könnten eine allergische Immunkomplexreaktion darstellen.

Eine Kontaktstomatitis kann sich nach dem Einbringen von verschiedenen Legierungen, Prothesenwerkstoffen, Zahnpasten oder Kosmetika (Lippenstift, Gesichtscreme, Puder) in die Mundhöhle entwickeln (10). Legierungen, wie sie zur Herstellung von Teilprothesen verwendet werden, können auf folgende Weise eine Kontaktstomatitis auslösen: Die Korrosion des Metalls führt zur Freisetzung von Ionen, die die Mundschleimhaut penetrieren. Diese Ionen verbinden sich mit Gewebseiweißen zu Antigenkomplexen, die zu lymphatischen Geweben transportiert werden. Dort bewirkt der Antigenkomplex die Sensibilisierung von Lymphozyten, die anschließend in den Kreislauf gelangen. Wenn diese Lymphozyten die Mundschleimhaut erreichen, können sie mit neugebildeten Antigenen reagieren, woraus eine Gewebsdestruktion mit Exanthemen, Vesikeln und Ulzerationen resultiert. Man vermutet, daß manche Fälle von Stomatitis aphthosa (Abb. 21–4) durch Kontaktallergien gegen Nahrungsmittel, Dentalprodukte und Kosmetika verursacht werden (Tab. 21–16).

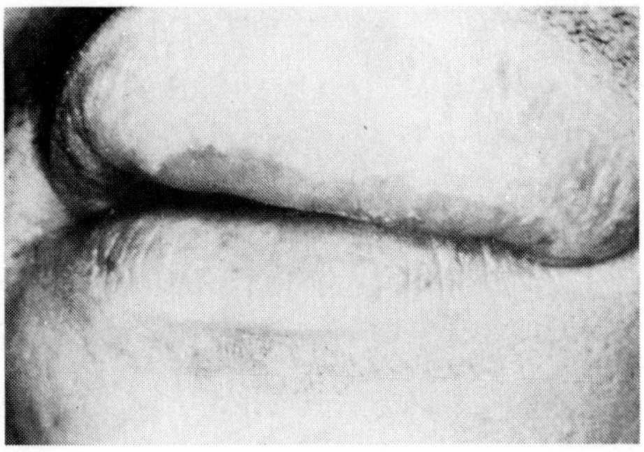

Abbildung 21–2:
Angioneurotisches Ödem der Oberlippe, das kurz nach der Injektion eines Lokalanästhetikums auftrat.

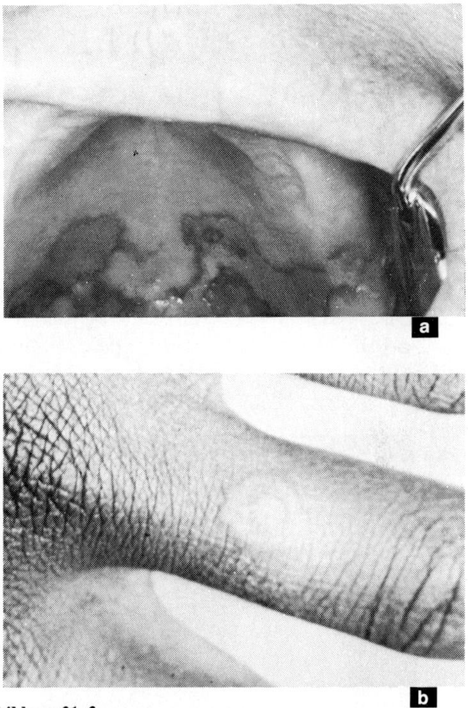

Abbildung 21–3:
Erythema exsudativum multiforme, das sich nach oraler Gabe eines Medikamentes zur Behandlung einer oralen Infektion entwikkelte. **a:** Ulzeration der Gaumenschleimhaut. **b:** Läsion am Finger.

21.4.4
Behandlung allergischer Reaktionen

Der Zahnarzt sollte jeden seiner Patienten bei der Anamneseerhebung nach früheren allergischen Reaktionen fragen. Wenn ein Patient eine Allergie gegen Medikamente oder Materialien, die im Zuge der zahnärztlichen Behandlung eingesetzt werden könnten, angibt, sollte dies unmißverständlich in der Behandlungskarte vermerkt werden. Jeder weitere Kontakt bzw. jede erneute Anwendung des Antigens bei diesem Patienten muß vermieden werden (Abb. 21–5).

Auch wenn der Zahnarzt diese Vorkehrungen getroffen hat, können bei seinen Patienten allergische Reaktionen auftreten. In den meisten Fällen wird es sich um leichtere Reaktionen handeln, die keineswegs eine Notfallsituation darstellen; es ist jedoch auch mit schweren, lebensbedrohlichen Zu-

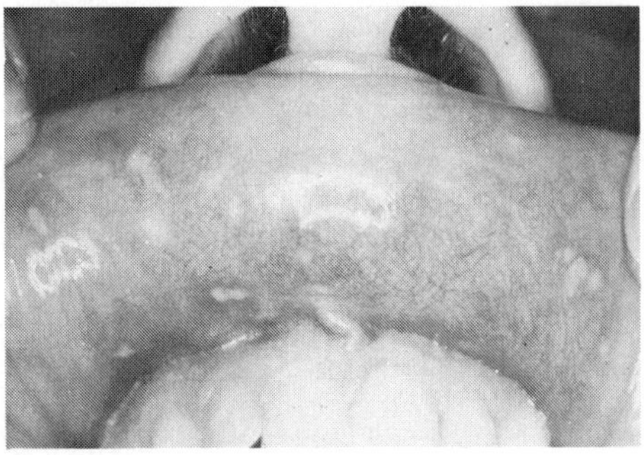

Abbildung 21-4:
Patient mit Stomatitis aphthosa, bei dem eine Allergie gegen die von ihm verwendete Zahnpasta festgestellt wurde

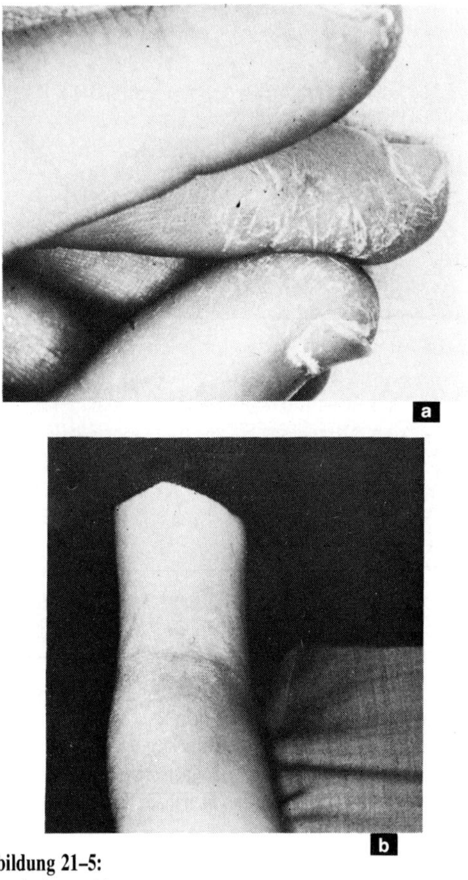

Abbildung 21-5:
Kontaktdermatitis.
a: Finger eines Zahnarztes, bei dem sich eine Allergie gegen Procain entwickelt hatte. **b:** Seifenallergie

ständen zu rechnen. Der Zahnarzt muß darauf vorbereitet sein, jede dieser Situationen zu beherrschen. Hat er es mit einer leichten allergischen Reaktion zu tun, die keinen Notfall darstellt, sollte der Zahnarzt zunächst versuchen, das auslösende

Tabelle 21-16:
Kontaktstomatitis

Grundlagen der Reaktion
- Antigenkontakt
- Thymusabhängige Lymphozyten werden beim ersten Antigenkontakt sensibilisiert
- Erneuter Antigenkontakt führt zur Freisetzung von Lymphokinen aus den sensibilisierten Lymphozyten - die Lymphokine bewirken eine Gewebszerstörung
- Verzögerte klinische Manifestation - 48 bis 72 h

Therapie
- Antigen ermitteln
- Weiteren Kontakt mit auslösenden Antigenen vermeiden
- Lokal Kortikosteroide

Agens herauszufinden und jede weitere Exposition des Patienten zu verhindern. Gleichzeitig sollte er die Behandlung der bereits vorhandenen Läsionen einleiten.

Im folgenden wird zunächst die Behandlung der häufigsten nicht lebensbedrohlichen allergischen Reaktionen beschrieben.

21.4.4.1 Stomatitis medicamentosa. Die Reaktionen, die zu einer Stomatitis medicamentosa führen, werden dem humoralen Immunsystem zugeordnet und könnten eine allergische Reaktion vom Immunkomplextyp darstellen. Das Erythema exsudativum multiforme könnte eine solche Ätiologie besitzen. Bei etwa der Hälfte aller Patienten mit einem Erythema exsudativum multiforme wird ein prädisponierender Faktor wie ein Medikament oder eine Herpes-simplex-Infektion im Zusammenhang mit dem Ausbruch der Erkrankung festgestellt (8,24). Sulfonamide sind die Medikamentengruppe, die am häufigsten mit dem Auftreten eines Erythema exsudativum multiforme in Verbindung steht. Auch bei den Sulfonylharnstoff-Verbindungen, die wegen ihrer blutzuckersenkenden Wirkung

Tabelle 21-17:
Stomatitis medicamentosa

Tritt meist innerhalb von 24 Stunden nach Antigenkontakt auf

Symptome:
- Erythem
- Exanthem
- Ulzeration

Therapie:
- Lokal Kortikosteroide
- In schweren Fällen systemisch Kortikosteroide
- Antigen ermitteln
- Weiteren Kontakt mit auslösenden Antigenen vermeiden

zur Behandlung mancher Diabetesformen eingesetzt werden, wurde ein Zusammenhang mit dem Entstehen eines Erythema exsudativum multiforme beobachtet. Viele Patienten mit einem Erythema exsudativum multiforme können symptomatisch behandelt werden. Dazu können milde Mundspülungen (Natriumbikarbonat in warmem Wasser gelöst), Diphenhydramin-Sirup und/oder Triamcinolon-Acetonid als Haftsalbe (z.B. Volon A Haftsalbe) angewendet werden (Tab. 21–18). In schwereren Fällen müssen systemisch Kortikosteroide gegeben werden (weitere Therapieempfehlungen finden sich in Anhang A).

Wenn der Verdacht besteht, daß eine bestimmte Substanz zur Auslösung der Erkrankung beiträgt, muß jeder weitere Kontakt vermieden werden.

21.4.4.2 Kontaktstomatitis. Die Kontaktstomatitis ist in den meisten Fällen eine allergische Reaktion vom Spättyp, die mit dem zellulären Immunsystem in Zusammenhang steht. Weil die Reaktion bei der Kontaktstomatitis erst mit einiger Verzögerung nach dem Antigenkontakt auftritt, muß der Zahnarzt nach Materialien fahnden, mit denen der Patient 2 bis 3 Tage vor dem Erscheinen der Läsionen in Berührung gekommen ist (6). Das Antigen kann in einer Vielfalt von Materialien, z.B. Dentalwerkstoffen, Mundwässern, Lippenstiften, Gesichtspudern usw., gefunden werden. In vielen Fällen ist keine weitere Behandlung erforderlich, wenn es einmal gelungen ist, das auslösende Antigen ausfindig zu machen und eine erneute Exposition zu vermeiden. Beim Vorliegen von schweren oder hartnäckigen Gewebsläsionen sollten lokal Kortikosteroide angewendet werden. Dazu eignet sich vor allem Triamcinolon-Acetonid in einer Haftgrundlage (vgl. Anhang A).

Tabelle 21–18:
Symptomatische Behandlung multipler oraler Ulzerationen

Maßnahme	Ziel
Milde Mundspülung – ein Teelöffel Natriumbikarbonat auf ein Glas warmes Wasser	Reinigung der Ulkusoberflächen
Mit einem Teelöffel Diphenhydramin-Saft (z.B. Benadryl) 1 bis 2 Minuten spülen, dann schlucken. 5 ml enthalten 12,5 mg Diphenhydramin	Diphenhydramin bewirkt eine Oberflächenanästhesie und lindert die Schmerzen
Haftsalbe auf Läsionen im Bereich von Mundboden und Umschlagfalte auftragen	Schutz der ulzerierten Flächen von Irritationen
Blande Diät verordnen	Schutz der ulzerierten Flächen vor Irritationen
Behandlung viermal täglich durchführen	Schutz der ulzerierten Flächen vor Irritationen

Von verschiedenen zahnärztlichen Werkstoffen wurde berichtet, daß sie allergische Reaktionen auslösen können. Bei Frauen jenseits der Menopause wurde das Auftreten von allergischen Reaktionen vom Spättyp auf Kunststoffe für die Herstellung von Provisorien und Abdruckmaterialien, die einen aromatischen Sulfonsäureester als Katalysator enthalten (z.B. Impregum, Scutan), beobachtet. Die Reaktion äußerte sich in Form von Ulzera und Gewebsnekrosen, deren Ausmaß mit jeder Exposition zunahm (6,7).

In seltenen Fällen wurden allergische Reaktionen auf Composite-Materialien gefunden (18). Auch Acrylat-Monomere, wie sie zur Herstellung von Prothesen verwendet werden, können Ursache allergischer Reaktionen sein (9); die überwiegende Mehrzahl der Schleimhautveränderungen unter Prothesen ist jedoch durch Traumen und nachfolgende Infektion durch Bakterien oder Pilze bedingt (9). Ferner werden allergische Reaktionen auf Gold, Nickel und Quecksilber beobachtet, die Erytheme und Ulzerationen zur Folge haben (5,26).

Wenn bestimmte Substanzen im Verdacht stehen, orale allergische Reaktionen auszulösen, kann der Zahnarzt diese im Mund testen. Die orale Schleimhauttestung (Epimukosatest) wird durchgeführt, indem man die als auslösendes Antigen verdächtigte Substanz in Kontakt mit der Schleimhaut bringt und über einen bestimmten Zeitraum beobachtet, ob sich eine Reaktion (Erythem, Schorfbildung oder Ulzeration) einstellt, die auf eine Allergie gegen die Testsubstanz hinweist. In den meisten Fällen ist nicht vor Ablauf von 48 bis 72 Stunden mit einer sichtbaren Reaktion zu rechnen. Für die Schleimhauttestung wurden verschiedene Techniken beschrieben. So wurde vorgeschlagen, die Testsubstanz mit Hilfe eines Gummisaugnapfes auf die Wangenschleimhaut aufzubringen und regelmäßig zu kontrollieren, ob sich unter dem Saugnapf ein Erythem oder eine Ulzeration gebildet hat. Bei einer anderen Technik wird die als Allergen verdächtigte Substanz in eine Vertiefung auf der Palatinalseite einer Gaumenplatte plaziert. Die Platte wird eingesetzt und hält die Testsubstanz in Schleimhautkontakt. Eine weitere Möglichkeit besteht darin, die Testsubstanz mit einer Trägersubstanz (z.B. Orabase) zu vermischen, diese Masse in der Umschlagfalte zu applizieren und regelmäßig die Schleimhautreaktion zu kontrollieren. Alternativ kann das Antigen auch in einem Haftspray aufgebracht werden. Epikutantest und Schleimhauttest sind nicht absolut narrensicher. Die Ergebnisse dieser Verfahren sind bei bestimmten Patienten zuverlässig. In manchen Fällen können die Gewebsreaktionen auch traumatisch bedingt sein. In anderen Fällen wiederum zeigt sich im Test keine Gewebsreaktion, obwohl der Patient in Wirklichkeit allergisch gegen die Testsubstanz ist.

Bei Patienten, die an einer rezidivierenden Stomatitis aphthosa potentiell allergischer Genese leiden, müssen alle Substanzen, einschließlich Nahrungsmittel, Kosmetika, Zahnpasta usw., die der Patient benutzt hat, ermittelt werden. Die in Frage kommenden Produkte werden eines nach dem anderen substituiert, um zu beobachten, ob sich die Läsionen zurückbilden. Wenn die Läsionen verschwinden, kann das so ermittelte Agens noch einmal benutzt werden, um festzustellen, ob es erneut Läsionen auslöst. Ist dies der Fall, gilt die Diagnose als gesichert. Der Patient sollte die Substanz nicht mehr verwenden (Tab. 21–19).

21.4.4.3 Lichenoides Arzneimittelexanthem. Es wurde beobachtet, daß manche Patienten mit Haut- und/oder Schleimhautläsionen, die identisch mit denen eines Lichen planus waren, vor dem Auftreten der Veränderungen bestimmte Medikamente eingenommen hatten. Nach Absetzen der Medikamente bildeten sich diese Läsionen bei den meisten Patienten innerhalb weniger Tage, bei den übrigen innerhalb einiger Wochen vollständig zurück. Lichenoide Exantheme wurden am häufigsten im Zusammenhang mit Mykiden, Levantine und Chinidin-Derivaten gefunden. In einigen Fällen wurde ein Zusammenhang mit anderen auslösenden Agenzien wie Thiaziden, Methyldopa oder Photochemikalien (z.B. p-Phenylendiamin) aufgedeckt (8,27). Die histologische Untersuchung von Biopsiematerial aus den lichenoiden Läsionen zeigt ein mikroskopisches Bild, das einem Lichen planus entspricht, wobei zusätzlich eosinophile Granulozyten im subepithelialen Infiltrat zu finden sind (8). Einiges spricht für eine Beziehung dieser Veränderungen zum zellulären Immunsystem, so daß sie der Kontaktstomatitis zugeordnet werden könnten. Die Pathogenese dieser Reaktion ist jedoch noch nicht bekannt.

Tabelle 21–19:
Substanzen, die eine allergische Stomatitis verursachen können

Antigen	Häufige Beispiele
Topische Medikamente	Antibiotikahaltige Lutschtabletten, Benzocain
Systemische Medikamente	Antibiotika, Sulfonamide
Metalle	Nickel, Gold, Quecksilber
Zahnputzmittel, Mundwässer	Phenolische Verbindungen wie Öle und Parabene; Antiseptika und Adstringenzien; Geschmackskorrigenzien
Detergenzien	Seifen und Handwaschmittel, die in der Zahnarztpraxis verwendet werden
Zahnärztliche Werkstoffe und Materialien	Abdruckmassen, Acrylat-Monomere, Latex
Nahrungsmittel	Schalentiere, Beeren, Kaugummi

Tabelle 21–20:
Orale und periorale atopische Reaktionen

Angioneurotisches Ödem (Quincke-Ödem)
— Auftreten kurz nach Antigenkontakt
— Schmerzlose Schwellung
— Gelegentlich Jucken oder Brennen
— Veränderung bleibt 1 bis 3 Tage bestehen

Therapie
— Reaktion betrifft nicht Zunge, Pharynx oder Larynx; keine Atemnot: viermal täglich 50 mg Diphenhydramin, bis die Schwellung zurückgeht
— Reaktion betrifft auch Zunge, Larynx oder Pharynx; Atemnot:
0,5 ml Adrenalin (1:1000) i.m oder s.c. injizieren
Sauerstoff
Wenn keine unmittelbare Gefahr mehr besteht: viermal täglich 50 mg Diphenhydramin, bis die Schwellung zurückgeht

21.4.4.4 Urtikaria. Urtikarielle Reaktionen entwikkeln sich rascher als die Kontaktreaktionen und stellen eine humorale Immunantwort dar. Als Antigene kommen in den meisten Fällen Medikamente in Frage, wenngleich auch zahlreiche andere Agenzien und Materialien als Antigene fungieren können. Bei leichten, nicht lebensbedrohlichen Reaktionen sollten orale Antihistaminika gegeben werden. Hierzu wird Diphenhydramin (50 mg oral alle 4 Stunden) empfohlen (3; vgl. Anhang A). Auch bei einer urtikariellen Reaktion sollte das auslösende Antigen ermittelt und der Patient darauf hingewiesen werden, daß er jeden weiteren Kontakt mit der entsprechenden Substanz vermeiden sollte (Tab. 21–20).

Bei allen bisher aufgeführten allergischen Reaktionen sollte der Patient an einen Allergologen überwiesen werden, wenn die Reaktion ernsterer Natur ist oder länger anhält.

21.4.4.5 Behandlung schwerer allergischer Reaktionen. Bei manchen Patienten kann eine besonders schwere allergische Reaktion auftreten. In einer solchen Notfallsituation sollte der Zahnarzt folgende Erstmaßnahmen treffen (3):
— Patienten in Kopftieflage oder liegende Position bringen
— Sicherstellen, daß der Atemweg frei ist
— Sauerstoff atmen lassen

— Notruf sowie Maßnahmen zur Atmungs- und Kreislaufunterstützung vorbereiten. Neben Atmungsfrequenz und -tiefe müssen auch die übrigen Vitalfunktionen des Patienten überwacht werden.

In den meisten Fällen wird es sich bei den Reaktionen während der zahnärztlichen Behandlung um einfache Synkopen handeln, die mit den oben genannten Maßnahmen leicht beherrscht werden können. Der Zahnarzt kann den Patienten zusätzlich an Salmiakgeist riechen lassen, weil dadurch die Spontanatmung des Patienten reflektorisch stimuliert wird.

Wenn durch diese Erstmaßmahmen keine deutliche Besserung erreicht wird und tatsächlich ein allergisches Geschehen vorliegt, handelt es sich entweder um eine ödematöse oder um eine anaphylaktische Reaktion.

Falls eine (humorale) allergische Reaktion vom Soforttyp zu einem Ödem der Zunge, der Pharynxgewebe oder des Larynx geführt hat, muß der Zahnarzt zusätzliche Notfallmaßnahmen einleiten, um den Tod durch respiratorische Insuffizienz zu verhindern. Wenn der Patient auf die Erstmaßnahmen nicht angesprochen hat und an akuter Atemnot leidet, sollte der Zahnarzt folgendermaßen vorgehen (3):

— Injektion von 0,5 ml Adrenalinlösung (1:1.000) i.m. (Zunge) oder s.c.
— Wenn erforderlich, Atmung durch Mund-zu-Mund- oder Maskenbeatmung unterstützen; dabei überprüfen, ob am Thorax Atemexkursionen zu beobachten sind.
— Karotis- oder Femoralispuls überprüfen; wenn kein Puls tastbar ist, muß mit der externen Herzmassage begonnen werden.
— Zu diesem Zeitpunkt muß ein benachbarter Arzt oder der Notarzt gerufen worden sein (Tab. 21–20, 21–22).

21.4.4.6 Anaphylaxie. Eine anaphylaktische Reaktion setzt innerhalb von Minuten ein. Die Symptome einer anaphylaktischen Reaktion sind in Tabelle 21–21 aufgeführt. Im Gegensatz zur ödematösen Reaktion, bei der sich zuerst die Atemnot einstellt, tritt bei der anaphylaktischen Reaktion bereits frühzeitig eine kombinierte Atem- und Kreislaufdepression auf. Der anaphylaktische Schock führt oft zum Tode, wenn nicht sofort wirksam eingegriffen wird. Da sich diese Reaktion innerhalb weniger Minuten nach dem Antigenkontakt entwickelt, sollte der Zahnarzt folgende Schritte einleiten (3; Tab. 21–22):

— Sofort ärztliche Hilfe anfordern lassen,
— Patienten in liegende Position bringen,
— Sicherstellen, daß der Atemweg frei ist,
— Sauerstoff atmen lassen,
— Karotis- oder Femoralispuls und Atmung überprüfen; wenn kein Puls tastbar ist und eine Atemdepression vorliegt:
Injektion von 0,5 ml Adrenalinlösung (1:1.000) i.m. (Zunge) oder s.c. bzw. langsame i.v.-Injektion von 0,5 ml Adrenalinlösung (1:1.000),
Externe Herzmassage,
— Mund-zu-Mund-Beatmung,
— Bei ausbleibender Wirkung wiederholte Adrenalininjektion.

Tabelle 21–21:
Symptome anaphylaktischer Reaktionen

Brennen am weichen Gaumen
Übelkeit, Erbrechen
Infrasternales Druckgefühl
Dyspnoe
Hypotonus
Pruritus
Urtikaria
Larynxödem
Bronchospasmen
Herzrhythmusstörungen

Tabelle 21–22:
Anaphylaxie

Grundlagen der Reaktion
— Erster Antigenkontakt führt zur Bildung von Antikörpern in Plasmazellen
— IgE-Antikörper zirkulieren in der Blutbahn
— Antikörper werden an Mastzellen in der Umgebung der glatten Bronchialmuskulatur fixiert
— Erneuter Antigenkontakt hat die Bildung von Antigen-Antikörper-Komplexen zur Folge
— Antigen-Antikörper-Komplexe bewirken den Untergang von Mastzellen unter Histaminfreisetzung
— Kontraktion der glatten Muskulatur, Flüssigkeitsaustritt aus den Gefäßen usw.
— Akute Atemnot und Kreislaufversagen, evtl. innerhalb von Minuten

Therapie
— Sofort Arzt rufen
— Patienten in liegende Position bringen
— Atemweg freimachen
— Sauerstoff
— Puls, Blutdruck und Atmung überprüfen
Wenn nicht mehr feststellbar, 0,5 ml Adrenalin (1:1000) i.m. (Zunge) injizieren
Falls erforderlich: kardiopulmonale Reanimation
Falls keine Wirkung eintritt, nach 5 min erneut 0,5 ml Adrenalin injizieren

21.5 Zahnärztliche Notfallbehandlung

Bei Allergikern kann jede indizierte zahnärztliche Notfallbehandlung durchgeführt werden, wenn die auslösenden Antigene vermieden werden. Besondere Vorbereitungen sind bei Patienten erforderlich, die mit Kortikosteroiden behandelt werden. Patienten mit beeinträchtigter Immunantwort sollten antibiotisch abgeschirmt werden.

21.6 Literatur

1. Aaronson, D.W., Rosenberg, M.: Asthma, general concepts. In Patterson, R., et al. (Hrsg.): Allergic diseases, ed. 9. Philadelphia 1985, J.B. Lippincott Co.
2. American Dental Association: Accepted dental therapeutics. Chicago 1986, The Association
3. Bickley, H.C.: Practical concepts in human disease. Baltimore 1974, The Williams & Wilkins Co., 60–79
4. Criep, L.H.: Allergy and clinical immunology. New York 1976, Grune & Stratton, Inc., 507–529
5. Czarnetzki, B.M.: Urticaria. Berlin 1986, Springer-Verlag
6. Dahl, B.L.: Tissue hypersensitivity to dental materials. J. Oral Rehabil. **5,** 117–120 (1978)
7. Duxbury, A.J., Turner, E.P., Watts, D.C.: Hypersensitivity to epimine containing dental materials. Br. Dent. J. **147,** 331–333 (1979)
8. Eversole, L.R.: Allergic stomatitides. J. Oral Med. **34,** 93–102 (1979)
9. Fernstrom, A.I.: Location of the allergenic monomer in warm-polymerized acrylic dentures, Part I. Swed. Dent. J. **4,** 253–260 (1980)
10. Giovannitti, J.A.: Assessment of allergy to local anesthetics. J. Am. Dent. Assoc. **98,** 701–706 (1979)
11. Greenberg, M.S.: Drug allergy, dental correlations. In Rose, L.F., Kaye, D. (Hrsg.): Internal medicine for dentistry. St. Louis 1983, The C.V. Mosby Co.
12. Holroyd, S.V., Wynn, R.L.: Clinical pharmacology in dental practice, ed 4. St. Louis 1987, The C.V. Mosby Co.
13. Idsoe, O., et al.: Nature and extent of penicillin side-reactions, with particular reference to fatalities from anaphylactic shock. Bull. WHO **38,** 159–188 (1968)
14. Incando, G., et al.: Administration of local anesthetics to patients with a history of prior adverse reaction. J. Allergy Clin. Immunol. **61,** 339–345 (1978)
15. Larson, C.E.: Methylparaben, an overlooked cause of local anesthetic hypersensitivity. Anesth. Prog. **24,** 72–74 (1977)
16. Malamed, S.F.: Diphenhydramine hydrochloride, its use as a local anesthetic in dentistry. Anesth. Prog. **20,** 76–82(1973)
17. Milan, S.B., Giovannitti, J.A., Bright, D.: Hypersensitivity to amide local anesthetics? Oral Surg. **56,** 593–596 (1983)
18. Nathanson, D.: Delayed extra-oral hypersensitivity to dental composite materials. Oral Surg. **47,** 329–333 (1979)
19. Norman, P.S., Lichtenstein, L.M.: Immune responses in man. In Harvey, A. (Hrsg.): Osler's the principles and practice of medicine, ed. 21. New York 1979, Appleton-Century-Crofts, 1317–1324
20. Reed, C.E.: Drug allergy. In Wyngarrdin, J.B., Smith, L.H. (Hrsg.): Cecil textbook of medicine, ed. 17. Philadelphia 1985, W.B. Saunders Co.
21. Reuben, B.M.: A current practical review of local anesthesia. Dent. Surv. **56,** 38–43 (1980)
22. Schatz, M. Greenberger, P.A.: Drug allergy. In Patterson, R., et al. (Hrsg.): Allergic diseases, ed. 9. Philadelphia 1985, J.B. Lippincott Co.
23. Seng, G.F., Gay, B.J.: Dangers of sulfites in dental local anesthetic solutions: warning and recommendations. J. Am. Dent. Assoc. **113,** 769–770 (1986)
24. Shafer, W.G., Hine, M.K., Levy, B.M.: A textbook of oral pathology, ed. 3. Philadelphia 1974, W.B. Saunders Co.
25. Weinstein, L.: Chemotherapy of microbial diseases. In Goodman, L.S., Gilman, A. (Hrsg.): The pharmacological basis of therapeutics, ed. 5. New York 1975, Macmillan Publishing Co., Inc., 1090–1224
26. Wiesenfeld, D., et al.: Allergy to dental gold. Oral Surg. **57,** 158–160 (1984)

22 Hämorrhagische Diathesen

22.1 Einleitung

Eine Vielzahl von zahnärztlichen Behandlungsmaßnahmen kann zu Blutungen führen. Unter normalen Umständen stellt dies für den Patienten nur ein sehr geringes Risiko dar. Patienten, deren Blutstillung beeinträchtigt ist, können allerdings hochgradig gefährdet sein, wenn der Zahnarzt das Problem nicht vor Beginn der Behandlung erkennt. In den meisten Fällen kann durch geeignete Schritte das Risiko bei der zahnärztlichen Behandlung deutlich reduziert werden, wenn Patienten mit einer Blutungsneigung rechtzeitig identifiziert werden.

Dieses Kapitel soll dem Zahnarzt einen Überblick über die Mechanismen der Blutstillung verschaffen, häufige Ursachen von Blutungsneigungen darstellen, ein Vorgehen zum Erkennen möglicher Blutungsneigungen vorschlagen und schließlich allgemein die Betreuung von Patienten mit erkannten hämorrhagischen Diathesen beschreiben.

22.2 Allgemeine Beschreibung

22.2.1 Epidemiologie

Die meisten Blutungsneigungen sind iatrogener Art, entstehen also durch ärztliche Behandlungen. Bei jedem der zahlreichen Patienten, die Kumarinpräparate zur Thromboseprophylaxe einnehmen, können Probleme durch Blutungen auftreten. Die meisten dieser Patienten werden mit Kumarinpräparaten behandelt, weil sie vor kurzem einen Myokardinfarkt oder einen apoplektischen Insult erlitten haben oder an einer Thrombophlebitis erkrankt waren. Auch Patienten, die am offenen Herzen operiert wurden, um kongenitale Herzvitien zu korrigieren oder geschädigte Arterien oder Herzklappen zu ersetzen, werden oft langfristig mit Antikoagulanzien behandelt. Außerdem ist bei Patienten, die wegen chronischer Erkrankungen wie der beispielsweise rheumatoiden Arthritis Azetylsalizylsäure einnehmen, mit einer Blutungsneigung zu rechnen.

Die Hämophilie A (Faktor-VIII-Mangel) ist die häufigste erbliche Gerinnungsstörung. Die Prävalenz der Hämophilie A in den Vereinigten Staaten liegt bei 1 Fall pro 20.000 Einwohner. Wegen des erblichen Übertragungsmodus findet man in bestimmten Gegenden der Vereinigten Staaten erheblich mehr an Hämophilie A Erkrankte als in anderen Gebieten. Etwa 80% aller Fälle von erblich bedingten Gerinnungsstörungen entfallen auf die Hämophilie A, 13% auf die Hämophilie B (Faktor-IX-Mangel) und 6% auf das PTA-Mangelsyndrom (Faktor-XI-Mangel, sog. Hämophilie C) (9,10).

Patienten mit akuter oder chronischer Leukämie können eine klinische Blutungsneigung aufweisen, weil das übermäßige Wachstum maligner Zellen im Knochenmark keinen Raum für Erythrozyten und die Vorstufen der Thrombozyten mehr läßt. Außerdem kann sich bei Leukämie-Patienten eine Thrombozytopenie durch die toxische Wirkung der verschiedenen, zur Behandlung der Erkrankung eingesetzten Chemotherapeutika entwikkeln.

Die Inzidenz der akuten Leukämie über alle Altersgruppen liegt in den Vereinigten Staaten bei 3 bis 4 Fällen pro 100.000 Einwohner. Die chronische lymphatische Leukämie ist bei Kindern selten. Ihre Inzidenz steigt jedoch auf 10 Fälle pro 100.000 Einwohner in der Altersgruppe über 75 Jahre an, während die chronische myeloische Leukämie vor dem 30. und nach dem 70. Lebensjahr selten auftritt (13,19,20).

Rassisch bedingte Schwankungen treten bei der Inzidenz der akuten Leukämie nur in geringem Umfang auf. Im Gegensatz dazu ist die chronische Leukämie in den östlichen Staaten selten, bei Schwarzen weniger häufig und in den nördlichen Staaten häufiger zu finden (19,20).

Es gestaltet sich schwierig, genaue epidemiologische Daten über andere Grunderkrankungen, die zu verstärkten Blutungen nach Verletzungen oder chirurgischen Eingriffen führen, zu erhalten. Wenn man jedoch die Prävalenz von medikamenteninduzierten oder krankheitsbedingten Störungen der Blutstillung in Betracht zieht, wird klar, daß in einer stark frequentierten Zahnarztpraxis eine große Zahl von Patienten mit potentiellen Blutungsproblemen zu versorgen ist.

22.2.2 Ätiologie

Pathologische Veränderungen der Gefäßwände, eine bedeutsame Verminderung der Thrombozytenzahl, Störungen der Thrombozytenfunktion, der Mangel an einem oder mehreren Gerinnungsfaktoren, erworbene Koagulopathien, Antikoagulanzien,

Defekte der thrombozytären Freisetzungsreaktion und die Unfähigkeit, freies Plasmin abzubauen, können zu schweren Blutungen führen. Diese abnormen Blutungen können bereits nach geringfügigen Verletzungen auftreten und bei manchen Patienten zum Tod führen, wenn nicht sofort eingegriffen wird.

Die Einteilung in Tabelle 22–1 unterscheidet zwischen hämorrhagischen Diathesen bei Patienten mit normaler Thrombozytenzahl (nicht thrombozytopenische Purpura) und verminderter Thrombozytenzahl (thrombozytopenische Purpura) sowie Patienten mit Störungen der Blutgerinnung.

Infektionen, Chemikalien, Kollagenosen und einige Typen allergischer Reaktionen können die Struktur und die Funktion der Gefäßwände so weit beeinträchtigen, daß Blutungsneigungen entstehen.

Auch bei normaler Thrombozytenzahl können die Thrombozyten qualitative oder funktionelle Defekte aufweisen, die ihre Funktion bei der Kontrolle von Blutungen aus Gewebsdefekten beeinträchtigen. Wenn die Gesamtzahl der im Blut zirkulierenden Thrombozyten auf unter 60.000 bis 80.000 mm^{-3} abgesunken ist, kann die Blutstillung beeinträchtigt sein (13,19). In manchen Fällen ist die Thrombozytenzahl ohne erkennbaren Grund vermindert. Dieses Krankheitsbild wird als chronische idiopathische Thrombozytopenie (M. Werlhoff, idiopathische thrombozytopenische Purpura) bezeichnet. Chemikalien, ionisierende Strahlen und verschiedene systemische Erkrankungen (z.B. Leukämie) können das Knochenmark direkt beeinflussen und zu einer sekundären Thrombozytopenie führen.

Zu den angeborenen Erkrankungen mit einem Mangel an Gerinnungsfaktoren zählen Hämophilie A (Faktor VIII) und Hämophilie B (Faktor IX).

Erworbene Gerinnungsstörungen sind die häufigsten Ursachen verlängerter Blutungen. Lebererkrankungen und disseminierte intravasale Gerinnung (DIC) können zu schweren Blutungsproblemen führen. Viele der erworbenen Koagulopathien manifestieren sich klinisch nur nach Verletzungen oder chirurgischen Eingriffen.

Die Leber produziert alle Gerinnungsfaktoren mit Ausnahme von Faktor VIII und möglicherweise Faktor XIII. Daher können bei allen Patienten mit schweren Lebererkrankungen Gerinnungsstörungen auftreten. Zusätzlich zu der möglichen Gerinnungsstörung kann es bei leberkranken Patienten, die eine portale Hypertension mit Splenomegalie entwickeln, als Folge der Hyperaktivität der Milz mit vermehrtem Abbau von Thrombozyten zu einer Thrombozytopenie kommen.

Jede Erkrankung, die die Darmflora so stark schädigt, daß Vitamin K nicht mehr in ausreichender Menge produziert wird, führt zu einer verminderten Prothrombin-Plasmakonzentration, weil Vitamin K von der Leber benötigt wird, um Prothrombin (Faktor II) und die Faktoren VII, IX und X zu synthetisieren. Auch durch Gallengangsverschluß, Malabsorbtionssyndrom und langfristige Anwendung von Breitspektrumantibiotika kann es auf diesem Wege zu einem Absinken des Prothrombinspiegels kommen.

Tabelle 22–1:
Einteilung der hämorrhagischen Diathesen

Nicht thrombozytopenische Purpura
- Vaskulär bedingte Störungen
  - Skorbut
  - Infektionen
  - Chemikalien
  - Allergien
- Störungen der Thrombozytenfunktion
  - Genetische Defekte – Bernard-Soulier-Syndrom
  - Medikamente – Azetylsalizylsäure, andere nichtsteroidale Antiphlogistika, Alkohol; Betalactam-Antibiotika: Penicilline, Cephalosporine
  - Allergien
  - Autoimmunerkrankungen
  - Von-Willebrand-Jürgens-Syndrom
  - Urämie

Thrombozytopenische Purpura
- Primär
- Sekundär
  - Chemikalien
  - Physikalische Schädigung (z.B. ionisierende Strahlung)
  - Systemische Erkrankungen (z.B. Leukämien)

Koagulopathien
- Hereditäre
  - Hämophilie A (Faktor-VIII-Mangel)
  - Hämophilie B (Faktor-IX-Mangel)
  - Sonstige
- Erworbene
  - Lebererkrankungen
  - Vitaminmangel (Gallengangsverschluß, Malabsorptionssyndrom, längere Anwendung von Breitspektrum-Antibiotika)
  - Antikoagulanzien (Heparin, Kumarine)
  - Disseminierte intravasale Gerinnung (DIC)
  - Primäre Hyperfibrinolyse

Andere Medikamente wie Heparin, Kumarinpräparate und Azetylsalizylsäure können durch Unterbrechung des Gerinnungsprozesses eine Gerinnungsstörung hervorrufen. Azetylsalizylsäure, Penicilline, Cephalosporine und Alkohol können ebenfalls mit der Thrombozytenfunktion interferieren.

Von-Willebrand-Jürgens-Syndrom, Bernard-Soulier-Syndrom, disseminierte intravasale Gerinnung, erworbene Thrombozytenfunktionsstörungen, Defekte der Freisetzungsreaktion und primäre Hyperfibrinolyse werden an dieser Stelle eingehender beschrieben, um die Natur bestimmter angeborener und erworbener hämorrhagischer Diathesen zu erläutern. Diese Erkrankungen dienen als Beispiele, anhand derer die Rolle verschiedener, an der normalen Blutstillung beteiligter Faktoren und die Folgen von Störungen ihrer Funktion demonstriert werden.

22.2.2.1 Von-Willebrand-Jürgens-Syndrom. Das Von-Willebrand-Jürgens-Syndrom ist eine autosomal dominant vererbte Störung, die die Thrombozytenaggregation betrifft. Bei heterozygoten Trägern ist die Erkrankung leicht und bei der seltenen homozygoten Form schwer. Die Thrombozyten sind beim Von-Willebrand-Jürgens-Syndrom normal. Die Störung der Thrombozytenfunktion ist bedingt durch einen Mangel an Von-Willebrand-Faktor, der aus einer Gruppe von Proteinen besteht, die von Megakaryozyten und Endothelzellen produziert werden. Diese Proteine bilden ein einzelnes Monomer, das zu sehr großen Komplexen polymerisiert, die für die Adhäsion der Thrombozyten an Oberflächen sowie für die Thrombozytenaggregation erforderlich sind. Eine zweite Funktion des Von-Willebrand-Faktors steht mit dem Faktor VIII in Verbindung. Beim Von-Willebrand-Jürgens-Syndrom ist die Aktivität von Faktor VIII und Von-Willebrand-Faktor in ähnlichem Umfang erniedrigt (ausgedrückt in % der normalen Aktivität), während bei der Hämophilie A die Aktivität des Von-Willebrand-Faktors normal bleibt, auch wenn die Faktor-VIII-Aktivität nahe null liegt. Eine mögliche Erklärung für diese Beziehungen könnte darin bestehen, daß der Von-Willebrand-Faktor den Faktor VIII stabilisiert, indem er mit diesem in der Blutbahn einen Komplex bildet, und daß die Faktor-VIII-Aktivität beim Von-Willebrand-Jürgens-Syndrom wegen des Mangels an Von-Willebrand-Faktor erniedrigt ist, so daß der nicht gebundene und stabilisierte Anteil des Faktors VIII verlorengeht.

Patienten mit Von-Willebrand-Jürgens-Syndrom geben in der Familienanamnese meist eine mehr oder weniger stark ausgeprägte Blutungsneigung an und berichten in der Eigenanamnese über Blutungsprobleme nach Verletzungen oder chirurgischen Eingriffen. Die Diagnose muß aufgrund von Laborergebnissen gestellt werden. Die Blutungszeit ist verlängert, die Thrombozytenadhäsion (Glasperlentest) eingeschränkt, die ristocetininduzierte Aggregation reduziert und die Faktor-VIII-Aktivität vermindert.

22.2.2.2 Bernard-Soulier-Syndrom. Auch das Bernard-Soulier-Syndrom ist ein Beispiel für eine Störung der Thrombozytenadhäsion; bei dieser Erkrankung liegt jedoch ein Defekt der Thrombozyten vor, die nicht mit dem Von-Willebrand-Faktor reagieren können. Ursache ist das Fehlen eines Glykoproteins (GP Ib) auf der Thrombozytenmembran. GP Ib dient wahrscheinlich als Rezeptor für den Von-Willebrand-Faktor. Typisch sind eine Thrombozytopenie mit Riesenthrombozyten, eine gestörte Adhäsion und eine beeinträchtigte ristocetininduzierte Aggregation.

22.2.2.3 Disseminierte intravasale Gerinnung (DIC). Die disseminierte intravasale Gerinnung ist ein Zustand, der aus einer Aktivierung des Gerinnungssystem in allen oder größeren Abschnitten des Gefäßsystems resultiert. Trotz ausgedehnter Fibrinproduktion stellen nicht Thrombosen, sondern Blutungen das wichtigste klinische Problem dar. Eine DIC wird ausgelöst, wenn größere Mengen thromboplastischen Materials in das Gefäßsystem gelangen und die Gerinnungskaskade aktivieren. Eine akute DIC kann durch geburtshilfliche Komplikationen (Abruptio placentae, missed abortion, Fruchtwasserembolie), Infektionen, Verletzungen, Verbrennungen, Antigen-Antikörper-Komplexe, Schock und Azidose verursacht werden. Symptome sind schwere Blutungen aus kleinen Wunden, Purpura, sowie Spontanblutungen aus Nase, Gingiva, Gastrointestinaltrakt oder Harnweg. Aufgrund des „Zerschneidens“ von Erythrozyten durch Fibrinfäden kann eine traumatische hämolytische Anämie eintreten. In seltenen Fällen entwickelt sich eine bilaterale Nierenrindennekrose. Eine chronische DIC kann in Verbindung mit bestimmten malignen Tumoren auftreten, wenn beim Zerfall von Tumorzellen thromboplastisches Material freigesetzt wird. Beim systemischen Lupus erythematodes können Immunkomplexe eine chronische DIC auslösen. Bei der chronischen Verlaufsform der Erkrankungen tritt die Thrombose gegenüber der Blutungsneigung in den Vordergrund.

Die Wirkung thromboplastischer Substanzen kann durch Gewebsazidose und Stase gefördert werden. Wenn sie in größeren Mengen freigesetzt werden, überfordern sie die Schutzmechanismen des Körpers (Antithrombin III, Protein C, Phagozyten). Thromboplastische Materialien wirken auf Faktor XII, Faktor VII und Thrombozyten und aktivieren so alle Komponenten des Gerinnungssystems. An der Plasminbildung sind Faktor XIIa und Thrombin sowie Plasminaktivatoren, die von Monozyten und Endothelzellen freigesetzt werden, beteiligt.

Das im Überschuß gebildete Plasmin spaltet sowohl Fibrinogen als auch neugebildetes Fibrin, wodurch Spaltprodukte mit ausgeprägten gerinnungshemmenden Eigenschaften freigesetzt werden. Durch Thrombin, freiliegendes Kollagen und aus dem Gewebe stammende thromboplastische Substanzen werden Thrombozyten aktiviert. Aufgrund dieses Vorgangs wird Plättchenfaktor 3 (PF3) frei, der seinerseits den Ablauf der Gerinnungskaskade weiter beschleunigt. Die aktivierten

Tabelle 22–2:
Laborbefunde bei DIC

Test	Ergebnis
Quick-Wert	reduziert
Partielle Thromboplastinzeit (PTT)	verlängert
Thrombinzeit (TT)	verlängert
Thrombozytenzahl	reduziert
Fibrinogen	reduziert
Fibrinspaltprodukte	deutlich vermehrt
Blutungszeit	verlängert

Thrombozyten werden durch ihre Adhäsion an verletzte Gewebe und Aggregation verbraucht.

Die beschriebenen, an der akuten DIC beteiligten Prozesse führen insgesamt zu einem verminderten Fibrinogenspiegel, einer Reduktion der Konzentration der Faktoren V, VIII und XIII, einer Absenkung der Thrombozytenzahl und zum Auftreten zahlreicher Fibrinspaltprodukte im zirkulierenden Blut. Endresultat ist eine komplexe hämorrhagische Diathese, die durch einen Mangel an Gerinnungsfaktoren und Thrombozyten bedingt ist und durch die gerinnungshemmende Wirkung von Fibrinspaltprodukten kompliziert wird. Die klassischen Laborbefunde bei der disseminierten intravasalen Gerinnung sind in Tabelle 22–2 aufgeführt.

22.2.2.4 Defekte der Freisetzungsreaktion und erworbene Störungen der Thrombozytenfunktion. Thrombozyten sind direkt an der Gerinnungskaskade beteiligt, da sie durch die Freisetzung von Plättchenfaktor 3 (PF3) Komponenten der Komplexe zur Faktor-X-Aktivierung und Prothrombinkonversion darstellen. Die Stärke dieser Freisetzung steigert sich, je öfter ein Thrombozyt am Gerinnungsprozeß beteiligt ist. In bestimmten Fällen sind die Thrombozyten nicht in der Lage, die PF3-Freisetzung zu vollenden. In manchen dieser Fälle ist dafür eine gestörte Thromboxansynthese, in anderen eine Störung der Produktion von Adenosindiphosphat (ADP) in den dichten Granula verantwortlich.

Ursache einer gestörten Thromboxansynthese ist fast immer die Verabreichung entzündungshemmender Medikamente. Bestes Beispiel hierfür ist die Azetylsalizylsäure. Sie inaktiviert die Cyclooxygenase, das erste Enzym des Stoffwechselweges zur Synthese von Thromboxan über Prostaglandine. Auch Indometacin, Phenylbutazon, Ibuprofen und Sulfinpyrazon nehmen Einfluß auf die Thromboxansynthese. Alle Störungen der Freisetzungsreaktion führen zu sehr ähnlichen klinischen Bildern. Im Hinblick auf Blutungen zeigen sich meist nur geringe Auswirkungen, wenn nicht zusätzlich eine andere hämorrhagische Diathese, z.B. eine Hämophilie oder Thrombozytopenie, besteht. Die Blutungszeit ist normal oder verlängert, Thrombozytenfunktionsprüfungen zeigen häufig ein Fehlen der zweiten Phase der Aggregation. Als Screeningtests eignen sich alle Standard-Suchtests; fallen diese normal aus, können alle chirurgischen Eingriffe durchgeführt werden. Wenn keine weiteren Störungen vorliegen, können chirurgische Eingriffe auch bei mäßig verlängerter Blutungszeit (6 bis 20 min) vorgenommen werden.

Eine Urämie kann ebenfalls die Thrombozytenfunktion beeinflussen und zu schweren Störungen mit verlängerter Blutungszeit und ausgeprägten Abweichungen bei den Thrombozytenfunktionstests führen. Diese Patienten können bei Verletzungen und Operationen verbluten. Eine Verbesserung ist durch Dialyse, Kryopräzipitate und Nierentransplantation, jedoch nicht durch Thrombozytensubstitution zu erreichen. Betalactam-Antibiotika (Penicilline und Cephalosporine) können eine Thrombozytopathie verursachen, die aber in der Regel nicht therapiebedürftig ist. Auch Alkohol kann auf bisher ungeklärte Weise die Thrombozytenfunktion beeinträchtigen. Diese Störung kann so schwerwiegend sein, daß chirurgische Eingriffe ohne entsprechende Vorbehandlung kontraindiziert sind.

22.2.2.5 Primäre Hyperfibrinolyse. Die primäre Hyperfibrinolyse tritt auf, wenn im Kreislauf zu einem Zeitpunkt, an dem die Gerinnungskaskade nicht aktiviert ist, aktives Plasmin gebildet wird. Dies kann bei Lebererkrankungen, Lungenkarzinomen, Prostatakarzinomen oder Hitzschlag geschehen. Als Folge des Fibrinogenverbrauchs (durch Plasmin abgebaut) und des Vorhandenseins von „Fibrin"-Spaltprodukten mit gerinnungshemmenden Eigenschaften können schwere Blutungen eintreten.

Die Laborergebnisse ähneln denen bei der disseminierten intravasalen Gerinnung, wobei einige wichtige Unterschiede zu beachten sind: 1. Die Thrombozytenzahl ist unverändert; 2. Die Euglobulinlysezeit ist bei der primären Hyperfibrinolyse verkürzt, bei der DIC hingegen normal (Die Euglobulinlysezeit ist eine grobe Bestimmung des zirkulierenden Plasmins); 3. Die Fibrinspaltprodukte agglutinieren bei der primären Hyperfibrinolyse im Staphylococcus-Clumping-Test (ebenso wie bei der DIC), jedoch können im Ethanoltest keine Fibrinmonomere freigesetzt werden, während bei der DIC ein lockerer Komplex von Fibrinmonomeren aus den Fibrinspaltprodukten freigesetzt werden kann, der unter Bildung eines Gels polymerisiert.

Die Hyperfibrinolyse kann mit Epsilon-Aminocapronsäure (EACA) oder Tranexamsäure, die sowohl Plasmin als auch Plasminaktivatoren hemmt, behandelt werden (2,12); die Anwendung dieser Substanzen bei einer DIC ist jedoch gefährlich, da sich diffuse Thrombosierungen entwickeln können.

22.2.3 Pathophysiologie

Unter normalen Bedingungen ist jede Spontanblutung (außer der Menstruationsblutung) als abnorm zu bewerten - auch größere Verletzungen führen zu verhältnismäßig geringen Blutverlusten. Wenn jedoch die normalen Mechanismen der Blutstillung gestört sind, können selbst sehr kleine Verletzungen zu massiven Blutverlusten führen. Zur Aufrechterhaltung der Hämostase müssen die Blutgefäße unverändert sein, eine ausreichende Zahl funktionstüchtiger Thrombozyten zur Verfügung stehen und die Gerinnungsmechanismen intakt sein. Die Blutstillung umfaßt daher drei Phasen: eine vaskuläre, eine thrombozytäre und eine plasmatische (19; Tab. 22–3).

Die vaskuläre Phase beginnt unmittelbar mit der Verletzung und umfaßt eine Vasokonstriktion der Arterien und Arteriolen im Bereich der Wunde, eine Retraktion offener Arterienstümpfe und eine Erhöhung des Gewebsdruckes durch das austretende Blut. Dieser Druck unterstützt die Blutstillung durch Kompression der benachbarten Kapillaren und Venen im Verletzungsgebiet.

Die thrombozytäre Phase setzt bereits Sekunden nach der Verletzung ein, indem die Thrombozyten „klebrig“ werden, was ihnen ermöglicht, sich an das Endothel beschädigter Gefäße und das Kollagen im Gewebe der Wundumgebung anzuheften. Bald darauf verkleben die Thrombozyten untereinander. Adhäsion und Aggregation der Thrombozyten führen zur Bildung von Pfropfen, die die Lumina eröffneter Gefäße verschließen. Unterstützt wird dieser Vorgang durch eine Verlangsamung der Fließgeschwindigkeit des Blutes, die kurz nach der Verletzung einsetzt. Thrombozytenaggregation und -adhäsion sind abhängig vom Vorhandensein von Adenosindiphosphat (ADP), das aus dem verletzten Gewebe, aus Erythrozyten und aus den Thrombozyten selbst freigesetzt wird. Die Wirkung thrombozytärer Prostaglandine fördert die Aggregation. Daran sind Thromboxan und die Cyclooxygenase beteiligt (3). Die Rolle der Thrombozyten bei der Hämostase umfaßt daher sowohl eine mechanische als auch eine chemische Komponente. Der Thrombozytenpfropf verschließt eröffnete Gefäße mechanisch, und verschiedene Substanzen innerhalb der Thrombozyten tragen entscheidend zum biochemischen Geschehen während der Koagulationsphase bei.

Der Gerinnungsvorgang läßt sich anhand der Funktion der 12 bekannten Gerinnungsfaktoren beschreiben (Tabelle 22–4). Mit Ausnahme von Prothrombin und Fibrinogen werden sie mit römischen Ziffern bezeichnet. Die Gerinnungsfaktoren liegen nach heutiger Auffassung als Proenzyme vor, die normalerweise inaktiv bleiben, aber durch Aktivierung in proteolytische Enzyme überführt werden. Die Aktivierung der Gerinnungsfaktoren erfolgt durch Kontakt und läuft kaskadenartig ab, indem nach einem bestimmten Schema jeweils ein Faktor aktiviert wird und seinerseits den nächsten aktiviert (1,19).

Es werden zwei voneinander unabhängige Startmechanismen der Blutgerinnung beschrieben:

Tabelle 22–3:
Normale Blutstillung

Vaskuläre Phase
- Vasokonstriktion im Verletzungsgebiet
- Setzt kurz nach der Verletzung ein

Thrombozytäre Phase
- Thrombozyten und Gefäßwände werden „klebrig“
- Thrombozytenpfropf verschließt eröffnete Gefäße
- Setzt kurz nach der Verletzung ein

Plasmatische Phase
- Blut in der Wundumgebung gerinnt durch Aktivierung des Extrinsic-Systems und des gemeinsamen Reaktionsweges
- Blut innerhalb der Gefäße der Wundumgebung gerinnt durch Aktivierung des Intrinsic-Systems und des gemeinsamen Reaktionsweges
- Setzt verzögert ein

Tabelle 22–4:
Gerinnungsfaktoren

Faktor	Name
I	Fibrinogen
II	Prothrombin
III	Gewebs-Thromboplastin, Extrinsic-Thromboplastin, Gewebs-Thrombokinase
IV	Kalziumionen
V	Proakzelerin, Labiler Faktor
VI	syn. Va; Akzelerin
VII	Prokonvertin, Autothrombin I, Stabiler Faktor, Serum-Prothrombin-Conversion-Accelerator (SPCA)
VIII	Antihämophiles Globulin (AHG), Antihaemophilic Factor (AHF)
IX	Christmas-Faktor, Autothrombin II, Plasma Thromboplastin Component (PTC)
X	Stuart-Prower-Faktor, Autothrombin III
XI	Antihämophiler Faktor C, Rosenthal-Faktor, Plasma Thromboplastin Antecedent (PTA)
XII	Hageman-Faktor
XIII	Laki-Lorand-Faktor, Fibrinstabilisierender Faktor (FSF), Plasma-Protransglutaminase
PF3	Plättchenfaktor 3 (Phospholipide)

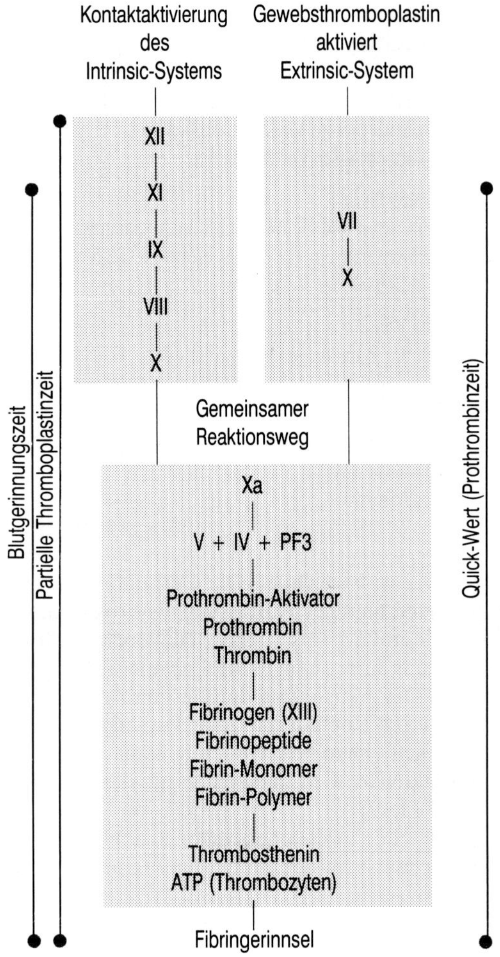

Abbildung 22–1:
Schematisierter Ablauf der Blutgerinnung

das Extrinsic-System (Aktivierung durch Substanzen von außerhalb der Blutgefäße) und das Intrinsic-System (Aktivierung durch Substanzen innerhalb der Blutgefäße). Der weitere Reaktionsablauf ist beiden Systemen gemeinsam (1,19; Abb. 22–1).

Die Gerinnung kann sowohl durch Kontaktaktivierung von Faktor XII (Intrinsic-System) als auch durch Gewebs-Thromboplastin (Extrinsic-System) initiiert werden und wird über den gemeinsamen Reaktionsweg mit der Transformation von Prothrombin zu Thrombin und schließlich von Fibrinogen zu Fibrin abgeschlossen. Das Intrinsic-System reagiert wesentlich langsamer als das Extrinsic-System. Beide Systeme sind für eine normale Blutgerinnung erforderlich.

Schwere Störungen der vaskulären oder der thrombozytären Phase führen zu Blutungsproblemen, die sich sofort nach Verletzungen oder chirurgischen Eingriffen manifestieren. Diese Phasen sind für die unmittelbare Blutstillung bei Verletzungen verantwortlich, so daß bei Störungen Frühblutungen auftreten. Wenn jedoch die vaskuläre und die thrombozytäre Phase intakt sind, aber Störungen im Bereich der plasmatischen Phase vorliegen, wird die hämorrhagische Diathese erst Stunden nach Verletzungen oder chirurgischen Eingriffen erkennbar. So treten z.B. bei kleineren Schnittverletzungen in den ersten Stunden nach der Wundsetzung nur geringfügige Blutungen auf. Später setzt eine langsame Sickerblutung ein. Bei schweren Gerinnungsstörungen kann dieser langsame Blutverlust mehrere Tage anhalten. Auch bei solchen „Bagatell"-Blutungen können erhebliche Blutverluste resultieren – bei 0,5 ml pro Minute bereits 720 ml pro Tag (1).

Ein ähnlich komplexes System wirkt der intravasalen Gerinnung des Blutes außerhalb des Ortes von Verletzungen entgegen und löst Koagel auf, wenn deren Funktion bei der Hämostase erfüllt ist (Abb. 22–2). Zu diesem System gehört das Proenzym Plasminogen (1,17,18). Während der Fibrinbildung werden gewisse Mengen von Plasminogen an das Fibrin gebunden und so in das Koagel eingebaut. Der Rest verbleibt als freies Plasminogen im

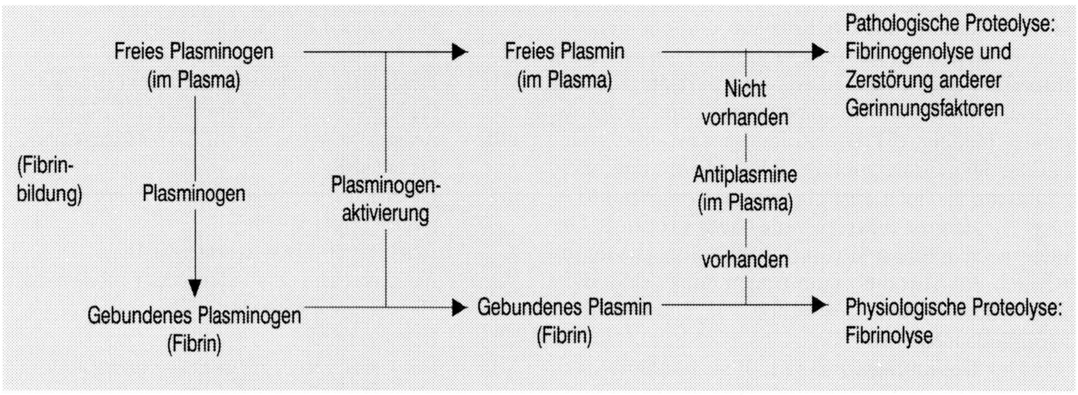

Abbildung 22–2:
Plasminogen-System

Plasma. Sowohl das gebundene als auch das freie Plasminogen können in die aktive Form Plasmin, die für die Fibrinolyse verantwortlich ist, überführt werden. Plasminogen kann durch Bestandteile des Gefäßendothels, bakterielle Enzyme, Faktor XII, Thrombin und verschiedene Belastungen, darunter psychischer Streß, Hypoglykämie und schwere körperliche Belastung aktiviert werden.

Im zirkulierenden Blut kommen verschiedene Plasmin-Antagonisten vor, die freies Plasmin rasch abbauen, fibringebundenes Plasmin jedoch kaum angreifen können. Unter normalen Umständen schreitet die Gerinnung nach Verletzungen daher bis zur Fibrinbildung fort. Gleichzeitig werden jedoch gebundenes und freies Plasminogen zu Plasmin aktiviert. Das freie Plasmin wird rasch abgebaut und stört daher die Koagelbildung nicht. Das gebundene Plasmin wird nicht inaktiviert und kann so das Fibringerinnsel nach erfolgter Blutstillung abbauen. Das Gerinnsel ist somit gewissermaßen „programmiert", sich nach einer bestimmten Zeit selbst abzubauen.

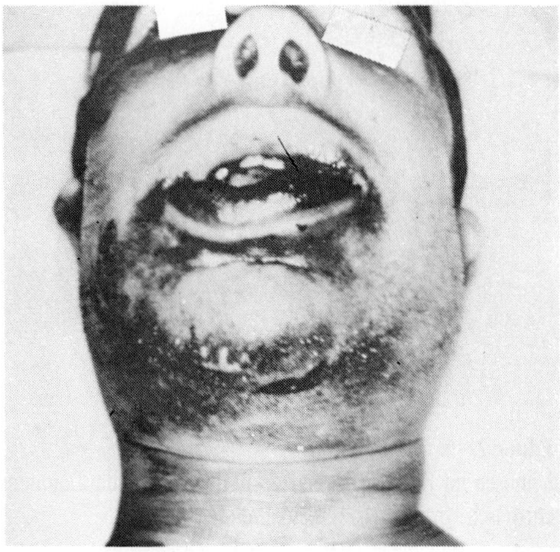

Abbildung 22–3:
Hämophiler Patient mit massiven Ekchymosen nach Trauma

22.3 Klinik

22.3.1 Klinische Untersuchung (Symptome)

Besondere Bedeutung kommt der Untersuchung von Haut und sichtbaren Schleimhäuten auf Anzeichen einer möglicherweise vorliegenden Blutungsneigung zu. Bei Patienten mit Lebererkrankungen können Spider Naevi, Ikterus und Ekchymosen gefunden werden. Außerdem ist bei diesen Patienten häufig ein feinschlägiger Fingertremor zu beobachten. Bei etwa 50% der Leberkranken liegt infolge einer Splenomegalie, die durch portale Hypertension bedingt ist, eine Thrombozytopenie vor. Die Thrombozytopenie kann zu Petechien im Bereich von Haut und Schleimhäuten führen (1,19,20).

Zu den häufigsten Befunden bei Patienten mit hereditären Koagulopathien gehören Ekchymosen, Gelenkblutungen und Muskelblutungen (Abb. 22–3). Im Gegensatz dazu werden bei Patienten mit Thrombozytopathien oder Thrombozytopenie meist Petechien und Ekchymosen gefunden (Abb. 22–4).

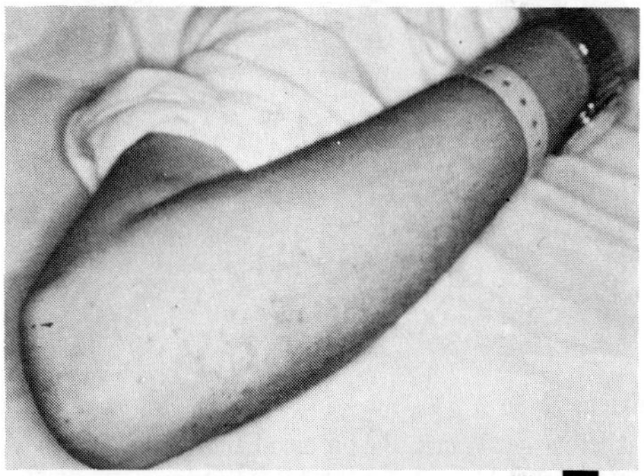

a

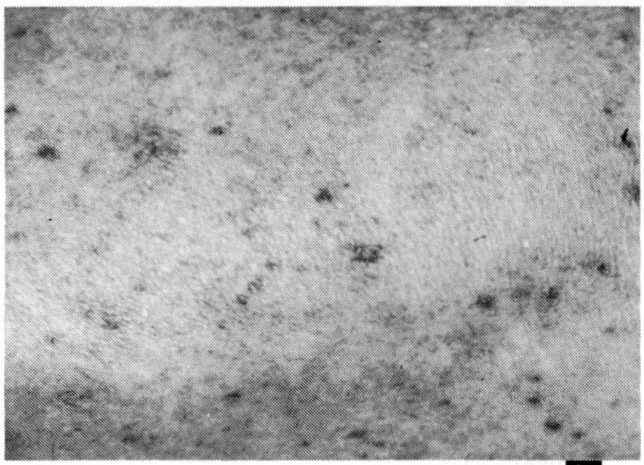

b

Abbildung 22–4:
a: Multiple Petechien am Arm bei Thrombozytopenie. **b:** Detailansicht.

Bei Patienten mit akuter oder chronischer Leukämie können folgende Symptome auftreten: Ulzerationen der Mundschleimhaut, Gingivahyperplasien, Petechien oder Ekchymosen im Bereich von Haut und Schleimhäuten sowie Lymphadenopathien (Abb. 22–5 und 22–6).

Eine Reihe von Patienten mit Blutungsneigungen weist keine Symptome auf, die auf die vorliegende Erkrankung schließen lassen.

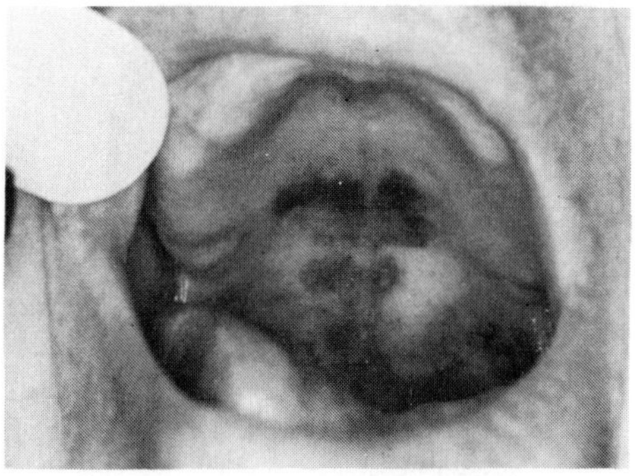

Abbildung 22–5:
Ekchymosen im Bereich des harten und des weichen Gaumens bei chronisch lymphatischer Leukämie

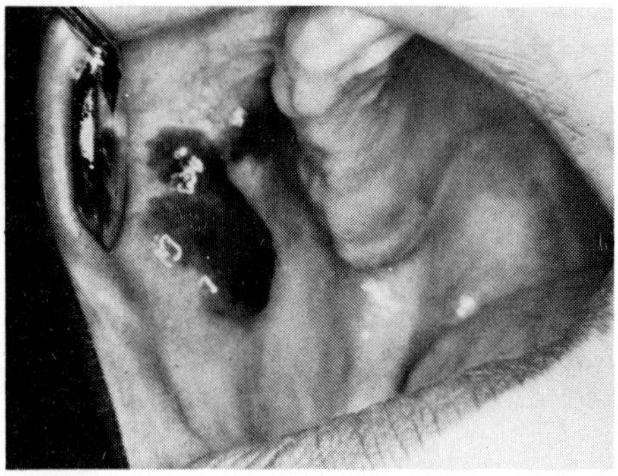

Abbildung 22–6:
Veränderung der Wange, die für eine Ekchymose gehalten werden könnte; Die Veränderung blaßte jedoch unter Druck ab. Es handelte sich um ein kapilläres Hämangiom.

22.3.2 Labor-Suchtests

Als Screeningverfahren, mit deren Hilfe das Vorliegen einer Blutungsneigung untersucht und die Art der Störung bestimmt werden kann, steht eine Reihe von Tests zur Verfügung. Der Überprüfung des Gerinnungssystems dienen drei Tests: die partielle Thromboplastinzeit (PTT), der Quick-Wert bzw. die Prothrombinzeit (PT) sowie die Thrombinzeit (TT) (6).

Mit Hilfe der PTT kann das Intrinsic-System und der gemeinsame Reaktionsweg überprüft werden. Beim PTT-Test erfolgt die Aktivierung durch die Glaswand des Reagenzglases oder durch Zufügen eines Kontaktaktivators wie Kaolin. Wenn ein Kontaktaktivator benutzt wird, bezeichnet man den Test als „aktivierte PTT“. Zusammen mit der Probe (Zitratblut) muß eine Kontrollprobe verarbeitet werden, da die Ergebnisse nur dann aussagekräftig sind, wenn das Resultat der Kontrolle sich im Normalbereich der im bearbeitenden Labor ermittelten Ergebnisse bewegt. Die Ergebnisse der aktivierten PTT schwanken von Labor zu Labor; der Zahnarzt muß daher den Normalbereich des von ihm beauftragten Labors kennen. Im allgemeinen geht man von einem Normalbereich der aktivierten PTT zwischen 25 und 35 Sekunden aus und bewertet Ergebnisse über 35 Sekunden als pathologisch.

Der Quick-Wert bzw. die PT dient zur Überprüfung des Extrinsic-Systems (Faktor VII) und des gemeinsamen Reaktionsweges. Bei diesem Test wird der Probe (Zitratblut) Kalzium sowie Gewebsthromboplastin als Aktivator zugesetzt. Auch beim Quick-Test muß eine Kontrollprobe verarbeitet werden, und die Ergebnisse variieren von Labor zu Labor. Der Normalbereich bewegt sich bei 100% ± 25% (PT 11–15 s). Ein Quick-Wert unter 70% (PT über 15 s) gilt als pathologisch.

Bei der Überprüfung der Thrombinzeit (TT) wird dem Zitratblut Thrombin als Aktivator zugegeben. Dieser Test überprüft die zweite Phase der Gerinnung (Fibrinogen – Fibrinmonomer – Gerinnselbildung). Auch hier muß eine Kontrolle durchgeführt werden und die Ergebnisse variieren von Labor zu Labor. Als Normalbereich für die TT werden im allgemeinen 9 bis 13 Sekunden angegeben und Ergebnisse über 16 bis 18 Sekunden als pathologisch betrachtet.

Die Blutungszeit (nach Duke) ist eine verhältnismäßig grobe, aber wertvolle Suchmethode zur Bewertung der thrombozytären und vaskulären Phase unter funktionellen Gesichtspunkten. Sie wird bestimmt, indem man die Zeit zwischen dem Setzen einer kleinen Stichwunde definierter Größe und dem Stillstand der Blutung mißt. Dazu sticht man mit einer sterilen Hämostilette in die Fingerbeere oder das Ohrläppchen ein und saugt alle 15 Sekunden das austretende Blut mit einem Filterpapier ab. Der Test ist beendet, wenn die Blutung zum Stillstand gekommen ist. Der Normalbereich der Blutungszeit nach Duke beträgt 2 bis 4 Minuten. Werte über 5 Minuten sind sicher pathologisch.

Als Screening für mögliche Blutungsprobleme wird häufig die Thrombozytenzahl bestimmt. Der Normalbereich beträgt 150.000 bis 400.000 mm^{-3}; klinische Blutungsprobleme sind jedoch in der Regel erst bei Werten unter 80.000 mm^{-3} zu erwarten.

Eine gesteigerte Fibrinolyse kann durch Nachweis von Fibrinspaltprodukten im Serum oder durch Feststellung einer gesteigerten Plasminogenaktivierung im zirkulierenden Blut diagnostiziert werden. Fibrinspaltprodukte können direkt oder mittels des Parakoagulationsphänomens bestimmt werden (6).

Beim Staphylococcus-Clumping-Test (ein direkter Test) werden Staphylokokken (S. aureus) durch Fibrinspaltprodukte agglutiniert. Liegen keine Spaltprodukte vor, findet keine Agglutination statt. Das Ausmaß der Agglutination steigt mit der Konzentration der Fibrinspaltprodukte.

Der Ethanoltest kann ebenfalls zum Nachweis von Fibrinspaltprodukten eingesetzt werden. Grundlage dieses Tests ist die Tatsache, daß Fibrinspaltprodukte mit Fibrinmonomeren lösliche Komplexe bilden können, wodurch verhindert wird, daß die gebundenen Monomere zu einem Fibringerinnsel polymerisieren. Wenn einem Serum, das solche Komplexe enthält, Ethanol zugegeben wird, zerfallen die Komplexe und setzen die in ihnen enthaltenen Monomere frei. Die freigewordenen Monomere polymerisieren dann normal und bilden ein sichtbares Gerinnsel.

Mittels der Euglobulinlysezeit kann eine gesteigerte Plasminogenaktivierung im zirkulierenden Blut nachgewiesen werden. Bei diesem Test wird eine Plasmaprobe mit verdünnter Säure versetzt, wodurch das Fibrinogen mit anderen Gerinnungsfaktoren, Plasmin, Plasminogen und zirkulierenden Plasminogenaktivatoren ausgefällt wird; zirkulierende Hemmstoffe des fibrinolytischen Systems bleiben jedoch in Lösung. Das Präzipitat wird als Euglobulinfraktion bezeichnet und kann in einer neutralen Pufferlösung, der ein kalziumbindendes Antikoagulans zugesetzt ist, isoliert und wieder gelöst werden. Anschließend wird der gelösten Euglobulinfraktion Kalzium zugegeben. Dadurch bildet sich ein Fibringerinnsel, das sich im Verlauf der nächsten Stunden wieder auflöst, falls Plasminogenaktivatoren vorhanden sind. Die Geschwindigkeit, mit der sich das Gerinnsel auflöst, entspricht dem Gehalt des ursprünglichen Plasmas an zirkulierenden Plasminogenaktivatoren. Die Zeit, in der sich das Euglobulinpräzipitat auflöst (Euglobulinlysezeit) ist daher ein Maß für die fibrinolytische Aktivität des Plasmas: je kürzer die Euglobulinlysezeit, desto höher ist die fibrinolytische Aktivität.

Die Thrombozytenadhäsion kann beurteilt werden, indem man die durch Ristocetin induzierte Thrombozytenaggregation bestimmt (6). Ristocetin löst einen artifiziellen Typ der Aggregation aus; diese stellt jedoch einen Index für die Thrombozytenadhäsion in vivo dar. Die ristocetininduzierte Aggregation ist beim Von-Willebrand-Jürgens-Syndrom und beim Bernard-Soulier-Syndrom gestört, bei anderen Thrombozytopathien aber in der Regel normal.

Als letzte Laboruntersuchung soll die Bestimmung des Plättchenfaktors 3 (PF3), die der Überprüfung der Freisetzungsreaktion dient, beschrieben werden (6). Für diesen Test wird Blut, das mit einem Chelatbildner (Zitrat oder Oxalat) ungerinnbar gemacht wurde, auf zwei getrennte Teströhrchen verteilt. Ein Röhrchen wird zentrifugiert und das Serum anschließend von den Thrombozyten und den übrigen zellulären Bestandteilen getrennt. Das andere Röhrchen wird nicht zentrifugiert, so daß die Thrombozyten in Suspension bleiben. Im nächsten Schritt wird dem Inhalt beider Röhrchen (eins mit und eins ohne Thrombozyten) Kaolin zugegeben, wodurch die Thrombozyten in dem einen Röhrchen ihre volle gerinnungsfördernde Wirkung entfalten, indem sie PF3 bereitstellen. Schließlich wird dem Inhalt beider Teströhrchen Kalzium zugesetzt. Das thrombozytenreiche Plasma sollte nun schneller gerinnen als das thrombozytenarme, da nur im thrombozytenreichen Plasma PF3 enthalten ist. Die Differenz der Gerinnungszeiten in beiden Röhrchen wird als Index für die Aktivität von PF3 benutzt. Häufigster Grund für eine Störung der Freisetzungsreaktion ist die Einnahme von Azetylsalizylsäure. Je ausgeprägter die Störung ist, desto geringer ist die Differenz der Gerinnungszeiten des thrombozytenreichen und des thrombozytenarmen Plasmas.

22.4 Therapie

In diesem Kapitel werden Erkrankungen behandelt, die klinisch zu Blutungsproblemen führen können. Der Schwerpunkt wird dabei auf das Erkennen von Patienten mit einer potentiellen Blutungsneigung und auf die Betreuung dieser Patienten bei chirurgischen Eingriffen gelegt.

Die Hämophilie A soll an dieser Stelle eingehender besprochen werden, da an diesem Beispiel einige Probleme der medizinischen Betreuung von Patienten mit hämorrhagischen Diathesen dargestellt werden können. Die Hämophilie A wird durch einen Mangel an Faktor VIII verursacht. Eine schwere Hämophilie A liegt bei einer Faktor-VIII-Restaktivität von weniger als 1% des Normalwertes vor. Die Restaktivität bleibt bei den meisten Hämophilen annähernd konstant. Patienten mit einer Restaktivität von über 10% sind meist weniger stark von Blutungskomplikationen betroffen. Eine Komplikation, die bei der Behandlung von Hämophilen große Probleme bereitet, ist das Auftreten induzierbarer Hemmkörper. Etwa 10% der Patienten mit Hämophilie A besitzen Hemmkörper, die Faktor VIII inaktivieren (Hemmkörperhämophilie). Bei der Hälfte dieser Patienten bleibt die Konzentration der Hemmkörper konstant, während bei den übrigen induzierbare Hemmkörper vorliegen, deren Konzentration als Antwort auf eine Faktor-VIII-Substitutionstherapie ansteigt (1).

Zur Behandlung von Blutungsproblemen bei Patienten mit Hämophilie A werden Faktor-VIII-haltige Kryopräzipitate, Fibrinogen, Von-Willebrand-Faktor, Faktor-VIII-Konzentrate, Fresh-frozen-Plasma, DDAVP (Deamino-D-Arginin-Vasopressin) und EACA (Epsilon-Aminocapronsäure) eingesetzt (1,5,12,19, 20). Dadurch können bei Patienten ohne induzierbare Hemmkörper alle allgemeinchirurgischen Eingriffe vorgenommen werden

(9,10). Mit postoperativen Blutungsproblemen ist in 6% bis 23% der Eingriffe, bei orthopädisch-chirurgischen Eingriffen am Knie in bis zu 40% der Fälle zu rechnen (9,10). Bei Hämophilie-A-Patienten mit hohen Titern induzierbarer Hemmkörper wurden nichtaktivierte und aktivierte Prothrombinkomplex-Konzentrate eingesetzt; die meisten elektiven Eingriffe stellen jedoch bei der Mehrzahl dieser Patienten nach wie vor ein zu großes Risiko dar.

Der Einsatz von Kryopräzipitaten, Faktor-VIII-Konzentraten und Fresh-frozen-Plasma bringt einige wesentliche Risiken mit sich. Dazu gehören z.B. die Übertragung von Hepatitis-B-Virus (HBV), Hepatitis-non-A-non-B-Viren und humanem Immundefektvirus (HIV).

Eine Untersuchung von 190 Patienten mit Hämophilie A im westlichen Teil von Pennsylvania ergab, daß 62,5% von ihnen HIV-Antikörper besaßen (16). Die beiden ersten Serokonversionen traten 1978, weitaus die meisten aber zwischen 1982 und 1984 auf. Von 27 Patienten, die seit mindestens drei Jahren seropositiv waren, entwickelten 4 (15%) AIDS, 7 (26%) einen AIDS-related Complex (ARC), und 16 (59%) wiesen keine Symptome auf. Von 16 Patienten, die seit weniger als 3 Jahren seropositiv waren, hatten 3 einen ARC entwickelt, während 13 keine Symptome zeigten. Bei den seropositiven Hämophilen waren signifikant größere Mengen von Faktor-VIII-Konzentrat gegeben worden (16). Hinsichtlich der Anwendung von Kryopräzipitaten unterschieden sich die seronegative und die seropositive Gruppe nicht.

Die Möglichkeit einer HIV-Übertragung bei heterosexuellen Geschlechtskontakten wurde von Kreiss et al. (11) in einer Untersuchung an 42 Hämophilen und deren Ehefrauen nachgewiesen. Bei 21 dieser Hämophilen hatte eine Serokonversion stattgefunden (HIV-Antikörper nachweisbar). Einer dieser Patienten hatte AIDS, neun einen ARC, und elf waren symptomfrei. Von den Frauen der Patienten waren zwei seropositiv. Beide Ehemänner hatten eine asymptomatische HIV-Infektion.

Durch die Identifizierung des ätiologischen Agens, die Entwicklung eines Suchtests zum Nachweis einer HIV-Exposition sowie die Hitzebehandlung von Blutkonzentraten ist es gelungen, die Gefahr einer HIV-Übertragung durch Blutkonserven und -produkte in den Vereinigten Staaten (und in der BRD) weitgehend auszuschalten. Wegen der Gefährdung von Patienten, bei denen wiederholte Behandlungen mit Blutprodukten erforderlich sind, wird nach alternativen Quellen und Ersatzstoffen für therapeutisch benötigte Blutbestandteile geforscht (8). Ein Schwerpunkt dieser Bemühungen liegt auf der Gentechnologie; der Bedarf an derartigen Produkten ist jedoch groß. In den Vereinigten Staaten wurden 1982 6 Millionen Liter Blutplasma fraktioniert, wobei unter anderem 500 Millionen Einheiten Faktor-VIII-Konzentrat gewonnen wurden.

22.5 Zahnärztliche Betreuung

22.5.1 Identifikation

Für den Zahnarzt gibt es vier Methoden, einen Patienten mit einer hämorrhagischen Diathese zu erkennen. Die Erfahrung, die der Zahnarzt mit diesen Methoden gewonnen hat, trägt entscheidend dazu bei, wie sicher er bestimmte Patienten vor der Gefahr übermäßiger Blutungen nach zahnärztlich-chirurgischen Eingriffen schützen kann (Tab. 22–5). Die vier Methoden umfassen

— sorgfältige Anamneseerhebung
— klinische Untersuchung
— Labor-Suchtests sowie

Tabelle 22–5:
Erkennen von Patienten mit Blutungsneigungen

Anamnese
— Blutungsneigungen bei Blutsverwandten
— Stärkere Blutungen nach Operationen oder Zahnextraktionen
— Stärkere Blutungen nach Verletzungen, z.B. Schnittwunden
— Medikamente, die zu Blutungsneigungen führen können
  Azetylsalizylsäure
  Antikoagulanzien
  Langfristige Antibiotikatherapie
— Krankheiten, die zu Blutungsneigungen führen können
  Leukämien
  Lebererkrankungen
  Hämophilie
  Kongenitale Herzerkrankungen
— Spontanblutungen aus Nase, Ohren usw.

Untersuchungsbefunde
— Ikterus, Blässe
— Spider naevi
— Ekchymosen
— Petechien
— Ulzerationen der Mundschleimhaut
— Gingivahyperplasie
— Hämarthrose

Screening-Tests
— Quick-Wert (Prothrombinzeit)
— Partielle Thromboplastinzeit
— Thrombinzeit
— Blutungszeit
— Thrombozytenzahl

Chirurgischer Eingriff
— Stärkere Nachblutung nach dem Eingriff kann der erste Hinweis auf das Vorliegen einer Blutungsneigung sein

— die Beobachtung übermäßiger Blutungen nach einem chirurgischen Eingriff.

22.5.1.1 Anamnese (Symptome). Eine sorgfältige Anamneseerhebung stellt das beste Screeningverfahren zum Erkennen von Patienten mit einer möglichen Blutungsneigung dar. Bei der Anamneseerhebung sollten folgende Punkte erfaßt werden:

— Vorliegen von Blutungsneigungen bei Verwandten
— Übermäßige Blutungen nach Operationen
— Übermäßige Blutungen nach Verletzungen
— Einnahme von Medikamenten zur Gerinnungshemmung oder zur Behandlung chronischer Schmerzzustände
— Frühere und jetzige Erkrankungen
— Auftreten von Spontanblutungen

Hämorrhagische Diathesen bei Verwandten. An dieser Stelle sollen Hämophilie A und B besprochen werden, um aufzuzeigen, welche Rückschlüsse aus der Familienanamnese auf das mögliche Vorliegen einer hereditären Blutungsneigung gezogen werden können. Der Erbgang dieser beiden Koagulopathien ist X-chromosomal rezessiv. Das X-Chromosom enthält das veränderte Gen, durch das die Erkrankungen vererbt werden. In den meisten Fällen ist die Frau lediglich Konduktorin, und die Erkrankungen manifestieren sich nur beim Mann (1,19). Zur Darstellung der verschiedenen Vererbungsmöglichkeiten werden folgende Symbole benutzt:

xx Gesunde Frau
xy Gesunder Mann
x* Gestörtes rezessives Gen
x*y Hämophiler Mann
xx* Konduktorin
x*x* Hämophile Frau

Ein hämophiler Mann vererbt die Erkrankung nicht an seine Söhne. Alle seine Töchter sind jedoch Konduktorinnen.

	x*	y
x	xx*	xy
x	xx*	xy

Die Hälfte der Söhne einer Konduktorin und eines gesunden Mannes sind Hämophile, die Hälfte der Töchter Konduktorinnen.

	x	y
x	xx	xy
x*	x*x	x*y

Eine mögliche Kombination führt zu einer Tochter, die an einer der beiden Hämophiliearten erkrankt ist (1,19). Dieser Fall tritt ein, wenn aus der Verbindung einer Konduktorin mit einem hämophilen Mann Kinder hervorgehen. Eine Hälfte der Töchter ist erkrankt, die andere Hälfte besteht aus Konduktorinnen. Von den Söhnen ist eine Hälfte erkrankt, die andere Hälfte gesund. Die Wahrscheinlichkeit einer solchen Verbindung ist sehr gering, wodurch das außerordentlich seltene Auftreten dieser Erkrankungen bei Frauen erklärt wird.

	x*	y
x*	x*x*	x*y
x	xx*	xy

Bei etwa 25% der Patienten, bei denen eine hereditäre Koagulopathie nachgewiesen werden kann, findet sich in der Familienanamnese kein Hinweis darauf (9). Grund hierfür ist die relativ hohe Rate von Spontanmutationen, die zum Auftreten neuer Fälle führt. Eine leere Familienanamnese schließt daher das Vorliegen einer hereditären Koagulopathie nicht aus.

Übermäßige Blutungen nach Operationen und Zahnextraktionen. Jeder neue Patient sollte nach übermäßigen Blutungen im Anschluß an frühere kleinere oder größere Operationen gefragt werden. Der Anteil der Personen, bei denen eine Appendektomie, Tonsillektomie oder Zahnextraktionen durchgeführt wurden, ist sehr groß. Wenn nach einem solchen Eingriff keine Probleme mit Nachblutungen aufgetreten sind, liegt keine hereditäre Koagulopathie vor. Außerdem bestand zum Zeitpunkt des chirurgischen Eingriffs keine wesentliche erworbene Blutungsneigung. Dies bedeutet jedoch nicht, daß bei diesem Patienten eine erworbene Blutungsneigung auszuschließen ist, da sich eine solche in der Zeit seit dem letzten chirurgischen Eingriff eingestellt haben kann.

Übermäßige Blutungen nach Verletzungen. Jeder neue Patient sollte nach früheren Verletzungen und eventuell im Anschluß aufgetretenen übermäßigen Blutungen gefragt werden. Je schwerer die Verletzung war, desto größer ist die Wahrscheinlichkeit, daß sich danach eine möglicherweise vorliegende Blutungsneigung manifestiert hat. Kleinere Schnittverletzungen führen bei Patienten mit einer Blutungsneigung nicht unbedingt zu schweren Blutungen, weil die vaskuläre und thrombozytäre Blutstillung ausreichen können, um auch beim Vorliegen von Gerinnungsstörungen größere Blutverluste zu verhindern. Im Gegensatz dazu haben kleinere Schnittwunden bei Patienten mit Störungen der vaskulären und thrombozytären Blutstillung in den meisten Fällen schwere Blutungen zur Folge. Bei Patienten mit schweren Gerinnungsstörungen führen solche kleineren Traumen zu Blutungen, die einige Stunden nach der Verletzung einsetzen.

Wenn bei Patienten mit Koagulopathien nach Verletzungen schwere Blutungen auftreten, so setzen diese meist erst verzögert ein, weil die unmittelbare Blutstillung durch Vasokonstriktion, Gewebsdruck sowie Thrombozytenaggregation und -adhäsion normal verläuft. Sobald die Wirkung dieser Komponenten jedoch nachläßt, bleibt die Bildung eines stabilen Fibringerinnsels, wie sie beim Gesunden erfolgt, aus. Zu diesem Zeitpunkt setzt bei Patienten mit Gerinnungsstörungen die Blutung ein.

Medikamentenbedingte Blutungsneigungen. Alle neuen Patienten sollten gefragt werden, ob sie mit Antikoagulanzien wie Heparin oder Kumarinpräparaten behandelt werden. Wenn dies der Fall ist, sollte der Zahnarzt mit dem behandelnden Arzt Kontakt aufnehmen und feststellen, warum die Antikoagulanzientherapie erfolgt und wie der Patient eingestellt ist. Alle Patienten sollten außerdem gefragt werden, ob sie Azetylsalizylsäure-Präparate eingenommen haben und in welcher Dosierung und über welchen Zeitraum dies erfolgte. Nach einer Behandlung mit Breitspektrumantibiotika in der letzten Zeit sowie nach übermäßigem Alkoholkonsum sollte ebenfalls gefragt werden.

Krankheiten, die zu Blutungsneigungen führen. Es sollte ein Überblick über den früheren und den aktuellen Gesundheitszustand der Patienten gewonnen werden. Sie sollten nach Lebererkrankungen, Gallengangsverschluß, Malabsorptionssyndrom, Infektionskrankheiten, chronisch-entzündlichen Erkrankungen sowie nach Leukämien, anderen malignen Tumoren, Strahlentherapie und sonstiger Strahlenexposition gefragt werden. Bei Tumorpatienten kann eine Chemotherapie zu einer erheblichen Suppression der Thrombozytenproduktion führen.

Spontanblutungen. Jeder Patient sollte nach dem Auftreten von Spontanblutungen gefragt werden. Dazu zählen vor allem Blutungen im Bereich von Nase, Gingiva, Urogenitaltrakt, Rektum, Gastrointestinaltrakt, Mund, Lunge und Vagina. Falls Spontanblutungen beobachtet wurden, sollten Häufigkeit, Ausmaß des Blutverlustes, Aussehen des Blutes und Maßnahmen, die zur Blutstillung ergriffen wurden, ermittelt werden.

22.5.1.2 Labor-Suchtests. Fünf Untersuchungen können als Suchtests auf Blutungsneigungen eingesetzt werden. Dies sind Thrombozytenzahl, Blutungszeit, partielle Thromboplastinzeit (PTT), Quick-Wert (Prothrombinzeit [PT]) und Thrombinzeit (TT) (Tab. 22–6).

Unter funktionellen Gesichtspunkten sollte die Bestimmung der Thrombozytenzahl nicht als Suchtest durchgeführt werden, weil die Blutungszeit Hinweise auf Störungen sowohl der Thrombozytenzahl als auch der Thrombozytenfunktion liefert. Bei Patienten mit verlängerter Blutungszeit eröffnet die Bestimmung der Thrombozytenzahl jedoch einen Einblick in die Ursache der Störung. So muß etwa bei verlängerter Blutungszeit und normaler Thrombozytenzahl an eine Störung der Thrombozytenfunktion gedacht werden. Die Blutungszeit nach Duke ist der beste Test, um das Vorliegen einer ausreichenden Thrombozytenfunktion zu überprüfen (Abb. 22–7).

Der Rumpel-Leede-Test wurde früher als Suchtest zur Überprüfung der vaskulären Phase empfohlen. Es hat sich jedoch herausgestellt, daß dieser Test zu unempfindlich ist, um die Funktion

Tabelle 22–6:
Suchtests zum Erkennen einer potentiellen Blutungsneigung

Quick-Wert (Prothrombinzeit, PT) – Aktivierung durch Gewebsthromboplastin
- Überprüft das Extrinsic-System und den gemeinsamen Reaktionsweg
- Kontrollprobe sollte parallel getestet werden
- Normalbereich: 100% ± 25% (PT: 11–15 s), abhängig von der Bestimmungsmethode
- Ergebnis muß im Normalbereich liegen

Partielle Thromboplastinzeit – Aktivierung durch Zugabe eines Kontaktaktivators (Kaolin)
- Überprüft das Intrinsic-System und den gemeinsamen Reaktionsweg
- Kontrollprobe sollte parallel getestet werden
- Normalbereich: 25–35 s, abhängig von der Bestimmungsmethode
- Ergebnis muß im Normalbereich liegen

Thrombinzeit – Aktivierung durch Thrombin
- Überprüft die Bildung eines Fibringerinnsels aus Fibrinogen
- Kontrollprobe sollte parallel getestet werden
- Normalwert: 9–13 s

Blutungszeit nach Ivy
- Überprüft die thrombozytäre und vaskuläre Phase
- Normal, wenn ausreichend viele funktionstüchtige Thrombozyten vorhanden sind
- Normalbereich: 1–6 min

Thrombozytenzahl
- Überprüft die thrombozytäre Phase
- Normalbereich: 140.000–400.000 mm^{-3}
- Klinische Blutungsneigung bei Werten unter 80.000 mm^{-3} möglich

als Screening-Verfahren zu erfüllen, obwohl er bei Patienten mit Störungen der vaskulären oder thrombozytären Phase positiv ausfallen kann. Zur Überprüfung dieser Phasen wird heute die Blutungszeit bestimmt.

Die PTT wird eingesetzt, um das Intrinsic-System und den gemeinsamen Reaktionsweg der Gerinnung zu überprüfen. Der Test gibt die Gerinnungsfähigkeit des intravasalen Blutes im Bereich von Verletzungen wieder. Eine Verlängerung der PTT findet man bei Gerinnungsstörungen, die das Intrinsic-System und/oder den gemeinsamen Reaktionsweg betreffen (Hämophilie, Lebererkrankungen). Auch in Fällen von Hyperfibrinolyse ist die PTT verlängert.

Mit Hilfe des Quick-Tests (bzw. der PT) kann die Funktion des Extrinsic-Systems und des gemeinsamen Reaktionswegs überprüft werden. Dieser Test gibt Auskunft über die Gerinnungsfähigkeit von Blut, das nach Verletzungen aus den Gefäßen in das umgebende Gewebe austritt. Der Quick-Wert ist bei Faktor-VII-Mangel, Störungen des gemeinsamen Reaktionsweges und Störungen, die die Fibrinolyse betreffen, erniedrigt (PT verlängert). Bei Störungen des Intrinsic-Systems (Hämophilie) ist der Quick-Wert des Patienten in der Regel normal.

Bei der Bestimmung der TT wird Thrombin als Aktivator benutzt, so daß dieser Test lediglich die Fähigkeit des Fibrinogens zur Bildung eines Gerinnsels überprüft. Da Fibrinspaltprodukte zu einer Verlängerung der TT führen können, stellt die TT auch einen brauchbaren Test für Störungen der Fibrinolyse dar. Wenn parallel die PTT und der Quick-Wert bestimmt werden, können Störungen der letzten Phase der Gerinnung erkannt werden. Wenn z.B. PTT und TT verlängert sowie der Quick-Wert erniedrigt sind, kann man daraus schließen, daß eine Störung der Bildung des Fibringerinnsels aus Fibrinogen vorliegt.

Die Ergebnisse dieser Screening-Tests geben dem Hämatologen Aufschluß über die mögliche Ursache einer hämorrhagischen Diathese und erlauben ihm die Auswahl spezifischer Tests zur genauen Bestimmung des Defekts (3,19,20).

22.5.2 Medizinische Besonderheiten

Wenn bei einem Patienten aufgrund anamnestischer und klinischer Hinweise der Verdacht auf eine hämorrhagische Diathese besteht, sollten bei ihm keine chirurgischen Eingriffe vorgenommen werden. In diesem Fall sollten die entsprechenden Suchtests durchgeführt werden und gegebenenfalls die Überweisung an einen Hämatologen zur weiteren Abklärung und Therapie erfolgen. Patienten, die sich in internistischer Behandlung befinden und eine Blutungsneigung aufweisen könnten, sollten nicht behandelt werden, bevor eine Rücksprache mit dem behandelnden Arzt erfolgt ist und die nötigen Vorkehrungen zur Vermeidung von übermäßigen Blutungen nach der zahnärztlichen Behandlung getroffen wurden.

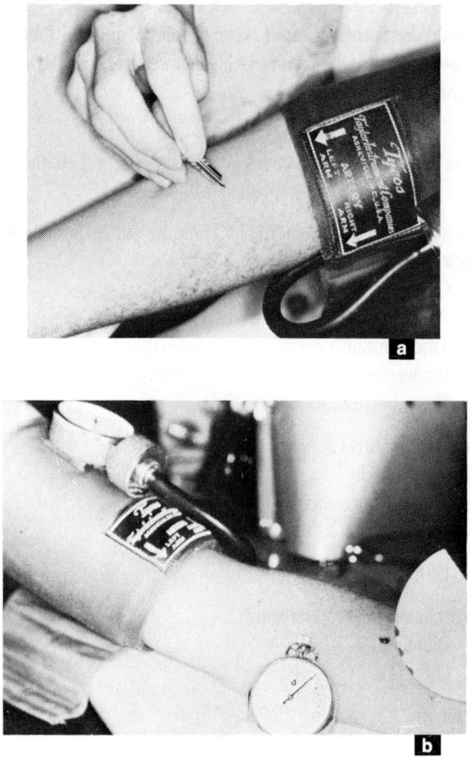

Abbildung 22–7:
Blutungszeit nach Ivy. **a:** Blutdruckmanschette angelegt; Setzen der Stichwunde. **b:** Während der Bestimmung: Blut kann noch mit dem Filterpapier aufgesaugt werden.

In neun verschiedenen Ausgangssituationen stellt sich für den Zahnarzt häufig die Frage, ob bei einem bestimmten Patienten eine Blutungsneigung vorliegt oder nicht. Auf jede dieser Situationen wird im folgenden genauer eingegangen (Tab. 22–7, 22–8).

22.5.2.1 Keine klinischen oder anamnestischen Hinweise auf eine hämorrhagische Diathese. Es ist durchaus möglich, daß Patienten mit einer potentiellen Blutungsneigung keine Befunde aufweisen, die auf ein solches Problem hindeuten. Erstes Anzeichen kann eine anhaltende Blutung nach einem zahnärztlich-chirurgischen Eingriff sein. Man sollte versuchen, die Blutung durch lokale Maßnahmen zu stillen. Gelingt dies nicht, sollte ein Hämatologe hinzugezogen werden. Sobald die aktuellen Probleme gelöst sind, sollten die erforderlichen Suchtests durchgeführt werden. Da keine Hinweise auf die Ursache vorliegen, sollten Quick-Wert, PTT und TT bestimmt werden. Der Zahnarzt kann die Suchtests in Zusammenarbeit mit einem klinischen

Tabelle 22–7:
Auswahl der Suchtests zum Erkennen von potentiellen Blutungsneigungen aufgrund anamnestischer Hinweise und klinischer Befunde

Keine klinischen oder anamnestischen Hinweise auf Blutungsneigung – Probleme mit postoperativen Blutungen

Klinische und/oder anamnestische Hinweise auf potentielle Blutungsneigung, aber Ursache unbekannt
— Quick-Wert
— Partielle Thromboplastinzeit
— Thrombinzeit
— Blutungszeit
— Thrombozytenzahl

Azetylsalizylsäure-Therapie
— Blutungszeit
— Partielle Thromboplastinzeit

Kumarintherapie
— Quick-Test

Verdacht auf Lebererkrankung
— Blutungszeit
— Quick-Test

Chronische Leukämien
— Blutungszeit

Malabsorptionssyndrom oder langfristige Antibiotikatherapie
— Quick-Wert

Hämodialyse (Heparin)
— Partielle Thromboplastinzeit

Angiopathien
— Blutungszeit

Primäre Hyperfibrinolyse (aktives Plasmin im zirkulierenden Blut; Karzinome (Lunge, Prostata)
— Thrombinzeit

Labor selbst durchführen oder den Patienten an einen Hämatologen überweisen.

22.5.2.2 Klinische und/oder anamnestische Hinweise auf Blutungsneigung, aber Ursache unbekannt. Wenn keine Hinweise auf die Ursache einer potentiellen Blutungsneigung vorliegen, sollten alle fünf Screening-Tests durchgeführt werden. Die Durchführung der Untersuchungen durch ein klinisches Labor kann sowohl vom Arzt des Patienten als auch vom Zahnarzt selbst veranlaßt werden (Tab. 22–6).

22.5.2.3 Azetylsalizylsäure-Therapie. Patienten, die mit Azetylsalizylsäure behandelt werden, können wegen der Wirkung dieses Medikaments auf die Thrombozytenfunktion eine Blutungsneigung entwickeln. Im allgemeinen nehmen diese Patienten über längere Zeit (länger als eine Woche) relativ hohe Tagesdosen (über 1 g) Azetylsalizylsäure ein. Obwohl diese Therapie nicht in jedem Fall zu einer Blutungsneigung führt, sollte bei allen Patienten, die in dieser Weise mit Azetylsalizylsäure behandelt werden, ein Suchtest durchgeführt werden. Obwohl Azetylsalizylsäure die Gerinnung durch ihre Wirkung auf die thrombozytäre Freisetzungsreaktion beeinflußt, führt dies in der Regel nur dann zu einer deutlichen Blutungsneigung, wenn zusätzlich weitere Störungen vorliegen.

Bei Patienten, die Azetylsalizylsäure einnehmen, sollte zur Überprüfung der Thrombozytenfunktion die Blutungszeit und zum Ausschluß einer thrombozytär bedingten Gerinnungsstörung die PTT bestimmt werden. Bei pathologischen Ergebnissen sollte mit dem Internisten des Patienten Rücksprache genommen werden, bevor mit einer zahnärztlich-chirurgischen Behandlung begonnen wird.

22.5.2.4 Kumarintherapie. Wenn ein Patient bei der Anamneseerhebung angibt, ein Kumarinpräparat einzunehmen, sollte der Zahnarzt mit dem behandelnden Arzt Kontakt aufnehmen, um festzustellen, warum der Patient das Medikament einnimmt, auf welchen Quick-Wert der Patient eingestellt ist (normalerweise 15% bis 25% bzw. Prothrombinzeit auf das 1,5- bis 2,5fache des Normalwertes von 11 bis 14 s) und in welchem Gesundheitszustand der Patient sich augenblicklich befindet. Die meisten Ärzte kennen die Empfehlungen der American Medical Association und der American Dental Association, in denen für chirurgische Eingriffe eine Absenkung der Gerinnungshemmung auf eine PT im Bereich des 1,5- bis 2fachen des Normalwertes vorgeschlagen wird (entspricht den Empfehlungen der Deutschen Gesellschaft für Zahn-, Mund- und Kieferheilkunde, den Quick-Wert für zahnärztlich-chirurgische Eingriffe auf 30% bis 40% anzuheben, wobei Einzelzahnextraktionen bereits bei etwa 25% möglich sind). Eventuell auftretende Nachblutungen können mit Hilfe lokaler Maßnahmen behandelt werden (13). Falls der behandelnde Arzt mit diesem Vorgehen einverstanden ist, wird er die Dosis des Kumarinpräparates reduzieren oder das Medikament vorübergehend absetzen, wenn ein chirurgischer Eingriff geplant ist. In jedem Fall dauert es 2 bis 3 Tage, bis sich die Dosisreduktion in einem Anstieg des Quick-Wertes niederschlägt (19). Am Operationstag muß eine erneute Überprüfung des Quick-Wertes erfolgen, um sicherzugehen, daß der erforderliche Anstieg der Gerinnungsfähigkeit eingetreten ist. Wenn der Quick-Wert zu diesem Zeitpunkt noch unter 30% liegt, muß die Dosierung des Antikoagulans vom Internisten nochmals reduziert und der Eingriff um weitere 2 bis 3 Tage verschoben werden. Die aktuelle Quick-Wert-Bestimmung muß wiederholt werden. Eine neuere Untersu-

Tabelle 22–8:
Ergebnisse von Suchtests*

Vorliegende Störung	Suchtests				
	Thrombozytenzahl	Blutungszeit	PTT	Quick (PT)	TT
Thrombozytopenie	+ +	+ +	–	–	–
Kumarintherapie	–	–	+ +	+ +	–
Lebererkrankungen	+	+	+ +	+ +	+ +
Angiopathien	–	+	–	–	–
Hämophilie	–	–	+ +	–	–
Azetylsalizylsäure-Therapie	+	+	+	+	–
Leukämien	+	+	–	–	–
Malabsorptionssyndrom, langfristige Antibiotikatherapie	–	–	+ +	+ +	+ +
Faktor-VII-Mangel	–	–	–	+ +	–
Hämodialyse (Heparin)	+	+	+ +	–	–
Hyperfibrinolyse	–	–	+	+	+ +

* – = normal, + + = pathologisch, + = kann pathologisch sein

chung zeigte, daß zahnärztlich-chirurgische Eingriffe an Patienten unter Antikoagulanzientherapie bei einer PT im Bereich des 1,5- bis 2,5fachen Normalwertes ohne größere Blutungskomplikationen vorgenommen werden können (2).

Beim Vorliegen von Infektionen sollten chirurgische Maßnahmen zunächst aufgeschoben und eine Antibiotikatherapie eingeleitet werden. Wenn die akute Entzündung abgeklungen und der Quick-Wert ausreichend angestiegen ist (30 – 40%), kann chirurgisch interveniert werden. Der Eingriff selbst sollte so wenig traumatisierend wie möglich durchgeführt werden. Zur Vorbeugung postoperativer Infektionen sollten Antibiotika gegeben werden. Beim Auftreten stärkerer Nachblutungen können thrombinhaltige Gelatineschwämmchen zur Blutstillung eingesetzt werden. In manchen Fällen erweisen sich präoperativ angefertigte Schutzplatten zur Abdeckung des Operationsgebietes als nützlich. Sie schützen das Koagulum und können mit thrombinhaltigem Gelatineschaum unterlegt werden. Darüber hinaus ist ein primärer Nahtverschluß der Alveolen anzustreben.

Anstelle von Gelatineschaum kann auch Oxyzellulose oder Kollagenvlies verwendet werden. Thrombin sollte allerdings nicht in Verbindung mit Oxyzellulose benutzt werden, da es in diesem Fall aufgrund von pH-Verschiebungen inaktiviert wird, so daß der erhöhte Aufwand ohne Nutzen bleibt (Tab. 22–9).

Tabelle 22–9:
Zahnärztliche Betreuung von Patienten unter Kumarintherapie

1. Erkennen aufgrund der Anamnese.
2. Rücksprache mit behandelndem Arzt:
   - Grunderkrankung,
   - Grad der Antikoagulation (Quick-Wert).
   Bei Quick-Wert unter 30% Dosisreduktion des Kumarinpräparates erbitten.
   Dosisreduktion wirkt sich erst nach 2 bis 3 Tagen auf den Quick-Wert aus.
   Am Operationstag überprüfen, ob Quick-Wert über 30%.
3. Bei der Durchführung chirurgischer Eingriffe oder Konkremententfernung sollte keine akute Infektion vorliegen.
4. Gegebenenfalls antibiotische Abschirmung, da postoperative Infektionen zu Komplikationen bei der Blutstillung führen können.
5. Stärkere Nachblutungen können durch folgende Maßnahmen gestillt werden:
   - Schutzplatten
   - Gelatineschaum mit Thrombinzusatz
   - Oxyzellulose
   - Kollagenvlies
   - Druckverbände
6. Patienten nach 4 bis 5 Tagen wieder einbestellen und bei normaler Wundheilung durch den behandelnden Arzt die Kumarintherapie fortsetzen lassen.

22.5.2.5 Verdacht auf Lebererkrankung. Bei Patienten mit einem Ikterus oder Alkoholabusus in der Vorgeschichte muß mit einer Lebererkrankung gerechnet werden. Die meisten Gerinnungsfaktoren werden in der Leber produziert, so daß bei einer entsprechend ausgedehnten Leberschädigung wegen Gerinnungsstörungen schwere Blutungsneigungen auftreten können. Darüber hinaus liegt bei 50% der Leberkranken aufgrund des gesteigerten Thrombozytenabbaus in der Milz eine Störung der thrombozytären Phase der Hämostase vor. Als Suchtest auf Störungen der Blutgerinnung kann bei Verdacht auf eine Lebererkrankung der Quick-Test eingesetzt werden. Zur Überprüfung der thrombozytären Phase sollte außerdem die Blutungszeit bestimmt werden. Es ist durchaus möglich, daß die Leberschädigung zwar noch nicht zu einer Störung der Blutgerinnung geführt hat, sich aber bereits so stark auf die thrombozytäre Phase der Blutstillung auswirkt, daß eine schwere Blutungsneigung besteht. Wenn Blutungszeit und Quick-Wert sich bei dieser Patientengruppe im Normbereich bewegen, besteht kaum die Gefahr einer Blutungsneigung, so daß chirurgische Eingriffe ohne erhöhtes Risiko von Nachblutungen durchgeführt werden können.

22.5.2.6 Chronische Leukämien. Vor der Durchführung zahnärztlich-chirurgischer Eingriffe muß bei Patienten mit chronischen Leukämien die Thrombozytenzahl ermittelt werden. Am Operationstag sollte außerdem die Blutungszeit bestimmt werden. Falls die Werte vom Normbereich abweichen, sollte der Eingriff nach Möglichkeit verschoben werden. Für dringend erforderliche Eingriffe müssen bei diesen Patienten unter Umständen Thrombozyten zugeführt werden. Zur Bewertung des Krankheitsbildes und zur Operationsvorbereitung ist daher eine enge Zusammenarbeit mit dem behandelnden Arzt erforderlich.

22.5.2.7 Malabsorptionssyndrom und langfristige Antibiotikatherapie. Bei Patienten mit Malabsorptionssyndrom oder langfristiger Antibiotikatherapie können die Vitamin-K-produzierenden Darmbakterien geschädigt sein. Vitamin K wird von der Leber für die Synthese von Prothrombin benötigt. Bei Verdacht auf eine Blutungsneigung muß der Quick-Wert überprüft werden. Bewegt sich das Ergebnis im Normalbereich, können chirurgische Eingriffe bei dieser Patientengruppe ohne erhöhtes Risiko von übermäßigen Blutungen durchgeführt werden. In jedem Fall sollte der behandelnde Arzt vor der Behandlung über den Gesundheitszustand des Patienten befragt werden, da andere Komplikationen vorliegen können, die eine Kontraindikation für chirurgische Eingriffe darstellen.

22.5.2.8 Hämodialyse (Heparin). Während der Hämodialyse wird dem Patienten in der Regel Heparin, ein kurzfristig wirksames Antikoagulans, verabreicht. Heparin hat eine Halbwertszeit von 4 Stunden; es kann daher, allerdings in unterschiedlichem Ausmaß, bis zu 24 Stunden wirksam bleiben. Wenn ein Hämodialyse-Patient am Dialysetag eine zahnärztliche Behandlung wünscht, sollte diese nach Möglichkeit auf den nächsten Tag verschoben werden, um sicherzugehen, daß die Heparinwirkung abgeklungen ist.

22.5.2.9 Angiopathien. Bei manchen Patienten mit Autoimmunerkrankungen treten Veränderungen der Gefäßwände auf, die zu übermäßigen Blutungen nach chirurgischen Eingriffen führen können. Bedeutsame Gefäßwandschädigungen können mit Hilfe der Blutungszeit festgestellt werden.

22.5.3 Behandlung von Patienten mit schweren Blutungsneigungen

In den meisten Fällen müssen Patienten mit einer Thrombozytopenie oder schweren Gerinnungsstörungen für chirurgische Eingriffe stationär aufgenommen werden und bedürfen spezieller präoperativer Vorbereitungen. Ein Hämatologe muß zur Diagnostik, präoperativen Bewertung, Vorbereitung und postoperativen Behandlung hinzugezogen werden.

Am Beispiel der Hämophilie A (Faktor-VIII-Mangel) sollen einige der Probleme bei der Betreuung von Patienten mit schweren Blutungsneigungen dargestellt werden. Die Zusammenarbeit mit einem Hämatologen ist zwingend erforderlich. Dieser sichert zuerst die Diagnose und überprüft, ob Faktor-VIII-Hemmkörper vorhanden sind. Daraufhin legt er fest, auf welche Weise die Substitution erfolgen soll, z.B. mit einem Kryopräzipitat, Fresh-frozen-Plasma oder Faktor-VIII-Konzentrat, und bestimmt die erforderliche Dosierung. In der Regel wird die Substitution über 7 bis 10 Tage fortgeführt, damit die Wundheilung bereits fortgeschritten ist, wenn die Substitution abgesetzt wird (4,12,14).

In Fällen einer leichten Hämophilie A sind Extraktionen unter ausschließlicher Gabe von DDAVP oder EACA vorgenommen worden, wobei nur wenige postoperative Blutungsprobleme auftraten (5). Auch Tranexamsäure kann zu diesem Zweck angewendet werden (7).

Bei schwererem Faktor-VIII-Mangel ohne Hemmkörper gegen Faktor VIII können die meisten kieferchirurgischen Eingriffe durchgeführt werden, wenn eine ausreichende Faktor-VIII-Substitution erfolgt. Selbst bei Patienten mit einem stabilen Titer von Faktor-VIII-Hemmkörpern können solche Eingriffe unter hochdosierter Faktor-VIII-Substitution vorgenommen werden. Nach wie vor stellt jedoch das Vorliegen induzierbarer Faktor-VIII-Hemmkörper ein großes Problem dar und bringt beim Versuch chirurgischer Eingriffe ein hohes Risiko schwerer Blutungen mit sich. Sowohl aktivierter als auch nicht aktivierter Prothrombinkomplex ist in Kombination mit EACA bei Patienten mit hohem Faktor-VIII-Hemmkörpertiter versuchsweise mit begrenztem Erfolg eingesetzt wor-

Tabelle 22–10:
Zahnärztliche Betreuung von Patienten mit Hämophilie A

Erkennen und Überweisung.

Rücksprache mit Hämatologen:
- Diagnose
- Faktor-VIII-Restaktivität
- Vorliegen von Hemmkörpern
- Auswahl der Substitution
- Dosierung der Substitution
- Notwendigkeit von Epsilon-Aminocapronsäure (EACA) oder Tranexamsäure zur Fibrinolysehemmung
- Notwendigkeit von Steroiden zur Unterdrückung von Hemmkörpern
- Stationäre Aufnahme für chirurgische Eingriffe

Anfertigung von Schutzplatten, wenn Reihenextraktionen oder parodontalchirurgische Eingriffe geplant.

Akute Infektionen sollten nicht vorliegen.

Sorgfältige Operationstechnik und dichter Nahtverschluß (bei Extraktionen nicht immer möglich).

Unterstützende Lokalmaßnahmen zur Vermeidung von Blutverlusten:
- Verbandplatten
- Kollagenvlies
- Gelatineschaum mit Thrombinzusatz

Antibiotische Abschirmung zur Vermeidung postoperativer Infektionen.

den (17). Auch Kortison wurde bei Patienten mit induzierbaren Hemmkörpern angewendet, um deren Wirkung zu beeinflussen (13,19,20).

Vor dem Eingriff sollten vom Zahnarzt Schutzplatten angefertigt werden, die bei sekundär heilenden Wunden das Koagel vor mechanischer Ablösung schützen sollen. Alle Extraktionswunden sollten mit Kollagenvlies aufgefüllt und nach Möglichkeit primär verschlossen werden. Endodontischen Behandlungen sollte gegenüber Extraktionen, soweit möglich, der Vorzug gegeben werden, da das Blutungsrisiko hierbei geringer ist.

Die Applikation von Lokalanästhetika stellt bei Hämophiliepatienten ebenfalls ein Problem dar. Hämatome, Verlegungen des Atemwegs und Todesfälle sind bei solchen Patienten als Komplikationen von Leitungsanästhesien eingetreten. Injektionen sollten bei diesen Patienten nicht durchgeführt werden, wenn die Faktor-VIII-Restaktivität unter 50% liegt. Bei Patienten mit schwerer Hämophilie A (Faktor-VIII-Restaktivität 2% und weniger) muß vor jeglicher Applikation von Lokalanästhetika eine Substitution erfolgen (4; Tab. 22–10).

In den meisten Fällen sollte der Patient für chirurgische Eingriffe stationär aufgenommen werden. Die Entscheidung hierüber muß in Absprache mit dem behandelnden Hämatologen getroffen werden. Patienten mit einer leichten Hämophilie A ohne Hemmkörper können unter Substitutionstherapie oder Medikation mit DDAVP und EACA oder Tranexamsäure ambulant behandelt werden. Wenn eine Faktor-VIII-Substitution erfolgt, müssen Zahnarzt und Hämatologe beobachten, ob Symptome einer allergischen Reaktion auftreten und auf die Behandlung solcher Komplikationen vorbereitet sein.

22.5.4 Modifikationen der Behandlungsplanung

Nach entsprechender Vorbereitung können bei Patienten mit verschiedenen Arten hämorrhagischer Diathesen die meisten erforderlichen zahnärztlichen Behandlungen durchgeführt werden. Patienten mit hereditären Koagulopathien müssen besonders intensiv zum Erreichen und Aufrechterhalten gesunder Mundverhältnisse angehalten werden, da zur Zeit fast alle zahnärztlichen Behandlungsmaßnahmen durch die Notwendigkeit der Hospitalisierung und der Substitution des fehlenden Gerinnungsfaktors kompliziert werden. Zahnärztliche Behandlungen sind häufig nur unter stationären Bedingungen möglich. Patienten in der terminalen Phase von Allgemeinerkrankungen, die zu einer hämorrhagischen Diathese geführt haben, sollten vom Zahnarzt in der Regel nur konservativ behandelt werden. Bei Patienten unter Antikoagulanzientherapie oder mit bekannter Blutungsneigung darf zur Schmerzbekämpfung keine Azetylsalizylsäure gegeben werden. Dabei ist zu berücksichtigen, daß zahlreiche Kombinationspräparate (z.B. Contraneural N, dolomo TN, Dolviran, Fortalidon N, Gelonida NA, Praecimed N, Treupel-N) Azetylsalizylsäure enthalten.

22.5.5 Orale Komplikationen

Patienten mit hämorrhagischen Diathesen können an Spontanblutungen aus der Gingiva leiden. Die Gewebe der Mundhöhle können Petechien, Ekchymosen, Ikterus, Blässe oder Ulzera aufweisen. Bei Patienten mit Leukämien ist oft eine generalisierte Gingivahyperplasie zu beobachten. Beim Vorliegen von Neoplasien können auf Röntgenaufnahmen Knochenläsionen erkennbar sein. Bei diesen Patienten können Zahnwanderungen und -lockerungen sowie Parästhesien, z.B. Zungenbrennen oder ein Taubheitsgefühl in den Lippen, auftreten (13,18).

22.5.6 Zahnärztliche Notfallbehandlung

Bei Patienten, die einer zahnärztlichen Notfallbehandlung bedürfen und bei denen aufgrund anamnestischer oder klinischer Hinweise eine potentielle Blutungsneigung festgestellt wurde, dürfen unter keinen Umständen chirurgische Eingriffe durchgeführt werden. Alle Infektionen und Schmerzzustände müssen konservativ behandelt werden.

Erst wenn die Grunderkrankung diagnostiziert ist und behandelt wird, kann der Zahnarzt beginnen, die weitere Behandlung wie Extraktionen, Wurzelbehandlungen usw. zu planen. Falls die Substitution von Thrombozyten oder fehlenden Gerinnungsfaktoren erforderlich ist, muß der Zahnarzt vor und nach chirurgischen Eingriffen eng mit dem behandelnden Arzt zusammenarbeiten.

22.6 Literatur

1. BARBER, E., et al.: The bleeding time as a preoperative screening test. Am. J. Med. **78,** 761–765 (1985)
2. BENOLIEL, R.: Dental treatment for the patient on anticoagulant therapy: prothrombin time – what difference does it make? Oral surg. **62,** 149–151 (1986)
3. CATALAMO, P.M.: Platelet and vascular disorders. In ROSE, L.F., KAYE, D. (Hrsg.): Internal medicine for dentistry. St. Louis 1983, The C.V. Mosby Co., 400–408
4. COHEN, S.G.: Hemophilia. In ROSE, L.F., KAYE, D. (Hrsg.): Internal medicine for dentistry. St. Louis 1983, The C.V. Mosby Co., 427–428
5. EASTMAN, J.R., NAWAKOWSKI, A.R., TRIPLETT, M.D.: DDAVP: A review of indications for its use in treatment of factor VIII deficiency and a report of case. Oral Surg. **56,** 246–250 (1983)
6. Hematology: A pathophysiological approach. In BABIOR, B.M., STOSSEL, T.P. (Hrsg.): New York 1984, Churchill Livingstone
7. Use of tranexamic acid to inhibit fibrinolysis. FDA Drug Bull. **17** (1),9 (1987)
8. KAHN, R.A., ALLEN, R.W., BALDASSARE, J.: Alternate sources for therapeutic blood components. Am. J. Hematol. **66,** 1 (1985)
9. KASPER, C.K., et al.: Hematologic management of hemophilia A for surgery. JAMA **253,** 1279–1283 (1985)
10. KITCHENS, C.S.: Surgery in hemophilia and related disorders. Med. **65,** 34–45 (1986)
11. KREISS, J.K., et al.: Antibody to human T-lymphotrophic virus type III in wives of hemophiliacs. Ann. Intern. Med. **102,** 623–626 (1985)
12. LUCAS, D.N., ALBERT, T.W.: Epsilon Amino Caproic Acid in hemophiliacs: a concise review. Oral Surg. **51,** 115–120 (1980)
13. LYNCH, M.A.: Hematologic diseases and related problems. In LYNCH, M.A. (Hrsg.): Burket's oral medicine, diagnosis and treatment, ed. 7. Philadelphia 1977, J.B. Lippincott Co., 409–443
14. NOSSEL, H.L.: Bleeding. In PETERSDORF, R.G., et al. (Hrsg.): Harrison's principles of internal medicine, ed. 10. New York 1983, McGraw-Hill Book Co., 292–299
15. PERKIN, N.A.: Transfusion-associated AIDS. Am. J. Hematol. **19,** 307–313 (1985)
16. RANGNI, M.V., et al.: AIDS retrovirus antibodies in hemophiliacs treated with factor correlations. Blood **67,** 592–595 (1986)
17. REDDING, S.W., STIEGLER, K.E.: Dental management of the classic hemophiliac with inhibitors. Oral Surg. **56,** 145-148 (1983)
18. SHAFER, W.G., HINE, M.K., LEVY, B.M.: A textbook of oral pathology, ed. 4. Philadelphia 1983, W.B. Saunders Co., 726–736
19. WINTROBE, M.M.: Clinical hematology, ed. 8. Philadelphia 1981, Lea & Febiger, 354–436
20. ZIEVE, P.D.: Bleeding disorders. In HARVEY, A. (Hrsg.): Osler's the principles and practice of medicine, ed. 19. New York 1976, Appleton-Century-Crofts, 653–669

23
Erkrankungen der Blutzellen

23.1
Einleitung

In diesem Kapitel sollen die häufigsten Erkrankungen der roten und weißen Blutzellen vorgestellt werden, die Einfluß auf die zahnärztliche Behandlung haben können (Tab. 23–1). Der Zahnarzt sollte in der Lage sein, diese Erkrankungen aufgrund von Anamnese, klinischer Untersuchung und Labor-Suchtests zu erkennen. Patienten mit Erkrankungen der roten oder weißen Blutzellen können für Blutungsneigungen, Wundheilungsstörungen, Infektionen und Schleimhautulzerationen besonders anfällig sein. Außerdem können manche dieser Erkrankungen zum Tode führen. Sie müssen daher erkannt und erkrankte Patienten zur Diagnosestellung und Therapie an einen Internisten überwiesen werden, bevor mit der zahnärztlichen Behandlung begonnen wird. Patienten, die sich wegen einer bekannten Erkrankung in ärztlicher Behandlung befinden, sollten vom Zahnarzt nicht ohne vorherige Konsultation des behandelnden Arztes behandelt werden.

23.2
Anämien

23.2.1
Allgemeine Beschreibung

Bei einer Anämie ist definitionsgemäß die Sauerstoff-Transportkapazität des Blutes vermindert. Dafür ist meist eine Verminderung der Anzahl zirkulierender Erythrozyten oder eine Anomalie des intraerythrozytären Hämoglobins verantwortlich. Der Begriff „Anämie“ bezeichnet keine eigenständige Erkrankung, sondern eher einen Symptomenkomplex. Eine Anämie kann Folge von Eisenmangel, verminderter Erythropoese oder gesteigerter Hämolyse sein.

Übermäßige Blutverluste während der Menstruation und Magen-Darm-Blutungen können zu einer Eisenmangelanämie führen. Nach Gastrektomie und beim Malabsorptionssyndrom kann eine verminderte Eisenresorption aus dem Magen-Darm-Trakt zur Anämie führen. Bei Kindern und Schwangeren kann eine unzureichende alimentäre Zufuhr von Eisen ebenfalls eine Anämie zur Folge haben.

Faktoren, die die Produktionskapazität des Knochenmarks für Erythrozyten reduzieren, führen zur Anämie. Bei Magenveränderungen, die zum Ausfall der Bildung von Intrinsic factor, der zur Resorption von Vitamin B_{12} benötigt wird, führen, können nicht genügend Erythrozyten produziert werden, so daß eine Anämie resultiert. Knochenmetastasen von Tumoren und Leukämien haben eine Verdrängung der Erythrozytenvorstufen im Knochenmark zur Folge und bewirken so eine Verminderung der Erythropoese. Die Knochenmarkzellen können durch Einwirkung von Medikamenten, Chemikalien und ionisierenden Strahlen zerstört werden, so daß die Produktion sowohl der Erythrozyten als auch der Leukozyten und Thrombozyten beeinträchtigt wird.

Bei normaler Knochenmarkfunktion können Toxine, Transfusionsreaktionen, Hypersplenismus oder Erythrozytendefekte eine Steigerung der Hämolyse bewirken und so zur Entwicklung einer Anämie führen.

An dieser Stelle können nicht alle möglichen Ursachen von Anämien detailliert beschrieben werden. Anhand einiger Beispiele sollen die Probleme bei der zahnärztlichen Betreuung von Patienten mit Anämien aufgezeigt werden.

23.2.1.1 Menstruation und Schwangerschaft. Sehr häufig tritt bei Frauen während Menstruation und Schwangerschaft eine leichte Eisenmangelanämie

Tabelle 23–1:
Einteilung der Erkrankungen der Blutzellen

Erkrankungen der Erythrozyten
Anämie
Polyzythämie

Erkrankungen der Leukozyten
Leukopenie
Leukozytose
Myeloproliferative Erkrankungen
— Akute myeloische Leukämie (AML)
— Chronische myeloische Leukämie (CML)
Lymphoproliferative Erkrankungen
— Akute lymphatische Leukämie (ALL)
— Chronische lymphatische Leukämie (CML)
— Maligne Lymphome
  Lymphogranulomatose (Morbus Hodgkin)
  Non-Hodgkin-Lymphome
  Burkitt-Lymphom
— Plasmozytom (Multiples Myelom)

auf. Die wiederholten Blutverluste bei der Menstruation können zur Eisenverarmung führen und einen leichten anämischen Zustand zur Folge haben. Gelegentlich kann es angebracht sein, daß der Zahnarzt Patientinnen bei der Anamneseerhebung fragt, ob sie ihre Periode bekommen, in welchem Alter die erste Menstruation beobachtet wurde, ob die Menstruation regelmäßig auftritt, wie lange die Blutungen jeweils anhalten und wie viele Tampons oder Binden benötigt werden. Bei Frauen mit regelmäßiger Menstruation und starken Blutungen kann eine Anämie vorliegen, so daß sie von einem Arzt beraten und behandelt werden sollten. Patientinnen mit Veränderungen von Menstruationszyklus, -beginn oder -dauer bzw. Stärke der Blutungen sollte empfohlen werden, sich untersuchen zu lassen. Auch Patientinnen, die viel früher als normalerweise zu erwarten keine Menstruation mehr haben, sollten zur Abklärung überwiesen werden. Gleiches gilt für Patientinnen, bei denen zwischen den normalen Menstruationen Blutungen aufgetreten sind.

Während der Gravidität besteht durch das Wachstum des Feten ein erhöhter Vitamin- und Eisenbedarf der Mutter. Wenn diese Nährstoffe nicht in ausreichenden Mengen zugeführt werden, kann die Mutter eine Anämie entwickeln. So haben etwa 20% aller Schwangeren eine Eisenmangelanämie. Bei der Anamneseerhebung sollte der Zahnarzt feststellen, ob die Patientin bereits Kinder hat und wann diese geboren wurden. Je dichter die Schwangerschaften aufeinander folgten, desto höher ist die Wahrscheinlichkeit, daß sich eine Eisenmangelanämie entwickelt hat. Nach der Geburt können durch das Stillen weitere Eisenverluste eintreten.

Im Gegensatz zu Frauen weist das Vorliegen einer leichten Anämie bei Männern meist auf eine ernste Erkrankung hin. Unter normalen Bedingungen treten bei Männern nur geringe Eisenverluste auf, so daß physiologisch bedingte Eisenmangelanämien selten sind. Jeder Mann, bei dem eine Anämie festgestellt wird, muß daher zur Abklärung an einen Arzt überwiesen werden.

23.2.1.2 Perniziöse Anämie. Für die Reifung der Erythrozyten im Knochenmark werden Vitamin B_{12} und Folsäure benötigt. Eine unzureichende tägliche Zufuhr oder Resorption dieser Vitamine kann daher zu einer Anämie führen. Ursache der perniziösen Anämie ist ein Mangel an Intrinsic factor, einer Substanz, die von den Belegzellen der Magenschleimhaut sezerniert wird. Intrinsic factor wird für die Resorption von Vitamin B_{12}, das für die Erythrozytenreifung erforderlich ist, benötigt. Die perniziöse Anämie ist eine Erkrankung des fortgeschrittenen Alters. Frühsymptome sind Schwächegefühl, Müdigkeit, Palpitationen, Synkopen, Kribbeln in Fingern und Zehen, Taubheitsgefühl, Koordinationsstörungen und Muskelschwäche. Eine frühzeitige Diagnosestellung ist wichtig, damit die Therapie in Form von Vitamin-B_{12}-Injektionen rechtzeitig eingeleitet wird, bevor die neurologische Symptomatik so weit fortgeschritten ist, daß sie nicht mehr erfolgreich behandelt werden kann. Folsäure bewirkt zwar eine Besserung der Anämie, hält jedoch das Fortschreiten der neurologischen Erscheinungen nicht auf. Der Vitamin-B_{12}-Mangel besteht dann zwar weiterhin, bleibt aber unentdeckt. Aus diesem Grund wurde in den Vereinigten Staaten vom Gesetzgeber festgelegt, daß freiverkäufliche Vitaminpräparate keine nennenswerten Mengen von Folsäure enthalten dürfen.

23.2.1.3 Glukose-6-Phosphat-Dehydrogenase-Mangel. Der Glukose-6-Phosphat-Dehydrogenase-Mangel ist ein intrakorpuskulärer Defekt, der am häufigsten bei Schwarzen und in den Mittelmeerländern gefunden wird. Zwischen 10% und 15% der schwarzen Bevölkerung der Vereinigten Staaten sind betroffen. Der Defekt wird X-chromosomal vererbt und kann sowohl bei Männern als auch bei Frauen vorkommen. Die Lebensdauer der Erythrozyten ist gegenüber dem Normalwert um etwa ein Drittel verkürzt. Infektionen, Diabetes und bestimmte Medikamente (z.B. Azetylsalizylsäure) können eine akute hämolytische Krise auslösen (8,13).

23.2.1.4 Sichelzellenanämie. Ein Defekt in der Betakette des Hämoglobins kann dazu führen, daß die Erythrozyten bei Absinken der O_2-Spannung oder Anstieg des Blut-pH eine Sichelform annehmen. Die Sichelzellenanämie ist hereditär bedingt und wird fast ausschließlich bei Schwarzen gefunden.

Die Sichelzellenanämie (Sichelzellkrankheit), die homozygote Form, ist eine autosomal-rezessiv vererbte hämolytische Erkrankung. Je ein Gen von beiden Elternteilen trägt zur Bildung von Hämoglobin S (HbS) bei, das für die Erkrankung verantwortlich ist. Beim HbS ist genetisch bedingt die Glutaminsäure in Stellung 6 der Betakette des Erwachsenen-Hämoglobins (HbA) durch Valin ersetzt (12).

Bei verminderter O_2-Spannung oder Anstieg des Blut-pH-Wertes nehmen die Erythrozyten eine Sichelform an, die durch eine partielle Kristallisation des HbS und teilweise Umstrukturierung des defekten Hämoglobinmoleküls bedingt ist. Dies bewirkt eine Versteifung der Zelle und Schäden der Erythrozytenmembran, die zur irreversiblen Sichelbildung führen. Folgen dieser Veränderungen sind Erythrostase, erhöhte Blutviskosität, Minderdurchblutung, Hypoxie, erhöhte Adhärenz der Erythrozyten, Gefäßverschluß und „Sicheln“ weiterer Erythrozyten (12).

Tabelle 23–2:
Symptome der Anämien

Schwäche
Müdigkeit
Palpitationen
Parästhesien in Fingern und Zehen
Zungenbrennen, Brennen der Mundschleimhaut
Knochenschmerzen
Atemnot
Blässe
Hohlnägel
Querrillen der Nägel
Brüchigkeit der Nägel
Glatte rote Zunge mit Verlust der Papillae filiformes

Bei Patienten mit Sichelzellenanämie beträgt der Anteil des HbS am Gesamt-Hämoglobin über 80%. Zwischen 0,003% und 0,15% der schwarzen Bevölkerung der Vereinigten Staaten leiden an Sichelzellenanämie (8,12,13). Die Hälfte dieser Patienten verstirbt vor dem 20. Lebensjahr, die Mehrzahl der übrigen meist vor dem 40. Lebensjahr. Symptome der Sichelzellenanämie sind Ikterus, Blässe, Herzinsuffizienz, Ulcus cruris, Apoplexie und anfallsweise Abdominal- und Knochenschmerzen (Tab. 23–2). Durch Infektionen, Überempfindlichkeitsreaktionen, Hypoxie, systemische Erkrankungen, Azidose, Dehydratation und Traumen können sich aplastische Krisen entwickeln, in deren Verlauf der Patient akut erkrankt, die Erythropoese sistiert und sich eine hochgradige Anämie entwickelt. Folsäuremangel kann an der Auslösung einer Krise beteiligt sein. Aus diesem Grund erhalten die meisten Patienten mit Sichelzellenanämie zusätzlich Folsäure. Wenn sich eine Krise entwickelt, werden hohe Dosen von Folsäure sowie Bluttransfusionen zur Behandlung eingesetzt.

Intraoral können bei Patienten mit Sichelzellenanämie Blässe der Mundschleimhaut, verzögerter Zahndurchbruch und Schmelzhypoplasie gefunden werden. Röntgenologisch kann ein Verlust der trabekulären Struktur des Kieferknochens mit erhöhter Strahlendurchlässigkeit imponieren, der die Vergrößerung der Markräume durch Hyperplasie der Erythroblasten widerspiegelt. Manche Patienten klagen während akuter Krisen über Schmerzen im Bereich des Unterkiefers, die von Parästhesien im Ausbreitungsgebiet des N. mentalis gefolgt werden (12).

Den meisten Schwarzen mit Sichelzellenanämie ist ihre Erkrankung bekannt. Der Zahnarzt muß alle Schwarzen bei der Anamneseerhebung über das Vorliegen einer Sichelzellenanämie befragen.

Die heterozygote Form der Erkrankung, die auftritt, wenn nur von einem Elternteil ein HbS-Gen vererbt wurde, wird als Sichelzellanlage (sickle cell trait) bezeichnet. Diese Träger bleiben symptomlos, solange sie keinen Situationen mit abnorm niedriger Sauerstoffkonzentration, wie sie in Flugzeugen ohne Druckkabine oder bei fehlerhafter Narkoseführung vorkommen können, ausgesetzt werden. Patienten mit Sichelzellanlage reagieren bei weitem nicht so empfindlich gegenüber Reizen, die eine Sichelbildung auslösen, da der Anteil des HbS am Gesamthämoglobin bei ihnen nur 20% bis 45% beträgt. Zwischen 8% und 10% der schwarzen Bevölkerung der Vereinigten Staaten sind Träger der Sichelzellanlage (8,12,13). Bei der zahnärztlichen Behandlung sind Patienten mit Sichelzellanlage keiner besonderen Gefährdung ausgesetzt, solange keine schwere Hypoxie oder Dehydratation eintritt.

23.2.1.5 Nierenerkrankungen. Die Niere produziert das Hormon Erythropoetin, das die Erythrozytenproduktion im Knochenmark stimuliert. Bei schweren Nierenschäden führt die Minderproduktion dieses Hormons zur Anämie (s. Kap. 11).

23.2.2 Klinik

23.2.2.1 Symptomatik. Zu den subjektiven Symptomen der Anämie gehören Müdigkeit, Dyspnoe, Abdominal- und Knochenschmerzen, Kribbeln in Fingern und Zehen sowie Muskelschwäche. Objektive Symptome sind Ikterus, Blässe, Hohlnägel, brüchige und sich spaltende Nägel, Hepatosplenomegalie, Lymphknotenschwellungen sowie Blut im Stuhl. Anämische Patienten klagen gelegentlich über eine entzündete und schmerzhafte oder aber glatte und rote Zunge. Manche Patienten bemerken einen Verlust der Geschmacksempfindung (Tab. 23–2).

23.2.2.2 Labor-Suchtests. Wenn der Zahnarzt bei einem Patienten Symptome einer Anämie feststellt, sollte er ihn zur Abklärung an einen Internisten überweisen. Als Suchtests werden zunächst die Hämoglobinkonzentration, der Hämatokrit und die Erythrozytenzahl bestimmt. Zusätzlich sollte die Leukozyten- und Thrombozytenzahl bestimmt werden (s. Kap. 1).

Als Screeningtest auf eine Sichelzellanlage wurde ein einfacher Test (Sickledex; Johnson & Johnson) entwickelt, für den nur eine kleine Menge Blut benötigt wird und der auch in der Zahnarztpraxis durchgeführt werden kann (12).

Alle schwarzen Patienten sollten über das Vorkommen der Sichelzellenanämie in ihrer Familie befragt werden. Wenn der Patient noch nie auf die Erkrankung untersucht wurde, sollte der Zahnarzt dies veranlassen. Dazu kann der Zahnarzt selbst den Sickledex-Test durchführen oder den Patienten an einen Internisten überweisen.

23.3 Erkrankungen der weißen Blutzellen

23.3.1 Allgemeine Beschreibung

Im peripheren Blut kommen drei Gruppen von weißen Blutzellen vor: Granulozyten, Lymphozyten und Monozyten. Die Gruppe der Granulozyten umfaßt drei Typen: neutrophile, eosinophile und basophile Granulozyten. Die zirkulierenden Lymphozyten lassen sich in zwei Typen differenzieren: T-Lymphozyten (thymusabhängige Lymphozyten) und B-Lymphozyten (bursaabhängige Lymphozyten). Letztere werden von lymphatischem Gewebe im Bereich des Gastrointestinaltraktes gebildet.

Hauptaufgabe der neutrophilen Granulozyten ist der Schutz des Organismus vor bestimmten infektiösen Agenzien durch Phagozytose und enzymatischen Abbau der Erreger. Eosinophile und Basophile sind an entzündlichen allergischen Reaktionen beteiligt. T-Lymphozyten sind für zelluläre (verzögerte) Immunreaktionen verantwortlich, während die B-Lymphozyten eine wichtige Rolle bei den humoralen Immunreaktionen (Reaktionen vom Soforttyp) spielen. Monozyten übernehmen Phagozytosefunktionen und sind wahrscheinlich an der Immunantwort beteiligt (s. Kap. 21).

Die Mehrheit der weißen Blutzellen wird im Knochenmark produziert (Granulozyten und Monozyten [s. Kap. 1]), wo mehrere „Pools" dieser Zellen existieren. Der erste ist der Mitosepool, der aus unreifen Vorläuferzellen besteht. Als zweites folgt der Reifungspool, der aus Zellen besteht, die sich im Reifungsstadium befinden. Schließlich gibt es noch einen Reservepool von funktionsfähigen Zellen, die entsprechend dem aktuellen Bedarf in die Blutbahn freigesetzt werden können.

Die weißen Blutzellen, die aus dem Knochenmark freigesetzt wurden und sich im peripheren Blut befinden, bilden wiederum zwei Zellpools: einen randständigen und einen zirkulierenden. Die Zellen des randständigen Pools haften an den Gefäßwänden und sind bei Bedarf sofort verfügbar. Bei Infektionen können Reservepool und randständiger Pool mobilisiert werden, um die eindringenden infektiösen Agenzien zu bekämpfen.

23.3.2 Leukozytose und Leukopenie

Die Anzahl der zirkulierenden weißen Blutzellen wird als die Anzahl von Zellen, die man in einem mm^3 Blut findet, ausgedrückt. Beim Erwachsenen bewegt sich der Normalwert dafür zwischen 5000 mm^{-3} und 10.000 mm^{-3} (13). Das Differentialblutbild stellt eine Abschätzung der prozentualen Verteilung der einzelnen Zelltypen dar. Ein normales Differentialblutbild weist folgende Werte auf: 50% bis 60% Neutrophile, 3% Eosinophile, unter 1% Basophile, 20% bis 30% Lymphozyten und 3% bis 7% Monozyten. Der Begriff Leukozytose ist definiert als Anstieg der zirkulierenden Leukozyten auf Werte über 10.000 mm^{-3}. Unter einer Leukopenie versteht man im allgemeinen ein Absinken der Leukozytenzahl im zirkulierenden Blut auf Werte von unter 5000 mm^{-3} (13).

Für eine Leukozytose kommen zahlreiche Ursachen in Frage. Körperliche Betätigung, Schwangerschaft und psychische Belastungen können zu einem Anstieg der Leukozytenzahl im peripheren Kreislauf führen. Ist einer dieser Gründe für eine Leukozytose verantwortlich, so spricht man von einer physiologischen Leukozytose. Pathologische Leukozytosen können durch Infektionen, Neoplasien oder Nekrosen hervorgerufen werden. Pyogene Infektionen verursachen einen Typ von Leukozytose, der durch einen erhöhten Anteil neutrophiler Granulozyten charakterisiert ist. Wenn als Reaktion auf eine bakterielle Infektion vermehrt unreife (stabkernige) neutrophile Granulozyten in den Kreislauf gelangen, spricht man von einer Linksverschiebung. Virale Infektionen lösen häufig eine Leukozytose aus, die durch einen erhöhten Anteil von Lymphozyten gekennzeichnet ist. Auch Tuberkulose und Syphilis führen primär zu einer Lymphozytose. Protozoeninfektionen haben häufig eine Leukozytose mit einem Anstieg des Monozytenanteils zur Folge. Allergien und bestimmte Helmintheninfektionen verursachen in der Regel eine Leukozytose mit erhöhtem Anteil von zirkulierenden Eosinophilen. Nekrosen lösen eine Leukozytose aus, die durch eine Vermehrung der zirkulierenden Neutrophilen zustande kommt. Leukämien, maligne Erkrankungen der weißen Blutzellen, sind in der Regel durch einen starken Anstieg der Anzahl zirkulierender Leukozyten gekennzeichnet. Karzinome von Drüsengeweben können eine Vermehrung der Anzahl von zirkulierenden Neutrophilen bewirken. Akute Blutungen können ebenfalls eine Leukozytose zur Folge haben (Tab. 23–3).

Auch für eine Leukopenie können zahlreiche verschiedene Ursachen in Frage kommen. Im Frühstadium von Leukämie und Lymphomen sowie bei Agranulozytose (Verminderung der Granulozytenzahl) und Panzytopenie (Verminderung der weißen und roten Blutzellen) kann eine Leukopenie beobachtet werden. Eine wichtige Form der Leukopenie bringt eine regelmäßig wiederkehrende Depression der zirkulierenden Neutrophilen mit sich. Diese Erkrankung wird als zyklische Agranulozytose bezeichnet. Bei den Erkrankten ist ein zyklisches Absinken der Neutrophilenzahl zu beobachten, das etwa alle 28 Tage auftritt. Während der Phase, in der nur wenige zirkulierende Granulozyten vorliegen, sind die Erkrankten anfällig für Infektionen (8,10). Bei diesen Patienten sind oft progressive Parodontopathien zu beobachten. Orale Ulzerationen können sich entwickeln.

Tabelle 23–3:
Ursachen von Leukozytose und Leukopenie

Leukozytose
- Physiologisch:
  Körperliche Belastung
  Schwangerschaft
  Psychische Belastung
- Pathologisch:
  Infektionen
  Allergien
  Nekrosen
  Leukämien
  Akute Blutverluste

Leukopenie
- Frühstadium von Leukämien und Lymphomen
- Agranulozytose – Reaktion auf Medikamente oder Chemikalien
- Zyklische Agranulozytose
- Strahlenexposition
- Knochenmetastasen von Tumoren

Patienten mit schweren Leukopenien sind stark infektionsgefährdet (Tab. 23–3). Bei vielen Patienten mit Leukozytose oder Leukopenie manifestiert sich aufgrund direkter oder indirekter Einflüsse auf die Zellen der Thrombozytopoese im Knochenmark eine Thrombozytopenie. Als Ursache kommen toxische Wirkungen von Medikamenten oder Chemikalien oder die Verdrängung durch eine überschießende Proliferation von Leukozyten oder Erythrozyten in Frage.

23.3.3
Infektiöse Mononukleose

Die infektiöse Mononukleose ist eine Virusinfektion, die zu einer ausgeprägten lymphozytären Antwort führt. Erreger ist das Epstein-Barr-Virus (EBV), ein lymphotropes Herpesvirus. Die infektiöse Mononukleose verläuft bei Kindern in der Regel asymptomatisch. Bei jungen Erwachsenen treten jedoch in etwa 50% der Fälle Symptome auf. Die Übertragung erfolgt oropharyngeal durch engen Kontakt. Die Inkubationszeit dauert 30 bis 50 Tage (andere Angaben: 7 bis 21 Tage). Einem Prodromalstadium von 3 bis 5 Tagen folgt das eigentliche Krankheitsstadium, das zwischen 7 und 20 Tage anhält. Zwischen 10% und 20% der symptomfreien, seropositiven Erwachsenen (Antikörper gegen EBV) beherbergen das Virus in der Oropharyngealregion.

Während des Prodromalstadiums klagen die Patienten über Kopfschmerzen, Krankheitsgefühl und Müdigkeit. Im Gegensatz dazu treten während der klinischen Phase Fieber, Pharyngitis und zervikale Lymphknotenschwellungen auf. Bei einem Drittel der Erkrankten entwickeln sich in der ersten Krankheitswoche palatinale Petechien, bei 10% ein generalisiertes Exanthem. Labordiagnostisch sind eine Lymphozytose, heterophile Antikörper sowie Antikörper gegen das Epstein-Barr-Virus nachzuweisen. Da viele der klinischen Symptome mit den Symptomen einer Leukämie verwechselt werden können, kommt der Labordiagnostik besondere Bedeutung zu.

Die Behandlung der infektiösen Mononukleose ist symptomatisch und besteht aus Bettruhe, Salizylaten zur Schmerzbekämpfung sowie Spülungen und Gurgeln mit Kochsalzlösung zur Schmerzlinderung bei Pharyngitis und Stomatitis. Beim Vorliegen einer toxisch-exsudativen Pharyngotonsillitis mit Pharynxödem kann kurzfristig Prednison gegeben werden. In etwa 20% der Fälle von klinisch manifester infektiöser Mononukleose liegt gleichzeitig eine durch beta-hämolysierende Streptokokken ausgelöste Pharyngotonsillitis vor, die mit Penicillin V (4 × 250 mg/die über 10 Tage) behandelt werden sollte. Ampicillin sollte nicht verwendet werden, da bei der infektiösen Mononukleose nach Einnahme dieses Medikaments sehr häufig Exantheme auftreten (9).

Patienten, die an infektiöser Mononukleose erkrankt sind, suchen wegen der oralen Symptome gelegentlich zuerst einen Zahnarzt auf. Bei Patienten mit Fieber, Pharyngitis, Petechien und zervikalen Lymphknotenschwellungen müssen daher entsprechende diagnostische Maßnahmen eingeleitet werden. Der Zahnarzt kann die erforderlichen Laboruntersuchungen (Blutbild, Nachweis heterophiler Antikörper sowie bei Verdacht auf HIV-Infektion ELISA [enzyme-linked immunosorbent assay]) selbst durchführen lassen oder den Patienten zur Untersuchung und Behandlung an einen Internisten überweisen.

23.3.4
Leukämien und maligne Lymphome

Leukämien sind maligne Neoplasien der weißen Blutzellen. Sie können das myeloische oder das lymphatische System betreffen und in akuter oder chronischer Form auftreten. Maligne Lymphome sind Neoplasien des lymphoretikulären Systems, die jedoch auch außerhalb der Lymphknoten gefunden werden können. In diesem Abschnitt werden die Lymphogranulomatose (Morbus Hodgkin), die Non-Hodgkin-Lymphome und das Burkitt-Lymphom besprochen. Diese Krankheitsbilder sind für den Zahnarzt von besonderer Bedeutung, da die Erstsymptome häufig im Kopf- und Halsbereich zu beobachten sind und vor Beginn einer zahnärztlichen Behandlung Vorsichtsmaßnahmen zu treffen sind.

Leukämien und maligne Lymphome sind mit ungefähr 65.000 Fällen pro Jahr für etwa 8% der jährlichen Neuerkrankungen an Malignomen in den Vereinigten Staaten verantwortlich (10). Die

Erkrankten zeigen in der Regel eine Immunsuppression, die entweder auf die Krankheit selbst oder auf die Therapie zurückzuführen ist; diese Patienten neigen daher zu schweren Infektionen und weisen oft eine verstärkte Blutungsneigung auf.

23.3.4.1 Leukämien. Leukämien können bei Menschen aller Rassen und Altersstufen auftreten. In den Vereinigten Staaten werden jährlich 25.000 Neuerkrankungen verzeichnet (11). Die Ursache ist nicht bekannt; ein erhöhtes Risiko wird im Zusammenhang mit großen Dosen ionisierender Strahlung, bestimmten Chemikalien und Viren gefunden (11). Nach dem Ausreifungsgrad der Zellpopulation und der Überlebenszeit des Patienten werden die Leukämien in akute und chronische Formen eingeteilt. Blutungen und Infektionen sind die häufigsten Todesursachen.

Akute Leukämien. Akute Leukämien setzen plötzlich ein und führen unbehandelt innerhalb von 1 bis 2 Monaten zum Tode. Bei diesen Erkrankungen treten erhöhte Anzahlen unreifer weißer Blutzellen im peripheren Blut auf. Man unterscheidet zwei Typen akuter Leukämien: akute lymphatische Leukämie (ALL) und akute myeloische Leukämie (AML).

Die ALL kann in drei Gruppen unterteilt werden: Gruppe L-1 mit Überwiegen kleiner Zellen, Gruppe L-2 mit Überwiegen großer Zellen sowie Gruppe L-3 (Burkitt-Typ), bei der überwiegend homogene große Zellen mit B-Zellmarker vorliegen. Bei der AML werden sechs Gruppen unterschieden: M-1, M-2 und M-3 zeigen unterschiedliche Formen granulozytärer Differenzierung; M-4 besteht aus Granulozyten und Monozyten, M-5 aus Monozyten und M-6 zu mindestens 50% aus Erythroblasten.

Die Inzidenz der Leukämie in den Vereinigten Staaten hat sich seit etwa 1956 kaum verändert. Mit jährlich ungefähr 6,8 Todesfällen pro 100.000 Einwohner ist die Mortalitätsrate ebenfalls stabil geblieben. Zwischen 50% und 60% der Todesfälle werden durch akute Leukämien verursacht. Alle Typen von Leukämien sind bei Männern etwas häufiger als bei Frauen. Das Verhältnis Männer : Frauen liegt für akute Leukämien etwa bei 3:2, für chronische Leukämien etwa bei 2:1.

Akute Leukämien stellen einen Anteil von ungefähr 50% an den Neoplasien bei Kindern. Die ALL wird am häufigsten bei Kindern im Alter von 2 bis 4 Jahren beobachtet. Weniger als 20% der Fälle von AML treten im Alter von unter 15 Jahren auf. Folglich ist die ALL überwiegend eine Erkrankung von Kindern, die AML eine Erkrankung älterer Menschen.

In den letzten 10 bis 15 Jahren wurden deutliche Fortschritte in der Behandlung der Leukämien, insbesondere der ALL, erzielt. Ungefähr 90% der Kinder und 85% der Erwachsenen mit ALL erreichen unter den heute eingeführten Therapiekonzepten eine komplette Remission. Wie bereits erwähnt, sterben an ALL erkrankte Patienten unbehandelt innerhalb von 1 bis 2 Monaten nach Ausbruch der Erkrankung. Bei ALL werden in der Initialphase der Behandlung Prednison und Vincristin gegeben. Anschließend werden andere antileukämische Medikamente eingesetzt. Es ist wichtig, daß der erste Behandlungsversuch möglichst erfolgreich verläuft, da anhaltende Remissionen nach ineffektiven initialen Therapieversuchen nur sehr schwer zu erreichen sind.

Die AML spricht auf eine Behandlung nicht so gut an wie die ALL. Remissionen sind schwerer zu erzielen und halten nicht so lange an.

Unter bestmöglicher Therapie erreichen nur 60% bis 80% der Patienten mit AML eine Remission. Wenn es zu einer Remission kommt, hält sie nur etwa ein Jahr an, und nur bei 10% bis 15% bleibt die Remission fünf Jahre oder länger bestehen. Aufgrund dieses schlechten Ansprechens auf eine Chemotherapie sind Patienten mit AML Kandidaten für Knochenmarktransplantationen; nach Knochenmarktransplantationen kann sich jedoch eine Graft-versus-host-Reaktion entwickeln, bei der transplantierte Zellen Gewebe des Empfängerorganismus zerstören.

Zu den Symptomen der akuten Leukämie gehören Fieber, Blutungen, Blässe, Schwäche, rezidivierende Infektionen, Schwellung von Tonsillen, Lymphknoten, Milz und Gingiva, orale Ulzerationen sowie kleinflächige Haut- und Schleimhautblutungen (Tab. 23–4). Patienten mit akuter Leukämie sind anfällig für übermäßige Blutungen, Wundheilungsstörungen und postoperative Infek-

Tabelle 23–4:
Symptome der Leukämien

Blässe
Lymphknotenschwellungen
Petechien
Ekchymosen
Gingivahyperplasie
Orale Ulzerationen
Zahnlockerungen
Pulpaabszesse
Vergrößerung der Tonsillen
Fieber
Schwäche
Rezidivierende Infektionen
Spontane Gingivablutungen
Gewichtsverlust
Halsschmerzen
Knochenschmerzen

tionen nach zahnärztlich-chirurgischen Eingriffen (3).

Chronische Leukämien. Es gibt zwei Typen chronischer Leukämien: die chronische myeloische Leukämie (CML) und die chronische lymphatische Leukämie (CLL). Von den akuten Leukämien unterscheiden sich die chronischen Leukämien durch ein langsameres Einsetzen der Symptome, eine bessere Prognose und reifere Blutzellen.

Die CML tritt meist bei Patienten zwischen 30 und 50 Jahren auf. Die Leukozytenzahl liegt zum Zeitpunkt der Diagnose in der Regel bei etwa 200.000 mm^{-3}. Zu den Symptomen der CML gehören ein schmerzhafter Milztumor, Blässe, Gewichtsverlust, Fieber, Blutungsneigung und ein Anstieg der Vitamin-B_{12}-Konzentration im Serum. Lymphknotenschwellungen sind im Frühstadium der CML selten. Zur Therapie der CML wird am häufigsten Busulfan eingesetzt; als Nebenwirkungen von Busulfan können jedoch Hautpigmentierungen, Trockenheit von Haut und Schleimhäuten sowie Lungenfibrosen auftreten. Wenn die Vitamin-B_{12}-Konzentration im Serum sich normalisiert, befindet sich der Patient in der Regel im Stadium der Remission. Finden sich vermehrt unreife Zellen im peripheren Blut, spricht man von einem Blastenschub. Dieses Stadium ist sehr therapieresistent. Häufig tritt innerhalb von 2 bis 3 Monaten der Tod ein. Ein kleiner Teil der Fälle in diesem Stadium (etwa 20%) spricht auf eine Kombination von Prednison und Vincristin an.

Die CLL tritt später auf als die CML; das mittlere Alter liegt bei 60 Jahren. Die Leukozytenzahl ist meist geringer als bei der CML. Patienten mit CLL weisen Lymphknotenschwellungen und eine Milzvergrößerung auf. Häufig stellt sich eine begleitende Anämie und Thrombozytopenie ein. Beim Vorliegen einer CLL mit Anämie und Thrombozytopenie überleben die Erkrankten noch etwa 24 Monate. Im Gegensatz dazu überleben Patienten, die nur eine Lymphozytose und Lymphknotenvergrößerungen aufweisen, noch 8 bis 10 Jahre. Die CLL wird unter anderem durch lokale Bestrahlung von Lymphknoten und mit alkylierenden Substanzen wie Chlorambucil und Cyclophosphamid behandelt.

Im allgemeinen treten bei Patienten mit chronischen Leukämien Blutungsneigungen aufgrund der Thrombozytopenie und Anämien auf. Diese können sowohl durch die Leukämie selbst als auch durch die zur Behandlung eingesetzte Chemotherapie verursacht werden. Infektionen stellen bei chronischen Leukämien ein geringeres Problem dar als bei akuten Leukämien. Dies liegt daran, daß die Zellen bei der chronischen Leukämie reifer und damit funktionstüchtiger sind. In den fortgeschrittenen Stadien der CML und der CLL stellen Infektionen ernste Komplikationen dar (2).

23.3.4.2 Maligne Lymphome. In diesem Abschnitt werden drei Typen maligner Lymphome besprochen: Lymphogranulomatose (Morbus Hodgkin), Non-Hodgkin-Lymphome und Burkitt-Lymphom. Im Anschluß wird auch das multiple Myelom (Plasmozytom) abgehandelt, da diese lymphoproliferative Erkrankung für den Zahnarzt klinische Bedeutung besitzt.

Lymphogranulomatose (Morbus Hodgkin). Die Lymphogranulomatose ist eine lymphoproliferative Erkrankung unbekannter Ätiologie. Die Altersverteilung zeigt zwei Häufigkeitsgipfel im frühen Erwachsenenalter und im fünften Lebensjahrzehnt (11). In den Vereinigten Staaten werden jährlich 7.000 Neuerkrankungen beobachtet (11). Charakteristische Symptome sind Fieber, Gewichtsverlust, Nachtschweiß, Pruritus, Müdigkeit und feste, nicht schmerzhafte Lymphknotenschwellungen (Tab. 23–5). Die Überlebenszeit der Erkrankten ist sehr unterschiedlich. Zur Behandlung werden Strahlentherapie und Chemotherapie eingesetzt; bei Kombination beider Therapiemodalitäten ergibt sich jedoch ein erhöhtes Risiko einer akuten Leukämie. Patienten, die an Lymphogranulomatose erkrankt sind, neigen zu Infektionen und Entzündungen. Während einer Chemotherapie sind sie anfällig für Infektionen, orale Ulzerationen und Entzündungen. Zusätzlich können nach kleineren Verletzungen oder chirurgischen Eingriffen verstärkte Blutungen auftreten.

Non-Hodgkin-Lymphome. Die Non-Hodgkin-Lymphome sind eine Gruppe von lymphoproliferativen Erkrankungen unklarer Ätiologie, die alle Altersstufen und Rassen betreffen können. Im Gegensatz zu Lymphogranulomatose, die häufig mit dem Befall eines einzelnen Lymphknotens beginnt, zeigt sich bei der Entdeckung von Non-Hodgkin-Lymphomen meist bereits ein multifokaler Befall (11). In den Vereinigten Staaten werden jährlich etwa 25.000 neue Fälle von Non-Hodgkin-Lymphomen gemeldet. Die Erkrankung wird auch im Zusammenhang mit AIDS beobachtet (11). Die Einteilung der Non-Hodgkin-Lymphome erfolgt nach dem Verteilungsmuster (diffus oder nodulär), dem

Tabelle 23–5:
Symptome maligner Lymphome

Lymphknotenschwellungen
Extranodale Weichgewebstumoren
Fieber
Gewichtsverlust
Nachtschweiß
Pruritus
Müdigkeit

Zelltyp (lymphozytär, histiozytär, Mischtyp) und dem Differenzierungsgrad der Zellen (gut oder wenig differenziert). Zu den Symptomen der Non-Hodgkin-Lymphome zählen Fieber, Krankheitsgefühl, Schweißausbrüche, schmerzhafte Lymphknotenschwellungen und gelegentlich extranodale Tumoren (6,7,11). Lymphome treten in der Mundhöhle selten auf, manifestieren sich aber häufig im Bereich von Kopf und Hals (6,7). Diese Lymphome sind strahlensensibel und werden durch Strahlentherapie und/oder Chemotherapie behandelt. Die zu erwartenden Überlebenszeiten sind unterschiedlich, die Prognose in der Regel ungünstig. Extranodale Lymphome in Mund und Pharynx haben eine schlechte Prognose.

Burkitt-Lymphom. Das Burkitt-Lymphom ist eine Proliferation von B-Lymphozyten, die mit einer Infektion mit dem Epstein-Barr-Virus (EBV) in Zusammenhang gebracht wird. Es wurde auch als Komplikation einiger AIDS-Fälle beobachtet (11). Das Burkitt-Lymphom tritt am häufigsten in Zentralafrika auf, wo es überwiegend am Kiefer lokalisiert ist, während in Amerika meist Primärlokalisationen in Lymphknoten und Knochenmark gefunden werden. Die amerikanische Form hat eine schlechtere Prognose als die afrikanische. Zur Behandlung des Burkitt-Lymphoms werden Strahlen- und Chemotherapie eingesetzt.

23.3.4.3 Plasmozytom (Multiples Myelom). Das Plasmozytom ist eine lymphoproliferative Erkrankung der Plasmazellen. Es tritt bei Männern und Frauen gleich häufig auf. Die durchschnittliche Überlebenszeit beträgt nur zwei Jahre. In den Vereinigten Staaten werden jährlich 10.000 Neuerkrankungen beobachtet (11). Durch Proliferation der Plasmazellen kommt es zur Verdrängung des Knochenmarks. Diese führt zu Anämie, Thrombozytopenie und Hyperkalzämie sowie zur Verminderung der Immunglobuline im Plasma. Schwäche, Gewichtsverlust, rezidivierende Infektionen, Knochenschmerzen, Anämie, pathologische Frakturen und übermäßige Blutungen nach kleineren Verletzungen gehören zu den Symptomen des Plasmozytoms.

Auf zahnärztlichen Röntgenaufnahmen können sich die vom Tumor befallenen Knochenbezirke als „ausgestanzte“ osteolytische Zonen oder gefleckt erscheinende Bereiche darstellen. Extramedulläre Plasmozytome im Bereich des Oropharynx werden beobachtet. In den oralen Weichgeweben können amyloidartige Proteine nachweisbar sein. Solche Bezirke können als schmerzhafte Schwellungen imponieren. Die Diagnose kann mit Hilfe einer speziellen Amyloidfärbung einer Gewebsprobe gestellt werden (11). Zur Behandlung des Plasmozytoms wird überwiegend die Chemotherapie eingesetzt. Während der Behandlung neigen die Patienten zu Infektionen und übermäßigen Blutungen.

23.4 Zahnärztliche Betreuung

23.4.1 Medizinische Besonderheiten

Der Zahnarzt sollte bei allen Patienten, die ihn zur Behandlung aufsuchen, auf Symptome einer Anämie oder einer Erkrankung der weißen Blutzellen achten. Patienten mit klassischen Symptomen, z.B. einer Anämie, Leukämie oder eines malignen Lymphoms, sollten direkt an einen Internisten überwiesen werden. Bei Patienten mit weniger deutlichen Symptomen sollte eine Abklärung mittels Labor-Suchtests und/oder Probeentnahmen aus Läsionen in Knochen oder Weichgewebe erfolgen. Dazu wird der Patient an einen Facharzt überwiesen. Als Suchtests werden die Bestimmung der Leukozytenzahl, der Thrombozytenzahl, des Hämatokrits oder der Hämoglobinkonzentration und ein Differentialblutbild sowie zur Untersuchung der Zellmorphologie ein Ausstrich angefordert. Bei Schwarzen sollte zusätzlich das Vorliegen von HbS ausgeschlossen wer den. Falls diese Untersuchungen vom Zahnarzt veranlaßt und pathologische Ergebnisse festgestellt wurden, sollte der Patient zur Abklärung und Behandlung an einen Internisten überwiesen werden.

Bei Patienten mit einer Anämie können schwere Grundleiden, etwa Magen-Darm-Ulzera oder Karzinome, vorliegen, deren frühzeitiges Erkennen oft lebensrettend ist. Patienten mit Sichelzellenanämie können in der Zahnarztpraxis hochgradig gefährdet sein, wenn ihre Erkrankung vor Behandlungsbeginn nicht bekannt ist. Eine unerkannte Leukämie kann bei jedem chirurgischen Eingriff Ursache von schweren Blutungen und Wundheilungsstörungen sein. Die Gefahr postoperativer Infektionen ist groß. Es ist daher für den Zahnarzt sehr wichtig, solche Erkrankungen zu erkennen, bevor er mit der Behandlung beginnt.

Patienten, die wegen Leukämie, maligner Lymphome oder Plasmozytom behandelt werden, müssen aufgrund der Anamnese identifiziert und ihr Gesundheitszustand in einem Gespräch mit dem behandelnden Arzt erfragt werden. Unter bestimmten Voraussetzungen kann bei Patienten im Stadium der Remission fast jede erforderliche zahnärztliche Behandlung durchgeführt werden (Tab. 23–8). Bei Patienten mit akuten Symptomen sollte im allgemeinen ausschließlich eine konservative Behandlung von Notfällen erfolgen.

Wenn bei Leukämiepatienten, deren Grunderkrankung erfolgreich bekämpft wird, chirurgische Eingriffe oder Scaling geplant sind, sollte am Operationstag die Blutungszeit überprüft werden, um sicherzugehen, daß eine ausreichende Menge funk-

Tabelle 23–6:
Dosierungsschemata für die antibiotische Abschirmung zur Prophylaxe postoperativer Infektionen bei Patienten mit Leukämien, malignen Lymphomen, Sichelzellenanämie oder Plasmozytom

Penicillin - in den meisten Fällen einzusetzen
- 2 g Penicillin V oral mindestens 30 min vor dem Eingriff
- 500 mg Penicillin V oral alle 6 h am Operationstag
- 500 mg Penicillin V oral alle 6 h an den folgenden 2 bis 5 Tagen; die Dauer der Abschirmung richtet sich nach dem Vorliegen oder Ausbleiben postoperativer Infektionen und dem Fortschreiten der Wundheilung

Erythromycin bei Penicillinallergie
- 1 g Erythromycin oral mindestens 30 min vor dem Eingriff
- 500 mg Erythromycin oral alle 6 h am Operationstag
- 500 mg Erythromycin oral alle 6 h an den folgenden 2 bis 5 Tagen; die Dauer der Abschirmung richtet sich nach dem Vorliegen oder Ausbleiben postoperativer Infektionen und dem Verlauf der Wundheilung

Unter besonderen Bedingungen (mit geringem Erfolg behandelte Erkrankung, wiederholt Probleme mit Infektionen, Antibiogramm)
- Rücksprache mit dem behandelnden Arzt über Wahl des Präparates, Dosierung und Dauer der Behandlung
- In Frage kommende Antibiotika: Cephalosporine, Gentamicin, Ampicillin, Vancomycin usw.

tionstüchtiger Thrombozyten vorliegt. Bei einem Teil dieser Patienten kann, entweder aufgrund der Leukämie selbst oder durch die zur Behandlung eingesetzten Medikamente, eine Thrombozytendepression vorliegen. Wird eine pathologische Blutungszeit festgestellt, sollte die zahnärztliche Behandlung ausgesetzt und der behandelnde Arzt zu Rate gezogen werden. Wenn bei Patienten, deren Grunderkrankung wirksam unterdrückt ist, noch eine Thrombozytopenie vorliegt, kann eine Thrombozytensubstitution in Erwägung gezogen werden, falls die zahnärztliche Behandlung dringend erforderlich ist. Im allgemeinen empfiehlt es sich, Leukämie-Patienten für chirurgische Eingriffe antibiotisch abzuschirmen, um postoperativen Infektionen vorzubeugen (Tab. 23–6)

Die zahnärztliche Betreuung von Patienten unter Strahlen- oder Chemotherapie wird in Kapitel 24 besprochen.

Bei Patienten mit Glukose-6-Phosphat-Dehydrogenase-Mangel sind besonders häufig Arzneimittelüberempfindlichkeiten zu beobachten, wobei in erster Linie Sulfonamide, Azetylsalizylsäure und Chloramphenicol als auslösende Agenzien wirken (1,8). Dentogene Infektionen und phenacetinhaltige Medikamente können die Hämolyserate bei diesem Typ von Anämie beschleunigen (1,8). Daher sollte dentogenen Infektionen vorgebeugt und bei ihrem Auftreten wirkungsvoll eingegriffen werden. Phenacetinhaltige Medikamente sollten bei diesen Patienten nicht eingesetzt werden.

Bei schwarzen Patienten mit Sichelzellenanämie können außerhalb von Krisen zahnärztliche Routinebehandlungen durchgeführt werden; langwierige und komplizierte Behandlungen sollten jedoch vermieden werden. Von besonderer Bedeutung sind Prophylaxemaßnahmen und eine gute konservierende Versorgung, da orale Infektionen eine akute Krise auslösen können. Infektionen müssen so früh wie möglich mit lokalen und systemischen Maßnahmen (Inzision, Drainage, Wärme, hochdosierte Gabe geeigneter Antibiotika, Exstirpation, Extraktion usw.) behandelt werden. Falls sich ein Abszeß entwickelt, muß der Arzt des Patienten hinzugezogen und eine stationäre Behandlung erwogen werden (12).

Für Patienten mit Sichelzellenanämie sollten kurze Behandlungssitzungen geplant werden. Lokalanästhetika können eingesetzt werden; die Anwendung niedrig dosierter Adrenalinzusätze ist jedoch umstritten, da einige Autoren der Meinung sind, daß Adrenalin zu einer Beeinträchtigung der Durchblutung und damit zu Gefäßverschlüssen führen könnte. Smith et al. (12) empfehlen, für kurze Behandlungssitzungen, wie sie für Routinebehandlungen benötigt werden, ein Lokalanästhetikum ohne vasokonstringierenden Zusatz zu verwenden. Für chirurgische Eingriffe geben sie Lokalanästhetika mit einem Adrenalinzusatz von 1:100.000 den Vorzug, um eine ausreichende Anästhesietiefe und Blutleere im Operationsgebiet zu erzielen. Narkosen sind zu vermeiden. Die Stickoxydul-Inhalationsanalgesie ist ebenfalls umstritten; jedoch ist bei einer Sauerstoffkonzentration von 50%, hoher Gaszufuhr und adäquater Belüftung wohl eine sichere Anwendung möglich (12).

Liegen anamnestische Hinweise auf eine Sichelzellenanämie vor, ist besondere Vorsicht bei der intravenösen Sedierung geboten. Barbiturate und Narkotika müssen vermieden werden, da eine zentrale Atemdepression durch diese Medikamente zur Azidose führt, die wiederum eine akute Krise auslösen kann. Eine leichte Sedierung mit Diazepam ist möglich.

Ebenfalls sollte eine großzügige Verabreichung von Salizylaten vermieden werden, da auch in diesem Fall die „Säure"-Wirkung eine Krise auslösen kann. Zur Schmerzbekämpfung können Paracetamol und Kodein gegeben werden (12).

Zur Vorbeugung gegen Wundinfektionen und Osteomyelitis wird bei chirurgischen Eingriffen eine prophylaktische Antibiotikagabe empfohlen (Tab. 23–6). Peri- und postoperativ muß darauf geachtet werden, daß keine Dehydratation eintritt. Vor jedem chirurgischen Eingriff muß unbedingt der behandelnde Arzt konsultiert werden, um den Gesundheitszustand des Patienten und die Notwendigkeit einer Bluttransfusion zur Behebung einer schweren Anämie abzuklären (Tab. 23–7).

Tabelle 23–7:
Zahnärztliche Betreuung von Patienten mit Sichelzellenanämie

Kurze Behandlungssitzungen planen;

Langwierige, komplizierte Behandlungen vermeiden;

Hochwertige konservierende Versorgung;

Intensive Prophylaxemaßnahmen:
- Mundhygieneinstruktion
- Ernährungslenkung
- Zahnpflege mit Zahnbürste und -seide
- Applikation von Fluoridgel

Orale Infektionen vermeiden bzw. aggressiv behandeln;

Für Routinebehandlungen Lokalanästhetika ohne Adrenalinzusatz, für chirurgische Eingriffe Lokalanästhetika mit Adrenalinzusatz 1:100.000 verwenden;

Keine Barbiturate oder Narkotika verabreichen; Sedierung mit Diazepam ist möglich;

Antibiotische Abschirmung bei chirurgischen Eingriffen;

Zurückhaltende Anwendung von Salizylaten; zur Schmerzbekämpfung Paracetamol und Kodein einsetzen;

Größte Vorsicht bei der Anwendung von Stickoxydul: 50% Sauerstoff, hohe Durchflußrate, gute Belüftung.

23.4.2 Modifikationen der Behandlungsplanung

Bei Patienten mit akuten Leukämien sollte ausschließlich die konservative Behandlung zahnärztlicher Notfälle erfolgen. Routinebehandlungen sind nicht indiziert. Der Mundhygiene ist bei Leukämiepatienten besondere Aufmerksamkeit zu widmen, um Karies sowie parodontale Infektionen und Entzündungen zu verhindern. Leukämiepatienten, deren Erkrankung sich im Stadium der Remission oder Unterdrückung befindet, können jede erforderliche zahnärztliche Behandlung erhalten, sofern die bereits erwähnten Voraussetzungen erfüllt sind. Beim Vorliegen akuter Infektionen sollten zahnärztliche Routinebehandlungen unterbleiben, bis die Infektion therapiert wurde und der Zustand des Patienten sich wieder normalisiert hat.

Elektive chirurgische Eingriffe sollten bei Patienten mit Sichelzellenanämie vermieden werden. Zahnärztliche Routinebehandlungen können bei Patienten mit Sichelzellanlage oder Sichelzellenanämie durchgeführt werden. Zur Vorbeugung dentogener Infektionen ist besonderer Wert auf eine gute Mundhygiene zu legen.

Bei Patienten mit malignen Lymphomen im Stadium der Remission kann jede erforderliche zahnärztliche Routinebehandlung vorgenommen werden. In fortgeschrittenen Krankheitsstadien können notwendige Notfallbehandlungen durchgeführt werden, jedoch sind umfangreiche restaurative Maßnahmen usw. im allgemeinen nicht indiziert. Vor jeder chirurgischen Behandlung sollte die Thrombozytenzahl oder die Blutungszeit bestimmt werden. Bei pathologischen Ergebnissen kann eine Thrombozytensubstitution erforderlich sein.

Wegen der schlechten Prognose vieler Fälle von akuten Leukämien oder Plasmozytom sind bei diesen Patienten umfangreiche und aufwendige restaurative Maßnahmen nicht indiziert.

Zur Vorbeugung postoperativer Infektionen nach chirurgischen Eingriffen, die bei Patienten mit Leukämie, malignen Lymphomen, Sichelzellenanämie oder Plasmozytom erforderlich werden, wird häufig eine antibiotische Abschirmung empfohlen. Hierzu wird eine Modifikation des aktuellen, von der American Heart Association empfohlenen Dosierungsschemas zur Prophylaxe der infektiösen Endokarditis vorgeschlagen (Tab. 23–6).

23.4.3 Orale Komplikationen

Patienten mit Leukämien können multiple orale Ulzerationen entwickeln, die äußerst schmerzhaft sind und zu Sekundärinfektionen neigen (Abb. 23–1). In diesen Fällen sollten Antibiotika gegeben und die Ulzerationen symptomatisch behandelt werden (vgl. Anhang A). Zur oberflächlichen Reinigung der Ulzerationen eignen sich milde Mundspülungen mit einer Lösung von einem Teelöffel Natriumbikarbonat auf ein Glas Wasser. Handelsübliche Spüllösungen eignen sich weniger gut, da es häufig zu Irritationen der ulzerierten Oberflächen kommt. Nach der Mundspülung soll der Patient einen Teelöffel eines Promethazin-Hydrochlorid-Sirups (z.B. Atosil-Sirup: 5,65 mg/5 ml) in den Mund nehmen, es dort einige Minuten einwirken lassen und mit der Zunge hin- und herbewegen. Der Sirup kann anschließend heruntergeschluckt werden. Promethazin hat lokalanästhetische Eigenschaften und trägt so zur Schmerzlinderung bei. Läsionen in der Umschlagfalte oder un-

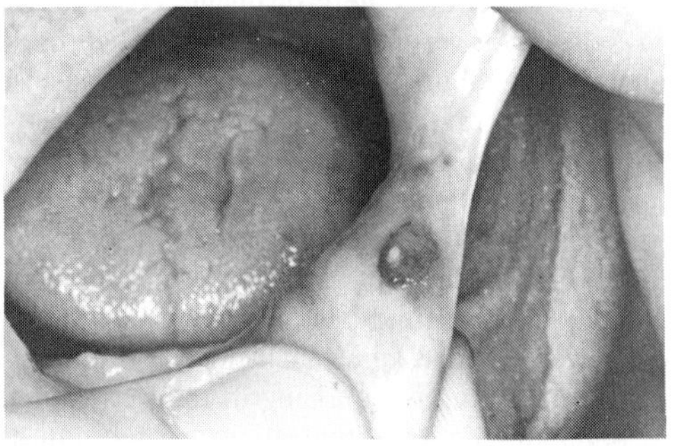

Abbildung 23–1:
Chronische lymphatische Leukämie: multiple orale Ulzerationen. Im Bild ein Ulkus an der labialen Schleimhaut der Unterlippe.

Tabelle 23–8:
Zahnärztliche Betreuung von Leukämie-Patienten

- Erkennen
  - — Anamnese
  - — Untersuchung
  - — Labor-Suchtests
    Leukozytenzahl
    Differentialblutbild
    Blutausstrich (Zellmorphologie)
    Hämoglobingehalt oder Hämatokrit
    Thrombozytenzahl
- Überweisung
  - — Internistische Diagnose
  - — Therapie
- Rücksprache vor Beginn der zahnärztlichen Behandlung
  - — Status praesens
  - — Bericht über notwendige zahnärztliche Behandlung
  - — zahnärztlicher Behandlungsplan
- Zahnärztliche Routinebehandlung
  - — Kontraindiziert beim Vorliegen akuter Symptome
  - — Wenn die Erkrankung wirksam behandelt ist, kann erforderliche zahnärztliche Therapie erfolgen
  - — Subgingivale Konkremententfernung und chirurgische Eingriffe
    Blutungszeit am Behandlungstag:
    wenn normal, Behandlung fortsetzen
    wenn verlängert, Behandlung aufschieben oder Thrombozytensubstitution durchführen lassen
    Antibiotische Abschirmung zur Vorbeugung postoperativer Infektionen
- Zahnärztliche Notfallbehandlung
  - — Symptomatische Behandlung oraler Ulzerationen
    Antibiotika
    Milde Mundspülungen (Natriumbikarbonat)
    Promethazin-Sirup (z.B. Atosil)
    Haftsalbe
  - — Orale Candidiasis
    Nystatin-Suspension (100.000 I.E./ml)
  - — Konservative Behandlung von Infektionen und Schmerzzuständen
    Antibiogramm
    Antibiotika und Wärmeanwendung bei Infektionen
    Stark wirkende Analgetika gegen Schmerzen

ter der Zunge können anschließend mit einer dünnen Schicht Haftsalbe abgedeckt werden, um die Oberfläche der Ulzera vor Irritationen zu schützen. Der Patient kann diese Behandlung täglich 4- bis 6mal wiederholen.

Leukämie-Patienten sind aufgrund der mangelnden Reife der malignen Leukozyten infektionsanfällig. Wenn sich bei einem dieser Patienten eine orale Infektion entwickelt, sollte eine Probe des Exsudates gewonnen, ein Antibiogramm erstellt und die Behandlung zunächst mit einem Penicillin eingeleitet werden, sofern keine Penicillinallergie vorliegt. Zeigt sich nach einigen Tagen klinisch keine Besserung, kann mit Hilfe der Ergebnisse des Antibiogramms ein Antibiotikum ausgewählt werden, von dem eine bessere Wirkung zu erwarten ist.

Leukämie-Patienten sind besonders anfällig für orale Candidainfektionen. Tritt diese Komplikation ein, kann sie mit einer Nystatin-Suspension (100.000 I.E./ml) behandelt werden. Ein Teelöffel dieser Suspension (5 ml) wird in den Mund genommen, verbleibt dort 2 bis 5 Minuten und wird dann heruntergeschluckt. Dies sollte 4- bis 6mal täglich erfolgen. Die Einnahme sollte nach Abklingen der klinischen Symptome noch über mindestens 48 Stunden fortgesetzt werden (1). (Weitere Therapievorschläge finden sich in Anhang A.)

Bei Leukämie-Patienten können submuköse Einblutungen unterschiedlichen Ausmaßes beobachtet werden (Abb. 23–2). Diese Läsionen werden durch geringfügige Traumen ausgelöst und sind auf die vorliegende Thrombozytopenie zurückzuführen. Leukämie-Patienten klagen auch häufig über spontanes Zahnfleischbluten. Manche dieser Patienten leiden an Parästhesien, die durch leukämische Infiltrationen peripherer Nerven verursacht werden (Tab. 23–4).

Leukämie-Patienten mit mangelhafter Mundhygiene neigen zur Entwicklung lokalisierter oder generalisierter Parodontalinfektionen (Abb. 23–3 und 23–4). Diese Befunde sind bei chronischer myeloischer Leukämie am häufigsten (4,8,10).

Bei Patienten mit Lymphogranulomatose oder Non-Hodgkin-Lymphomen imponieren häufig zervikale Lymphknotenschwellungen oder extranodale Tumoren (Abb. 23–5 bis 23–7). Der Zahnarzt sollte Patienten mit chronischer Vergrößerung von Kopf- oder Halslymphknoten bzw. extranodalen Tumoren zur Probeexzision oder Nadelbiopsie an einen Kieferchirurgen überweisen. Die Strahlentherapie eines Lymphoms bedingt in den meisten Fällen kein hohes Risiko einer Osteoradionekrose, da die Strahlendosis selten 60 Gy übersteigt, kann aber zur Entwicklung einer Xerostomie führen (11).

An malignen Lymphomen Erkrankte klagen, ähnlich wie Leukämiepatienten, gelegentlich über ein Brennen der Mundschleimhaut. Diese Symptome können durch toxische Nebenwirkungen von Medikamenten, Xerostomie, Candidiasis oder Anämie bedingt sein (11). (Zur Therapie vgl. Anhang A)

Beim Plasmozytom werden auch in Kieferknochen und Weichgewebe Läsionen beobachtet, die schmerzhaft sein können. Im Gewebe kann sich außerdem Amyloid ablagern (11).

Wie bereits erwähnt, werden Leukämie, maligne Lymphome und Plasmozytom in der Regel durch Bestrahlung, Chemotherapie oder kombi-

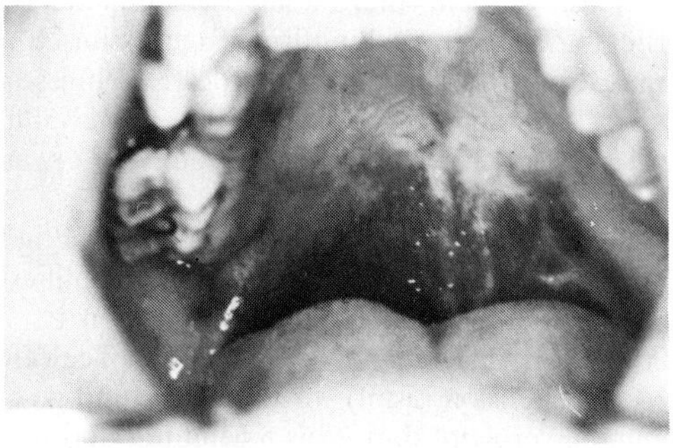

Abbildung 23–2:
Ekchymosen am Gaumen eines Leukämie-Patienten.

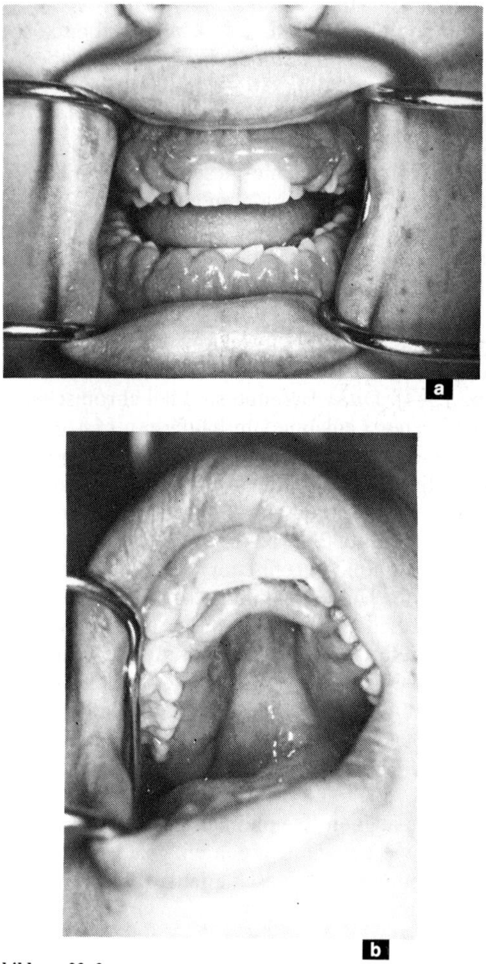

Abbildung 23–3:
a: Schwere generalisierte Gingivahyperplasie bei akuter myeloischer Leukämie. Eine Gingivabiopsie ergab, daß im Gewebe zahlreiche unreife Leukozyten vorlagen. **b:** Ansicht von palatinal.

nierte Radiochemotherapie behandelt. Die Komplikationen dieser Therapiemodalitäten werden in Kapitel 24 beschrieben.

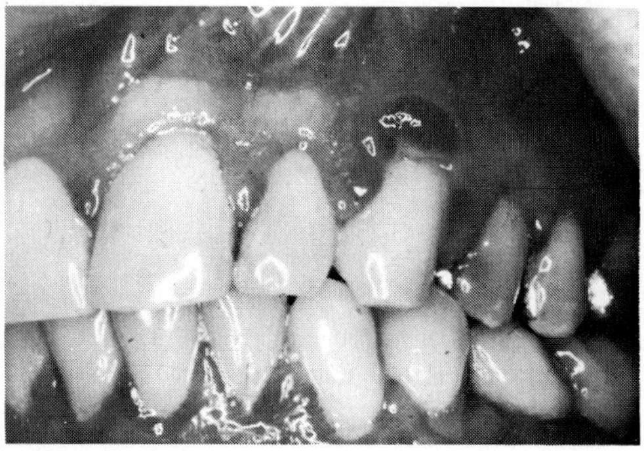

Abbildung 23–4:
Lokalisierte Gingivitis bei einem Patienten mit mäßiger Mundhygiene. Die Läsion heilte nach Beseitigung lokaler Reizfaktoren nicht ab. Eine Biopsie ergab eine Infiltration mit unreifen Leukozyten im Sinne eines leukämischen Infiltrates. Der Patient wurde überwiesen und eine akute myeloische Leukämie diagnostiziert.

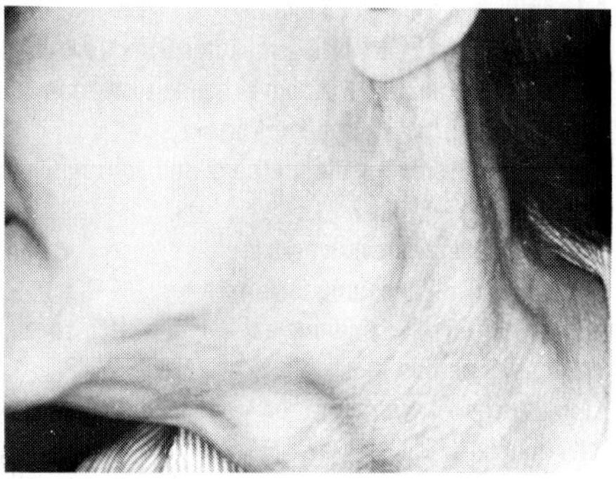

Abbildung 23–5:
Lymphogranulomatose: zervikale Lymphknotenschwellung.

Die oralen Veränderungen bei anämischen Patienten sind in der Regel auf die Ursache der Anämie zurückzuführen. Häufig erscheint die Mundschleimhaut blaß. Patienten mit Anämien aufgrund von Mangelzuständen wie Vitamin-B_{12}- oder Eisenmangel weisen häufig eine Atrophie der Zungenpapillen sowie weitere atrophische Veränderungen der Mundschleimhaut auf (Abb. 23–8). Bei manchen Patienten wird eine Cheilitis angularis gefunden. Diese Patienten klagen gelegentlich auch über Zungenbrennen oder eine entzündete Zunge. Beim Vorliegen einer Eisenmangelanämie kann sich ein Plummer-Vinson-Syndrom entwikkeln. Stomatitis, Dysphagie infolge einer Degeneration der Ösophagusmuskulatur und Stenosen der Ösophagusschleimhaut sowie ein vermehrtes Auftreten von Karzinomen der Mundhöhle und des Pharynx charakterisieren dieses Syndrom. Patienten, die an diesem Syndrom erkrankt sind, sollten engmaschig auf präkanzeröse oder karzinomverdächtige orale und pharyngeale Schleimhautveränderungen untersucht werden (8,10).

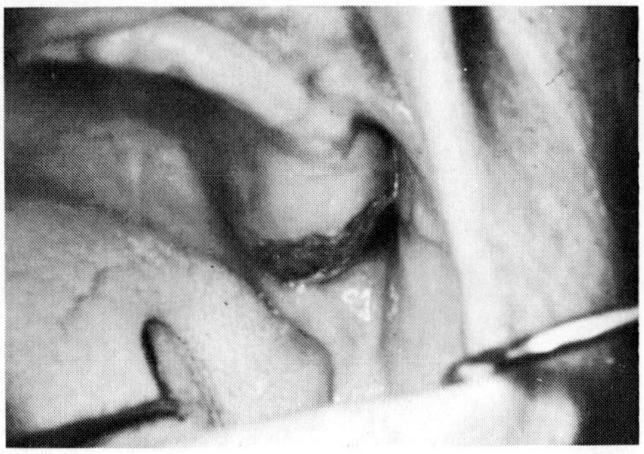

Abbildung 23–6:
Non-Hodgkin-Lymphom. Der Patient hatte wegen des schlechten Sitzes der Oberkieferprothese den Zahnarzt aufgesucht.

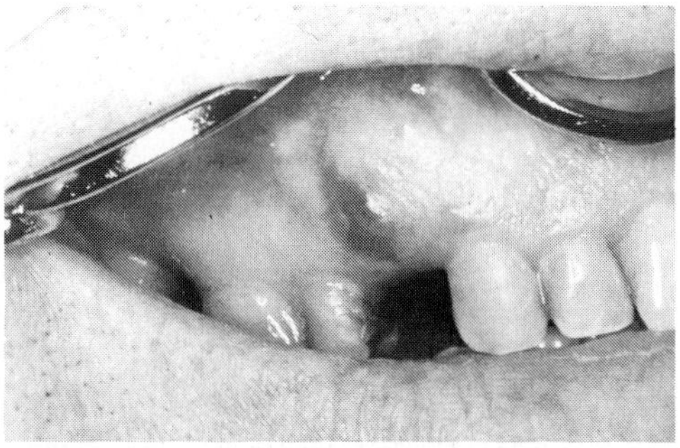

Abbildung 23–7:
Non-Hodgkin-Lymphom am Alveolarfortsatz. Röntgenologisch konnte eine Knochenbeteiligung nachgewiesen werden.

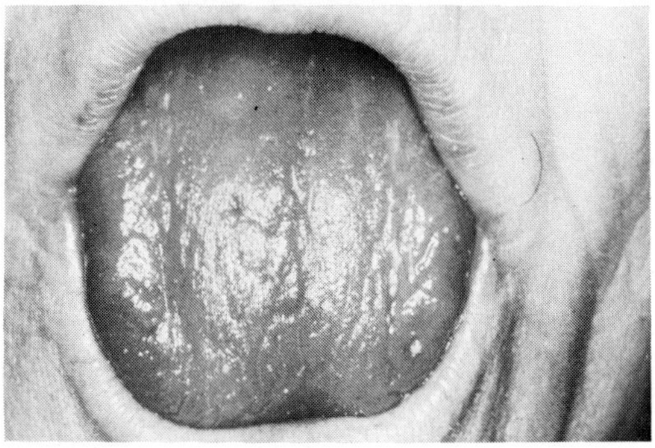

Abbildung 23–8:
Glatte rote Zunge bei perniziöser Anämie (Vitamin-B_{12}-Mangel durch Fehlen von Intrinsic factor).

Außer der Blässe der Mundschleimhaut können sich bei Patienten mit hämolytischen Anämien orale Anzeichen eines Ikterus zeigen, der durch eine Hyperbilirubinämie infolge der exzessiven Erythrozytendestruktion verursacht wird. Die Trabekelstruktur des Knochens, wie sie sich auf zahnärztlichen Röntgenaufnahmen darstellt, kann aufgrund einer Hyperplasie von Anteilen des Knochenmarks, die als Reaktion auf den gesteigerten Erythrozytenabbau aufzufassen ist, verändert sein. Der Knochen erscheint verstärkt röntgendurchlässig mit deutlich betonter lamellärer Streifenbildung (8,10).

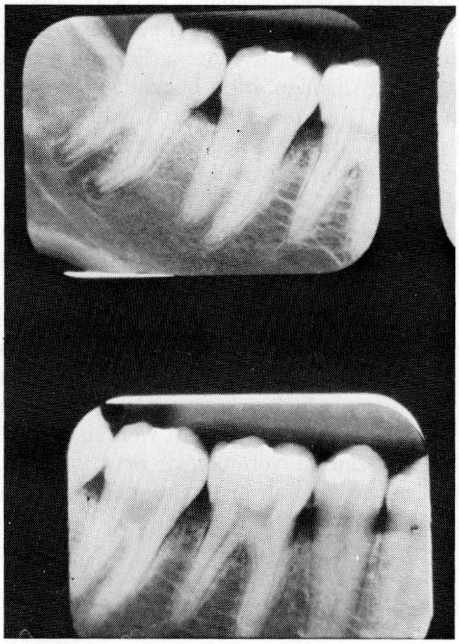

Abbildung 23–9:
Sichelzellenanämie: Ausgeprägte horizontale Trabekelbildung und dichte Lamina dura.

Auch bei Patienten mit Sichelzellenanämie können an der Mundschleimhaut sowohl Anzeichen eines Ikterus als auch Blässe beobachtet werden. Die erythropoetische Aktivität ist gesteigert, so daß auf zahnärztlichen Röntgenaufnahmen Befunde gesehen werden können, die einer Knochenmarkhyperplasie entsprechen. Die interdentalen Knochentrabekel können sich als horizontale Reihen darstellen (Abb. 23–9), die Lamina dura verdichtet und stärker ausgeprägt erscheinen. Sklerosierte Bezirke wurden beobachtet. Patienten mit Sichelzellenanämie können Verzögerungen des Zahndurchbruchs und Hypoplasien der Zähne aufweisen (8,10,12).

23.4.4 Zahnärztliche Notfallbehandlung

Bei anämischen Patienten ohne Thrombozytopenie und Leukopenie kann im allgemeinen jede erforderliche zahnärztliche Notfallbehandlung durchgeführt werden. Vor chirurgischen Eingriffen müssen unbedingt das weiße Blutbild und die Thrombozytenzahl überprüft werden. Besondere Vorsicht ist bei Patienten mit Sichelzellanlage oder Sichelzellenanämie geboten, damit keine Krise ausgelöst wird. Infektionen müssen bei diesen Patienten und solchen mit anderen Formen von hämolytischen Anämien sofort behandelt werden. Antibiotika, Drainage, Wärmeanwendung usw. sind indiziert. Beim Vorliegen einer Thrombozytopenie müssen chirurgische Maßnahmen vermieden werden.

Bei Patienten mit akuten Symptomen einer Leukämie sollten zahnärztliche Notfälle nicht chirurgisch behandelt, sondern Infektionen und Schmerzen durch Gabe von Antibiotika bzw. stark wirkenden Analgetika konservativ bekämpft werden. Bei Leukämie-Patienten, die sich im Stadium der Remission befinden, kann jede erforderliche Notfallbehandlung durchgeführt werden, wenn sich die Blutungszeit im Normbereich bewegt und zur Prophylaxe postoperativer Infektionen Antibiotika gegeben werden.

23.5 Literatur

1. American Dental Association: Accepted dental therapeutics, ed. 39, Chicago 1982, The Association
2. Canellos, G.P.: The chronic leukemias. In Petersdorf, R.G., et al. (Hrsg.): Harrison‘s principles of internal medicine, ed. 10. New York 1983, McGraw-Hill Book Co., 808–811
3. Clarkson, B.: The acute leukemias. In Petersdorf, R.G., et al. (Hrsg.): Harrison‘s principles of internal medicine, ed. 10. New York 1983, McGraw-Hill Book Co., 778-808
4. Dreizen, S., et al.: Malignant gingival and skin „infiltrates" in adult leukemia. Oral Surg. **55,** 575–579 (1983)
5. Drummond, J.F., White, K.D., Damm, D.D.: Megaloblastic anemia with oral lesions; a consequence of gastric bypass surgery. Oral Surg. **59,** 149–152 (1985)
6. Eisenbud, L., et al.: Oral presentations in non-Hodgkin‘s lymphoma: a review of thirty-one cases, Part II. Oral Surg. **57,** 272–280 (1984)
7. Eisenbud, L., et al.: Oral presentations in non-Hodgkin‘s lymphoma: a review of thirty-one cases, Part I. Oral Surg. **56,** 151–156 (1983)
8. Lynch, M.A.: Hematologic diseases and related problems. In Lynch, M.A. (Hrsg.): Burket‘s oral medicine, diagnosis and treatment, ed. 7. Philadelphia 1977, J.B. Lippincott Co., 409–443
9. Niederssam, J.C.: Epstein-Barr infection, including infectious mononucleosis. In Petersdorf, R.G., et al. (Hrsg.): Harrison‘s principles of internal medicine, ed. 10. New York 1983, McGraw-Hill Book Co., 1170–1175
10. Shafer, W.G., Hine, M.K., Levy, B.M.: A textbook of oral pathology, ed. 4. Philadelphia 1983, W.B. Saunders Co., 726–734
11. Silverman, S. (Hrsg.): Oral cancer, ed. 2. New York 1985, American Cancer Society.
12. Smith, H.B., McDonald, D.K., Miller, R.I.: Dental management of patients with sickle cell disorders. J. Am. Dent. Assoc. **114,** 85–87 (1987)
13. Wintrobe, M.M., et al.: Clinical hematology. Philadelphia 1974, Lea & Febiger, 35–126

24 Malignome im Bereich der Mundhöhle

24.1 Einleitung

Schwerpunkt dieses Kapitels ist die Rolle des Zahnarztes bei der Versorgung von Patienten mit Karzinomen im Bereich des Mundes. Die Empfehlungen für die zahnärztliche Versorgung von Patienten, die mit Strahlen- und/oder Chemotherapie behandelt werden, treffen jedoch ebenso für Patienten mit anderen Formen maligner Tumoren, z.B. Leukämien oder Lymphomen, zu.

Die effiziente Betreuung von Patienten mit Neoplasien im Bereich der Mundhöhle erfordert die Zusammenarbeit eines Teams, die Gesichtspunkte von Zahnmedizin, innerer Medizin, Chirurgie, Strahlentherapie, Chemotherapie, plastischer Chirurgie und Psychiatrie berücksichtigt. Die Betreuung eines Patienten mit einem Mundhöhlenkarzinom stellt den Zahnarzt vor ähnlich geartete Probleme wie die Betreuung von Patienten mit Allgemeinerkrankungen, z.B. Diabetes mellitus. Beim Krebspatienten ist jedoch der Schwerpunkt der Aufgaben des Zahnarztes anders gelagert. So spielt der Zahnarzt beispielsweise beim Erkennen der karzinomatösen Veränderung eine wichtige Rolle. Auch in der prä- und postoperativen Phase von Patienten, bei denen nach der chirurgischen Therapie wiederherstellende Maßnahmen erforderlich sind, sowie an der Vorbereitung einer Strahlen- oder Chemotherapie ist der Zahnarzt aktiv beteiligt. Darüber hinaus hat er wichtige Aufgaben in der kontinuierlichen zahnärztlichen Nachsorge bei Patienten, die durch Operation, Bestrahlung oder Chemotherapie behandelt wurden, zu erfüllen.

Alle Veränderungen im Bereich der Mundhöhle müssen diagnostisch abgeklärt werden. Oft kann die endgültige Diagnose vom Zahnarzt aufgrund der Anamnese und der klinischen Befunde gestellt werden. Dies trifft bei Veränderungen wie z.B. Lingua geographica, Lichen planus oder Stomatitis aphthosa in den meisten Fällen zu. Sobald es dem Zahnarzt nicht möglich ist, allein aufgrund der klinischen Befunde eine genaue Diagnose zu stellen, müssen weitere Schritte unternommen werden. Dazu kann die Entnahme einer Gewebsprobe oder die Überweisung an einen Kollegen gehören, der eine bessere Qualifikation für die Diagnostik besitzt, also in der Regel an einen Kieferchirurgen oder eine Fachklinik.

Wenn der erste klinische Eindruck einer Veränderung für das Vorliegen eines Karzinoms spricht, ist es am besten, den Patienten zur Diagnostik und Therapie unmittelbar an ein Tumorzentrum zu überweisen. Zwei Gründe sprechen für diese Empfehlung (Abb. 24–1): Erstens wird die Zeit zwischen dem Erkennen der Veränderung und dem Therapiebeginn auf ein Minimum reduziert, und zweitens gibt dieses Vorgehen den Behandlern, die über die Art der Therapie entscheiden müssen, die Möglichkeit, die Läsion zu sehen, bevor sie durch eine Probeentnahme verändert wurde. Dies ist von sehr großer Bedeutung für die Bestimmung des Tumorstadiums, die Ausgangspunkt für die Festlegung der Therapie ist. Auch bei Veränderungen, die kaum krebsverdächtig sind, sollte grundsätzlich eine Biopsie entnommen werden. Diesen Eingriff sollte der Zahnarzt nicht selbst durchführen, sondern den Patienten zur Probeentnahme und Sicherung der Diagnose an einen Kieferchirurgen überweisen (Abb. 24–2). Sollte aufgrund der Biopsie ein Karzinom diagnostiziert werden, wird der Patient anschließend zur Durchführung der erforderlichen Therapie an ein Tumorzentrum überwiesen.

24.2 Allgemeine Beschreibung

24.2.1 Epidemiologie

In den Vereinigten Staaten wurden im Jahr 1978 ungefähr 660.000 Krebsfälle (ohne oberflächliche Hauttumoren) festgestellt (10). In 67.000 Fällen waren Kopf- und Halsbereich betroffen. Nach Abzug der Krebsfälle an Zentralnervensystem, Augen und Schilddrüse sowie der Sarkome, Lymphome und kutanen Melanome, die zusammen etwa 30.000 Fälle ausmachten, verblieben ungefähr 37.000 neue Fälle von Plattenepithelkarzinomen im Bereich von Kopf und Hals (5,5% aller Krebsfälle). Davon entfielen 17.400 Fälle auf Karzinome der Mundhöhle, die damit 2,6% aller Krebsfälle stellten (Tab. 24–1).

Im Jahr 1984 wurden in den Vereinigten Staaten 880.000 Neuerkrankungen an Krebs, darunter 27.500 im Mundbereich, verzeichnet (1). Von etwa 900.000 neuen Krebsfällen im Jahr 1985 entfielen etwa 29.000 auf den Mundbereich (12). Faßt man diese mit Karzinomen von Nasopharynx, Hypopharynx, Nasennebenhöhlen und großen Speicheldrü-

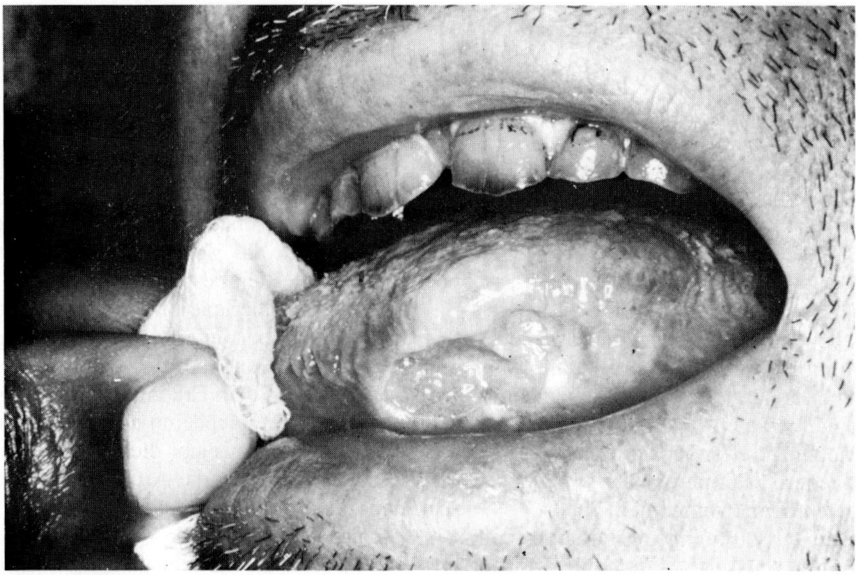

Abbildung 24–1:
Diese Zungenveränderung ist aufgrund des klinischen Bildes stark karzinomverdächtig. Der Patient sollte direkt an ein Tumorzentrum überwiesen werden. Diagnose: Plattenepithelkarzinom

sen zusammen, stellt diese Gruppe einen Anteil von 5% der registrierten Krebserkrankungen im Jahr 1985 (12). Die Mortalität durch alle Arten von Krebs ist von 101 pro 100.000 Einwohner im Jahr 1930 auf 191 pro 100.000 im Jahr 1984 angestiegen (12).

Nach einem Bericht des Public Health Service von 1979 (10) war die Zunge (4.600 Fälle) häufigster Sitz von oralen Karzinomen, gefolgt von den Lippen (4.200 Fälle). Am seltensten war der Gaumen befallen (Tab. 24–2); auch die Daten von 1985 ergaben, daß Mundhöhlenkarzinome am häufigsten an der Zunge lokalisiert waren (12). Män-

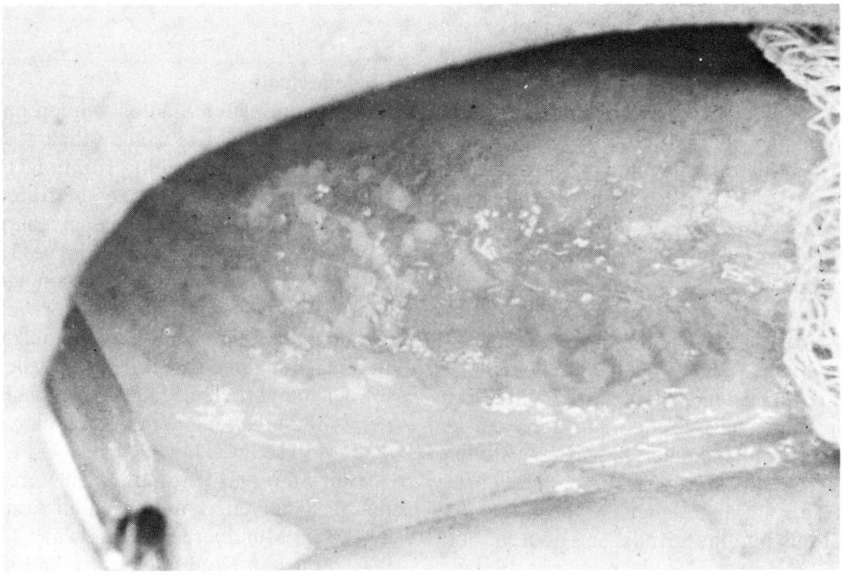

Abbildung 24–2:
Bei dieser Zungenveränderung konnte keine klinische Ursache ermittelt werden. Das klinische Bild spricht nicht unbedingt für ein Karzinom. Dennoch sollte eine Probe entnommen werden. Diagnose: frühes Plattenepithelkarzinom.

Tabelle 24–1:
Krebshäufigkeit und -lokalisation im Bereich von Kopf und Hals. Neoplasien der Schilddrüse, des ZNS, des Auges, der Weichgewebe und des Knochens sowie Melanome und Lymphome, die zusammen weitere 30 600 Fälle (4,6% aller Krebsfälle) ausmachen, sind nicht berücksichtigt. Nach (10).

Lokalisation	Häufigkeit (n)	Anteil an den Krebsfällen im Bereich von Kopf und Hals (%)	Anteil an sämtlichen Krebsfällen (%)
Oral (einschl. Speicheldrüsen)	17.400	47	2,6
Nasopharynx	1.300	4	0,2
Oropharynx	3.500	10	0,5
Hypopharynx	1.800	5	0,3
Larynx	9.200	25	1,4
Kieferhöhle	1.100	3	0,2
Nase und übrige Nebenhöhlen	400	1,3	0,1
Ösophagus (zervikal)	800	2	0,1
Trachea (zervikal)	100	1	0,1
Ohr	300	1	0,1
Primärtumor unbekannt	800	2	0,1
Summe	36.700	100%	5,5%

ner erkrankten mit einem Verhältnis von 3:1 deutlich häufiger an Karzinomen des Kopf- und Halsbereiches als Frauen. Für Lippenkarzinome lag dieses Verhältnis bei 2,2:1, für die übrigen oralen Lokalisationen bei 11:1 (10). 1985 betrug das Verhältnis der Neuerkrankungen an Mundhöhlenkarzinomen bei Männern und Frauen 2:1 (12). Der weitaus größte Anteil der Karzinome von Kopf und Hals einschließlich Mundhöhle wird bei Patienten jenseits des 50. Lebensjahres gefunden. Die Inzidenz steigt bei Frauen und Männern ab dem 40. Lebensjahr kontinuierlich an (10). Die Häufigkeit von Krebserkrankungen steigt bei der schwarzen amerikanischen Bevölkerung schneller an als bei der weißen (12), wobei der Anteil orofazialer Karzinome bei den Schwarzen höher liegt als bei anderen Bevölkerungsgruppen. Nasopharynxkarzinome sind bei Chinesen 20- bis 30mal häufiger als bei Weißen (12).

Tabelle 24–2:
Lokalisation und Häufigkeit von Karzinomen im Bereich der Mundhöhle. Aus (10).

Lokalisation	Anzahl	Anteil (%)
Lippe	4.200	24
Zunge	4.600	26
Mundboden	2.200	13
Wange	1.500	9
Gingiva	1.500	9
Gaumen	900	5
Speicheldrüsen	2.400	14
Summe	17.300	100

24.2.2 Ätiologie

Die Ursachen von Mundhöhlenkarzinomen sind bislang nicht bekannt. Für eine Rolle der Vererbung bei der Entstehung von Mundhöhlenkarzinomen wurde kein Beweis gefunden; jedoch hat sich gezeigt, daß verschiedene Faktoren die Entwicklung von Karzinomen der Mundhöhle begünstigen (Tab. 24–3). So wurde ein enger Zusammenhang zwischen Sonnenbestrahlung und Rauchen und der Entwicklung von Lippenkarzinomen gefunden. Es wurde beobachtet, daß die meisten Fälle von intraoralen Plattenepithelkarzinomen mit Tabakkonsum, Rauchen und/oder übermäßigem Alkoholgenuß assoziiert sind. Eine erhöhte Inzidenz von Karzinomen wird bei Patienten mit angeborenen oder erworbenen Defekten des Immunsystems beobachtet. Bei AIDS-Kranken findet man außer der hohen Inzidenz von Kaposi-Sarkomen (einschließlich Befall der Mundhöhle) auch eine stark erhöhte Inzidenz von Plattenepithelkarzinomen der

Tabelle 24–3:
Risikofaktoren, die zur Entwicklung von Mundhöhlenkrebs beitragen können

Alter
Rauchen und Konsum von Kautabak
Übermäßiger Alkoholkonsum
Aktinische Einflüsse
Mangelernährung – Eisen, Vitamin A, Zink, Kupfer
Syphilis
— Tertiäre Syphilis
— Arsenverbindungen zur Syphilisbehandlung
Schlechte Mundhygiene
Chronische physikalische und thermische Traumen
Immundefekte (kongenitale und erworbene)
Viren
— Papillomaviren
— Herpes-simplex-Virus
— Epstein-Barr-Virus
— Zytomegalievirus
— Humanes Immundefektvirus (HIV)

Mundhöhle und Non-Hodgkin-Lymphomen. Auch anderen Faktoren wird eine gewisse Rolle bei der Entstehung von Karzinomen der Mundhöhle zugeschrieben. Dazu gehören die tertiäre Syphilis, Arsenverbindungen, die zur Behandlung der Syphilis eingesetzt werden, Mangelernährung und intensive Belastung durch Schadstoffe wie Holzrauch sowie Holz- und Metallstäube (10,11). Hinweise auf eine mögliche Beteiligung humaner Papillomaviren an der Entstehung von Mundhöhlenkarzinomen liegen vor (12). Herpesviren werden mit der Entstehung des Burkitt-Lymphoms (Epstein-Barr-Virus) und des Kaposi-Sarkoms (Zytomegalievirus) in Verbindung gebracht.

Die Faktoren, bei denen am ehesten eine Ursachen-Wirkungs-Beziehung bei der Entstehung oraler Karzinome gezeigt werden kann, sind Rauchen, Kautabak und aktinische Einflüsse. Der Kausalitätsbeweis steht jedoch noch aus (3,11,12).

Tabelle 24–4:
Einteilung der Mundhöhlenkarzinome

Plattenepithelkarzinome
— Carcinoma in situ
— Verhornendes Plattenepithelkarzinom
— Nicht verhornendes Plattenepithelkarzinom
— Anaplastisches Karzinom

Adenokarzinom

Lymphoepitheliales Karzinom (Schmincke-Regaud)

Adenoidzystisches Karzinom

Mukoepidermoidkarzinom

Bestimmte Veränderungen, zu denen Leukoplakien und Erythroplakien gehören, haben präkanzerösen Charakter. Die jährliche Malignisierungsrate von Leukoplakien beträgt 1% bis 2%, wobei sich Leukoplakien mit erythematösen Bezirken etwa 5- bis 6mal so häufig wie homogene Leukoplakien zu Mundhöhlenkarzinomen entwickeln (12). Andere Veränderungen der Mundschleimhaut können klinisch wie Karzinome erscheinen, sich aber histologisch als gutartig erweisen. Ein Beispiel für solche Läsionen ist die proliferative verruköse Leukoplakie, eine seltene, aber progredient verlaufende Erkrankung, die eine frühzeitige und aggressive chirurgische Therapie erfordert (12).

24.2.3 Pathophysiologie und Komplikationen

Die überwiegende Mehrzahl oraler Malignome ist epithelialen Ursprungs, wobei sich die meisten aus dem Oberflächenepithel der Mundhöhle entwikkeln (Tab. 24–4). Daher sind etwa 90% der malignen Tumoren der Mundhöhle Plattenepithelkarzinome. Nur 10% entfallen auf Adenokarzinome des Speicheldrüsengewebes und Malignome anderer Gewebstypen wie Sarkome und Lymphome (10). Die folgenden Abschnitte dieses Kapitels beschäftigen sich zwar hauptsächlich mit dem Plattenepithelkarzinom, jedoch gelten viele der Empfehlungen zur Betreuung dieser Patienten auch für andere maligne orale Primärtumoren.

Plattenepithelkarzinome können sich aus gesund erscheinendem Gewebe oder, was weitaus öfter der Fall ist, aus präexistenten benignen roten oder weißen Veränderungen der Mundschleimhaut entwickeln (Abb. 24–3). Verschiedene Untersuchungen haben gezeigt, daß nicht abwischbare weiße Schleimhautveränderungen, die keiner anderen Erkrankung zugeordnet werden können (Leukoplakie), zum Zeitpunkt der ersten Biopsie benigne, prämaligne oder maligne sein können. Etwa 19% dieser weißen Epithelveränderungen zeigen bei der ersten Probeentnahme Anzeichen einer Dyskeratose, 4% sind bereits Plattenepithelkarzinome. Aus Leukoplakien, die bei der ersten Biopsie nicht karzinomatös waren, entwickeln sich im Laufe der Zeit in ungefähr 6% der Fälle Karzinome (11). Die Häufigkeit von Plattenepithelkarzinomen in unspezifischen weißen Epithelveränderungen der Mundhöhle liegt also bei 10%. Einige Untersucher haben für homogene und gemischte Leukoplakien Malignisierungsraten bis zu 17,5% angegeben (12). Bei Leukoplakien mit geröteten (erythematösen) Bezirken ist die Wahrscheinlichkeit, daß bereits bei der ersten Biopsie ein Karzinom vorliegt oder sich später entwickelt, bis zu viermal höher als bei homogenen Leukoplakien (12). Rote Schleimhautveränderungen der Mundschleimhaut, die keiner anderen Erkrankung zuzuordnen sind (Erythropla-

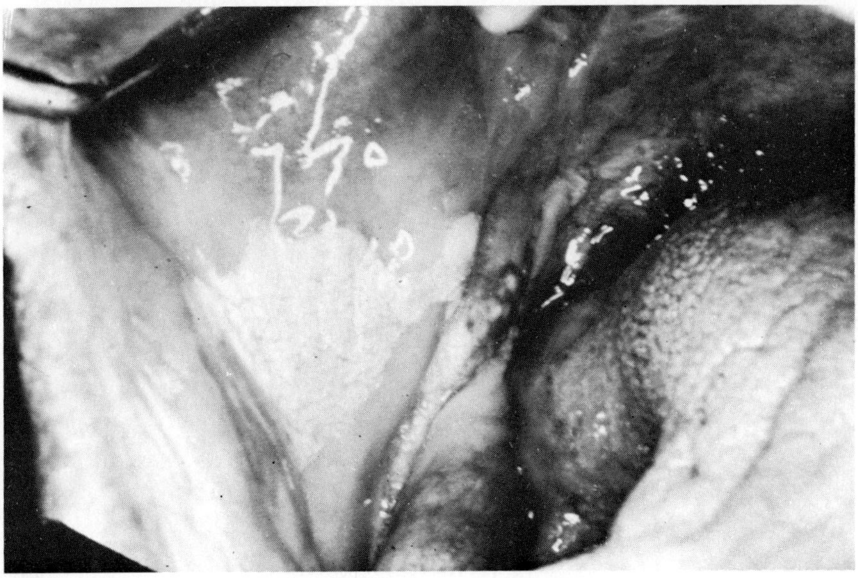

Abbildung 24–3:
Ausgedehnte weiße Schleimhautveränderung im Bereich der Wange. Anhand der Probeexzision wurde in einem Bezirk ein Plattenepithelkarzinom diagnostiziert.

kie), kommen deutlich seltener vor als weiße Veränderungen. Bei der ersten Probeentnahme ist jedoch bereits ein wesentlich höherer Anteil (51%) maligne entartet als bei Leukoplakien mit Erythem (14%) oder homogenen Leukoplakien (6%) (11).

Plattenepithelkarzinome der Mundhöhle können sich lokal infiltrierend in benachbarte Gewebe ausbreiten oder auf dem Lymphweg in die regionären Lymphknoten metastasieren. Eine Fernmetastasierung von Mundhöhlenkarzinomen ist selten, kommt aber vor. Häufigste Lokalisationen von Fernmetastasen sind Lunge, Leber und Knochen. Zungenkarzinome neigen eher zur Absiedlung in die regionären Lymphknoten. Mundboden- und Zungenkarzinome metastasieren wesentlich früher als Karzinome der übrigen Anteile der Mundhöhle.

Im Frühstadium bleiben Plattenepithelkarzinome in der Regel symptomlos, was häufig zur Verzögerung der Diagnose und Frühbehandlung dieser Veränderungen führt. Tumoren der Mundhöhle können durch Obstruktion des Atem- und Speisewegs, Arrosion größerer Kopf- und Halsgefäße mit erheblichen Blutverlusten, Sekundärinfektionen, Auswirkungen von Fernmetastasen, allgemeinen Kräfteverfall sowie Komplikationen der Therapie zum Tode führen.

24.3 Klinik

24.3.1 Symptomatik

Plattenepithelkarzinome können als weiße oder rote Flecken, exophytische Massen, Ulzerationen, granulierte erhabene Veränderungen oder als Kombinationen dieser Formen imponieren (Abb. 24–2 bis 24–7). Der Rand von ulzerierten Formen erhebt sich meist über die Umgebung und ist induriert. Weiße Veränderungen mit geröteten Bezirken sind häufiger karzinomatös entartet als homogene weiße Veränderungen (11,12,13; Abb. 24–8).

In über 90% der Fälle von Lippenkarzinomen besteht klinisch kein Hinweis auf regionale oder Fernmetastasen. Im Gegensatz dazu ist bei Zungenkarzinomen zum Zeitpunkt der Diagnosestellung bereits in 50% der Fälle eine Nah- oder Fernmetastasierung klinisch nachweisbar. Etwa 35% bis 40% der Patienten mit Plattenepithelkarzinomen der Zunge oder des Mundbodens weisen bei Therapiebeginn keine klinisch erkennbaren Metastasen auf, entwickeln aber später Tochtergeschwülste (10).

Bei fortgeschrittenen Zungenkarzinomen kann der N. hypoglossus beteiligt sein. Die betroffene Hälfte der Zunge atrophiert und kann einen Tremor entwickeln. Wenn der Patient die Zunge herausstreckt, zeigt die Zungenspitze zur betroffenen Seite. Das bedeutet, daß beim Befall des rechten N. hypoglossus eine Abweichung der Zunge nach

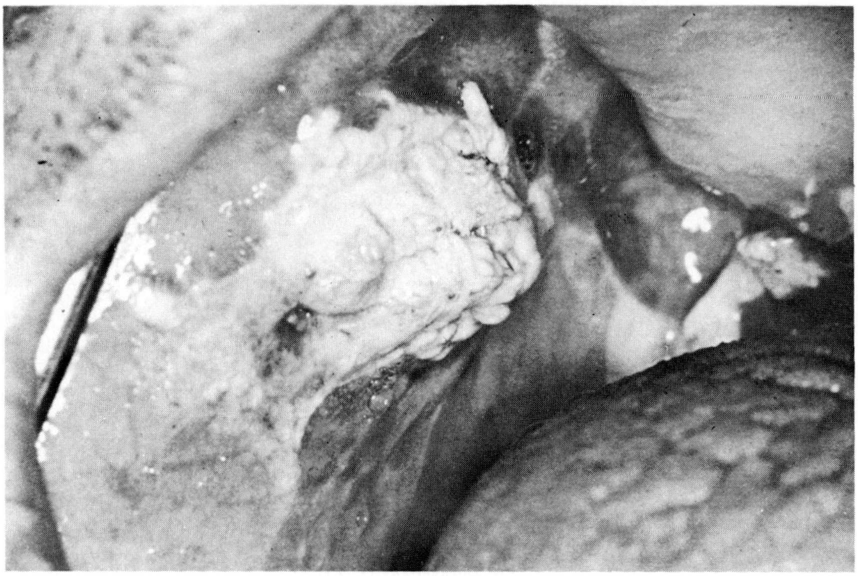

Abbildung 24–4:
Plattenepithelkarzinom, das sich als rötlicher Fleck im Bereich einer weißlichen Schleimhautveränderung (Hyperkeratose) darstellt.

rechts zu beobachten ist. Gaumenkarzinome können den N. glossopharyngeus und/oder den N. vagus schädigen, so daß eine einseitige Lähmung des weichen Gaumens und ein Verlust des Würgreflexes auf der betroffenen Seite resultiert. Dies kann auch im Zusammenhang mit „versteckten" Tumoren im Bereich von Pharynx und Nasopharynx der Fall sein. Einfache Leukoplakien, Leukoplakien mit Rötungen sowie Erythroplakien müssen histologisch auf prämaligne oder maligne Veränderungen untersucht werden (11,12).

Wie bereits erwähnt, entwickelt sich die Symptomatik von Plattenepithelkarzinomen häufig erst in fortgeschrittenen Krankheitsstadien. Im Spätsta-

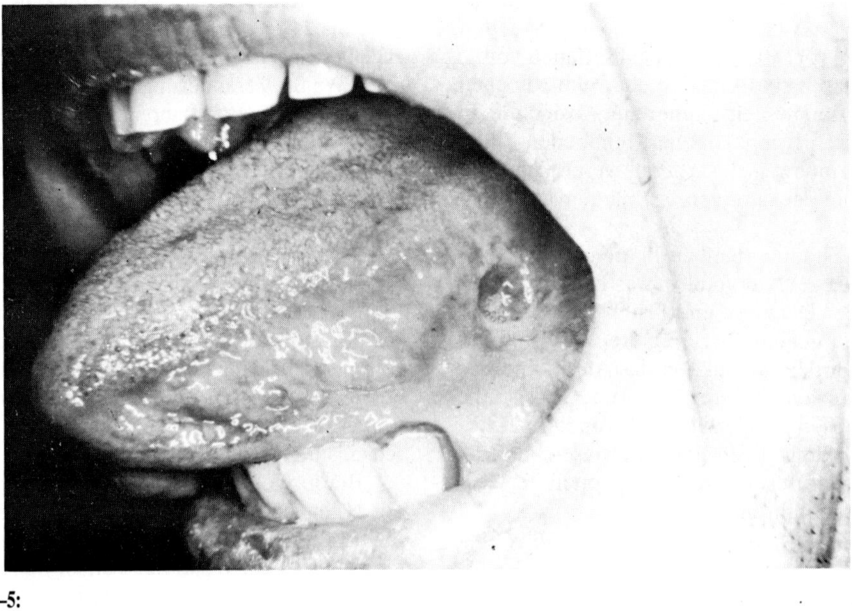

Abbildung 24–5:
Plattenepithelkarzinom. Ulzerierter Tumor mit induriertem, erhabenem Rand.

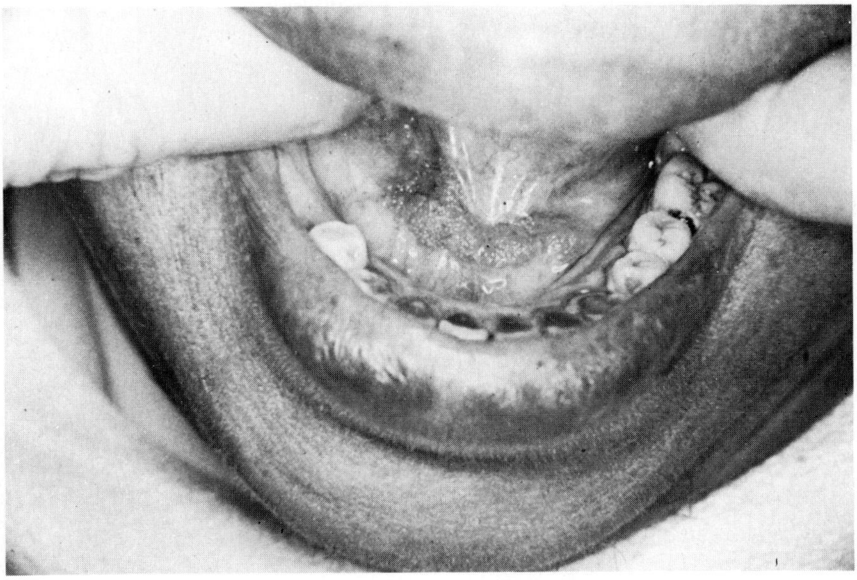

Abbildung 24–6:
Plattenepithelkarzinom. Erhabener papillomatöser Tumor.

dium der Erkrankung werden Schmerzen zu einem bedeutenden Problem. Ausgedehnte Tumoren im dorsalen Anteil der Mundhöhle können den Atem- und Speiseweg einengen. Der Patient wird demzufolge über Gewichtsverlust und Atemnot klagen. Weitere Symptome, die im Zusammenhang mit Mundhöhlenkarzinomen auftreten können, sind Heiserkeit, Dysphagie, hartnäckige Ulzera, Blutungen, Sensibilitätsstörungen, Zahnlockerungen und eine Verschlechterung des Prothesensitzes.

24.3.2 Lokalisation

In den Tabellen 24–1 und 24–2 sind Häufigkeit und Lokalisation der Karzinome im Bereich von Kopf und Hals sowie der Mundhöhlenkarzinome zusammengefaßt. Oberlippenkarzinome sind wesentlich seltener als Unterlippenkarzinome. Karzinome des Zungenrückens sind sehr selten und treten am ehesten im Zusammenhang mit früheren Behandlungen, beispielsweise mit Arsenverbindun-

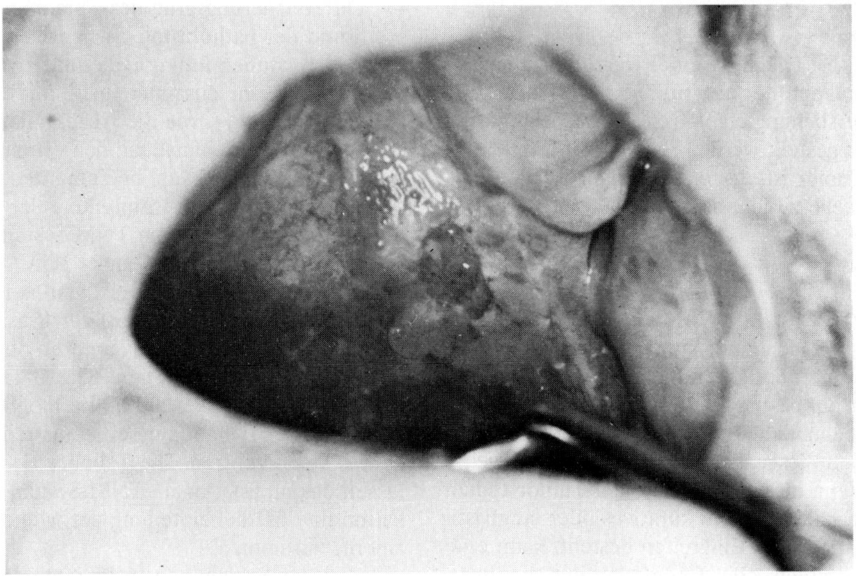

Abbildung 24–7:
Plattenepithelkarzinom. Weißlicher Fleck mit Ulzeration.

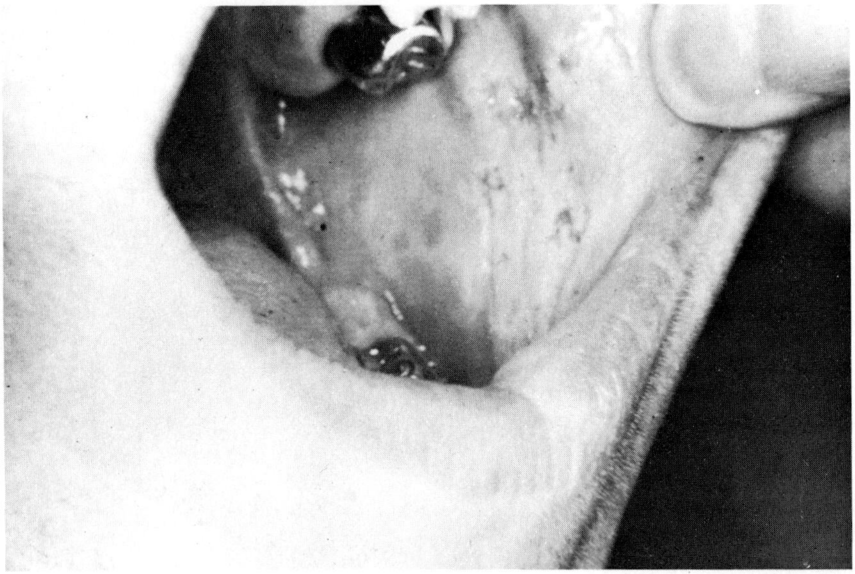

Abbildung 24–8:
Weiße Veränderung der Wangenschleimhaut mit mehreren geröteten Bezirken. Diagnose: Plattenepithelkarzinom.

gen, auf. Aufgrund ihrer Tendenz zur Infiltration des Knochens sind Karzinome, die sich in der Nachbarschaft von Knochen entwickeln, schwieriger zu behandeln. Karzinome im Bereich des Oberkiefers metastasieren leichter als jene im Bereich des Unterkiefers. Allgemein läßt sich zusammenfassen, daß die Prognose um so schlechter wird, je weiter dorsal der Primärtumor in der Mundhöhle lokalisiert ist.

24.3.3 Laborbefunde

Die endgültige Diagnose eines Karzinoms der Mundhöhle kann nur aufgrund der pathohistologischen Untersuchung einer Gewebsprobe durch den Pathologen gestellt werden. Je weniger differenziert der Tumor ist, desto schwieriger ist das Ursprungsgewebe zu identifizieren.

24.4 Therapie

Wenn der Versuch einer kurativen oder langfristig lebensverlängernden Therapie indiziert ist, wird der Tumor am besten chirurgisch oder durch Bestrahlung behandelt. In manchen Fällen wird eine Kombination dieser beiden Möglichkeiten angewendet. Wenn bei fortgeschrittenen Tumorstadien keine Möglichkeit für ein kuratives oder langfristig lebensverlängerndes Eingreifen besteht, kann eine palliative Strahlen- oder Chemotherapie durchgeführt werden. Manche Tumorzentren benutzen eine kombinierte Strahlen- und Chemotherapie zur Palliativbehandlung, jedoch können die möglichen Vorteile dieses Vorgehens noch nicht abschließend beurteilt werden (10).

Grundlage für die Therapiewahl sind folgende Kriterien:
- Größe des Tumors
- Lokalisation des Tumors
- Vorliegen von regionären Lymphknotenmetastasen und/oder Fernmetastasen
- Allgemeinzustand des Patienten und
- Differenzierungsgrad des Tumorgewebes (aufgrund der pathohistologischen Untersuchung).

Zusätzlich können funktionelle und kosmetische Probleme, die im Zusammenhang mit der Rehabilitation auftreten, sowie die Akzeptanz der vorgeschlagenen Therapiemaßnahmen durch den Patienten die Therapiewahl beeinflussen.

Die Bewertung und Einteilung der Tumorausdehnung erfolgt nach dem TNM-System der Union Internationale Contre le Cancer (UICC, 1978; T = Primärtumor, N = regionäre Lymphknotenmetastasen, M = Fernmetastasen) zur Klassifikation und Stadieneinteilung von Tumoren des Kopf- und Halsbereiches (2,6,10). Diese Klassifikation erleichtert die Therapiewahl und ermöglicht den Vergleich der Behandlungsergebnisse der verschiedenen Tumorzentren. Die Tabellen 24–5 und 24–6 fassen das internationale TNM-System zur Klassifikation und Stadieneinteilung der Mundhöhlenkarzinome zusammen.

Ziel der Betreuung von Patienten mit Mundhöhlenkarzinomen ist es, den Erkrankten eine maximale Überlebensdauer und eine verbesserte Le-

Tabelle 24–5:
Internationales TNM-System zur Klassifikation und Stadieneinteilung von Mundhöhlenkarzinomen

T	—	Größe des Primärtumors
TIS	—	Carcinoma in situ
T_1	—	Tumor bis 2 cm im Durchmesser
T_2	—	Tumor zwischen 2 und 4 cm im Durchmesser
T_3	—	Tumor mehr als 4 cm im Durchmesser
T_4	—	Ausgedehnter Tumor mit tiefer Invasion
N	—	Befall der regionären Lymphknoten
N_0	—	Keine palpablen Lymphknoten
N_1	—	Einzelner homolateraler Lymphknoten unter 3 cm
N_2	—	Einzelner homolateraler Lymphknoten zwischen 3 und 6 cm *oder* multiple homolaterale Lymphknoten, keiner über 6 cm
N_3	—	Einzelner oder multiple homolaterale Lymphknoten, einer über 6 cm im Durchmesser *oder* bilaterale Lymphknoten *oder* kontralaterale(r) Lymphknoten
M	—	Fernmetastasen
M_0	—	Keine Fernmetastasen nachweisbar
M_1	—	Fernmetastasen vorhanden, Lokalisation PUL, OSS, HEP oder BRA PUL: Lunge OSS: Knochen HEP: Leber BRA: Hirn

bensqualität zu verschaffen. Dieses Ziel kann mit folgenden Mitteln erreicht werden:
- Früherkennung des Primärtumors,
- konsequente Behandlung präkanzeröser Veränderungen,
- Einsatz wirkungsvoller Therapiemaßnahmen, die mit einem Minimum an Behinderungen und Entstellungen einhergehen,
- frühzeitiger Einsatz von Rehabilitationsmaßnahmen sowie
- Durchführung einer effizienten Palliativbehandlung bei Patienten, bei denen eine kurative Tumorbehandlung nicht mehr möglich ist.

Tabelle 24–6:
Stadieneinteilung der Mundhöhlenkarzinome nach der internationalen TNM-Klassifikation

Stadium	TNM-Klassifikation		
I	T_1	N_0	M_0
II	T_2	N_0	M_0
III	T_3	N_0	M_0
	T_1, T_2, T_3	N_1	M_0
IV	T_4	N_0, N_1	M_0
	jedes T	N_2, N_3	M_0
	jedes T	jedes N	M_1

Das Vorgehen zur Früherkennung von Primärtumoren und die Behandlung präkanzeröser Veränderungen werden im Abschnitt über die zahnärztliche Betreuung beschrieben.

Im Rahmen der Therapievorbereitung müssen Fernmetastasen in Lunge, Skelettsystem, Gehirn usw. ausgeschlossen werden. Allgemeinzustand und Ernährungszustand des Patienten müssen beurteilt werden. Wenn eine chirurgische Behandlung geplant ist, kann es notwendig sein, bereits präoperativ die prothetische Versorgung zu planen und die dazu erforderlichen Abdrucknahmen usw. durchzuführen. Wie bereits erwähnt, ist die Entscheidung über die anzuwendende Therapie von einer Reihe von Faktoren abhängig. Im folgenden soll ein Überblick über die einzelnen Verfahren gegeben werden.

24.4.1 Chirurgische Therapie

Die operative Entfernung ist angezeigt bei nicht strahlensensiblen Tumoren, bei Rezidiven in vorbestrahlten Gebieten, wo die Nebenwirkungen einer Strahlentherapie schwerwiegender wären als der chirurgische Defekt, sowie bei Tumoren mit Knochen-, Lymphknoten- und Speicheldrüsenbeteiligung (12). Der wesentliche Vorteil der operativen Entfernung von Karzinomen besteht darin, daß an den Schnitträndern überprüft werden kann, ob der Tumor vollständig entfernt wurde. Weitere Vorteile sind darin zu sehen, daß es sich in den meisten Fällen um einen einmaligen Eingriff handelt und daß der Patient nach der Abheilung meist nur durch relativ wenige Probleme belastet wird. Die wesentlichen Nachteile der chirurgischen Therapie kommen zum Tragen, wenn das Ausmaß des zur Tumorentfernung nötigen Eingriffs zu schweren funktionellen und kosmetischen Beeinträchtigungen führt. Außerdem besteht bei allen chirurgischen Eingriffen ein bestimmtes Operationsrisiko.

Kleine bis mittelgroße Tumoren ohne Hinweis auf Metastasierung werden im allgemeinen chirurgisch behandelt. Bei kleinen Weichteiltumoren wird der Defekt primär gedeckt. Bei Tumoren, die über Knochen lokalisiert sind, etwa am harten Gaumen, kann die Wundfläche der Sekundärheilung überlassen werden, sofern kein Hinweis auf eine Knochenbeteiligung besteht. Größere Tumoren können den Einsatz von Transplantaten zur Deckung des durch die Operation entstandenen Defekts erfordern (2).

Kleine bis mittelgroße Tumoren, die den Knochen infiltriert haben, werden meist chirurgisch behandelt. Bei kleinen bis mittleren Karzinomen mit regionären Lymphknotenmetastasen wird die Entfernung des Primärtumors mit einer radikalen Neck dissection kombiniert. Patienten mit sehr großen Primärtumoren und infauster Prognose werden jedoch meist nicht operiert. Auch bei bilateraler Lymphknotenbeteiligung und beim Vorliegen von Fernmetastasen erfolgt in den meisten Fällen keine chirurgische Therapie. In besonderen Fällen von ausgedehnten Tumoren werden Palliativoperationen durchgeführt.

Bei Plattenepithelkarzinomen der Zunge und des Mundbodens ohne klinische Anzeichen einer regionären Lymphknotenmetastasierung wird die Entfernung des Primärtumors häufig mit einer „prophylaktischen" Neck dissection kombiniert. Die Neck dissection kann auch dann durchgeführt werden, wenn der Primärtumor bestrahlt wird. Grund für diese prophylaktische Neck dissection sind Untersuchungsergebnisse, nach denen 30% bis 35% der Patienten, die zunächst keinen klinischen Hinweis auf Metastasen zeigen, nach der Behandlung des Primärtumors Metastasen entwickeln. Bei Durchführung einer prophylaktischen Neck dissection lassen sich in 40% dieser Fälle histologisch in mindestens einem Lymphknoten Metastasen von Plattenepithelkarzinomen nachweisen. Wird der Primärtumor ausschließlich bestrahlt, führt man die Neck dissection in der Regel zwei Wochen nach Abschluß der Strahlentherapie durch (2,10).

24.4.2 Strahlentherapie

Wesentlicher Vorteil der Strahlentherapie bei der Behandlung von Mundhöhlenkarzinomen ist die Erhaltung gesunden Gewebes und normaler Funktionen. Zu den Nachteilen gehören die mehrwöchige Therapiedauer, die Gefahr von Strahlenschäden im umgebenden gesunden Gewebe sowie das Potential einer langfristigen Tumorinduktion (10). Je weiter und tiefer sich ein Tumor ausdehnt, desto höhere Strahlendosen werden zur Behandlung benötigt.

Plattenepithelkarzinome im Bereich von Lippen, Wangenschleimhaut, weichem Gaumen, Zunge und Mundboden werden häufig durch Bestrahlung behandelt. Primärtumoren am Alveolarfortsatz und am harten Gaumen werden seltener bestrahlt. Bei Tumorrezidiven nach chirurgischer Therapie entscheidet man sich meist für die Strahlentherapie. Ferner werden kombinierte chirurgisch-strahlentherapeutische Behandlungen durchgeführt, jedoch ist bisher nicht endgültig geklärt, ob hierdurch eine Verbesserung der Überlebenszeit erreicht wird. Fortgeschrittene Mundhöhlenkarzinome werden häufig palliativ bestrahlt (10).

Zur Anwendung kommen die interstitielle Strahlentherapie, die (intrakavitäre) Kontakttherapie sowie die (perkutane) Strahlentherapie mit Hilfe externer Strahlungsquellen (6). Die Kontakttherapie wird zur Behandlung kleiner, oberflächlicher Tumoren eingesetzt. Bei Zungenkarzinomen oder vor der perkutanen Bestrahlung großer Primärtumoren mit Kobalt-60 können interstitielle Techniken benutzt werden. Die Strahlenbelastung gesunder Gewebe kann bei bestimmten Formen der Strahlentherapie (interstitielle und Kontaktbehandlung) durch Schutzplatten reduziert werden (9). Zur Behandlung von Mundhöhlenkarzinomen werden in den meisten Fällen externe Strahlungsquellen eingesetzt (Tab. 24–7). Oberflächlich gelegene Tumoren werden durch Einzelfeldbestrahlung behandelt. Größere und/oder tiefer gelegene Tumoren werden nach der Mehrfeldermethode bestrahlt, um eine Dosisverteilung zu erreichen, bei der unter möglichst geringer Belastung gesunder Gewebe ein Dosismaximum im Bereich des Tumors erzielt werden kann. Als Strahlungsquelle für die externe Bestrahlung von großen und/oder tiefreichenden Mundhöhlenkarzinomen wird in den meisten Fällen Kobalt-60 benutzt. Die übliche Strahlendosis bewegt sich zwischen 50 und 70 Gy und wird in Einzeldosen von 1,5 bis 2,0 Gy über einen Zeitraum von 6 bis 7 Wochen gegeben, wobei jeweils auf 4 oder 5 Behandlungstage 2 oder 3 therapiefreie Tage folgen (6). Je nachdem, welche gesunden Gewebe im Strahlengang liegen, kann die Strahlentherapie zu erheblichen Komplikationen führen. Die Strahlenwirkung auf die einzelnen Gewebe ist in Tabelle 24–8 und die potentiell resultierenden Komplikationen sind in Tabelle 24–9 aufgeführt. Letztere werden im Abschnitt über die zahnärztliche Betreuung von Tumorpatienten behandelt.

Tabelle 24–7:
Strahlenarten in der Strahlentherapie von Mundhöhlenmalignomen. Aus (6)

Energiebereich	Bezeichnung	Quelle	Anwendung
80 bis 150 kV	weiche Röntgenstrahlung	Röntgenröhre	oberflächliche Tumoren
150 bis 400 kV	Orthovolttherapie	Röntgenröhre	Hauttumoren
500 keV bis 8 MeV	Supervolttherapie	Kobalt-60	tiefergehende Tumoren
8 bis 200 MeV	Megavolttherapie	Linearbeschleuniger	größere Tumoren
10 bis 15 MeV	Elektronenstrahlung	Betatron	oberflächliche Tumoren

Tabelle 24–8:
Wirkung der Strahlentherapie auf gesunde Gewebe, die im Bestrahlungsfeld liegen

Schleimhaut
— Epithel: Atrophie
— Gefäßschädigung:
Intimafibrose
Lumenverengung
Obliteration
Verminderte Durchblutung

Muskulatur
— Fibrose
— Gefäßschädigung

Knochen
— Verminderung der Osteozytenzahl
— Verminderung der Osteoblastenzahl
— Gefäßschädigung - verminderte Durchblutung

Speicheldrüsen
— Atrophie der Azini
— Gefäßschädigung - verminderte Durchblutung

Pulpa
— Nekrose (Orthovolttherapie)

In der Strahlentherapie von Tumoren des Kopf- und Halsbereichs kommen verschiedene neue Techniken zum Einsatz. Erprobt wird die Behandlung mit Neutronenstrahlen (linearer Energietransfer). Mit Radiosensitizern wird die Empfindlichkeit hypoxischer Tumorzellen gegenüber der Strahlenwirkung gesteigert. Die Verabreichung von Thymidinanaloga soll die Strahlenempfindlichkeit

Tabelle 24–9:
Komplikationen der Strahlentherapie

Übelkeit und Erbrechen - früh

Mukositis (Radiostomatitis) - ab der zweiten Woche

Geschmacksstörungen - ab der zweiten Woche

Xerostomie - ab der dritten Woche

Sekundärinfektionen durch Pilze, Bakterien oder Viren

Zahnhartsubstanzschäden - spät

Hypersensibilität der Zähne - früh oder spät

Funktionsstörungen der Muskulatur - spät

Osteoradionekrose - spät
— häufig im Unterkiefer
— seltener im Oberkiefer

Pulpitische Beschwerden und Pulpennekrose - spät
— Häufig bei Röntgenbestrahlung, nicht bei Kobalt-60

Tabelle 24–10:
Wirkungen der Chemotherapie

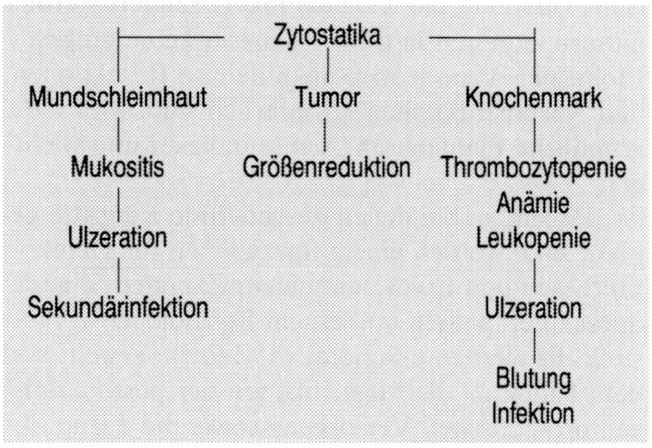

von Tumorzellen erhöhen. In Erprobung befinden sich Radioprotektiva zur Verminderung der Strahlenwirkung an gesunden Geweben sowie Hyperthermieverfahren, mit denen die zur Vernichtung von Tumorzellen erforderliche Strahlendosis reduziert werden soll (12).

24.4.3
Chemotherapie

Zur palliativen Therapie fortgeschrittener Plattenepithelkarzinome wird die Chemotherapie eingesetzt. Die Präparate werden systemisch verabreicht oder lokal bzw. regional appliziert. Die meisten Zytostatika führen zu einer Schädigung der Schleimhäute (Mukositis), zu einer Knochenmarkdepression, zu gastrointestinalen Störungen (Diarrhoe, Malabsorption) sowie zu kardiopulmonalen Dysfunktionen (Tab. 24–10). Zur Behandlung fortgeschrittener Plattenepithelkarzinome werden am häufigsten die Präparate Methotrexat, 5-Fluorouracil, Cisplatin und Bleomycin eingesetzt (3). In Kombination mit einer Strahlentherapie wurden unter anderem Hydroxyharnstoff, Bleomycin und Fluorouracil eingesetzt. Verschiedene Präparate werden im Rahmen einer Kombinationstherapie erprobt, so z.B. Fluorouracil und Cisplatin, Methotrexat und Fluorouracil sowie Cisplatin und Bleomycin (7,12).

24.4.4
Therapievorbereitung

Größere Tumorzentren verfügen über ein Team, das Patienten mit Tumoren im Bereich von Kopf und Hals betreut. Dieses Team besteht meist aus einem Strahlentherapeuten, einem Kiefer- und Gesichtschirurgen, einem Zahnarzt und einem (internistischen) Onkologen, die den Patienten gemeinsam beurteilen und die am besten geeignete Therapie empfehlen. Der Patient wird über Risiken und Komplikationen der Therapie und über eventuelle Behandlungsalternativen aufgeklärt. Sobald der Patient sich mit der vorgeschlagenen Therapie einverstanden erklärt hat, wird mit der Therapievorbereitung begonnen. Kleine, oberflächlich gelegene Tumoren, die lediglich lokal exzidiert werden müssen, bereiten in dieser Hinsicht keine großen Probleme. Wenn jedoch ausgedehnte Resektionen und Rekonstruktionen erforderlich sind, wird die gründliche Planung sehr viel komplexer und wichtiger.

Patienten, bei denen ausgedehnte Eingriffe geplant sind, werden einem Spezialisten für Defektprothesen und Epithesen, einem Zahnarzt, einem Sprachtherapeuten und einem Psychologen vorgestellt. Es werden präoperative Modelle erstellt und dem Patienten die Möglichkeiten der postoperativen prothetischen Versorgung sowie die dazu eventuell erforderlichen chirurgischen Vorbereitungen erklärt. Ferner wird dem Patienten erläutert, welche Sprachbehinderungen postoperativ auftreten können und welche Schritte unternommen werden können, um diese Probleme zu überwinden.

Als Grundlage für die Beratung über die während der Rehabilitation zu erwartenden psychischen Probleme erfolgt eine psychologische Beurteilung des Patienten.

Nach dem Eingriff hilft der Psychologe dem Patienten, mit psychischen Problemen, die im Zusammenhang mit der chirurgischen Therapie größerer Tumoren häufig auftreten, umzugehen. Dazu gehören die Angst vor Tumorrezidiven, die Veränderungen der Körperfunktion und der Körperlichkeit, die Trauer um den verlorenen Körperteil, die Entstellung, die Neigung zum Zurückziehen von Freunden und Familie sowie der Verlust der Selbstachtung. Der Psychologe hilft dem Patienten außerdem, Ängste und/oder Depressionen, die durch diese Probleme verursacht werden, zu bewältigen (10).

Alle Mitglieder des Behandlungsteams können dem Patienten helfen, indem sie ihn spüren lassen, daß seine Mißstimmung verständlich und seine Gefühle normal und angemessen sind. Im übrigen müssen Ängste oder Depressionen zugelassen und anerkannt werden. Der Patient braucht das Gefühl, unterstützt zu werden und als Person wertvoll und nützlich zu sein. Es sollte alles versucht werden, Funktionen wiederherzustellen oder verlorene Gesichtsteile zu ersetzen. Schließlich kann eine Berufsberatung und der Kontakt zu einem Sozialarbeiter erforderlich sein, um dem Patienten zu helfen, als vollwertiges Individuum, das seinen Beitrag leistet, in die Gesellschaft zurückzukehren (10).

Patienten, bei denen eine Strahlentherapie vorgesehen ist, müssen vor Beginn der Behandlung einem Zahnarzt vorgestellt werden. Der Gebißzustand und die Mundhygiene müssen beurteilt, notwendige Extraktionen vorgenommen und kariöse Läsionen gefüllt werden. Die Rolle des Zahnarztes wird im nächsten Abschnitt dieses Kapitels eingehend behandelt.

Wenn die Behandlung abgeschlossen ist, muß der Patient in ein Recall-Programm aufgenommen werden. In der Regel wird der Patient im ersten Jahr monatlich, im zweiten Jahr alle zwei Monate, im dritten Jahr alle vier Monate und im vierten und fünften Jahr in sechsmonatigem Abstand nachuntersucht. Ab dem fünften Jahr sollte der Patient mindestens einmal im Jahr nachuntersucht werden. Dieses Recall-Programm ist besonders wichtig, weil Patienten, die einmal ein Mundhöhlenkarzinom entwickelt haben, dazu neigen, weitere zu entwickeln, weil Spätmetastasen auftreten können, weil der Primärtumor rezidivieren kann und schließlich, weil so Komplikationen, die sich aus der Therapie ergeben können, frühzeitig erkannt und behandelt werden können (7,10,11,12).

24.5 Zahnärztliche Betreuung

24.5.1 Allgemeine Gesichtspunkte

Zu den wichtigsten Aufgaben des Zahnarztes in der Betreuung des Karzinompatienten gehört die Früherkennung des Tumors. Die Untersuchung von Kopf, Hals und intraoralen Weichgeweben sollte bei jedem Patienten, der die zahnärztliche Praxis aufsucht, durchgeführt werden. Diese Untersuchung, die nur wenige Minuten erfordert, aber das Leben eines Patienten mit einem „frühen“ Karzinom retten kann, sollte regelmäßig so oft wie möglich, mindestens jedoch bei jeder Recall-Sitzung bzw. regelmäßigen Routineuntersuchung durchgeführt werden.

Der Zahnarzt sollte konsequent die Natur aller Veränderungen abklären, die nicht allein aufgrund des klinischen Befunds zu diagnostizieren sind. Es ist nicht möglich, bei unspezifischen weißen Mundschleimhautveränderungen ohne histologische Untersuchung die endgültige Diagnose zu stellen. Wenn der Zahnarzt eine Ulzeration oder eine weißliche Veränderung der Mundschleimhaut für traumatisch bedingt hält, sollte er die Ursache des Traumas beseitigen oder modifizieren und den Patienten nach 7 bis 10 Tagen zur Kontrolle einbestellen. Eine traumatisch bedingte Veränderung sollte zu diesem Zeitpunkt abgeheilt sein. Besteht die Veränderung bei der Kontrolle immer noch, muß eine Probe entnommen werden. Ergeben sich beim ersten Besuch keine Hinweise auf die Ursache der Veränderung, sollte unverzüglich eine Probeexzision vorgenommen werden. Der Zahnarzt soll die Probeexzision nicht selbst durchführen, sondern den Patienten an einen Kieferchirurgen überweisen. Kleinere Veränderungen werden sofort in toto exzidiert, aus größeren werden eine oder mehrere Gewebsproben entnommen. Von größeren Ulzera muß die Probe aus dem Rand entnommen werden, da die zentralen Anteile aufgrund von Nekrosen oft diagnostisch wertlos sind. Bei flächigen weißen Schleimhautveränderungen wird die Gewebsprobe vorzugsweise aus fissurierten und/oder erythematösen Anteilen des Areals gewonnen (s. Abb. 24–8). Eine Vitalfärbung mit Toluidinblau kann die Bestimmung der Biopsiestelle in flächigen weißen Veränderungen erleichtern. Die Zuverlässigkeit der Toluidinblau-Aufnahme wurde mit 91% angegeben. Neoplastische Zellen neigen dazu, sich anzufärben, während gesunde Zellen ungefärbt bleiben. Falsch-positive Ergebnisse können sich im Bereich von nicht tumorbedingten Ulzerationen sowie durch Anfärbung der Papillae filiformes am Zungenrücken ergeben (14). Biopsien brauchen kein gesundes Gewebe zu enthalten, da der Pathologe weiß, wie unverändertes Gewebe aussieht. Er benötigt Gewebe aus den Anteilen der Läsion, die am zuverlässigsten die Diagnosestellung erlauben, also z.B. nicht aus dem Ulkusgrund.

Ein Patient, der sich mit einer klinisch karzinomverdächtigen Veränderung vorstellt oder der bei Vorliegen einer weniger karzinomverdächtigen Veränderung indurierte und/oder miteinander oder mit der Umgebung verbackene Lymphknoten aufweist, sollte sofort an ein Tumorzentrum oder einen Kieferchirurgen überwiesen werden (Abb. 24–1). Der Zahnarzt sollte dem Patienten mitteilen, daß möglicherweise eine ernste Gesundheitsstörung vorliegt und daß unverzüglich die Abklärung durch einen Spezialisten erfolgen muß. Wenn der Patient das Gespräch sucht, sollte die Besorgnis, daß es sich um eine Krebserkrankung handeln könnte, ausgesprochen werden, wobei der Schwerpunkt besonders auf den Nutzen einer schnellen Diagnose und Therapie gelegt werden sollte. Man sollte ehrlich und direkt auf den Patienten eingehen und möglichst jede seiner Fragen beantworten. Der Patient sollte gefragt werden, ob er ein bestimmtes Tumorzentrum bevorzugt. Ist dies nicht der Fall, sollte der Zahnarzt eine Empfehlung geben können. Nach Möglichkeit sollte der Zahnarzt telefonisch einen Termin vereinbaren und dem Patienten einen Befundbericht mitgeben. Wenn der (Ehe-)Partner des Patienten anwesend ist, empfiehlt es sich in den meisten Fällen, auch ihm den Befund mitzuteilen, wenn der Patient einwilligt. In seltenen Fällen ist es besser, die Verdachtsdiagnose nicht dem Patienten, sondern einem Familienangehörigen zu eröffnen.

Bei Patienten mit ausgedehnten weißen Schleimhautveränderungen, die bei wiederholten Probeentnahmen keine Anzeichen einer Dyskeratose (prämaligne Veränderungen) gezeigt haben, kann auf verschiedene Weise vorgegangen werden. Wenn der Gesundheitszustand des Patienten schlecht ist, die Veränderung sich für eine vollständige Entfernung zu weit ausdehnt und/oder der Patient im Rahmen eines Recall-Programms regelmäßig untersucht wird, kann die Veränderung belassen und der Patient alle 3 bis 6 Monate nachuntersucht werden. Sobald sich die Läsion klinisch verändert, muß erneut eine Gewebsprobe entnommen werden. Auch wenn sich klinisch keine Veränderung zeigt, sollte alle 1 bis 2 Jahre eine Probeexzision erfolgen, um auch „versteckte" histologische Befunde zu erfassen, die auf eine wesentliche Veränderung hinweisen könnten. Eine Vitalfärbung mit Toluidinblau kann die Auswahl der Biopsiestelle erleichtern (11,12).

Weiße Schleimhautveränderungen, die aufgrund der histologischen Untersuchung einer oder mehrerer Gewebsproben als prämaligne betrachtet werden müssen, sollten nach Möglichkeit in toto entfernt werden. Bei schweren Allgemeinerkrankungen des Patienten oder extremer Ausdehnung der Veränderungen muß in manchen Fällen davon abgesehen werden. Die Betreuung solcher Fälle ist ebenfalls Kieferchirurgen und Fachkliniken vorbehalten.

24.5.2
Modifikationen der Behandlungsplanung

Die zahnärztliche Behandlungsplanung bei Patienten mit Mundhöhlenkarzinomen beginnt, sobald der Tumor bemerkt wurde und die Diagnose gesichert ist. Diese Planung schließt die präoperative Beurteilung und Vorbereitung des Patienten sowie seine langfristige zahnärztliche Betreuung ein.

25.5.2.1 Beurteilung vor der Tumortherapie. Der Zahnarzt muß berücksichtigen, welche Therapie bei dem Patienten geplant ist und ob der Tumor mit Aussicht auf Erfolg behandelt werden kann (Tab. 24–11). Ein Patient, der einer palliativen Tumorbehandlung zugeführt wird, wünscht möglicherweise keine Versorgung mit Zahnersatz. Es ist jedoch wichtig, daß bei diesem Patienten keine aktiven Erkrankungen der Zähne und des Zahnhalteapparates vorliegen. Im Gegensatz dazu kann ein Patient, bei dem ein Tumor im Frühstadium diagnostiziert wurde und bei dem keine Anzeichen einer regionären Lymphknotenmetastasierung nachweisbar sind, so daß die Behandlung durch lokale Exzision erfolgen kann, in Zukunft vom Zahnarzt wie ein gesunder Patient betreut werden. Allerdings wird der Zahnarzt einen solchen Patienten in ein engmaschiges Recall aufnehmen und ihn regelmäßig auf Anzeichen von Metastasen, Tumorrezidiven und neuen Karzinomen untersuchen. Untersuchungen haben gezeigt, daß Patienten mit Mundhöhlenkarzinomen ein erhöhtes Risiko von neuen Primärtumoren der Atmungsorgane, des oberen Verdauungsweges und der Mundhöhle aufweisen. Das Risiko eines zweiten Mundhöhlenkarzinoms liegt bei Rauchern, die ihre Rauchgewohn-

Tabelle 24–11:
Verteilung und 5-Jahres-Überlebensrate* bei Mundhöhlenkarzinomen nach Lokalisation und Ausbreitung des Tumors. Aus (3).

Lokalisation	Fall-zahl +	lokal		regionäre Metastasierung		Fernmetastasierung		Überlebende aller Stadien
		Anteil %	Überlebende %	Anteil %	Überlebende %	Anteil %	Überlebende %	%
Lippe	2.645	90	89	7	57	1	+ +	86
Zunge	3.414	44	52	40	22	12	7	33
Mundboden	2.146	44	65	44	31	8	18	45
übrige	2.362	49	61	36	29	11	18	44

* Beobachtete Überlebensrate / erwartete Überlebensrate der Gesamtbevölkerung gleicher Altersgruppe, gleichen Geschlechts, und gleicher Rassenzugehörigkeit im gleichen Beobachtungsjahr.
\+ Nur Weiße + + Fallzahl zur Ermittlung zuverlässiger Ergebnisse zu klein

heiten nicht ändern, bei 30%, während jene, die das Rauchen aufgeben, nur mit einem Risiko von 13% belastet sind (12).

24.5.2.2 Besondere Aspekte vor der Strahlentherapie. Bei Patienten, die wegen eines Mundhöhlenkarzinoms bestrahlt werden sollen, sind einige wichtige Gesichtspunkte zu beachten. Wenn Kieferknochen und/oder die großen Speicheldrüsen im Bestrahlungsfeld liegen, besteht die Gefahr einer Osteoradionekrose und strahlenbedingter Zahnhartsubstanzschäden. Potentielle Infektionsquellen im Bereich des bestrahlten Knochens müssen vor Beginn der Strahlentherapie behandelt oder entfernt werden.

Folgende Empfehlungen sollten bei der Vorbereitung für die Strahlentherapie befolgt werden: Bei Patienten mit tief zerstörten Zähnen oder mit geringem Interesse an der Erhaltung ihrer Zähne sollten alle Zähne extrahiert werden. Gleiches gilt für Patienten mit fortgeschrittenen Parodontalerkrankungen. Devitale Zähne sollten extrahiert werden. Alle kariösen Läsionen müssen behandelt werden. Chronische entzündliche Prozesse im Bereich des Kieferknochens müssen untersucht und behandelt werden. Um eine ungestörte Wundheilung zu gewährleisten, müssen Extraktionen und chirurgische Eingriffe mindestens zwei Wochen vor Beginn der Bestrahlung durchgeführt werden. Der Knochen im Bereich der Wundränder muß geglättet werden, um scharfe Knochenkanten zu beseiti gen und einen primären Wundverschluß zu ermöglichen.

Tabelle 24–12:
Ursachen strahlenbedingter Zahnhartsubstanzschäden

Verminderter Speichelfluß
Veränderte Speichelzusammensetzung
— verminderte Pufferkapazität
Mangelhafte Mundhygiene
Veränderung der Mundflora

Wenn Zähne belassen werden, muß der Patient über die Probleme aufgeklärt werden, die durch den verminderten Speichelfluß auftreten können. In diesem Zusammenhang sind vor allem die Xerostomie und strahlenbedingte Zahnhartsubstanzschäden zu nennen (6,10; Tab. 24–12). Kariöse Prozesse können an Zähnen im bestrahlten Gebiet sehr rasch fortschreiten (Abb. 24–9). Wenn das Pulpengewebe infiziert wird und die Entzündung sich auf den angrenzenden bestrahlten Knochen ausbreitet, können ausgedehnte Infektionen und Nekrosen resultieren. Die Bedeutung effizienter Pflegemaßnahmen und der Aufrechterhaltung einer guten Mundhygiene muß besonders betont werden.

Der Zahnarzt sollte individuelle Löffel aus einem flexiblen Material oder in Form von tiefgezogenen Kunststoffschienen anfertigen. Diese Löffel werden täglich mit 5 bis 10 Tropfen eines 1–2%igen sauren Fluoridgels beschickt und vom Patienten für 5 Minuten eingesetzt. Der Fluoridapplikation sollte eine gründliche Zahnreinigung mit Zahnbürste und Zahnseide vorausgehen. Nach Herausnehmen des Löffels sollten eventuell im Mund verbliebene Gelreste herausgespült werden. Wenn das 1–2%ige saure Fluoridgel die Mundschleimhaut zu sehr irritiert, kann auf ein neutrales Gel mit 0,5% Natriumfluorid ausgewichen werden (6,7,8).

24.5.2.3 Besondere Aspekte vor der chirurgischen Therapie. Die zahnärztliche Vorbereitung von Patienten, deren Mundhöhlenkarzinom chirurgisch behandelt werden soll, ist nicht so kritisch wie bei

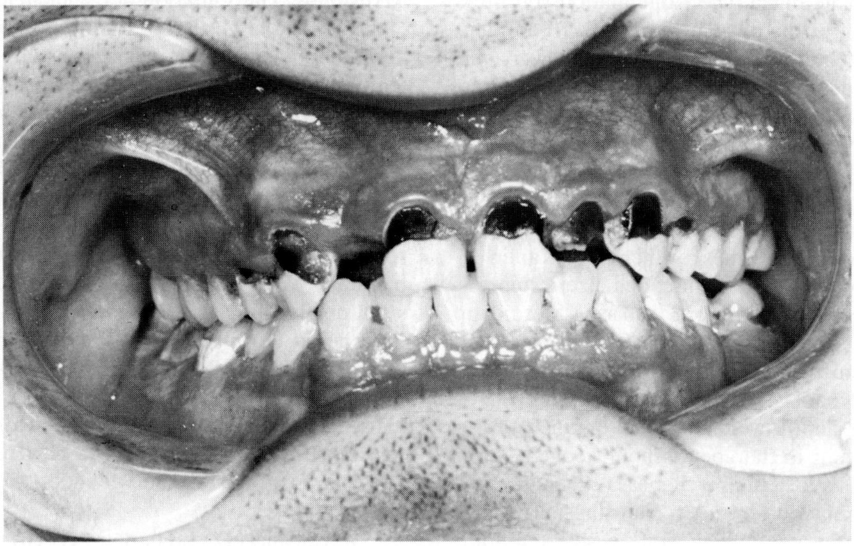

Abbildung 24–9:
Ausgedehnte Zahnhalskaries bei einem Patienten, der wegen eines Mundhöhlenkarzinoms bestrahlt wurde. (Sammlung R. Gorlin, D.D.S., Minneapolis, Minn.)

Bestrahlungspatienten. Aktive orale Infektionen sollten allerdings behandelt werden. Tief zerstörte Zähne sind zu entfernen. Zähne, die für die Retention der prothetischen Versorgung benötigt werden, können, soweit indiziert, wieder aufgebaut werden. Je gesünder Zähne und Zahnhalteapparat des Patienten sind, desto geringer ist das Risiko, daß durch dentogene Infektionen Wundheilungsstörungen oder schwere postoperative Infektionen ausgelöst werden. Nach Möglichkeit sollte sich der Zahnarzt mit dem Kollegen verständigen, der die spätere defektprothetische Versorgung durchführt, damit eine gute Koordination der prä- und postoperativen zahnärztlichen und prothetischen Versorgung gewährleistet ist.

24.5.3 Orale Komplikationen und ihre Behandlung

In diesem Abschnitt werden die im Zusammenhang mit der Therapie von Mundhöhlenkarzinomen auftretenden Komplikationen unter dem Aspekt behandelt, was der Zahnarzt unternehmen kann, um die Beschwerden des Patienten zu minimieren bzw. wie zukünftige Komplikationen durch die veränderten Mundverhältnisse vermieden und/oder behandelt werden können. Der Abschnitt über die Komplikationen der Strahlentherapie gilt für alle Tumoren im Kopf- und Halsbereich, soweit Mundschleimhaut, Kieferknochen und große Speicheldrüsen mitbestrahlt werden. In den Abschnitt über Komplikationen der Chemotherapie wurden außer der Chemotherapie von Plattenepithelkarzinomen auch Substanzen aufgenommen, die zur Behandlung von Leukämien und malignen Lymphomen eingesetzt werden.

24.5.3.1 Komplikationen der chirurgischen Therapie. Funktionelle und kosmetische Probleme, die infolge umfangreicher chirurgischer Eingriffe auftreten, können am besten durch präoperative Vorbereitung und Planung beherrscht werden. Defektprothesen und Epithesen können angefertigt werden, sobald die Wundheilung abgeschlossen ist. Wenn weitere chirurgische Eingriffe zur Vorbereitung der „endgültigen" prothetischen Versorgung erforderlich sind, kann eine Interimsversorgung erfolgen.

24.5.3.2 Komplikationen der Strahlentherapie. Mukositis. In Tabelle 24–8 ist die Strahlenwirkung auf verschiedene orale Gewebe dargestellt. Tabelle 24–9 gibt die möglichen Komplikationen wieder. Eine Strahlendosis von 1,8 Gy pro Woche führt in der Regel nicht zu einer Mukositis, während bei einer Dosis von 2,2 Gy pro Woche fast immer eine Mukositis resultiert (12). Unter der Strahlentherapie entwickeln die Patienten häufig eine Mukositis (Radiostomatitis; Abb. 24–10). Die Schädigung der Mundschleimhaut manifestiert sich etwa ab der zweiten Woche der Strahlentherapie und klingt einige Wochen nach Abschluß der Behandlung wieder ab. Folgen der Mukositis sind Ulzerationen, Schmerzen, Dysphagie, Verlust des Geschmackssinnes und Schwierigkeiten bei der Nahrungsaufnahme. Wenn die großen Speicheldrüsen mitbestrahlt wurden, tritt nach Beginn der Mukositis eine Xerostomie hinzu. Die Kombination von Mukositis und Xerostomie beeinträchtigt das Befinden des Patienten in hohem Maße und erschwert eine ausreichende Nahrungsaufnahme erheblich. Diese akute Phase kann durch verschiedene Maßnahmen behandelt werden: 1. Säuberung der ulzerierten Flächen durch Spülung mit milden Lösungen; 2. Applikation von lokalanästhetisch wirksamen Antihistaminika-Lösungen zur Schmerzlinderung in Kombination mit Magnesia-Milch oder Kaolin (z.B. Kaoprompt) zum Schutz der ulzerierten Flächen vor lokaler Irritation; 3. topische Steroidapplikation zur Unterdrückung von Entzündungsreaktionen; 4. ausreichende Flüssigkeitszufuhr; 5. Verbot von Alkohol- und Tabakkonsum; 6. weiche Kost mit hohem Eiweißanteil und ergänzender Vitaminzufuhr in therapeutischen Mengen; 7. Einsatz von künstlichem Speichel (z.B. Glandosane); 8. Vermeiden von reizenden Nahrungsmitteln wie Zitrusfrüchten und heißen, stark gewürzten Speisen; 9. Luftbefeuchtung mit entsprechenden Geräten; 10. Raumluftfilterung zur Beseitigung von Rauch und 11. Vermeiden von Lippenbalsam auf Vaselinebasis, dafür Verwendung von Pflegemitteln auf Wasser-, Bienenwachs- oder Pflanzenölbasis (7,8,10,12). Prothesen sollten während der akuten Phase nicht getragen werden (Tab. 24–13).

Wenn die Mukositis abgeheilt ist, spielen in der langfristigen Betreuung des Patienten die chronische Xerostomie, die Schädigung des Knochens und die damit zusammenhängenden Probleme eine große Rolle.

Xerostomie. Die Funktion der Speicheldrüsen normalisiert sich bei vielen bestrahlten Patienten innerhalb einiger Monate nach Abschluß der Strahlentherapie; bei anderen dauert dies 6 bis 12 Monate, während in einigen Fällen ein dauerhafter Ausfall zurückbleibt.

Man kann versuchen, eine chronische Xerostomie zunächst durch Stimulation der endogenen Speichelproduktion mit Hilfe von zuckerfreien sauren Drops oder Kaugummi auf Sorbitbasis zu behandeln. Wenn die Speicheldrüsen durch die Bestrahlung zu stark geschädigt sind, muß künstlicher Speichel in Form einer gepufferten Glyzerin-Wasser-Lösung oder als Fertigpräparat (z.B. Glandosane) eingesetzt werden (8,10,12,15). Die meisten Untersucher kommen jedoch zu dem Ergebnis, daß mit künstlichem Speichel die Beschwerden bei Xerostomie nicht ausreichend gelindert werden können (12).

SILVERMAN (12) fand, daß bei schwerer Xerostomie durch Gabe von 4mal täglich 5 mg Pilocarpin eine Besserung erreicht werden kann (12). In einer neueren Studie berichtete EPSTEIN, daß durch Gabe von 3mal täglich 25 mg Antholethriton (ANTT) sowie nach einer Woche zusätzlich Auftropfen von 4mal täglich 2 Tropfen einer 1%igen Pilocarpinlösung auf die Zunge eine signifikante Zunahme des Speichelflusses und eine subjektive Besserung der Symptome erreicht werden konnte (5). Es wird angenommen, daß ANTT und Pilocarpin synergistisch eine Zunahme des Speichelflusses bewirken; es bedarf jedoch noch eingehender klinischer Studien, um einen möglichen Nutzen dieser Substanzen nachzuweisen.

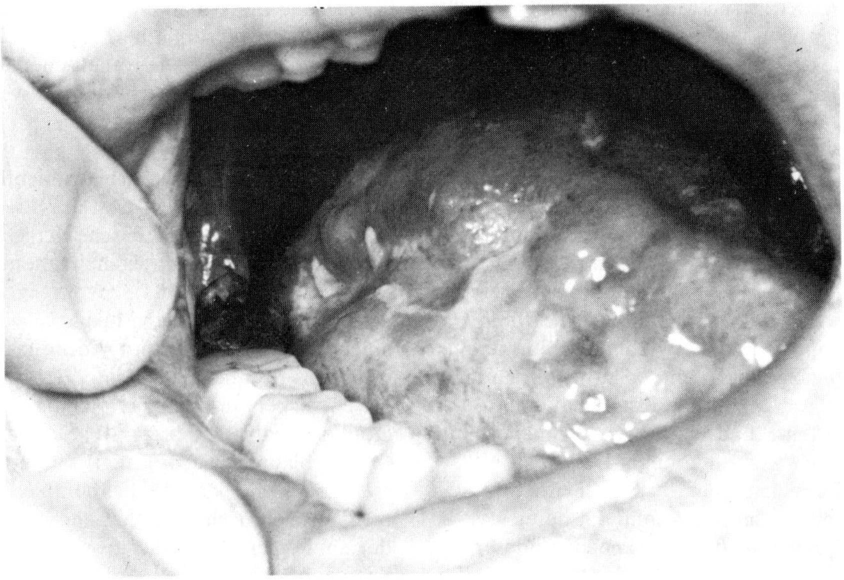

Abbildung 24–10:
Mukositis (Radiostomatitis) nach Strahlentherapie. (Sammlung R. Gorlin, D.D.S., Minneapolis, Minn.)

Tabelle 24–13:
Behandlung von Komplikationen der Strahlentherapie. (Präparate, Dosierung und Behandlungsdauer s. Anhang A)

- ● Mukositis (Radiostomatitis)
- — Mundspülungen mit Natriumbikarbonat-Lösung
- — Diphenhydramin-Sirup (z.B. Benadryl)
- — Topische Steroide
- — Magnesiamilch
- — Haftsalbe (z.B. Orabase)
- — Alkohol- und Tabakkarenz
- — Weiche Kost
- — Ausreichende Flüssigkeitszufuhr
- — Schleimhautreizende Speisen vermeiden
- — Luftbefeuchtung

- ● Xerostomie
- — Zuckerfreie saure Drops
- — Kaugummi auf Sorbitbasis
- — Gepufferte Glyzerin-Wasser-Lösung
- — Künstlicher Speichel (z.B. Glandosane)
- — Pilocarpin

- ● Strahlenbedingte Zahnhartsubstanzschäden
- — Intensive Mundhygiene
- — Fluoridgel
- — Häufiges Recall
- — Sofortige Behandlung beginnender kariöser Läsionen

- ● Sekundärinfektionen
- — Erregerkultur
- — Zytologische Untersuchung
- — Antibiotika
- — Antimykotika
- — Aciclovir

- ● Hypersensibilität der Zähne
- — Fluoridierung

- ● Geschmacksverlust
- — Zinksubstitution

- ● Osteoradionekrose
- — Traumatisierung der Mukosa vermeiden
- — Zahnextraktionen vermeiden
- — Spülung mit Kochsalzlösung, Antibiotika
- — Sauerstoff-Überdrucktherapie, Tetrazykline
- — Resektion

- ● Störungen der Muskelfunktion
- — Frühzeitige Mundöffnungsübungen mit Mundspateln, um eine Kieferklemme zu vermeiden

Der Patient sollte in den ersten sechs Monaten nach der Bestrahlung seine Prothesen nicht tragen, weil bereits eine leichte Traumatisierung der vorgeschädigten Schleimhaut zu Ulzerationen und in der Folge potentiell zur Nekrose des darunterliegenden Knochens führen kann. Wenn der Patient beginnt, seine Prothese wieder zu tragen, muß er angewiesen werden, sofort den Zahnarzt aufzusuchen, falls sich Druckstellen entwickeln, damit der Zahnersatz korrigiert werden kann. Schlecht sitzender Zahnersatz sollte erneuert werden. In schweren Fällen von Xerostomie kann eine kleine Menge Vaseline auf die Prothesenbasis aufgetragen werden.

Sekundärinfektionen. Unter der Strahlentherapie können die Patienten Sekundärinfektionen entwikkeln. Candidiasis ist eine häufige Komplikation. Die Diagnose einer Sekundärinfektion mit Candida albicans sollte durch Zytologie und/oder Kultur gesichert werden. Zur Behandlung einer Candidiasis können Nystatin-Lösung, Nystatin-(Vaginal-) Tabletten, Clotrimazol- oder Ketoconazoltabletten verordnet werden (zu Dosierung und Therapiedauer s. Anhang A). Auch Bakterien und Viren können Ursache von Sekundärinfektionen bei Bestrahlungspatienten sein. Die Erreger sollten kulturell bestimmt und die erforderliche Therapie eingeleitet werden, wozu Antibiotika und bei ausgedehnten Virusinfektionen Aciclovir gegeben werden. Besonders bei schweren Infektionen und Patienten in schlechtem Allgemeinzustand muß eine Resistenzbestimmung durchgeführt werden.

Hypersensibilität der Zähne. Während und nach der Strahlentherapie können die Zähne hypersensibel werden; dies ist möglicherweise auf den verminderten Speichelfluß und den niedrigeren pH-Wert des produzierten Speichels zurückzuführen. Die lokale Anwendung eines Fluoridgels kann zur Besserung dieser Symptome beitragen (8).

Geschmacksstörungen. Bei den meisten Patienten bildet sich der Geschmacksverlust innerhalb von 3 bis 4 Monaten nach Abschluß der Strahlentherapie zurück. Es wurde berichtet, daß in Fällen von chronischem Geschmacksverlust durch Gabe von Zink eine Besserung erreicht wurde (12). SILVERMAN (12) empfiehlt zur Behandlung von schweren chronischen Geschmacksstörungen die Gabe von 2mal täglich 220 mg Zink.

Osteoradionekrose. Das Risiko einer Osteoradionekrose steigt mit der Strahlendosis, die auf den Knochen eingewirkt hat, wobei eine steile Zunahme bei Dosen von über 70 Gy zu verzeichnen ist. Zahnlose Patienten sind weniger gefährdet als bezahnte. Das höchste Risiko besteht bei Patienten, deren Unterkiefer mit einer hohen Strahlendosis belastet wurde und bei denen zu irgendeinem Zeitpunkt nach der Bestrahlung Zähne extrahiert werden müssen.

Wenn Zähne belassen wurden, muß der Patient eine gute Mundhygiene aufrechterhalten, wozu insbesondere die tägliche Zahnreinigung mit Zahnbürste und Zahnseide gehört. In manchen Fällen muß die tägliche Applikation von Fluoridgel mit Hilfe der vor der Strahlentherapie angefertigten individuellen Träger fortgesetzt werden. Kariöse Läsionen sollten so früh wie möglich behandelt werden. Ein engmaschiges Recall ist zur Intensivierung der Mundhygienemaßnahmen und für das frühzeitige Erkennen von Erkrankungen, die zu einer Knochenbeteiligung und -nekrose führen können, zwingend erforderlich. Die Gefahr einer infizierten Osteoradionekrose ist bei Zahnextraktionen größer als bei einer endodontischen Behandlung. Wenn der betroffene Zahn erhaltungswürdig ist, sollte daher bei einer Pulpeninfektion die endodontische Behandlung bevorzugt werden.

Zur Vermeidung postoperativer Infektionen wird bei Patienten, die im Kieferbereich therapeutisch bestrahlt wurden, bei chirurgischen Eingriffen eine prophylaktische Antibiotikagabe empfohlen. Die Wirksamkeit der Abschirmung kann jedoch durch die stark herabgesetzte Durchblutung im bestrahlten Knochen wesentlich beeinträchtigt werden. Die Reduktion der Blutversorgung infolge der Strahlentherapie ist im Unterkiefer aufgrund der begrenzten Blutzufuhr und des Fehlens von Kollateralen stärker ausgeprägt als im Oberkiefer. Daraus resultiert eine größere Häufigkeit und ein schwererer Verlauf infizierter Osteoradionekrosen im Unterkiefer.

Ist es zur infizierten Nekrose gekommen, so ist in der Regel ein konservatives Vorgehen indiziert. Freiliegender Knochen kann mit Kochsalzlösung oder einer Antibiotikalösung gespült werden. Dem Patienten kann empfohlen werden, zur Reinigung des betroffenen Bereichs eine Munddusche zu benutzen. Falls dies angeordnet wird, ist jedoch zu hoher Druck zu vermeiden. In schweren Fällen kann eine Sauerstoff-Überdrucktherapie von Nutzen sein. Sie erfolgt in einer Druckkammer, wobei der Patient in bis zu 60 Sitzungen à zwei Stunden täglich behandelt wird. Auch Tetrazykline können gegeben werden. Führt die konservative Behandlung nicht zum Erfolg, kann die Resektion des befallenen Knochens erforderlich sein (2,6,7,12).

Im Rahmen einer Studie (12) wurden 16 von 22 Fällen infizierter Osteoradionekrosen konservativ behandelt. Vier Fälle (18%) heilten innerhalb von 3 bis 24 Monaten aus, in 10 Fällen (63%) bestand die Erkrankung weiter, schritt jedoch nicht weiter fort, während in 2 Fällen (9%) wegen des Fortschreitens eine Resektion erforderlich wurde. Eine primäre Resektion war in 6 der 22 Fälle (27%) notwendig, wobei in 3 dieser Fälle später ein Rezidiv auftrat.

Muskelkontrakturen. Um die Bestrahlungsfolgen an Gesichts- und Kaumuskulatur auf ein Minimum zu reduzieren, sollte während einer Strahlentherapie mit externer Strahlungsquelle ein Aufbißblock eingesetzt werden. Der Patient sollte mehrmals täglich Mundöffnungsübungen mit Mundspateln durchführen. Durch diese Maßnahmen können Kontrakturen weitgehend vermieden und eine annähernd normale Funktion und Zugänglichkeit der Mundhöhle erreicht werden (10).

24.5.3.3 Komplikationen der Chemotherapie. Knochenmarksuppression und Mukositis in Zusammenhang mit einer Chemotherapie sind voraussehbar, dosisabhängig und in der Regel beherrschbar. Unter einer kurativen Chemotherapie von Leukämien, malignen Lymphomen oder zur palliativen Behandlung von Mundhöhlenkarzinomen können sich Erytheme und Ulzerationen der Mundschleimhaut, Infektionen der umgebenden Gewebe, übermäßige Blutungen nach kleineren Verletzungen, Xerostomie sowie Auswirkungen der Neurotoxizität manifestieren (7,8,12).

Vor Beginn einer Chemotherapie müssen alle entzündlichen Veränderungen und Infektionsquellen, wie Zähne mit pathologischen Befunden an Pulpa oder Periapex, Parodontalabszessen, Perikoronitis oder tiefen kariösen Läsionen sowie Zähne mit fortgeschrittener marginaler Parodontitis behandelt werden. Zur Bekämpfung von Parodontalerkrankungen müssen vor Beginn der Chemotherapie Maßnahmen wie Plaque- und Zahnsteinentfernung sowie ein komplettes Prophylaxeprogramm mit Mundhygieneinstruktion durchgeführt werden. Bei Kindern, die wegen einer Leukämie behandelt werden, sollten außer allen lockeren Milchzähnen auch diejenigen entfernt werden, mit deren Verlust während der Chemotherapie zu rechnen ist. Zahnfleischkapuzen sollten exzidiert werden, um der Ansammlung von Speiseresten vorzubeugen. Orthodontische Bänder sollten vor Beginn der Chemotherapie entfernt werden.

Wurde bereits mit der Chemotherapie begonnen, muß der Zahnarzt vor invasiven zahnärztlichen Behandlungen den Onkologen hinzuziehen. Die Leukozyten- und Thrombozytenzahl muß bestimmt werden. Zahnärztliche Routinebehandlungen können durchgeführt werden, wenn die Granulozytenzahl über 2.000 mm^{-3} und die Thrombozytenzahl über 40.000 mm^{-3} liegt (4).

Bei Granulozytenzahlen unter 2.000 mm^{-3} wird für invasive zahnärztliche Behandlungen eine antibiotische Abschirmung empfohlen (4). Diese Situation tritt jedoch in der Regel nur während der stationären Behandlung auf, so daß solche Patienten kaum eine zahnärztliche Allgemeinpraxis aufsuchen werden. Wenn die Leukozytenzahl abfällt (kurz nach Beginn der Chemotherapie) und bereits Werte von unter 2.000 mm^{-3} erreicht hat, ist jede invasive zahnärztliche Behandlung kontraindiziert. Bisher gibt es kein Standard-Dosierungsschema zur antibiotischen Abschirmung. Präparat(e), Dosierung und Dauer sollten mit dem Onkologen abgesprochen werden. Es wird empfohlen, bei allen Behandlungen, die Knochen, Pulpa oder Parodont

Tabelle 24–14:
Zahnärztliche Betreuung bei Chemotherapie wegen Leukämien, malignen Lymphomen oder oralen Plattenepithelkarzinomen.
(Präparate, Dosierung und Behandlungsdauer s. Anhang A)

- Vor der Chemotherapie
  - Infektionen beseitigen (periapikal, parodontal)
  - Tiefe kariöse Läsionen behandeln
  - Parodontalprophylaxe
  - Mundhygieneinstruktion
  - Entfernung gelockerter Milchzähne bei Kindern
  - Bei Kindern und jungen Erwachsenen Zahnfleischkapuzen entfernen
- Während der Chemotherapie
  - Vor jeder invasiven zahnärztlichen Behandlung Onkologen konsultieren
  - Antibiotische Abschirmung bei Granulozytenzahl unter 2.000 mm^{-3}
  - Bei Thrombozytenzahl unter 40.000 mm^{-3} Thrombozytentransfusion erwägen
  - Bei Infektionsverdacht Erregerkultur
  - Bekämpfung von Spontanblutungen (Tupfer, Parodontalverband, Schutzplatte)
  - Fluoridpräparat verschreiben
  - Empfehlungen für die häusliche Pflege geben (dem intraoralen Befund angepaßt)
  - Symptomatische Behandlung von Mukositis und Xerostomie
  - Allgemeinanästhesie bei schwerer Anämie vermeiden
- Nach der Chemotherapie
  - Nachkontrolle, bis alle Nebenwirkungen der Therapie abgeklungen sind
  - Patienten in regelmäßiges Recall aufnehmen

betreffen, alle 6 Stunden 500 mg Penicillin V zu geben. Diese Abschirmung sollte mindestens eine Stunde vor der Behandlung einsetzen und über zwei bis drei Tage fortgesetzt werden (8). Für Patienten mit liegenden Verweilkathetern wurden die Richtlinien der American Heart Association zur Endokarditisprophylaxe empfohlen (6). Andere Autoren empfahlen hingegen die Verabreichung von jeweils 75 mg/kg Ticarcillin-Natrium und 1,5 mg/kg Gentamicinsulfat als Infusion 30 Minuten vor der zahnärztlichen Behandlung sowie 6 Stunden später (4).

Liegt die Thrombozytenzahl unter 40.000 mm^{-3}, müssen bei invasiven zahnärztlichen Behandlungen Maßnahmen getroffen werden, um übermäßige Blutverluste zu verhindern (4). Auch hier muß der behandelnde Onkologe unbedingt konsultiert werden. Ist die zahnärztliche Behandlung dringend erforderlich, können außer lokalen Maßnahmen wie Drucktamponaden, Verbandplatten und der Applikation von Thrombin oder Kollagenvlies auch Thrombozytentransfusionen indiziert sein.

Soweit zahnärztliche Routinebehandlungen notwendig sind, werden diese am besten einen Tag vor der Verabreichung von Zytostatika durchgeführt (8). Als Hilfe zur Beherrschung von Spontanblutungen aus der Gingiva und zur Verbesserung des Wohlbefindens des Patienten können Schleimhaut-Schutzplatten angefertigt werden. Es sollten individuelle Träger für Fluoridgel zur Kariesprophylaxe hergestellt und der Patient zu einer optimalen Mundhygiene angehalten werden. Regelmäßige Zahnpflege mit einer weichen Kunststoffbürste und Zahnseide ist empfehlenswert. Treten häufig Zahnfleischblutungen auf und/oder ist die Leukozytenzahl abgefallen, sollte der Patient das Bürsten einstellen und die Zähne mit angefeuchteter Gaze, die um den Finger gewickelt wird, reinigen. Während dieser Phase sollte der Patient auf den Gebrauch von Zahnstochern, Munddusche und Zahnseide verzichten (8; Tab. 24–14).

Prothesen sollten nachts oder während des Schlafs nicht getragen und täglich mit Bürste und Prothesenreiniger gesäubert werden. Wenn sie nicht getragen werden, sollten sie gereinigt, abgespült und in einer Reinigungslösung aufbewahrt werden. Entwickeln sich Druckstellen oder Ulzerationen, sollten die Prothesen bis zur Korrektur durch einen Zahnarzt oder bis zur Abheilung der Mukositis nicht getragen werden (8).

Für die Behandlung von Komplikationen im Zusammenhang mit Mukositis und Xerostomie gelten die Empfehlungen, die im Abschnitt über Komplikationen der Strahlentherapie beschrieben wurden.

24.5.4 Zahnärztliche Notfallbehandlung

Bei der zahnärztlichen Notfallbehandlung von Patienten, die bestrahlt wurden oder eine Chemotherapie erhalten, muß so konservativ wie möglich vorgegangen werden. Vor Beginn der Behandlung sollte eine Rücksprache mit dem behandelnden Arzt erfolgen. Chirurgische Eingriffe sollten möglichst vermieden werden. Falls invasive Behandlungen oder chirurgische Eingriffe notwendig werden und die Granulozytenzahl unter der Chemotherapie abgesunken ist, muß eine antibiotische Abschirmung erfolgen. Die Thrombozytenzahl muß bestimmt und nötigenfalls eine Thrombozytentransfusion durchgeführt werden. Krebspatienten, die ausschließlich chirurgisch behandelt wurden und als geheilt gelten, können im Rahmen der zahnärztlichen Notfallbehandlung wie gesunde Patienten behandelt werden.

24.6 Literatur

1. The American Cancer Society: Cancer – facts and figures. 1984. The Society
2. Archer, W.H.: Oral and maxillofacial surgery, ed. 5. Philadelphia 1975, W.B. Saunders Co., 1806–1836
3. Council on Scientific Affairs: Health effects of smokeless tobacco. JAMA **256,** 1038–1043 (1986)
4. Depaola, L.G., et al.: Dental care for patients receiving chemotherapy. J. Am. Dent. Assoc. **112,** 198–203 (1986)
5. Epstein, J.B.: Synergistic effect of sialogogues in management of xerostomia following radiation therapy. Oral Surg. **64,** 179–182 (1987)
6. Hooley, J.R., Daun, G.: Hospital dental practice. St. Louis 1980, The C.V. Mosby Co.
7. Million, R.R., Cassisi, M.J. (Hrsg.): Management of head and neck cancer. Philadelphia 1984, J.B. Lippincott Co.
8. Oral management of the cancer patient: a guide for the health care professional. Kansas City 1981, The Curators of the University of Missouri
9. Poole, T.S., Flaxman, N.A.: Use of protective prostheses during radiation therapy. J. Am. Dent. Assoc. **112,** 485-488 (1986)
10. Public Health Service: Management guidelines for head and neck cancer. U.S. Department for Health, Education, and Welfare, Public Health Service, National Institute of Health, pub. no. 80–2037, 1979
11. Shafer, W.G., Hine, M.K., Levy, B.M.: A textbook of oral pathology, ed. 4. Philadelphia 1983, W.B. Saunders Co., 92–130
12. Silverman, S., jr. (Hrsg.): Oral cancer, ed. 2. New York 1985, The American Cancer Society
13. Silverman, S., jr., Gorsky, M., Lozada, F.: Oral leukoplakia and malignant transformation, a follow-up study of 257 patients. Cancer **53,** 563–568 (1984)
14. Silverman, S., jr., Migliorati, C., Barbosa, J.: Toluidine blue staining in the detection of oral precancerous and malignant lesions. Oral Surg. **57,** 379–383 (1984)
15. Vergo, T.J., Kadish, S.P.: Dentures as artificial saliva reservoirs in the irradiated edentulous cancer patient with xerostomia. Oral Surg. **51,** 229–233 (1981)

25 Verhaltensstörungen und psychische Erkrankungen

25.1 Einleitung

In der zahnärztlichen Praxis können Probleme auftreten, die eher aus Verhaltensmustern des Patienten als aus den behandelten physischen Leiden resultieren. Eine gute Zahnarzt-Patient-Beziehung kann sowohl die Anzahl der Verhaltensprobleme in der Praxis reduzieren als auch die Intensität der emotionalen Reaktion auf viele Probleme modifizieren. Basis einer positiven Zahnarzt-Patient-Beziehung sind gegenseitige Achtung, Vertrauen, Verständnis, Kooperation und Einfühlungsvermögen. Auf diese Weise können Rollenkonflikte zwischen Zahnarzt und Patient wirksam vermieden oder ausgeräumt werden. Der ängstliche Patient kann Unterstützung finden, die zur Minimierung von nachteiligen Auswirkungen der Angst führt. Der ärgerliche oder unkooperative Patient kann akzeptiert und dazu ermutigt werden, die Gründe für seine Empfindungen und sein Verhalten mitzuteilen und so zu einem friedlicheren und kooperativeren Patienten werden. Patienten, bei denen psychische Faktoren an bestimmten oralen Erkrankungen oder Symptomen beteiligt sind, können vom Zahnarzt besser verstanden und effizienter behandelt werden. Darüber hinaus können Patienten mit schweren psychischen Erkrankungen mit Verständnis und Einfühlungsvermögen betreut werden.

In diesem Kapitel werden sowohl die psychologischen Aspekte der Zahnarzt-Patient-Beziehung als auch die Identifikation und Betreuung von ängstlichen, depressiven oder psychisch kranken Patienten behandelt. Dabei finden auch die Reaktionen des Patienten gegenüber Krankheit und Zahnarzt Berücksichtigung.

Der Zahnarzt begegnet Patienten mit einer Vielzahl verschiedener Verhaltensstörungen und psychischer Erkrankungen. Das „Diagnostic and Statistical Manual of Mental Disorders" (8) stellt ein Klassifikationssystem vor, mit dem sich der Zahnarzt vertraut machen sollte, um psychiatrische Diagnosen und die damit assoziierten Symptome besser verstehen zu können. Dieses System sieht fünf Achsen (Achse I bis V) oder Kategorien vor, anhand derer psychische Erkrankungen beschrieben werden können. Die fünf spezifischen Aspekte, unter denen die psychosoziale Gesundheit eines Patienten beurteilt werden kann, sind in Tabelle 25–1 aufgeführt (8). In den Tabellen 25–2 und 25–3 sind die häufigsten Diagnosen bei Störungen der Achsen I und II aufgelistet (8).

Psychische Störungen sind in der heutigen Gesellschaft sehr verbreitet. Man schätzt, daß etwa 30% der Bewohner der Vereinigten Staaten im Laufe ihres Lebens mindestens einmal eine psychiatrische Störung entwickeln und daß während eines Zeitraums von 6 Monaten 20% der Erwachsenen in den Vereinigten Staaten an einer psychiatrischen Störung leiden. Sechs Prozent der Bevölkerung leiden an schweren affektiven Störungen. Bei 7% der erwachsenen Bevölkerung besteht ein schwerer Drogenmißbrauch oder ein Suchtproblem. Geht man von diesen Daten aus, wird klar, daß der Zahnarzt nicht nur mit Patienten mit Verhaltensproblemen, sondern auch mit schwereren psychischen Störungen konfrontiert wird. Der Zahnarzt muß in der Lage sein, diese Patienten zu identifizieren und mit ihren häufig bedeutsamen zahnmedizinischen Bedürfnissen umzugehen (11).

25.2 Zahnarzt-Patient-Beziehung

Die Erwartungen des Patienten an den Zahnarzt und die des Zahnarztes an den Patienten werden stark von kulturellen Wertvorstellungen beeinflußt (2). In der „westlichen" Kultur neigt die Wertorientierung zu der Überzeugung, daß der Mensch die Natur beherrscht, der Mensch sowohl gut als auch schlecht ist, die Zukunft beeinflußt werden kann und menschliches Verhalten durch rationale Problemlösungen bestimmt wird. Dies hat zu einer naturwissenschaftlichen Auffassung von Medizin und Zahnmedizin geführt, in der die Beziehungen zwischen Behandler und Patient eher unpersönlich

Tabelle 25–1:
System zur Klassifikation der psychosozialen Gesundheit. Aus (8).

Achse I	Klinische Syndrome
Achse II	Persönlichkeitsstörungen
Achse III	Körperliche Störungen und Zustände
Achse IV	Schwere der psychosozialen Belastungsfaktoren
Achse V	Höchstes Niveau der sozialen Anpassung im letzten Jahr

Tabelle 25–2:
Häufige Diagnosen auf Achse I

Organisch bedingte psychische Störungen

Hirnorganische Psychosyndrome
— Demenz
— Delir

Störungen durch psychotrope Substanzen
— Kokain
— Narkotika
— Alkohol

Schizophrenie

Affektive Störungen
— Typische (Major) Depression
— Bipolare Störung

Angstsyndrome
— Phobische Störungen
— Posttraumatische Belastungsreaktion

Somatoforme Störungen
— Hypochondrie
— Psychogenes Schmerzsyndrom

und die Behandlungsmaßnahmen für den Patienten fremd und ungewohnt sind. Familie und Patient sind an Entscheidungsprozessen und Behandlungsführung nur wenig beteiligt. Ernsthaft erkrankte Patienten werden für die Behandlung hospitalisiert. Die Behandlungsmaßnahmen sind teuer.

In den Vereinigten Staaten wird von Kranken erwartet, daß sie gesund werden wollen, möglichst qualifizierte Hilfe suchen und bei der Behandlung kooperativ sind. Daher besteht die übliche Patientenrolle in dieser Gesellschaft darin, sich pflegen zu lassen, sich nicht darüber aufzuregen, daß man krank ist, zu versuchen, wieder gesund zu werden, Anweisungen zu befolgen und nicht zu viele Fragen zu stellen (3). Zur Rolle des Arztes oder Zahnarztes gehört es, klug, freundlich und gut zu sein. Werden diese Rollenerwartungen nicht erfüllt, können sich Probleme zwischen Patient und Zahnarzt entwickeln.

In anderen Kulturen können die Rollenerwartungen von Arzt und Patient anders geartet sein.

Tabelle 25–3:
Häufige Diagnosen auf Achse II

Histrionische Persönlichkeitsstörung
Narzißtische Persönlichkeitsstörung
Antisoziale Persönlichkeitsstörung
Dependente Persönlichkeitsstörung
Zwanghafte Persönlichkeitsstörung
Passiv-aggressive Persönlichkeitsstörung

So geht beispielsweise die lateinamerikanische Kultur davon aus, daß der Mensch entweder gut oder schlecht, die Zukunft nicht beeinflußbar und menschliches Verhalten eher spontan als rational ist. Daher entwickelt sich in der lateinamerikanischen Volksmedizin eine persönliche Beziehung zwischen Patient und Behandler. Die Behandlungsmaßnahmen sind für den Patienten weder fremd noch ungewohnt. Die Familie nimmt an Entscheidungen und Behandlungsführung aktiv Anteil. Ernsthaft erkrankte Patienten werden zu Hause gepflegt. Die Kosten sind gering (3).

Wenn Patient und Behandler aus unterschiedlichen Kulturkreisen stammen, können die gegenseitigen sozialen Rollenerwartungen sehr stark differieren, was zu Mißverständnissen und mangelnder Kooperation führen kann. Verständnis für diese Rollenerwartungen kann dazu beitragen, die Natur von Konflikten zwischen Zahnarzt und Patient zu erkennen und sie zur Sprache zu bringen, um neue Erwartungen zu entwickeln, die der Situation und den beteiligten Personen besser entsprechen. Können diese Erwartungen nicht durch ein offenes Gespräch zwischen Patient und Zahnarzt geändert werden, erscheint es ratsam, sich für die Beendigung der Zahnarzt-Patient-Beziehung zu entscheiden.

Außer durch Rollenkonflikte kann die Zahnarzt-Patient-Beziehung auch durch die Art, wie der Zahnarzt mit den Reaktionen des Patienten auf eine Krankheit umgeht, beeinflußt werden. Da der Schwerpunkt dieses Buches auf der zahnärztlichen Betreuung von Patienten mit Allgemeinerkrankungen liegt, müssen bei der Behandlung in der zahnärztlichen Praxis die Reaktionen der Patienten sowohl auf ihre Vorerkrankungen als auch auf ihre zahnmedizinischen Probleme berücksichtigt werden. Zehn wichtige Reaktionsweisen auf Krankheiten sind in Tabelle 25–4 aufgeführt (3).

Der Patient kann glauben, daß es verwerflich ist, krank zu sein. Dies kann zu Selbstvorwürfen und Selbstablehnung führen. Für den Patienten kann sich Krankheit als verdiente Bestrafung für

Tabelle 25–4:
Wichtige Verhaltensreaktionen auf Erkrankungen

Depression und Selbstablehnung
Furcht
Verleugnung
Angst
Frustration und Zorn
Sichzurückziehen oder Apathie
Aggravation
Regression
Abhängigkeit
Eigensucht

persönliche Unvollkommenheit darstellen. Sie kann auch als Verlust persönlicher Macht oder Kontrolle empfunden werden. Solche Betrachtungsweisen können zu einem Gefühl persönlicher Wertlosigkeit, Hoffnungslosigkeit und Schuld führen.

Eine der intensivsten Reaktionen auf Krankheit ist Angst. Es kann Angst davor sein, daß die Krankheit die Erfüllung unmittelbarer Interessen und Wünsche verhindert, Angst vor Schmerzen, Beschwerden und Invalidität, Angst vor dem Unbekannten und schließlich Angst vor dem Tod. Leider neigt die westliche Kultur dazu, die Äußerung dieser Ängste zu unterdrücken.

Das Unterlassen oder die Unfähigkeit, Angst zum Ausdruck zu bringen, führt bei manchen Patienten zur Verleugnung. Diese Personen zeigen Aktivitäten, die der Angst, die sie empfinden, direkt entgegengerichtet sind, um sich selbst und ihrer Umgebung zu beweisen, daß sie keine Angst haben. Solche Reaktionen können z.B. bei Herzpatienten beobachtet werden, die weiterhin körperlich anstrengende Tätigkeiten ausüben, die ihr Leben gefährden können.

Besorgnis ist eine sehr häufige Reaktion auf Krankheit. Sie tritt als Reaktion auf die unbewußte Einschätzung der Krankheitsauswirkung auf den Lebensstil und die Selbsteinschätzung des Patienten auf.

Patienten können auf Krankheit mit Frustration reagieren, was zu Aggressionen führen kann, die sich oft in Form von Reizbarkeit, Launenhaftigkeit, Wut oder laut vorgebrachten Ansprüchen äußern. Gegenüber dem Arzt oder Zahnarzt kann der Patient Aggressionen entwickeln, jedoch besteht häufig eine Abneigung, diesen Zorn zu äußern, weil die Patientenrolle Höflichkeit verlangt. Möglicherweise wird die Verärgerung daher durch andere Verhaltensweisen wie das Nichtbefolgen von Anordnungen und Wegbleiben oder Verspätungen bei vereinbarten Terminen zum Ausdruck gebracht.

Kranke ziehen sich häufig zurück und werden apathisch. Diese Reaktion kann als direkte Auswirkung der Krankheit teilweise physiologisch sein; jedoch kann ein frustrierter und zorniger Patient, der diese Empfindungen nicht zum Ausdruck bringen kann, weil er negative Reaktionen seiner Umgebung fürchtet, „Vergeltung" üben, indem er sich zurückzieht und apathisch wird. Auch eine übertriebene Anpassung an die Rolle des „guten Patienten" kann den Eindruck von Zurückgezogenheit und Apathie erwecken.

Manche Patienten übertreiben Symptome, um Zuwendung zu erlangen oder Tätigkeiten wie Berufsausübung oder Schulbesuch zu vermeiden. Oft ist dem Patienten dieses Handeln nicht bewußt. Am häufigsten zeigen Personen, die ein Gefühl der Unzulänglichkeit haben, schüchtern sind oder zu listigem Handeln neigen, diese Reaktion.

Eine weitere wichtige Reaktion auf Krankheit ist die Regression auf eher kindliche Verhaltensweisen. Wenn Menschen mit einem Problem konfrontiert sind, das sie nicht lösen können, tritt nicht selten regressives Verhalten auf. Dazu können das Werfen von Gegenständen, Schreien, Schnutenziehen, traurige Mienen, Wutausbrüche sowie übertriebene Hilflosigkeit und Unterwürfigkeit gehören. Solches regressives Verhalten bei Patienten ist in der Regel ein Anzeichen dafür, daß sie Schwierigkeiten mit der Bewältigung ihrer Krankheit haben, und sollte vom Arzt oder Zahnarzt unter diesem Aspekt gesehen werden.

Schwere chronische Erkrankungen bedingen eine gewisse Abhängigkeit des Patienten von anderen Menschen. Je schwerer die gesundheitliche Beeinträchtigung ist, desto stärker wird die Abhängigkeit des Patienten von anderen. Manche Individuen können die Tatsache ihrer Abhängigkeit nicht akzeptieren, werden ängstlich und versuchen, ihre Hilfsbedürftigkeit zu verleugnen. Es können sich Unmut, Wut und Feindseligkeit gegenüber den Kontaktpersonen eines solchen Patienten entwickeln. Das Verstehen dieses Prozesses erleichtert es Personen, die einen solchen Patienten betreuen, sich in dessen Lage einzufühlen und ihn zu unterstützen.

Kranke neigen dazu, ihren Horizont stark einzuschränken und sich vorwiegend mit ihrer Krankheit, ihren Bedürfnissen und Ängsten zu beschäftigen und sich auf sehr persönliche oder magische Vorstellungen von der Ursache ihrer Erkrankung zurückzuziehen. So können etwa Krebspatienten glauben, daß ihre Krankheit eine Strafe für „böse Gedanken" sei, die sie einmal hatten, oder dafür, daß sie auf ihre Mutter geflucht haben.

25.3 Einstellung des Patienten zum Zahnarzt

Kindheitserfahrungen und die erlernte soziale Rolle des Patienten sind wichtige Faktoren bei der Entwicklung seiner Gefühle und Erwartungen gegenüber dem Zahnarzt. Kinder lernen von Ärzten, Zahnärzten und Eltern sowie von anderen Kindern, welche Rollen vom Patienten und vom Arzt oder Zahnarzt erwartet werden. Zur Einstellung des Patienten gegenüber Ärzten und Zahnärzten kann die Vorstellung gehören, daß diese Personen mächtig und gefährlich sind. Gegenüber Ärzten oder Zahnärzten kann der Patient Ehrfurcht, Neid oder Erstaunen empfinden (1,3,4,5).

Frühere Verhaltensweisen, mit denen der Patient seine Eltern erfreute, können als Versuch, Gefallen zu erregen, auf den Arzt oder Zahnarzt übertragen oder verlagert werden. Auch andere Emotionen, Einstellungen und Handlungen, die mit dem Verhältnis des Patienten zu seinen Eltern assoziiert sind, können auf die Beziehung zwischen

Patient und Arzt oder Zahnarzt übertragen werden. Diese Verhaltensweise hat nichts mit der Person des Arztes oder Zahnarztes zu tun, sondern wird auf eine symbolische Autoritätsfigur verlagert, die für den Patienten einen Elternteil repräsentiert. Die Übertragung sozial akzeptablen Verhaltens wie Rücksicht und Höflichkeit wirkt sich auf die Zahnarzt-Patient-Beziehung meist nicht nachteilig aus. Demgegenüber kann die Übertragung eines Bedürfnisses nach nicht endender Zuneigung und Beachtung oder Schutz, einer Angst vor Tyrannei oder von Gefühlen wie Unwillen oder Haß eine zerstörerische Wirkung auf die Zahnarzt-Patient-Beziehung entfalten, wenn sie nicht verstanden und entsprechend mit ihr umgegangen wird. Der Patient kann den Behandler in eine Rolle drängen, der niemand gerecht werden kann. Er kann ihn als Wundertäter, vornehm, mächtig, schützend, väterlich usw. betrachten. Wenn der Patient beginnt, die wirklichen persönlichen Eigenschaften des Arztes oder Zahnarztes zu erkennen, können Enttäuschung und Ärger resultieren.

Je stärker der Zahnarzt dem Patienten bereits beim ersten Kontakt seine persönlichen Eigenschaften zu erkennen gibt, desto weniger wahrscheinlich ist es, daß viele dieser Einstellungen und Gefühle auf ihn gerichtet werden. Über unrealistische Erwartungen und unangemessenes Verhalten sollte zwischen Zahnarzt und Patient offen gesprochen werden können, wenn eine solide Beziehung aufgebaut und aufrechterhalten werden soll.

25.4 Psychologische Bedeutung der Mundhöhle

Die Weichgewebe der Mundhöhle sind aus psychologischer Sicht ein wichtiger Köperteil. Der Mund ist eine Körperregion, die im Leben des Menschen bereits früh mit Gefühlen von Freude und Befriedigung während des Stillens oder mit Frustration und Ärger bei verspätetem oder erschwertem Stillen verknüpft ist. Ebenso ist der Mund eine Körperregion, die an sexuellen Empfindungen beteiligt sein kann. Er wird benutzt, um Emotionen zum Ausdruck zu bringen. Der Mund ist wichtig für Sprache, Aussehen und Ästhetik. In unserer Gesellschaft ist er eng mit einem Image von Gesundheit, Sexualität und Jugend verbunden (3; Tab. 25–5).

Zahnärztliche Behandlungen und Manipulationen im Mund können den Patienten viele dieser auf den Mund bezogenen Gefühle gewahr werden lassen. Wenn z.B. ein Patient als Säugling wegen Schwierigkeiten beim Stillen frustriert und ärgerlich war, können diese Gefühle bei einem Zahnarztbesuch „aktiviert“ werden und sich als Ärger gegenüber dem Zahnarzt äußern. Ebenso können sexuelle Empfindungen durch zahnärztliche Maßnahmen aktiviert werden und so, je nach Art der Gefühle des Patienten, in gewissem Umfang die Befriedigung sexueller Bedürfnisse, Zuneigung oder Wut auf den Zahnarzt fehlgeleitet werden.

Tabelle 25–5:
Psychologische Bedeutung der Mundhöhle

Manipulationen im Mundbereich können alte Gefühle, die mit der Ernährung als Säugling zusammenhängen, reaktivieren
- wenn häufig Schwierigkeiten auftraten – Zorn und Frustration
- wenn selten Schwierigkeiten auftraten – Vergnügen und Befriedigung.

Manipulationen im Mundbereich können sexuelle Empfindungen aktivieren.

Die Mundhöhle und die Gesichtsweichteile werden benutzt, um Emotionen auszudrücken.

Aussehen der Mundhöhle ist in unserem Kulturkreis wichtig.

Streben nach einem Image von Jugend, Gesundheit und sexueller Attraktivität.

Auch die Zähne haben eine wichtige psychologische Bedeutung. Sie können als Symbol für die Äußerung von Aggressionen stehen, da sie die ersten Waffen des Kindes sind. Die Vorstellung des Patienten von seinem Körper kann sich in seiner Einstellung zu den Zähnen widerspiegeln. Für manche Menschen bedeutet Zahnverlust eine Zerstörung des Körpers. Menschen, die eine Neigung zu selbstzerstörerischen Gefühlen haben, können ein Bedürfnis empfinden, Zähne zu verlieren, um diese Empfindungen zumindest teilweise zu befriedigen. Für manche Menschen bedeutet Zahnverlust ein Zeichen vorzeitigen Alterns, für andere wiederum ist er gleichbedeutend mit einem Verlust von sexueller Potenz und jugendlichem Optimismus.

Der Zahnarzt kann wohl kaum die Ursache der Gefühle des Patienten ergründen, die in der Behandlungssituation zum Ausdruck kommen; ihm sollte jedoch bewußt sein, daß diese Gefühle Ursprünge haben können, die nichts mit der durchgeführten Behandlung zu tun haben.

25.5 Angst

Angst kann als emotionaler Schmerz definiert werden oder als ein Gefühl, daß etwas nicht in Ordnung ist – ein Gefühl drohenden Unheils. Die Ursache des Problems ist dem Menschen, der Angst hat, in der Regel nicht ersichtlich. Das Gefühl ist das gleiche wie bei einem Menschen, der Furcht hat, wobei jener jedoch weiß, worin das Problem besteht und warum er sich fürchtet.

Die physiologischen Reaktionen auf Angst und Furcht sind identisch und werden vom vegetativen Nervensystem vermittelt. Sowohl das sympathische als auch das parasympathische System können beteiligt sein. Zu den durch Überaktivierung des Sympathikus bedingten Symptomen der Angst gehören die Steigerung der Pulsfrequenz, Schwitzen, Pupillenerweiterung und Muskelanspannung. Durch Reizung des Parasympathikus können unter anderem Urinieren und Diarrhoe als Angstsymptome auftreten.

Alle Menschen verfügen über ein Integrationssystem zur Bewältigung einströmender Reize. Manche haben dieses System in der Kindheit gut erlernt, so daß bei einer Reizüberflutung ein psychisches Gleichgewicht aufrechterhalten wird. Andere Menschen wiederum haben in ihrer Kindheit die effiziente Verarbeitung dieser Reize weniger gut erlernt. Diese Menschen können durch einströmende Reize „überlastet" werden und benötigen mehr Zeit, sie zu verarbeiten oder einen Gleichgewichtszustand wiederherzustellen.

Angst kann sich aufgrund von Außenreizen, körperinternen Reizen oder intrapsychischen Konflikten einstellen. Zu den Außenreizen zählen auch Schwierigkeiten in Beruf, Ehe und zwischenmenschlichen Beziehungen sowie der Verlust nahestehender Personen. Manche Individuen können eine ganze Reihe solcher Reize verarbeiten, ohne daß eine Beeinträchtigung von Funktionen eintritt, während andere nur wenige solcher Reize ertragen können, ohne Funktionseinbußen zu erleiden. Zu den körperinternen Reizen gehören z.B. die Auswirkungen der Menopause bei Frauen, eine Hyperthyreose oder eine Überfunktion der Nebennieren.

An den intrapsychischen Konflikten können Frustrationen der Grundbedürfnisse eines Menschen – Sexualität, Aggression und davon abhängige Bedürfnisse – beteiligt sein. Diese Bedürfnisse sind nach FREUD Funktionen des Es. Die grundlegende „Sprache" des Es ist: „Ich will es sofort". Wenn zum Beispiel ein Mann eine schöne Frau oder eine Frau einen attraktiven Mann sieht, drückt das Es das sexuelle Bedürfnis aus, indem es nach sofortiger Befriedigung verlangt. Das Über-Ich fungiert als innerer „Polizist", der mit kulturellen Beschränkungen programmiert ist. Die „Sprache" des Über-Ich lautet: „nein". In dieser Situation würde das Über-Ich zu den Bedürfnissen des Es „nein" sagen, was zu einem schweren inneren Konflikt führt, der auf irgendeine Weise gelöst werden muß. Die Funktion des Ich besteht darin, als Vermittler zwischen den Bedürfnissen des Es und den Beschränkungen durch das Über-Ich zu dienen. Im angeführten Beispiel würde das Ich „später" sagen und so den unmittelbaren Konflikt lösen.

Die meisten Menschen haben eine gute Ich-Funktion entwickelt und kommen gut in unserer Gesellschaft zurecht. Andere wiederum verfügen nicht über eine gute Ich-Funktion und entwickeln Angstsymptome, die aus dem Konflikt zwischen dem Es und dem Über-Ich resultieren.

25.5.1 Zeichen und Symptome der Angst

Der Zahnarzt kann Menschen, die Angst haben, an Habitus, Sprache und Kleidung sowie an bestimmten Zeichen und Symptomen erkennen.

Ein ängstlicher Mensch vermittelt den Eindruck, überwach zu sein, sitzt nach vorne geneigt, ist zappelig, steht auf und bewegt sich oder geht im Raum auf und ab, überprüft bestimmte Kleidungsstücke, zieht Krawatte oder Halstuch gerade usw. Andererseits kann er sich jedoch auch salopp kleiden oder andere Zeichen aufweisen, die genau das Gegenteil von Perfektionismus vermuten lassen. Häufig ist zu beobachten, daß ängstliche Menschen sehr auf ihr Eigentum aufpassen und versuchen, es ständig im Blick zu behalten.

Ängstliche Menschen haben häufig ein mechanisches, hastiges Sprachmuster und scheinen manchmal Gedanken zu überspringen oder den Zusammenhang zu verlieren. Sie antworten auf Fragen oft sehr schnell; der Zahnarzt wird sogar oft unterbrochen, bevor er seine Frage beendet hat.

Zeichen von Schwitzen, Muskelanspannung, Hyperventilation und Tachykardie können beobachtet werden. Der Patient kann über Schlaflosigkeit, Ein- und Durchschlafstörungen klagen. Er kann eine Diarrhoe oder eine erhöhte Miktionsfrequenz haben. In der Regel sind ängstliche Menschen überwach, angespannt und haben ohne ersichtlichen Grund ein Gefühl von Besorgnis und drohendem Unheil. Schlaflosigkeit, Anspannung und Besorgnis führen zu Müdigkeit, was die Bewältigung der Angst zusätzlich erschwert.

25.5.2 Betreuung ängstlicher Patienten

Der Zahnarzt sollte sich mit dem Patienten unterhalten und persönliches Interesse zeigen. Verbale und nonverbale Kommunikation des Zahnarztes müssen dabei in Einklang stehen. Er sollte den Patienten mit der Beobachtung, daß er einen ängstlichen Eindruck macht, konfrontieren und fragen, ob er über seine Empfindungen, z.B. seine Einstellung gegenüber dem Zahnarzt usw., sprechen möchte. Im Laufe dieses Gesprächs sollten sich zwischen den Gedanken spannungsfreie Pausen entwickeln dürfen, wodurch ein vorübergehendes Stadium der Regression zugelassen wird, das dem Patienten hilft, sich in einen angstärmeren Zustand zurückzuversetzen. Manche Patienten sprechen auf dieses Vorgehen gut an, ohne jemals anzugeben, warum sie ängstlich waren.

Tabelle 25–6:
Betreuung ängstlicher Patienten

Interesse an der Person des Patienten zeigen
Übereinstimmung verbaler und nonverbaler Kommunikationsformen anstreben
Patienten damit konfrontieren, daß er einen ängstlichen Eindruck macht „Sie wirken heute angespannt." „Möchten Sie darüber reden?"
Sedierung (oral oder parenteral)
Anwendung von Stickoxydul

Ist der Patient in der Behandlungssituation weiterhin ängstlich, kann der Zahnarzt erwägen, Sedativa oder Stickoxydul einzusetzen, um ihn während der Behandlung besser führen zu können (Tab. 25–6).

25.6 Depression

Man unterscheidet drei Typen von Depressionen. Der erste ist eine neurotische oder reaktive Depression, die bei Patienten mit persistierenden Anpassungsstörungen vorkommt. Der zweite Typ bezieht sich auf die normale realitätsgebundene Reaktion in Zusammenhang mit einem bestimmten Ereignis, etwa dem Verlust des Partners. Als typische (Major) Depression wird der dritte Typ bezeichnet, der für biologisch bedingt gehalten wird. Nur dieser Typ wird mit Antidepressiva oder Elektrokrampftherapie behandelt (19).

Die typische Depression kann in jedem Lebensalter beginnen und ist in allen Phasen des Erwachsenenalters gleichmäßig verteilt. Zwanzig Prozent der erwachsenen Frauen und zehn Prozent der erwachsenen Männer erleben zu irgendeinem Zeitpunkt eine typische depressive Episode. Bei etwa einem Drittel der Betroffenen ist wegen einer depressiven Episode eine Hospitalisierung erforderlich; 30% entwickeln einen chronischen Verlauf mit Residualsymptomatik und sozialer Beeinträchtigung (10).

Während des Tiefpunktes einer depressiven Episode kann eine erhebliche Beeinträchtigung der persönlichen Hygiene, einschließlich völliger Vernachlässigung der Mundhygiene, bestehen. Der Speichelfluß kann reduziert sein. Die Patienten leiden dann oft an Mundtrockenheit, vermehrter Karies und Parodontalerkrankungen. Darüber hinaus bestehen häufig Beschwerden durch Glossodynie und verschiedene Gesichtsschmerzsyndrome (10).

Zeichen einer geringgradigen chronischen Depression sind Müdigkeit auch nach ausreichendem Schlaf, Schwierigkeiten mit dem morgendlichen Aufstehen, Ruhelosigkeit und Interesseverlust in bezug auf Familie und Beruf. Außerdem finden sich Libidoverlust, Entscheidungsunfähigkeit, Ärgerlichkeit, häufiges Beschweren, Selbstzweifel, Minderwertigkeitsgefühle und übermäßige Tagträumereien (7).

Anzeichen einer schweren Depression sind exzessives Weinen, Veränderung der Schlafgewohnheiten, Übelkeit beim bloßen Gedanken an Essen und Gewichtsverlust ohne Diät. Starke Schuldgefühle, Alpträume, Selbstmordgedanken, ein Gefühl der Unwirklichkeit oder des Lebens in einem „Nebel" sowie Konzentrationsunfähigkeit sind ebenfalls Zeichen einer schwereren Depression (7).

Patienten mit einer schweren Depression sollte geraten werden, ärztliche Hilfe in Anspruch zu nehmen. Bis dies erfolgt, kann jedoch bereits einiges getan werden, um dem Betroffenen zu helfen. Menschen mit Depressionen sollten dahingehend beeinflußt werden, zu versuchen, sich wegen ihrer Depressionen nicht schuldig zu fühlen. Dazu gehört auch, ihnen zu versichern, daß sie keine Schuld daran haben – sie sind nicht depressiv, weil sie es sein wollen, sondern weil es als beste Möglichkeit erscheint, sich zusammenzunehmen. Man sollte ihnen sagen, daß sie die Depression nicht als einen Zustand betrachten sollen, von dem sie sich rasch erholen können, sondern daß sie dafür Zeit brauchen. Sie sollten ermuntert werden, körperliche Aktivitäten wie Laufen, Schwimmen oder Tennis beizubehalten. Wenn es für den Patienten zu schwierig ist, mit anderen Menschen zu sprechen, kann er darauf hingewiesen werden, daß auch die Möglichkeit besteht, sich schriftlich mitzuteilen. Freunde und Familienmitglieder sollten angehalten werden, nicht mit dem Patienten zu schimpfen oder ihn zu kritisieren. Der Patient sollte daran erinnert werden, daß die Depression wieder enden wird. Man sollte ihm zureden, ausreichend zu essen und jemanden zu finden, dem er vertraut, damit er seine Gefühle zum Ausdruck bringen kann (7).

Es ist wichtig, Patienten mit schweren Depressionen zur fachärztlichen Untersuchung und Therapie zu überweisen. Wenn der Patient dieser Empfehlung nicht zugänglich ist, sollte mit einem Familienmitglied über das Problem gesprochen und alles unternommen werden, den Patienten einer ärztlichen Behandlung zuzuführen. Während einer schweren Depression besteht jederzeit Suizidgefahr; durch ärztliche Behandlung kann diese Gefahr jedoch reduziert werden.

25.7 Psychosomatische Erkrankungen

Patienten, die an chronischer Angst leiden, können organische Erkrankungen entwickeln, die durch die Überaktivität des vegetativen Nervensystems und deren Wirkung auf bestimmte Zielgewebe verursacht werden. Beispiele solcher psychosomatischen Erkrankungen sind Ulcus pepticum, Hypertonie, Colitis ulcerosa, Neurodermitis und Spannungskopfschmerz.

Akute nekrotisierende und ulzerierende Gingivitis (ANUG), Aphthen, Lichen ruber planus, funktionelle Myoarthropathien, myofasziale Schmerzen und Lingua geographica werden als Beispiele für orale psychosomatische Erkrankungen betrachtet (6,16; Abb. 25–1 bis 25–3).

Bei diesen Erkrankungen liegt eine objektivierbare Schädigung mit einer emotionalen Komponente der Ursache vor. Der pathologische Prozeß stellt für den Patienten eine potentielle Gefahr dar. Die Erkrankung, z.B. ein Ulcus pepticum, steigert das Ausmaß der Angst eher als es zu reduzieren. Die gesteigerte Angst führt zu einer Verschlimmerung des Ulkus bis hin zu Blutungen und Perforationen, was in der Folge wiederum die Angst verstärkt.

25.8 Konversionsreaktionen (Somatoforme Störungen)

Eine Konversionsreaktion ist das Ergebnis einer unbewußten Konfliktsituation, die in ein somatisches Symptom mit Ausdrucks- und Symbolcharakter transformiert wird, das Spannung und Angst reduziert. Anders ausgedrückt, kann ein Patient, der an Angst leidet, körperliche Symptome entwikkeln, ohne daß Anzeichen für eine Schädigung oder einen pathologischen Zustand vorliegen. Grundlage der Symptome ist der Versuch der Psyche des Patienten, die Angst-„Energie“ zu reduzieren, indem sie in ein Symptom wie Schmerz oder Lähmung umgewandelt wird, wodurch sich die Intensität der Angst vermindert.

Charakteristika einer Konversionsreaktion sind: es ist weder eine nachweisbare Schädigung noch ein pathologischer Prozeß zu finden; die Störung oder Reaktion hat eine psychische Ursache; für den Patienten ist sie nicht gefährlich und stellt einen Schutz im Sinne einer Angstreduktion dar. Angstreduktion durch Konversion in ein Symptom wird als primärer Krankheitsgewinn bezeichnet. Zusätzlich können diese Patienten durch ihre Erkrankung einen sekundären Krankheitsgewinn erzielen, indem sie wegen ihrer Symptomatik arbeitsunfähig werden oder vermehrte Aufmerksamkeit seitens ihrer Familie erreichen.

Beispiele für Symptome, die durch Konversionsreaktionen hervorgerufen werden können, sind Lähmungen, Taubheit, Blindheit, Geschmacksstörungen und Schmerzen. Als Ergebnis einer Konversionsreaktion können im Mundbereich Zungenbrennen, Zungenschmerzen, Sensibilitätsstörungen der Weichgewebe und Parästhesien der oralen Gewebe sowie Gesichtsschmerzen auftreten (6,16). Für den Patienten liegen die Symptome tatsächlich vor, so daß er bei einer Schmerzsymptomatik auch wirkliche Schmerzen empfindet.

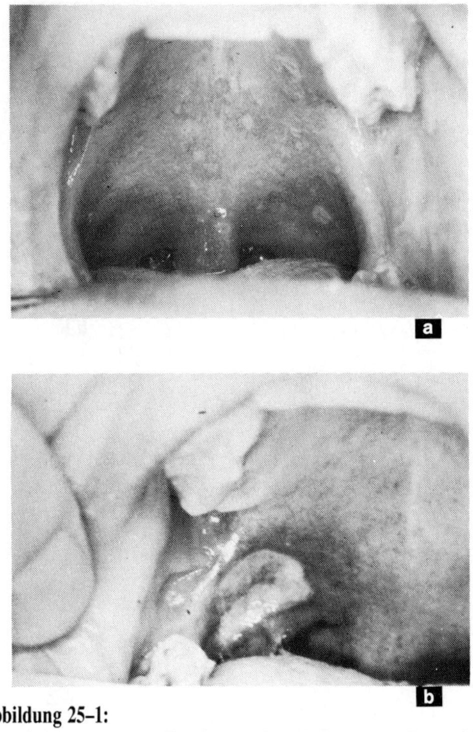

Abbildung 25–1:
Psychische Faktoren sollen in manchen Fällen von **a:** Stomatitis aphthosa und **b:** Periadenitis mucosa necroticans recurrens eine wichtige Rolle spielen

Die Diagnose einer Konversionsreaktion sollte nur unter folgenden Voraussetzungen gestellt werden: 1. bei einer gründlichen klinischen Untersuchung konnte kein Krankheitsprozeß gefunden werden, durch den das Symptom erklärt werden kann; 2. die Symptome bestehen bereits so lange, daß mit hoher Wahrscheinlichkeit davon auszugehen ist, daß eine Veränderung zu beobachten wäre, wenn sie durch einen Krankheitsprozeß verursacht wären; 3. die Symptome folgen nicht der anatomischen Ausbreitung von Nerven; oder 4. Grunderkrankungen, die Ursache der Symptome sein könnten, wurden aufgrund von Laboruntersuchungen oder durch einen Facharzt ausgeschlossen. Zu den Allgemeinerkrankungen, die ausgeschlossen werden müssen, gehören Diabetes, Anämie, Malignome und ernährungsbedingte Mangelzustände (Vitamin-B-Komplex).

Die Sicherung der Diagnose einer Konversionsreaktion ist langwierig und zeitaufwendig. Zahnärztliche Behandlungen sollten nicht allein aufgrund der vom Patienten angegebenen Symptome erfolgen, wenn keine dentogene Ursache zu

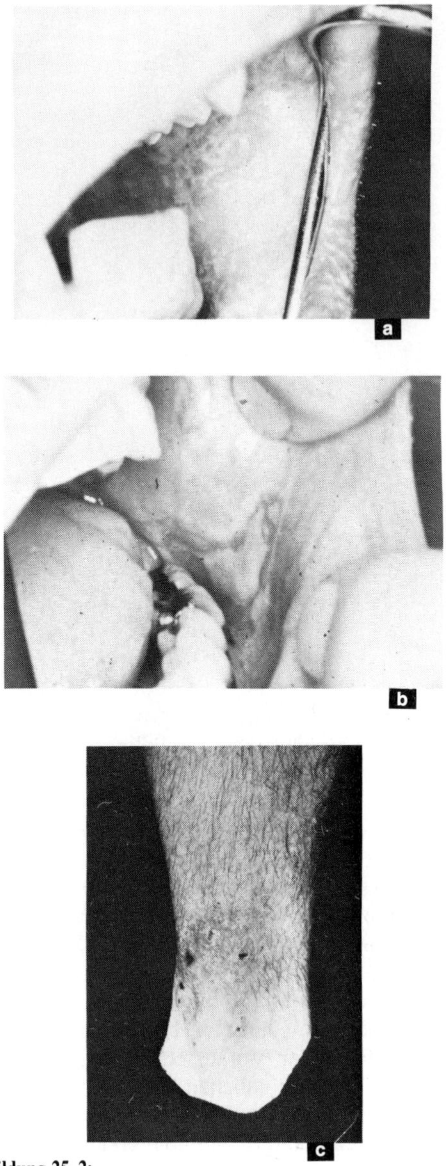

Abbildung 25–2:
a: Lichen planus im Bereich der Gingiva und der Wangenschleimhaut. **b:** Lichen planus erosivus der Wangenschleimhaut. **c:** Hautläsionen bei Lichen planus. In vielen Fällen ist dem Auftreten der Haut- und Mundschleimhautsymptomatik eine emotionale Krisensituation vorausgegangen

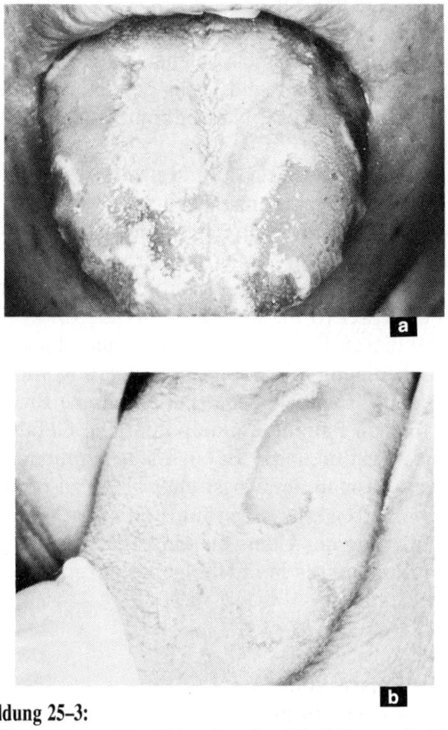

Abbildung 25–3:
a,b: Lingua geographica. Diese harmlose Veränderung der Zunge wird mit psychischen Spannungen in Verbindung gebracht und gilt als Beispiel einer psychosomatischen Störung

finden ist. Bei zahlreichen Patienten wurden bei Versuchen, Symptome von Konversionsreaktionen zu beseitigen, unnötige Extraktionen, Wurzelkanalbehandlungen usw. durchgeführt. Umfangreiche zahnärztliche Behandlungen sollten nicht in Angriff genommen werden, bevor eine Konversionsreaktion beherrscht ist. Die Diagnose einer Konversionsreaktion sollte nicht gestellt werden, wenn nicht über einen gewissen Zeitraum eine gründliche Suche nach pathologischen Prozessen erfolgt ist, die als Ursache für die Symptome in Frage kommen könnten.

Wenn die Diagnose einer Konversionsreaktion gesichert ist, kann folgendermaßen vorgegangen werden: Die Befunde sollten mit dem Patienten, sofern er damit einverstanden ist, in Anwesenheit eines engen Verwandten, etwa des Ehepartners, besprochen werden. Im Laufe dieses Gesprächs sollte betont werden, daß keine organische Ursache für die Beschwerden gefunden werden konnte, kein Mundhöhlenkrebs vorliegt und Schmerzen oder Symptome für den Patienten real existieren.

Ebenso sollte darauf hingewiesen werden, daß möglicherweise ein Gefühl des Unglücklichseins Ursache der Beschwerden sein könnte. Dies wird für den Patienten oft sehr schwer zu verstehen und zu akzeptieren sein; es ist jedoch wichtig, dieses Fundament zu schaffen. Komplexe oder unnötige zahnärztliche Behandlungen sollten nicht durchgeführt werden, auch wenn der Patient dies verlangt, weil er glaubt, daß dadurch seine Symptome verschwinden würden.

Der Zahnarzt sollte seine Gefühle gegenüber dem Patienten sehr genau beobachten. Es besteht die Gefahr, daß er die Symptome nur als Mittel des Patienten betrachtet, Aufmerksamkeit und Zuneigung zu erregen. Dies kann beim Zahnarzt Gefühle wie Feindseligkeit und Ärger auslösen, die

Tabelle 25–7:
Betreuung von Patienten mit Konversionsreaktion

Leichte Konversionsreaktion
- Diagnose sichern
- Gespräch mit Patient und Vertrauensperson führen
- Ins Gespräch einbringen, daß möglicherweise eine Beziehung zwischen Gefühlen und dem aktuellen Problem besteht
- Patienten untersuchen, um eine ernste Erkrankung wie etwa ein Mundhöhlenkarzinom auszuschließen
- Keine nicht indizierte Behandlung durchführen
- Keine komplexe Behandlung beginnen
- Recall zur Unterstützung und erneuten Untersuchung

Schwere Konversionsreaktion
- Überweisung an einen Psychiater
- Weiterhin als Zahnarzt für den Patienten zur Verfügung stehen

eine adäquate Führung des Patienten erschweren. Der Zahnarzt sollte versuchen, sich in den Patienten einzufühlen, die Ursache des Problems zu verstehen und auf den Patienten positiv zu reagieren.

Bei Patienten mit einer leichten Konversionsreaktion sollte der Zahnarzt den Versuch einer Behandlung unternehmen (leichte Konversionsreaktion bedeutet in diesem Zusammenhang, daß der Patient auch mit den Symptomen in der Lage ist, vernünftig zu handeln, sein emotionaler Zustand „stabil“ erscheint und er keine suizidalen Tendenzen gezeigt oder ausgedrückt hat). Man sollte diesen Patienten versichern, daß sie nicht an einer lebensbedrohlichen Erkrankung wie z.B. Krebs leiden. Eine Reihe von kurzen Terminen, die dazu dienen, den Patienten erneut auf mögliche Anzeichen einer Erkrankung zu untersuchen, seine Symptome zu besprechen und ihn dahingehend zu beruhigen, daß keine Gewebsveränderungen vorliegen, sollte vereinbart werden (Tab. 25–7).

Patienten mit schweren Konversionsreaktionen sollten an einen Psychiater überwiesen werden; der Zahnarzt sollte jedoch bereit sein, sich auch nach der Überweisung an der weiteren Behandlung zu beteiligen, da der Patient möglicherweise erneut untersucht werden muß und die Befunde mit dem Psychiater besprochen werden müssen. Wenn der Patient das Gefühl hat, daß der Zahnarzt ihn nur abschieben will, wird der Vorschlag einer Überweisung nicht sehr hilfreich oder wirkungsvoll sein.

25.9 Substanzinduzierte Störungen

25.9.1 Kokainmißbrauch und -intoxikation

Über 22 Millionen Amerikaner haben Erfahrungen mit Kokain, 2 Millionen nehmen es regelmäßig. Bei etwa 500.000 Amerikanern bestehen ernsthafte Probleme in direktem Zusammenhang mit chronischem Kokainkonsum. Kokain kann intravenös injiziert, geschnupft und als freie Base oder „crack“ (Kokainbase in Form fester Pellets) geraucht werden. Kokainmißbrauch ist definiert als pathologische Anwendung über mindestens einen Monat, die eine Einschränkung der sozialen und beruflichen Leistungen herbeiführt (12).

Kokainintoxikation ist als substanzinduzierte organisch bedingte psychische Störung, die durch die Wirkung der Substanz auf das Nervensystem verursacht wird, definiert. Die physischen und psychischen Veränderungen, die bei Kokainintoxikation beobachtet werden können, sind in Tabelle 25–8 aufgeführt. Häufige oder hochdosierte Anwendung von Kokain kann zu psychiatrischen Krankheitsbildern ähnlich akuten schizophrenen Episoden führen (12). Kokainmißbrauch kann physische Abhängigkeit und Toleranzsteigerung sowie Entzugssymptome erzeugen. Chronische Kokainanwendung bewirkt eine Verminderung der Katecholamine im Hirn und erhöht die Empfindlichkeit der Katecholaminrezeptoren (12).

Bei intravenösem Kokainmißbrauch ist das Risiko einer Hepatitis B und einer HIV-Infektion erhöht. Manche Menschen entwickeln bei intravenösem Kokainmißbrauch ein juckendes Exanthem an der Brust (allergische Reaktion auf Benzoesäureester), so daß bei ihnen keine Lokalanästhetika vom Estertyp angewendet werden dürfen (12).

Während eines Zeitraums von mindestens 6 Stunden nach der letzten Kokainapplikation sollte keine zahnärztliche Behandlung durchgeführt werden (12). Der höchste Blutspiegel stellt sich innerhalb von 30 Minuten ein und hält im allgemeinen nicht länger als 2 Stunden an. Während der Kokainintoxikation besteht die Gefahr von schweren Myokardischämien oder Herzrhythmusstörungen. Innerhalb von 6 Stunden nach Kokainapplikation dürfen keine Lokalanästhetika mit Adrenalinzusatz gegeben werden, da Kokain die Adrenalinempfindlichkeit sympathisch innervierter Organe potenziert, so daß eine hypertone Krise, zerebrovaskuläre Insulte oder ein Myokardinfarkt resultieren könnten (12).

Vor der Behandlung eines Patienten, der wegen Kokainmißbrauchs ein Therapieprogramm durchläuft, sollte der Zahnarzt den Arzt des Patienten konsultieren und besprechen, welche Medikamente der Patient einnimmt und welche Schmerzbehandlung möglich ist.

Tabelle 25–8:
Symptome der Kokainintoxikation

Gefühl des Wohlbefindens
Gesteigertes Bewußtwerden sensorischer Reize
Appetitlosigkeit
Vermindertes Schlafbedürfnis
Ruhelosigkeit
Gehobene Stimmung, Größenideen, Redseligkeit
Tachykardie, Herzrhythmusstörungen
Pupillendilatation
Erhöhter Blutdruck
Schüttelfrost, Übelkeit, Erbrechen
Kopfschmerzen
Psychotische Zustände

25.9.2 Alkoholmißbrauch und -abhängigkeit

Es wurde geschätzt, daß 15% der erwachsenen urbanen Bevölkerung der Vereinigten Staaten zu irgendeinem Zeitpunkt während ihres Lebens Alkoholmißbrauch betrieben haben (14). Jeder fünfte männliche und jeder zehnte weibliche Zahnarztpatient ist Alkoholiker. Von Alkoholmißbrauch spricht man, wenn über einen Zeitraum von mindestens einem Monat eine pathologische Anwendung von Alkohol besteht und zu einem Nachlassen der sozialen und beruflichen Leistungen führt. Die pathologische Anwendung von Alkohol ist nicht durch die aufgenommene Alkoholmenge charakterisiert, sondern durch das Bedürfnis, täglich Alkohol zu trinken, um ausreichende Leistungen zu erbringen oder durch die Unfähigkeit, das Trinken zu reduzieren oder damit aufzuhören (14).

Alkoholabhängigkeit beinhaltet Alkoholmißbrauch mit zusätzlicher physischer Abhängigkeit (14), die sich in Toleranz gegenüber der Substanz oder der Entwicklung von Entzugserscheinungen beim Absetzen widerspiegelt. Symptome des Alkoholentzugs sind in Tabelle 25–9 aufgeführt.

Patienten, die an einem Alkoholentzugsdelir (Delirium tremens) leiden, zeigen Bewußtseinstrübung, Desorientiertheit, Einschränkung von Aufmerksamkeit und Gedächtnis, inkohärente Sprache, Wahrnehmungsstörungen, Illusionen und Halluzinationen (14). Eine Episode von Delirium tremens ist ein ernstes Ereignis mit einer Mortalitätsrate von 5% und erfordert eine sofortige internistische Intensivbehandlung (14).

Tabelle 25–9:
Symptome bei Alkoholentzug

Tremor der Hände
Unwohlsein
Schwäche
Ängstlichkeit, Reizbarkeit
Depressive Verstimmung
Tachykardie
Schwitzen
Erhöhter Blutdruck
Halluzinationen
Delirium

Chronischer schwerer Alkoholkonsum kann zur Beeinträchtigung kognitiver Fähigkeiten des Patienten auch im nüchternen Zustand führen. Manche Personen entwickeln eine alkoholbedingte amnestische Störung und sind unfähig, Neues zu lernen oder sich an früher bekannte Dinge zu erinnern. Alkoholintoxikation geht manchmal mit einer Amnesie für Ereignisse während der Intoxikation einher („blackout"). Bei manchen Personen tritt eine alkoholinduzierte Demenz, die durch den Verlust intellektueller Fähigkeiten sowie Defizite des abstrakten Denkens, der Sprache und der Urteilsfähigkeit gekennzeichnet ist. Schwere Persönlichkeitsveränderungen können sich ebenfalls einstellen (14). Orale Befunde und zahnärztliche Betreuung von Patienten mit schwerem chronischem Alkoholmißbrauch werden in Kapitel 12 besprochen.

25.10 Posttraumatische Belastungsreaktion

Eine posttraumatische Belastungsreaktion kann sich bei Personen entwickeln, die ein traumatisierendes Ereignis wie eine Vergewaltigung, ein Erdbeben oder einen Brand durchgemacht haben. Die höchste Rate von posttraumatischen Belastungsreaktionen wurde bei Kriegsveteranen beobachtet. Zwischen 1964 und 1975 waren vier Millionen Amerikaner in Asien als Soldaten eingesetzt; eine Million von ihnen war an Gefechtshandlungen beteiligt. Über 500.000 Veteranen leiden heute an emotionalen Problemen, viele davon an einer posttraumatischen Belastungsreaktion (15).

Personen mit posttraumatischer Belastungsreaktion neigen dazu, das traumatische Ereignis und die damit verbundenen Gefühle und Emotionen wiederzuerleben, wobei die Anteilnahme an der äußeren Welt und die Reagibilität darauf reduziert ist. Sie entwickeln Veränderungen der Stimmungslage, Angstsymptome und kognitive Symptome wie Gedächtnisschwäche, Konzentrationsstörungen sowie Schwierigkeiten, übernommene Aufgaben zu vollenden. Die Betroffenen werden ängstlich, feindselig, depressiv, ziehen sich zurück und wehren sich gegen eine Behandlung (15).

Reize aus der Umgebung oder aus der Vorstellung können einen Anfall der posttraumatischen Belastungsreaktion provozieren. Geräusche wie Fehlzündungen eines Automotors, Gedanken oder Träume können akute Attacken auslösen. Vietnamveteranen mit posttraumatischer Belastungsreaktion neigen dazu, in Vietnam erlernte und geübte Überlebenstaktiken beizubehalten, zeigen Überwachheit, überschießende vegetative Erregung oder tragen ständig Waffen. Viele Vietnamveteranen mit posttraumatischer Belastungsreaktion haben eine lange Vorgeschichte von Drogen- und Alkoholmißbrauch (15; Tab. 25–10).

Zur Behandlung werden Verhaltenstherapie, Psychotherapie und Medikamente wie heterozyklische Antidepressiva, Monoaminoxidasehemmer (MAO-Hemmer), Lithium, Propranolol und Clonidin eingesetzt (s. Tab. 25–19 und 25–20).

Viele Veteranen mit posttraumatischer Belastungsreaktion sehen möglicherweise im Zahnarzt eine Autoritätsfigur, die sie in die Irre geleitet und in den Krieg geschickt hat. Für sie kann die zahnärztliche Behandlung mit einem Gefühl des Ausgeliefertseins assoziiert sein; der Zahnarzt muß daher versuchen, Kommunikation und Vertrauen aufzubauen. Patienten mit i.v.-Drogenabusus können Träger von Hepatitis-B-Virus (HBsAG positiv) oder HIV-positiv sein. Starke Trinker können Leber- und Knochenmarkschädigungen davongetragen haben und dadurch ein erhöhtes Risiko von Infektionen, übermäßigen Blutungen, Wundheilungsstörungen und Störungen des Arzneimittelstoffwechsels aufweisen. Während depressiver Phasen einer posttraumatischen Belastungsreaktion vernachlässigen die Patienten häufig die Mundhygiene völlig, so daß gehäuft Karies, Parodontitis marginalis und Dentitio difficilis zu beobachten sind. Oft klagen diese Patienten auch über Glossodynie, Kiefergelenkbeschwerden und Bruxismus (14).

Tabelle 25–10:
Klinische Befunde bei Vietnamveteranen mit posttraumatischer Belastungsreaktion

- Angst
- Depression
- Abkapselung
- Gefühl der Loslösung oder Entfremdung von anderen
- Erhöhte Reizbarkeit
- Plötzliche Ausbrüche von aggressivem Verhalten
- Plötzliche Reisen, unerklärtes Fehlen am Arbeitsplatz
- i.v.-Drogenmißbrauch (erhöhte Inzidenz von Hepatitis-B- und HIV-Infektionen)
- Alkoholmißbrauch (Möglichkeit von Gerinnungsstörungen und erhöhte Infektionsanfälligkeit)
- Verlust von Vertrauen in Personen, die als Autoritätsfiguren betrachtet werden
- Bedürfnis, sich in Kontrolle zu halten

Tabelle 25–11:
Klinische Befunde, die den Verdacht auf Demenz nahelegen

- Apathie
- Antriebsschwäche
- Zurückziehen von sozialen Interaktionen
- Unfähigkeit, sich an wichtige Daten zu erinnern
- Unfähigkeit, neue Informationen zu lernen und zu erinnern
- Aphasie
- Beeinträchtigtes Urteilsvermögen
- Unfähigkeit, Freunde oder Angehörige zu erkennen
- Räumliche und zeitliche Desorientiertheit
- Unfähigkeit, sich selbst zu ernähren oder anzuziehen
- Gewichtsverlust

25.11 Demenz

Eine Demenz besteht bei 2% bis 3% aller Menschen zwischen 65 und 79 Jahren und bei etwa 20% der über 80jährigen. An Demenz leiden etwa 2 bis 3 Millionen Amerikaner, von denen ungefähr die Hälfte in Pflegeheimen untergebracht ist (13). Die senile Demenz bedingt eine progressive Beeinträchtigung intellektueller Funktionen sowie Veränderungen von Persönlichkeit und Verhalten in einem solchen Maße, daß die soziale und berufliche Leistungsfähigkeit beeinträchtigt ist. Zu Beginn der Erkrankung stellen sich subtile Persönlichkeitsveränderungen wie Apathie, Antriebsverarmung oder Zurückziehen von sozialen Interaktionen ein. In fortgeschrittenen Stadien werden kognitive Störungen erkennbar; sowohl das Verhalten als auch die Persönlichkeit sind betroffen. Diese Patienten können sich an wichtige Daten nicht erinnern und sind nicht imstande, neue Informationen zu lernen oder zu behalten. Häufig treten aphasische Defekte auf, das Urteilsvermögen läßt nach, Familienmitglieder und Freunde werden nicht erkannt. Es stellt sich eine räumliche und zeitliche Desorientiertheit ein. Die Patienten sind nicht mehr in der Lage, für sich selbst zu sorgen und haben Schwierigkeiten, zu schlafen. Sie verlieren Gewicht, werden schließlich bettlägerig und sterben an Infektionen oder kardiovaskulären Erkrankungen (Tab. 25–11).

Mit Hilfe der Kernspinresonanz-Tomographie kann zwischen Demenz vom Alzheimer-Typ, Multiinfarktdemenz und gesunden, nicht dementen Patienten unterschieden werden. Die Computertomographie erweist sich in der Diagnostik von Demenzen durch raumfordernde Prozesse (Tumoren, Hämatome, Abszesse) als hilfreich. Mittels einer internistischen und neurologisch-psychiatrischen Routineuntersuchung unter Einsatz klinischer und geeigneter Labortests können Herz-, Leber- und Nierenerkrankungen als Ursache einer Demenz ausgeschlossen werden. Durch einen Eliminationsprozeß können alle anderen Ursachen einer Demenz außer einem Morbus Alzheimer ausgeschlossen werden, da diese Diagnose nur durch den Autopsiebefund des Gehirns gesichert werden kann (13).

Die Ursache der Alzheimer-Krankheit ist nicht bekannt; neuere Untersuchungen weisen jedoch auf eine genetische Komponente unter Beteiligung des Chromosoms 21, also des gleichen Chromosoms, das auch beim Down-Syndrom gestört ist, hin. Es wurde beobachtet, daß Patienten mit Down-Syndrom, die älter als 30 Jahre werden, fast immer Alzheimer-Veränderungen des Gehirns entwickeln (13).

Es gibt keine wirksame Medikation, mit der die Veränderungen bei der Alzheimer-Krankheit zur Rückbildung gebracht oder stabilisiert werden können. Eine medikamentöse Therapie wird eingesetzt, um Angstzustände, Depression, Schlaflosigkeit, Hyperaktivität, Neigung zu Tätlichkeiten, Halluzinationen und Wahnvorstellungen zu behandeln (Tab. 25–15 und 25–17 bis 25–20). Darüber hinaus gehört zur Betreuung während der Frühphasen der Erkrankung eine supportive Psychotherapie, die Handlungs- und Denkstrategien zur Bewältigung von Problemen sowie Abwehrmechanismen einschließt. Den Patienten wird durch direktive psychotherapeutische Techniken beigebracht, schwierige Situationen zu vermeiden. Familienmitglieder werden angeleitet, wie sie diätetischen Erfordernissen entsprechen, sich an Übungsprogrammen beteiligen und dem Patienten dabei helfen können, weiter Hobbys usw. zu betreiben. Gelegentlich sind kurzfristige Hospitalisierungen indiziert, um akute Probleme besser behandeln zu können (13).

Patienten, die an Demenz leiden, weisen häufig orale Verletzungen durch Stürze oder Ulzerationen an Zunge, Wangen und Alveolarfortsatzmukosa aufgrund von Verletzungen durch Gabeln, Löffel oder Kaubewegungen auf (13). Die Mundhygiene ist meist schlecht, wobei eine erhöhte Inzidenz von Parodontalerkrankungen, Karies, Zahnverlust, Attrition und Abrasion der Zähne sowie Zahnwanderungen besteht. Zahnlose Patienten verlegen oder verlieren sehr oft ihre Prothesen und versuchen gelegentlich, die Prothese im falschen Kiefer einzusetzen. Bei Einnahme antipsychotischer Medikamente tritt häufig eine Xerostomie auf. Es ist wichtig, während der Frühphase eines Morbus Alzheimer für eine gute Mundhygiene und konservierende Behandlung zu sorgen, da von einer zunehmenden Verschlechterung des Gesundheitszustandes auszugehen ist (17). Der Zahnarzt muß Wechselwirkungen zwischen antipsychotischen Medikationen und Substanzen, die während der zahnärztlichen Behandlung angewendet werden, vermeiden (13; s. Abschnitt 25.15).

Eine gute zahnärztliche Betreuung dieser Patienten verlangt Verständnis und Einfühlungsvermögen. Der Patient sollte aufmerksam gehalten und alle Behandlungsschritte vorher erklärt werden. Im Gespräch mit dem Patienten sollten einfache Worte und kurze Sätze gebraucht und wiederholt werden. Patienten mit Morbus Alzheimer sollten in ein intensives Prophylaxeprogramm mit dreimonatlichem Recall aufgenommen werden, wobei jeweils Untersuchung, Prophylaxe, Applikation von Fluoridgel, Mundhygieneinstruktion und Prothesenkorrektur erfolgen sollten (13).

25.12 Bipolare Störungen

Die bipolare Störung (manisch-depressive Krankheit) zählt zu den affektiven Störungen. Bei affektiven Störungen ist die nach außen gerichtete Manifestation der Gefühle oder Stimmung beeinträchtigt. Man unterscheidet drei Typen von bipolaren Störungen: 1. Beim manischen Typ herrscht eine exzessive, anhaltende und wahllose Begeisterung für Interaktionen; 2. beim gemischten Typ folgt auf einen Stimmungsaufschwung eine depressive Episode; 3. beim depressiven Typ besteht oder bestand eine depressive Episode, der eine oder mehrere manische Episoden vorausgegangen sind. Etwa 1% der Bevölkerung der Vereinigten Staaten leidet an bipolaren Störungen (9).

Während manischer Episoden neigt der Betroffene dazu, vielerlei Aktivitäten nachzugehen, sich farbenprächtig und seltsam zu kleiden, Geld zu verschenken, sich aufdringlich und fordernd zu verhalten, laut, schnell und theatralisch zu sprechen, wenig zu schlafen und extremen Ärger zu zeigen (9; Tab. 25–12).

Unbehandelte Patienten mit bipolaren Störungen haben im allgemeinen häufiger depressive als manische Perioden. Symptome und Behandlung während depressiver Phasen sind identisch mit denen bei typischer Depression (s. 25.6).

Die soziale und berufliche Leistungsfähigkeit des Patienten ist während manischer und depressiver Episoden beeinträchtigt; es ist daher erforderlich, ihn vor den Auswirkungen von verminderter Urteilsfähigkeit, Hyperaktivität oder Suizidalität zu schützen. Während manischer Episoden sind häufig Substanzmißbrauch, finanzielle Verluste oder strafbare Handlungen zu beobachten (9). Oft fügen sich die Patienten im Verlauf manischer Phasen Verletzungen oraler Gewebe zu. Durch übertriebenes Zähneputzen können sich Abrasionen der Zahnhartsubstanz, durch exzessiven Gebrauch von Zahnseide oder Interdentalstimulatoren Verletzungen der Gingiva einstellen.

Lithium ist das Mittel der Wahl für die Behandlung der manischen Komponente bipolarer Störungen. Es zeichnet sich durch einen langsamen

Tabelle 25–12:
Klinische Befunde, die an die manische Komponente einer bipolaren Störung denken lassen

Ungewöhnliche Teilnahme an Aktivitäten
Teilnahme an vielerlei Aktivitäten
Bunte und seltsame Kleidung
Aufdringliches und forderndes Verhalten
Extremer Zorn
Laute, schnelle und dramatische Sprechweise
Vermindertes Schlafbedürfnis
Drogen- und Alkoholmißbrauch
Eingeschränktes Urteilsvermögen, das zu finanziellen und juristischen Problemen führt

Wirkungseintritt aus, so daß frühestens nach 7 bis 12 Tagen eine Wirkung beobachtet werden kann. Schlechte Mitarbeit des Patienten ist ein wesentliches Problem bei der Lithiumtherapie; darüber hinaus können verschiedene wichtige Nebenwirkungen auftreten, zu denen bei Beteiligung des Zentralnervensystems Angst, kognitive Störungen, Beeinträchtigung der Merkfähigkeit und Tremor zählen. Lithium kann die Schilddrüsenfunktion beeinflussen und Exantheme verursachen. Die Nierenfunktion kann beeinträchtigt werden, so daß ein Kaliumverlust resultieren kann (9). Es kann Ursache einer Xerostomie oder Stomatitis sein. Unerwünschte Wechselwirkungen zwischen Lithium und in der Zahnheilkunde angewendeten Substanzen sind nicht bekannt (9).

Patienten, die nicht auf Lithium ansprechen oder bei denen die Fortsetzung einer Lithiumtherapie nicht möglich ist, werden im allgemeinen mit Phenothiazin-Derivaten behandelt. Phenothiazin-Derivate können eine Knochenmarksuppression sowie Blutdruckschwankungen auslösen. Der Zahnarzt muß diese Nebenwirkungen kennen und solche Patienten auf Symptome einer Thrombozytopenie oder Leukopenie untersuchen, da ernste Komplikationen wie Infektionen und/oder übermäßige Blutungen auftreten können. Die Wirkung von Sedativa wird durch Phenothiazin-Derivate potenziert, so daß bereits bei normaler Dosierung dieser Medikamente eine schwere Atemdepression eintreten kann. Diese Substanzen sind daher, sofern sie gegeben werden müssen, in reduzierter Dosierung zu verabreichen. Der Zahnarzt sollte dies mit dem behandelnden Arzt besprechen. Kleine Mengen von Adrenalin (drei Ampullen eines Lokalanästhetikums mit Adrenalinzusatz 1:100.000) führen bei Patienten, die Phenothiazin-Derivate einnehmen, in der Regel nicht zu unerwünschten Nebenwirkungen (9; Tab. 25-13).

25.13 Schizophrenie

Die Schizophrenie stellt eine Störung des Denkens und der Wahrnehmung dar (10). Diese Störung der Leistungsfähigkeit muß mindestens über einen Zeitraum von 6 Monaten bestehen oder bestanden haben. Schizophrene Patienten sind häufig verwirrt, depressiv, zurückgezogen und ängstlich. Sie haben ein eher niedriges Bildungsniveau, sind eher unteren sozioökonomischen Schichten zuzuordnen und kommen in vielen Fällen mehrfach mit dem Gesetz in Konflikt. Sie leiden an Verfolgungs- und Beziehungswahn (so z.B., daß Fernsehprogramme speziell für den Kranken produziert wurden). Schizophrene können glauben, daß ihre Gedanken nach draußen gesendet werden oder daß ihre Gefühle von anderen Personen gesteuert werden. Halluzinationen, besonders die Wahrnehmung von Stimmen usw., sind häufig. Der Affekt ist abgestumpft, die Sprache monoton. Der Schizophrene kann psychomotorische Hyperaktivität in Form von Grimassieren oder stereotypem Auf- und Abgehen, aber auch Hypoaktivität wie katatone Rigidität zeigen. Die Patienten sind meist unter 45 Jahre alt und sind nicht behindert, solange keine erkennbare Beeinträchtigung besteht (10; Tab. 25–14).

Zur Behandlung der Schizophrenie kommen Neuroleptika zur Anwendung. Diese Medikamente haben deutliche Nebenwirkungen und zeigen Arzneimittelinterferenzen mit Substanzen, die in der Zahnheilkunde eingesetzt werden. Darauf wird im folgenden Abschnitt eingegangen (s. Tab. 25–15 bis 25–18). Zahnärztliche Routinebehandlungen sollten nur dann in Angriff genommen werden, wenn diese Patienten sich in ärztlicher Behandlung befinden; selbst wenn dies der Fall ist, gestaltet sich die Betreuung oft schwierig. Es empfiehlt sich, den Patienten von einer Pflegekraft oder einem Familienmitglied begleiten zu lassen, um ihm ein Höchstmaß an Bequemlichkeit und Vertrautheit zu bieten. Die Behandlung sollte für den Vormittag terminiert werden. Konfrontationen und autoritäres Auftreten des Zahnarztes sollten vermieden werden (10,17).

Ist bei einem solchen Vorgehen keine ordnungsgemäße zahnärztliche Behandlung möglich, muß der Zahnarzt den Einsatz von Sedativa oder Tranquilizern erwägen. Dies sollte immer in Absprache mit dem behandelnden Arzt geschehen. Als Präparate kommen Chlorpromazin, Chloralhydrat, Haloperidol oder Diazepam in Frage (10).

25.14 Antipsychotika (Neuroleptika)

Neuroleptika werden zur Behandlung einer Vielzahl von psychischen Erkrankungen, z.B. bei typischer (Major) Depression, Manie, Schizophrenie,

Tabelle 25–13:
Zahnärztliche Betreuung von Patienten mit bipolaren Störungen

Konsultation des behandelnden Arztes
- Status praesens
- Laufende Medikation
- Vorliegen von Nebenwirkungen dieser Medikamente
- Medikamente, die während der zahnärztlichen Behandlung nicht oder nur in angepaßter Dosierung gegeben werden dürfen

Untersuchung auf und Behandlung von Schädigungen der oralen Gewebe
- Zahnabrasionen - übertriebenes Bürsten
- Ulzerationen oder Lazerationen der Gingiva - übertriebener Gebrauch von Zahnseide

Behandlung einer eventuell bestehenden Xerostomie und deren Komplikationen

Patienten, die Antidepressiva oder Neuroleptika einnehmen
- Lokalanästhetika mit niedrig dosiertem Adrenalinzusatz (1:100.000) können eingesetzt werden; aspirieren, langsam injizieren, maximal 3 Ampullen geben
- Keine andere Applikationsform von Adrenalin verwenden (Retraktionsfäden, Blutstillung usw.)
- Vorliegen potentieller Nebenwirkungen ausschließen (Thrombozytopenie, Leukopenie usw.)
- Nicht oder nur in reduzierter Dosierung verwenden:
  Sedativa
  Zentral wirkende Analgetika
  Hypnotika

Tabelle 25–14:
Klinische Befunde bei Schizophrenie

Verwirrtheit
Depression
Zurückgezogenheit
Angst
Zugehörigkeit zu sozioökonomischen Randgruppen
Verfolgungswahn
Beziehungswahn
Psychomotorische Hyperaktivität
- Grimassieren
- Auf- und Abgehen

Psychomotorische Hypoaktivität
- Katatone Rigidität

Gefühl, daß die eigenen Gedanken nach außen gesendet werden
Gefühl, von anderen kontrolliert zu werden
Halluzinationen
Gefühlsleere
Monotone Sprache

paranoiden Störungen, Demenz und Delir, eingesetzt.

Die Wirkung der Neuroleptika beruht auf der Beeinflussung verschiedener neuronaler Rezepto-

Tabelle 25–15:
Unerwünschte Wirkungen von Neuroleptika durch Blockade verschiedener neuronaler Rezeptoren

Blockierter Rezeptortyp	Unerwünschte Wirkungen
Muskarin	Harnverhaltung Gedächtnisstörungen Xerostomie Sehstörungen Obstipation Sprachstörungen
Histamin H_1	Sedierung Potentiell Hypotonie Potentiell Gewichtszunahme
Histamin H_2	Potentiell Depression
L_1 adrenerg	Orthostatische Hypotonie Schwindel Reflektorische Tachykardie
L_2 adrenerg	?

Tabelle 25–16:
Relative Wirksamkeit und Dosierungsbereich von Neuroleptika

Präparat	Äquivalent zu 100 mg Chlorpromazin (mg)	Dosierung (mg/die)
Chlorpromazin (z.B. Megaphen)	100	25–2000
Fluphenazin (z.B. Dapotum, Lyogen, Omca)	2	1– 25
Trifluoperazin (z.B. Psyquil)	5	2– 64
Mesoridazin*	50	75– 400
Haloperidol (z.B. Haldol)	2	1– 30
Molindon*	10	15– 225

* In der BRD nicht auf dem Markt

ren (2). Dopaminerge Neurone reagieren auf Stimulation mit Freisetzung oder Hemmung der Adenylzyklase, wobei D_1-Rezeptoren nach Stimulation die Adenylzyklase aktivieren und D_2-Rezeptoren die Adenylzyklase inaktivieren. Neuroleptika blockieren D_1- und D_2-Rezeptoren in unterschiedlichem Ausmaß. Ferner können diese Medikamente Histaminrezeptoren (H_1 und H_2), adrenerge Rezeptoren (L_1 und L_2), Muskarin- und Serotoninre-

Tabelle 25–17:
Antipsychotische Medikation der Wahl bei verschiedenen Krankheitsbildern

Erkrankung	Empfohlene Medikamente
Psychiatrie	
Erregung und Psychose	Chlorpromazin Mesoridazin* Thioridazin
Entzug und Psychose	Fluphenazin Haloperidol Molindon* Trifluoperazin
Suizidneigung	Kein Mesoridazin* oder Thioridazin
Neigung zu Parkinsonoid oder akute Dystonie	Chlorpromazin Mesoridazin* Thioridazin
Neigung zu Akathisie	Chlorpromazin Loxapin* Mesoridazin*
Ältere Menschen, unklare Anamnese, Dehydratation	Fluphenazin Haloperidol Molindon*
Neurologie	
Parkinson-Syndrom	Chlorpromazin Mesoridazin* Thioridazin
Delirium	Fluphenazin Haloperidol Molindon* Perphenazin
Demenz mit Desorganisation des Verhaltens	Fluphenazin Haloperidol Perphenazin Tiotixen

* In der BRD nicht auf dem Markt

zeptoren hemmen. Die meisten Nebenwirkungen und einige der Arzneimittelinteraktionen, die durch Neuroleptika hervorgerufen werden, sind auf die Blockierung anderer als der D_1- und D_2-Rezeptoren zurückzuführen. Im klinischen Einsatz wird die Dosierung eines Neuroleptikums so eingestellt, daß bei möglichst geringer Affinität zu anderen Rezeptoren eine Blockierung der D_2-Rezeptoren erreicht wird (2; Tab. 25–15).

Wahnvorstellungen, Halluzinationen, Denkstörungen und bizarres Verhalten bei funktionellen Psychosen werden durch die meisten Neuroleptika vermindert (2; Tab. 25–16); Patienten mit affektiver Abstumpfung, herabgesetzter Aufmerksamkeit oder motorischer Aphasie sprechen im allgemeinen schlecht auf Neuroleptika an. Die Auswahl eines speziellen Neuroleptikums wird häufig so getroffen, daß eine oder mehrere Nebenwirkungen günstig ausgenutzt werden können (Tab. 25–15 und 25–17). So kann die sedierende Wirkung der Hemmung von H_1-Rezeptoren bei der Behandlung eines hyperaktiven Patienten helfen. Alle Neuroleptika neigen dazu, die Krampfschwelle zu senken und können bei Epileptikern die Anfallshäufigkeit steigern (2).

Zur Behandlung psychischer Störungen werden zahlreiche Medikamentenkombinationen eingesetzt. Schizophrene Patienten erhalten häufig ein Antidepressivum und ein Neuroleptikum. Patienten, die an typischen depressiven Episoden mit psychotischen Merkmalen leiden, können ebenfalls ein Antidepressivum und ein Neuroleptikum benötigen. Bei Manien gibt man häufig initial ein Neuroleptikum und Lithium, um die Verhaltensstörungen schnell zu bekämpfen. Im weiteren Verlauf wird das Neuroleptikum ausschleichend dosiert (2).

Zur Behandlung substanzinduzierter Psychosen werden Neuroleptika in ähnlicher Dosierung wie zur Therapie akuter funktioneller Psychosen gegeben. Bei Delirium tremens wird Phenothiazin oder Haloperidol verabreicht. Schmerzhafte diabetesbedingte periphere Neuropathien wurden mit der Kombination eines trizyklischen Antidepressivums mit einem Neuroleptikum behandelt (2).

Neuroleptika haben einige wichtige, früh einsetzende Nebenwirkungen (2). Während der ersten vier Tage kann sich eine akute Dyskinesie (unwillkürliche abnorme Bewegungen) entwickeln. Laryngeale, pharyngeale und respiratorische Symptome können auftreten und zu Atembeschwerden führen. Die Symptome können durch Gabe von Diazepam oder Anticholinergika unterdrückt werden. Während der ersten 72 Stunden können sich parkinsonartige Symptome entwickeln. Etwa 13% der mit Neuroleptika behandelten Patienten zeigen solche Symptome. Nach Gabe von cholinolytischen Antiparkinsonmitteln oder Absetzen des Neuroleptikums bilden sich die Symptome in den meisten Fällen innerhalb von 10 bis 60 Tagen zurück. Die Akathisie, eine motorische Unruhe, während der sich der Patient nervös fühlt und unfähig ist, stillzusitzen oder an einem Ort stehen zu bleiben, stellt sich kurz nach Therapiebeginn oder nach einer Dosissteigerung ein. Das maligne Neuroleptikum-Syndrom stellt eine lebensbedrohliche Nebenwirkung dar und ist durch Hyperthermie (Fieber bis 42°C), Bewußtseinsveränderung und Rigor gekennzeichnet. Zur Behandlung wird Dantrolen gegeben.

Als Spätfolge der Anwendung von Neuroleptika können sich weitere Nebenwirkungen entwickeln (2), jedoch sind diese Reaktionen im allgemeinen nicht lebensbedrohlich und treten am ehesten während einer neuroleptischen Langzeittherapie (länger als 3 Monate) auf. Eine Spätdyskinesie, eine Reaktion mit unwillkürlichen Hyperkinesien von Mund, Zunge und Lippen, stellt sich bei langfristiger Anwendung von Neuroleptika in 35% der Fälle ein. Eine wirksame Therapie ist nicht bekannt. In den meisten Fällen bessert sich dieser Zustand nicht. Ferner kann sich bei chronischer Neuroleptikagabe eine Spätdystonie (unwillkürliche Torsionen von Gliedmaßen, Rumpf und Hals sowie Gesichtsverzerrungen) entwickeln. Weitere potentielle Nebenwirkungen der Neuroleptika sind eine idiosynkratische oder eine dosisabhängige Agranulozytose. Entwickelt ein Patient unter der Behandlung mit einem Phenothiazinderivat Fieber oder eine Halsentzündung, muß eine Leukopenie ausgeschlossen werden, da in diesem Falle das Medikament abgesetzt und der Patient hospitalisiert und mit Antibiotika usw. behandelt werden müßte. Chlorpromazin hat bei einigen Patienten einen cholestatischen Ikterus verursacht. Thioridazin hat in Dosierungen über 300 mg/die durch Induzierung eines der Retinitis pigmentosa ähnlichen Syndroms zu Visusstörungen geführt.

Die Wirkungen der Neuroleptika auf den Feten sind nicht bekannt (2). Man geht von einem leicht erhöhten Risiko von Entwicklungsstörungen bei Exposition während der ersten drei Schwangerschaftsmonate aus; unbehandelte psychotische Frauen haben jedoch ein erhöhtes Risiko von Schädigungen des Feten. Daher müssen bei der Entscheidung über eine medikamentöse Therapie während der Gravidität alle Faktoren berücksichtigt werden (2).

Antazida können die intestinale Resorption von Neuroleptika beeinträchtigen. Neuroleptika können den Blutspiegel von Kumarinderivaten senken. Neuroleptika und trizyklische Antidepressiva hemmen wechselseitig ihre Biotransformation, so daß erhöhte Plasmakonzentrationen beider Medikamente resultieren. Thioridazin kann die Metabolisierung von Phenytoin verhindern, was zur Entwicklung toxischer Blutspiegel führen kann. Rauchen kann eine Senkung des Blutspiegels von Neuroleptika zur Folge haben (2). Werden Neuroleptika zusammen mit trizyklischen Antidepressiva oder Antiparkinsonmitteln verabreicht, kann eine starke anticholinerge Wirkung resultieren.

25.15 Für den Zahnarzt wichtige Medikamentenneben- und -wechselwirkungen bei psychisch kranken Patienten

Bei Patienten, die Neuroleptika einnehmen, können verschiedene wichtige Arzneimittelinterferenzen auftreten. Besondere Vorsicht ist bei der Anwendung von Sedativa, Hypnotika, Antihistaminika und Opiaten geboten, wenn ein Patient mit Neuroleptika behandelt wird, da der atemdepressive Effekt dieser Medikamente durch Neuroleptika verstärkt wird. Dies kann besonders bei Patienten mit gestörter Atmungsfunktion gefährlich werden. Ist ein solches Medikament erforderlich, muß die Dosis reduziert werden. Der Zahnarzt muß den behandelnden Arzt konsultieren, bevor er einem Patienten, der Neuroleptika einnimmt, Medikamente aus diesen Gruppen verabreicht.

Adrenalin muß bei Patienten, die mit Neuroleptika behandelt werden, mit großer Vorsicht angewendet werden, da schwere hypertone Krisen resultieren können. Kleine Mengen von Adrenalin (1:100.000) können bei diesen Patienten eingesetzt werden, wenn der Zahnarzt vor der Injektion aspiriert, das Lokalanästhetikum langsam injiziert und nicht mehr als drei Ampullen appliziert. Adrenalin in Retraktionsfäden oder zur topischen Applikation zur Blutstillung ist bei Patienten, die Neuroleptika einnehmen, kontraindiziert (Tab. 25-18).

Viele heterozyklische Antidepressiva können Hypotonie, orthostatische Hypotonie, Tachykardie und Herzrhythmusstörungen verursachen. Wenn Sedativa, Hypnotika, Barbiturate oder Narkotika gleichzeitig mit heterozyklischen Antidepressiva gegeben werden, kann eine schwere Atemdepression resultieren. Ist die Gabe eines dieser Medikamente erforderlich, muß die Dosis reduziert werden (10). Atropin sollte bei diesen Patienten mit Vorsicht eingesetzt werden, da es zum Anstieg des Augeninnendruckes kommen kann. Kleine Mengen von Adrenalin (1:100.000) können bei solchen Patienten gegeben werden, wenn der Zahnarzt vor der Injektion aspiriert und das Lokalanästhetikum langsam injiziert. Während einer Behandlungssitzung sollten nicht mehr als drei Ampullen des Lokalanästhetikums verabreicht werden (Tab. 25–19). Höher konzentrierte Applikationsformen von Adrenalin dürfen nicht angewendet werden.

Auch Patienten, die MAO-Hemmer einnehmen, können die oben beschriebenen kleinen Mengen von Adrenalin erhalten. Andere Applikationsformen des Adrenalins (Retraktionsfäden, lokale Blutstillung) sind zu vermeiden. Phenylephrin darf nicht gleichzeitig mit MAO-Hemmern verabreicht werden. MAO-Hemmer können die Wirkung von Sedativa, Narkotika, nicht narkotischen Analgetika, Antihistaminika und Atropin auf das Zentralnervensystem verlängern und verstärken (Tab. 25–20).

Besondere Probleme wirft die Medikamentenanwendung bei älteren Patienten, die mit Neuroleptika behandelt werden, auf. Bei diesen Patienten ist in der Regel das Serumalbumin vermindert, so daß von zahlreichen Medikamenten ein höherer Prozentsatz in ungebundener Form vorliegt. Dadurch ist das Risiko toxischer Reaktionen erhöht. Darüber hinaus ist bei vielen dieser Patienten die Leberfunktion beeinträchtigt, so daß Medikamente, die in der Leber abgebaut werden, länger und in höheren Konzentrationen im Kreislauf bleiben.

Tabelle 25–18:
Neuroleptika: Neben- und Wechselwirkungen

Wichtige Nebenwirkungen
- Agranulozytose
- Sehstörungen
- Cholestatischer Ikterus
- Überschießende oder abnorme unfreiwillige Bewegungen
- Parkinsonartige Symptome
- Xerostomie
- Hypotonie
- Tachykardie

Wichtige Wechselwirkungen
- Verstärkung und Verlängerung der Wirkung folgender Medikamente, die zu einer schweren Atemdepression führen kann:
  Sedativa
  Hypnotika
  Opiate
  Antihistaminika
- Hypertone Krise - Myokardinfarkt usw.
  Adrenalin

Tabelle 25–19:
Heterozyklische Antidepressiva: Neben- und Wechselwirkungen

Wirkstoffe (Auswahl)
- Trizyklische Antidepressiva
  Amitriptylin (z.B. Laroxyl, Saroten, Tryptizol)
  Imipramin (z.B. Tofranil)
- Modifizierte trizyklische Antidepressiva
  Amoxapin
- Tetrazyklische Antidepressiva
  Maprotilin (z.B. Ludiomil)

Wichtige Nebenwirkungen
- Xerostomie
- Orthostatische Hypotonie
- Tachykardie, Arrhythmien

Wichtige Wechselwirkungen
- Schwere Atemdepression
  Allgemeinanästhetika
  Sedativa, Hypnotika
  Narkotika
- Steigerung des Augeninnendrucks
  Atropin
- Hypertone Krise - Myokardinfarkt usw.
  Adrenalin

Tabelle 25–20:
MAO-Hemmer: Neben- und Wechselwirkungen

Wirkstoffe (Auswahl)
- Tranylcypromin
- Phenelzin
- Isocarboxazid

Wichtige Nebenwirkungen
- Hypotonie
- Xerostomie
- Manische Reaktionen
- Übelkeit, Obstipation, Appetitlosigkeit

Wichtige Wechselwirkungen
- Verstärkung und Verlängerung der Wirkung folgender Medikamente, die zu einer schweren Atemdepression führen kann:
  Allgemeinanästhetika
  Sedativa
  Antihistaminika
  Narkotika
  Peripher wirkende Analgetika
  Atropin
- Hypertone Krise - Myokardinfarkt usw.
  Adrenalin
  Levonordefrin
  Phenylephrin

25.16 Literatur

1. Adelson, H.: The psychodynamics of the doctor-patient relationship. N.Y. State Dent. J. **36,** 95–103 (1970)
2. Black, J.L.: Antipsychotic agents: a clinical update. Mayo Clin. Proc. **60,** 777–789 (1985)
3. Bloom, S.W.: The doctor and his patient: a sociological interpretation. New York 1963, Russel Sage Foundation
4. Blum, L.H.: Psychological aspects and the dentist-patient relationship, I. N.Y. State Dent. J. **39,** 8–10 (1969)
5. Blum, L.H.: Psychological aspects and the dentist-patient relationship, II. N.Y. State Dent. J. **39,** 51–55 (1969)
6. Brightman, V.J.: Oral symptoms without apparent physical abnormality. In Lynch, M.A. (Hrsg.): Burket's oral medicine, diagnosis and treatment, ed. 7. Philadelphia 1977, J.B. Lippincott Co., 343–369
7. Derosin, H.A., Pellegrino, V.Y.: The book of hope. New York 1976, The Macmillan Co.
8. Diagnostic and statistical manual of mental disorders, ed. 3. Washington D.C. 1980, American Psychiatric Association Deutsche Ausgabe: Diagnostisches und statistisches Manual psychischer Störungen. Bearbeitet von Koehler, K. und Sass, H. Weinheim, Basel 1984, Beltz Verlag
9. Friedlander, A.H., Brill, N.Q.: The dental management of patients with bipolar disorder. Oral Surg. (In Vorber.)
10. Friedlander, A.H., Brill, N.Q.: Dental management of patients with schizophrenia. Special Care in Dentistry, **7,** 217–219 (1986)
11. Friedlander, A.H., Frederick, C.J.: Interpretation of the psychiatric diagnostic scheme: An aid to dental treatment planning. Special Care in Dentistry (1987) (In Vorber.)
12. Friedlander, A.H., Gorelick, D.A.: Dental management of the cocaine addict. Oral Surg. (In Vorber.)
13. Friedlander, A.H., Jarvik, L.F.: The dental management of the patient with dementia. Oral Surg. **64,** 549–553 (1987)

14. FRIEDLANDER, A.H., MILLS, M.J., GORELICK, D.A.: Alcoholism and dental management. Oral Surg. (In Vorber.)
15. FRIEDLANDER, A.H., MILLS, M.J., WITTLIN, B.J.: Dental management considerations for the patient with posttraumatic stress disorder. Oral Surg. (In Vorber.)
16. MICHELS, R., SCHOENBERG, B.B.: Psychogenic disturbances. In ZEGARELLI, E.V. (Hrsg.): Diagnosis of diseases of the mouth and jaws, ed. 2. Philadelphia 1978, Lea & Febiger, 571–580
17. STEINBERG, B.J., BROWN, S.: Dental treatment of the health compromised elderly: medical and psychological considerations. AO **79,** 34–42 (1986)

Anhang A
Behandlung häufiger Mundschleimhauterkrankungen

Einleitung
Die hier aufgeführten Behandlungsvorschläge lehnen sich an den „Clinician's Guide to Treatment of Common Oral Conditions" an, der im Jahre 1986 von einem Komitee der American Academy of Oral Medicine entwickelt wurde. Dieser Anhang soll dem Leser das schnelle Nachschlagen anerkannter Behandlungsmethoden für viele Mundschleimhauterkrankungen, denen der Zahnarzt begegnen kann, erleichtern. Schwerpunkt dieser Übersicht sind die in diesem Buch beschriebenen internistischen Erkrankungen mit oralen Manifestationen. Viele dieser oralen Erkrankungen sind nicht heilbar; die hier beschriebenen Behandlungsvorschläge dienen jedoch dazu, Beschwerden zu lindern, den klinischen Verlauf abzukürzen und in manchen Fällen Rezidive zu verzögern. Vor Behandlungsbeginn muß in jedem Fall versucht werden, die Diagnose der oralen Erkrankung und möglicher systemischer Ursachen zu sichern. Gelingt dies anhand von Symptomen, Labor-Suchtests und/oder Überweisung an einen Facharzt nicht, kann die Therapie im Sinne eines Behandlungsversuchs begonnen und bewertet werden. Die weitere Therapie richtet sich nach dem Ansprechen des Patienten auf die Behandlung. Die Patientenbetreuung sollte von der Überlegung getragen sein, daß bei jeder oralen Erkrankung die Möglichkeit einer palliativen, supportiven oder kurativen Behandlung besteht.

1. Herpes-simplex-Infektion. Die Infektion mit dem Herpes-simplex-Virus kann eine akute Primärerkrankung oder eine rezidivierende Erkrankung zur Folge haben. Immunsupprimierte Patienten sind besonders anfällig für Herpes-simplex-Infektionen. Bei Patienten mit einer Immunschwäche ist die intravenöse Verabreichung von Aciclovir oder Vidarabin wirksam, sollte jedoch nur vom behandelnden Arzt durchgeführt werden. Die lokale Anwendung in Form von Salben sowie die orale Gabe von Virustatika sind beim rezidivierenden Herpes simplex von unsicherer Wirkung. Das Grundprinzip der Behandlung beruht auf der Verabreichung von Virustatika, der Linderung der Symptome, der Behandlung von Sekundärinfektionen und der Stützung des allgemeinen Gesundheitszustandes. Zur Behandlung von primären und rezidivierenden intraoralen Läsionen werden folgende Medikationen eingesetzt:

a) Virustatika
— Aciclovir Kapseln 200 mg (z.B. Zovirax) 5mal 1 täglich bis zum Abklingen der Symptome
— Aciclovir-Salbe 5% (z.B. Zovirax) alle 2 Stunden

b) Linderung der Symptome durch Lokalanästhetika
— Spülung mit einem Teelöffel einer 1:1-Mischung von Diphenhydramin-Saft (z.B. Benadryl) und Kaoprompt-H alle 2 Stunden (die Lösung soll anschließend nicht heruntergeschluckt, sondern ausgespuckt werden; anstelle von Kaoprompt kann auch Maaloxan verwendet werden).
— Vor jeder Mahlzeit 2 Minuten lang einen Teelöffel Diphenhydramin-Saft 2,67 mg/ml (z.B. Benadryl) im Mund verteilen und anschließend ausspucken.
— Vor jeder Mahlzeit einen Teelöffel Lidocain-HCl 2% viskös (z.B. Xylocain) im Mund verteilen und anschließend ausspucken (Die Autoren empfehlen Lidocain nur in Fällen, in denen mit anderen Mitteln keine Linderung erzielt werden konnte, da die topische Anwendung das Risiko einer Sensibilisierung erhöht).
— Analgetika
Paracetamol-Tabletten 500 mg, maximal 4mal 2 täglich
Ibuprofen-Tabletten 400 mg, maximal 6 Tbl. täglich

c) Nötigenfalls Sekundärinfektionen behandeln. Eine systemische Antibiotikagabe ist zur Behandlung von Sekundärinfektionen bei infektionsanfälligen Patienten erforderlich; sie sollte jedoch nicht routinemäßig erfolgen. Bei Patienten mit schweren Allgemeinerkrankungen kann eine Resistenztestung notwendig sein. Man kann zunächst Penicillin geben und nötigenfalls auf der Grundlage des klinischen Ansprechens und der Laborergebnisse auf ein wirksameres Antibiotikum umsteigen.
— Penicillin-V-Tabletten 500 mg, alle 6 Stunden je 1 Tbl.
— Bei Penicillinallergie:
Erythromycin Tabletten 250 mg, alle 6 Stunden je 1 Tbl.

d) Reinigung ulzerierter Schleimhautbezirke
— Alkalische Mundspüllösung
Einen Teelöffel Natriumbikarbonat in 0,25 l warmem Wasser auflösen, 4mal täglich mit reichlicher Menge dieser Lösung spülen.

e) Förderung des allgemeinen Gesundheitszustandes – Zusatznahrung
— Protein-, vitamin- und mineralienreiche Zusatzkost (z.B. Biosorbin MCT, Meritene, Nutricomp o.ä.) 3–5mal täglich nach Herstellervorschrift

Topische Steroidpräparate sollten bei Herpesläsionen in der Regel nicht angewendet werden, da sie die Ausbreitung der Infektion auf Schleimhäuten begünstigen können. Die Patienten sollten wegen der Gefahr einer Autoinokulation davor gewarnt werden, nach dem Kontakt mit Herpesläsionen Augen, Genitalien oder andere Körperteile zu berühren.

2. Chronisch rezidivierende Aphthen. Die Ursache dieser Läsionen ist nicht bekannt; in manchen Fällen kann eine allergische Ursache bestimmt werden. Zusammenhänge mit Eisen-, Vitamin-B_{12}- oder Folsäuremangel wurden diskutiert. Aphthen können in Verbindung mit Neutropenie, Darminfektionen und anderen Systemerkrankungen auftreten. Streß, Traumen, Allergien und endokrine Einflüsse können auslösende Faktoren sein.

a) Linderung der Symptome
— Reinigung von Ulzerationen – s. Herpes-simplex-Infektion (1.d)
— Lokalanästhetika – s. Herpes-simplex-Infektion (1.b)
— Topische und systemische Antibiotikagabe.
  Tetracyclin-Suspension 25 mg/ml (in der BRD nicht als Fertigpräparat im Handel); 4mal täglich mit je 2 Teelöffeln der Lösung spülen, dann schlucken. Tetracyclingabe ist während der Gravidität und bei Kindern unter 8 Jahren kontraindiziert. Als Nebenwirkung kann eine orale (und vaginale) Candidiasis auftreten.
— Topische Steroidpräparate
  Triamcinolon-Haftsalbe 0,1% (z.B. Volon A Haftsalbe) nach jeder Mahlzeit und vor der Nachtruhe dünn auf die Läsionen auftragen.
  Dexamethason-Sirup 0,1 mg/ml (in der BRD nicht als Fertigpräparat im Handel); 4mal täglich mit je 1 Teelöffel der Lösung spülen, nicht schlucken. Topische Steroidanwendung kann zu oraler Candidiasis führen.
  Andere topische Steroidpräparate:
  Betamethason-Salbe 0,1% (z.B. Betnesol V)
  Hydrocortison-Salbe 0,5% (z.B. Ficortril mite)
  Fluocinonid-Salbe 0,05% (z.B. Topsym)
— In schweren Fällen können, jedoch ausschließlich durch den behandelnden Arzt, systemische Steroide und Immunsuppressiva gegeben werden.
  Dexamethason-Sirup 0,1 mg/ml (In der BRD nicht als Fertigpräparat im Handel); Anwendung: 1. 3 Tage lang 4mal täglich mit je 1 Eßlöffel (15 ml) der Lösung spülen, dann schlucken; 2. danach 3 Tage lang 4mal täglich mit je 1 Teelöffel (5 ml) der Lösung spülen, dann schlucken; 3. danach 3 Tage lang 4mal täglich mit je 1 Teelöffel (5 ml) der Lösung spülen, bei jeder zweiten Anwendung schlucken und 4. danach 3 Tage lang 4mal täglich mit je 1 Teelöffel (5 ml) der Lösung spülen, anschließend ausspucken. Diese Medikation soll abgesetzt werden, wenn die Beschwerden abgeklungen sind. Bei erneuten Beschwerden Beginn mit Stufe 3.
  Prednison-Tabletten 5 mg (z.B. Decortin), 4 Tage lang 4mal 1 Tablette täglich, danach 3 Tage lang 2mal 1 Tablette täglich.
  In schweren Fällen von chronisch rezidivierenden Aphthen vom Minortyp oder Majortyp (Periadenitis mucosae necroticans) kann Azathioprin (z.B. Imurek) in Kombination mit Prednison verordnet werden. Dadurch kann klinisch die Wirkung einer höheren Prednisondosis ohne die Nebenwirkungen einer höheren Dosierung erzielt werden. Die Anwendung während der Gravidität ist kontraindiziert.
  Azathioprin-Tabletten 50 mg (z.B. Imurek) 2mal täglich 1 Tablette. Eine begleitende Therapie gegen Candidiasis sollte in Erwägung gezogen werden.
— Förderung des allgemeinen Gesundheitszustandes – s. Abschnitt über Herpes-simplex-Infektionen.

3. Candidiasis. Die Candidiasis wird durch eine Infektion mit Candida albicans, einer Hefeart, verursacht. Dieser opportunistische Erreger neigt dazu, bei Anwendung von Antibiotika, Kortikosteroiden und Zytostatika zu proliferieren. Zur Manifestation der Erkrankung tragen Xerostomie, Diabetes mellitus, Gravidität, mangelhafte Mundhygiene, Zahnersatz und Immunschwäche (z.B. AIDS) bei. Grundprinzip der Behandlung ist die Wiederherstellung einer ausgewogenen Mundflora und Verbesserung der Mundhygiene. Zur Rezidivprophylaxe sollte die medikamentöse Behandlung bis mindestens 48 Stunden nach Verschwinden der klinischen Symptome fortgesetzt werden.

a) Lokale Antimykotika
— Nystatin-Suspension 100.000 I.E./ml (z.B. Moronal, Nystatin „Lederle“); 4mal täglich 2 bis 5 ml im Mund verteilen, anschließend schlucken. Diese Lösungen haben einen hohen Zuckergehalt; auf gute Mundhygiene ist zu achten.
— Nystatin-Salbe (z.B. Moronal, Nystatin „Lederle“); nach jeder Mahlzeit dünn auf Prothesen und befallene Schleimhautbezirke auftragen.
— Nystatin-Puder (z.B. Moronal); nach jeder Mahlzeit dünn auf die Prothesenbasis aufbringen (dem Wasser, in dem die Prothesen über Nacht aufbewahrt werden, können einige Tropfen Nystatin-Suspension zugesetzt werden).

— Clotrimazol-Lutschtabletten 10 mg (in der BRD nicht im Handel); 5mal täglich je 1 Tablette im Mund zergehen lassen.
— Clotrimazol-Vaginalcreme 1% (z.B. Canesten); 2mal täglich auf die erkrankten Bezirke auftragen.
— Miconazolnitrat-Vaginalcreme 2% (z.B. Gyno-Daktar); 2mal täglich auf die erkrankten Bezirke auftragen.

b) Systemische Antimykotika
— Wenn keine Lokalbehandlung durchführbar ist, stellt Ketoconazol ein wirksames, gut verträgliches systemisches Antimykotikum zur Therapie der mukokutanen Candidiasis dar. Es ist bei Patienten mit eingeschränkter Leberfunktion (d.h. Alkoholismus oder Hepatitis in der Vorgeschichte) mit Vorsicht einzusetzen. Bei Anwendung über einen längeren Zeitraum sollte die Leberfunktion monatlich überprüft werden.
Ketoconazol-Tabletten 200 mg (z.B. Nizoral); 2mal täglich je eine Tablette zu den Mahlzeiten.

4. Xerostomie. Ein verminderter Speichelfluß kann durch Alter, Medikamente, mechanische Verlegung, Dehydratation, psychischer Streß, Infektionen der Speicheldrüsen, Operationen, Vitaminmangel, Diabetes, Anämie, Kollagenosen, Sjögren-Syndrom, kongenitale Faktoren (z.B. ektodermale Dysplasie) und Strahlentherapie verursacht werden. Ziel der Behandlung ist es, den Mund feucht zu halten, Kariesbefall zu verhindern, die Gefahr einer Candidainfektion zu vermindern und die Beschwerden zu lindern.

a) Künstlicher Speichel
— Carboxymethylcellulose-Natrium 0,5% wässerige Lösung; bei Bedarf mit der Lösung umspülen (wird in der Apotheke hergestellt).
— Andere Präparate (z.B. Glandosane)
— Linderung der Beschwerden durch Mundtrokkenheit kann konservativ durch häufiges Nippen an Wasser und Lutschen von Eiswürfeln erreicht werden.

b) Stimulation der Speichelproduktion
— Pilocarpin-Lösung 1 mg/ml; 4mal täglich einen Teelöffel der Lösung einnehmen.
Wegen der potentiellen Nebenwirkungen von Pilocarpin sollte es nur vom behandelnden Arzt verschrieben werden.
— Zuckerfreie saure Drops können als konservatives Mittel zur temporären Stimulation des Speichelflusses eingesetzt werden.

c) Fluoridgel zur Kariesprophylaxe
— Tägliche 5minütige Applikation von 5 bis 10 Tropfen eines Fluoridgels (z.B. 1% Natriumfluorid) mit Hilfe eines Kunststoffträgers.

Die Xerostomie bietet sehr gute Wachstumsbedingungen für Candida albicans. Sehr häufig ist daher gleichzeitig die Behandlung einer Candidiasis erforderlich (s. Abschnitt 3).

5. Behandlung von Stomatitiden infolge Chemotherapie oder Strahlentherapie von Tumoren. Sowohl Zytostatika als auch die Strahlentherapie führen in vielen Fällen zu einer Reduktion der Speichelmenge und Veränderung der Speichelzusammensetzung. Das Gleichgewicht der Mundflora wird gestört, so daß opportunistische Erreger (z.B. Candida albicans) ungehemmt wachsen können. Die Behandlung solcher Patienten hat symptomatischen und supportiven Charakter. Von besonderer Bedeutung sind die Unterweisung des Patienten, häufige Nachuntersuchungen und die enge Zusammenarbeit mit dem behandelnden Arzt.

a) Lokalanästhetika
— Vor jeder Mahlzeit 2 Minuten lang einen Teelöffel Diphenhydramin-Saft 2,67 mg/ml (z.B. Benadryl) im Mund verteilen und anschließend ausspucken.
— Vor jeder Mahlzeit 2 Minuten lang einen Teelöffel Dyclonin-Hydrochlorid 1% (in der BRD nicht im Handel) im Mund verteilen und anschließend ausspucken.
— Vor jeder Mahlzeit einen Teelöffel Lidocain-HCl 2% viskös (z.B. Xylocain) im Mund verteilen und anschließend ausspucken (Die Autoren empfehlen Lidocain nur in Fällen, in denen mit anderen Mitteln keine Linderung erzielt werden konnte, da die topische Anwendung das Risiko einer Sensibilisierung erhöht).

b) Antimykotika
— Nystatin-Suspension 100.000 I.E./ml (z.B. Moronal, Nystatin „Lederle"); 4mal täglich 2 bis 5 ml im Mund verteilen, anschließend schlucken. Wenn der Mund besonders empfindlich ist, kann „Nystatin-Eis" hergestellt werden, indem je 2 ml Nystatin-Suspension dem Wasser jeder Mulde eines Eiswürfelbereiters zugegeben werden.
— Clotrimazol-Lutschtabletten 10 mg (in der BRD nicht im Handel); 5mal täglich je 1 Tablette im Mund zergehen lassen.

c) Reinigung ulzerierter Schleimhautbezirke
— Alkalische Mundspüllösung
Einen Teelöffel Natriumbicarbonat in 0,25 l warmem Wasser auflösen, 4mal täglich mit reichlicher Menge dieser Lösung spülen.

6. Zungenbrennen. Zungenbrennen kann durch Xerostomie, Candidiasis, Ausstrahlungsschmerzen von Muskeln, andere chronische Infektionen, Erkrankungen der Zähne und des Zahnhalteapparates, Reflux von Magensäure, Medikamente, Habits, Störungen der Blutzusammensetzung, Mangelernährung, allergische und entzündliche Erkrankungen oder psychische Faktoren bedingt sein oder idiopathisch auftreten. Auf der Grundlage von

Anamnese, klinischer Untersuchung und gezielten Laboruntersuchungen müssen alle möglichen Ursachen ausgeschlossen werden. Die Blutuntersuchung sollte mindestens ein Blutbild mit Differentialblutbild sowie die Bestimmung der Serumkonzentrationen von Glukose, Eisen, Ferritin, Folsäure und Vitamin B_{12} umfassen. Zur symptomatischen Behandlung kann Diphenhydramin-Sirup, ein Antihistaminikum mit leicht oberflächenanästhesierender Wirkung, eingesetzt werden.

a) Lokalanästhetikum (Antihistaminikum)
— Vor jeder Mahlzeit 2 Minuten lang einen Teelöffel Diphenhydramin-Saft 2,67 mg/ml (z.B. Benadryl) im Mund verteilen und anschließend schlucken.

b) Psychopharmaka
Wird angenommen, daß dem Zungenbrennen überwiegend psychische Faktoren zugrundeliegen oder daß es idiopathisch ist, kann mit niedrig dosierten trizyklischen Antidepressiva nach einigen Wochen oder Monaten eine Linderung oder Beseitigung der Symptome erreicht werden. Die Dosierung wird entsprechend der Reaktion des Patienten und der klinischen Symptomatik angepaßt. Diese Therapie sollte nur durch den behandelnden Arzt erfolgen.
— Amitriptylin-Hydrochlorid-Tabletten 25 mg (z.B. Saroten); in der ersten Woche 1 Tablette vor dem Schlafengehen, danach 2 Tabletten vor dem Schlafengehen; ab der dritten Woche 3 Tabletten vor dem Schlafengehen.
Die Dosierung muß entsprechend der individuellen Reaktion des Patienten angepaßt werden. Als Nebenwirkungen ist mit Mundtrokkenheit und morgendlicher Schläfrigkeit zu rechnen.

7. Geschmacksstörungen. Die Geschmackswahrnehmung kann durch neurologische und/oder physiologische Veränderungen, Medikamente und Bestrahlung beeinträchtigt werden. Diagnostisch sollten zunächst neurologische Störungen, Riechstörungen und systemische Einflüsse wie Mangelernährung, Stoffwechselstörungen, Medikamenteneinnahme und Bestrahlungsfolgen ausgeschlossen werden. Die Serumkonzentration der Spurenelemente sollte bestimmt werden, um Mangelzustände auszuschließen.

a) Durch Xerostomie bedingt: Eine Verminderung des Speichelflusses kann zur Konzentration der Elektrolyte im Speichel führen und einen salzigen oder metallischen Geschmack hervorrufen (s.o.: Behandlung der Xerostomie)
b) Zinkzufuhr: Zinkmangel kann zum Verlust der Geschmackswahrnehmung führen. Bei nachgewiesenem Zinkmangel ist die Zufuhr von Zink erforderlich.

8. Cheilitis angularis. Diese Fissuren im Bereich der Mundwinkel werden durch eine Mischinfektion mit Candida albicans, Staphylokokken und Streptokokken verursacht. Prädisponierende Faktoren sind habituelle lokale Dysfunktionen, Verlust der vertikalen Kieferrelation, Mangelernährung und die Ausbreitung oraler Infektionen. Wichtige Gesichtspunkte der Therapie sind das Erkennen und die Korrektur prädisponierender Faktoren sowie die Beseitigung von Sekundärinfektionen. Da es sich hierbei in den meisten Fällen um eine Mischinfektion handelt, ist in der Regel ein Kombinationspräparat indiziert.
— Nystatin und Triamcinolon-Acetonid (z.B. Moronal V); nach jeder Mahlzeit und vor dem Schlafengehen auf die befallenen Bezirke auftragen.
Zusätzlich kann eine orale antimykotische Therapie erforderlich sein.

Literatur

1. Bell, G.F., Rogers, R.S. III: Observations on the diagnosis of recurrent aphthous stomatitis. Mayo Clin. Proc. **57,** 297–302 (1982)
2. Boger, J., Araujo, O.E., Flowers, F.: Sunscreens: efficacy, use, and misuse. South. Med. J. **77,** 1421–1427 (1984)
3. Bolze, M.S., et al.: Taste acuity, plasma zinc levels, and weight loss during radiotherapy: a study of relationships. Radiology **144,** 163–169 (1982)
4. Dilley, D.H., Blozis, G.G.: Common oral lesions and oral manifestations of systemic illnesses and therapies. Pediatr. Clin. North Am. **29,** 585–611 (1982)
5. Feagin, O.T.: Behcet's disease: the Ochsner experience, 1979 to 1982. South. Med. J. **77,** 442–446 (1984)
6. Fenske, N.A., Greenberg, S.S.: Solar-induced skin changes. Am. Fam. Physician **25,** 109–117 (1982)
7. Fiddian, A.P., et al.: Successful treatment of herpes labialis with topical acyclovir. Br. Med. J. (Clin. Res): **286,** 1699–1701 (1983)
8. Fox, P.C., et al.: Pilocarpine for treatment of xerostomia with salivary gland dysfunction. Oral Surg. **61** (1986)
9. Gorsline, J., Bradlow, H.L., Sherman, M.R.: Triamcinolone acetonide 21-oic acid methyl ester: a potent local anti-inflammatory steroid without detectable systemic effects. Endocrinology **116,** 263–273 (1985)
10. Henkin, R.I., et al.: A zinc containing protein isolated from human parotid saliva. Proc. Natl. Acad. Sci. U.S.A. **72,** 488–492 (1975)
11. Holst, E.: Natamycin and nystatin fo treatment of oral candidiasis during and after radiotherapy. J. Prosthet. Dent. **51,** 226–231 (1984)
12. Hughes, W.T., et al.: Ketoconazole and candidiasis: a controlled study. J. Infect. Dis. **147,** 1060–1063 (1983)
13. Jarrat, M.: Herpes simplex infection. Arch. Dermatol. **119,** 99–103 (1983)
14. Lynde, C.W., Ongley, R.C., Rigg, J.M.: Juvenile pemphigus vulgaris. Arch. Dermatol. **120,** 1089–1099 (1984)
15. Owens, N.J., et al.: Prophylaxis of oral candidiasis with clotrimazole troches. Arch. Intern. Med.: **144,** 290- 293 (1984)
16. Rowe, N.H.: Symposium on oral and perioral ulcerations: clinic and control. 20.-21. Sept. 1974. Ann Arbor, University of Michigan School of Dentistry.
17. Russell, R.M., Cox, M.E., Solomons, N.: Zinc and the special senses. Ann. Intern. Med. **99,** 227–239 (1983)
18. Shannon, J.L., Mccrary, B.R., Starke, E.N.: A saliva substitute for use by xerostomic patients undergoing radiotherapy for the head and the neck. Oral Surg. **44,** 656-661 (1977)

19. Silverman, S., Jr., et al.: Oral mucous membrane pemphigoid. Oral Surg. **61,** 233–237 (1986)
20. Spruance, S.L., Crumpacker, C.S.: Topical 5 percent acyclovir in polyethylene glycol for herpes simplex labialis. Antiviral effect without clinical benefit. Am. J. Med. **73,** 315–319 (1982)
21. Swango, P.A.: The use of topical fluorides to prevent dental caries: a review of the literature. J. Am. Dent. Assoc. **197,** 447–450 (1983)
22. Terezhalmy, G.T., Bottomly, W.K., Pelleu, G.B.: The use of water-soluble bioflavonoid-ascorbic acid in the treatment of recurrent herpes simplex labialis. Oral Surg. **45,** 56–61 (1978)
23. Van De Meer, J.W., Versteeg, J.: Acyclovir in severe herpes virus infections. Am J. Med. **73,** 271–274 (1982)
24. Walther, R.R., Harber, L.C.: Expected skin complaints of the geriatric patient. Geriatrics **39,** 67–69, 73–74, 79–80 (1984)
25. Watson, C.P., et al.: Amitryptiline versus placebo in post-therapeutic neuralgia. Neutology (N.Y.) **32,** 67–80 (1982)
26. Whitley, R.J., et al.: Infections caused by herpes simplex virus in the immunocompromised host: natural history and topical acyclovir therapy. J. Infect. Dis. **150,** 323–329 (1984)
27. Wright, W.E., et al.: An oral disease prevention program for patients receiving radiation and chemotherapy. J. Am. Dent. Assoc. **110,** 43–47 (1985)
28. Zegarelli, D.J.: Burning mouth: an analysis of 57 patients. Oral Surg. **58,** 34–38 (1984)

Anhang B

Zusammenfassung: Zahnärztliche Betreuung

In der Tabelle auf den nachfolgenden Seiten sind die wichtigsten Faktoren, die bei der zahnärztlichen Betreuung von Risikopatienten zu beachten sind, zusammengestellt. Zu jeder Grunderkrankung wird ein Überblick über potentielle Probleme im Zusammenhang mit der zahnärztlichen Behandlung und deren Verhütung, Auswirkungen dieser Probleme auf die Behandlungsplanung, krankheitsbedingte Veränderungen im Bereich der Mundhöhle sowie erforderliche Modifikationen der zahnärztlichen Notfallbehandlung gegeben.

Zum besseren Verständnis der hier zusammengestellten Informationen empfiehlt sich die vorherige Lektüre der entsprechenden Kapitel. Die Tabelle ist als Nachschlagewerk für die zahnärztliche Betreuung von Patienten gedacht, die an einer der in diesem Buch beschriebenen Erkrankungen leiden.

Grunderkrankung	Potentielle medizinische Probleme im Zusammenhang mit der zahnärztlichen Behandlung	Vorbeugung gegen medizinische Probleme
Herzgeräusche (s. Abschn. 3.4)	1. Funktionelle Herzgeräusche stellen kein Problem dar; 2. Beim Vorliegen organischer (pathologischer) Herzgeräusche muß einer infektiösen Endokarditis vorgebeugt werden.	1. Internistische Abklärung der Ursache von Herzgeräuschen; 2. Beim Vorliegen organischer Herzgeräusche Vorgehen wie bei rheumatischen Herzerkrankungen.
Rheumatisches Fieber und rheumatische Herzerkrankung (Kap. 3)	Wenn eine rheumatische Herzerkrankung vorliegt, besteht bei zahnärztlichen Behandlungen, die eine transitorische Bakteriämie verursachen, die Gefahr einer infektiösen Endokarditis.	1. Rücksprache mit Internisten, um das Vorliegen einer rheumatischen Herzerkrankung abzuklären; 2. Überweisung an Internisten zur Untersuchung und Beurteilung: — EKG — Thorax-Röntgenaufnahme — Körperliche Untersuchung einschließlich Auskultation (Herzgeräusche) — Echokardiogramm; 3. Beim Vorliegen einer rheumatischen Herzerkrankung ist für alle zahnärztlichen Behandlungsmaßnahmen einschließlich bestimmter Untersuchungen eine antibiotische Abschirmung erforderlich: — Patienten ohne Penicillinallergie: 2 g Penicillin V oral mindestens 60 Minuten vor der Behandlung und 1 g Penicillin V oral nach 6 Stunden — Patienten mit Penicillinallergie: 1 g Erythromycin oral mindestens 90 Minuten vor der Behandlung und 500 mg Erythromycin oral nach 6 Stunden — Patienten, die ein niedrig dosiertes Oralpenicillin oder monatliche Injektionen von Depotpenicillinen zur Prophylaxe des rheumatischen Fiebers erhalten: Laufende Medikation fortsetzen, 1 g Erythromycin oral mindestens 90 Minuten vor der Behandlung und 500 mg Erythromycin oral nach 6 Stunden.

Modifikationen der Behandlungsplanung	Orale Komplikationen	Zahnärztliche Notfallbehandlung
1. Patienten mit funktionellen Herzgeräuschen können wie gesunde Patienten behandelt werden. 2. Patienten mit organischen Herzgeräuschen müssen wie Patienten mit rheumatischen Herzerkrankungen oder kongenitalen Herzvitien behandelt werden.	In der Regel keine.	1. Patienten, bei denen anamnestisch Herzgeräusche in der Kindheit oder während einer Schwangerschaft bekannt sind, die seitdem nicht mehr aufgetreten sind, benötigen mit Ausnahme von Fällen mit unklarer Anamnese keine antibiotische Abschirmung. 2. Patienten mit Herzgeräuschen, bei denen eine zahnärztliche Notfallbehandlung durchgeführt werden muß, sollten zur Prophylaxe einer infektiösen Endokarditis antibiotisch abgeschirmt werden; nach Möglichkeit sollte die Ursache der Herzgeräusche durch Rücksprache mit dem behandelnden Arzt abgeklärt werden.
1. Bei Patienten mit asymptomatischer rheumatischer Herzerkrankung bestehen keine Kontraindikationen gegen zahnärztliche Behandlungen; 2. Der Behandlungsplan sollte einschließen: — Durchführung möglichst vieler Behandlungsschritte in den ersten 2 bis 3 Stunden nach Ablauf der Wartezeit (60 bis 90 Minuten) nach Einnahme der Initialdosis; — Frühestens nach Ablauf einer Woche erneute antibiotische Abschirmung, um den Anteil penicillinresistenter Keime in der Mundflora zu reduzieren; — Wenn mehrere Abschirmungsperioden erforderlich werden, kann ein anderes Antibiotikum verwendet werden, indem zuerst Penicillin, dann Erythromycin gegeben wird. Zwischen den Abschirmungsperioden sollte ein Abstand von mindestens einer Woche eingehalten werden; 3. Unter besonderen Umständen kann die Dauer der antibiotischen Abschirmung auf 5 bis 7 Tage ausgedehnt werden: — Chirurgische Eingriffe mit Nahtverschluß und Operationswunden mit verzögerter Abheilung; — An den letzten 2 bis 3 Tagen einer verlängerten Abschirmungsperiode kann Erythromycin gegeben werden, um der Entwicklung von Penicillinresistenzen vorzubeugen.	In der Regel keine.	1. Bei Patienten mit asymptomatischer rheumatischer Herzerkrankung ist für jede zahnärztliche Notfallbehandlung eine antibiotische Abschirmung erforderlich; 2. Bei Patienten, die früher an rheumatischem Fieber erkrankt waren, jedoch nicht auf das Vorliegen einer rheumatischen Herzerkrankung untersucht wurden, muß von einer rheumatischen Herzerkrankung ausgegangen werden, bis das Gegenteil bewiesen ist: antibiotische Abschirmung zur Prophylaxe der infektiösen Endokarditis; 3. Bei Patienten, die früher an rheumatischem Fieber erkrankt waren und denen mitgeteilt wurde, daß keine rheumatische Herzerkrankung vorliege, ist keine antibiotische Abschirmung erforderlich, wenn die Richtigkeit dieser Angabe bestätigt wird.

Grunderkrankung	Potentielle medizinische Probleme im Zusammenhang mit der zahnärztlichen Behandlung	Vorbeugung gegen medizinische Probleme
Kongenitale Herzvitien (Kap. 4)	1. Infektiöse Endokarditis; 2. Infektiöse Endarteriitis; 3. Anhaltende Blutungen nach Scaling und chirurgischen Eingriffen; Blutungsneigung kann bei Patienten mit Rechts-links-Shunt verursacht werden durch: — Thrombozytopenie — Mangel an Gerinnungsfaktoren infolge von Thrombosen in kleinen Gefäßen (Verbrauchskoagulopathie) — Antikoagulanzientherapie zur Thromboseprophylaxe; 4. Herzinsuffizienz — Infektion — Herzstillstand — Herzrhythmusstörungen — Atemnot (durch Lungenödem).	1. Erkennen aufgrund von Anamnese und Untersuchungsergebnissen; 2. Überweisung für internistische Diagnostik und Therapie; 3. Rücksprache mit Internisten, bevor mit der zahnärztlichen Behandlung begonnen wird. 4. Antibiotische Abschirmung für jede zahnärztliche Behandlung: — Patienten mit kongenitalen Herzvitien: Abschirmung wie bei Patienten mit rheumatischen Herzerkrankungen — Patienten, bei denen in letzter Zeit die operative Korrektur eines kongenitalen Herzvitiums erfolgt ist: Abschirmung wie bei Patienten mit künstlichen Herzklappen — Nach Rücksprache mit dem Internisten kann bei vielen Patienten mit behandelten und ausgeheilten Defekten auf eine antibiotische Abschirmung verzichtet werden; 5. Bei oralen Infektionen Dehydratation vermeiden; 6. Vor chirurgischen Maßnahmen Blutungszeit und Quick-Wert bestimmen – bei Abweichungen von den Normwerten Rücksprache mit dem Internisten.
Chirurgisch korrigierte Herz- und Gefäßerkrankungen (Kap. 5)	1. Infektiöse Endokarditis; 2. Infektiöse Endarteriitis; 3. Bei Antikoagulanzientherapie Blutungsneigung nach chirurgischen Eingriffen und Scaling.	1. Während der ersten 6 Monate postoperativ Antibiotikaprophylaxe nach dem Schema der American Heart Association (AHA) für Hochrisikopatienten (Rücksprache mit Internisten): — Patienten ohne Penicillinallergie: 1 bis 2 g Ampicillin i.m. oder i.v., dann 1,5 mg/kg Gentamicin i.m. oder i.v. 1 Stunde vor der Behandlung und 1 g Penicillin V oral 6 Stunden nach Gabe der Initialdosis — Patienten mit Penicillinallergie: 1 g Vancomycin – 60minütige i.v.-Infusion unmittelbar vor der Behandlung; 2. Patienten mit aortokoronarem Bypass werden ab der 1. bis 2. Woche postoperativ als nicht mehr gefährdet betrachtet; nach Rücksprache mit Internisten ggf. wie gesunde Patienten behandeln; 3. Nach dem 6. postoperativen Monat sind die meisten Patienten nicht mehr gefährdet, wenn kein Fremdmaterial zur Korrektur der kardiovaskulären Läsion verwendet wurde; wurden synthetische Materialien wie Dacron verwendet, bleibt der Patient durch Endokarditis/Endarteriitis gefährdet – nach Rücksprache mit dem Internisten antibiotische Abschirmung nach dem Standardschema der AHA (s. Abschnitt 3.3.4.2); 4. Patienten mit künstlichen Herzklappen bleiben hochgradig gefährdet; Rücksprache mit Internisten und antibiotische Abschirmung nach dem Schema der AHA für Hochrisikopatienten (s. o.)

Modifikationen der Behandlungsplanung	Orale Komplikationen	Zahnärztliche Notfallbehandlung
Außer beim Vorliegen einer Herzinsuffizienz (s. Kap. 9) in der Regel keine.	1. Zyanose – bläuliche Farbe; 2. Polyglobulie – rötliche Farbe; 3. Thrombozytopenie – kleine Hämorrhagien; 4. Leukopenie – Infektionen.	1. Symptomfreier Patient: Unter Endokarditis- bzw. Endarteriitisprophylaxe alle erforderlichen Behandlungen möglich; 2. Patient mit Symptomen einer Herzinsuffizienz und/oder Polyglobulie: — Rücksprache mit Internisten vor Behandlungsbeginn; — Analgetika zur Schmerzbekämpfung; — Antibiotika bei Infektionen; — Vermeiden einer Dehydratation bei akuten Infektionen; — Wegen der Möglichkeit einer Blutungsneigung möglichst keine chirurgischen Eingriffe vornehmen.
Siehe Abschnitte über rheumatische Herzerkrankung (3.2), und künstliche Herzklappen (Kap. 5).	In der Regel keine außer bei Antikoagulanzientherapie.	1. Patienten mit vollständig eingeheiltem aortokoronarem Bypass benötigen keine Antibiotikaprophylaxe; 2. Patienten, die vor mehr als 6 Monaten operiert wurden: — Fremdmaterial zur Korrektur verwendet: Abschirmung erforderlich: Standard-Dosierungsschema; — Defekt ohne Verwendung von Fremdmaterial verschlossen oder korrigiert: keine Abschirmung erforderlich; 3. Patienten mit künstlichen Herzklappen: Abschirmung nach Schema für Hochrisikopatienten erforderlich; 4. Bei Patienten unter Antikoagulanzientherapie nach Möglichkeit chirurgische Eingriffe vermeiden.

Grunderkrankung	Potentielle medizinische Probleme im Zusammenhang mit der zahnärztlichen Behandlung	Vorbeugung gegen medizinische Probleme
Künstliche Herzklappe(n) (Kap. 5)	1. Gefahr einer Endokarditis im Bereich der Klappenprothesen bei zahnärztlichen Behandlungen, die zu einer transitorischen Bakteriämie führen; 2. Erhöhte Blutungsgefahr nach Scaling und chirurgischen Eingriffen bei Patienten, die mit Antikoagulanzien behandelt werden.	1. Rücksprache mit Internisten, um den augenblicklichen Gesundheitszustand des Patienten sowie das Vorliegen weiterer Gesundheitsprobleme abzuklären und den endgültigen zahnärztlichen Behandlungsplan festzulegen; 2. Bei allen zahnärztlichen Maßnahmen antibiotische Abschirmung nach dem Schema der AHA für Hochrisikopatienten zur Prophylaxe einer Prothesenendokarditis: — Patienten ohne Penicillinallergie: 1 bis 2 g Ampicillin i.m. oder i.v., dann 1,5 mg/kg Gentamicin i.m. oder i.v. 1 Stunde vor der Behandlung und 1 g Penicillin V oral 6 Stunden nach Gabe der Initialdosis — Patienten mit Penicillinallergie: 1 g Vancomycin – 60minütige i.v.-Infusion unmittelbar vor der Behandlung — Bei manchen Patienten mit außergewöhnlich gutem Gebißzustand kann das Standard-Dosierungsschema der AHA eingesetzt werden (s. Abschnitt über rheumatische Herzerkrankung); 3. Patienten unter Antikoagulanzientherapie: Wenn Zahnsteinentfernung oder chirurgische Eingriffe geplant sind, sollte durch den Internisten die Dosierung der Antikoagulanzien so eingestellt werden, daß der Quick-Wert am Behandlungstag zwischen 30% und 40% liegt (Einzelzahnextraktionen ab ca. 25% möglich).

Modifikationen der Behandlungsplanung	Orale Komplikationen	Zahnärztliche Notfallbehandlung
1. Patienten mit Penicillinallergie: — Stellen ein besonderes Problem dar, weil viele Zahnarztpraxen nicht auf die i.v.-Infusion von Vancomycin vorbereitet sind; Routinebehandlungen müssen dann in der Klinik durchgeführt werden. Patienten mit schlechtem Gebißzustand sollten über mögliche Probleme und Kosten aufgeklärt und die Versorgung mit Totalprothesen empfohlen werden; — Antibiotische Abschirmung für Zahnextraktionen sowie bei Eingliederung von herausnehmbarem Zahnersatz erforderlich; entwickeln sich innerhalb von 24 Stunden nach der Protheseneingliederung Ulzerationen (am Tag nach der Eingliederung muß eine Kontrolle erfolgen), sollte eine Abschirmung nach dem Schema für Hochrisikopatienten gegeben und die Prothesen korrigiert werden; nach der initialen i.v.-Gabe von Vancomycin kann über 1 bis 4 Tage 4mal täglich 500 mg Erythromycin oral gegeben werden; 2. Patienten ohne Penicillinallergie: — Können in der Praxis behandelt werden. Keine Kontraindikationen für zahnärztliche Behandlungen, jedoch sollte Patienten mit fortgeschrittenen Parodontalerkrankungen eher zur Versorgung mit Totalprothesen als zu aufwendigen Parodontalbehandlungen und Restaurationen geraten werden; — Durchführung so vieler Behandlungsschritte wie möglich während jeder antibiotischen Abschirmungsperiode; — Zwischen den Abschirmungsperioden sollte ein Abstand von mindestens einer Woche eingehalten werden; — Bei verzögerter Wundheilung nach chirurgischen Eingriffen oder wenn Nähte gelegt wurden, kann es erforderlich sein, die Abschirmung über eine längere Periode auszudehnen: 4mal täglich 500 mg Penicillin V oral über einen Zeitraum von 1 bis 5 Tagen.	In der Regel keine, außer Ekchymosen und Zahnfleischblutungen bei Einnahme von Antikoagulanzien.	Antibiotische Abschirmung zur Prophylaxe der infektiösen Endokarditis für alle zahnärztlichen Behandlungen erforderlich. Konservative Schmerzbehandlung und Infektionsbekämpfung bei Quick-Wert unter 30% (25%).

Grunderkrankung	Potentielle medizinische Probleme im Zusammenhang mit der zahnärztlichen Behandlung	Vorbeugung gegen medizinische Probleme
Herztransplantierte Patienten (Abschn. 5.2.8, 5.3.1.8, 5.3.2)	1. Infektion infolge Immunsuppression durch — Cyclosporin A — Kortikosteroide — Antithymozytenglobulin; 2. Starke Blutungen nach Verletzungen wegen Antikoagulanzientherapie; 3. Kein erhöhtes Endarteriitisrisiko, sobald die Anastomosen verheilt sind; 4. Bei den meisten herztransplantierten Patienten, die mit Kortikosteroiden behandelt werden, ist die Dosierung so hoch, daß für belastende zahnärztliche Behandlungen keine zusätzliche Steroiddosis benötigt wird; dies sollte jedoch mit dem behandelnden Arzt abgeklärt werden; 5. Patienten mit fortgeschrittener Arteriosklerose der Koronararterien des Transplantates können besonders gefährdet sein.	1. Erforderliche zahnärztliche Behandlungen sollten möglichst vor der Herztransplantation durchgeführt werden; 2. Die Bedeutung einer Antibiotikaprophylaxe zur Vorbeugung postoperativer Infektionen ist noch nicht völlig geklärt; führende Transplantationschirurgen empfehlen jedoch für ihre Patienten wegen der Immunsuppression die antibiotische Abschirmung; 3. Wenn chirurgische Eingriffe geplant sind, sollte der behandelnde Arzt konsultiert werden, um den Grad der Antikoagulation abzuklären; die meisten Eingriffe können bei einem Quick-Wert von 30% bis 40% durchgeführt werden; lokale Maßnahmen wie Druck, Verbandplatten, Thrombin, Kollagenvlies usw. können erforderlich sein; 4. Konsultation des behandelnden Arztes, ob eine zusätzliche Steroidgabe erforderlich ist, wenn belastende Behandlungen wie Weisheitszahnentfernungen, parodontal- oder kieferchirurgische Eingriffe geplant sind; 5. Kontinuierliches Recall und Prophylaxeprogramm sind von größter Bedeutung; 6. Konsultation des behandelnden Arztes zur Abklärung des Zustandes der Koronargefäße des Transplantates; falls eine fortgeschrittene Transplantatarteriosklerose vorliegt, müssen die Richtlinien des Abschnittes über koronare Herzkrankheit berücksichtigt werden.

Modifikationen der Behandlungsplanung	Orale Komplikationen	Zahnärztliche Notfallbehandlung
1. Bei Transplantatabstoßung nur zahnärztliche Notfallbehandlung; 2. Bei Patienten mit stabilem Transplantat kann jede erforderliche zahnärztliche Behandlung durchgeführt werden; 3. Die meisten Kardiochirurgen empfehlen für invasive zahnärztliche Behandlungen eine prophylaktische Antibiotikagabe; das Standard-Dosierungsschema der AHA wurde vorgeschlagen (Grund ist nicht die Vorbeugung gegen eine bakterielle Endokarditis, sondern die Prophylaxe gegen Lokal- und Streuinfektionen beim immunsupprimierten Patienten).	1. In der Regel keine; 2. Übermäßige Immunsuppression kann zu lokalen Infektionen, Tumorentwicklung und Blutungen führen; 3. Antikoagulanzientherapie kann zu starken Blutungen nach kleineren Verletzungen usw. führen.	1. Konsultation des behandelnden Arztes vor invasiven zahnärztlichen Behandlungen; 2. Antibiotikaprophylaxe vor invasiven Behandlungen; 3. Überprüfung des Quick-Werts vor chirurgischen oder Parodontalbehandlungen (bei einem Quick-Wert von 30% bis 40% können solche Eingriffe in der Regel durchgeführt werden); 4. Wenn kein Arzt konsultiert werden kann: konservative Notfallbehandlung – Antibiotika gegen Infektionen, Analgetika gegen Schmerzen.

Grunderkrankung	Potentielle medizinische Probleme im Zusammenhang mit der zahnärztlichen Behandlung	Vorbeugung gegen medizinische Probleme
Hypertonie (Kap. 6)	1. Streß und Angst im Zusammenhang mit dem Zahnarztbesuch können bei bestehender Hypertonie zu weiterem Ansteigen des Blutdrucks führen; dadurch kann ein Myokardinfarkt oder ein zerebrovaskulärer Insult ausgelöst werden; 2. Bei stark erhöhtem Blutdruck können nach chirurgischen Eingriffen und Scaling übermäßige Blutungen auftreten; 3. Bei Patienten, die mit Antihypertensiva behandelt werden, können Übelkeit und Erbrechen, Blutdruckabfall und orthostatische Hypotonie auftreten; 4. Übermäßiger Einsatz von Vasokonstringenzien kann zu erheblichem Blutdruckanstieg führen und den Patienten ernsthaft gefährden; 5. Viele Antihypertensiva potenzieren die sedierende Wirkung von Barbituraten; 6. Bei Einnahme bestimmter Antihypertensiva kann eine medikamentöse Sedierung zu hypotonen Krisen führen.	1. Erkennen von Patienten mit deutlich erhöhtem Blutdruck und Überweisung zur internistischen Untersuchung und Therapie; 2. Patienten, die mit Antihypertensiva behandelt werden: — Reduktion von Streß und Angst durch Prämedikation; Behandlungstermine am Vormittag; offene Atmosphäre und persönliche Anteilnahme des Zahnarztes und seiner Mitarbeiter; Patienten über seine Ängste und Sorgen anläßlich des Zahnarztbesuchs sprechen lassen; Stickoxydul kann eingesetzt werden, wenn eine Hypoxie sicher vermieden wird — Behandlung abbrechen, wenn sie für den Patienten zu anstrengend wird — Orthostatische Hypotonie durch langsame Positionsänderungen des Behandlungsstuhls und Stützen des Patienten beim Aufstehen vermeiden — Würgreflex nicht stimulieren — Sedierende Medikation und Dosierung mit dem behandelnden Arzt abstimmen — übermäßigen Einsatz von Vasokonstringenzien vermeiden; 3. Medikamentenanwendung: — Lokalanästhetika mit geringem Zusatz von Vasokonstringenzien (Adrenalin max. 1:100.000) verwenden, nicht mehr als drei Ampullen injizieren; Aspiration und langsame Injektion — Kein Einsatz von Vasokonstringenzien zur lokalen Blutstillung — Keine Retraktionshilfen mit vasokonstringierenden Zusätzen verwenden — Dosisreduktion bei Barbituraten und anderen Sedativa, deren Wirkung durch viele Antihypertensiva verstärkt wird — Keine Allgemeinanästhesie — Keine Gabe von zentral dämpfenden Medikamenten (Sedativa/Hypnotika, Narkotika usw.) bei Patienten, die mit Monoaminoxidase-Hemmstoffen (MAO-Hemmern) behandelt werden — Adrenalin und Levonordefrin können bei Patienten, die MAO-Hemmer einnehmen, eingesetzt werden.

Modifikationen der Behandlungsplanung	Orale Komplikationen	Zahnärztliche Notfallbehandlung
1. Unbehandelte schwere Hypertonie: Keine zahnärztliche Routinebehandlung; 2. Gut eingestellte Hypertoniker ohne Komplikationen wie Niereninsuffizienz oder Herzinsuffizienz: Jede erforderliche Behandlung möglich; 3. Patienten mit Komplikationen: Vgl. entsprechenden Abschnitt.	1. Bei unbehandelter Hypertonie gelegentlich verstärkte Blutungen nach chirurgischen Eingriffen; 2. Xerostomie bei zu hoher Dosierung von Diuretika; 3. Quecksilber-Diuretika können allergische Reaktionen mit Stomatitis oder oralen Ulzerationen auslösen; 4. Acetazolamid kann Parästhesien im Gesichtsbereich hervorrufen; 5. Gelegentlich Fazialisparese bei Patienten mit maligner Hypertonie; 6. Lichenoide Reaktionen nach Einnahme von Thiaziden, Methyldopa, Propranolol und Labetalol; 7. Selten lichenoide Reaktion nach Einnahme von Hydralazin.	1. Keine zahnärztliche Notfallbehandlung außer Analgetikagabe bei Schmerzen und Antibiotika bei Infektionen, wenn eine deutliche Erhöhung des Blutdrucks vorliegt (diastolischer RR 115 mmHg oder höher); 2. Bei allen übrigen Patienten können sämtliche erforderlichen Maßnahmen durchgeführt werden.

Grunderkrankung	Potentielle medizinische Probleme im Zusammenhang mit der zahnärztlichen Behandlung	Vorbeugung gegen medizinische Probleme
Koronare Herzkrankheit mit kurzdauernden Schmerzattacken (Angina pectoris) (Abschn. 5.2.5, Kap. 7)	1. Streß und Angst beim Zahnarzt können zur Auslösung eines Angina-pectoris-Anfalls in der Zahnarztpraxis führen; 2. Myokardinfarkt kann sich in der Zahnarztpraxis ereignen; 3. Plötzlicher Herztod durch Kammerflimmern oder Asystolie ohne akute Infarzierung kann in der Zahnarztpraxis auftreten.	1. Erkennen von Patienten mit Angina pectoris; 2. Überweisung von Patienten, bei denen aufgrund der Anamnese der Verdacht auf eine unbehandelte Angina pectoris besteht, zur internistischen Untersuchung und Behandlung; 3. Bei Patienten, die wegen Angina pectoris behandelt werden, sollte alles unternommen werden, um die zahnärztliche Behandlung streßfrei zu gestalten: — Vermittlung persönlichen Interesses und einer offenen Atmosphäre durch Zahnarzt und Mitarbeiter — Dem Patienten das Gefühl geben, frei über seine Furcht sprechen zu können — Termine am Vormittag — Kurze Behandlungssitzungen — Prämedikation: Diazepam (z. B. Valium) 5 bis 10 mg; prophylaktische Gabe von Nitroglyzerin (eine Kapsel vor der Behandlung) — Stickoxydul — Effiziente Lokalanästhesie: Adrenalin-Zusatz von max. 1:100.000 kann und sollte verwendet werden; Aspiration; langsame Injektion; 4. Patienten erneut auf die Bedeutung von Risikofaktoren hinweisen, die er selbst beeinflussen kann; 5. Behandlung beenden, wenn der Patient Müdigkeit zeigt oder Veränderungen von Pulsfrequenz oder -rhythmus auftreten; 6. Wenn bei einem Patienten mit stabiler Angina pectoris ein Präkordialschmerz auftritt, Behandlung unterbrechen und Nitroglyzerinpräparat geben; Kapsel sublingual zerdrücken (lassen). — Tritt nach Nitroglyzeringabe innerhalb von 2 bis 3 Minuten Schmerzfreiheit ein, kann die Behandlung nach einer Ruhepause fortgesetzt oder der Patient für einen neuen Termin wiederbestellt werden. — Hält der Schmerz länger als 2 bis 3 Minuten an, Vitalfunktionen überwachen und einzelne Gabe von 2 weiteren Nitroglyzerinkapseln während der nächsten 10 bis 15 Minuten; wenn der Schmerz nach 3 Kapseln innerhalb von 15 Minuten weiter anhält und der Zustand des Patienten stabil ist, Transport ins Krankenhaus veranlassen und den behandelnden Arzt rufen; bei instabilem Zustand Arzt rufen und kardiopulmonale Reanimation vorbereiten; 7. Wenn bei einem Patienten mit instabiler Angina pectoris während der Behandlung ein Präkordialschmerz auftritt, Behandlung unterbrechen und Nitroglyzerinpräparat geben; Kapsel sublingual zerdrücken (lassen) und Vitalfunktionen überwachen: — Wird der Patient nach der ersten, zweiten oder dritten Nitroglyzerinkapsel (innerhalb von 15 Minuten) schmerzfrei und ist sein Zustand stabil, sollte die Behandlung abgebrochen und der Arzt des Patienten informiert werden. — Tritt nach drei Nitroglyzerinkapseln keine Schmerzfreiheit ein oder ist der Zustand des Patienten instabil, behandelnden Arzt rufen, erforderliche sofortige Notfallbehandlung durchführen und Transport in die Notfallambulanz einer Klinik veranlassen; der Zahnarzt muß beim Patienten bleiben, bis ein Arzt zur Verfügung steht. 8. Kein Einsatz von Vasokonstriktoren — Ausnahme: Adrenalinzusatz (max. 1:100.000) in Lokalanästhetika — Keine Vasokonstriktoren zur lokalen Blutstillung — Keine Retraktionshilfen mit Vasokonstriktoren verwenden.

Modifikationen der Behandlungsplanung	Orale Komplikationen	Zahnärztliche Notfallbehandlung
1. Patienten mit stabiler Angina pectoris: normale Routinebehandlung; 2. Patienten mit instabiler Angina pectoris: nur Bekämpfung oder vorbeugende Behandlung von Schmerzen und Infektionen.	In der Regel keine; in seltenen Fällen können diese Patienten jedoch Schmerzen kardialer Genese im Bereich des Unterkiefers haben (ausstrahlender Schmerz); Anamnese über auslösende bzw. Besserung verschaffende Faktoren erlaubt Rückschluß auf kardialen Ursprung.	1. Keine Einschränkungen bei Patienten mit stabiler Angina pectoris; 2. Patienten mit instabiler Angina pectoris: Rücksprache mit Internisten; je nach Zustand des Patienten kann eine reguläre Notfallbehandlung oder ein konservatives Vorgehen (Antibiotika zur Infektions- und Analgetika zur Schmerzbekämpfung) indiziert sein.

Grunderkrankung	Potentielle medizinische Probleme im Zusammenhang mit der zahnärztlichen Behandlung	Vorbeugung gegen medizinische Probleme
Myokardinfarkt (Kap. 7)	1. Herzstillstand; 2. Myokardinfarkt; 3. Angina pectoris; 4. Herzinsuffizienz; 5. Blutungsneigung durch Antikoagulanzien; 6. Infektiöse Endokarditis bei implantiertem Schrittmacher; 7. Elektrische Interferenzen mit Herzschrittmachern.	1. Keine zahnärztliche Routinebehandlung in den ersten 6 Monaten nach einem Myokardinfarkt wegen erhöhten Risikos von neuen Infarkten und Herzrhythmusstörungen; 2. Rücksprache mit behandelndem Arzt vor Beginn einer zahnärztlichen Routinebehandlung über den augenblicklichen Zustand des Patienten und die Notwendigkeit einer antibiotischen Abschirmung bei Patienten mit transvenösen Schrittmachern; 3. Behandlungstermine am Vormittag; 4. Kurze Behandlungssitzungen; 5. Abbruch der Behandlung, wenn der Patient müde oder kurzatmig wird oder Änderungen von Pulsfrequenz und Blutdruck auftreten – behandelnden Arzt informieren; bei Schmerzen im Thorax während der Behandlung Vorgehen wie im Abschnitt über Patienten mit instabiler Angina pectoris beschrieben; 6. Lokalanästhetikum mit Adrenalinzusatz von max. 1:100.000 (max. 3 Ampullen); Aspiration; langsame Injektion; keine Vasokonstriktoren zur lokalen Blutstillung oder in Retraktionshilfen verwenden; 7. Prämedikation zur Streßreduktion vor der Behandlung: 5 mg bis 10 mg Diazepam; 8. Antikoagulanzientherapie: wenn chirurgische Eingriffe oder Scaling geplant sind, muß durch einen Internisten der Quick-Wert auf 30% bis 40% (Einzelzahnextraktionen ab 25%) eingestellt werden – dauert 3 bis 4 Tage; Überprüfung des Quick-Wertes am Operationstag; bei chirurgischen Eingriffen ggf. Antibiotikagabe zur Prophylaxe postoperativer Infektionen; 9. Digitalis: Patient kann zu Übelkeit und Erbrechen neigen; Stimulierung des Würgreflexes vermeiden; 10. Mittel zur Hemmung der Speichelsekretion: Atropin, Methanthelin – können zur Tachykardie führen; vor Anwendung Rücksprache mit behandelndem Arzt; 11. Antiarrhythmika: Chinidin, Procainamid – können zu Übelkeit, Erbrechen und Hypotonie führen; orale Ulzerationen können auf Agranulozytose hinweisen; 12. Antihypertensiva: s. Tabellen 6–3, 6–4; 13. Schrittmacher: keine Anwendung von Ultraschallgeräten zur Zahnsteinentfernung, Elektrokautern usw.

Modifikationen der Behandlungsplanung	Orale Komplikationen	Zahnärztliche Notfallbehandlung
1. Infarkt mindestens 6 Monate zurückliegend, keine Komplikationen: normale zahnärztliche Routinebehandlung; 2. Beim Vorliegen von Komplikationen, z.B. Herzinsuffizienz: zahnärztliche Behandlung auf momentan notwendige Maßnahmen beschränken.	In der Regel keine außer Nebenwirkungen von Medikamenten, die zur Behandlung der Grunderkrankung eingenommen werden.	1. Innerhalb der ersten 6 Monate nach dem Infarkt ausschließlich zahnärztliche Notfallbehandlung – vorherige Rücksprache mit dem behandelnden Arzt unbedingt erforderlich; so konservativ wie möglich vorgehen: Analgetika zur Schmerzbekämpfung; Antibiotika bei Infektionen; endodontische Behandlung ist der Extraktion vorzuziehen; 2. Infarkt mehr als 6 Monate zurückliegend: — Ohne Komplikationen: jede indizierte Behandlung möglich; — Mit Komplikationen: Rücksprache mit Internisten erforderlich; zahnärztliche Behandlung unter Berücksichtigung der jeweils vorliegenden Komplikationen (vgl. entsprechende Abschnitte).

Grunderkrankung	Potentielle medizinische Probleme im Zusammenhang mit der zahnärztlichen Behandlung	Vorbeugung gegen medizinische Probleme
Herzrhythmusstörungen (Kap. 8)	1. Streß im Zusammenhang mit der zahnärztlichen Behandlung oder zu hohe Adrenalindosen können bei prädisponierten Patienten zu lebensbedrohlichen Herzrhythmusstörungen führen; 2. Bei Patienten mit vorbestehenden Rhythmusstörungen ist das Risiko ernster Komplikationen, z. B. Herzstillstand, erhöht; 3. Bei Schrittmacherpatienten besteht die Gefahr von Funktionsstörungen des Schrittmachers durch elektromagnetische Interferenzen von Vitalitätsprüfern, Elektromotoren im Behandlungsstuhl, Ultraschallgeräten usw.; das Risiko einer infektiösen Endokarditis kann aufgrund des transvenösen Elektrodendrahtes leicht erhöht sein.	1. Identifikation von Patienten, die zur Entwicklung bedeutsamer Herzrhythmusstörungen neigen, durch Konsultation des behandelnden Arztes: — Bedeutsame Herzerkrankung in der Vorgeschichte — Schilddrüsenerkrankungen — Chronische Lungenerkrankungen — Operationen am eröffneten Herzen; 2. Identifikation von Patienten mit bedeutsamen Herzrhythmusstörungen anhand von Anamnese und klinischen Symptomen: — Einnahme von Antiarrhythmika (Procainamid, Chinidin, Disopyramid, Propranolol) — Schrittmacherträger — Anamnestische Hinweise auf Palpitationen, Schwindel, Angina pectoris, Dyspnoe und/oder Synkopen (Überweisung zur internistischen Abklärung) — Pathologische Untersuchungsbefunde: unregelmäßiger Puls, schwere Tachykardie, schwere Bradykardie und/oder Hypertonie (Überweisung zur internistischen Abklärung); 3. Vor Beginn der zahnärztlichen Behandlung sollte der behandelnde Arzt konsultiert werden: — Abklärung des aktuellen Gesundheitszustandes — Abklärung der Herzerkrankung und der Notwendigkeit einer antibiotischen Abschirmung — Überprüfung des zahnärztlichen Behandlungsplans — Abklärung der Notwendigkeit einer Antibiotikaprophylaxe bei Schrittmacherträgern (wird im allgemeinen nicht empfohlen, aber von manchen Ärzten vorgeschlagen) — Ein Teil der Patienten mit Vorhofflimmern nimmt Kumarinderivate ein; vor chirurgischen Eingriffen muß der Quick-Wert auf 30% bis 40% eingestellt werden. 4. Der Zahnarzt muß auf die Behandlung von lebensbedrohlichen Herzrhythmusstörungen vorbereitet sein.

Modifikationen der Behandlungsplanung	Orale Komplikationen	Zahnärztliche Notfallbehandlung
1. Angstreduktion: — Prämedikation — Offener und ehrlicher Umgang mit dem Patienten — Behandlungstermine am Vormittag — Kurze Behandlungssitzungen — Stickoxydul. 2. Überdosierung von Adrenalin vermeiden: — Verwendung von Adrenalin als Zusatz zu Lokalanästhetika mit einer Konzentration von max. 1:100.000, außer bei Patienten mit schweren Herzrhythmusstörungen; — Bei Patienten mit schweren Herzrhythmusstörungen langwirkendes Lokalanästhetikum ohne Adrenalinzusatz verwenden (Konsultation des behandelnden Arztes); — Nicht mehr als drei Ampullen Lokalanästhetikum geben; vor der Injektion aspirieren; — Keine adrenalinhaltigen Retraktionshilfen verwenden; — Zur lokalen Blutstillung kein Adrenalin verwenden; 3. Allgemeinanästhesie vermeiden; 4. Unter Beachtung der oben genannten Vorsichtsmaßnahmen können alle zahnärztlichen Behandlungen durchgeführt werden.	Antiarrhythmika können Nebenwirkungen mit oraler Manifestation haben: — Ulzerationen — Lupus-erythematodes-artiges Krankheitsbild — Xerostomie — Petechien.	1. Nach Möglichkeit vor der zahnärztlichen Notfalltherapie behandelnden Arzt konsultieren; 2. Bei stabilem Zustand des Patienten können die meisten Notfallmaßnahmen durchgeführt werden; die in der Spalte über Modifikationen der Behandlungsplanung genannten Richtlinien sind zu beachten; 3. Bei Patienten in instabilem Zustand sollten nur konservative Notfallmaßnahmen durchgeführt werden; 4. Antibiotikaprophylaxe, wenn die kardiale Vorschädigung dies erfordert (rheumatische Herzerkrankung, künstliche Herzklappen, kongenitale Herzvitien usw.)

Grunderkrankung	Potentielle medizinische Probleme im Zusammenhang mit der zahnärztlichen Behandlung	Vorbeugung gegen medizinische Probleme
Herzinsuffizienz (Kap. 9)	1. Beim Vorliegen einer Polyglobulie kann infolge von Thrombozytopenie und Fibrinogenmangel durch intravasale Gerinnung eine Blutungsneigung bestehen; 2. Plötzlicher Herztod durch Asystolie oder Herzrhythmusstörungen; 3. Myokardinfarkt; 4. Zerebrovaskulärer Insult; 5. Infektionen; 6. Infektiöse Endokarditis, wenn die Herzinsuffizienz durch rheumatische Herzerkrankung, kongenitale Herzvitien usw. bedingt ist; 7. Atemnot; 8. Medikamentennebenwirkungen: — Orthostatische Hypotonie (Diuretika, Vasodilatatoren) — Herzrhythmusstörungen (Überdosierung von Digoxin) — Übelkeit, Erbrechen (Digoxin, Vasodilatatoren) — Palpitationen (Vasodilatatoren).	1. Erkennen und Überweisung an Internisten; 2. Keine zahnärztliche Routinebehandlung, solange der Patient internistisch nicht ausreichend behandelt ist; 3. Patienten mit gut eingestellter Erkrankung: Ursache der Herzinsuffizienz und sonstige Komplikationen müssen bei der zahnärztlichen Behandlung berücksichtigt werden: — Hypertonie — Herzklappenschäden (rheumatische Herzerkrankung) — Kongenitale Herzvitien — Myokardinfarkt — Niereninsuffizienz — Hyperthyreose — Chronisch-obstruktive Lungenerkrankungen; 4. Antibiotika zur Prophylaxe postoperativer Infektionen; 5. Patienten aufrecht lagern, um Flüssigkeitsansammlung in der Lunge zu vermeiden; 6. Bestimmung von Blutungszeit und Quick-Wert vor chirurgischen Eingriffen; bei Abweichungen von den Normalwerten Rücksprache mit Internisten; Dehydratation vermeiden; 7. Behandlung abbrechen, wenn für den Patienten zu anstrengend; 8. Medikamentenanwendung: — Digitalis: Patient kann zu Übelkeit und Erbrechen neigen — Antikoagulanzien: Dosisreduktion oder Absetzen durch Internisten, um den Quick-Wert auf 30% bis 40% einzustellen (dauert 3 bis 4 Tage) — Antiarrhythmika — Antihypertensiva — Einsatz von Vasokonstringenzien abwägen — Keine Allgemeinanästhesie.
Chronisch-obstruktive Lungenerkrankungen (Abschn. 10.2)	Verschlechterung der reduzierten Atemfunktion.	1. Aufrechte Lagerung des Patienten; 2. Keine beidseitige Leitungsanästhesie am Foramen mandibulare oder Foramen palatinum majus; 3. Keinen Kofferdam anlegen; 4. Ggf. niedrig dosierte Sauerstoffzufuhr; 5. Stickoxydul mit Sauerstoff ist Sedativum der Wahl; 6. Keine Barbiturate, Narkotika, Antihistaminika oder Anticholinergika geben; 7. Bei Steroidtherapie kann zusätzliche Steroidgabe erforderlich sein; 8. Ambulante Narkose ist kontraindiziert.

Modifikationen der Behandlungsplanung	Orale Komplikationen	Zahnärztliche Notfallbehandlung
1. Ursache der Herzinsuffizienz, vorliegende Komplikationen und augenblicklicher Zustand des Patienten müssen berücksichtigt werden; 2. Bei manchen Patienten sollte sich die Behandlung auf akut notwendige Maßnahmen beschränken (konservatives Vorgehen); 3. Gut eingestellte Patienten ohne Komplikationen: alle erforderlichen Behandlungen möglich.	1. Infektionen; 2. Blutungen; 3. Petechien; 4. Ekchymosen; 5. Medikamentenbedingt: — Xerostomie — Lichenoide Schleimhautläsionen.	1. Konservatives Vorgehen bei Patienten mit akuter Herzinsuffizienz: Analgetika zur Schmerzbekämpfung, Antibiotika bei Infektionen; 2. Bei gut eingestellten Patienten ist unter Berücksichtigung der Ursache und des Vorliegens von Komplikationen jede erforderliche Behandlung möglich.
Nicht erforderlich	Keine.	Gleiche Empfehlungen wie für Routinebehandlung.

Grunderkrankung	Potentielle medizinische Probleme im Zusammenhang mit der zahnärztlichen Behandlung	Vorbeugung gegen medizinische Probleme
Asthma bronchiale (Abschn. 10.3)	Auslösung eines Asthmaanfalls.	1. Erkennen von Asthmatikern aufgrund der Anamnese; 2. Charakteristik des Asthmas feststellen: — Art (intrinsisch oder extrinsisch) — Auslösende Faktoren — Alter bei Krankheitsbeginn — Häufigkeit und Schwere der Anfälle — Bisherige Behandlung der Anfälle — Eingenommene Medikamente — Bisher erforderlich gewordene Notfallbehandlungen; 3. Vermeiden von bekannten Faktoren, die Anfälle auslösen; 4. Hinzuziehen eines Internisten bei schwerem Asthma; 5. Wird ein Dosieraerosol benutzt, sollte dieses zur Behandlung mitgebracht werden; 6. Nach Möglichkeit nicht anwenden: — Narkotika — Azetylsalizylsäure — Nichtsteroidale Antiphlogistika — Erythromycin bei Behandlung mit Theophyllin; 7. Evtl. kein sulfithaltiges Lokalanästhetikum verwenden; 8. Bei Anwendung von Kortikosteroiden in der letzten Zeit kann Substitution erforderlich sein; 9. Ängstliche Patienten prämedizieren (Stickoxydul oder Diazepam); 10. Belastungsarme Behandlungsbedingungen.

Modifikationen der Behandlungsplanung	Orale Komplikationen	Zahnärztliche Notfallbehandlung
Nicht erforderlich.	Keine.	Grundsätzliche Empfehlungen gelten auch für Notfallbehandlungen.

Grunderkrankung	Potentielle medizinische Probleme im Zusammenhang mit der zahnärztlichen Behandlung	Vorbeugung gegen medizinische Probleme
Tuberkulose (Abschn. 10.4)	1. Zahnarzt kann sich bei der Behandlung eines infektiösen Patienten infizieren; 2. Patienten und Mitarbeiter können durch infektiösen Zahnarzt infiziert werden.	**Cave:** Viele Patienten mit Infektionskrankheiten können weder aufgrund der Anamnese noch durch klinische Untersuchung identifiziert werden; daher sollten bei allen Patienten wirksame Infektionsverhütungsmaßnahmen angewendet werden (s. Tabelle 12–4). 1. Patienten mit aktiver, sputumpositiver Tuberkulose: — Rücksprache mit dem behandelnden Arzt vor Behandlungsbeginn — Nur Notfallbehandlung (bei Patienten über 6 Jahre) — Behandlung unter Klinikbedingungen (Isolation, adäquate Sterilisationsmöglichkeiten, Kittel, Handschuhe, Gesichtsschutz, Belüftung) — Patienten unter 6 Jahre: Nach Rücksprache mit behandelndem Arzt wie gesunde Patienten behandeln (nicht infektiös) — Bei mehrfach negativem Erregernachweis im Sputum und laufender Chemotherapie: Normale Behandlung unter Praxisbedingungen; 2. Patienten mit zurückliegender Tuberkulose: — Vorsicht! Sorgfältige Anamneseerhebung in bezug auf die Erkrankung und die Behandlungsdauer (mindestens 6 bis 18 Monate); gründliche körperliche Untersuchung ist obligat; — Zum Ausschluß einer Reaktivierung sollten regelmäßige Röntgenkontrollen erfolgt sein; — Einen Internisten hinzuziehen und die Behandlung aufschieben, wenn eine ausreichende Behandlungsdauer fraglich erscheint, keine kontinuierliche Nachkontrolle erfolgt ist oder Anzeichen für ein Rezidiv vorliegen; — Behandlung wie gesunde Patienten, wenn eine aktive Erkrankung ausgeschlossen werden kann; 3. Patienten mit frischer Konversion zu positiver Tuberkulinreaktion (PPD): — Internistische Untersuchung zum Ausschluß einer aktiven Erkrankung — Nehmen möglicherweise prophylaktisch über einen Zeitraum von bis zu einem Jahr Isoniazid ein — Behandlung wie gesunde Patienten 4. Patienten mit Symptomen einer Tuberkulose: — Überweisung an einen Internisten und Aufschieben der Behandlung — Falls eine sofortige Behandlung notwendig ist: Vorgehen wie bei Patienten mit aktiver Tuberkulose.

Modifikationen der Behandlungsplanung	Orale Komplikationen	Zahnärztliche Notfallbehandlung
Nicht erforderlich.	1. Orale Ulzerationen, meist an der Zunge; 2. Beteiligung der zervikalen und submandibulären Lymphknoten.	1. Patienten mit aktiver Tuberkulose: — Rücksprache mit behandelndem Arzt — Behandlung unter Isolationsbedingungen — Streng aseptisches Vorgehen — Handschuhe, Mundschutz und Kittel tragen — Nach Möglichkeit Kofferdam anlegen — Aerosolbildung minimieren durch Verwendung langsamlaufender Hand- und Winkelstücke sowie zurückhaltende Anwendung des Luftbläsers — Desinfektion, Reinigung und Sterilisation des gesamten Instrumentariums nach der Behandlung — Beschränkung auf unmittelbar notwendige Behandlungsmaßnahmen; 2. Patienten, bei denen eine aktive Tuberkulose ausgeschlossen werden kann: Normale Behandlung.

Grunderkrankung	Potentielle medizinische Probleme im Zusammenhang mit der zahnärztlichen Behandlung	Vorbeugung gegen medizinische Probleme
Terminale Niereninsuffizienz (Kap. 11)	1. Blutungsneigung; 2. Hypertonie; 3. Anämie; 4. Unverträglichkeit von nephrotoxischen Substanzen und Medikamenten, die von den Nieren metabolisiert werden.	1. Rücksprache mit behandelndem Arzt. 2. Präoperativer Ausschluß einer Blutungsneigung: — Blutungszeit — Quick-Wert — Partielle Thromboplastinzeit; 3. Engmaschige Blutdrucküberwachung vor und während der Behandlung; 4. Keine Anwendung von nephrotoxischen Substanzen oder Medikamenten, die von den Nieren metabolisiert werden; 5. Sorgfältige Operationstechnik, um das Risiko von Infektionen und übermäßigen Blutungen zu minimieren.
Hämodialyse (Abschn. 11.4.2–11.5.2)	1. Blutungsneigung; 2. Hypertonie; 3. Anämie; 4. Unverträglichkeit von nephrotoxischen Substanzen und Medikamenten, die von den Nieren metabolisiert werden; 5. Bakterielle Endarteriitis der arteriovenösen Fistel infolge Bakteriämie; 6. Hepatitis (Erkrankung oder Trägerstatus).	1. Rücksprache mit behandelndem Arzt; 2. Zahnärztliche Behandlung wegen Heparinisierung frühestens 4 Stunden nach Ende der Dialyse möglich; günstigster Termin ist der Tag nach der Dialyse; 3. Präoperativer Ausschluß einer Blutungsneigung: — Blutungszeit — Quick-Wert — Partielle Thromboplastinzeit; 4. Keine Anwendung von nephrotoxischen Substanzen oder Medikamenten, die von den Nieren metabolisiert werden; 5. Antibiotische Abschirmung für jede zahnärztliche Behandlung, um die Auswirkungen einer Bakteriämie zu minimieren; 6. Suchtest auf HBsAg vor Behandlungsbeginn.
Nierentransplantation (Abschn. 11.4.3–11.5.3)	1. Infolge Steroidbehandlung Unfähigkeit, Streß zu verarbeiten; 2. Infektionsanfälligkeit durch Immunsuppression; 3. Wundheilungsstörungen durch Immunsuppression; 4. Hepatitis B (Trägerstatus) durch frühere Hämodialyse; 5. Hypertonie durch Kortikosteroide.	1. Vor Behandlungsbeginn Rücksprache mit behandelndem Arzt; 2. Kortikosteroidsubstitution erwägen; die meisten Patienten erhalten jedoch bereits genügende Mengen Steroide, so daß eine ausreichende Prophylaxe gegen Zwischenfälle gegeben ist; 3. Antibiotische Abschirmung zur Prophylaxe oraler Infektionen nach chirurgischen Eingriffen; 4. Aggressive Therapie orofazialer Infektionen; 5. Besonders sorgfältige chirurgische Technik und gewebeschonendes Vorgehen; 6. Suchtest auf HBsAg; 7. Kein Einsatz nephrotoxischer Medikamente.

Modifikationen der Behandlungsplanung	Orale Komplikationen	Zahnärztliche Notfallbehandlung
1. Schwerpunkt auf Mundhygiene und optimale zahnerhaltende Behandlung, um mögliche Infektionsquellen auszuschalten; 2. Keine Kontraindikation für normale zahnärztliche Routinebehandlung; jedoch sollte nicht zu umfangreichem Kronen- und Brückenersatz geraten werden.	Orale Candidiasis und Ulzerationen.	Richtlinien für Routinebehandlung gelten auch für Notfallbehandlung; bei schweren Infektionen und für umfangreichere Behandlungen Hospitalisierung in Betracht ziehen.
1. Schwerpunkt auf Mundhygiene und optimale zahnerhaltende Behandlung, um mögliche Infektionsquellen auszuschalten; 2. Keine Kontraindikation für normale zahnärztliche Routinebehandlung; jedoch sollte nicht zu sehr umfangreichen Maßnahmen geraten werden, wenn der Patient nicht sehr stark motiviert ist.	Orale Candidiasis und Ulzerationen.	Richtlinien für Routinebehandlung gelten auch für Notfallbehandlung; bei schweren Infektionen und für umfangreichere Behandlungen Hospitalisierung in Betracht ziehen.
1. Schwerpunkt auf Mundhygiene und optimale zahnerhaltende Behandlung, um mögliche Infektionsquellen auszuschalten; 2. Entfernung aller Zähne mit fraglicher Prognose ist ratsam; 3. Keine Kontraindikation für einfache zahnärztliche Routinemaßnahmen; jedoch sollte nicht zu sehr umfangreichen Maßnahmen geraten werden; 4. In Einzelfällen, insbesondere bei voraussichtlich mangelhafter Kooperation des Patienten, ist die Versorgung mit Totalprothesen anzustreben.	Orale Infektionen und Wundheilungsstörungen.	Richtlinien für Routinebehandlung gelten auch für Notfallbehandlung; bei schweren Infektionen und für umfangreichere Behandlungen Hospitalisierung in Betracht ziehen.

Grunderkrankung	Potentielle medizinische Probleme im Zusammenhang mit der zahnärztlichen Behandlung	Vorbeugung gegen medizinische Probleme
Virushepatitis (Hepatitis B, D und Non-A-non-B) (Abschn. 12.2)	1. Zahnarzt kann sich bei der Behandlung eines infektiösen Patienten (aktive Erkrankung oder Trägerstatus) eine Hepatitis zuziehen; 2. Patienten und Mitarbeiter können durch Zahnarzt mit aktiver Erkrankung oder Trägerstatus mit Hepatitis infiziert werden; 3. Patienten mit chronisch aktiver Hepatitis können eine Blutungsneigung und/ oder einen veränderten Medikamentenstoffwechsel aufweisen.	**Cave:** Die meisten Patienten mit Trägerstatus können nicht aufgrund der Anamnese identifiziert werden; daher sollten bei allen Patienten wirksame Infektionsverhütungsmaßnahmen angewendet werden (s. Tabelle 12–4); das Infektionsrisiko kann durch Schutzimpfung gegen Hepatitis B deutlich reduziert werden 1. Patienten mit aktiver Hepatitis: — Rücksprache mit behandelndem Arzt — Ausschließlich Notfallbehandlung; 2. Patienten mit anamnestisch bekannter Hepatitis — Rücksprache mit behandelndem Arzt — Informationen, die eventuell Aufschluß über den Typ der Hepatitis geben können: Alter zum Zeitpunkt der Infektion (Hepatitis B tritt selten vor dem 15. Lebensjahr auf), Infektionsquelle (wenn Wasser oder Lebensmittel: meist Hepatitis A), Bei Unklarheit HBsAg durch RIA bestimmen lassen; 3. Patienten, die einer Hochrisikogruppe zuzuordnen sind: — HBsAg-RIA als Suchtest durchführen lassen; 4. HBsAg-positive Patienten (Virusträger): — Rücksprache mit behandelndem Arzt — Streng aseptisches Vorgehen (Tab. 12–4) — Zurückhaltende Anwendung von Medikamenten, die in der Leber metabolisiert werden — Bei chronisch aktiver Hepatitis präoperativ Quick-Wert und Blutungszeit bestimmen.
Alkohol-Leber-Syndrom (Leberzirrhose) (Abschn. 12.3)	1. Blutungsneigung; 2. Metabolisierung von Medikamenten nicht abzuschätzen.	1. Erkennen der Erkrankung durch: — Anamnestische Angaben des Patienten — Klinische Untersuchung — Wiederholten Foetor bei Behandlungsterminen — Information durch Familienmitglieder oder Freunde; 2. Rücksprache mit behandelndem Arzt über derzeitigen Gesundheitszustand; 3. Labormedizinische Suchtests: — Blutstatus und Differentialblutbild — AST, ALT — Thrombinzeit — Prothrombinzeit (Quick-Wert); 4. Zurückhaltende Anwendung von Medikamenten, die in der Leber metabolisiert werden; 5. Bei pathologischen Gerinnungswerten vor chirurgischen Eingriffen Gabe von Antifibrinolytika, Fresh-frozen-Plasma, Vitamin K oder Thrombozyten erwägen.

Modifikationen der Behandlungsplanung	Orale Komplikationen	Zahnärztliche Notfallbehandlung
Nicht erforderlich.	Blutungen.	1. Patienten mit aktiver Erkrankung: — Rücksprache mit dem behandelnden Arzt — Zurückhaltende Anwendung von Medikamenten, die in der Leber metabolisiert werden — Falls chirurgisches Eingreifen notwendig: Quick-Wert und Blutungszeit bestimmen lassen — Streng aseptisches Vorgehen (Tab. 12–4) — Beschränkung auf unmittelbar notwendige Behandlungsmaßnahmen; 2. Aktive Erkrankung und Trägerstatus auszuschließen: Normale Behandlung.
Da bei Alkoholikern häufig eine Vernachlässigung der Mundhygiene zu beobachten ist, sollten diese Patienten zeigen, daß sie an einer guten Mundpflege interessiert und in der Lage sind, diese aufrechtzuerhalten, bevor umfangreiche Behandlungen durchgeführt werden.	1. Vernachlässigung; 2. Blutungen; 3. Ekchymosen; 4. Petechien; 5. Glossitis; 6. Cheilitis angularis; 7. Wundheilungsstörungen; 8. Parotisschwellung.	Zusätzlich zu den genannten Empfehlungen können bei Patienten, die einer chirurgischen Behandlung bedürfen, pathologische Laborergebnisse den Einsatz von Antifibrinolytika, Thrombozyten, Fresh-frozen-Plasma oder Vitamin K erforderlich machen.

Grunderkrankung	Potentielle medizinische Probleme im Zusammenhang mit der zahnärztlichen Behandlung	Vorbeugung gegen medizinische Probleme
Gonorrhoe (Abschn. 13.2, 13.5.1.1, 13.5.4.1)	Entfernte Möglichkeit der Infektion durch orale Läsionen bei infizierten Patienten.	**Cave:** Viele Patienten mit sexuell übertragbaren Erkrankungen können weder aufgrund der Anamnese noch durch klinische Untersuchung identifiziert werden; daher sollten bei allen Patienten wirksame Infektionsverhütungsmaßnahmen angewendet werden (s. Tabelle 12–4) 1. Patienten, die sich wegen Gonorrhoe in Behandlung befinden: — Erforderliche Behandlung durchführen; 2. Patienten mit Gonorrhoe in der Vorgeschichte: — Genaue Anamneseerhebung hinsichtlich Erkrankung, Therapie und Therapiekontrolle durch Erregerkultur — Erforderliche Behandlung durchführen; 3. Patienten mit gonorrhoeverdächtigen Symptomen: — Zur Abklärung an einen Arzt überweisen — Erforderliche Behandlung durchführen.
Syphilis (Abschn. 13.3, 13.5.1.2, 13.5.4.2)	1. Zahnarzt kann sich bei der Behandlung eines infektiösen Patienten eine Syphilis zuziehen; 2. Patienten und Mitarbeiter können durch erkrankten Zahnarzt mit Syphilis infiziert werden.	**Cave:** Viele Patienten mit sexuell übertragbaren Erkrankungen können weder aufgrund der Anamnese noch durch klinische Untersuchung identifiziert werden; daher sollten bei allen Patienten wirksame Infektionsverhütungsmaßnahmen angewendet werden (s. Tabelle 12–4) 1. Patienten, die sich wegen Syphilis in Behandlung befinden: — Vor der Behandlung Rücksprache mit dem behandelnden Arzt — Erforderliche Behandlung durchführen — Orale Läsionen bei primärer und sekundärer Syphilis sind vor Einleitung einer Antibiotikatherapie infektiös; 2. Patienten mit Syphilis in der Vorgeschichte: — Vorsicht! Genaue Anamneseerhebung hinsichtlich Erkrankung, Therapie und Therapiekontrolle durch serologische Testung — Falls keine Therapiekontrolle durch serologische Testung erfolgt ist: Tests veranlassen oder Rücksprache mit behandelndem Arzt — Wenn Erkrankung ausgeheilt: Behandlung wie bei gesunden Patienten; 3. Patienten mit syphilisverdächtigen Symptomen: — Überweisung an einen Arzt und Aufschieben der Behandlung — Eventuell vor der Überweisung serologische Testung veranlassen — Falls Behandlung dringend notwendig: Vorgehen wie bei 1.

Modifikationen der Behandlungsplanung	Orale Komplikationen	Zahnärztliche Notfallbehandlung
Nicht erforderlich.	Selten und unterschiedlich stark ausgeprägt: Pharyngitis, Tonsillitis, Stomatitis, Ulzerationen und Ausbildung pseudomembranöser Beläge.	Patienten mit manifester oraler Beteiligung: — Vor der Behandlung Rücksprache mit dem behandelnden Arzt — Erforderliche Behandlung durchführen.
Nicht erforderlich.	1. Ulcus durum; 2. Plaques muqueuses; 3. Gummen; 4. Interstitielle Glossitis.	1. Patienten mit manifester Erkrankung: — Vor der Behandlung Rücksprache mit dem behandelnden Arzt — Erforderliche Behandlung durchführen; 2. Nicht (mehr) erkrankte Patienten: normale Behandlung.

Grunderkrankung	Potentielle medizinische Probleme im Zusammenhang mit der zahnärztlichen Behandlung	Vorbeugung gegen medizinische Probleme
Herpes genitalis (Abschn. 13.4, 13.5.1.3, 12.5.4.3)	Inokulation im Bereich der Mundhöhle mit Infektionsgefahr für den Zahnarzt.	**Cave:** Viele Patienten mit sexuell übertragbaren Erkrankungen können weder aufgrund der Anamnese noch durch klinische Untersuchung identifiziert werden; daher sollten bei allen Patienten wirksame Infektionsverhütungsmaßnahmen angewendet werden (s. Tabelle 12–4). 1. Lokale genitale Infektionen stellen kein Problem dar; Möglichkeit einer potentiell erfolgten Autoinokulation im Bereich der Mundhöhle beachten; 2. Orale Infektion mit HSV Typ 1 oder Typ 2: Elektive Behandlungen aufschieben.
Asymptomatische HIV-Infektion (Kap. 14)	1. Übertragung infektiöser Agenzien auf zahnärztliches Personal und Patienten — Humanes Immundefektvirus (HIV) — Hepatitis-B-Virus (HBV) — Non-A-non-B (NANB) Hepatitis-Virus — Epstein-Barr-Virus (EBV) — Zytomegalievirus (CMV); 2. Bisher keine Berichte über HIV-Übertragung auf zahnärztliches Personal, das keiner Risikogruppe angehört; die Möglichkeit besteht jedoch; 3. Hepatitisvirusträger können HBV und NANB-Hepatitis übertragen.	1. Da die Identifikation infizierter Patienten schwierig ist, müssen bei allen Patienten Vorkehrungen gegen die Übertragung von Infektionen getroffen werden; 2. Äußerste Vorsicht, um Nadelstich- und Instrumentenverletzungen zu vermeiden; 3. Das gesamte zahnärztliche Personal sollte gegen Hepatitis B geimpft sein; 4. 10% bis 40% (und mehr) der HIV-Antikörper-Positiven entwickeln später AIDS; bis zur Diagnosestellung von AIDS können bis zu 7 Jahre vergehen.
Lymphadenopathie-Syndrom (LAS) und AIDS-related Complex (ARC) (Kap. 14)	1. Übertragung infektiöser Agenzien auf zahnärztliches Personal und Patienten — HIV — HBV — NANB-Hepatitis — EBV — CMV 2. Bisher keine Berichte über HIV-Übertragung bei zahnärztlichen Behandlungen; HBV und NANB-Hepatitis wurden jedoch dabei übertragen.	1. Vorkehrungen gegen die Übertragung von Infektionen bei allen Patienten; 2. Das gesamte zahnärztliche Personal sollte gegen Hepatitis B geimpft sein; 3. Identifikation erkrankter Patienten aufgrund der Symptome von LAS und ARC; Überweisung zur ärztlichen Untersuchung, Beratung und Behandlung; 4. Patienten über Möglichkeiten der Beratung und Unterstützung informieren.

Modifikationen der Behandlungsplanung	Orale Komplikationen	Zahnärztliche Notfallbehandlung
Nicht erforderlich.	Autoinokulation mit HSV Typ 2 im Bereich der Mundhöhle.	Beim Vorliegen oraler Herpesläsionen Handschuhe und Schutzbrille tragen; elektive Behandlungen aufschieben.
Nicht erforderlich.	Keine.	Normale Notfallbehandlung.
Nicht erforderlich.	1. Orale Candidiasis; 2. Progressive Parodontitis: — AIDS-assoziierte Parodontitis — Atypische Gingivitis; 3. Haarleukoplakie; 4. Lymphknotenschwellung.	Normale Notfallbehandlung.

Grunderkrankung	Potentielle medizinische Probleme im Zusammenhang mit der zahnärztlichen Behandlung	Vorbeugung gegen medizinische Probleme
AIDS (Kap. 14)	1. Übertragung infektiöser Agenzien auf zahnärztliches Personal und Patienten — HIV — HBV — NANB-Hepatitis — EBV — CMV 2. Bisher keine Berichte über HIV-Übertragung bei zahnärztlichen Behandlungen; HBV und NANB-Hepatitis wurden jedoch dabei übertragen; 3. Patienten mit fortgeschrittener Erkrankung leiden an einer deutlichen Immunsuppression: nach invasiven Maßnahmen, Gefahr von Infektionen; 4. Möglichkeit einer Blutungsneigung durch Thrombozytopenie.	1. Vorkehrungen gegen die Übertragung von Infektionen bei allen Patienten; 2. Das gesamte zahnärztliche Personal sollte gegen Hepatitis B geimpft sein; 3. Identifikation bisher nicht erkannter Erkrankungen aufgrund von anamnestischen Hinweisen und Untersuchungsbefunden; Überweisung zur ärztlichen Untersuchung, Beratung und Behandlung; 4. Bei erheblicher Immunsuppression kann für chirurgische Maßnahmen eine antibiotische Abschirmung erforderlich sein; 5. Vor jedem chirurgischen Eingriff sollte Thrombozytenzahl oder Blutungszeit bestimmt werden; bei schwerer Thrombozytopenie kann Thrombozytenübertragung erforderlich sein.
Rheumatoide Arthritis (Abschn. 15.2)	1. Gelenkschmerzen und Bewegungseinschränkungen; 2. Blutungsneigung durch Azetylsalizylsäure und nichtsteroidale Antiphlogistika; 3. Knochenmarksuppression durch Goldsalze oder Penicillamin mit resultierender Anämie, Agranulozytose oder Thrombozytopenie; 4. Nebennierenrindensuppression durch Steroidanwendung.	1. Kurze Behandlungssitzungen; 2. Bequemlichkeit bei der Behandlung: — Positionsänderungen — Bequeme Position des Behandlungsstuhls — Stützung; 3. Mit Medikamentennebenwirkungen rechnen: — Azetylsalizylsäure und nichtsteroidale Antiphlogistika: Vor der Behandlung Blutungszeit prüfen — Goldsalze und Penicillamin: Blutbild, Differentialblut und Blutungszeit überprüfen — Kortikosteroide: Rücksprache mit behandelndem Arzt, ob Substitution erforderlich ist.
Gelenkendoprothesen (Abschn. 15.4)	Infektion des Prothesenbetts infolge von Bakteriämien, die durch zahnärztliche Behandlungen verursacht werden.	1. Sorgfältige Anamneseerhebung, auch über Medikamenteneinnahme und chirurgische Eingriffe; 2. Rücksprache mit behandelndem Arzt über Behandlung, Notwendigkeit einer antibiotischen Abschirmung und Empfehlungen zur Wahl des Antibiotikums, Dosierung und Dauer der Abschirmung; 3. Antibiotische Abschirmung bei allen zahnärztlichen Behandlungen, um die Auswirkungen einer möglichen Bakteriämie zu minimieren; es können die gleichen Antibiotika und Dosierungsschemata wie zur Prophylaxe der bakteriellen Endokarditis bei rheumatischer Herzerkrankung angewendet werden; Chirurgen haben oft persönliche Präferenzen bezüglich bestimmter Präparate usw.
Arthrosis deformans (Abschn. 15.3)	1. Gelenkschmerzen und Bewegungseinschränkungen; 2. Blutungsneigung durch Azetylsalizylsäure und andere nichtsteroidale Antiphlogistika.	1. Kurze Behandlungssitzungen; 2. Bequemlichkeit bei der Behandlung: — Positionsänderungen — Bequeme Position des Behandlungsstuhls — Stützung; 3. Hochdosierte Einnahme von Azetylsalizylsäure oder anderen nichtsteroidalen Antiphlogistika: vor der Behandlung Blutungszeit überprüfen.

Modifikationen der Behandlungsplanung	Orale Komplikationen	Zahnärztliche Notfallbehandlung
1. Keine bei Fällen in „Remission"; umfangreiche restaurative Behandlungen sind wegen der schlechten Prognose jedoch in der Regel nicht indiziert (die meisten Patienten versterben innerhalb von 2 Jahren nach Diagnosestellung); 2. Bei Patienten in fortgeschrittenen Krankheitsstadien sollten Notfallbehandlungen und Prophylaxemaßnahmen durchgeführt werden; elektive zahnärztliche Behandlungen sind in diesem Krankheitsstadium in der Regel nicht indiziert.	1. Kaposi-Sarkome; 2. Non-Hodgkin-Lymphome; 3. Plattenepithelkarzinome; 4. Orale Candidiasis; 5. Lymphknotenschwellung; 6. Progressive Parodontitis; 7. Haarleukoplakie; 8. Xerostomie; 9. Condylomata acuminata.	1. Jede erforderliche Behandlung; in fortgeschrittenen Fällen jedoch möglichst konservatives Vorgehen; 2. Bei schwerer Immunsuppression kann eine prophylaktische Antibiotikagabe erforderlich sein, um bei notwendigen chirurgischen Eingriffen postoperativen Infektionen vorzubeugen; 3. Wegen der Möglichkeit einer Thrombozytopenie sollte vor chirurgischen Eingriffen die Blutungszeit oder die Thrombozytenzahl bestimmt werden.
Bestimmt durch das Ausmaß der Behinderung und der Kiefergelenkbeteiligung; wenn hochgradig, sind umfangreiche Behandlungen nicht indiziert; Operation des Kiefergelenkes kann Verbesserung der Situation bewirken; gute Mundhygiene fördern und erleichtern.	1. Kiefergelenkbeteiligung; 2. Stomatitis durch Goldsalze.	Gleiche Empfehlungen wie für Routinebehandlung.
Nicht erforderlich.	Keine.	1. Antibiotische Abschirmung kann bei allen zahnärztlichen Behandlungen erforderlich sein; 2. Akute orale Infektionen müssen aggressiv lokal und systemisch behandelt werden.
Bestimmt durch das Ausmaß der Behinderung: wenn hochgradig, sind umfangreiche Behandlungen nicht indiziert; Patienten zu guter Mundhygiene anhalten.	Kiefergelenkbeteiligung.	Normale Notfallbehandlung.

Grunderkrankung	Potentielle medizinische Probleme im Zusammenhang mit der zahnärztlichen Behandlung	Vorbeugung gegen medizinische Probleme
Apoplexie (Abschn. 16.3)	1. Zahnärztliche Behandlung könnte Apoplexie auslösen; 2. Blutungsneigung durch medikamentöse Therapie.	1. Erkennen gefährdeter Patienten aufgrund der Anamnese (Hypertonie, Rauchen, transitorische ischämische Attacken [TIA] usw.) 2. Risikofaktoren des Patienten reduzieren; 3. Apoplexie in der Vorgeschichte: — Bei Patienten mit transitorischen ischämischen Attacken keine aufschiebbaren Behandlungen durchführen — Medikamentenanwendung: Azetylsalizylsäure, Dipyridamol - Blutungszeit bestimmen; Kumarinpräparate - Quick-Wert für chirurgische Eingriffe auf 30% bis 40% einstellen lassen; für Einzelzahnextraktionen 25% bis 30% ausreichend — Kurze Behandlungssitzungen am Vormittag — Blutdruck überwachen — Einsatz von Vasokonstringenzien in Lokalanästhetika auf ein Minimum reduzieren — Keine adrenalinhaltigen Retraktionsfäden verwenden.
Epilepsie (Abschn. 16.2)	Auftreten eines Grand-mal-Anfalls in der Zahnarztpraxis.	1. Erkennen von Epileptikern aufgrund der Anamnese: — Art der Anfälle — Alter beim ersten Auftreten — Ursache der Anfälle — Medikamenteneinnahme — Regelmäßigkeit von Arztbesuchen — Effektivität der medikamentösen Einstellung — Häufigkeit der Anfälle — Letzter Anfall — Auslösende Faktoren — Bisherige Verletzungen bei Anfällen; 2. Gut eingestellte Patienten: normale Behandlung; 3. Schlecht eingestellte Patienten: Rücksprache mit behandelndem Arzt; eventuell neue medikamentöse Einstellung erforderlich; 4. Auf Nebenwirkungen der Antikonvulsiva achten; 5. Einnahme von Valproinsäure: Blutungszeit bestimmen; 6. Auf die Behandlung eines Anfalls vorbereitet sein.

Modifikationen der Behandlungsplanung	Orale Komplikationen	Zahnärztliche Notfallbehandlung
1. Abhängig vom Ausmaß der Körperbehinderung; 2. Zahnersatz sollte einfach zu säubern sein; 3. Modifikationen von Mundhygieneartikeln können erforderlich sein.	Keine.	Gleiche Empfehlungen wie für Routinebehandlung.
1. Optimale Mundhygiene; 2. Bei Bedarf chirurgische Reduktion hyperplastischer Gingiva; 3. Festsitzender Zahnersatz ist herausnehmbarem vorzuziehen; 4. Wo dies möglich ist, sollten Vollgußkronen und -brücken anstelle von Keramikverblendungen gewählt werden.	Gingivahyperplasie durch Hydantoinderivate.	Gleiche Empfehlungen wie für Routinebehandlung.

Grunderkrankung	Potentielle medizinische Probleme im Zusammenhang mit der zahnärztlichen Behandlung	Vorbeugung gegen medizinische Probleme
Diabetes mellitus (Kap. 17)	1. Unbehandelte Diabetiker: — Infektionen — Wundheilungsstörungen; 2. Diabetiker unter Insulintherapie: Hypoglykämie; 3. Alle Diabetiker: Frühes Auftreten von Komplikationen an kardiovaskulärem System, Augen, Nieren und Nervensystem (Angina pectoris, Myokardinfarkt, Apoplexie, Niereninsuffizienz, periphere Neuropathie, Erblindung, Hypertonie, Herzinsuffizienz).	1. Erkennen aufgrund von: — Anamnese — Klinischen Befunden — Blutzuckerbestimmung als Suchtest; 2. Überweisung zur weiteren Diagnostik und Behandlung; 3. Patienten unter Insulintherapie – Hypoglykämie vermeiden: — Patienten anweisen, vor der Behandlung normal zu essen — Behandlungstermine am Vormittag — Patienten anweisen, das erste Auftreten von Symptomen einer Hypoglykämie sofort mitzuteilen — Zucker in beliebiger Form bereithalten, um ihn im Falle einer Hypoglykämie geben zu können; 4. Insulinbehandelte Diabetiker benötigen bei oralen Infektionen unter Umständen eine Erhöhung der Insulindosis – Rücksprache mit behandelndem Arzt sowie aggressive lokale und systemische Therapie der Infektion einschließlich Antibiogramm; 5. Medikamentenanwendung: — Insulin: Hypoglykämie — Orale Antidiabetika: in seltenen Fällen aplastische Anämie usw. — Bei schwerem Diabetes Allgemeinanästhesie vermeiden.

Modifikationen der Behandlungsplanung	Orale Komplikationen	Zahnärztliche Notfallbehandlung
Bei gut eingestellten Diabetikern ist keine Änderung der Behandlungsplanung erforderlich, wenn das Vorliegen folgender Komplikationen ausgeschlossen werden kann: 1. Hypertonie (Kap. 6) 2. Herzinsuffizienz (Kap. 9) 3. Myokardinfarkt (Kap. 7) 4. Angina pectoris (Kap. 7) 5. Niereninsuffizienz (Kap. 11)	1. Schwerer Verlauf von Parodontalerkrankungen; 2. Parodontalabszesse; 3. Orale Ulzerationen; 4. Candidiasis; 5. Mucormykose; 6. Taubheitsgefühl, Brennen oder Schmerzen im Bereich des Mundes.	1. Infektionen: Bei insulinbehandelten Diabetikern durch behandelnden Arzt Insulindosis erhöhen lassen; nach Möglichkeit Probe des Exsudats gewinnen und Antibiogramm anfertigen lassen, dann Penicillingabe; falls die Infektion darauf schlecht anspricht, kann anhand der Laborergebnisse ein besser wirksames Antibiotikum ausgewählt werden; 2. Unbehandelte Diabetiker: Überweisung an einen Internisten und Rücksprache, damit der Diabetes eingestellt werden kann; 3. Ansonsten Behandlung wie bei gesunden Patienten.

Grunderkrankung	Potentielle medizinische Probleme im Zusammenhang mit der zahnärztlichen Behandlung	Vorbeugung gegen medizinische Probleme
Nebennierenrinden-insuffizienz (Kap. 18)	1. Unfähigkeit, Streß zu verarbeiten; 2. Verzögerte Wundheilung; 3. Anfälligkeit für Infektionen; 4. Hypertonie durch exogene Steroide.	1. Patienten, die zur Zeit Steroide erhalten: Genaue Anamneseerhebung hinsichtlich Krankheitsverlauf, Behandlungszeitraum, Dosierung und Art der Medikamente, dann Rücksprache mit behandelndem Arzt, um genaue Angaben zu Anamnese, Medikation und Gesundheitszustand zu erhalten sowie das geplante weitere Vorgehen auf der Grundlage der folgenden Richtlinien zu besprechen — Patienten, die niedrig dosiert Steroide einnehmen; Patienten, die seit weniger als einem Monat hoch dosiert Steroide einnehmen; Patienten, die jeden zweiten Tag Steroide einnehmen: In der Regel keine zusätzliche Steroidgabe erforderlich — Patienten, die seit mehr als einem Monat hoch dosiert Steroide einnehmen, wenn kleinere zahnärztliche Behandlungen mit minimaler Belastung für den Patienten geplant sind: In der Regel keine zusätzliche Steroidgabe erforderlich — Patienten, die seit mehr als einem Monat hoch dosiert Steroide einnehmen, wenn umfangreiche oder belastende zahnärztliche Behandlungen geplant sind: Am Morgen und eine Stunde vor der Behandlung das Doppelte oder Dreifache der normalen Erhaltungsdosis einnehmen lassen; wenn postoperativ Schmerzen zu erwarten sind, evtl. am Tag nach der Behandlung das Doppelte der normalen Erhaltungsdosis einnehmen lassen (manche Patienten nehmen bereits sehr hohe Dosen von Steroiden ein und sind damit bereits ausreichend abgedeckt) — Patienten, die topisch mit Steroiden behandelt werden: In der Regel keine zusätzliche Steroidgabe erforderlich. Ausnahme: langfristige Behandlung großer entzündeter Bezirke unter Verwendung von Okklusivverbänden; 2. Patienten mit Steroidbehandlung in der Vorgeschichte: — Keine Steroidbehandlung in den letzten 12 Monaten und beschwerdefrei: Keine zusätzliche Steroidgabe erforderlich — Bei Steroidbehandlung innerhalb der letzten 12 Monate kann eine zusätzliche Steroidgabe erforderlich sein: Vorgehen entsprechend der zutreffenden Kategorie.

Modifikationen der Behandlungsplanung	Orale Komplikationen	Zahnärztliche Notfallbehandlung
Nicht erforderlich.	1. Primäre Nebennierenrindeninsuffizienz: Pigmentierungen der Mundschleimhaut; 2. Verzögerte Wundheilung; 3. Infektionen.	1. Patienten, die täglich Steroide bis zu einem Äquivalent von 40 mg Hydrokortison einnehmen: Eine Stunde vor der Behandlung 100 mg Hydrokortison i.m.; am Tag nach der Behandlung doppelte normale Tagesdosis oral; 2. Patienten, die täglich mehr als ein Äquivalent von 40 mg Hydrokortison an Steroiden einnehmen: Normale Behandlung.

Grunderkrankung	**Potentielle medizinische Probleme im Zusammenhang mit der zahnärztlichen Behandlung**	**Vorbeugung gegen medizinische Probleme**
Hyperthyreose (Kap. 19)	1. Auslösung einer thyreotoxischen Krise bei unbehandelten oder schlecht eingestellten Patienten durch: — Infektionen — Traumen — Chirurgische Eingriffe — Streß; 2. Bei Patienten mit unbehandelter oder schlecht eingestellter Hyperthyreose kann eine sehr starke Reaktion auf Adrenalin und andere Katecholamine eintreten; daher dürfen diese Substanzen nicht benutzt werden. Bei gut eingestellter Hyperthyreose besteht dieses Problem nicht.	1. Erkennen von Patienten mit Hyperthyreose aufgrund von Anamnese und Untersuchungsbefunden; 2. Überweisung zur internistischen Untersuchung und Behandlung; 3. Keine zahnärztliche Behandlung, bevor die Hyperthyreose gut eingestellt ist; akute orale Infektionen müssen jedoch durch Antibiotika und andere konservative Maßnahmen behandelt werden, um der Entwicklung einer thyreotoxischen Krise vorzubeugen; bei der Behandlung akuter oraler Infektionen ist die Zusammenarbeit mit dem behandelnden Arzt empfehlenswert; 4. Bei unbehandelten oder schlecht eingestellten Patienten ist die Anwendung von Adrenalin und anderen Katecholaminen kontraindiziert; 5. Erkennen von Frühstadien einer thyreotoxischen Krise: — Patient mit schweren Symptomen einer Hyperthyreose — Anstieg der Körpertemperatur — Entwicklung von Schmerzen im Bereich des Abdomens — Patient wird delirant, gedämpft oder psychotisch; 6. Erstbehandlung des Notfalls einleiten: — Arzt rufen — Kühlung mit kalten Umschlägen — Hydrokortison (100 bis 300 mg) — Vitalfunktionen überwachen — Gegebenenfalls kardiopulmonale Reanimation.
Hypothyreose (Kap. 19)	1. Patienten mit unbehandelter schwerer Hypothyreose können in belastenden Situationen wie bei Traumen, chirurgischen Eingriffen oder Infektionen ein Myxödemkoma entwickeln; 2. Unbehandelte hypothyreote Patienten können besonders empfindlich auf Narkotika, Barbiturate und Tranquilizer reagieren.	1. Erkennen von Patienten mit Verdacht auf Hypothyreose und Überweisung zur internistischen Untersuchung und Behandlung; 2. Keine Anwendung von Narkotika, Barbituraten und Tranquilizern bei unbehandelten hypothyreoten Patienten; 3. Erkennen der Frühstadien eines Myxödemkomas: — Hypothermie — Bradykardie — Hypotonie — Epileptiforme Anfälle; 4. Myxödemkoma sofort behandeln: — Sofort Arzt rufen — Hydrocortison (100–300 mg) — Ggf. kardiopulmonale Reanimation.

Modifikationen der Behandlungsplanung	Orale Komplikationen	Zahnärztliche Notfallbehandlung
1. Bei gut eingestellten hyperthyreoten Patienten kann jede erforderliche zahnärztliche Behandlung durchgeführt werden; 2. Bei akuten Infektionen Rücksprache mit behandelndem Arzt.	1. Osteoporose; 2. Progredienter Verlauf von Parodontalerkrankungen; 3. Verstärkter Kariesbefall; 4. Vorzeitiger Milchzahnverlust und Dentitio praecox; 5. Beschleunigte Entwicklung der Kieferknochen; 6. Tumoren in der Mittellinie des posterioren Zungenrückens dürfen nicht operativ entfernt werden, bevor durch Szintigraphie (^{131}J-uptake) ausgeschlossen wurde, daß es sich um funktionelles Schilddrüsengewebe handelt.	1. Hyperthyreote Patienten: Konservative Behandlung – Antibiotika bei Infektionen, Analgetika bei Schmerzen; Rücksprache mit behandelndem Arzt; 2. Patienten mit gut eingestellter Hyperthyreose: Normale Notfallbehandlung; bei akuten Infektionen Rücksprache mit behandelndem Arzt.
1. Gut eingestellte hypothyreote Patienten: Normale zahnärztliche Behandlung; 2. Patienten mit angeborener Hypothyreose und schwerer mentaler Retardierung: Benötigen u.U. Hilfe bei der Mundpflege.	1. Makroglossie; 2. Dentitio tarda; 3. Malokklusion.	1. Unbehandelte hypothyreote Patienten: — Schmerzbekämpfung mit peripher wirkenden Analgetika (Monopräparate) — Auslösung eines Myxödemkomas bei Patienten mit schwerer Hypothyreose vermeiden; daher akute orale Infektionen nicht chirurgisch, sondern konservativ behandeln; 2. Gut eingestellte Patienten: Normale Notfallbehandlung.

Grunderkrankung	Potentielle medizinische Probleme im Zusammenhang mit der zahnärztlichen Behandlung	Vorbeugung gegen medizinische Probleme
Schwangerschaft und Stillzeit (Kap. 20)	1. Potentielle Gefahren für den Feten bei der zahnärztlichen Behandlung: — Strahlen — Medikamente — Streß; 2. Vena-cava-inferior-Syndrom in der Spätschwangerschaft; 3. Mangelernährung; 4. Aufnahme von Medikamenten mit der Muttermilch durch den Säugling.	1. Frauen im gebärfähigen Alter: — Bei jeder Röntgenuntersuchung Bleischürze verwenden — Keine Medikamente verordnen, bei denen eine fruchtschädigende Wirkung bekannt ist oder nicht ausgeschlossen werden kann (Tabelle 20–3) — Ausgewogene, nahrhafte Kost empfehlen; 2. Schwangere: — Rücksprache mit behandelndem Arzt über Gesundheitszustand und geplante Behandlung; Vorschläge zur Behandlung einholen; Schwangerschaftsanamnese erheben — Optimale Mundhygiene einschließlich Prophylaxemaßnahmen während der gesamten Schwangerschaft aufrechterhalten — Keine aufschiebbaren Behandlungen während des ersten Trimenons und der zweiten Hälfte des dritten Trimenons durchführen; günstigster Zeitraum für Routinebehandlungen ist das zweite Trimenon — Röntgenuntersuchung nur bei gegebener ärztlicher Indikation zulässig; trifft dies zu, sind alle Möglichkeiten einer Herabsetzung der Strahlenexposition der Leibesfrucht auszuschöpfen; möglichst keine Röntgenuntersuchungen während des ersten Trimenons — Keine fruchtschädigenden Medikamente anwenden (Tab. 20–3) — Patientinnen in der Spätschwangerschaft nicht längere Zeit in liegender Position lagern; 3. Stillende Mütter: — Die meisten Medikamente sind während der Stillzeit unbedenklich — Keine Medikamente anwenden, die Schädigungen verursachen können (Tab. 20–4) — Medikamentengabe kurz nach dem Stillen.

Modifikationen der Behandlungsplanung	Orale Komplikationen	Zahnärztliche Notfallbehandlung
Keine; rekonstruktive Maßnahmen, die Versorgung mit Kronen und Brücken sowie größere chirurgische Eingriffe sollten jedoch bis nach der Niederkunft aufgeschoben werden.	1. Negativer Einfluß auf den Verlauf von Parodontalerkrankungen — „Schwangerschaftsgingivitis“; 2. Zahnlockerung.	Im wesentlichen gleiche Grundsätze wie bei Routinebehandlung; vor der Behandlung Rücksprache mit betreuendem Arzt.

Grunderkrankung	Potentielle medizinische Probleme im Zusammenhang mit der zahnärztlichen Behandlung	Vorbeugung gegen medizinische Probleme
Anaphylaxie (Abschn. 21.4.4.6)	Schwere Reaktion nach Verabreichung von Substanzen, gegen die der Patient allergisch ist: — Medikamente — Lokalanästhetika.	1. Sorgfältige Anamneseerhebung; Identifikation von Patienten, die gegen in der Zahnheilkunde gebräuchliche Substanzen allergisch sind oder früher atopische Reaktionen entwickelt haben (Asthma, Heuschnupfen, Urtikaria, angioneurotisches Ödem); 2. Keine Substanzen anwenden, gegen die der Patient nach den anamnestischen Angaben allergisch ist; 3. Patienten mit atopischen Reaktionen in der Vorgeschichte: Vorsicht bei der Anwendung von Medikamenten und Materialien mit hoher Allergisierungsgefahr, z.B. Penicilline; auf die Behandlung schwerer allergischer Reaktionen eingestellt sein: — Erkennen, daß die Reaktion allergischer Natur ist — Arzt rufen — Patienten in Rückenlage bringen — Atemweg freihalten — Sauerstoffgabe — Vitalfunktionen überprüfen - Atmung, Blutdruck, Pulsfrequenz und -rhythmus — Bei Fehlen oder Depression der Vitalfunktionen Injektion von 0,5 ml Adrenalin 1:1.000 i.m. (Zunge) — Ggf. kardiopulmonale Reanimation — Bei ausbleibender Reaktion wiederholte Adrenalininjektion; 4. Falls Medikamente verschrieben werden: Patienten über die Symptome allergischer Reaktionen informieren und ihn anweisen, sich beim Auftreten solcher Symptome in der Praxis oder im nächstgelegenen Krankenhaus zu melden.

Modifikationen der Behandlungsplanung	Orale Komplikationen	Zahnärztliche Notfallbehandlung
In der Regel keine.	In der Regel keine.	1. Keine Substanzen anwenden, gegen die der Patient allergisch ist; 2. Auf die Behandlung leichter oder schwerer allergischer Reaktionen vorbereitet sein; 3. Patienten über die Symptome allergischer Reaktionen informieren und ihn anweisen, sofort ärztliche Hilfe zu suchen, falls solche nach Verlassen der Praxis oder nach Einnahme der verordneten Medikamente (z.B. Penicillin) auftreten.

Grunderkrankung	**Potentielle medizinische Probleme im Zusammenhang mit der zahnärztlichen Behandlung**	**Vorbeugung gegen medizinische Probleme**
Urtikaria (angioneurotisches Ödem) (Abschn. 21.4.4.4)	1. Leichtere Reaktion: Ödematöse Schwellung von Lippen, Wangen usw. nach Antigenkontakt; 2. Notfall: Ödematöse Schwellung von Zunge, Pharynx und Larynx mit Atemwegsobstruktion.	1. Erkennen von Allergikern aufgrund der Anamnese, Frage nach Allergenen (Allergiepaß?); 2. Antigenkontakt vermeiden; 3. Allergische Reaktion auf Medikament oder Material, das der Patient nicht als mögliches Allergen angegeben hatte: — Leichtere Reaktion: Antigenkontakt unterbrechen Gabe von 50 mg Diphenhydramin alle 4 h oral oder i.m. — Notfall: Liegende Position Atemwege freihalten Sauerstoffgabe Injektion von 0,5 ml Adrenalin 1:1000 i.m. Ggf. Beatmung Puls kontrollieren Arzt hinzurufen; 4. Lokalanästhetika: — Die meisten Patienten, die eine Allergie gegen Lokalanästhetika angeben, beschreiben eine vagovasale Synkope oder eine toxische Reaktion — Wenn sich eine allergische Reaktion abgespielt hat, Präparat identifizieren und Lokalanästhetikum aus anderer chemischer Gruppe verwenden — Nach Aspiration einen Tropfen des alternativen Lokalanästhetikums injizieren; 5 Minuten warten; wenn dann keine Reaktion eingetreten ist, benötigte Menge des Lokalanästhetikums injizieren — Wenn das Lokalanästhetikum, auf das der Patient allergisch reagiert hat, nicht identifiziert werden kann: Überweisung an einen Allergologen zur Durchführung eines Expositionstests; Verwendung von Diphenhydramin mit Adrenalin 1:100.000 als Lokalanästhetikum (1%ige Lösung, 1–4 ml); 5. Penicilline: — Bei Patienten mit Penicillinallergie kann alternativ Erythromycin gegeben werden — Bei Patienten ohne Penicillinallergie nach Möglichkeit immer orale Gabe, da hierbei die Allergisierungsrate am geringsten ist — Nie topisch anwenden.
Verdacht auf Blutungsneigung aufgrund von Anamnese oder Untersuchungsergebnissen, jedoch kein Hinweis auf mögliche Ursache (Abschn. 22.5)	Übermäßiger Blutverlust nach chirurgischen Eingriffen, Scaling usw.	1. Durchführung folgender Suchtests (bei pathologischen Ergebnissen in einem oder mehreren Tests Überweisung zur internistischen Abklärung und Therapie): — Partielle Thromboplastinzeit — Quick-Wert — Thrombinzeit — Blutungszeit — Thrombozytenzahl; 2. Keine Anwendung von Azetylsalizylsäure.

Modifikationen der Behandlungsplanung	Orale Komplikationen	Zahnärztliche Notfallbehandlung
1. Vermeiden von Medikamenten und Materialien, gegen die der Patient allergisch ist; 2. In seltenen Fällen, in denen der Patient gegen viele Lokalanästhetika allergisch ist: Überweisung an einen Allergologen zur Durchführung eines Expositionstests oder Verwendung von Diphenhydramin als Lokalanästhetikum.	Schwellung der Weichgewebe.	Normale Notfallbehandlung unter Vermeidung von Substanzen, gegen die der Patient allergisch ist; Diphenhydramin kann bei Patienten, die gegen mehrere Lokalanästhetika allergisch sind, und solchen, die einmal eine allergische Reaktion gegen ein Lokalanästhetikum entwickelt haben, das jedoch nicht identifiziert werden kann, als Lokalanästhetikum verwendet werden.

Keine, wenn alle Testergebnisse im Normbereich liegen; bei pathologischen Ergebnissen in einem oder mehreren Tests Planung, basierend auf der internistischen Diagnose.	Übermäßige Blutungen nach zahnärztlichen Behandlungsmaßnahmen.	Konservative Therapie – Antibiotika und Analgetika, jedoch keine Azetylsalizylsäure oder azetylsalizylsäurehaltigen Kombinationspräparate.

Grunderkrankung	Potentielle medizinische Probleme im Zusammenhang mit der zahnärztlichen Behandlung	Vorbeugung gegen medizinische Probleme
Thrombozytopenie (primär, sekundär, medikamentös, toxisch oder strahlenbedingt, Leukämie) (Kap. 22)	1. Anhaltende Blutungen; 2. Infektionen bei Patienten mit Knochenmarksuppression oder -übertragung; 3. Bei Patienten unter Steroidtherapie kann Streß zu medizinischen Notfällen führen.	1. Erkennen des Problems: — Anamnese — Klinische Befunde — Suchtests: Blutungszeit, Thrombozytenzahl; 2. Überweisung an Hämatologen und Rücksprache; 3. Behandlung der zugrundeliegenden Störung oder Substitutionstherapie vor chirurgischen Eingriffen; 4. Lokale Maßnahmen zur Blutstillung: Verbandplatte, Thrombin usw.; 5. Antibiotische Abschirmung bei chirurgischen Eingriffen zur Prophylaxe postoperativer Infektionen; 6. Zusätzliche Steroidgabe bei Patienten, die mit Kortikosteroiden behandelt werden; 7. Azetylsalizylsäure und azetylsalizylsäurehaltige Kombinationspräparate vermeiden.
Vasopathien (Vitamin-C-Mangel, infektionsbedingte, toxische, allergische, durch Autoimmunkrankheiten hervorgerufene usw.) (Kap. 22)	Anhaltende Blutungen nach chirurgischen Eingriffen oder Verletzungen der Integrität der Mundschleimhaut.	1. Erkennen des Problems: — Anamnese — Klinische Befunde — Suchtest: Blutungszeit; 2. Rücksprache mit Hämatologen; 3. Verbandplatte; 4. Lokale Blutstillung; 5. Antibiotische Abschirmung vor chirurgischen Eingriffen zur Prophylaxe postoperativer Infektionen. 6. Bei allergischer Genese müssen bekannte auslösende Antigene vermieden werden.

Modifikationen der Behandlungsplanung	Orale Komplikationen	Zahnärztliche Notfallbehandlung
Keine zahnärztliche Behandlung ohne vorherige Thrombozytensubstitution oder Behandlung der Grunderkrankung.	1. Spontanblutungen; 2. Verlängerte Blutungen nach bestimmten zahnärztlichen Behandlungen; 3. Petechien; 4. Hämatome.	Konservative Infektions- und Schmerzbekämpfung; Azetylsalizylsäure, azetylsalizylsäurehaltige Kombinationspräparate und nichtsteroidale Antiphlogistika (NSAIDs) vermeiden.
Chirurgische Eingriffe dürfen bei diesen Patienten nur dann durchgeführt werden, wenn die zugrundeliegende Störung behoben ist oder der Patient von einem Hämatologen für den Eingriff vorbereitet und der Zahnarzt in der Lage ist, übermäßige Blutungen durch lokale Maßnahmen zu beherrschen (s. Abschnitt über Hämophilie).	1. Übermäßige Blutungen nach Scaling und chirurgischen Eingriffen; 2. Petechien; 3. Hämatome.	Konservative Infektions- und Schmerzbekämpfung.

Grunderkrankung	Potentielle medizinische Probleme im Zusammenhang mit der zahnärztlichen Behandlung	Vorbeugung gegen medizinische Probleme
Angeborene Koagulopathien (Hämophilie A und B) (Kap. 22)	Übermäßige Blutungen nach zahnärztlichen Behandlungen.	1. Erkennen des Problems: — Anamnese: Blutungsprobleme bei Verwandten, übermäßige Blutungen nach früheren Operationen oder Verletzungen — Klinische Befunde Ekchymosen Hämarthrosen Dissezierende Hämatome — Suchtests: Quick-Wert (normal), partielle Thromboplastinzeit (verlängert), Blutungszeit (normal), Thrombinzeit (normal); 2. Konsultation des behandelnden Arztes oder Überweisung zur Diagnostik und Therapie bzw. Vorbereitung für die zahnärztliche Behandlung: — Kryopräzipitate — Fresh-frozen-Plasma — 1-Desamino-8-D-Arginin-Vasopressin (DDAVP) — Epsilon-Aminocapronsäure (EACA) — Tranexamsäure (AMCHA) — Nicht aktiviertes Prothrombinkomplex-Konzentrat — Aktiviertes Prothrombinkomplex-Konzentrat; 3. Je nach Ergebnis der Untersuchung ist eine ambulante Behandlung unter Umständen möglich; 4. Lokale Maßnahmen zur Blutstillung: Verbandplatte, Thrombin, Kollagenvlies usw.; 5. Antibiotische Abschirmung bei chirurgischen Eingriffen zur Prophylaxe postoperativer Infektionen; 6. Azetylsalizylsäure, auch in Kombinationspräparaten, vermeiden.
Von-Willebrand-Jürgens-Syndrom (Abschn. 22.2.2.1)	Übermäßige Blutungen nach invasiven zahnärztlichen Behandlungen.	1. Erkennen des Problems: — Anamnese: Blutungsprobleme bei Verwandten, übermäßige Blutungen nach früheren Operationen oder Verletzungen — Klinische Befunde Petechien Hämatome — Suchtests: Blutungszeit (verlängert), partielle Thromboplastinzeit (evtl. verlängert); 2. Konsultation des behandelnden Arztes oder Überweisung zur Diagnostik und Therapie bzw. Vorbereitung für die zahnärztliche Behandlung: — Fresh-frozen-Plasma — Kryopräzipitate; 3. Je nach Ergebnis der Untersuchung ist eine ambulante Behandlung unter Umständen möglich; 4. Lokale Maßnahmen zur Blutstillung: Verbandplatte, Gelatineschaum mit Thrombin, Oxyzellulose, Kollagenvlies usw.; 5. Ggf. antibiotische Abschirmung bei chirurgischen Eingriffen zur Prophylaxe postoperativer Infektionen; 6. Azetylsalizylsäure, auch in Kombinationspräparaten, vermeiden.

Modifikationen der Behandlungsplanung	Orale Komplikationen	Zahnärztliche Notfallbehandlung
Keine zahnärztliche Behandlung ohne Vorbereitung des Patienten in Zusammenarbeit mit einem Hämatologen.	1. Spontanblutungen; 2. Anhaltende Blutungen nach zahnärztlichen Behandlungsmaßnahmen, bei denen Weichgewebe oder Knochen verletzt werden; 3. Petechien; 4. Hämatome.	1. Konservative Infektions- und Schmerzbekämpfung; wo dies nicht ausreicht, muß der Patient für chirurgische Eingriffe vorbereitet werden (Kryopräzipitate, Fresh-frozen-Plasma, DDAVP, EACA, AMCHA usw.); 2. Azetylsalizylsäure, auch in Kombinationspräparaten, vermeiden.
Keine invasive zahnärztliche Behandlung ohne Vorbereitung des Patienten in Zusammenarbeit mit einem Hämatologen.	1. Spontanblutungen; 2. Verlängerte Blutungen nach zahnärztlichen Behandlungsmaßnahmen, bei denen Weichgewebe oder Knochen verletzt werden; 3. Petechien; 4. Hämatome.	1. Konservative Infektions- und Schmerzbekämpfung; wo dies nicht ausreicht, muß der Patient für chirurgische Eingriffe vorbereitet werden (Fresh-frozen-Plasma oder Kryopräzipitate); 2. Azetylsalizylsäure, auch in Kombinationspräparaten, vermeiden.

Grunderkrankung	Potentielle medizinische Probleme im Zusammenhang mit der zahnärztlichen Behandlung	Vorbeugung gegen medizinische Probleme
Erworbene Koagulopathien (Lebererkrankungen, Breitspektrum-Antibiotika, Malabsorptionssyndrom, Gallengangsverschluß, Heparin, Kumarine usw.) (Abschn. 22.2.2, 22.5.2.4–22.5.2.8)	Übermäßige Blutungen nach zahnärztlichen Behandlungen, die zur Verletzung von Weichgeweben oder Knochen führen.	1. Erkennen des Problems: — Anamnese — Klinische Befunde — Suchtests: Quick-Wert (vermindert), Blutungszeit (bei Lebererkrankung mit Splenomegalie verlängert); 2. Überweisung und Konsultation; 3. Vorbereitung des Patienten für die zahnärztliche Behandlung; 4. Lokale Maßnahmen zur Blutstillung; 5. Antibiotische Abschirmung; 6. Reduktion bzw. Absetzen der Antikoagulanzienmedikation veranlassen, so daß ein Quick-Wert von 30–40% erreicht wird (für Einzelzahnextraktionen 25–30% ausreichend); 7. Bei Lebererkrankungen keine Medikamente anwenden, die in der Leber metabolisiert werden bzw. Dosis reduzieren; 8. Azetylsalizylsäure, auch in Kombinationspräparaten, vermeiden.
Disseminierte intravasale Gerinnung (DIC) (Abschn. 22.2.2.3)	Übermäßige Blutungen nach invasiven zahnärztlichen Behandlungen; bei der chronischen Form der Erkrankung können sich ausgedehnte Thrombosierungen einstellen.	1. Erkennen des Problems: — Anamnese: starke Blutungen nach geringfügigen Verletzungen; Spontanblutungen aus Gingiva, Nase, Gastrointestinaltrakt oder Harnwegen; Infektionen, Verbrennungen, Schock und Azidose oder Autoimmunerkrankungen in letzter Zeit; die chronische DIC, bei der in den meisten Fällen eher Thrombosen als Blutungen im Vordergrund stehen, ist meist assoziiert mit Malignomen. — Klinische Befunde Petechien, Ekchymosen Spontanblutungen aus Gingiva, Nase, Ohren usw. — Suchtests: Akute DIC: Quick-Wert (vermindert), partielle Thromboplastinzeit (verlängert), Blutungszeit (verlängert), Thrombinzeit (verlängert), Thrombozytenzahl (vermindert) Chronische DIC: Die meisten Tests im Normalbereich, aber Fibrinspaltprodukte nachweisbar; 2. Konsultation des behandelnden Arztes oder Überweisung zur Therapie bzw. Vorbereitung für invasive zahnärztliche Behandlungen — Akute DIC: Kryopräzipitate, Fresh-frozen-Plasma und/oder Thrombozytenkonzentrat — Chronische DIC: Heparin oder Vitamin-K-Antagonisten; 3. Azetylsalizylsäure, auch in Kombinationspräparaten, vermeiden; 4. Lokale Maßnahmen zur Blutstillung; 5. Ggf. antibiotische Abschirmung zur Prophylaxe postoperativer Infektionen.

Modifikationen der Behandlungsplanung	Orale Komplikationen	Zahnärztliche Notfallbehandlung
Keine zahnärztliche Behandlung ohne Vorbereitung des Patienten in Zusammenarbeit mit einem Hämatologen.	1. Übermäßige Blutungen; 2. Spontanblutungen; 3. Petechien; 4. Hämatome.	1. Konservativ; 2. Falls chirurgischer Eingriff erforderlich, ggf. Injektion von Vitamin K; 3. Azetylsalizylsäure, auch in Kombinationspräparaten, vermeiden.
Je nach Ursache der DIC sollte der Behandlungsplan geändert werden. 1. Akute DIC: Keine zahnärztliche Behandlung ohne internistische Beurteilung und Behandlung der Ursache; 2. Chronische DIC: Keine zahnärztliche Behandlung ohne internistische Beurteilung und, soweit möglich, Behandlung der Ursache; wenn die Prognose aufgrund der Grunderkrankung (fortgeschrittene Malignome) schlecht ist, Behandlung auf unmittelbar notwendige Maßnahmen beschränken.	1. Spontanblutungen der Gingiva; 2. Petechien; 3. Ekchymosen; 4. Anhaltende Blutungen nach invasiven zahnärztlichen Behandlungsmaßnahmen.	1. Keine invasiven Behandlungsmaßnahmen ohne die Möglichkeit unmittelbarer internistischer Hilfe und Vorbereitung; 2. Zur Schmerzbekämpfung kann Paracetamol mit Kodein gegeben werden; 3. Ggf. prophylaktische Antibiotikagabe zur Vorbeugung postoperativer Infektionen, wenn invasive zahnärztliche Behandlungen erforderlich sind.

Grunderkrankung	Potentielle medizinische Probleme im Zusammenhang mit der zahnärztlichen Behandlung	Vorbeugung gegen medizinische Probleme
Störungen der thrombozytären Freisetzungsreaktion (Abschn. 22.2.2.4)	Übermäßige Blutungen nach invasiven zahnärztlichen Behandlungen.	1. Erkennen des Problems: — Anamnese Anwendung von Azetylsalizylsäure, Indometacin, Ibuprofen oder Sulfinpyrazon in letzter Zeit; Vorliegen anderer Thrombozytenfunktions- oder Gerinnungsstörungen — Untersuchungsbefunde Häufig negativ, wenn keine Symptome anderer Thrombozytenfunktions- oder Gerinnungsstörungen vorliegen — Suchtests Blutungszeit (verlängert), partielle Thromboplastinzeit (verlängert); 2. Die meisten Patienten, die eines der oben genannten Medikamente einnehmen, aber keine weitere thrombozytäre oder plasmatische hämorrhagische Diathese aufweisen, neigen nicht zu übermäßigen postoperativen Blutungen; 3. Patienten mit verlängerter Blutungs- und/oder partieller Thromboplastinzeit sollten zur Abklärung überwiesen werden, bevor chirurgische Eingriffe vorgenommen werden; 4. Elektive Eingriffe können nach Absetzen des Medikaments und geeigneter Behandlung anderer thrombozytärer oder plasmatischer hämorrhagischer Diathesen durchgeführt werden.
Primäre Hyperfibrinolyse (Abschn. 22.2.2.5)	Übermäßige Blutungen nach invasiven zahnärztlichen Behandlungen.	1. Erkennen des Problems: — Anamnese Bei Patienten mit Lebererkrankungen, Lungenkarzinomen, Prostatakarzinomen oder Hitzschlag kann dieser Zustand auftreten — Untersuchungsbefunde Ikterus Spider naevi Ekchymosen Hämatome — Suchtests Thrombozytenzahl (häufig normal), Quick-Wert (vermindert), Blutungszeit (in der Regel normal), partielle Thromboplastinzeit (verlängert), Thrombinzeit (verlängert); 2. Konsultation und Überweisung, bevor invasive zahnärztliche Behandlungen vorgenommen werden; durch Epsilon-Aminocapronsäure können Plasmin und Plasminaktivatoren gehemmt werden.

Modifikationen der Behandlungsplanung	Orale Komplikationen	Zahnärztliche Notfallbehandlung
Bei Patienten ohne weitere thrombozytäre oder plasmatische hämorrhagische Diathese in der Regel keine Modifikationen erforderlich.	1. Evtl. übermäßige Blutungen nach chirurgischen Eingriffen; 2. Bei Vorliegen weiterer thrombozytärer oder plasmatischer hämorrhagischer Diathesen evtl. Petechien, Ekchymosen oder Hämatome.	1. Bei Einnahme dieser Medikamente und anamnestischen Hinweisen auf eine weitere thrombozytäre oder plasmatische hämorrhagische Diathese keine chirurgischen Eingriffe, wenn die Suchtests pathologische Werte ergeben; 2. Konservative Schmerzbehandlung: Paracetamol mit Kodein; 3. Infektionen mit Antibiotika behandeln; Inzision und Drainage nach Möglichkeit vermeiden.
Bei Patienten mit fortgeschrittenen Karzinomen sollte sich die Behandlung auf zahnärztliche Notfallbehandlungen und Prophylaxemaßnahmen beschränken; umfangreiche restaurative Behandlungen sind in der Regel nicht indiziert; bei allen anderen Patienten können die meisten Behandlungen vorgenommen werden, wenn eine Prophylaxe gegen übermäßige Blutungen (Gabe von Epsilon-Aminocapronsäure) durchgeführt wurde.	1. Anhaltende Blutungen nach invasiven zahnärztlichen Behandlungen; 2. Schleimhautikterus; 3. Ekchymosen.	1. Chirurgische Eingriffe vermeiden; 2. Konservative Infektions- und Schmerzbehandlung; für chirurgische Eingriffe Vorbereitung des Patienten durch einen Hämatologen.

Grunderkrankung	Potentielle medizinische Probleme im Zusammenhang mit der zahnärztlichen Behandlung	Vorbeugung gegen medizinische Probleme
Eisenmangelanämie (Abschn. 23.2)	1. In der Regel keine; 2. In seltenen Fällen kann eine schwere Leukopenie und Thrombozytopenie zu Problemen mit Infektionen und übermäßigen Blutverlusten führen.	1. Erkennen und Überweisung zur weiteren Diagnostik und Therapie; 2. Bei Frauen meist physiologische Ursache: Menstruation oder Schwangerschaft; 3. Bei Männern meist Folge eines Grundleidens: Ulcus pepticum, Kolonkarzinom usw.
Hereditäre Sphärozytose (Abschn. 23.2)	Beschleunigte Hämolyse.	1. Infektionsbekämpfung; 2. Keine phenacetinhaltigen Medikamente geben; 3. Bei diesen Patienten liegen besonders häufig Überempfindlichkeiten gegen Sulfonamide, Azetylsalizylsäure und Chloramphenicol vor.
Perniziöse Anämie (Abschn. 23.2.1.2)	1. Infektionen; 2. Blutungen; 3. Verzögerte Wundheilung.	Erkennen und internistische Behandlung (Früherkennung und rechtzeitige Behandlung kann irreversible neurologische Schäden verhindern).

Modifikationen der Behandlungsplanung	Orale Komplikationen	Zahnärztliche Notfallbehandlung
In der Regel keine.	1. Parästhesien; 2. Atrophie der Zungenpapillen; 3. In seltenen Fällen Infektionen und Blutungsneigung; 4. Bei Patienten mit Dysphagie wahrscheinlich erhöhte Inzidenz von Karzinomen im Bereich von Mund und Pharynx (Plummer-Vinson-Syndrom).	In der Regel normale Notfallbehandlung (Leukozytenzahl und Thrombozytenzahl sollten bestimmt werden).
In der Regel keine; bei schwerer Anämie nur dringend erforderliche Behandlungen.	In der Regel keine.	Normale Notfallbehandlung; bei hämolytischer Krise konservative Infektions- und Schmerzbekämpfung.
Keine, wenn die internistische Therapie eingeleitet ist.	1. Parästhesien im Bereich des Mundes (Brennen, Jucken, Taubheitsgefühl); 2. Wundheilungsstörungen (in schweren Fällen), Infektionen, rote Zunge, Cheilitis angularis; 3. Petechiale Blutungen.	In der Regel keine Komplikationen zu erwarten; bei Verdacht auf perniziöse Anämie sollte jedoch zunächst konservativ vorgegangen werden, bis die Diagnose gesichert ist.

Grunderkrankung	Potentielle medizinische Probleme im Zusammenhang mit der zahnärztlichen Behandlung	Vorbeugung gegen medizinische Probleme
Sichelzellenanämie (Abschn. 23.2.1.4, 23.4)	Hämolytische oder aplastische Krise.	1. Vermeiden aller Maßnahmen, die zu einer Hypoxie führen können; 2. Medikamentenanwendung: — Übermäßige Anwendung von Barbituraten und Narkotika vermeiden, da sie zu einer zentralen Atemdepression mit resultierender Azidose führen können, wodurch eine akute Krise ausgelöst werden kann — Übermäßige Anwendung von Salizylaten vermeiden, da sie eine Azidose bewirken können, durch die ebenfalls eine akute Krise ausgelöst werden kann — Möglichst keine Narkose, da eine Hypoxie zur Auslösung einer akuten Krise führen kann — Stickoxydul kann angewendet werden, wenn zu jedem Zeitpunkt 50% Sauerstoff zugeführt werden; kritischer Punkt: Gefahr der Diffusionshypoxie bei Beendigung der Stickoxydulzufuhr — Für chirurgische Eingriffe Lokalanästhetikum mit Adrenalinzusatz von max. 1:100.000 verwenden; für alle übrigen Behandlungsmaßnahmen Lokalanästhetikum ohne Vasokonstriktor; aspirieren; langsam injizieren; Höchstdosis 3 Ampullen; 3. Infektionen vermeiden bzw. aggressiv behandeln: — Wärmeanwendung — Inzision und Drainage — Antibiotika — Ursache beseitigen: Extraktion, Vitalexstirpation usw.; 4. Bei Infektionen und chirurgischer Therapie Dehydratation vermeiden.
Agranulozytose (Abschn. 23.3.2)	Infektionen.	1. Überweisung zur internistischen Diagnostik und Therapie; 2. Medikamentenanwendung: keine Gabe von Chloramphenicol zur Bekämpfung oraler Infektionen wegen hoher Inzidenz von Agranulozytosen.
Zyklische Agranulozytose (Abschn. 23.3.2)	Infektionen.	1. Antibiotikagabe zur Infektionsprophylaxe; 2. Engmaschige Kontrolle des weißen Blutbildes, um den Zeitpunkt zu bestimmen, zu dem annähernd normale Werte vorliegen.

Modifikationen der Behandlungsplanung	Orale Komplikationen	Zahnärztliche Notfallbehandlung
In der Regel keine; bei Symptomen einer schweren Anämie sollten nur dringend erforderliche Behandlungen durchgeführt werden.	1. Osteoporose; 2. Verlust der trabekulären Knochenstruktur; 3. Dentitio tarda; 4. Zahnhypoplasien; 5. Blässe der Mundschleimhaut; 6. Schleimhautikterus.	1. Normale Notfallbehandlung; während einer Krise nur konservative Infektions- und Schmerzbehandlung (Analgetika, Antibiotika); 2. Aggressive Behandlung von Infektionen; 3. Dehydratation vermeiden; 4. Übermäßige Anwendung von Barbituraten und Narkotika vermeiden; 5. Übermäßige Anwendung von Salizylaten vermeiden; 6. Keine Narkose; 7. Kodein und Paracetamol können in mäßiger Dosierung gegeben werden; 8. Lokalanästhetikum mit geringem Adrenalinzusatz (max. 1:100.000) verwenden; aspirieren; langsam injizieren; maximal 3 Ampullen.
Ausschließlich Notfallbehandlung und symptomatische Therapie oraler Ulzerationen.	1. Orale Ulzerationen; 2. Parodontitis; 3. Gewebsnekrosen.	Konservative Schmerz- und Infektionsbekämpfung.
Je nach Schweregrad der Erkrankung Beschränkung auf die Bekämpfung akuter Krankheitsprozesse und zahnerhaltende bzw. Pflegemaßnahmen.	1. Parodontalerkrankungen; 2. Orale Infektionen; 3. Orale Ulzerationen, ähnlich wie bei einer Stomatitis aphthosa.	Erforderliche Therapie durchführen; bei schwerer Leukozytendepression Antibiotika, um postoperativen Infektionen vorzubeugen.

Grunderkrankung	Potentielle medizinische Probleme im Zusammenhang mit der zahnärztlichen Behandlung	Vorbeugung gegen medizinische Probleme
Leukämie (s. 22.5.2.6, 23.3.4.1, 23.4)	1. Anhaltende Blutungen; 2. Infektionen; 3. Wundheilungsstörungen.	1. Erkennen und Überweisung zur weiteren Diagnostik und Therapie; 2. Bestimmung der aktuellen Thrombozytenzahl vor jedem chirurgischen Eingriff (einschließlich Scaling); bei normaler Blutungszeit kann die Behandlung durchgeführt werden; bei verlängerter Blutungszeit (Thrombozytenzahl unter 80.000 mm^{-3}) chirurgischen Eingriff aufschieben; 3. Antibiotische Abschirmung zur Prophylaxe postoperativer Infektionen; Modifikation des AHA-Schemas zur Endokarditisprophylaxe kann nach Konsultation des behandelnden Arztes angewendet werden: — In den meisten Fällen: 2 g Penicillin V oral mindestens 30 min vor dem Eingriff 500 mg Penicillin V oral alle 6 h am Operationstag 500 mg Penicillin V oral alle 6 h an den folgenden 2 bis 5 Tagen — Bei Penicillinallergie – Erythromycin: 1 g Erythromycin oral mindestens 30 min vor dem Eingriff 500 mg Erythromycin oral alle 6 h am Operationstag 500 mg Erythromycin oral alle 6 h an den folgenden 2 bis 5 Tagen — Unter besonderen Bedingungen und nach Rücksprache mit dem behandelnden Arzt können andere Präparate, Dosierungen und Behandlungszeiträume indiziert sein.
Multiples Myelom (Plasmozytom) (Abschn. 23.3.4.3, 23.4)	1. Übermäßige Blutungen nach invasiven zahnärztlichen Behandlungen; 2. Infektionsgefahr aufgrund der Verminderung normaler Immunglobuline; 3. Infektions- und Blutungsgefahr bei Strahlen- oder Chemotherapie.	1. Behandlung und Vorbeugung von Komplikationen: siehe Abschnitt über Chemotherapie; 2. Behandlung und Vorbeugung von Komplikationen: siehe Abschnitt über Strahlentherapie; 3. Patienten mit oralen Weichgewebs- und/oder Knochenläsionen sollten zur Abklärung und Therapie überwiesen werden; 4. Bei anamnestisch bekannter Erkrankung Konsultation des behandelnden Arztes.

Modifikationen der Behandlungsplanung	Orale Komplikationen	Zahnärztliche Notfallbehandlung
1. Im akuten Stadium nach Möglichkeit keinerlei zahnärztliche Behandlung; 2. Im Stadium der Remission sollten alle Erkrankungen der Zähne und des Zahnhalteapparates behandelt und ein Mundhygiene-Programm eingeleitet werden; 3. Langwierige und komplizierte Behandlungen vermeiden.	1. Infektionen; 2. Ulzerationen; 3. Zahnfleischbluten; 4. Ekchymosen; 5. Petechien; 6. Gingivahyperplasie; 7. Weichgewebs- und Knochenläsionen; 8. Parästhesien – Taubheitsgefühl, Brennen, Jucken; 9. Candidiasis; 10. Lymphknotenschwellungen.	1. Im Stadium der Remission normale Notfallbehandlung; 2. In den übrigen Stadien konservative Therapie (möglichst nach Antibiogramm): Antibiotika bei Infektionen, starke Analgetika zur Schmerzlinderung; 3. Drainage über Wurzelkanäle usw.
1. In terminalen Krankheitsstadien nur supportive zahnärztliche Behandlung; 2. Prognose in der Regel schlecht; daher umfangreiche zahnärztliche Behandlungen meist nicht indiziert; 3. Bei Thrombozytopenie oder Leukopenie vor invasiven zahnärztlichen Behandlungen Vorbeugung gegen Blutungen und Infektionen erforderlich (Thrombozytentransfusionen, Antibiotikatherapie); 4. Siehe auch Abschnitte über Strahlen- und Chemotherapie; 5. Gefahr einer hämorrhagischen Diathese durch abnormes Immunglobulin M, das Gerinnungsfaktoren durch Komplexbildung inaktiviert.	1. Weichgewebsläsionen; 2. Knochenläsionen; 3. Amyloidablagerungen in Weichgeweben; 4. Zahnlockerungen ohne erkennbare Ursache.	1. Konservatives Vorgehen bei Patienten unter Strahlen- oder Chemotherapie; 2. Normale Notfallbehandlung bei Patienten mit „stabiler" Erkrankung; 3. Konservative Behandlung bei Patienten im Terminalstadium.

Grunderkrankung	Potentielle medizinische Probleme im Zusammenhang mit der zahnärztlichen Behandlung	Vorbeugung gegen medizinische Probleme
Maligne Lymphome: Lymphogranulomatose (M. Hodgkin), Non-Hodgkin-Lymphome, Burkitt-Lymphom (Abschn. 23.3.4.2, 23.4)	1. Erhöhtes Infektionsrisiko; 2. Infektions- und Blutungsgefahr bei Patienten unter Chemotherapie; 3. Gelegentlich Gefahr einer Osteoradionekrose nach Strahlentherapie des Kopf-Hals-Bereichs (selten, da Strahlendosis meist unter 60 Gy); 4. Nach Strahlentherapie im Kopf-Hals-Bereich evtl. Xerostomie; 5. Non-Hodgkin-Lymphome können bei AIDS-Kranken auftreten; daher kann die Übertragung infektiöser Agenzien ein potentielles Problem darstellen.	1. Behandlung und Vorbeugung von Komplikationen: siehe Abschnitt über Chemotherapie; 2. Behandlung und Vorbeugung von Komplikationen: siehe Abschnitt über Strahlentherapie; 3. Patienten mit generalisierten Lymphknotenschwellungen, extranodalen Tumoren und Knochenläsionen sollten zur internistischen Abklärung und Therapie überwiesen werden; 4. Überweisung zur Probeentnahme aus extranodalen Tumoren und Knochenläsionen bzw. Feinnadelbiopsie aus Lymphknoten zur Diagnosesicherung; 5. Bei anamnestisch bekannter Erkrankung Konsultation des behandelnden Arztes zur Abklärung des aktuellen Status.
Strahlentherapie (Kopf-Hals-Bereich) (Abschn. 24.1, 24.4.2–24.5.2)	1. Unter und kurz nach Abschluß der Strahlentherapie können folgende Probleme auftreten: — Mukositis — Xerostomie — Geschmacksverlust — Muskelkonstrikturen — Sekundärinfektionen durch Viren, Bakterien oder Pilze (Candidiasis) — Hypersensibilität der Zähne; 2. Chronische Probleme durch die Strahlentherapie: — Xerostomie — Zahnhalskaries — Osteoradionekrose — Muskulär bedingte Kieferklemme — Hypersensibilität der Zähne — Geschmacksverlust.	1. Vor der Strahlentherapie sollte der Patient beim Zahnarzt zur Untersuchung und Vornahme folgender Maßnahmen vorgestellt werden: — Extraktion aller tief zerstörten Zähne — Extraktion aller Zähne mit fortgeschrittener Parodontalerkrankung — Vornahme aller erforderlichen präprothetischen Eingriffe — Versorgung aller kariösen Zähne mit Füllungen — Extraktion oder endodontische Behandlung aller devitalen Zähne — Behandlung von chronischen Infektionen der Kieferknochen — Sicherstellen einer guten Mundhygiene — Tägliche Fluoridapplikation mit flexiblem Träger; 2. Während der Strahlentherapie kann der Zahnarzt beteiligt sein an: — Behandlung einer Mukositis (s. Anhang A) — Behandlung einer Xerostomie (s. Anhang A) — Prophylaxe einer muskulär bedingten Kieferklemme durch tägliche Mundöffnungsübungen mit Mundspateln oder Aufbißblock, um eine maximale Mundöffnung zu erhalten — Diagnose und Therapie von Sekundärinfektionen, z.B. Candidiasis (s. Anhang A) — Fortsetzung der täglichen Fluoridapplikation; 3. Nach der Strahlentherapie sollte der Zahnarzt: — Den Patienten in ein engmaschiges Recall aufnehmen (alle 3 bis 6 Monate) — Auf gute Mundhygiene achten — Kariöse Läsionen frühzeitig behandeln — Alles unternehmen, um orale Infektionen zu verhindern — Bestehende Xerostomie behandeln (s. Anhang A) — Geschmacksverlust behandeln (s. Anhang A).

Modifikationen der Behandlungsplanung	Orale Komplikationen	Zahnärztliche Notfallbehandlung
1. In terminalen Krankheitsstadien nur supportive zahnärztliche Behandlung; 2. Bei Patienten im Stadium der Remission kann jede erforderliche zahnärztliche Behandlung durchgeführt werden; umfangreiche restaurative Behandlungen sind in Fällen mit schlechter Prognose jedoch häufig nicht indiziert; 3. Siehe auch Abschnitte über Strahlen- und Chemotherapie; 4. Bei Thrombozytopenie können Thrombozytentransfusionen erforderlich sein.	1. Extranodale orale Tumoren; 2. Xerostomie nach Strahlentherapie; manche dieser Patienten neigen zur Entwicklung einer Osteoradionekrose; 3. Zungen- oder Schleimhautbrennen; 4. Petechien oder Ekchymosen bei Thrombozytopenie durch Knochenmarkinfiltration; 5. Zervikale Lymphknotenschwellungen; 6. Mukositis bei Strahlen- oder Chemotherapie.	1. Konservatives Vorgehen bei Patienten unter Strahlen- oder Chemotherapie; 2. Normale Notfallbehandlung bei Patienten mit stabiler Erkrankung; 3. Konservative Behandlung bei Patienten im Terminalstadium; 4. Vor chirurgischen Eingriffen Blutungszeit oder Thrombozytenzahl bestimmen; bei pathologischen Ergebnissen kann eine Thrombozytentransfusion indiziert sein.
1. Nach Abschluß einer Strahlentherapie mit mehr als 60 Gy muß alles unternommen werden, um einer Osteoradionekrose vorzubeugen. Möglichst keine Zahnextraktionen, sondern bei gegebener Indikation endodontische Behandlung; 2. Intensive Prophylaxemaßnahmen zur Vorbeugung von Zahnhalskaries und Parodontalerkrankungen; 3. Die meisten zahnärztlichen Behandlungen mit Ausnahme von Zahnextraktionen und chirurgischen Eingriffen können durchgeführt werden.	1. Mukositis; 2. Candidiasis; 3. Xerostomie; 4. Geschmacksverlust; 5. Kieferklemme; 6. Hypersensibilität der Zähne; 7. Zahnhalskaries; 8. Osteoradionekrose.	Bei vorbestrahlten Patienten nach Möglichkeit keine Zähne extrahieren; alle anderen Notfallbehandlungen können durchgeführt werden.

Grunderkrankung	Potentielle medizinische Probleme im Zusammenhang mit der zahnärztlichen Behandlung	Vorbeugung gegen medizinische Probleme
Chemotherapie von Malignomen (Abschn. 24.1, 24.4.3, 24.5.3.3)	1. Übermäßige Blutungen aufgrund einer Knochenmarksuppression (Thrombozytopenie); 2. Neigung zu Infektionen aufgrund einer Knochenmarksuppression (Leukopenie); 3. Evtl. Entwicklung einer schweren Anämie aufgrund einer Knochenmarksuppression; 4. Thrombozytopenie, Leukopenie und Anämie können auch Komplikationen des Primärtumors sein.	1. Vor der Chemotherapie: — Infektionen beseitigen: periapikal parodontal Weichgewebe — Tiefe kariöse Läsionen behandeln — Mundhygieneinstruktion — Bei Kindern und jungen Erwachsenen: Entfernung gelockerter Milchzähne Zahnfleischkapuzen beseitigen; 2. Während der Chemotherapie: — Vor jeder invasiven zahnärztlichen Behandlung Onkologen konsultieren — Wenn invasive Behandlungen durchgeführt werden müssen: Antibiotische Abschirmung bei Granulozytenzahl unter 2.000 mm^{-3} Thrombozytentransfusion bei Thrombozytenzahl unter 40.000 mm^{-3} — Bei Infektionen Erregerkultur und Antibiogramm des Exsudates — Bekämpfung von Spontanblutungen (Tupfer, Parodontalverband, Schutzplatte) — Fluoridapplikation — Symptomatische Behandlung von Mukositis und Xerostomie (s. Anhang A) — Allgemeinanästhesie bei schwerer Anämie vermeiden — Empfehlungen für die Zahnpflege müssen unter Umständen modifiziert werden: Der Einsatz von Zahnbürste und Zahnseide muß reduziert oder eingestellt werden, wenn er zu starken Blutungen oder Gewebsirritationen führt; statt dessen Reinigung von Zähnen und Gingiva mit feuchter Gaze sowie Mundspülungen mit einer wäßrigen Lösung von Natriumbicarbonat zur Reinigung ulzerierter Flächen; 3. Nach der Chemotherapie: — Nachkontrolle, bis alle Nebenwirkungen der Therapie abgeklungen sind — Patienten in regelmäßiges Recall aufnehmen.

Modifikationen der Behandlungsplanung	Orale Komplikationen	Zahnärztliche Notfallbehandlung
1. Während der Chemotherapie ausschließlich zahnärztliche Notfallbehandlung; 2. Je nach Prognose der Grunderkrankung: Bei Patienten, die palliativ behandelt werden, wird sich die zahnärztliche Betreuung auf unmittelbar notwendige Behandlungsmaßnahmen beschränken; Kinder und Erwachsene, die wegen einer Leukämie behandelt werden, können jedoch eine sehr gute Prognose haben, so daß jede erforderliche zahnärztliche Behandlung vorgenommen werden kann; viele Patienten mit Lymphomen haben ebenfalls eine gute Prognose.	1. Mukositis; 2. Übermäßige Blutungen nach geringfügigen Verletzungen; 3. Spontanblutungen der Gingiva; 4. Xerostomie; 5. Infektionen.	1. Während der Chemotherapie konservative Notfallbehandlung: — Medikamentöse Schmerzbekämpfung — Infektionsbekämpfung mit Antibiotika — Möglichst keine chirurgischen Eingriffe; 2. Wenn chirurgische Eingriffe notwendig werden: — Konsultation des Onkologen — Bei Bedarf Thrombozytentransfusion — Einsatz von Gelatineschaum, Thrombin, Kollagenvlies und/oder Verbandplatten — Ggf. prophylaktische Antibiotikagabe.

Grunderkrankung	Potentielle medizinische Probleme im Zusammenhang mit der zahnärztlichen Behandlung	Vorbeugung gegen medizinische Probleme
Verhaltensstörungen und psychische Erkrankungen: Bipolare Störungen, Schizophrenie, typische (Major) Depression, M. Alzheimer, posttraumatische Belastungsreaktion, substanzinduzierte Störungen (Kap. 25)	1. Erschwerte Kommunikation mit dem Patienten; 2. Inkooperativität oder Aggressivität des Patienten; 3. Deutliche Arzneimittelnebenwirkungen bei Patienten, die Neuroleptika oder Antidepressiva einnehmen; 4. Erhebliche Wechselwirkungen von Substanzen, die in der Zahnmedizin eingesetzt werden, mit Neuroleptika und Antidepressiva; 5. Geringes Interesse des Patienten an gesunden Mundverhältnissen; 6. Unfähigkeit des Patienten aufgrund seiner Behinderung, eine gute Mundhygiene zu betreiben; 7. Bei Kokainmißbrauch hohes Risiko, wenn der Patient „high" ist; Gefahr von Myokardischämien und Herzrhythmusstörungen durch Kokain, die durch Medikamente, die während der zahnärztlichen Behandlung eingesetzt werden, verstärkt wird (z.B. Adrenalin); 8. Erhöhtes Hepatitis- und AIDS-Risiko bei Patienten, die sich Drogen i.v. injizieren	1. Erkennen von Patienten mit Verhaltensstörungen oder psychischen Erkrankungen; — Anamnese – Erkrankung wurde bereits diagnostiziert: Einnahme von Medikamenten, die zur Behandlung von Verhaltensstörungen oder psychischen Erkrankungen eingesetzt werden, Beobachtung von außergewöhnlichen Verhaltensweisen, die auf eine bisher unerkannte psychische Erkrankung zurückzuführen sein könnten; — Untersuchungsbefunde: Verletzungen, die der Patient sich selbst beigebracht haben könnte; 2. Überweisung zur Diagnostik und Therapie bei Verdacht auf eine Verhaltensstörung oder psychische Erkrankung; 3. Rücksprache mit dem behandelnden Arzt zur Abklärung der eingenommenen Medikamente und des Gesundheitszustandes sowie zur Besprechung des zahnärztlichen Behandlungsplans; 4. Bei Patienten, die unter dem Einfluß von Kokain stehen, sollte keine zahnärztliche Behandlung durchgeführt werden; die letzte Einnahme von Kokain sollte mindestens 6 Stunden zurückliegen; 5. Maßnahmen zur Infektionsverhütung müssen bei jedem Patienten getroffen werden, sind jedoch bei Patienten mit bekanntem i.v.-Drogenmißbrauch von besonderer Bedeutung; das gesamte zahnärztliche Personal sollte gegen Hepatitis B geimpft sein.

Modifikationen der Behandlungsplanung	Orale Komplikationen	Zahnärztliche Notfallbehandlung
1. Siehe nächsten Abschnitt hinsichtlich Einsatz von Adrenalin, Sedativa, Hypnotika, Narkotika und Phenylephrin; 2. Posttraumatische Belastungsreaktion: Von besonderer Bedeutung: Versuch, ein Vertrauensverhältnis aufzubauen und Kommunikation zu entwickeln; 3. Demenz: Möglichst in frühem Krankheitsstadium gute Mundhygiene und guten Sanierungszustand des Gebisses erreichen — Einfühlsames Vorgehen — Aufmerksamkeit des Patienten erhalten; kurze Wörter und Sätze gebrauchen; wiederholen — Intensives Prophylaxeprogramm; 3monatliches Recall; 4. Bipolare Störung vom manischen Typ: häufig übertriebenes Zähneputzen, eventuell mit resultierenden Zahnabrasionen und Gingivaläsionen; 5. Depression: geringes Interesse an der Gesunderhaltung der Zähne; häufig schlechter Sanierungszustand der Zähne 6. Schizophrenie: — Patienten von Pflegekraft oder Familienmitglied begleiten lassen — Behandlungstermine am Vormittag — Konfrontationen und autoritäres Auftreten vermeiden — Elektive Behandlungen nur bei guter ärztlicher Betreuung — Ggf. Sedierung, wenn der Patient schwer zu führen ist.	1. Posttraumatische Belastungsreaktion: Schlechte Mundhygiene, erhöhte Inzidenz von Karies und Parodontopathien, Glossodynie, Bruxismus; 2. Demenz: Orale Verletzungen, schlechte Mundhygiene, Parodontopathien; 3. Bipolare Störung vom manischen Typ: Verletzungen der Weichgewebe und Zahnabrasionen durch übertriebene Zahnpflege; 4. Depression: Gesichtsschmerz, Glossodynie, schlechte Mundhygiene (Medikationen s. nächsten Abschnitt).	Alle zahnärztlichen Notfallbehandlungen können durchgeführt werden, wenn folgende Voraussetzungen erfüllt sind: 1. Nach Möglichkeit Konsultation des behandelnden Arztes; 2. Verwendung von Lokalanästhetika ohne vasokonstringierenden Zusatz; 3. Sorgfältige Auswahl von Analgetika: Peripher wirkende Analgetika anwenden bzw. zentral wirkende Analgetika in reduzierter Dosierung (ein Viertel bis die Hälfte der Normaldosis) geben; 4. Ggf. Sedierung bei inkooperativen Patienten; 5. Keine zahnärztliche Behandlung bei Patienten, die unter Kokaineinfluß stehen (mindestens 6 Stunden warten); 6. Bei allen Patienten Schutzmaßnahmen gegen Infektionen.

Grunderkrankung	Potentielle medizinische Probleme im Zusammenhang mit der zahnärztlichen Behandlung	Vorbeugung gegen medizinische Probleme
Medikamente zur Behandlung psychischer Erkrankungen (Abschn. 25.14) 1. Antipsychotika (Neuroleptika): Chlorpromazin, Fluphenazin, Trifluoperazin, Mesoridazin, Haloperidol, Molindon 2. Heterozyklische Antidepressiva: Amitryptilin, Imipramin, Amoxapin, Maprotilin 3. Monoaminoxidase-Hemmstoffe (MAO-Hemmer): Phenelzin, Isocarboxazid, Tranylcypromin 4. Lithium	1. Medikamentennebenwirkungen: — Xerostomie (MAO-Hemmer, Lithium, Neuroleptika) — Hypotonie (MAO-Hemmer, heterozyklische Antidepressiva, Neuroleptika) — Tachykardie, Herzrhythmusstörungen (heterozyklische Antidepressiva, Neuroleptika) — Blutungsneigung, Thrombozytopenie (Neuroleptika) — Infektionen, Leukopenie (Neuroleptika, Lithium) — Niereninsuffizienz (Lithium) — Stomatitis (Lithium); 2. Interaktionen mit zahnärztlichen Medikamenten: — Adrenalin: Gefahr von hypertoner Krise, Myokardinfarkt usw. (MAO-Hemmer, Neuroleptika, heterozyklische Antidepressiva) — Atropin: Erhöhter Augeninnendruck (MAO-Hemmer, heterozyklische Antidepressiva) — Sedativa, Hypnotika, Barbiturate und Narkotika können eine schwere Atemdepression verursachen (Neuroleptika, MAO-Hemmer, heterozyklische Antidepressiva); 3. Patient während der Behandlung schwer zu führen; 4. Prophylaxemaßnahmen für den Patienten schwierig (Zahnpflege mit Zahnbürste und -seide).	1. Erkennen des Problems: — Anamnese: Patienten mit bipolaren Störungen, Schizophrenie, typischer (Major) Depression, M. Alzheimer, posttraumatischer Belastungsreaktion, substanzinduzierten Störungen und anderen Verhaltensstörungen und psychischen Erkrankungen nehmen häufig Neuroleptika oder Antidepressiva ein; — Anamnese: die Patienten sollen tatsächlich alle Medikamente angeben, die sie einnehmen; — Identifikation von Patienten, die Nebenwirkungen von Neuroleptika, MAO-Hemmern, Lithium oder heterozyklischen Antidepressiva zeigen; Neuroleptika: Agranulozytose, Leukopenie, Thrombozytopenie; MAO-Hemmer und heterozyklische Antidepressiva: Hypotonie, Tachykardie, Herzrhythmusstörungen, orthostatische Hypotonie; Lithium: Niereninsuffizienz, Stomatitis; 2. Überweisung von Patienten, bei denen bedeutsame Nebenwirkungen der Medikation festgestellt wurden; 3. Konsultation des behandelnden Arztes, um Medikation und Gesundheitszustand des Patienten zu überprüfen sowie den zahnärztlichen Behandlungsplan zu besprechen; 4. Zahnärztliche Medikamente, die zu Interaktionen mit der Medikation des Patienten führen können, vermeiden oder in reduzierter Dosierung anwenden: — Adrenalin (MAO-Hemmer, Neuroleptika, heterozyklische Antidepressiva) — Sedativa, Hypnotika, Narkotika, Antihistaminika (Neuroleptika, MAO-Hemmer, heterozyklische Antidepressiva) — Atropin (MAO-Hemmer, heterozyklische Antidepressiva) — Antazida (Neuroleptika) — Phenylephrin (MAO-Hemmer).

Modifikationen der Behandlungsplanung	Orale Komplikationen	Zahnärztliche Notfallbehandlung
1. Siehe entsprechenden vorigen Abschnitt; 2. Nach Möglichkeit Lokalanästhetikum ohne vasokonstringierenden Zusatz verwenden; für chirurgische Eingriffe oder langwierige restaurative Behandlungen kann ein Lokalanästhetikum mit geringem Adrenalinzusatz eingesetzt werden: — Adrenalinzusatz max. 1:100.000 — Aspirieren — Maximal 3 Ampullen; 3. Keine Anwendung von Adrenalin zur Blutstillung oder in Retraktionsfäden; 4. Kein Atropin geben; 5. Dosisreduktion bei Sedativa, Hypnotika und Narkotika.	1. Siehe vorigen Abschnitt bezüglich oraler Befunde bei bestimmten psychischen Erkrankungen; 2. Keine bedeutsamen oralen Befunde außer bei Vorliegen von Medikamentennebenwirkungen: — Agranulozytose: Ulzerationen, Infektionen — Xerostomie — Thrombozytopenie: Blutungen — Leukopenie: Infektionen — Stomatitis.	Alle zahnärztlichen Notfallbehandlungen können durchgeführt werden, wenn folgende Voraussetzungen erfüllt sind: 1. Nach Möglichkeit Konsultation des behandelnden Arztes; 2. Verwendung von Lokalanästhetika ohne vasokonstringierenden Zusatz; 3. Sorgfältige Auswahl von Analgetika: Peripher wirkende Analgetika anwenden bzw. zentral wirkende Analgetika in reduzierter Dosierung (ein Viertel bis die Hälfte der Normaldosis) geben.

Sachverzeichnis

A

B

I

K

L

M

N

O

P

Q

R